生殖医学词汇

中华医学会生殖医学分会　组织编写

主　编　黄国宁　孙海翔　孙莹璞

副主编　邓成燕　邵晓光　周建军
　　　　胡凌莉　张　丹　张孝东

U0222620

人民卫生出版社
·北京·

图书在版编目（CIP）数据

生殖医学词汇 / 中华医学会生殖医学分会组织编写；黄国宁，孙海翔，孙莹璞主编 . —北京：人民卫生出版社，2021.9

ISBN 978-7-117-32050-4

Ⅰ.①生… Ⅱ.①中…②黄…③孙…④孙… Ⅲ.①生殖医学—名词术语 Ⅳ.①R339.2-61

中国版本图书馆 CIP 数据核字（2021）第 189652 号

人卫智网	www.ipmph.com	医学教育、学术、考试、健康，购书智慧智能综合服务平台
人卫官网	www.pmph.com	人卫官方资讯发布平台

生殖医学词汇
Shengzhi Yixue Cihui

组织编写： 中华医学会生殖医学分会
主　　编： 黄国宁　孙海翔　孙莹璞
出版发行： 人民卫生出版社（中继线 010-59780011）
地　　址： 北京市朝阳区潘家园南里 19 号
邮　　编： 100021
E - mail： pmph @ pmph.com
购书热线： 010-59787592　010-59787584　010-65264830
印　　刷： 北京汇林印务有限公司
经　　销： 新华书店
开　　本： 710×1000　1/16　印张：47
字　　数： 1086 千字
版　　次： 2021 年 9 月第 1 版
印　　次： 2021 年 11 月第 1 次印刷
标准书号： ISBN 978-7-117-32050-4
定　　价： 198.00 元

编　委（按姓氏笔画排序）

于晓明　马燕琳　王　玮　王　辉　王　煜
王秀霞　王莉莉　王晓红　邓　姗　卢文红
田莉峰　兰永连　冯　云　师娟子　伍琼芳
全　松　刘　平　汤小晗　安　庚　孙贻娟
杜　雪　李　达　李　博　李友筑　李福平
杨　蕊　杨一华　杨海燕　沈　浣　宋亚丽
张少娣　张庆华　张宏展　张松英　张洪洋
陈　卓　陈　莉　邵静宜　金　丽　金　锐
周灿权　单红英　赵　涵　赵　静　赵丽辉
郝桂敏　柏海燕　钟　影　秦　琴　徐祥波
高　军　高敏芝　黄志辉　黄学锋　龚　斐
崔　娜　章志国　程　丹　程昭霞　童晓嵋
曾　勇　熊正方　滕晓明

序

我国的生殖医学学科近年来发展迅速，各种创新性技术不断产生，彰显了生殖医学队伍的强大活力，特别在中华医学会生殖医学分会的带领下——组建专业学组、开展学术活动、制定规范与指南，促使了此专业规范、有序发展。随着生殖医学从业人员不断增加，临床迫切需要一本规范、全面的专业术语查询参考书，因此编写了《生殖医学词汇》一书。这本书涵盖了生殖医学所有相关专业的术语释义和分类，是权威的生殖医学词汇专著，将成为生殖医学临床医师案头必备的参考书。

生殖医学是涉及生殖生理学、生殖内分泌学、细胞生物学、发育生物学、胚胎学、生殖免疫学、分子生物学、遗传学、妇产科学、泌尿外科学等的综合性学科。生殖医学的发展日益精进，从对人类精子和卵子的研究，到人工授精、体外受精胚胎移植、卵质内单精子显微注射、胚胎植入前遗传学检测等不断发展，并且和心理、伦理、管理、法律等方面联系在一起，是近年来发展十分迅速的一个学科，帮助众多不孕不育家庭孕育了新的生命。

本书的编者均是中华医学会生殖医学分会的专家和青年学者，他们在繁忙的临床、教学与研究工作之余，在黄国宁、孙海翔和孙莹璞主编的带领下，齐心协力地完成了本书的编写工作。中华医学会生殖医学分会的专家们致力于发展壮大生殖医学专业，并培养出了一批中青年生殖医学骨干。在本书的编写过程中，中青年生殖医学骨干做出了极大的贡献，尽显其才华，相信这一共同努力的成果，会使读者和同道们满意。

中国科学院院士

清华大学生命科学学院　教授

2021 年 10 月

前　言

　　《生殖医学词汇》是中华医学会生殖医学分会组织编写的生殖医学专业的工具书，近年来，随着生殖医学的快速发展，在学习资料方面，广大生殖医学专业临床医师及实验室工作人员有了更为丰富的选择，但随之也带来了相关术语不统一、不规范的难题。为规范、统一生殖医学专业术语，同时为临床一线、临床胚胎学及科研工作者等编写一部实用的专业参考书，指导生殖医学专业及生命科学研究者工作，在黄国宁、孙海翔和孙莹璞三位主编锲而不舍的坚持和努力下，经过生殖医学分会全体青年委员五年多的努力编写，终于完成了本书的组稿工作。经过反复讨论，中华医学会生殖医学分会第五届委员会全体委员对所收录词汇的准确性以及引文来源等进行逐一审校，删除存在瑕疵、表达不准确以及存在争议的词汇，最终选录了 3 300 余个生殖医学词汇进而成稿。在此过程中，编者们字斟句酌、力求完美，确保本书准确和全面。

　　全书按照学科领域的布局划分，先引入基础学科词汇，再介绍临床诊疗技术相关词汇，最终介绍人文科学及科研相关词汇，内容涵盖生殖相关解剖学与组织学、生殖生理学与生殖内分泌学、生殖相关细胞生物学、发育生物学与胚胎学、生殖免疫学、分子生物学与遗传学、妇产科学等共 15 个分类。每个章节的词汇按照其常见性、出现频率及上下逻辑顺序编写。词汇来源参考《医学主题词表》(Medical Subject Headings, MeSH)、《中文医学主题词表》(Chinese Medical Subject Headings,CMeSH)、术语在线 (Term Online) 及各类参考书籍、文章，同时为方便读者快速查询，本书设置了中文索引及英文索引。

　　本书的编写得到了许多专家的支持和帮助，部分词汇已经刊载在《生殖医学》期刊上，特别感谢贾孟春编辑给出的中肯建议。本书在编撰及修改阶段也得到了清华大学孟安明院士的关注，孟院士在百忙之中为本书作序，让编委们倍受鼓舞。感谢本书所有编者在繁忙的临床工作之余不辞劳苦，为本书的编写工作付出的辛勤汗水和做出的积极贡献。

　　本书的词汇虽然经反复查证，但仍难免存在不足，请各位同道不吝赐教，提出宝贵意见，供后续修正。

黄国宁　孙海翔　孙莹璞

中华医学会生殖医学分会

2021 年 10 月

使用说明

总 体 编 排

1. 本书中文词汇以词目间的逻辑关系排列,同样适用于外文字母、数字开头的词目。
2. 正文前列有目录,正文后设有索引。

词 汇 收 录

本书所收词汇涵盖生殖相关解剖学与组织学、生殖生理学与生殖内分泌学、生殖相关细胞生物学、发育生物学与胚胎学、生殖免疫学、分子生物学与遗传学、妇产科学等词汇共 3 300 余条。

词 汇 构 成

1. 本书所收词由词目(中文)及其对应的英文构成。
2. 词目对应英文的 MeSH ID 号为词汇唯一号,部分没有收录进入 MeSH 主题词的词目均来源于权威书籍。词目例样为:

(词目 + 对应英文)男性生殖腺(Male gonad)

(权威期刊或书籍释义)释义 男性生殖腺即睾丸(testis),位于阴囊内,左右各一,一般左侧略低于右侧,是产生精子和分泌雄性激素的器官。睾丸呈微扁的卵圆形,表面光滑,分前后缘、上下端和内外侧面。前端游离,后缘有血管、神经和淋巴管出入,与附睾相连。上端被附睾头遮盖,下端游离。外侧面较隆突,与阴囊壁相贴;内侧面较平坦,与阴囊中隔相依。成人睾丸约重 10~15g;新生儿的睾丸相对较大,性成熟期以前发育较慢,随着性成熟发育迅速;老年人的睾丸萎缩变小。

(对应的 MeSH 主题词编号)是否是 MeSH 词汇 是,MeSH ID:D013737

(引文来源)释义来源 丁文龙,刘学政. 系统解剖学[M].9 版. 北京:人民卫生出版社,2018.

3. 译文使用规范的现代汉语,译文一般只介绍定论,如学术上尚无定论,则同时介绍并列的几说或以一说为主,兼及他说。
4. 本书所收录词汇按章节归类,不再单独列出对应医学二、三级学科分类。

附 录

本书后附有词汇中文索引及英文索引,索引查询按英文首字母排序。

目　录

第一章 生殖相关解剖学与组织学

生殖系统 (Reproductive system)

释义 生殖系统的功能是繁衍后代和形成并保持第二性征,生殖系统包括内生殖器和外生殖器两部分。内生殖器由生殖腺、生殖管道和附属腺组成;外生殖器则以两性交媾器官为主。

是否是 MeSH 词汇 否

释义来源 丁文龙,刘学政.系统解剖学[M].9 版.北京:人民卫生出版社,2018.

女性生殖系统 (Female reproductive system)

释义 女性生殖系统包括内生殖器和外生殖器及相关组织。内生殖器由生殖腺(卵巢)、输送管道(输卵管、子宫和阴道)和附属腺(前庭大腺)组成,外生殖器即女阴。卵巢是产生卵子和分泌性激素的器官。卵子成熟后排出经输卵管伞端进入输卵管,在输卵管内受精,迁徙至子宫,植入子宫内膜,发育成为胎儿。分娩时,胎儿由子宫口经阴道娩出。

是否是 MeSH 词汇 否

释义来源 丁文龙,刘学政.系统解剖学[M].9 版.北京:人民卫生出版社,2018.

女性外生殖器 (Female external genital organ)

释义 女性外生殖器指女性生殖器的外露部分,又称外阴,位于两股内侧间,前为耻骨联合,后为会阴,包括阴阜、大阴唇、小阴唇、阴蒂、阴道前庭、前庭球和前庭大腺,这些部分总称为女阴或者外阴。

是否是 MeSH 词汇 否

释义来源 丁文龙,刘学政.系统解剖学[M].9 版.北京:人民卫生出版社,2018.

女性内生殖器 (Female internal genital organ)

释义 女性内生殖器是指女性生殖器的内藏部分,由生殖腺(卵巢)、输送管道(输卵管、子宫和阴道)和附属腺(前庭大腺)组成。

是否是 MeSH 词汇 否

释义来源 丁文龙,刘学政.系统解剖学[M].9 版.北京:人民卫生出版社,2018.

男性生殖系统 (Male reproductive system)

释义 男性生殖系统由内生殖器和外生殖器及其相关组织组成。男性内生殖器由生殖腺(睾丸)、输精管道(附睾、输精管、射精管、男性尿道)和附属腺(精囊、前列腺、尿道球腺)组成。睾丸产生精子和分泌雄激素。精子先贮存于附睾内,射精时经输精管、射精管和尿道排出体外。精囊、前列腺和尿道球腺的分泌液参与精液组成,供给精子营养和有利于精子活动。男性外生殖器为阴茎和阴囊,前者是男性交媾和排尿器官,后者容纳睾丸和附睾。

是否是 MeSH 词汇 否

释义来源 丁文龙,刘学政.系统解剖学[M].9 版.北京:人民卫生出版社,2018.

男性生殖腺 (Male gonad)

释义 男性生殖腺即睾丸(testis),位于阴囊内,左右各一,一般左侧略低于右侧,是产生精子和分泌雄性激素的器官。睾丸呈微扁的卵圆形,表面光滑,分前后缘、上下端和内外侧面。前端游离,后缘有血管、神经和淋巴管出入,与附睾相连。上端被附睾头遮盖,下端游离。外侧面较隆突,与阴囊壁相贴;内侧面较平坦,与阴囊中隔相依。成人睾丸约重 10~15g;新生儿的睾丸性成熟期以前发育较慢,随着性成熟发育迅速;老年人的睾丸萎缩变小。

是否是 MeSH 词汇　是,MeSH ID:D013737

释义来源　丁文龙,刘学政.系统解剖学[M].9 版.北京:人民卫生出版社,2018.

男性生殖道(Male genital duct)

释义　男性生殖道包括附睾、输精管、射精管和尿道。精子先贮存于附睾内,当射精时经输精管、射精管和尿道排出体外。

是否是 MeSH 词汇　否

释义来源　丁文龙,刘学政.系统解剖学[M].9 版.北京:人民卫生出版社,2018.

男性外生殖器(Male external genital organ)

释义　男性外生殖器包括阴茎和阴囊,前者由两条阴茎海绵体和一条尿道海绵体组成,分为头、体和根三部分,是男性交媾和排尿的器官,后者是位于阴茎后下方的皮肤囊袋,由皮肤和肉膜组成,容纳睾丸和附睾。

是否是 MeSH 词汇　否

释义来源　丁文龙,刘学政.系统解剖学[M].9 版.北京:人民卫生出版社,2018.

男性内生殖器(Male internal genital organ)

释义　男性内生殖器由生殖腺、输精管道和附属腺组成。睾丸产生精子和分泌雄激素。精子先贮存于附睾内,射精时经输精管、射精管和尿道排出体外。精囊、前列腺和尿道球腺的分泌液参与精液组成,供给精子营养,并

有利于精子的活动。

是否是 MeSH 词汇　否

释义来源　丁文龙,刘学政.系统解剖学[M].9 版.北京:人民卫生出版社,2018.

女性外阴(Vulva)

释义　女性外阴是指女性生殖器的外露部分,包括阴阜、阴蒂、阴唇、阴道前庭及其腺体,位于两股内侧间,前为耻骨联合,后为会阴。

是否是 MeSH 词汇　是,MeSH ID:D014844

释义来源　谢幸,孔北华,段涛.妇产科学[M].9 版.北京:人民卫生出版社,2018.

阴阜(Mons veneris)

释义　阴阜是指耻骨联合前面的皮肤隆起,富有皮脂腺和汗腺,皮下衬以脂肪组织。青春期后为阴毛所覆盖,女性阴毛呈尖端向下的三角形,底部两侧阴毛向下延伸至大阴唇外侧面,为女性二性征之一。

是否是 MeSH 词汇　否

释义来源　谢幸,孔北华,段涛.妇产科学[M].9 版.北京:人民卫生出版社,2018.

阴蒂(Clitoris)

释义　阴蒂位于两小阴唇顶端下方,小而长,与男性阴茎同源,由两个阴蒂海绵体构成,外面包有阴蒂筋膜,在性兴奋时可充血勃起。由阴蒂头、阴蒂体和阴蒂脚三部分组成。

是否是 MeSH 词汇　是,MeSH ID:D002987

释义来源　谢幸,孔北华,段涛.妇产科学[M].9 版.北京:人民卫生出版社,2018.

阴蒂头(Glans of clitoris)

释义　阴蒂头为圆形的小结节,直径 6~8mm,

被阴蒂包皮所包绕。阴蒂头与阴蒂包皮之间的阴蒂沟内,常有阴蒂垢。阴蒂头下面以阴蒂系带连于小阴唇,富含神经末梢,对性刺激极敏感,易受刺激引起勃起,是性反应的重要结构。

是否是 MeSH 词汇　否

释义来源　谢幸,孔北华,段涛.妇产科学[M].9 版.北京:人民卫生出版社,2018.

阴蒂体(Body of clitoris)

释义　阴蒂体在耻骨联合下缘附近,两侧阴蒂脚相连构成阴蒂体。两阴蒂体之间有不完整的海绵体中隔(又名梳状隔)将它们隔开,其壁中有平滑肌纤维。阴蒂体背侧与耻骨联合之间有浅、深两条结缔组织索。浅索为阴蒂系韧带,深索为阴蒂悬韧带。

是否是 MeSH 词汇　否

释义来源　谢幸,孔北华,段涛.妇产科学[M].9 版.北京:人民卫生出版社,2018.

阴蒂脚(Crus of clitoris)

释义　阴蒂脚为圆柱形的两个勃起组织,合并一起形成一个 V 字形,位于阴蒂体,在分叉点上与阴蒂海绵体相交。附着于坐骨支和耻骨下支,表面覆以坐骨海绵体肌。

是否是 MeSH 词汇　否

释义来源　谢幸,孔北华,段涛.妇产科学[M].9 版.北京:人民卫生出版社,2018.

阴蒂包皮(Prepuce of clitoris)

释义　阴蒂包皮为覆盖阴蒂腺体的皮肤皱褶,向下与小阴唇相连。

是否是 MeSH 词汇　否

释义来源　谢幸,孔北华,段涛.妇产科学[M].9 版.北京:人民卫生出版社,2018.

阴蒂系带(Frenulum of clitoris)

释义　阴蒂系带是指阴蒂腺体与小阴唇之间的弹性组织皱褶,被黏膜组织覆盖。

是否是 MeSH 词汇　否

释义来源　谢幸,孔北华,段涛.妇产科学[M].9 版.北京:人民卫生出版社,2018.

女性坐骨海绵体肌(Female ischiocavernosus muscle)

释义　女性坐骨海绵体肌又称为阴蒂勃起肌,起点为坐骨结节,止点为坐骨耻骨,覆盖在阴蒂脚的表面。其功能为压迫阴蒂脚和下拉阴蒂,可帮助阴蒂勃起,由会阴神经支配。

是否是 MeSH 词汇　否

释义来源　丁文龙,刘学政.系统解剖学[M].9 版.北京:人民卫生出版社,2018.

女性球海绵体肌(Female bulbocavernosus muscle)

释义　女性球海绵体肌又称尿道阴道括约肌,起点为会阴体,止点为阴蒂后面,肌纤维环绕阴道口和尿道口,并覆盖于前庭球和前庭大腺的表面。该海绵体肌可压迫前庭球并使阴道缩小,压迫阴蒂背动脉可使阴蒂勃起,环绕尿道口会阴动的肌纤维尚有括约尿道的作用,由会阴神经支配。

是否是 MeSH 词汇　否

释义来源　丁文龙,刘学政.系统解剖学[M].9 版.北京:人民卫生出版社,2018.

大阴唇(Labium majus)

释义　大阴唇是指自阴阜向下向后延伸至会阴,位于两股内侧一对纵行隆起的皮肤皱襞。

大阴唇分为内、外两面,内面似黏膜,呈粉红色,光滑,有大量的皮脂腺,外面与皮肤相同,含有汗腺、皮脂腺和色素,并生有稀疏的阴毛。内外面之间的皮下组织较疏松,有丰富的脂肪,并含有弹力纤维和少量平滑肌以及血管、淋巴管、神经和腺体,如受外伤易形成血肿。

是否是 MeSH 词汇　否

释义来源　谢幸,孔北华,段涛.妇产科学[M].9 版.北京:人民卫生出版社,2018.

唇前连合（Anterior labial commissure）

释义　唇前连合是指由大阴唇的前部较厚处左右两侧相连形成的部分,向上移行于阴阜。

是否是 MeSH 词汇　否

释义来源　郎景和,张晓东.妇产科临床解剖学[M].2 版.济南:山东科学技术出版社,2020.

唇后连合（Posterior labial commissure）

释义　唇后连合是指两侧大阴唇的后端平行向后,与邻近的皮肤相延续形成较低的嵴。唇后连合覆盖会阴体,形成女性外阴的后界。与肛门之间的距离约 2.5~3cm,也称为"产科"会阴。

是否是 MeSH 词汇　否

释义来源　郎景和,张晓东.妇产科临床解剖学[M].2 版.济南:山东科学技术出版社,2020.

阴裂（Vulval cleft）

释义　阴裂是指大阴唇之间的裂隙,内有阴道口和尿道口。

是否是 MeSH 词汇　否

释义来源　崔慧先,李瑞锡.局部解剖学[M].

9 版.北京:人民卫生出版社,2018.

小阴唇（Labium minus）

释义　小阴唇是指位于两侧大阴唇内侧的一对较薄的皮肤皱襞,没有脂肪,在前上方互相靠拢、融合,形成上下两层,上层为阴蒂包皮,下层为阴蒂系带。大、小阴唇后端汇合后在正中线处形成阴唇系带。小阴唇大小、形态因人而异,表面光滑湿润、微红,表面为复层鳞状上皮,无阴毛皮肤覆盖,相对面皮脂腺较多,其下为纤维弹性基质,富含神经血管成分,非常敏感。

是否是 MeSH 词汇　否

释义来源　谢幸,孔北华,段涛.妇产科学[M].9 版.北京:人民卫生出版社,2018.

唇间沟（Interlabial sulci）

释义　唇间沟是指大阴唇内侧与小阴唇外侧之间的区域。有时在一侧或两侧的唇间沟里可发现额外的阴唇皱襞,称为第三阴唇。

是否是 MeSH 词汇　否

释义来源　郎景和,张晓东.妇产科临床解剖学[M].2 版.济南:山东科学技术出版社,2020.

阴道前庭（Vaginal vestibule）

释义　阴道前庭为一菱形区域,前为阴蒂,后为阴唇系带,两侧为小阴唇,是胚胎期尿生殖窦的残余部分。阴道前庭内有阴道口、尿道口、两个前庭大腺及其开口和许多黏液性前庭小腺的开口。

是否是 MeSH 词汇　否

释义来源　谢幸,孔北华,段涛.妇产科学[M].9 版.北京:人民卫生出版社,2018.

阴道前庭窝（Vestibular fossa of vagina）

释义 阴道前庭窝又称舟状窝，为阴道口与阴唇系带之间的一浅窝，经产妇此处多因分娩而损伤消失。

是否是 MeSH 词汇 否

释义来源 谢幸,孔北华,段涛.妇产科学[M].9版.北京:人民卫生出版社,2018.

前庭球（Vestibular bulb）

释义 前庭球又称球海绵体，位于前庭两侧，由具有勃起性的静脉丛构成。其前端与阴蒂相连，后端膨大，与同侧前庭大腺相邻，表面被球海绵体肌覆盖。

是否是 MeSH 词汇 否

释义来源 谢幸,孔北华,段涛.妇产科学[M].9版.北京:人民卫生出版社,2018.

前庭大腺（Greater vestibular gland）

释义 前庭大腺又称巴氏腺（Bartholin's glands），与男性的尿道球腺同源，位于大阴唇后部阴道口两侧，被球海绵体肌覆盖，如黄豆大，左右各一。腺管细长，开口于阴道前庭后方小阴唇与处女膜之间的沟内，相当于小阴唇中、下 1/3 交界处。前庭大腺由管状腺构成，分泌细胞是柱状细胞，性兴奋时分泌清澈或白色的黏液，起润滑作用。正常情况下难以触及，若腺管口闭塞，形成囊肿或脓肿时可以触及。

是否是 MeSH 词汇 是,MeSH ID:D001472

释义来源 谢幸,孔北华,段涛.妇产科学[M].9版.北京:人民卫生出版社,2018.

阴道口（Vaginal orifice）

释义 阴道口位于尿道口后方的前庭后部，其周覆盖一层较薄的黏膜皱襞，即处女膜。

是否是 MeSH 词汇 否

释义来源 谢幸,孔北华,段涛.妇产科学[M].9版.北京:人民卫生出版社,2018.

处女膜（Hymen）

释义 处女膜是指阴道口周缘有一层较薄的黏膜皱襞，内含结缔组织、血管及神经末梢。其上有一孔，多在中央，孔的形状、大小及膜的厚度因人而异。其两面覆以复层扁平上皮，其中含有结缔组织、血管和神经末梢。性交或剧烈运动会发生处女膜破裂，经产妇仅留有处女膜痕。

是否是 MeSH 词汇 是,MeSH ID:D006924

释义来源 谢幸,孔北华,段涛.妇产科学[M].9版.北京:人民卫生出版社,2018.

处女膜闭锁（Imperforate hymen）

释义 处女膜闭锁又称无孔处女膜，系发育过程中阴道末端的泌尿生殖窦组织未腔化所致。由于处女膜无孔，故阴道分泌物或月经初潮的经血排出受阻，聚积在阴道内。

是否是 MeSH 词汇 是,MeSH ID:C562397

释义来源 谢幸,孔北华,段涛.妇产科学[M].9版.北京:人民卫生出版社,2018.

尿道外口（Utethral meatus）

释义 尿道外口位于前庭部阴蒂头的后下方约 2.5cm 处，阴道口的前方，略呈圆形前后方向的裂隙，其周缘高起。尿道外口后外侧有一对并列的腺体，称尿道旁腺，其分泌物有润滑尿道口的作用，也常为淋菌潜伏的场所。

是否是 MeSH 词汇 否

释义来源 谢幸,孔北华,段涛.妇产科学[M].

9 版 . 北京: 人民卫生出版社,2018.

会阴 (Perineum)

释义　有狭义和广义之分。临床上指肛门与外生殖器(女性为唇后连合)之间狭小区域的软组织。由于胎儿分娩出时易发生撕裂(会阴撕裂),该处称为产科会阴,即狭义的会阴。助产时应注意保护此区。解剖学的会阴指封闭小骨盆下口的所有软组织,即广义的会阴。

是否是 MeSH 词汇　否

释义来源　丁文龙,刘学政 . 系统解剖学 [M].
9 版 . 北京: 人民卫生出版社,2018.

会阴中心腱 (Central tendon of perineum)

释义　会阴中心腱是位于两侧会阴浅横肌之间、会阴深部的结缔组织块,长约 1~3cm。肛门外括约肌、球海绵体肌、会阴浅横肌和肛提肌的肌腱部分汇合于阴道外口与肛门之间,形成会阴中心腱。此外,直肠壶腹和肛管的纵肌也参与中心腱的组成。会阴中心腱有加固盆底的作用。

是否是 MeSH 词汇　否

释义来源　丁文龙,刘学政 . 系统解剖学 [M].
9 版 . 北京: 人民卫生出版社,2018.

盆膈 (Pelvic diaphragm)

释义　盆膈是骨盆底的内层,也是最坚韧的一层,由肛提肌及其内、外面各覆一层筋膜组成一个漏斗形的纤维肌肉分隔,是盆腔脏器最基本的支持结构,形成坐骨直肠窝的顶。自前向后依次有尿道、阴道和直肠穿过。

是否是 MeSH 词汇　否

释义来源　谢幸,孔北华,段涛 . 妇产科学 [M].

9 版 . 北京: 人民卫生出版社,2018.

泌尿生殖膈 (Urogenital septum)

释义　泌尿生殖膈是骨盆底的中层,由上、下两层坚韧的筋膜及其间的一对会阴深横肌及尿道括约肌组成,覆盖于由耻骨弓、两侧坐骨结节形成的骨盆出口前部三角形平面的尿生殖膈上,又称三角韧带,其中有尿道和阴道穿过。

是否是 MeSH 词汇　否

释义来源　谢幸,孔北华,段涛 . 妇产科学 [M].
9 版 . 北京: 人民卫生出版社,2018.

膀胱阴道隔 (Vesicovaginal septum)

释义　膀胱阴道隔是指阴道前壁上 2/3 与膀胱壁之间的结构,较为疏松,由静脉丛和结缔组织组成。

是否是 MeSH 词汇　否

释义来源　崔慧先,李瑞锡 . 局部解剖学 [M].
9 版 . 北京: 人民卫生出版社,2018.

尿生殖隔 (Urogenital diaphragm)

释义　尿生殖隔上、下筋膜与其间的会阴深横肌和尿道括约肌共同构成尿生殖隔,男性有尿道穿过,女性有尿道与阴道穿过,尿生殖隔封闭盆膈裂孔有加固盆底、承托盆腔脏器的作用。

是否是 MeSH 词汇　否

释义来源　崔慧先,李瑞锡 . 局部解剖学 [M].
9 版 . 北京: 人民卫生出版社,2018.

直肠阴道隔 (Recto-vaginal septum)

释义　阴道中段与直肠接触,其间隙也为静脉丛的结缔组织层所分隔,称为直肠阴道隔,下段与会阴相邻,是盆腔子宫内膜异位症的好发部位。

是否是 MeSH 词汇　否

释义来源　谢幸,孔北华,段涛.妇产科学[M].9 版.北京:人民卫生出版社,2018.

坐骨肛门窝(Ischioanal fossa)

释义　坐骨肛门窝位于肛门的两侧,略似尖朝上、底朝下的锥形间隙,由筋膜包围形成,其下为会阴皮肤,上方为盆膈;在肛尾韧带上方,两侧坐骨直肠窝相互交通。坐骨肛门窝内充填大量脂肪,脂肪内含有许多纤维隔,起脂肪垫的作用,保护肛管。坐骨肛门窝是脓肿的好发部位,脓肿可通过肛管前方或后方蔓延到对侧,亦可穿通盆膈蔓延到骨盆腹膜外间隙内,引起骨盆脓肿。

是否是 MeSH 词汇　否

释义来源　崔慧先,李瑞锡.局部解剖学[M].9 版.北京:人民卫生出版社,2018.

肛提肌(Levator ani muscle)

释义　肛提肌为一对阔肌,两侧连合呈漏斗状,尖向下,封闭小骨盆下口的大部分。扁而薄,呈三角形,前至耻骨,后至尾骨,两侧至盆壁,肌纤维各由两侧盆壁向下内侧走行,在中线会合,呈漏斗状。每侧肛提肌根据其纤维起止和排列的不同,又可分为耻骨阴道肌、耻骨直肠肌、耻骨尾骨肌、髂骨尾骨肌四部分。肛提肌辅助前腹壁肌肉,容纳腹腔和盆腔脏器;支持阴道、协助排便、防止大便失禁。分娩过程中,当宫颈扩张时肛提肌可支持抬头。肛提肌由 S_{3-4} 神经和直肠下神经支配。

是否是 MeSH 词汇　否

释义来源　崔慧先,李瑞锡.局部解剖学[M].9 版.北京:人民卫生出版社,2018.

阴道(Vagina)

释义　阴道是从阴裂到子宫的纤维肌性管道,位于真骨盆下部的中央,分上、下端,前、后壁。上宽下窄,前短后长,前壁长 7~9cm,与膀胱和尿道相邻,后壁长 10~12cm,紧贴直肠。上段包绕宫颈,下端开口于阴道前庭后部,是胎儿娩出、经血排出的通道和性交的器官。阴道的形态、结构和伸展性随年龄而变化。

是否是 MeSH 词汇　是,MeSH ID:D014621

释义来源　谢幸,孔北华,段涛.妇产科学[M].9 版.北京:人民卫生出版社,2018.

阴道穹窿(Fornix of vagina)

释义　阴道穹窿是指阴道环绕宫颈周围的部分,分前、后、左、右四个部分,各部分相互延续贯通。其中后穹窿最深,与盆腔最低部位的直肠子宫陷凹紧密相邻,两者仅隔阴道后壁和一层腹膜,临床上可在此处穿刺或引流。

是否是 MeSH 词汇　否

释义来源　丁文龙,刘学政.系统解剖学[M].9 版.北京:人民卫生出版社,2018.

阴道皱襞(Vaginal plica)

释义　阴道皱襞是指阴道前、后壁黏膜具有的横行皱襞,皱襞之间为深浅不同的小沟,使阴道黏膜呈现许多圆锥样乳头,在阴道后壁和阴道口处最多,分娩前尤为发达。阴道皱襞前、后壁中线处形成一条纵行的隆起,分别称为阴道前后皱褶柱(或称前嵴和后嵴)。阴道前皱褶柱大而明显,下部尤为显著,称为阴道尿道隆突,并向下直到尿道外口。前、后皱褶柱中含有平滑肌纤维束和丰富的静脉丛。成年未婚妇女阴道皱褶显著,阴道腔较狭窄;经产妇阴道皱褶变浅,阴道腔变宽。老年妇女因雌激素减少而出现阴道萎缩、皱褶消失、管腔变窄和伸展性降低。

是否是 MeSH 词汇　否

释义来源　郎景和,张晓东.妇产科临床解剖学[M].2版.济南:山东科学技术出版社,2020.

阴道黏膜(Vaginal mucosa)

释义　阴道黏膜覆盖非角化复层鳞状上皮细胞,无腺体成分,淡红色。阴道上皮表层细胞受卵巢性激素影响呈现周期性变化,以阴道上段最为明显。雌激素引起阴道上皮增生和糖原生成。阴道表层细胞脱落后,阴道乳酸杆菌促进糖原分解成乳酸,维持阴道酸性环境,可有效地防止病菌侵入和感染。阴道无黏液腺,但能从子宫颈腺获取黏液,尤其是在排卵前后一段时间,这有利于保持阴道润滑。

是否是 MeSH 词汇　否

释义来源　谢幸,孔北华,段涛.妇产科学[M].9版.北京:人民卫生出版社,2018.

阴道微生态系统(Vaginal microecosystem)

释义　阴道微生态系统是人体微生态系统的组成之一,由阴道的微环境菌群、内分泌调节系统、阴道解剖结构和局部免疫系统共同组成。阴道菌群种类繁多,相互共生和拮抗。正常的阴道微生物菌群以乳酸杆菌占优势,pH 维持在 3.8~4.5 之间。阴道微生态系统失衡时,可表现为以阴道菌群异常和阴道 pH 异常为特征的改变,对致病微生物的抵抗力降低,继发感染。

是否是 MeSH 词汇　否

释义来源　李兰娟.医学微生态学[M].北京:人民卫生出版社,2014.

阴道斜隔(Oblique vaginal septum)

释义　阴道斜隔是一种女性生殖道畸形,常伴有同侧泌尿系发育异常,多为双宫体、双宫颈及斜隔侧肾缺如。Ⅰ型为无孔斜隔,隔后的子宫与外界及另侧子宫完全隔离,宫腔积血在隔后腔;Ⅱ型为有孔斜隔,隔上有小孔,隔后子宫与另侧子宫隔绝,经血可通过小孔滴出,但引流不畅;Ⅲ型为无孔斜隔合并宫颈瘘管,在两侧宫颈间或隔后腔与对侧宫颈之间有小瘘管,有隔一侧子宫经血可通过另一侧宫颈排出,但引流亦不通畅,合并感染可形成脓肿。

是否是 MeSH 词汇　否

释义来源　谢幸,孔北华,段涛.妇产科学[M].9版.北京:人民卫生出版社,2018.

先天性无阴道综合征(Mayer-Rokitansky-Küster-Hauser syndrome)

释义　先天性无阴道综合征,又称 MRKH 综合征,是由 1829—1961 年描述和报道此病的四位科学家姓名的首字母命名的,系双侧副中肾管发育不全或双侧中肾管尾端发育不良所致。表现为先天性无阴道或短浅阴道盲端,几乎均合并无子宫或有始基子宫,女性第二性征发育正常,卵巢功能多为正常。染色体核型为 46,XX,常合并其他系统先天性异常,特别是肾脏发育异常或肾脏移位及骨骼畸形。

是否是 MeSH 词汇　否

释义来源　谢幸,孔北华,段涛.妇产科学[M].9版.北京:人民卫生出版社,2018.

阴道狭窄(Vaginal stenosis)

释义　阴道狭窄是指阴道因纤维组织形成而狭窄的病理状态,可能因阴道损伤或医源性原因导致阴道形成瘢痕、粘连;或因缺乏性激素刺激导致阴道发育不全、不能完成满意的性生活。

是否是 MeSH 词汇　否

释义来源　郎景和,张晓东.妇产科临床解剖学[M].2版.济南:山东科学技术出版社,2020.

阴道横隔 (Transverse vaginal septum)

释义　阴道横隔为两侧副中肾管会合后的尾端与尿生殖窦相接处未融合或管腔化失败所致的一类畸形。阴道横隔无孔称完全性横隔,隔上有小孔称不完全性横隔。多数位于阴道上中段,少数位于阴道下段。

是否是 MeSH 词汇　否

释义来源　谢幸,孔北华,段涛.妇产科学[M].9版.北京:人民卫生出版社,2018.

外生殖器男性化 (Genital virilization)

释义　外生殖器男性化是指外生殖器受过多的雄激素影响而形成不同程度的男性化。临床常根据 Prader 的分类法,将外阴不同程度的男性化分为 5 型:Ⅰ型,阴蒂稍大,阴道与尿道分开,为 2 个开口;Ⅱ型,阴蒂较大,但阴道口与尿道口仍可分开;Ⅲ型,阴蒂显著增大,外阴仅见一个共同开口;Ⅳ型,阴蒂显著增大似阴茎,阴茎基底部有一开口,类似尿道下裂;Ⅴ型,阴蒂似男性阴茎,尿道口在阴茎头部,大阴唇完全融合,此型常误认为有隐睾与尿道下裂的男性。

是否是 MeSH 词汇　否

释义来源　郎景和,张晓东.妇产科临床解剖学[M].2版.济南:山东科学技术出版社,2020.

副中肾管 (Accessory mesonephric duct)

释义　副中肾管又称米勒管(Müllerian duct),

中肾旁管,是由中肾管外侧体腔上皮凹陷后闭合而成。其起始部以喇叭形开口于体腔,上段较长,与中肾管平行下降;中段越过中肾管的腹面弯向其内侧;下段左右副中肾管在中线会合。末端为一盲端,在两中肾管之间插入尿生殖窦的背侧壁,在窦腔内形成一隆起,称窦结节,又称 Müller 结节。

是否是 MeSH 词汇　否

释义来源　高英茂,柏树令.人体解剖与组织胚胎学词典.北京:人民卫生出版社,2019.

阴道细胞学检查 (Vagina cytology)

释义　阴道细胞学检查主要对阴道脱落细胞进行细胞学检查,用于女性生殖系统恶性肿瘤的筛查、疗效观察和反映体内性激素水平。

是否是 MeSH 词汇　否

释义来源　谢幸,孔北华,段涛.妇产科学[M].9版.北京:人民卫生出版社,2018.

子宫颈 (Cervix uteri)

释义　子宫颈是指子宫下段、圆柱状、长而狭细的部分,上端与子宫相连,下端与阴道相通,解剖结构分为子宫颈阴道上部和阴道部。主要由结缔组织构成,含少量平滑肌纤维、血管及弹力纤维。子宫颈管黏膜为单层高柱状上皮,黏膜内腺体分泌碱性黏液,形成黏液栓堵塞子宫颈管。黏液栓成分及性状受性激素影响,发生周期性变化。子宫颈阴道部由复层鳞状上皮覆盖,表面光滑。子宫颈外口柱状上皮与鳞状上皮交接处是子宫颈炎症和癌的好发部位,子宫颈是阻止病原微生物进入女性生殖道的关键部位。

是否是 MeSH 词汇　是,MeSH ID:D002584

释义来源　谢幸,孔北华,段涛.妇产科学[M].9版.北京:人民卫生出版社,2018.

子宫颈阴道上部(Supravaginal part of cervix)

释义　子宫颈以阴道为界分为上、下两部分,上部占子宫颈的 2/3,两侧与子宫主韧带相连,称为子宫颈阴道上部。

是否是 MeSH 词汇　否

释义来源　谢幸,孔北华,段涛.妇产科学[M].9版.北京:人民卫生出版社,2018.

子宫颈阴道部(Vaginal part of cervix)

释义　子宫颈下部伸入阴道内,占宫颈的1/3,称为子宫颈阴道部。

是否是 MeSH 词汇　否

释义来源　谢幸,孔北华,段涛.妇产科学[M].9版.北京:人民卫生出版社,2018.

子宫颈管(Canal of uterine cervix)

释义　子宫颈管是指子宫颈内部的管腔,一般呈梭形,其向上经宫颈内口通子宫腔,向下经宫颈外口通阴道。

是否是 MeSH 词汇　否

释义来源　谢幸,孔北华,段涛.妇产科学[M].9版.北京:人民卫生出版社,2018.

子宫颈管黏膜(Mucosa of cervical canal)

释义　子宫颈管黏膜为单层高柱状上皮,黏膜内腺体分泌碱性黏液,形成黏液栓堵塞子宫颈管。黏液栓成分及性状受性激素影响,发生周期性变化。

是否是 MeSH 词汇　否

释义来源　谢幸,孔北华,段涛.妇产科学[M].9版.北京:人民卫生出版社,2018.

棕榈襞(Palmate fold)

释义　棕榈襞是指宫颈管前后壁的正中线上各有的一个纵襞及由纵襞自外上发出许多斜行皱襞。

是否是 MeSH 词汇　否

释义来源　全国科学技术名词审定委员会.人体解剖学名词:2014[M].2版.北京:科学出版社,2015.

子宫颈旁组织(Paracervix)

释义　子宫颈旁组织是指子宫颈周围有达的子宫旁组织。与阴道旁组织、膀胱旁组织、直肠旁组织相连,易因附近器官感染诱发盆腔炎症。

是否是 MeSH 词汇　否

释义来源　全国科学技术名词审定委员会.人体解剖学名词:2014[M].2版.北京:科学出版社,2015.

子宫颈神经节(Uterine cervical ganglion)

释义　子宫颈神经节是指位于子宫阴道丛内、子宫颈旁的含副交感节后神经元的集合。

是否是 MeSH 词汇　否

释义来源　全国科学技术名词审定委员会.人体解剖学名词:2014[M].2版.北京:科学出版社,2015.

子宫颈闭锁(Uterine cervical atresia)

释义　子宫颈闭锁是指子宫颈形成后,颈管腔闭锁的现象,多伴有子宫发育不良,其发生原因尚不明确。

是否是 MeSH 词汇　否

释义来源　谢幸,孔北华,段涛.妇产科学[M].9版.北京:人民卫生出版社,2018.

宫颈腺（Uterine cervical glands）

释义　宫颈腺是指宫颈内膜相邻皱襞之间的裂隙形成的腺样隐窝，形似分支管状腺。

是否是 MeSH 词汇　否

释义来源　谢幸,孔北华,段涛.妇产科学[M].9 版.北京:人民卫生出版社,2018.

宫颈柱状上皮（Columnar epithelium of uterine cervix）

释义　宫颈柱状上皮分布于子宫颈管的黏膜,由单层柱状上皮细胞组成,有吸收和分泌功能,可以分泌碱性黏液,形成黏液栓堵塞子宫颈管。

是否是 MeSH 词汇　否

释义来源　谢幸,孔北华,段涛.妇产科学[M].9 版.北京:人民卫生出版社,2018.

子宫颈内口（Internal orifice of uterine cervix）

释义　子宫峡部上端因为在解剖上较为狭窄,称为解剖学内口;下端因在此处子宫腔内膜转变为子宫颈黏膜,故称为组织学内口。

是否是 MeSH 词汇　否

释义来源　谢幸,孔北华,段涛.妇产科学[M].9 版.北京:人民卫生出版社,2018.

子宫解剖学内口（Anatomical internal os of uterine）

释义　子宫峡部上端因为在解剖上较为狭窄,称为解剖学内口。

是否是 MeSH 词汇　否

释义来源　谢幸,孔北华,段涛.妇产科学[M].9 版.北京:人民卫生出版社,2018.

子宫组织学内口（Histological internal os of uterine）

释义　子宫峡部下端因在此处子宫腔内膜转变为子宫颈黏膜,故称为组织学内口。

是否是 MeSH 词汇　否

释义来源　谢幸,孔北华,段涛.妇产科学[M].9 版.北京:人民卫生出版社,2018.

宫颈黏液（Cervical mucus）

释义　宫颈黏液是一种糖蛋白凝胶,由宫颈黏膜腺细胞分泌,其状态受卵巢激素的影响。排卵前,宫颈黏液受到雌激素影响而逐渐增加;接近排卵时,黏液不仅分泌量增加,而且变得稀薄、透明、有弹性,如水状或生蛋清状,易于精子通过,还能延长精子的存活时间;排卵后,受到孕激素影响而逐渐减少。因此通过监测宫颈黏液可以简单而且直观地追踪到易受孕期。

是否是 MeSH 词汇　否

释义来源　谢幸,孔北华,段涛.妇产科学[M].9 版.北京:人民卫生出版社,2018.

宫颈上皮转化区（Cervical epithelial transitional zone）

释义　宫颈上皮转化区又称为移行带,其位于宫颈上皮原始鳞状上皮 - 柱状上皮交界和生理鳞状上皮 - 柱状上皮交界之间的区域。转化区成熟的化生鳞状上皮对致癌物的刺激相对不敏感,但未成熟的化生鳞状上皮却代谢活跃,在人乳头瘤病毒等的作用下,常发生细胞异常增生、分化不良、排列紊乱、细胞核异常、有丝分裂增加,最后形成子宫颈鳞状上皮内病变。

是否是 MeSH 词汇　否

释义来源　谢幸,孔北华,段涛.妇产科学[M].

9 版 . 北京 : 人民卫生出版社 ,2018.

宫颈淋巴回流 (Lymphatic reflux of uterine cervix)

释义　宫颈淋巴回流是指子宫颈淋巴液回流大部分汇入髂内及闭孔淋巴结,小部分汇入髂外淋巴结,经髂总淋巴结汇入腰淋巴结和 /或骶前淋巴结。

是否是 MeSH 词汇　否

释义来源　谢幸,孔北华,段涛 . 妇产科学 [M]. 9 版 . 北京 : 人民卫生出版社 ,2018.

宫颈鳞柱交界区 (Cervical squamous column junction)

释义　宫颈上皮由宫颈阴道部鳞状上皮和宫颈管柱状上皮组成,其交接部位位于宫颈外口处,其所在部位称为宫颈鳞柱交界区。此交接部位随体内雌激素的水平变化而发生移位,也是宫颈癌的好发区域。

是否是 MeSH 词汇　否

释义来源　谢幸,孔北华,段涛 . 妇产科学 [M]. 9 版 . 北京 : 人民卫生出版社 ,2018.

子宫 (Uterus)

释义　子宫是女性孕育胎儿和产生月经的空腔厚壁肌性生殖器官,分为底、体、颈三个部分,位于骨盆腔中央,呈前后略扁的倒置梨形,重约 50~70g, 长 7~8cm, 宽 4~5cm, 厚 2~3cm, 容量约 5ml。子宫体较宽,位于子宫上部,顶部称为子宫底 (uterine fundus), 宫底两侧称为子宫角 (uterine cornua), 与输卵管相连。子宫下部的子宫颈与阴道相连,呈圆柱状。子宫体与子宫颈的比例因年龄和卵巢功能而异,青春期前为 1:2, 生育期妇女为 2:1, 绝经后为 1:1。

是否是 MeSH 词汇　是,MeSH ID:D014599

释义来源　丁文龙,刘学政 . 系统解剖学 [M]. 9 版 . 北京 : 人民卫生出版社 ,2018.

子宫体 (Uterine body)

释义　子宫上部较宽称为子宫体。子宫体上端隆突部分称为子宫底;子宫底两侧为子宫角,与输卵管相通。

是否是 MeSH 词汇　否

释义来源　丁文龙,刘学政 . 系统解剖学 [M]. 9 版 . 北京 : 人民卫生出版社 ,2018.

子宫峡部 (Uterine isthmus)

释义　子宫峡部是指子宫体与子宫颈阴道上部的上端之间较为狭细的部分,上端是子宫解剖学内口,下端是组织学内口。非妊娠时,长度约 1cm, 妊娠期子宫峡部伸展变长,妊娠末期可达 7~10cm, 形成 "子宫下段",且壁变薄,成为软产道的一部分,也是剖宫产术常用切口部位。

是否是 MeSH 词汇　否

释义来源　丁文龙,刘学政 . 系统解剖学 [M]. 9 版 . 北京 : 人民卫生出版社 ,2018.

子宫底 (Uterine fundus)

释义　子宫底是指子宫体上端的钝圆隆起,位于两侧输卵管子宫腔开口以上的部分。

是否是 MeSH 词汇　否

释义来源　丁文龙,刘学政 . 系统解剖学 [M]. 9 版 . 北京 : 人民卫生出版社 ,2018.

子宫角 (Corner of uterus)

释义　子宫底两侧缘的上部与输卵管相接处称子宫角。

是否是 MeSH 词汇　否

释义来源 谢幸,孔北华,段涛.妇产科学[M].9 版.北京:人民卫生出版社,2018.

子宫系膜(Mesometrium)

释义 子宫系膜构成子宫阔韧带的大部分。阔韧带除了靠近输卵管(输卵管系膜)和卵巢(卵巢系膜)的小部分以外,均为子宫系膜,内含子宫血管、淋巴管、神经及大量疏松结缔组织。

是否是 MeSH 词汇 否

释义来源 谢幸,孔北华,段涛.妇产科学[M].9 版.北京:人民卫生出版社,2018.

子宫颈口(Orifice of uterine cervix)

释义 子宫颈口是指子宫颈下端通向阴道的开口。未产妇为平滑圆孔状,有刮宫史及流产过的女性呈横椭圆形,经产妇为不规则横裂状。

是否是 MeSH 词汇 否

释义来源 丁文龙,刘学政.系统解剖学[M].9 版.北京:人民卫生出版社,2018.

子宫腔(Uterine cavity)

释义 子宫腔是指子宫体内的腔,呈前后略扁的倒三角形,两端通输卵管,尖端向下通子宫颈管。

是否是 MeSH 词汇 否

释义来源 丁文龙,刘学政.系统解剖学[M].9 版.北京:人民卫生出版社,2018.

子宫肌层(Myometrium)

释义 子宫肌层是指子宫壁的中层结构,由大量的平滑肌组织、少量的弹力纤维与胶原纤维组成。分为三层:内层肌纤维环行排列;中层肌纤维交叉排列;外层肌纤维纵行排列。

是否是 MeSH 词汇 是,MeSH ID:D009215

释义来源 丁文龙,刘学政.系统解剖学[M].9 版.北京:人民卫生出版社,2018.

宫颈口前唇(Anterior lip of uterine cervix)

释义 宫颈口前唇是指宫颈口的前缘,一般较短而且偏厚。

是否是 MeSH 词汇 否

释义来源 全国科学技术名词审定委员会.人体解剖学名词:2014[M].2 版.北京:科学出版社,2015.

宫颈口后唇(Posterior uterine cervical lip)

释义 宫颈口后唇是指宫颈口的后缘,一般较长而且呈圆形隆起。

是否 MeSH 词汇 否

释义来源 全国科学技术名词审定委员会.人体解剖学名词:2014[M].2 版.北京:科学出版社,2015.

子宫旁组织(Parametrium)

释义 子宫旁组织是围绕子宫的纤维和脂肪等结缔组织,该组织将子宫颈阴道上部与膀胱分开。子宫旁组织位于子宫阔韧带的基部,从子宫颈两侧延伸至盆侧壁,是维持子宫正常位置,防止子宫脱垂的重要结构。

是否是 MeSH 词汇 是,MeSH ID:D010537

释义来源 全国科学技术名词审定委员会.人体解剖学名词:2014[M].2 版.北京:科学出版社,2015.

子宫骶韧带(Uterosacral ligament)

释义 子宫骶韧带是指直肠子宫襞内平滑肌和结缔组织构成的韧带样结构。起自子宫颈上端的子宫肌层,向后绕直肠侧壁,与直肠肌层交织,并止于第 2、3 骶椎的前面的筋膜。宫骶韧带短厚有力,向后、向上牵引子宫颈,维持子宫前倾位置。

是否是 MeSH 词汇　否

释义来源　丁文龙,刘学政.系统解剖学[M].9 版.北京:人民卫生出版社,2018.

子宫圆韧带(Round ligament of uterus)

释义　子宫圆韧带是指结缔组织与平滑肌纤维组成的圆形条索状结构,起于子宫体前面上外侧,在阔韧带前叶的覆盖下向前外侧绕行,经过腹股沟管,止于阴阜和大阴唇下。有维持子宫前倾的作用。

是否是 MeSH 词汇　是,MeSH ID:D012404

释义来源　丁文龙,刘学政.系统解剖学[M].9 版.北京:人民卫生出版社,2018.

子宫阔韧带(Broad ligament of uterus)

释义　子宫阔韧带位于子宫两侧呈翼状的双层腹膜皱襞。由覆盖子宫前后壁的腹膜自子宫侧缘向两侧延伸至达盆壁而成,能够限制子宫向两侧倾斜,内 2/3 包围输卵管,外 1/3 由输卵管伞下方延伸到盆腔侧壁,形成骨盆漏斗韧带。

是否是 MeSH 词汇　是,MeSH ID:D001956

释义来源　丁文龙,刘学政.系统解剖学[M].9 版.北京:人民卫生出版社,2018.

子宫主韧带(Cardinal ligament of uterus)

释义　子宫主韧带又称子宫颈横韧带,为子宫阔韧带下部两层腹膜之间的一对强韧的平滑肌和纤维结缔组织束,将子宫颈连于骨盆侧壁,它是维持子宫颈正常位置,防止其向下脱垂的主要结构。

是否是 MeSH 词汇　否

子宫腺(Uterine gland)

释义　子宫腺是指子宫内膜上皮向固有层凹陷形成的单管状腺体,腺上皮主要是分泌细胞,纤毛细胞散在分布。子宫内膜腺体可分泌碱性液体,保持宫腔潮湿。

是否是 MeSH 词汇　否

释义来源　全国科学技术名词审定委员会.人体解剖学名词:2014 [M].2 版.北京:科学出版社,2015.

子宫前倾(Anteversion of uterus)

释义　"倾"是指宫体纵轴和身体纵轴的关系,若宫体朝向耻骨,称为"前倾"。子宫前倾位置主要是靠子宫圆韧带和子宫骶韧带维持的。

是否是 MeSH 词汇　否

释义来源　丁文龙,刘学政.系统解剖学[M].9 版.北京:人民卫生出版社,2018.

子宫前屈(Anteflexion of uterus)

释义　"屈"是指宫体和宫颈的关系,前屈指的是宫体纵轴与宫颈纵轴相交所夹的角小于 90°。

是否是 MeSH 词汇　否

释义来源　丁文龙,刘学政.系统解剖学[M].9 版.北京:人民卫生出版社,2018.

单角子宫(Unicornuate uterus)

释义　单角子宫是指因一侧副中肾管发育,另一侧副中肾管未发育或未形成管道,形成一发育完全的单角子宫,同时伴一发育正常的输卵管及卵巢，另一侧副中肾管发育异常，形成残角子宫或始基子宫，未发育侧的输卵管、卵巢、肾常同时缺如。妊娠可发生在单角子宫并分娩，但妊娠中、晚期流产和早产较多见。

是否是 MeSH 词汇　否

释义来源　谢幸,孔北华,段涛.妇产科学[M].9版.北京:人民卫生出版社,2018.

双角子宫（Bicornuate uterus）

释义　因子宫底部融合不全呈双角者,称为双角子宫,一般无症状,可有月经量多和痛经的情况,妊娠时易发生胎位异常,以臀先露居多。发育不良、宫腔狭窄的双角子宫可能会发生妊娠中、晚期流产或早产。

是否是 MeSH 词汇　否

释义来源　谢幸,孔北华,段涛.妇产科学[M].9版.北京:人民卫生出版社,2018.

纵(中)隔子宫（Septate uterus）

释义　纵(中)隔子宫系因两侧副中肾管融合不全,在宫腔内形成中隔,较为常见。纵隔从宫底至宫颈内口将宫腔完全分为两个部分为完全纵隔;纵隔末端终止在内口以上水平为不全纵隔。一般无症状,纵隔子宫容易发生不孕、流产、早产和胎位异常;若胎盘附着在中隔上,可出现产后胎盘滞留。对有不孕和反复流产的中隔子宫患者,可行手术切除中隔。

是否是 MeSH 词汇　否

释义来源　谢幸,孔北华,段涛.妇产科学[M].9版.北京:人民卫生出版社,2018.

残角子宫（Rudimentary horn of uterus）

释义　残角子宫系因一侧副中肾管发育正

常,另一侧副中肾管下段发育缺陷形成残角子宫,有正常输卵管和卵巢,但常伴有该侧泌尿系统发育畸形。检查时易将残角子宫误诊断为卵巢肿瘤。

是否是 MeSH 词汇　否

释义来源　谢幸,孔北华,段涛.妇产科学[M].9版.北京:人民卫生出版社,2018.

始基子宫（Primordial uterus）

释义　始基子宫又称痕迹子宫,为双侧副中肾管融合不久即停止发育,子宫极小,仅长1~3cm。多数无宫腔或为一个实性肌性子宫,无内膜,无月经来潮。偶可见始基子宫有宫腔和内膜。常合并无阴道。卵巢发育可正常。

是否是 MeSH 词汇　否

释义来源　谢幸,孔北华,段涛.妇产科学[M].9版.北京:人民卫生出版社,2018.

幼稚子宫（Infantile uterus）

释义　幼稚子宫又称子宫发育不良,为双侧副中肾管融合后短时间内停止发育所致,子宫体较小,可有宫腔和内膜,卵巢发育正常。幼稚子宫月经稀少,检查时可见子宫体小,宫颈相对较长。患者常因经量少或不孕而就诊。对幼稚子宫,如合并无排卵,主张雌激素加孕激素序贯周期治疗刺激子宫生长。

是否是 MeSH 词汇　否

释义来源　谢幸,孔北华,段涛.妇产科学[M].9版.北京:人民卫生出版社,2018.

鞍状子宫（Saddle form uterus）

释义　鞍状子宫是指子宫底部稍下陷呈鞍状,也称弓形子宫。鞍状子宫是最常见的先

天性子宫畸形,在普通人群中的发生率为
4%,也是正常妊娠女性中最常见的子宫畸
形,它被认为是正常解剖的变异。有研究显
示鞍状子宫不影响整倍体胚胎移植的妊娠结
局,不推荐手术处理。

是否是 MeSH 词汇   否

释义来源   谢幸,孔北华,段涛.妇产科学
[M].9 版.北京:人民卫生出版社,2018.

直肠子宫陷凹(Recto-uterine pouch)

释义   在子宫后方腹膜沿子宫后壁向后翻折
至直肠前壁,翻折处形成一个陷凹称为直肠
子宫陷凹,又称道格拉斯腔(Douglas pouch)。
此凹较深,是立位和半卧位时女性腹膜腔的
最低部位,腹膜腔的积液、积血常积于此,进
行阴道后穹穿刺或引流等操作时常选择在此
进入盆腔。

是否是 MeSH 词汇   是,MeSH ID:D004312

释义来源   谢幸,孔北华,段涛.妇产科学[M].
9 版.北京:人民卫生出版社,2018.

膀胱子宫陷凹(Vesicouterine pouch)

释义   子宫浆膜层在子宫前面近子宫峡部
处,腹膜与子宫壁结合较疏松,向前翻折后继
续覆盖膀胱,翻折处形成一个陷窝,称为膀胱
子宫陷凹。该凹陷较浅,凹底约在子宫峡的
前面,相当子宫内口平面,临床上多于此处的
腹膜外进行剖宫产术。

是否是 MeSH 词汇   否

释义来源   全国科学技术名词审定委员会.
人体解剖学名词:2014 [M].2 版.北京:科
学出版社,2015.

直肠子宫襞(Recto-uterine fold)

释义   直肠子宫襞又称直肠阴道襞,直肠与

子宫之间凹陷两侧的呈弓状腹膜的皱襞,内
有大量的平滑肌和纤维束,其位置较为恒定,
位于盆段输尿管、直肠系膜之间,直肠癌手术
中以此作为解剖标识,对于预防骨盆段输尿
管损伤具有一定的临床意义。

是否是 MeSH 词汇   否

释义来源   全国科学技术名词审定委员会.
人体解剖学名词:2014 [M].2 版.北京:科
学出版社,2015.

子宫浆膜层(Uterine serosa)

释义   子宫浆膜层是指覆盖子宫底部及宫体
前后面的脏腹膜,又称子宫外膜,即腹膜脏层。

是否是 MeSH 词汇   否

释义来源   谢幸,孔北华,段涛.妇产科学[M].
9 版.北京:人民卫生出版社,2018.

子宫动脉(Uterine artery)

释义   子宫主要由子宫动脉供应,子宫动脉
起源于髂内动脉,在腹膜后沿骨盆侧壁向下
走行,随后进入子宫阔韧带及子宫周边组
织,在子宫颈处分为上、下两支,沿子宫的
外侧缘分布至子宫及其邻近结构,上支为
宫体支,下支为宫颈-阴道支,为宫颈和阴
道上段供应血液。在子宫颈外侧约 2cm 处
跨越输尿管前上方,此交叉即是俗称的“小
桥流水”,进行子宫全切术在此附近结扎
子宫动脉时需准确分辨二者,以免误伤输
尿管。

是否是 MeSH 词汇   是,MeSH ID:D055988

释义来源   崔慧先,李瑞锡.局部解剖学[M].
9 版.北京:人民卫生出版社,2018.

子宫静脉(Uterine vein)

释义   子宫静脉是指子宫动脉的伴行静脉。

起自子宫阴道静脉丛的下部,在平子宫颈外口高度汇合成 1~2 支子宫静脉,注入两侧的髂内静脉或其分支。

是否是 MeSH 词汇　否

释义来源　崔慧先,李瑞锡.局部解剖学[M].9 版.北京:人民卫生出版社,2018.北京:科学出版社,2015.

子宫内膜(Endometrium)

释义　子宫内膜是指子宫壁的内层结构,肉眼观为一层软而光滑、淡红色的黏膜。子宫内膜由宫腔至子宫肌层分为 3 层:致密层、海绵层和基底层。内膜表面 2/3 为致密层和海绵层,统称为功能层,其间含有腺体、血管、间质,自青春期开始至绝经期随月经呈周期性脱落,受精后形成的囊胚在该层种植并发育。基底层为靠近子宫肌层的 1/3 内膜,位于内膜的深层,在月经和分娩时均不脱落,有增生和修复的能力,月经后,内膜由基底层向宫腔方向再生。子宫内膜可以通过阴道超声来监测其厚度、形态和容受性,是决定胚胎能否着床的重要因素。

是否是 MeSH 词汇　是,MeSH ID:D004717

释义来源　全国科学技术名词审定委员会.人体解剖学名词:2014[M].2 版.北京:科学出版社,2015.

子宫内膜基质细胞(Stroma cell of endometrium)

释义　子宫内膜由单层柱状上皮及固有层构成。子宫内膜固有层的结缔组织细胞称为子宫内膜基质细胞。可分泌基质和纤维,并随妊娠和月经周期变化而增生分化。

是否是 MeSH 词汇　否

释义来源　全国科学技术名词审定委员会.人体解剖学名词:2014[M].2 版.北京:科学出版社,2015.

子宫内膜不规则脱落(Irregular shedding of endometrium)

释义　子宫内膜不规则脱落是指非月经状态下子宫内膜的脱落,可导致异常子宫出血,多见于育龄期妇女,由于卵泡发育不全,尽管有排卵,但黄体萎缩不全或持续过久,雌、孕激素不能迅速下降,内膜不规则脱落而使出血时间延长。

是否是 MeSH 词汇　否

释义来源　谢幸,孔北华,段涛.妇产科学[M].9 版.北京:人民卫生出版社,2018.

子宫肌瘤(Uterine fibroids)

释义　子宫肌瘤是女性生殖器官中最常见的一种良性肿瘤,也是人体中最常见的肿瘤之一,又称为纤维肌瘤、子宫纤维瘤。由于子宫肌瘤主要是由子宫平滑肌细胞增生而成,其中有少量纤维结缔组织作为一种支持组织而存在,故称为子宫平滑肌瘤较为确切,简称子宫肌瘤。

是否是 MeSH 词汇　是,MeSH ID:D007889

释义来源　谢幸,孔北华,段涛.妇产科学[M].9 版.北京:人民卫生出版社,2018.

输卵管(Fallopian tube)

释义　输卵管为一对细长、弯曲的肌性管状器官,由双侧副中肾管头端发育而来。全长 8~14cm,内径范围从壁内部小于 1mm 至漏斗部的 10mm,约 5mm。其内侧端与子宫底的外侧角相连,包裹在子宫阔韧带上缘内外侧端呈伞状,分别伸展至左右卵巢的上方,游离于腹腔内。输卵管是运送配子及受精卵的通道,也是卵子和精子结合的场所,受精卵则由输卵管的内向蠕动输送到子宫腔内。输卵管肌肉的收缩和黏膜上皮细胞的形态、分泌及纤毛摆动,均受性激素的影响而有周期性变化。输卵管由内向外分为间质部、峡部、壶腹部和伞部4个部分组成。

是否是 MeSH 词汇　是,MeSH ID:D005187

释义来源　丁文龙,刘学政.系统解剖学[M].9版.北京:人民卫生出版社,2018.

输卵管间质部(Interstitial portion of fallopian tube)

释义　输卵管间质部为输卵管潜行于子宫角宫壁内的一部分,故又称输卵管子宫部或壁内部,此部短而腔窄,长约1cm,直径约7mm,最狭窄处约为200μm,走行弯曲呈S状。

是否是 MeSH 词汇　否

释义来源　丁文龙,刘学政.系统解剖学[M].9版.北京:人民卫生出版社,2018.

输卵管峡部(Isthmus of fallopian tube)

释义　输卵管峡部为输卵管间质部向外延伸部分,外连输卵管壶腹部,从子宫外侧角水平向外延伸达卵巢下端附近,是输卵管最细、最狭窄的部分,管腔直径约2~3mm,长约2~3cm,约占输卵管全长1/3。此部肌性管道圆而坚厚,是精子获能、顶体反应及精子贮存的主要部位。

是否是 MeSH 词汇　否

释义来源　丁文龙,刘学政.系统解剖学[M].9版.北京:人民卫生出版社,2018.

输卵管壶腹部(Ampulla of fallopian tube)

释义　输卵管峡部向外侧延续的膨大部分即为壶腹部,壶腹部管壁薄、宽大并弯曲,长约5~8cm,是输卵管最长的部分,约占全长1/2以上,与峡部连接处直径约1~2mm,管腔直径为5~6mm,越近远端越宽大,远端直径可

达10mm。壶腹部腔面上有许多弯曲的小皱襞,受精通常发生于此,也是输卵管妊娠最常发生的部位。

是否是 MeSH 词汇　否

释义来源　丁文龙,刘学政.系统解剖学[M].9版.北京:人民卫生出版社,2018.

输卵管伞部(Fimbria of fallopian tube)

释义　输卵管伞部为输卵管最外侧端扩大部,长约1~1.5cm,即输卵管远端开口处,呈漏斗状,并游离于腹腔内。输卵管伞部衬以纤毛上皮,纤毛朝壶腹部摆动,有"拾卵"功能。

是否是 MeSH 词汇　否

释义来源　丁文龙,刘学政.系统解剖学[M].9版.北京:人民卫生出版社,2018.

输卵管系膜(Mesosalpinx)

释义　输卵管系膜是指位于输卵管与卵巢和卵巢固有韧带间的阔韧带部分。其在上外侧与卵巢悬韧带相连,在内侧与卵巢固有韧带相连。其内含有供应输卵管的血管、淋巴管和神经等,当受到损伤或扭曲时可能影响输卵管及卵巢功能。

是否是 MeSH 词汇　否

释义来源　丁文龙,刘学政.系统解剖学[M].9版.北京:人民卫生出版社,2018.

输卵管液(Oviduct fluid)

释义　输卵管液主要来自输卵管黏膜的无纤毛细胞,为浆液性的漏出液,渗出的血浆成分也是其中的一部分,其量和成分受卵巢激素的调节。每日分泌量约0.1~20ml,透明或淡黄色,含有球蛋白、血浆铜蓝蛋白、糖蛋白等优质蛋白质,钾、氯离子浓度高于血清,以利

于精子获能、受精和早期胚胎发育。绝大多数输卵管液由壶腹部流向腹腔,有利于精子的输送,但是当受精卵进入子宫时输卵管液减少并向相反方向流动进入子宫腔,有利于受精和早期胚胎的输送。

是否是 MeSH 词汇　否

释义来源　郎景和,张晓东.妇产科临床解剖学[M].2版.济南:山东科学技术出版社,2020.

副输卵管(Accessory fallopian tubes)

释义　副输卵管是输卵管发育异常中较常见的一种,可能是畸形的变异,即在正常输卵管附近有一小型输卵管,可具有伞部,近端有管腔与主输卵管管腔相通,也可能阻塞,可能成为不孕的因素或引起宫外孕,应予以切除,或进行修复、重建。

是否是 MeSH 词汇　否

释义来源　郎景和,张晓东.妇产科临床解剖学[M].2版.济南:山东科学技术出版社,2020.

输卵管分泌细胞(Secretory cells of fallopian tubes)

释义　输卵管分泌细胞为输卵管上皮细胞之一,亦称为无纤毛细胞,占上皮细胞的55%~65%。胞质染色深且布满微细颗粒,细胞核呈卵圆形、染色深、核染色体致密。分泌细胞在上皮皱襞的底部及皱襞间较为明显,其形态及核的位置随月经周期而不同。在电子显微镜下可见分泌细胞顶缘有胞质形成的微绒毛突起,内质网呈不规则伸展,线粒体较纤毛细胞者小。分泌细胞在排卵期最活跃,其分泌的物质可为精子提供营养,帮助精子获能。

是否是 MeSH 词汇　否

释义来源　沈铿,马丁.妇产科学[M].3版.北京:人民卫生出版社,2015.

输卵管纤毛细胞(Ciliated cells of fallopian tubes)

释义　输卵管纤毛细胞为输卵管上皮细胞的一种,占上皮细胞的20%~30%。纤毛细胞较高且宽,胞质灰白、反光,核周更明显,可见核周晕。胞质中含有匀细颗粒。细胞核较大,呈卵圆形,其长轴常与细胞长轴垂直。纤毛细胞的细胞核远离基底膜,染色较淡。纤毛长,约7~8μm,像一层嗜酸性物质附着在细胞表面。纤毛细胞常成堆出现,且在伞部和壶腹部最多,越近峡部则越少。正常情况下输卵管内膜须覆盖500个纤毛细胞/mm²才能维持正常的蠕动、输送卵子和受精卵的作用。

是否是 MeSH 词汇　否

释义来源　丁文龙,刘学政.系统解剖学[M].9版.北京:人民卫生出版社,2018.

输卵管未分化细胞(Undifferentiated cell of fallopian tubes)

释义　输卵管未分化细胞为输卵管上皮细胞的一种,亦称游走细胞,为上皮储备细胞。细胞呈小圆形,位于上皮深部,大如白细胞。胞质少而明亮,核居中央而染色深。可分化为纤毛细胞、楔状细胞和无纤毛细胞。

是否是 MeSH 词汇　否

释义来源　沈铿,马丁.妇产科学[M].3版.北京:人民卫生出版社,2015.

输卵管楔形细胞(Wedge-shaped cell of fallopian tubes)

释义　输卵管楔形细胞为输卵管上皮细胞

的一种,可能为无纤毛细胞的前身,表现为有被挤压在细胞间、染色深而狭长的细胞核,仅少量或无细胞质,电子显微镜下顶缘有胞质形成的微绒毛突起。在月经前期和月经期,楔形细胞较多而明显,具有支持、固定输卵管细胞的作用,并有分泌输卵管液的功能。

是否是 MeSH 词汇　否

释义来源　沈铿,马丁.妇产科学[M].3 版.北京:人民卫生出版社,2015.

卵巢(Ovary)

释义　卵巢是女性性腺,呈扁椭圆形,灰白色,未妊娠状态下位于子宫两侧,靠近盆腔侧壁,被双层腹膜即卵巢系膜悬吊在盆腔中,内侧以卵巢固有韧带与子宫相连,外侧以骨盆漏斗韧带与骨盆壁相连。卵巢的大小和形态因年龄而异。性成熟女性的卵巢大小约为 4cm×3cm×1cm,月经初潮之前卵巢约为正常成年女性的 1/3,绝经后体积显著缩小变硬。青春期以前表面光滑,但在排卵后由于连续的黄体退化表面凹凸不平。卵巢表面无腹膜覆盖,由皮质、髓质和卵巢门三部分组成。皮质是卵巢的主要功能结构,由生殖上皮、处于不同发育阶段的卵泡和间质组成;髓质位于卵巢中间,含有血管、淋巴管、神经纤维和结缔组织;卵巢门位于卵巢的前缘中部,是卵巢血管、淋巴管和神经出入的部位。卵巢的主要功能是产生卵子并排卵和分泌女性激素,即生殖功能和内分泌功能。

是否是 MeSH 词汇　是,MeSH ID:D010053

释义来源　丁文龙,刘学政.系统解剖学[M].9 版.北京:人民卫生出版社,2018.

卵巢窝(Ovarian fossa)

释义　卵巢内侧面面对阔韧带内的子宫及子宫血管,位于此处的腹膜隐窝称为卵巢窝。卵巢窝位于髂内、外动脉起始部的分叉处,前界为脐动脉索,后界为输尿管和髂内动脉,窝底由闭孔内肌及其筋膜和壁腹膜组成。在窝底部的腹膜外组织中,有闭孔神经和血管经过。

是否是 MeSH 词汇　否

释义来源　丁文龙,刘学政.系统解剖学[M].9 版.北京:人民卫生出版社,2018.

卵巢固有韧带(Proper ligament of ovary)

释义　卵巢固有韧带又称卵巢韧带,位于卵巢内侧端,在子宫角附近与子宫壁的肌纤维相连接,穿过子宫阔韧带两叶之间,但更贴近后叶,从背侧子宫阔韧带后叶微隆起并形成皱襞,由平滑肌和纤维结缔组织组成,内含有血管和一些平滑肌细胞。卵巢固有韧带和圆韧带的内缘相延续,二者是引带的残余物。

是否是 MeSH 词汇　否

释义来源　丁文龙,刘学政.系统解剖学[M].9 版.北京:人民卫生出版社,2018.

卵巢悬韧带(Suspensory ligament of ovary)

释义　卵巢悬韧带是子宫阔韧带外缘上部(或上缘外 1/3)的腹膜皱襞,从卵巢输卵管端向外延伸至骨盆上口,髂总血管分叉处,止于骶髂关节的前方,亦称骨盆漏斗韧带。其内包含卵巢动脉和两条伴行的静脉、淋巴管、卵巢神经丛、少量平滑肌纤维和致密的结缔组织。该韧带表面紫蓝色,粗大但松软,呈漏斗状,底部朝向盆壁,对卵巢起一定固定作用。

是否是 MeSH 词汇　否

释义来源　崔慧先,李瑞锡.局部解剖学[M].9 版.北京:人民卫生出版社,2018.

卵巢系膜（Mesovarium）

释义　卵巢系膜是子宫阔韧带后叶连于卵巢前缘的双层短腹膜皱襞，实际上是子宫阔韧带的一部分。卵巢系膜连接到卵巢门，将卵巢固定在子宫阔韧带的后方，内有出入卵巢的血管、淋巴管和神经通过。卵巢系膜底部，即腹膜后有输尿管走行。

是否是 MeSH 词汇　否

释义来源　丁文龙，刘学政. 系统解剖学［M］. 9 版. 北京：人民卫生出版社，2018.

卵巢伞（Ovarian fimbira）

释义　输卵管漏斗部边缘多个放射状不规则的指状突起，称为输卵管伞，其中最长的黏膜纵襞形成一个较浅的凹槽并与卵巢相近或到达卵巢，称为卵巢伞。其主要作用为引导卵子进入输卵管。临床上以此作为识别输卵管的标志。

是否是 MeSH 词汇　否

释义来源　丁文龙，刘学政. 系统解剖学［M］. 9 版. 北京：人民卫生出版社，2018.

卵巢白膜（Tunica albuginea of ovary）

释义　卵巢表面被覆单层立方上皮即生发上皮，在上皮深部有一坚韧致密的结缔组织层称为卵巢白膜。

是否是 MeSH 词汇　否

释义来源　谢幸，孔北华，段涛. 妇产科学［M］. 9 版. 北京：人民卫生出版社，2018.

卵巢皮质（Ovarian cortex）

释义　卵巢皮质是指卵巢实质的外周部分，性成熟后在不同的年龄及月经周期，由生殖上皮（即生发上皮）、发育各阶段的卵泡、黄体、白体、结缔组织等组成的包绕在卵巢髓质外的结构。青春期前，皮质占卵巢体积的 35%，青春期后，皮质占卵巢的大部分。年龄越大，卵泡数越少，皮质层也越薄。

是否是 MeSH 词汇　否

释义来源　谢幸，孔北华，段涛. 妇产科学［M］. 9 版. 北京：人民卫生出版社，2018.

卵巢髓质（Ovarian medulla）

释义　卵巢髓质是指卵巢实质的中央部分，体积比皮质小，主要由结缔组织、神经和血管组成。髓质与皮质之间并无明显的组织界限，与卵巢门相连。进入卵巢髓质内的小动脉发出许多细小分支深入皮质，围绕发育卵泡的卵泡膜分布，营养卵泡，卵泡膜细小静脉汇合成小静脉反流回髓质，经卵巢门汇入卵巢静脉。在髓质门区有一小部分特征颇似睾丸内间质细胞的细胞（门细胞），可能是分泌雄激素的细胞。

是否是 MeSH 词汇　否

释义来源　沈铿，马丁. 妇产科学［M］. 3 版. 北京：人民卫生出版社，2015.

卵巢冠（Epoophoron）

释义　卵巢冠又称副卵巢，是残留于输卵管系膜中的中肾管，由向卵巢方向汇集形成盲端的 10~20 条横行小管和 1 条纵行小管构成。横行小管一端靠近卵巢，另一端以直角汇入卵巢冠纵管。横行小管为上皮小管，来源于中肾小管，具有分泌功能，相当于睾丸的输出小管和附睾管，其管壁较厚，与卵巢系膜的紧张度相关；卵巢冠的纵行小管则平行并靠近输卵管，是中肾管退化残留的部分，相当于男性的附睾管。

是否是 MeSH 词汇　否

释义来源　丁文龙，刘学政. 系统解剖学［M］.

9 版 . 北京 : 人民卫生出版社 , 2018.

卵巢门（Ovarian hilus）

释义   卵巢门是卵巢的前缘连接于子宫阔韧带后叶部位的系膜，是卵巢血管、淋巴管和神经出入的部位。卵巢门区常有胚胎组织残留，包括原始性腺网状体、生殖索细胞、肾上腺细胞和门细胞。受促性腺激素和内外环境因素的刺激，上述细胞可合成和分泌雄激素，也可形成肿瘤。

是否是 MeSH 词汇   否

释义来源   沈铿，马丁 . 妇产科学 [M]. 3 版 . 北京 : 人民卫生出版社 , 2015.

卵巢旁冠(体)（Paroophoron）

释义   卵巢旁冠(体)是胚胎期中肾尾侧部中肾小管的遗迹，相当于男性的附睾，常见于新生儿，5 岁后完全退化，但有时在显微镜下仍然可以观察到，一般位于输卵管系膜内，卵巢冠的内侧，卵巢动脉进入卵巢门处，靠近子宫角处，由少数上皮小管和血管球组成。

是否是 MeSH 词汇   否

释义来源   丁文龙，刘学政 . 系统解剖学 [M]. 9 版 . 北京 : 人民卫生出版社 , 2018.

卵巢冠囊状附件（Vesicular appendix of epoophoron）

释义   卵巢冠囊状附件位于输卵管伞部或与伞部邻近的阔韧带处，是卵巢冠上方向下垂的有细蒂的水滴状纤维上皮小囊，直径约 0.5~1cm，内含透明液体，是中肾管头端的遗迹，在临床上没有任何意义。

是否是 MeSH 词汇   否

释义来源   丁文龙，刘学政 . 系统解剖学 [M].

9 版 . 北京 : 人民卫生出版社 , 2018.

卵巢黄体（Corpus luteum）

释义   卵巢黄体是指排卵后卵泡壁塌陷，形成具有内分泌功能的细胞团。此时，因卵泡壁细胞和卵泡膜细胞合成一种类胡萝卜素，使细胞团呈黄色，故称为黄体。黄体分为月经黄体和妊娠黄体两种。如果卵子未受精，卵巢黄体仅在排卵行使功能 12~14 天后萎缩，形成月经黄体，黄体细胞发生脂肪变性、自溶和被巨噬细胞清除，并逐渐被纤维组织代替。如果发生受精着床，在人绒毛膜促性腺激素的刺激下，黄体生长为妊娠黄体，可以分泌黄体酮、雌激素和松弛素，分娩后几个月完全退化，形成白体。

是否是 MeSH 词汇   是，MeSH ID : D003338

释义来源   丁文龙，刘学政 . 系统解剖学 [M]. 9 版 . 北京 : 人民卫生出版社 , 2018.

卵巢白体（Corpus albicans）

释义   卵巢白体是指妊娠失败后，卵巢黄体发生脂肪变性、自溶，被巨噬细胞清除后，逐渐萎缩变小，周围的结缔组织及成纤维细胞侵入黄体，逐渐被结缔组织代替，组织纤维化，约 2 个月之后仅残留下一个白色小瘢痕样的组织。

是否是 MeSH 词汇   否

释义来源   丁文龙，刘学政 . 系统解剖学 [M]. 9 版 . 北京 : 人民卫生出版社 , 2018.

卵巢血体（Corpus hemorrhagicum）

释义   卵巢血体是指成熟卵泡破裂排卵后，卵泡膜毛细血管破裂，渗出的血液聚积在排空后的卵泡腔内形成的血凝块。但很快被吸收，并为结缔组织代替。

是否是 MeSH 词汇 否

释义来源 丁文龙,刘学政.系统解剖学[M].9 版.北京:人民卫生出版社,2018.

卵泡(Ovarian follicle)

释义 卵泡是哺乳动物卵巢中卵母细胞发生与发育的功能单位,位于卵巢皮质内,呈圆形泡状。胎儿期卵泡即已自主发育和闭锁,从青春期开始卵泡周而复始地不断发育、成熟,直至绝经前。根据卵母细胞和颗粒细胞的发育状况,卵泡大致可分为原始卵泡、初级卵泡、次级卵泡、窦前卵泡、窦状卵泡和排卵前卵泡。卵泡的数量是有限的,且不可更新。

是否是 MeSH 词汇 是,MeSH ID:D006080

释义来源 丁文龙,刘学政.系统解剖学[M].9 版.北京:人民卫生出版社,2018.

初级卵泡(Primary follicle)

释义 初级卵泡由原始卵泡发育而来,此时期的初级卵母细胞体积增大,周围的单层梭形前颗粒细胞分化为单层立方形细胞,与此同时,卵母细胞和颗粒细胞合成和分泌富含蛋白多糖的物质,在卵母细胞周围形成透明带。

是否是 MeSH 词汇 否

释义来源 丁文龙,刘学政.系统解剖学[M].9 版.北京:人民卫生出版社,2018.

次级卵泡(Secondary follicle)

释义 次级卵泡由初级卵泡发育而来,当初级卵泡颗粒细胞的增殖使细胞的层数增至6~8 层,卵泡增大同时卵母细胞直径增大 4 倍,即形成次级卵泡。此时期颗粒细胞内出现卵泡刺激素、雌激素和雄激素受体,具备了

对上述激素的反应性。

是否是 MeSH 词汇 否

释义来源 丁文龙,刘学政.系统解剖学[M].9 版.北京:人民卫生出版社,2018.

窦前卵泡(Preantral follicles)

释义 是初级卵泡与次级卵泡的分化阶段。始基卵泡的梭形前颗粒细胞分化为单层立方形细胞之后成为初级卵泡。与此同时,颗粒细胞合成和分泌黏多糖,在卵子周围形成一透明环形区——透明带。颗粒细胞内出现卵泡刺激素、雌激素和雄激素三种受体,具备了上述激素的反应性在卵泡基底膜形成卵泡内外两层膜细胞,其中内膜细胞出现黄体生成素受体,具备了合成甾体激素的能力。

是否是 MeSH 词汇 是

释义来源 谢幸,孔北华,段涛.妇产科学[M].9 版.北京:人民卫生出版社,2018.

窦状卵泡(Antral follicle)

释义 在雌激素和卵泡刺激素的协同作用下,颗粒细胞间积聚的卵泡液增加,最后融合形成卵泡腔,卵泡直径达 500μm,称为窦状卵泡。

是否是 MeSH 词汇 否

释义来源 谢幸,孔北华,段涛.妇产科学[M].9 版.北京:人民卫生出版社,2018.

排卵前卵泡(Preovulatory follicle)

释义 排卵前卵泡是排卵前卵泡发育的最后阶段,指卵巢皮质中直径大小在 18~23mm,内有漂浮在卵泡液中的卵冠丘复合体(oocyte-coronacumulus complex,OCCC),称成熟卵泡,亦称赫拉夫(Graafian)卵泡。此时

的卵泡壁薄、突出于卵巢表面,其结构由外到内依次为:卵泡外膜、卵泡内膜、颗粒细胞、卵泡腔、卵丘、放射冠、透明带。

是否是 MeSH 词汇　否

释义来源　谢幸,孔北华,段涛.妇产科学[M].9 版.北京:人民卫生出版社,2018.

闭锁卵泡(Atretic follicle)

释义　不能发育成熟的、在卵泡的各个阶段停止生长并退化的卵泡称为闭锁卵泡。闭锁卵泡在女性整个生殖期不断积累,一般直径小于 10mm,闭锁后纤维结缔组织代替卵泡,卵泡内膜细胞变成次级间质细胞。

是否是 MeSH 词汇　否

释义来源　SUSAN S.格氏解剖学:临床实践的解剖学基础[M].丁自海,刘树伟,译.41 版.济南:山东科学技术出版社,2017.

卵子(Ovum)

释义　卵子是雌性动物的生殖细胞,又称卵细胞,由卵母细胞进行减数分裂后形成,为单倍体细胞,也是人体内最大的细胞。无色,半透明,圆球形,直径约 0.135mm,胞质较多,内层为细胞核与细胞质,外层有透明带和放射冠起保护卵子的作用。

是否是 MeSH 词汇　否

释义来源　李继承,曾园山.组织学与胚胎学[M].9 版.北京:人民卫生出版社,2018.

原始生殖细胞(Primordial germ cell)

释义　原始生殖细胞是产生雄性和雌性生殖细胞的早期细胞,体积比较大,细胞内碱性磷酸酶、酯酶及糖原都呈阳性。各类动物早期胚胎内开始出现成群原始生殖细胞的部位不尽相同,在未进入生殖嵴之前既可分

化为精原细胞也可分化为卵原细胞,这种分化是由其和不同的生殖嵴细胞的结合所决定的。胚胎 5 周时,未分化性腺形成,原始生殖细胞不断进行有丝分裂,总数可达 1 万个左右。

是否是 MeSH 词汇　否

释义来源　高英茂,柏树令.人体解剖与组织胚胎学词典.北京:人民卫生出版社,2019.

卵原细胞(Oogonium)

释义　胚胎 6~8 周时原始生殖细胞不断有丝分裂,细胞数增多,体积增大,称为卵原细胞,共约有 60 万个。

是否是 MeSH 词汇　是,MeSH ID:D009867

释义来源　谢幸,孔北华,段涛.妇产科学[M].9 版.北京:人民卫生出版社,2018.

初级卵母细胞(Primary oocyte)

释义　从胚胎 11~12 周开始,卵原细胞进入第一次减数分裂并静止于前期双线期,称为初级卵母细胞。

是否是 MeSH 词汇　否

释义来源　谢幸,孔北华,段涛.妇产科学[M].9 版.北京:人民卫生出版社,2018.

次级卵母细胞(Secondary oocyte)

释义　初级卵母细胞经过第一次减数分裂形成次级卵母细胞,次级卵母细胞迅速开始第二次减数分裂,一旦进入中期便再次处于休眠状态,直到受精后才完成第二次减数分裂。次级卵母细胞内的染色体数、染色组的数目及核 DNA 数均为初级卵母细胞的一半。

是否是 MeSH 词汇　否

释义来源　谢幸,孔北华,段涛.妇产科学[M].9 版.北京:人民卫生出版社,2018.

极体（Polar body）

释义　哺乳动物雌性生殖细胞形成过程中经过两次成熟分裂,形成一个大型的单倍体卵细胞和2~3个小型的细胞,这些小型的细胞即为极体。极体几乎无胞质,不能再分裂,也不能受精发育,最终死亡。

是否是 MeSH 词汇　是,MeSH ID：D059705

释义来源　李继承,曾园山.组织学与胚胎学[M].9版.北京：人民卫生出版社,2018.

卵巢周期（Ovarian cycle）

释义　从青春期开始到绝经前,卵巢在形态和功能上发生周期性变化称为卵巢周期。

是否是 MeSH 词汇　否

释义来源　谢幸,孔北华,段涛.妇产科学[M].9版.北京：人民卫生出版社,2018.

卵泡内膜（Theca interna）

释义　在卵泡发育过程中,环绕在卵泡周围的基质细胞开始分化为纺锤形细胞,呈有规律的排列即形成卵泡内膜。卵泡内膜上出现黄体生成素受体,具备了合成甾体激素的能力。

是否是 MeSH 词汇　否

释义来源　谢幸,孔北华,段涛.妇产科学[M].9版.北京：人民卫生出版社,2018.

卵泡外膜（Theca externa）

释义　在卵泡发育过程中,环绕在卵泡周围的基质细胞分化形成卵泡内膜,而后在其外侧又形成一层富含纤维的组织称为卵泡外膜。

是否是 MeSH 词汇　否

释义来源　谢幸,孔北华,段涛.妇产科学[M].

9版.北京：人民卫生出版社,2018.

卵泡颗粒细胞（Follicle granulosa cell）

释义　卵泡颗粒细胞是指围绕卵母细胞的一种卵泡细胞,呈立方体形,胞核大而圆,着色深,初级卵泡时为单层,次级卵泡时增至多层,排卵前卵泡时展开又变为单层。细胞间无血管存在,细胞的游离面有许多细长突起可穿过透明带与卵子的胞膜形成缝隙连接,为卵子信息的传递和营养提供了通道。

是否是 MeSH 词汇　是,MeSH ID：D006107

释义来源　丁文龙,刘学政.系统解剖学[M].9版.北京：人民卫生出版社,2018.

卵丘（Cumulus oophorus）

释义　卵泡腔周围环绕着一薄层颗粒细胞,在卵泡腔的一侧,该颗粒细胞层加厚,与初级卵母细胞、透明带及放射冠形成一个圆形隆起的细胞群突入卵泡腔内称为卵丘,卵母细胞被包埋在其中。

是否是 MeSH 词汇　否

释义来源　丁文龙,刘学政.系统解剖学[M].9版.北京：人民卫生出版社,2018.

透明带（Zona pellucida）

释义　当卵泡发育至初级卵泡阶段时,卵母细胞和颗粒细胞合成和分泌富含蛋白多糖的物质,在卵母细胞表面和颗粒细胞之间形成一环形透明区称为透明带。其作用是保护卵子,阻止多个精子或异种精子进入,在囊胚形成并长大后破裂。

是否是 MeSH 词汇　是,MeSH ID：D015044

释义来源　谢幸,孔北华,段涛.妇产科学[M].9版.北京：人民卫生出版社,2018.

卵泡液（Follicular fluid）

释义　当卵泡发育至次级卵泡阶段时，颗粒细胞的数量继续增加，卵泡细胞间开始形成一些腔隙，其中充满清亮的液体即为卵泡液。卵泡液内含由颗粒细胞分泌的透明质酸酶、生长因子和类固醇激素。

是否是 MeSH 词汇　是，MeSH ID：D015571

释义来源　丁文龙，刘学政 . 系统解剖学［M］. 9 版 . 北京：人民卫生出版社，2018.

卵泡腔（Follicular antrum）

释义　在雌激素和卵泡刺激素的协同作用下，卵泡发育过程中的颗粒细胞数量继续增加，细胞间积聚的卵泡液增加，开始形成一些腔隙，随后这些腔隙相互融合，形成一个充满液体的大腔称为卵泡腔。

是否是 MeSH 词汇　否

释义来源　谢幸，孔北华，段涛 . 妇产科学［M］. 9 版 . 北京：人民卫生出版社，2018.

男性会阴（Male perineum）

释义　广义的会阴是指两股内侧之间，盆膈以下封闭骨盆下口的全部软组织。其边界略呈菱形，前为耻骨联合下缘及耻骨弓状韧带，两侧角为耻骨弓、坐骨结节和骶结节韧带，后为尾骨尖。两侧坐骨结节之间的连线会将会阴分为前后两个三角区，前方为尿生殖区，后方为肛区。狭义的男性会阴是指阴囊根部与肛门之间的软组织。男性会阴包括肛管、尿道膜部和海绵体部、阴茎根和阴囊。

是否是 MeSH 词汇　否

释义来源　崔慧先，李瑞锡 . 局部解剖学［M］. 9 版 . 北京：人民卫生出版社，2018.

阴茎（Penis）

释义　阴茎为男性外生殖器，是具有排尿、排精和性交功能的器官，分为头、体和根三部分。阴茎埋藏于阴囊和会阴部皮肤深面，固定在耻骨下支和坐骨支。中间为阴茎体呈圆柱形，被韧带悬于耻骨联合下方，为可动部。阴茎由两条阴茎海绵体和一条尿道海绵体组成，外裹有筋膜和皮肤。

是否是 MeSH 词汇　是，MeSH ID：D010413

释义来源　丁文龙，刘学政 . 系统解剖学［M］. 9 版 . 北京：人民卫生出版社，2018.

阴茎根（Root of penis）

释义　阴茎根在尿生殖三角内，由 3 块可勃起的组织构成，即两个阴茎脚和一个阴茎尿道球，分别附着在耻骨弓和会阴膜上。阴茎脚为阴茎海绵体的向后延伸，而球为尿道海绵体扩展的后端。

是否是 MeSH 词汇　否

释义来源　丁文龙，刘学政 . 系统解剖学［M］. 9 版 . 北京：人民卫生出版社，2018.

阴茎体（Corpus penis）

释义　阴茎体是指位于阴茎头与阴茎根之间的部分。阴茎体含有 3 个可伸长的勃起组织，阴茎勃起时勃起组织因充血而明显膨大；阴茎松软时阴茎断面呈圆柱形，而在阴茎勃起期间，为圆角的三角形。勃起时，它的后上面被称为阴茎背，与其相对的面是腹面。勃起组织包括左、右阴茎海绵体和正中的尿道海绵体，是阴茎脚和尿道球各自的延续。

是否是 MeSH 词汇　否

释义来源　丁文龙，刘学政 . 系统解剖学［M］. 9 版 . 北京：人民卫生出版社，2018.

阴茎头（Glans penis）

释义　阴茎头指阴茎前端的球状物，前端尽头有尿道口，是尿液和精液的共同出口。阴茎头由尿道海绵体在近阴茎末端的膨大而形成，其向背侧突起，越过阴茎海绵体的末端，形成较浅的凹面并附着其上。阴茎头的底有一个突出的阴茎头冠，在阴茎颈的上方。众多包皮腺位于阴茎头冠和阴茎颈部，并分泌皮脂性的包皮垢。阴茎头皮肤敏感性最大。

是否是 MeSH 词汇　否

释义来源　丁文龙,刘学政.系统解剖学[M].9 版.北京:人民卫生出版社,2018.

阴茎背动脉（Dorsal artery of penis）

释义　阴茎背动脉是阴部内动脉另一条终末支。它行于阴茎脚和耻骨联合之间，穿过阴茎悬韧带，沿阴茎背部到达阴茎头，并分支到阴茎头和阴茎包皮。在阴茎内，它位于阴茎背神经和阴茎背静脉之间的 Buck 筋膜内，通过行于肉膜肌层的分支供应阴茎的皮肤。其发出环流支供给阴茎海绵体的纤维鞘，此环流支走行于阴茎鞘（首先位于 Buck 筋膜的深面，后位于筋膜里）的周围，随后通过被膜和海绵体系统的动脉形成吻合。这些血管同样供给尿道海绵体。

是否是 MeSH 词汇　否

释义来源　丁文龙,刘学政.系统解剖学[M].9 版.北京:人民卫生出版社,2018.

海绵体白膜（Tunica albuginea）

释义　海绵体白膜是阴茎海绵体外面包有坚厚的膜状结构，白膜分别包裹三条海绵体，阴茎海绵体部略厚，尿道海绵体部较薄，由浅、深两层组成，浅层的纤维是纵行的，形成单独的膜围绕两个阴茎海绵体，并结合在一起形成阴茎中隔。

是否是 MeSH 词汇　否

释义来源　崔慧先,李瑞锡.局部解剖学[M].9 版.北京:人民卫生出版社,2018.

尿道球（Bulb of urethra）

释义　尿道球指尿道海绵体近端膨大的部位，位于两个阴茎脚之间，牢固地附着在会阴膜的下面，并被来自会阴膜的纤维膜覆盖。尿道球的切面呈卵圆形，在前方缩小并向下前形成尿道海绵体。尿道球突起的表面被球海绵体肌覆盖。尿道穿过尿道球平整的深表面中心的上方，经尿道球到达尿道海绵体。

是否是 MeSH 词汇　否

释义来源　丁文龙,刘学政.系统解剖学[M].9 版.北京:人民卫生出版社,2018.

阴茎脚（Crus penis）

释义　阴茎脚起始于阴茎后面，是一对钝而纵长的圆柱状突起，分别牢固地附着在同侧坐骨支外翻的边缘上，并被坐骨海绵体肌覆盖。两侧的阴茎脚在前方会聚，并在会聚处的后方稍膨大。两阴茎脚在下联合处会合，并延续形成阴茎体的阴茎海绵体。

是否是 MeSH 词汇　否

释义来源　丁文龙,刘学政.系统解剖学[M].9 版.北京:人民卫生出版社,2018.

阴茎海绵体（Cavernous body of penis）

释义　阴茎海绵体为两头细的圆柱体，左右各一。两个阴茎海绵体并排于阴茎的背侧，向前延伸嵌入阴茎头后面的凹陷中，后端分离，分别附于两侧的耻骨下附支和坐骨支。左右两个阴茎海绵体中间有一分隔带，由结缔组织构成，称阴茎中隔。

是否是 MeSH 词汇　否

释义来源　丁文龙,刘学政.系统解剖学[M].9版.北京:人民卫生出版社,2018.

尿道海绵体(Cavernous body of urethra)

释义　尿道海绵体位于阴茎海绵体的腹侧,尿道贯穿其全长,前端膨大为阴茎头,后端扩大为尿道球,位于两侧的阴茎脚之间,外面包绕球海绵体肌,固定在尿生殖膈的下面。每个海绵体外面都被覆一层坚韧的纤维膜,称为海绵体白膜。海绵体内部由许多海绵体小梁和与血管相通的腔隙组成,小梁间的腔隙称海绵体腔隙或海绵窦。腔隙实际上是与血管相通的窦隙,当腔隙充血时,阴茎即变粗变硬而勃起,反之则变软。

是否是 MeSH 词汇　否

释义来源　丁文龙,刘学政.系统解剖学[M].9版.北京:人民卫生出版社,2018.

男性尿道(Male urethra)

释义　男性尿道起自膀胱的尿道内口,止于阴茎头的尿道外口,有排精和排尿功能。成人尿道管径平均5~7mm,长 16~22cm,分为前列腺部、膜部和海绵体部三部分。尿道有三个狭窄、三个膨大和两个弯曲:三个狭窄分别是尿道内口、尿道膜部和尿道外口,结石易嵌顿在这些狭窄部位;三个膨大分别是尿道前列腺部、尿道球部和舟状窝;两个弯曲分别是耻骨下弯和耻骨前弯,阴茎勃起或将阴茎向上提起时耻骨前弯可变直而消失。

是否是 MeSH 词汇　否

释义来源　丁文龙,刘学政.系统解剖学[M].9版.北京:人民卫生出版社,2018.

尿道前列腺部(Prostatic part of urethra)

释义　尿道前列腺部为尿道穿过前列腺的

部分,管腔最宽,长约 3~4cm。在上方,它与尿道前列腺前部相延续,从前列腺尖的稍前方(前列腺的最低点)穿出,当尿道经过前列腺时转向前方,并形成一个 35° 角。在尿道全长的很大一部分,尿道后壁中线上有尿道嵴突入尿道腔内,使尿道的横切面呈月牙状。在尿道嵴的两侧各有一浅的凹陷叫前列腺窦,前列腺窦约有 15~20 个前列腺管的开口,约在尿道嵴中部的隆起为精阜。在开口的两侧或开口内有两个小的射精管开口。

是否是 MeSH 词汇　否

释义来源　丁文龙,刘学政.系统解剖学[M].9版.北京:人民卫生出版社,2018.

尿道膜部(Membranous part of urethra)

释义　尿道膜部为尿道穿过尿生殖膈的部分,长约 1.5cm,周围有属于横纹肌的尿道外括约肌环绕,该肌有控制排尿的作用。尿道膜部位置比较固定,骨盆骨折时易损伤此部。临床上将尿道前列腺部和膜部合称为后尿道。

是否是 MeSH 词汇　否

释义来源　丁文龙,刘学政.系统解剖学[M].9版.北京:人民卫生出版社,2018.

尿道海绵体部(Cavernous part of urethra)

释义　尿道海绵体部又称为前尿道,位于阴茎海绵体腹侧,长约 12~17cm,尿道贯穿其全长,前端膨大为阴茎头。它起始于会阴膜(尿生殖膈)的下方,在耻骨联合最低点的前方。这部分尿道被球部海绵体所包围,所以又称尿道球部,也是整个尿道最宽的部分。

是否是 MeSH 词汇　否

释义来源　丁文龙,刘学政.系统解剖学[M].9版.北京:人民卫生出版社,2018.

阴囊（Scrotum）

释义 阴囊是位于阴茎后下方的皮肤囊袋，由皮肤和肉膜组成。皮肤薄而柔软，颜色较深，有少量阴毛，其皮脂腺分泌物有特殊气味。肉膜为浅筋膜，与腹前外侧壁的 Scarpa 筋膜和会阴部的 Colles 筋膜相延续，内含有平滑肌纤维，可随外界温度变化舒张或收缩以调节阴囊内的温度，有利于精子的发育与生存。阴囊皮肤表面沿中线有纵行的阴囊缝，其对应的肉膜向深部发出阴囊中隔，将阴囊分为左、右两腔，容纳两侧的睾丸、附睾及精索等。

是否是 MeSH 词汇 是，MeSH ID：D012611

释义来源 丁文龙,刘学政.系统解剖学[M].9 版.北京：人民卫生出版社,2018.

输精管（Vas deferens）

释义 输精管是附睾管的直接延续，长度约50cm，一般左侧较右侧稍长，管壁较厚，肌层较发达，管径约 3mm，管腔窄小。活体触摸时呈坚实的圆索状。输精管依其行程可分为四部分：睾丸部、精索部、腹股沟管部和盆部。输精管壶腹末端变细，穿过前列腺，与精囊的输出管汇合成射精管。

是否是 MeSH 词汇 是，MeSH ID：D014649

释义来源 丁文龙,刘学政.系统解剖学[M].9 版.北京：人民卫生出版社,2018.

迷小管（Abberrant ductule）

释义 迷小管是从中肾小管衍生出来的，通常与附睾管的尾部连接或与输精管的起始部相连。迷小管伸直长度为 5~35cm，在末端处可能会扩大，但其管径几乎不变。在结构上与输精管相似。在偶然的情况下，迷小管可不与附睾相连。颅侧迷小管出现在附睾头，与睾丸网相连。

是否是 MeSH 词汇 否

释义来源 丁文龙,刘学政.系统解剖学[M].9 版.北京：人民卫生出版社,2018.

旁睾（Paradidymis）

释义 旁睾是弯曲小管形成的小体，位于附睾头的上方、精索的内前方。旁睾管衬以纤毛柱状上皮，可能代表中肾的遗迹。

是否是 MeSH 词汇 否

释义来源 丁文龙,刘学政.系统解剖学[M].9 版.北京：人民卫生出版社,2018.

附睾（Epididymis）

释义 附睾呈新月形，由睾丸输出小管和纤曲的附睾管组成，紧贴睾丸上端和后缘。附睾分为上端膨大的附睾头、中部的附睾体和下端的附睾尾。睾丸输出小管进入附睾盘曲形成附睾头，然后汇合成一条附睾管，附睾管长约 6cm，纤曲盘回形成附睾体和尾，附睾尾向后上弯曲，移行为输精管。附睾管腔面衬以假复层柱状上皮，上皮外侧有薄层平滑肌围绕，肌层产生蠕动性收缩，将精子向尾部推动。附睾可暂时储存精子，并分泌附睾液营养精子，促进精子进一步成熟。

是否是 MeSH 词汇 是，MeSH ID：D004822

释义来源 丁文龙,刘学政.系统解剖学[M].9 版.北京：人民卫生出版社,2018.

附睾头（Caput epididymidis）

释义 在睾丸纵隔的上极，有 12~20 条输出小管穿越白膜，由睾丸进入附睾。这些输出小管起初为直管，而后变粗并呈高度弯曲状，并形成圆锥形的附睾小叶，这些小叶构成附睾头。附睾头为附睾上端的膨大，呈钝圆状，附于睾丸头部的后方，借睾丸输出小管与睾丸相连。

是否是 MeSH 词汇 否

释义来源 郭应禄,胡礼泉.男科学[M].北京:人民卫生出版社,2005.

附睾体(Corpus epididymis)

释义 附睾头下行变圆如柱,无明显膨大,称附睾体。

是否是 MeSH 词汇 否

释义来源 郭应禄,胡礼泉.男科学[M].北京:人民卫生出版社,2005.

附睾尾(Cauda epididymidis)

释义 附睾体至睾丸后下缘渐尖细,借疏松结缔组织与睾丸后缘相连,称为附睾尾。附睾尾末端自后方急转直上,移行于输精管。

是否是 MeSH 词汇 否

释义来源 郭应禄,胡礼泉.男科学[M].北京:人民卫生出版社,2005.

附睾管(Ductus epididymidis)

释义 附睾管从附睾头开始,盘绕成大小不同的集团,直达附睾尾并移行于输精管。附睾管的管壁一般十分整齐,腔面被覆典型的假复层柱状上皮,上皮外可见基膜及平滑肌。相邻附睾管间充满疏松结缔组织。

是否是 MeSH 词汇 否

释义来源 郭应禄,胡礼泉.男科学[M].北京:人民卫生出版社,2005.

精索(Spermatic cord)

释义 精索是位于睾丸上端和腹股沟管腹环之间的一对柔软的圆索状结构。全长11.5~15.0cm,直径约0.5cm。精索内主要有输精管和睾丸动脉、蔓状静脉丛、输精管血管、神经、淋巴管和腹膜鞘突的残余(鞘韧带)等。精索表面有三层被膜,从内向外依次为精索内筋膜、提睾肌和精索外筋膜。

是否是 MeSH 词汇 是,MeSH ID:D013085

释义来源 丁文龙,刘学政.系统解剖学[M].9版.北京:人民卫生出版社,2018.

精索内筋膜(Internal spermatic fascia)

释义 精索内筋膜是一层围绕精索的薄而疏松的膜,来自腹横筋膜。

是否是 MeSH 词汇 否

释义来源 丁文龙,刘学政.系统解剖学[M].9版.北京:人民卫生出版社,2018.

提睾肌筋膜(Cremasteric fascia)

释义 提睾肌筋膜含有骨骼肌束和疏松结缔组织,两者结合起来形成提睾肌,与腹内斜肌相延续。

是否是 MeSH 词汇 否

释义来源 丁文龙,刘学政.系统解剖学[M].9版.北京:人民卫生出版社,2018.

精索外筋膜(External spermatic fascia)

释义 精索外筋膜是在上方与腹外斜肌腱膜延续的较薄的纤维层,从腹股沟管浅环的脚向下行。

是否是 MeSH 词汇 否

释义来源 丁文龙,刘学政.系统解剖学[M].9版.北京:人民卫生出版社,2018.

射精管(Ejaculatory ducts)

释义 射精管由输精管的末端与精囊的输出管汇合而成,长约2cm,向前下穿前列腺实质,开口于尿道前列腺部。射精管管壁有平滑肌纤维，能够产生有力的收缩，帮助精液排出。

是否是 MeSH 词汇　是，MeSH ID：D004543

释义来源　丁文龙,刘学政.系统解剖学[M].9版.北京:人民卫生出版社,2018.

精囊（Seminal vesicles）

释义　精囊又称精囊腺，位于前列腺的上方、膀胱底后方和输精管壶腹的下外侧。其上宽下窄，前后稍扁，呈长椭圆形，表面凹凸不平，由纡曲的管道组成，其输出管与输精管壶腹的末端汇合成射精管。精囊具有分泌精液功能，但不具有储存功能。精囊分泌的淡黄色黏稠碱性液体含有丰富果糖，可供给精子能量并且可以直接利用，对精子的活动和营养起到重要作用。

是否是 MeSH 词汇　是，MeSH ID：D012669

释义来源　丁文龙,刘学政.系统解剖学[M].9版.北京:人民卫生出版社,2018.

睾丸（Testis）

释义　睾丸位于阴囊内，左右各一，一般左侧低于右侧，是产生精子和分泌雄性激素的器官。睾丸呈微扁的卵圆形，表面光滑，覆有被膜，包括鞘膜、白膜和血管膜三层。睾丸分前后缘，上下端和内外侧面。前缘游离，后缘有血管、神经和淋巴管出入，与附睾相连；上端被附睾头遮盖，下端游离；外侧面较隆突，与阴囊壁相贴，内侧面较平坦，与阴囊中隔相依。

是否是 MeSH 词汇　是，MeSH ID：D013737

释义来源　丁文龙,刘学政.系统解剖学[M].9版.北京:人民卫生出版社,2018.

生精小管（Seminiferous tubules）

释义　生精小管是男性生殖细胞分裂增生和分化发育的部位，为高度弯曲的上皮性管道。成人的生精小管长 30~80cm，直径 150~250μm，中央为管腔，管壁厚 60~80μm，主要由复层生精上皮构成。上皮厚薄及细胞层次可随生精上皮周期的细胞组合状况略有增减，上皮内既无血管，亦无神经纤维。

是否是 MeSH 词汇　是，MeSH ID：D012671

释义来源　丁文龙,刘学政.系统解剖学[M].9版.北京:人民卫生出版社,2018.

直精小管（Tubulus rectus）

释义　当生精小管接近睾丸纵隔时突然变细、变直、变薄，成为直精小管，直径仅 0.1~0.25mm，长仅 1mm。直精小管的管壁上皮为单层矮柱状上皮，生精细胞消失，仅有支持细胞，细胞表面可见散在的、不规则的微绒毛，偶见独立纤毛。

是否是 MeSH 词汇　否

释义来源　李继承,曾园山.组织学与胚胎学[M].9版.北京:人民卫生出版社,2018.

睾丸白膜（Tunica albuginea of testis）

释义　睾丸白膜是致密呈浅蓝色的睾丸被膜，主要由交错的胶原纤维束构成。除了附睾头、尾和睾丸后面有血管和神经出入之外，白膜的外面都有鞘膜脏层覆盖。

是否是 MeSH 词汇　否

释义来源　丁文龙,刘学政.系统解剖学[M].9版.北京:人民卫生出版社,2018.

睾丸血管膜（Tunica vasculosa of testis）

释义　睾丸血管膜是含有血管丛和疏松结缔组织，衬在白膜的内面并覆盖着睾丸纵隔和所有睾丸小叶表面的膜性组织。

是否是 MeSH 词汇　否

释义来源　丁文龙,刘学政.系统解剖学[M].9 版.北京:人民卫生出版社,2018.

睾丸纵隔(Mediastinum testis)

释义　在睾丸后缘的上部,白膜组织特别增厚且向睾丸实质内伸入,形成上宽下窄的楔状组织区,内含睾丸小管及血管,称为睾丸纵隔。

是否是 MeSH 词汇　否

释义来源　丁文龙,刘学政.系统解剖学[M].9 版.北京:人民卫生出版社,2018.

睾丸间质细胞(Leydig cells of testis)

释义　睾丸间质细胞是分布于生精小管之间疏松结缔组织中的间隙细胞,含量占睾丸细胞数量的 2%~4%,其主要功能是合成和分泌雄激素。睾丸间质细胞有明显的年龄变化,其发育分为胚胎期、婴幼儿期、青春期前、青春期、成年期及老年期等多个阶段。从青春期开始,在垂体促性腺激素的调控下,睾丸间质细胞可分泌雄激素,具有促进精子发生、促进男性生殖器官发育以及维持第二性征和性功能的作用。

是否是 MeSH 词汇　是,MeSH ID:D007985

释义来源　李继承,曾园山.组织学与胚胎学[M].9 版.北京:人民卫生出版社,2018.

睾丸网(Rete testis)

释义　睾丸网是指睾丸直精小管进入纵隔后相互交织吻合,形成的管径粗细不一的迷路样网管。睾丸网上皮有吞噬精子作用,睾丸网小管的细胞似乎无分泌功能,但它们的单纤毛摆动可能有促使精子与生精小管支持细胞分泌液均匀接触以及运送精子的作用。

是否是 MeSH 词汇　是,MeSH ID:D012152

释义来源　丁文龙,刘学政.系统解剖学[M].9 版.北京:人民卫生出版社,2018.

睾丸小叶(Lobe of testis)

释义　发自睾丸纵隔的小隔在睾丸内不断延伸,将睾丸分隔成 100~200 个睾丸小叶。睾丸小叶大小不一,位居睾丸中央的最长、最大。

是否是 MeSH 词汇　否

释义来源　丁文龙,刘学政.系统解剖学[M].9 版.北京:人民卫生出版社,2018.

睾丸间质(Interstitial tissue of testis)

释义　生精小管之间的疏松结缔组织称睾丸间质。睾丸间质组织由动、静脉血管,淋巴管和睾丸间质细胞组成,与睾丸被膜的血管膜以及睾丸小隔组织相延续,构成生精小管正常功能活动的微环境。

是否是 MeSH 词汇　否

释义来源　高英茂,柏树令.人体解剖与组织胚胎学词典.北京:人民卫生出版社,2019.

曲细精管(Convoluted seminiferous tubule)

释义　每一个睾丸小叶内含有 1~4 条或更多的细管,称为曲细精管。曲细精管是非常盘曲的细管,其尽头共同开口于睾丸纵隔的管道(睾丸网)内。曲细精管的周围为疏松结缔组织,其中含有若干层具有收缩功能的小管周围肌样细胞以及成群的分泌类固醇激素的间质细胞。

是否是 MeSH 词汇　否

释义来源　李继承,曾园山.组织学与胚胎学[M].9 版.北京:人民卫生出版社,2018.

输出小管（Efferent ductile）

释义　输出小管位于睾丸纵隔的上极，约12~20条，穿越白膜，由睾丸进入附睾。输出小管衬以有纤毛的柱状上皮，同时也有较矮的、有活跃内吞作用的无纤毛上皮细胞，在上皮的外侧有一薄层环形平滑肌。

是否是 MeSH 词汇　否

释义来源　李继承，曾园山. 组织学与胚胎学［M］.9 版. 北京：人民卫生出版社，2018.

精子发生（Spermatogenesis）

释义　精子发生是指由精原干细胞分裂增生至形成精子并向管腔排放的全部过程。

是否是 MeSH 词汇　是，MeSH ID：D013091

释义来源　朱大年，王庭槐. 生理学［M］. 北京：人民卫生出版社，2018.

精子形成（Spermiogenesis）

释义　精子形成是指通过较为复杂精致的分化变态最后形成精子，并予以释入管腔的过程。

是否是 MeSH 词汇　否

释义来源　朱大年，王庭槐. 生理学［M］. 北京：人民卫生出版社，2018.

精原细胞（Spermatogonia）

释义　精原细胞是生精上皮中精子发生的初始细胞，胞体小，紧靠基膜，也包括精原干细胞。组织化学反应显示，精原细胞的腺苷三磷酸酶和碱性磷酸酶均呈强阳性，葡糖 -6-磷酸脱氢酶、乳酸脱氢酶及琥珀酸脱氢酶呈中等阳性，而 PAS 反应、中性脂肪及磷脂则呈弱阳性。

是否是 MeSH 词汇　是，MeSH ID：D013093

释义来源　李继承，曾园山. 组织学与胚胎学［M］.9 版. 北京：人民卫生出版社，2018.

血 - 睾屏障（Blood-testis barrier）

释义　血 - 睾屏障是睾丸的一种特殊屏障，其主要结构由相邻支持细胞间的专门的紧密连接复合体组成。功能完备的血 - 睾屏障依赖于支持细胞的发育成熟，这一结构将生精小管分为两个区域，出现了生精小管腔，有利于营养物质的运输及免疫原的隔离。

是否是 MeSH 词汇　是，MeSH ID：D001814

释义来源　李继承，曾园山. 组织学与胚胎学［M］.9 版. 北京：人民卫生出版社，2018.

生精上皮（Seminiferous epithelium）

释义　生精上皮细胞有两型，分别称为支持细胞和生精细胞，两者在构成管壁中以规律分明的相互嵌合匹配，形成人体特有的细胞组合模式，生精上皮的基膜十分明显，环绕上皮周缘，厚度均匀而平整，是富含糖蛋白和黏多糖的凝缩膜，对生精小管有支持、保护、选择性通透，以及分子信号筛选的功能，是构成和维持生精内环境必不可少的组分。

是否是 MeSH 词汇　是，MeSH ID：D012670

释义来源　李继承，曾园山. 组织学与胚胎学［M］.9 版. 北京：人民卫生出版社，2018.

男性附属性腺（Male accessory gland）

释义　男性生殖系统的附属性腺，包括前列腺及精囊腺和尿道球腺各一对，其分泌物构成精浆的主要部分。附性腺的分泌过程受有关激素特别是雄激素的调控。分泌物的形成过程与一般外分泌细胞相似，也是首先在细胞质糙面内质网上的多聚核糖体合成蛋白，然后运到高尔基复合体，经过加工、糖化、浓缩,最后形成分泌泡,运至细胞膜以胞吐方式排至腺腔。男性尿道海绵体部上皮内的小腺体也有微量分泌能力。附性腺分泌物有保护精子、增强精子活动、润滑尿道及促进受精等作用。有学者认为,精阜内的前列腺囊也应视为男性生殖器的附性腺。

是否是 MeSH 词汇　否

释义来源　李继承,曾园山.组织学与胚胎学[M].9版.北京:人民卫生出版社,2018.

前列腺(Prostate)

释义　前列腺是由腺组织和平滑肌组织构成的实质性器官,正常约为 4cm×3cm×2cm,质量 16~20g。正常前列腺形似栗子,上端宽大为前列腺底,下端尖细为前列腺尖,底与尖之间的部分为前列腺体,底中间有一纵行浅沟,称前列腺沟。表面包有筋膜鞘,称前列腺囊,囊与前列腺之间有前列腺静脉丛。前列腺位于膀胱与尿生殖膈之间,上端与膀胱颈、精囊腺和输精管壶腹相邻,前方为耻骨联合,后方为直肠壶腹。前列腺的分泌物是精液的主要组成部分。

是否是 MeSH 词汇　是,MeSH ID:D011467

释义来源　李继承,曾园山.组织学与胚胎学[M].9版.北京:人民卫生出版社,2018.

前列腺肥大(Prostatic hyperplasia)

释义　前列腺肥大又称前列腺增生,病理学表现为细胞增生,多在 50 岁以后出现症状,是引起老年男性排尿障碍最常见的良性疾病。前列腺增生主要发生于前列腺尿道周围移行带,增生组织呈多发结节,并逐渐增大,增生腺体突向后尿道,使前列腺部尿道伸长、弯曲、受压变窄,尿道阻力增加,引起排尿困难甚至膀胱尿潴留,还可继发感染和结石形成。

是否是 MeSH 词汇　是,MeSH ID:D011470

释义来源　陈孝平,汪建平,赵继宗.外科学[M].9版.北京:人民卫生出版社,2018.

尿道球腺(Bulbourethral gland)

释义　尿道球腺是一对豌豆大的球形腺体,位于会阴深横肌内。腺的输出管开口于尿道球部。尿道球腺的分泌物参与精液的组成,有利于精子活动。

是否是 MeSH 词汇　是,MeSH ID:D002030

释义来源　丁文龙,刘学政.系统解剖学[M].9版.北京:人民卫生出版社,2018.

精液(Spermatic fluid,semen)

释义　精液由输精管道各部及附属腺,特别是前列腺和精囊的分泌物组成,内含精子。精液呈灰白色,弱碱性。健康男性一次射精约 2~5ml,正常精子数应超过 $15×10^6$/ml 或一次射精排出的精子总数≥$39×10^6$。

是否是 MeSH 词汇　否

释义来源　丁文龙,刘学政.系统解剖学[M].9版.北京:人民卫生出版社,2018.

下丘脑(Hypothalamus)

释义　下丘脑位于前脑腹侧,构成第三脑室的侧壁和底部。从脑的低面看,下丘脑从前至后包括视交叉、灰结节、乳头体。下丘脑经过自主神经和内分泌效应系统控制体液及电解质平衡、食物摄入及能量平衡、生殖、体温调节、免疫和多种情绪反应。下丘脑的功能障碍可以对多种健康状况产生深远影响,包括可能引发能量失衡、尿崩症和睡眠障碍等。

是否是 MeSH 词汇　是,MeSH ID:D007031

释义来源　丁文龙,刘学政.系统解剖学[M].9版.北京:人民卫生出版社,2018.

视交叉（Optic chiasm）

释义　视交叉位于脑底面,其前上方连接终板,后方为灰结节,两侧为前穿质。视交叉伸向前外的部分,称视神经,连于眼球;伸向后外的纤维束,称视束。即视交叉是由左右视神经颅内部的纤维组成的,视神经内的纤维到达视交叉处,则发生左右视神经的鼻侧(内侧)半部的纤维交叉,而颞侧(外侧)半部的纤维不交叉,交叉后延伸为视束。因此,一侧视束内包含同侧视神经的外侧半部和对侧视神经的内侧半部的纤维。

是否是 MeSH 词汇　是,MeSH ID：D009897

释义来源　崔惠先,李瑞锡.局部解剖学.[M].9 版.北京:人民卫生出版社,2018.

灰结节（Gray nodules）

释义　灰结节是单一小丘,位于第三脑室底,视交叉后方,向下移行为漏斗。漏斗与灰结节相连所成的半球形隆起,称正中隆起。漏斗下续垂体柄连垂体。灰结节深面含有漏斗核(弓状核)等。

是否是 MeSH 词汇　否

释义来源　崔惠先,李瑞锡.局部解剖学.[M].9 版.北京:人民卫生出版社,2018.

乳头体（Mamillary bodies）

释义　乳头体为下丘脑腹侧面较光滑的灰白色半球形豌豆大的一对并列的隆起。位于脚间窝的前方,漏斗的后方,其后缘是中脑和间脑的分界标志。内含乳头体内侧核、中间核和外侧核,内侧核最大,中间核最小。乳头体主要接受穹窿纤维,发出乳头主束,分为乳头丘脑束和乳头被盖束,分别止于丘脑前核和中脑被盖,是边缘系统的一部分。

是否是 MeSH 词汇　是,MeSH ID：D008326

释义来源　崔惠先,李瑞锡.局部解剖学.[M].9 版.北京:人民卫生出版社,2018.

下丘脑前部（Anterior hypothalamus）

释义　下丘脑前部,包括视上核(SON),视交叉上核(SCN),室旁核(PVN)和前室周核(aPV),调节摄食、昼夜节律和其他稳态过程。下丘脑前部是温度敏感神经元的所在部位,它们感受着体内温度的变化。

是否是 MeSH 词汇　是,MeSH ID：D007032

释义来源　丁文龙,刘学政.系统解剖学[M].9 版.北京:人民卫生出版社,2018.

视上核（Supraoptic nucleus，SON）

释义　视上核是下丘脑的灰质核团,位于视交叉正上方、下丘脑内侧区内。由神经分泌细胞组成,由核发出视上垂体束,经垂体柄达垂体后叶,细胞分泌的抗利尿激素成胶状颗粒,由视上垂体束纤维的轴浆运送至垂体后叶贮存或释放入毛细血管。视上核病变可引起尿崩症。

是否是 MeSH 词汇　是,MeSH ID：D013495

释义来源　崔惠先,李瑞锡.局部解剖学.[M].9 版.北京:人民卫生出版社,2018.

视交叉上核（Suprachiasmatic nucleus，SCN）

释义　视交叉上核是指前侧下丘脑核,位于视交叉上方,是哺乳动物脑内的昼夜节律器,可调节身体内各种昼夜节律活动,使内环境以合适的时间顺序对外部环境作出最大的适应。视交叉的每侧都有一个核,主要有两个区:腹外侧区,接受来自视网膜下丘脑束和膝状体下丘脑束的神经纤维,还含有血管活性肠肽和欧铃蟾肽神经元;背外侧区,不接受视觉传入,含有血管降压素和生长抑素神经元。

是否是 MeSH 词汇　是,MeSH ID:D013493
释义来源　崔惠先,李瑞锡.局部解剖学.[M].9版.北京:人民卫生出版社,2018.

室旁核(Paraventricular nucleus,PVN)

释义　下丘脑的一个核团(神经胞体的集群)。室旁核紧贴第三脑室,上达下丘脑沟,位于视上核的背尾侧。室旁核及视上核神经元的轴突组成视上垂体束,止于垂体后叶。此束为运送催产素和抗利尿素的通路。视上核与室旁核均可产生催产素和加压素(抗利尿激素),但室旁核以分泌催产素为主。

是否是 MeSH 词汇　是,MeSH ID:D010286
释义来源　崔惠先,李瑞锡.局部解剖学.[M].9版.北京:人民卫生出版社,2018.

下丘脑中部(Central hypothalamus)

释义　下丘脑的中间部分,包括弓状核、背内侧核、腹内侧核、灰质块茎和垂体。

是否是 MeSH 词汇　是,MeSH ID:D007033
释义来源　崔惠先,李瑞锡.局部解剖学.[M].9版.北京:人民卫生出版社,2018.

弓状核(Arcuate nucleus)

释义　弓状核为下丘脑内侧基底部聚集的神经元,邻近第三脑室和正中隆起,是所有下丘脑核团中与视交叉及垂体柄最接近的神经核团,也是抑制催乳素分泌的多巴胺神经元及分泌生长激素释放激素神经元的位置所在。

是否是 MeSH 词汇　是,MeSH ID:D001111
释义来源　崔惠先,李瑞锡.局部解剖学.[M].9版.北京:人民卫生出版社,2018.

下丘脑背内侧核(Dorsomedial nucleus of hypothalamus)

释义　下丘脑背内侧核指丘脑内侧核群最突出的核,占据丘脑内髓板与室周灰质间的大部,分大细胞部、小细胞部和髓板旁部。与丘脑板内核群丘脑外侧核群有广泛联系。接受来自杏仁核颞叶新皮质和额眶回后部的传入纤维,并发出纤维至眶皮质。与额前皮质背外侧部有来回联系。背内侧丘脑被认为与躯体和内脏活动的整合有关。背内侧丘脑与额皮质间通路损伤时,可引起感情行为改变。与学习记忆有关,人的背内侧丘脑损伤,可引起记忆丧失,特别是引起时间概念的混乱。

是否是 MeSH 词汇　是,MeSH ID:D004302
释义来源　SUSAN S.格氏解剖学:临床实践的解剖学基础[M].丁自海,刘树伟,译.41版.济南:山东科学技术出版社,2017.

下丘脑后部(Posterior hypothalamus)

释义　下丘脑中央区后的下丘脑部分,包括上颌骨内侧核乳头外侧核和下丘脑后核(下丘脑后区)。下丘脑后部是体温调节的整合部位,能调整机体的产热和散热过程,以保持体温稳定。

是否是 MeSH 词汇　否
释义来源　丁文龙,刘学政.系统解剖学[M].9版.北京:人民卫生出版社,2018.

下丘脑调节肽(Hypothalamic regulatory peptide)

释义　下丘脑调节肽是指下丘脑促垂体区的肽能神经元能合成并分泌一些调节腺垂体活动的肽类激素,包括九种,分别是促甲状腺激素释放激素(thyrotropin-releasing hormone,TRH)、促性腺激素释放激素(gonadotropin-releasing hormone,GnRH)、生长激素释放抑制激素(growth hormone release-inhibiting hormone,GHRIH)(即生长抑素)、生长激素释放激素(growth hormone releasing hormone,GHRH)、促肾上腺皮质激素释放激素(corticotropin releasing hormone,CRH)、促黑素细胞激素释放因子、促黑素细胞激素释放抑制因子、催乳素释放因子(prolactin releasing factor,PRF)、催乳素释放抑制因子(prolactin release inhibiting factor,PIF)。

是否是 MeSH 词汇　否

释义来源　朱大年,王庭槐.生理学[M].北京:人民卫生出版社,2018.

体温调节中枢(Thermoregulatory center)

释义　体温调节中枢主要在下丘脑,视交叉后方的下丘脑较靠前侧的区域主要是促进散热,较靠后侧的区域主要是促进产热,这两个区域之间保持着交互抑制的关系,使体温维持相对恒定。

是否是 MeSH 词汇　否

释义来源　丁文龙,刘学政.系统解剖学[M].9版.北京:人民卫生出版社,2018.

垂体(Pituitary gland)

释义　垂体位于丘脑下部的腹侧,在中颅窝中央的蝶骨的垂体窝上,周围由坚韧的硬脑膜包绕。垂体为豌豆大小的灰红色卵圆形小体,重 0.5g,横径约 12mm,前后径约 8mm,是身体内最复杂的内分泌腺。垂体分为前叶、中间叶和垂体后叶。垂体前叶(或腺垂体)是腺体的叶,其调节若干生理过程(包括压力、生长、繁殖和哺乳)。中间叶合成并分泌促黑细胞激素。垂体后叶(或神经垂体)通过垂体柄小管的中位隆起与下丘脑功能性连接。垂体被称为身体"主腺",所产生的激素

不但与身体骨骼和软组织的生长有关,而且可影响内分泌腺的活动。

是否是 MeSH 词汇　是,MeSH ID:D010901

释义来源　丁文龙,刘学政.系统解剖学[M].9版.北京:人民卫生出版社,2018.

垂体前叶(Anterior pituitary gland)

释义　垂体前叶也称为腺垂体,一般是垂体远部和结节部的合称,它是由大小不等的上皮细胞索组成的,在上皮索间有血窦和网状组织,垂体前叶分泌腺垂体激素,调节生长代谢和生殖功能。

是否是 MeSH 词汇　是,MeSH ID:D010903

释义来源　崔惠先,李瑞锡.局部解剖学.[M].9版.北京:人民卫生出版社,2018.

垂体中叶(Intermediate pituitary gland)

释义　垂体中叶是指下垂体的中间叶。垂体中叶在人类中较小,在两栖动物和低等脊椎动物中较大。它主要产生黑素细胞刺激激素和从阿片肽来源的其他多肽类。

是否是 MeSH 词汇　是,MeSH ID:D052716

释义来源　崔惠先,李瑞锡.局部解剖学.[M].9版.北京:人民卫生出版社,2018.

垂体后叶(Posterior pituitary gland)

释义　垂体后叶是垂体中间部和神经部的合称,也称神经垂体,它由视上核和室旁核中产生加压素和催产素的神经元远端轴突组成。这些轴突来自下丘脑-垂体束,向下穿过正中隆起,垂体后叶储存的激素是抗利尿激素(ADH)与催产素(oxytocin)。

是否是 MeSH 词汇　是,MeSH ID:D010904

释义来源　崔惠先,李瑞锡.局部解剖学.[M].9版.北京:人民卫生出版社,2018.

正中隆起（Median eminence）

释义　正中隆起是指下丘脑底部小叶内区域的隆起区，位于第三脑室的腹侧，毗邻下丘脑弓状核。它含有下丘脑神经元的末梢和垂体门静脉系统的毛细血管网络，是大脑和垂体之间的神经内分泌环节。

是否是 MeSH 词汇　是，MeSH ID：D008473

释义来源　崔惠先，李瑞锡．局部解剖学．[M]．9 版．北京：人民卫生出版社，2018.

腺垂体（Adenohypophysis）

释义　腺垂体是体内最重要的内分泌腺，包括前部（或称远侧部）、中间部和结节部。血管丰富，由大小和形状不同的上皮细胞组成，可合成和释放多种激素，例如：生长激素（growth hormone，GH），与身体生长的调节有关；催乳素（prolactin，PRL），可促进乳腺的生长和分泌；促黑细胞激素（melanocyte stimulating hormone，MSH），可增加皮肤色素沉着；促甲状腺激素（thyroid-stimulating hormone，TSH），刺激甲状腺的活动；促肾上腺皮质激素（adrenocorticotropic hormone，ACTH），调控肾上腺皮质激素的分泌；促性腺激素（包括卵泡刺激素和黄体生成素），卵泡刺激素刺激卵巢卵泡的生长和雌激素的分泌以及睾丸精子的发生；黄体生成素诱导黄体孕酮的分泌。这些激素大多有复杂的代谢功能。

是否是 MeSH 词汇　否

释义来源　李继承，曾园山．组织学与胚胎学[M]．9 版．北京：人民卫生出版社，2018.

神经垂体（Neurohypophysis）

释义　神经垂体是间脑向下的突出物，与下丘脑相连，包括正中隆起漏斗干和神经叶或后部。神经垂体不含腺体细胞，不能合成激素。神经垂体储存的激素是抗利尿激素（ADH）与催产素（oxytocin），前者控制肾小管重吸收水，后者促进子宫和乳腺平滑肌的收缩。这两种激素从神经元核周体产生，沿下丘脑垂体束的轴突运输，在神经终末释放。

是否是 MeSH 词汇　否

释义来源　李继承，曾园山．组织学与胚胎学[M]．9 版．北京：人民卫生出版社，2018.

垂体激素（Pituitary hormones）

释义　垂体激素是包括来自垂体前叶（腺垂体）、垂体后叶（神经垂体）和垂体中间叶分泌的多种微量蛋白质糖蛋白和肽类激素的总称，分别调节身体的生长发育、生殖和代谢，或控制外周内分泌腺体以及器官的活动。垂体激素受下丘脑的神经信号（神经递质）或神经内分泌信号（下丘脑激素）的调节，以及它们的靶激素，如肾上腺皮质激素、雄激素和雌激素，也对垂体激素具有反馈作用。

是否是 MeSH 词汇　是，MeSH ID：D010907

释义来源　李继承，曾园山．组织学与胚胎学[M]．9 版．北京：人民卫生出版社，2018.

垂体瘤（Pituitary neoplasms）

释义　垂体瘤是由垂体引起或转移到垂体的肿瘤，是颅内常见的肿瘤。垂体瘤以腺瘤为主，占中枢神经系统肿瘤的 10%~15%，分为非分泌型和分泌型。垂体瘤可压迫邻近结构，包括下丘脑几条脑神经和视交叉。

是否是 MeSH 词汇　是，MeSH ID：D010911

释义来源　陈孝平，汪建平，赵继宗．外科学[M]．9 版．北京：人民卫生出版社，2018.

嗜色细胞（Chromophil cell）

释义　腺垂体中的前部占腺垂体的绝大部

分,在内分泌功能方面也起主要作用。其中的腺上皮细胞根据对染料的反应不同,可分为嗜酸性、嗜碱性和嫌色性三类腺细胞。嗜色细胞包括嗜酸性细胞和嗜碱性细胞。

是否是 MeSH 词汇 否

释义来源 李继承,曾园山.组织学与胚胎学[M].9版.北京:人民卫生出版社,2018.

嗜酸性细胞(Acidophils cell)

释义 腺垂体的内分泌细胞胞质被酸性染料深染,嗜酸性细胞占腺垂体总数的 35% 左右,根据分泌激素不同,分为生长激素细胞和催乳素细胞。

是否是 MeSH 词汇 否

释义来源 李继承,曾园山.组织学与胚胎学[M].9版.北京:人民卫生出版社,2018.

嗜碱性细胞(Basophils cell)

释义 腺垂体的内分泌细胞胞质被碱性染料深染,根据分泌激素不同,嗜碱性细胞分为促甲状腺激素细胞、促性腺激素细胞和促肾上腺皮质激素细胞。其中促性腺激素细胞受下丘脑分泌的 GnRH 调控,分泌 FSH、LH,并在孕期分泌 hCG。

是否是 MeSH 词汇 否

释义来源 李继承,曾园山.组织学与胚胎学[M].9版.北京:人民卫生出版社,2018.

催乳激素细胞(Prolactin cell)

释义 催乳激素细胞分泌多肽类催乳激素,在妊娠时此细胞增多,在哺乳期此细胞增大。在妊娠和哺乳期,其分泌颗粒是垂体细胞中最大的(直径超过 600nm),但是在未孕女性和男性,分泌颗粒则较小(200nm)、较少。颗粒密度均匀,卵圆形或不规则形。

是否是 MeSH 词汇 否

释义来源 李继承,曾园山.组织学与胚胎学[M].9版.北京:人民卫生出版社,2018.

生长激素细胞(Somatotrophs)

释义 生长激素细胞呈卵圆形,通常沿血窦成群分布,是数量最多的一类腺垂体嗜色细胞。分泌蛋白类生长激素。超微结构可见大量电子密度高的圆形分泌颗粒,发达的高尔基复合体,而在分泌期含较少的糙面内质网。

是否是 MeSH 词汇 是,MeSH ID:D052683

释义来源 李继承,曾园山.组织学与胚胎学[M].9版.北京:人民卫生出版社,2018.

促肾上腺皮质激素细胞(Corticotrophs)

释义 促肾上腺皮质激素细胞分泌的前体分子阿黑皮素原,可裂解为许多不同分子,包括促肾上腺皮质激素 β- 促脂素和 β- 内啡肽,阿黑皮素复合物在中枢神经系统神经元内合成具有神经调质的功能。

是否是 MeSH 词汇 是,MeSH ID:D052680

释义来源 李继承,曾园山.组织学与胚胎学[M].9版.北京:人民卫生出版社,2018.

促甲状腺激素细胞(Thyrotrophs)

释义 促甲状腺激素细胞分泌促甲状腺激素,细胞呈长多边形,排列成团,位于腺垂体中央。细胞常形成条索,并不直接与血窦接触,分泌细胞位于细胞周边,不规则形,电子密度较低,直径 100~150nm,是腺垂体细胞中最小的分泌颗粒。

是否是 MeSH 词汇 是,MeSH ID:D052684

释义来源 李继承,曾园山.组织学与胚胎学[M].9版.北京:人民卫生出版社,2018.

促性腺激素细胞（Gonadotrophs）

释义   促性腺激素细胞呈圆形，常邻近血窦，分泌颗粒细胞 PAS 染色阳性，比甲状腺激素细胞大。通常位于前叶周边的细胞，其颗粒染成紫色，而位于中央的细胞，其颗粒染成红色。

是否是 MeSH 词汇   是，MeSH ID：D052681

释义来源   李继承，曾园山.组织学与胚胎学［M］.9 版.北京：人民卫生出版社，2018.

嫌色细胞（Chromophobe cells）

释义   嫌色细胞为构成腺垂体的主要细胞（约占细胞的一半）。由于细胞小且缺乏常规染色反应，它们并不构成垂体。嫌色细胞不分泌激素，但当它们逐渐出现颗粒而变为嗜酸性细胞或嗜碱性细胞后，即具有分泌激素的功能。

是否是 MeSH 词汇   否

释义来源   李继承，曾园山.组织学与胚胎学［M］.9 版.北京：人民卫生出版社，2018.

滤泡星细胞（Folliculostellate cells，FS cells）

释义   滤泡星细胞为一种支持细胞，与营养和分解代谢过程以及大分子运输有关。滤泡星细胞内含多种具有生长因子或细胞因子活性的肽，包括血管内皮生长因子，也表达多种细胞角蛋白，提示它们为上皮细胞。

是否是 MeSH 词汇   否

释义来源   SUSAN S. 格氏解剖学：临床实践的解剖学基础［M］.丁自海，刘树伟，译.41版.济南：山东科学技术出版社，2017.

卵泡颗粒层（Follicular granular layer）

释义   卵泡颗粒层是指分布在卵泡腔周边的

颗粒细胞构成的卵泡壁。卵泡中卵母细胞周围有一层菱形或扁平的颗粒细胞围绕，在卵泡开始发育、卵细胞成长的同时，菱形颗粒细胞变为立方形，并由单层增生成复层。初级卵泡的颗粒细胞为单层；次级卵泡的颗粒细胞增至复层；成熟卵泡的颗粒细胞展开又变为单层。

是否是 MeSH 词汇   否

释义来源   李继承，曾园山.组织学与胚胎学［M］.9 版.北京：人民卫生出版社，2018.

次级精母细胞（Secondary spermatocyte）

释义   次级精母细胞是指初级精母细胞经过第一次减数分裂从而形成的，位于初级精母细胞近腔侧的细胞。次级精母细胞的每条染色体由两条染色单体组成，通过着丝粒相连。次级精母细胞不复制 DNA 即进入第二次成熟分裂，染色体的着丝粒分开，染色单体分离，移向细胞两极，最后形成两个精子细胞。

是否是 MeSH 词汇   否

释义来源   李继承，曾园山.组织学与胚胎学［M］.9 版.北京：人民卫生出版社，2018.

卵泡细胞（Follicle cell）

释义   卵泡细胞是指包绕在卵泡周围的单层扁平细胞，具有支持和营养卵母细胞的作用。

是否是 MeSH 词汇   否

释义来源   李继承，曾园山.组织学与胚胎学［M］.9 版.北京：人民卫生出版社，2018.

生殖细胞（Germ cell）

释义   生殖细胞是由位于胚胎性腺的原始生殖细胞通过有丝分裂增殖并分化而来的细胞。生殖系细胞经历两种类型的分裂即有丝分裂和减数分裂后,最终分化为成熟的配子,即精子和卵子。

是否是 MeSH 词汇 是,MeSH ID:D005854

释义来源 李继承,曾园山.组织学与胚胎学[M].9版.北京:人民卫生出版社,2018.

胚胎(Embryo)

释义 胚胎是多细胞生物发育的早期阶段,由受精卵通过一系列的分裂和分化而来。从受精第 3 周至第 8 周末称为胚期,胚的各器官、系统与外形发育初具雏形;从受精第 9 周至出生为胎期,此期内的胎儿逐渐长大,各器官、系统继续发育成形,部分器官出现一定的功能活动。

是否是 MeSH 词汇 是,MeSH ID:D004622

释义来源 李继承,曾园山.组织学与胚胎学[M].9版.北京:人民卫生出版社,2018.

第二章　生殖生理学与生殖内分泌学

激素（Hormone）

释义　激素是由机体一些特殊细胞所分泌，以体液为媒介在细胞间递送信息的化学信使。在女性生殖系统中主要包括促卵泡生成激素、黄体生成素、催乳素、雌二醇、孕酮、睾酮等。

是否是 MeSH 词汇　是，MeSH ID：D006728

释义来源　王庭槐．生理学［M］．9 版．北京：人民卫生出版社，2018.

胺类激素（Amine hormone）

释义　胺类激素主要为氨基酸（酪氨酸）衍生物，包括甲状腺激素、儿茶酚胺类激素（肾上腺素、去甲肾上腺素等）和褪黑素等。此类激素的生成过程较为简单，在血液中的运输方式和对细胞的作用原理与肽类激素等类似。

是否是 MeSH 词汇　否

释义来源　王庭槐．生理学［M］．9 版．北京：人民卫生出版社，2018.

肽类／蛋白质激素（Peptide/protein hormone）

释义　肽类／蛋白质激素是一类形式多样、分子量差异大、生成和分布范围广泛的激素，都是由氨基酸残基构成的肽链。此类激素的合成遵循蛋白质合成的一般规律，先合成激素前体分子，再经酶切加工生成激素。这类激素往往经高尔基复合体进行糖基化等修饰后包装储存在囊泡中。肽类／蛋白质激素主要包括生长激素、催乳素、促甲状腺激素、甲

状旁腺激素等。

是否是 MeSH 词汇　是，MeSH ID：D036361

释义来源　王庭槐．生理学［M］．9 版．北京：人民卫生出版社，2018.

脂类激素（Lipid hormone）

释义　脂类激素均为脂质衍生物，主要包括类固醇激素和脂肪酸衍生的生物活性廿烷酸类物质。这类激素的分子量小，并且都是非极性分子，脂溶性强，可以直接透过靶细胞膜，多与胞内受体结合发挥生物调节作用。在血液中需要与相应的转运蛋白结合，降低其脂溶性。

是否是 MeSH 词汇　否

释义来源　王庭槐．生理学［M］．9 版．北京：人民卫生出版社，2018.

糖蛋白激素（Glycoprotein hormone，GPH）

释义　糖蛋白激素是一类结构相似的激素家族，主要包括由垂体前叶释放的卵泡刺激素（follicle-stimu1ating hormone，FSH）、黄体生成素（luteinizing hormone，LH）和促甲状腺激素（thyroid-stimulating hormone，TSH），以及由胎盘合成的绒毛膜促性腺激素（chorionic gonadotropin，CG）。前 3 种几乎存在于所有脊椎动物中，而 CG 仅在灵长类和马胎盘中发现。

是否是 MeSH 词汇　否

释义来源　常亮，李晨辉，马志珺，等．糖蛋白激素研究进展［J］．生物技术进展，2015，5（01）：22-28.

类固醇激素 (Steroid hormone)

释义　类固醇激素均由胆固醇合成,可分为6种,其中生物活性强的各类典型代表产物分别为皮质醇、醛固酮、孕酮、雌二醇、睾酮和1,25- 二羟基维生素 D_3 等。前五种由肾上腺皮质和性腺所合成分泌,均含有 17 碳环戊烷多氢菲母核的四环结构及侧链,也被形象地称为甾体激素或甾醇。

是否是 MeSH 词汇　是,MeSH ID:D013256

释义来源　王庭槐.生理学[M].9 版.北京:人民卫生出版社,2018.

卵泡刺激素 (Follicle-stimulating hormone, FSH)

释义　卵泡刺激素是由腺垂体(垂体前叶)分泌的主要促性腺激素之一。FSH 为糖蛋白,由 α 和 β 两个亚基肽链以共价键结合而成。FSH 是卵泡发育必需的激素,主要生理功能是:①直接促进窦前卵泡及窦卵泡颗粒细胞增殖与分化,分泌卵泡液,使卵泡生长发育;②激活颗粒细胞芳香化酶,合成与分泌雌二醇;③在前一周期的黄体晚期及卵泡早期,促使卵巢内窦卵泡群的募集;④促使颗粒细胞合成分泌 IGF 及其受体、抑制素、激活素等物质,并与这些物质协同作用,调节优势卵泡的选择和非优势卵泡的闭锁退化;⑤在卵泡晚期与雌激素协同,诱导颗粒细胞生成 LH 受体,为排卵及黄素化做准备。

是否是 MeSH 词汇　是,MeSH ID:D005640

释义来源　谢幸,孔北华,段涛.妇产科学[M].9 版.北京:人民卫生出版社,2018.

黄体生成素 (Luteinizing hormone, LH)

释义　黄体生成素是垂体前叶促性腺细胞分泌的一种促性腺激素之一。LH 为糖蛋白,由 α 和 β 两个亚基肽链以共价键结合而成。主要生理功能是:①在卵泡期刺激卵泡膜细胞合成雄激素,主要是雄烯二酮,为雌二醇的合成提供底物;②排卵前促使卵母细胞最终成熟及排卵;③在黄体期维持黄体功能,促进孕激素、雌二醇和抑制素 A 的合成与分泌。

是否是 MeSH 词汇　是,MeSH ID:D007986

释义来源　谢幸,孔北华,段涛.妇产科学[M].9 版.北京:人民卫生出版社,2018.

抗米勒管激素 (Anti-Müllerian hormone, AMH)

释义　抗米勒管激素是一种 140kD 二硫键二聚糖蛋白,属于 TGF-β 超家族。AMH 是由妊娠 36 周的胎儿至绝经期女性卵巢初级卵泡、窦前卵泡和小窦卵泡颗粒细胞分泌而成,通过卵泡局部自分泌和旁分泌途径在卵巢中发挥作用。血清 AMH 水平与卵巢储备能力密切相关。在雄性体内,AMH 由睾丸支持细胞分泌,可诱导雄性性腺分化的米勒管退化。

是否是 MeSH 词汇　是,MeSH ID:D054304

释义来源　曹泽毅.中华妇产科学[M].3 版.北京:人民卫生出版社,2014.

抗利尿激素 / 血管升压素 (Antidiuretic hormone, ADH/vasopressin, VP)

释义　抗利尿激素 / 血管升压素是主要由下丘脑视上核,少量由室旁核合成的一种九肽激素,经下丘脑 - 垂体束运输到神经垂体储存,平时有少量释放入血液循环。其主要作用是提高远曲小管和集合管对水的通透性,促进水的吸收,是尿液浓缩和稀释的关键性调节激素。

是否是 MeSH 词汇　是,MeSH ID:D014667

释义来源　王庭槐.生理学[M].9 版.北京:

人民卫生出版社,2018.

缩宫素 / 催产素(Oxytocin,OT)

释义   缩宫素 / 催产素是一种由下丘脑室旁核和视上核合成,经下丘脑 - 垂体轴神经纤维输送到垂体后叶分泌的一种肽类激素。主要生理功能是:刺激乳腺分泌乳汁,在分娩过程中促进子宫平滑肌的收缩。胎儿刺激子宫颈等可反射性地引起神经垂体 OT 的释放,以正反馈方式促使子宫收缩力度增强,因而具有"催产"作用。

是否是 MeSH 词汇   是,MeSH ID:D010121

释义来源   王庭槐 . 生理学[M]. 9 版 . 北京:人民卫生出版社,2018.

催乳素(Prolactin,PRL)

释义   催乳素也称生乳素或促乳素。人催乳素由 199 个氨基酸残基构成,序列结构与人生长激素的同源性为 35%,三对半胱氨酸之间的双硫键使其形成三环结构。主要生理功能是:促进乳腺的发育和分泌,并参与生殖活动的调节和影响睾丸功能等。

是否是 MeSH 词汇   是,MeSH ID:D011388

释义来源   王庭槐 . 生理学[M]. 9 版 . 北京:人民卫生出版社,2018.

抑制素(Inhibin)

释义   抑制素由两个不同的亚单位(α 及 β)通过二硫键连接,β 亚单位再分为 $β_A$ 和 $β_B$,形成抑制素 A($αβ_A$)和抑制素 B($αβ_B$)。主要生理功能是:选择性地抑制垂体产生 FSH,包括 FSH 的合成和分泌,另外它也能增强 LH 的活性。

是否是 MeSH 词汇   是,MeSH ID:D007265

释义来源   谢幸,孔北华,段涛 . 妇产科学

[M]. 9 版 . 北京:人民卫生出版社,2018.

卵泡抑制素(Follistatin,FST)

释义   卵泡抑制素是一个高度糖基化的多肽,它与抑制素和激活素的 β 亚单位具有亲和力。激活素与之结合后,失去刺激产生 FSH 的能力。主要生理功能是:通过自分泌 / 旁分泌作用,抑制 FSH 的产生。

是否是 MeSH 词汇   是,MeSH ID:D038681

释义来源   谢幸,孔北华,段涛 . 妇产科学[M]. 9 版 . 北京:人民卫生出版社,2018.

激活素(Activin,ACT)

释义   激活素指由抑制素的两个 β 亚基组成,形成的激活素 A($β_Aβ_A$)、激活素 AB($β_Aβ_B$)和激活素 B($β_Bβ_B$)。近年来发现激活素还有其他亚单位 $β_C$、$β_D$、$β_E$ 等。激活素主要在垂体局部通过自分泌作用,增加垂体细胞的 GnRH 受体数量,提高垂体对 GnRH 的反应性,从而刺激 FSH 的产生。

是否是 MeSH 词汇   是,MeSH ID:D028341

释义来源   谢幸,孔北华,段涛 . 妇产科学[M]. 9 版 . 北京:人民卫生出版社,2018.

人绒毛膜促性腺激素(Human chorionic gonadotropin,hCG)

释义   人绒毛膜促性腺激素是一种由 α 和 β 两个亚基组成的糖蛋白激素,在受精卵着床后 1 日可自母体血清中测出,妊娠 8~10 周达高峰,之后迅速下降,产后 2 周内消失。主要生理功能是:①维持月经黄体寿命,是月经黄体增大成为妊娠黄体,增加甾体激素分泌以维持妊娠;②促进雄激素芳香化转化为雌激素,同时能刺激孕酮的形成;③抑制植物血凝素对淋巴细胞的刺激作用,hCG 能吸附

于滋养细胞表面,以免胚胎滋养层被母体淋巴细胞攻击;④刺激胎儿睾丸分泌睾酮,促进男胎性分化;⑤能与母体甲状腺细胞促甲状腺激素(thyroid-stimulating hormone,TSH)受体结合,提高甲状腺活性。

是否是 MeSH 词汇 是,MeSH ID:D006063

释义来源 谢幸,孔北华,段涛.妇产科学[M].9 版.北京:人民卫生出版社,2018.

雌激素(Estrogen)

释义 雌激素为甾体激素,在女性生殖系统和第二性征的发育调控中起重要作用。包括雌酮、雌二醇和雌三醇。妊娠期间明显增多,主要来自胎盘及卵巢。妊娠早期主要由卵巢黄体产生。妊娠 10 周后主要由胎儿 - 胎盘单位合成,至妊娠末期,雌三醇值为非孕妇女的 1 000 倍,雌二醇及雌酮值为非孕妇女的 100 倍。

是否是 MeSH 词汇 是,MeSH ID:D004967

释义来源 谢幸,孔北华,段涛.妇产科学[M].9 版.北京:人民卫生出版社,2018.

雌酮(Estrone)

释义 雌酮分子式:$C_{18}H_{22}O_2$,相对分子质量为 270.366,生物半衰期为 19 小时。雌酮由雄烯二酮不可逆地合成,或由雌二醇可逆转化而来,并以硫酸化状态存在,不易代谢。雌酮硫酸酯、雌酮和雌二醇在体内容易相互转化,对于雌激素功能的调节非常重要。与雌二醇类似,血液中的雌酮水平也会随着月经周期而波动。

是否是 MeSH 词汇 是,MeSH ID:D004970

释义来源 谢幸,孔北华,段涛.妇产科学[M].9 版.北京:人民卫生出版社,2018.

雌二醇(Estradiol)

释义 雌二醇分子式为 $C_{18}H_{24}O_2$,相对分子质量为 272.38,生物半衰期为 13 小时。雌二醇是在卵巢颗粒细胞、肾上腺皮质和睾丸中,由睾酮和雌酮经芳香化酶催化而不可逆地合成。血液雌二醇水平在月经周期中不断变化,在排卵期之前达到顶峰,在妊娠期间也会增加。雌二醇是体内活性最强的雌激素。

是否是 MeSH 词汇 是,MeSH ID:D004958

释义来源 谢幸,孔北华,段涛.妇产科学[M].9 版.北京:人民卫生出版社,2018.

雌三醇(Estriol)

释义 雌三醇分子式为 $C_{18}H_{24}O_3$,相对分子质量为 288.38。孕烯醇酮通过胎盘从母体转移到胎儿体内,在胎儿肾上腺中发生硫酸化,在胎儿肝脏中发生羟基化,最终在胎盘被芳香化,完成雌三醇的合成。这一系列反应对胎儿肝脏和胎盘的发育至关重要。怀孕 12 周时,孕烯醇酮水平开始迅速升高,比其他雌激素的水平升高要晚。此外,由于雌三醇及其代谢物在孕妇尿液中大量存在,它被用作胎儿发育的指标。正常情况下,男性和女性雌三醇水平都很低。雌三醇的活性极弱,约占雌激素活性的 1%。

是否是 MeSH 词汇 是,MeSH ID:D004964

释义来源 谢幸,孔北华,段涛.妇产科学[M].9 版.北京:人民卫生出版社,2018.

孕激素(Progestogen)

释义 孕激素是一类分子中含 21 个碳原子(21 碳孕烷)的类固醇激素。分子式为 $C_{21}H_{30}O_2$,相对分子质量为 314.46,生物半衰期为 34.8~55.13 小时。这种激素主要由卵巢黄体、肾上腺和胎盘产生,其他组织也可合成。主要生理功能是:①促使子宫内膜从增殖期转变为分泌期,维持妊娠;②促进乳腺腺泡生长,为泌乳做准备;③升高体温,松

弛消化道平滑肌,降低子宫平滑肌兴奋度;
④促进体内水钠排出等。

是否是 MeSH 词汇　是,MeSH ID:D011374

释义来源　谢幸,孔北华,段涛.妇产科学[M].
9 版.北京:人民卫生出版社,2018.

孕烯醇酮(Pregnenolone)

释义　孕烯醇酮分子式为 $C_{21}H_{32}O_2$,相对分子质量为 316.44。位于类固醇激素代谢通路最上游,是所有类固醇激素的前体。由肾上腺皮质、睾丸和卵巢膜细胞的线粒体合成,也可以在胎盘中由胆固醇侧链裂解产生。

是否是 MeSH 词汇　是,MeSH ID:D011284

释义来源　谢幸,孔北华,段涛.妇产科学[M].
9 版.北京:人民卫生出版社,2018.

17α- 羟孕酮(17-α-hydoxy progesterone,17α-OHP)

释义　17α- 羟基孕酮分子式 $C_{21}H_{30}O_3$,相对分子质量为 330.46,是雄激素、雌激素等类固醇激素生物合成的中间体,在肾上腺皮质、黄体合成。在正常生理周期中,其血液浓度是孕酮的 10~1 000 倍。孕期检测该激素水平有助于监控黄体的功能状态。

是否是 MeSH 词汇　否

释义来源　谢幸,孔北华,段涛.妇产科学[M].
9 版.北京:人民卫生出版社,2018.

17α- 羟孕烯醇酮(17α-hydroxy pregnenolone)

释义　17α- 羟孕烯醇酮分子式为 $C_{21}H_{32}O_3$,相对分子质量为 332.48。该激素主要由肾上腺和性腺合成。测定该激素有助于诊断先天性肾上腺增生症。

是否是 MeSH 词汇　否

释义来源　谢幸,孔北华,段涛.妇产科学[M].
9 版.北京:人民卫生出版社,2018.

脱氢表雄酮(Dehydroepiandrosterone,DHEA)

释义　脱氢表雄酮分子式为 $C_{19}H_{28}O_2$,相对分子质量为 288.424,生物半衰期为 12 小时。DHEA 产生于肾上腺皮质、性腺和大脑,是雄激素、雌激素性类固醇激素生物合成的代谢中间体。DHEA 的合成水平在 20 岁早期达到高峰,并随着年龄的增长而下降。DHEA 具有较弱的雄激素性,占睾酮活性的 3%~34%。

是否是 MeSH 词汇　是,MeSH ID:D003687

释义来源　谢幸,孔北华,段涛.妇产科学[M].
9 版.北京:人民卫生出版社,2018.

5α- 双氢睾酮(5α-dihydrotestosterone,DHT)

释义　5α- 双氢睾酮分子式为 $C_{19}H_{30}O_2$,相对分子质量为 290.42。在睾丸、肾上腺皮质和发根中,睾酮约有 7% 会被转化为这种激素。这种激素在体内代谢为 3α- 葡糖醛酸和 3β- 葡糖醛酸。它显示出所有雄激素中最强的雄激素特性,其活性大约是睾酮的 2.5 倍。主要生理功能是:①促进外生殖器和前列腺的正常发育,对于第二性征的出现和维持有积极作用;②促进精子在附睾中的成熟。

是否是 MeSH 词汇　否

释义来源　谢幸,孔北华,段涛.妇产科学[M].9 版.北京:人民卫生出版社,2018.

雄激素(Androgen)

释义　雄激素是一个含 19 个碳原子的雄甾烷骨架构成的甾体结构。雄激素主要产生于睾丸间质细胞、卵巢、胎盘和肾上腺皮质,它们的合成酶存在于滑面内质网中。雄激素主要由肝脏代谢。主要生理功能是:①刺激雄性副性器官使其发育成熟,维持正常性欲,促进精子发育成熟,促进蛋白质的合成与骨骼肌的生长,使肌肉发达;②抑制体内脂肪增加,刺激红细胞的生成和长骨的生长;③促进第二性征的形成。

是否是 MeSH 词汇　是,MeSH ID:D000728

释义来源　谢幸,孔北华,段涛.妇产科学[M].9 版.北京:人民卫生出版社,2018.

睾酮(Testosterone)

释义　睾酮分子式为 $C_{19}H_{28}O_2$,相对分子质量为 288.42,生物半衰期为 2~4 小时。睾酮主要产生于青春期及以后的男性睾丸,也由女性的卵巢产生。此外,肾上腺分泌少量睾酮。主要生理功能是:维持肌肉强度及质量、维持骨质密度及强度、提神及提升体能等。

是否是 MeSH 词汇　是,MeSH ID:D013739

释义来源　谢幸,孔北华,段涛.妇产科学[M].9 版.北京:人民卫生出版社,2018.

雄烯二酮(Androstenedione)

释义　雄烯二酮分子式为 $C_{19}H_{26}O_2$,相对分子质量为 286.40。雄烯二酮产生于睾丸、卵巢和肾上腺皮质。它具有较弱的雄激素特性,占雄激素活性的 20%~40%。在绝经前期女性体内,其肾上腺和卵巢等量合成的雄烯二酮的总量约为 3mg/d。主要生理功能是:①在男性体内维持男性的性腺特征,促进性器官发育;②女性出现升高会导致男性化疾病。

是否是 MeSH 词汇　是,MeSH ID:D000735

释义来源　谢幸,孔北华,段涛.妇产科学[M].9 版.北京:人民卫生出版社,2018.

前列腺素(Prostaglandin,PG)

释义　前列腺素为一组二十碳不饱和脂肪酸衍生物,又称为二十烷类激素,结构中含有一个五碳环和两条侧链。前列腺素通过与相应的受体结合后发挥广泛的作用。主要生理功能是:刺激子宫和其他平滑肌的收缩力,可降低血压、调节胃酸分泌、调节体温和血小板聚集、控制炎症和血管通透性等。

是否是 MeSH 词汇　是,MeSH ID:D011453

释义来源　王庭槐.生理学[M].9 版.北京:人民卫生出版社,2018.

生长抑素(Somatostatin,SS)

释义　生长抑素为其前体(92 个氨基酸残基)的羧基端片段,其生物活性形式为环状的 14 肽(SS14)和 28 肽(SS28),是一种嘱咐体内产生广泛抑制性效应的神经肽,不仅抑制腺垂体分泌生长激素(growth hormone,GH),也抑制其他因素刺激腺垂体分泌 GH,如抑制运动、进餐、应激、低血糖等所引起的 GH 分泌,还可抑制 GH 的基因转录,减少其生物合成。另外,还可抑制 TSH、LH、FSH、PRL、促肾上腺皮质激素(adrenocorticotropic hormone,ACTH)等的分泌。

是否是 MeSH 词汇　是,MeSH ID:D013004

释义来源　王庭槐.生理学[M].9 版.北京:人民卫生出版社,2018.

促肾上腺皮质激素释放激素(Corticotropin releasing hormone,CRH)

释义　促肾上腺皮质激素释放激素是由 41 个氨基酸组成的神经肽,能刺激促肾上腺皮质激素的释放。CRH 由下丘脑室旁核的神经元合成,进入垂体门脉循环后,与垂体前叶促皮质激素细胞上的特定受体结合,刺激促肾上腺皮质激素从垂体释放。CRH 也可以在其他组织中合成,如胎盘、肾上腺髓质和睾丸。

是否是 MeSH 词汇　是,MeSH ID:D003346
释义来源　王庭槐.生理学[M].9 版.北京:人民卫生出版社,2018.

肾上腺素(Epinephrine/adrenaline)

释义　肾上腺素属于儿茶酚胺类物质。循环血液中的肾上腺素主要来自肾上腺髓质。肾上腺素与 α 和 β(包括 β_1 和 β_2)受体结合的能力都很强。在心脏,肾上腺素与 β_1 受体结合后可产生正性变时和正性变力作用,使心输出量增多。在血管,肾上腺素的作用取决于血管平滑肌上 α 和 β_2 受体的分布情况。肾上腺素可引起 α 受体占优势的皮肤、肾和胃肠道血管平滑肌收缩;在 β_2 受体占优势的骨骼肌和肝血管中,小剂量的肾上腺素常以兴奋 β_2 受体的效应为主,引起这些部位的血管舒张,大剂量时由于 α 受体也兴奋,则引起血管收缩。肾上腺素可在不增加或降低外周阻力的情况下增加。

是否是 MeSH 词汇　是,MeSH ID:D004837
释义来源　王庭槐.生理学[M].9 版.北京:人民卫生出版社,2018.

去甲肾上腺素(Norepinephrine,NE/noradrenaline,NA)

释义　去甲肾上腺素属于儿茶酚胺类物质。循环血液中的去甲肾上腺素主要来自肾上腺髓质。肾上腺素能神经末梢释放的去甲肾上腺素也有一小部分进入血液循环。NE 主要与血管平滑肌 α 受体结合,也能与心肌 β_1 受体结合,而与血管平滑肌 β_2 受体结合的能力却较弱。静脉注射 NE 可使全身血管广泛收缩,外周阻力增加,动脉血压升高;而血压升高又使压力感受性反射活动增强,由于压力感受性反射对心脏的效应超过 NE 对心脏的直接效应,结果导致心率减慢。

是否是 MeSH 词汇　是,MeSH ID:D009638
释义来源　王庭槐.生理学[M].9 版.北京:人民卫生出版社,2018.

多巴胺(Dopamine)

释义　多巴胺属儿茶酚胺类。多巴胺受体已发现并克隆出 5 种。中枢多巴胺系统主要存在于中枢黑质 - 纹状体、中脑 - 边缘前脑、结节 - 漏斗三条通路,分别与运动调控、奖赏行为和成瘾、垂体内分泌活动调节等有关。正常人基底神经节内多巴胺受体数量随年龄的增长而逐渐减少,在男性更为显著。黑质 - 纹状体通路多巴胺能神经元的大量减少目前被公认是帕金森病在中枢神经元和递质水平的主要机制。

是否是 MeSH 词汇　是,MeSH ID:D004298
释义来源　王庭槐.生理学[M].9 版.北京:人民卫生出版社,2018.

儿茶酚胺(Catecholamine)

释义　去甲肾上腺素、肾上腺素和多巴胺均属儿茶酚胺类物质,即含邻苯二酚结构的胺类,起神经递质和激素的作用。

是否是 MeSH 词汇　是,MeSH ID:D002395
释义来源　王庭槐.生理学[M].9 版.北京:人民卫生出版社,2018.

糖皮质激素(Glucocorticoid)

释义　是由肾上腺皮质中束状带分泌的一类甾体激素,主要为皮质醇(cortisol),具有调节糖、脂肪和蛋白质的生物合成和代谢的作用,还具有抑菌、抗炎、抗毒、抗休克作用。称其为"糖皮质激素"是因为其调节糖类代谢的活性最早为人们所认识。该激素分泌受促肾上腺皮质激素调节。

是否是 MeSH 词汇 是,MeSH ID:D005938
释义来源 王庭槐.生理学[M].9版.北京:人民卫生出版社,2018.

盐皮质激素(Mineralocorticoid)

释义 盐皮质激素是由肾上腺皮质球状带细胞分泌的类固醇激素,主要生理作用是维持人体内水和电解质的平衡,其维持人体内水和电解质的平衡的作用是通过影响肾小管中的离子运输来实现的。盐皮质激素的分泌本身受血浆容量、血清钾和血管紧张素 II 的调节。

是否是 MeSH 词汇 是,MeSH ID:D008901
释义来源 王庭槐.生理学[M].9版.北京:人民卫生出版社,2018.

性激素(Gonadal hormone)

释义 性激素是指由动物体内的性腺,以及胎盘、肾上腺皮质网状带等组织合成的甾体激素,包括类固醇和肽类激素。具有促进性器官成熟、第二性征发育及维持性功能等作用。雌性动物卵巢主要分泌雌激素与孕激素两种类固醇激素,雄性动物睾丸主要分泌以睾酮为主的雄激素。肽类激素主要包括激活素和抑制素。

是否是 MeSH 词汇 是,MeSH ID:D042341
释义来源 王庭槐.生理学[M].9版.北京:人民卫生出版社,2018.

醛固酮(Aldosterone)

释义 醛固酮是肾上腺皮质球状带分泌的一种盐皮质激素,醛固酮的主要作用是促进肾远曲小管和集合管上皮细胞重吸收 Na^+ 和分泌 K^+,即保 Na^+ 排 K^+ 作用,由于促进 Na^+ 的重吸收,因而也使水重吸收增多。此外,醛固酮还能增强血管平滑肌对缩血管物质的敏感性,且该作用强于糖皮质激素。醛固酮分泌过多,如原发性醛固酮增多症,可致机体 Na^+ 潴留,引起高血钠、低血钾、碱中毒,甚至发生顽固性高血压;相反,醛固酮分泌过低则可使 Na^+、水排出过多,出现低血钠、高血钾、碱中毒和低血压。醛固酮的分泌受肾素-血管紧张素系统、血 K^+ 和血 Na^+ 水平以及应激性的调节。

是否是 MeSH 词汇 是,MeSH ID:D000450
释义来源 王庭槐.生理学[M].9版.北京:人民卫生出版社,2018.

皮质醇(Cortisol)

释义 肾上腺皮质束状带与网状带分泌以皮质醇为代表的糖皮质激素和极少量的雄激素。皮质醇也称为 17-羟基皮质酮和氢化可的松。血液中的皮质醇绝大多数与皮质类固醇结合球蛋白(corticosteroid-binding globulin,CBG)或运皮质激素蛋白(transcortin),又名皮质醇结合球蛋白结合,少量与白蛋白结合。结合型与游离型之间可相互转化,保持动态平衡。只有游离的皮质醇才能进入靶细胞发挥生物作用。正常成年人肾上腺每天约合成 20mg 皮质醇,其血浓度为 135μg/L(375nmol/L)左右,半衰期为 60~90 分钟,主要在肝内降解而失活,其降解产物中约 70% 为 17-羟类固醇化合物,可从尿中排泄,测定其尿中含量能反映皮质醇的分泌水平;另有约 15% 以原型的形式从胆汁分泌排泄,少量从尿中排泄。因为影响尿 17-羟类固醇化合物含量的因素较多,所以测定 24 小时尿游离皮质醇的特异性与敏感性更高。皮质醇可促进糖异生和脂肪分解,抑制蛋白质合成,抑制炎症和免疫反应,并具有温和的盐皮质激素(例如保钠、排钾、抗利尿)作用。合成制剂用于治疗炎症、过敏、胶原蛋白疾病、哮喘、肾上腺皮质缺乏症、休克和某些肿瘤。

是否是 MeSH 词汇　是，MeSH ID：D006854

释义来源　王庭槐.生理学[M].9版.北京：人民卫生出版社,2018.

促甲状腺激素 (Thyroid-stimulating hormone, TSH)

释义　促甲状腺激素是腺垂体分泌的一种糖蛋白激素，由 211 个氨基酸残基组成，分子量为 28kD。TSH 是调节甲状腺功能的主要激素，可全面促进甲状腺的功能活动，促进甲状腺激素的合成与释放。

是否是 MeSH 词汇　是，MeSH ID：D013972

释义来源　王庭槐.生理学[M].9版.北京：人民卫生出版社,2018.

甲状腺素 (Thyroxine, Thx)

释义　甲状腺素是酪氨酸的碘化物，包括四碘甲腺原氨酸(T_4)、三碘甲腺原氨酸(T_3)和极少量的逆三碘甲腺原氨酸(rT_3)，三者分别约占分泌总量的 90%、9% 和 1%。T_4 的分泌量虽然最大，但 T_3 的生物活性最强，约为 T_4 的 5 倍，rT_3 不具有 TH 生物活性。甲状腺素在体内起着催化剂的作用，影响广泛，包括代谢率(耗氧量)、生长发育、碳水化合物、脂肪、蛋白质、电解质和水的代谢、维生素的需求、生殖，以及对感染的抵抗力。

是否是 MeSH 词汇　是，MeSH ID：D013974

释义来源　王庭槐.生理学[M].9版.北京：人民卫生出版社,2018.

甲状旁腺激素 (Parathyroid hormone, PTH)

释义　甲状旁腺激素主要由甲状旁腺主细胞合成和分泌。人 PTH 是由 84 个氨基酸残基

构成的多肽激素，分子量为 9.5kD，其氨基端 34 个氨基酸片段集中了 PTH 的全部生物活性。正常人血浆 PTH 的浓度为 1 ~10pmol/L(免疫化学发光法)，呈昼夜节律波动，清晨最高，以后逐渐降低。PTH 主要在肝内裂解为无活性的片段，经肾脏排出。PTH 总的效应是升高血钙和降低血磷。PTH 的靶器官主要是肾脏和骨，通过影响肾小管对钙、磷的重吸收以及促进骨钙入血而调节血钙、血磷的稳态。PTH 与靶细胞 PTH 受体结合后，经 AC-cAMP 和 PLC-IP$_3$/DG 信号转导通路而产生调节作用。

是否是 MeSH 词汇　是，MeSH ID：D010281

释义来源　王庭槐.生理学[M].9版.北京：人民卫生出版社,2018.

降钙素 (Calcitonin, CT)

释义　降钙素是甲状腺 C 细胞(或称滤泡旁细胞)分泌的 32 个氨基酸残基的多肽激素，分子量为 3.4kD。此外，在甲状腺 C 细胞以外的组织(如支气管、前列腺和神经组织)也发现有 CT 的存在。CT 的主要作用是降低血钙和血磷，主要靶器官是骨和肾脏，主要是通过抑制破骨细胞的活动和促进成骨细胞的活动，以及增强肾脏对钙、磷的排泄而产生降低血钙和血磷的效应。CT 与其受体结合后，经 AC-cAMP(反应出现较早) 及 PLC-IP3/DG 通路(反应出现较迟)发挥调节效应。

是否是 MeSH 词汇　是，MeSH ID：D002116

释义来源　王庭槐.生理学[M].9版.北京：人民卫生出版社,2018.

胰岛素 (Insulin)

释义　胰岛素由 A 和 B 两条多肽链经两个二硫键相连，如果二硫键断开，则胰岛素失去活性。正常成年人空腹基础血浆胰岛素浓度

为 5~20mU/L(35~45pmol/L),进餐后约 1 小时可上升至基础值的 5~10 倍。胰岛素在血液中以与血浆蛋白结合和游离两种形式存在,两者间保持动态平衡,只有游离的胰岛素具有生物活性。胰岛素是促进物质合成代谢,维持血糖浓度稳定的关键激素,对于机体能源物质的储存及生长发育有重要意义。胰岛素作用的靶组织主要是肝、肌肉和脂肪组织。胰岛素与靶细胞的受体结合后,按照引起效应的时间顺序,表现为即刻作用、快速作用和延缓作用。胰岛素分泌活动受到营养物质、神经体液等诸多因素的调节。

是否是 MeSH 词汇　是,MeSH ID:D007328
释义来源　王庭槐.生理学[M].9 版.北京:人民卫生出版社,2018.

胰高血糖素(Glucagon)

释义　胰高血糖素是胰岛 α 细胞分泌的含 29 个氨基酸残基的多肽激素,分子量约 3.5kD,其中 N 末端第 1~6 位的氨基酸残基为其生物活性所必需的。胰高血糖素在血清中的浓度为 50~100ng/L,主要在肝内降解,部分在肾内降解。与胰岛素的作用相反,胰高血糖素是一种促进物质分解代谢的激素,动员体内能源物质的分解供能。胰高血糖素的作用主要有以下几个方面:①促进肝糖原分解、减少肝糖原合成及增强糖异生作用,提高血糖水平;②减少肝内脂肪酸合成甘油三酯,促进脂肪酸分解,使酮体生成增加;③抑制肝内蛋白质合成,促进其分解,同时增加氨基酸进入肝细胞的量,加速氨基酸转化为葡萄糖,即增加糖异生;④通过旁分泌促进胰岛 β 细胞分泌胰岛素、δ 细胞分泌生长抑素。

是否是 MeSH 词汇　是,MeSH ID:D005934
释义来源　王庭槐.生理学[M].9 版.北京:人民卫生出版社,2018.

胰多肽(Pancreatic polypeptide,PP)

释义　胰多肽是 36 个氨基酸组成的直链多肽激素,由胰腺的 PP 细胞分泌。PP 细胞的分泌受餐后食物中蛋白质的影响,蛋白质是刺激 PP 分泌的最强因素,其次是脂肪、糖类。PP 具有如下生理效应:①抑制胆囊收缩素和胰酶的排放,使胆囊平滑肌松弛,可降低胆囊内的压力,胆总管括约肌肌紧张加强,抑制胆汁向十二指肠的排放;②各种食物进入小肠对 PP 释放有刺激作用,PP 的生理作用是抑制餐后胰液和胆汁分泌,对胰泌素和胆囊收缩素等外源性促胰腺分泌的作用,PP 均为较强的抑制剂;③ PP 对胃肠道有广泛作用,对五肽胃泌素引起的胃酸分泌有抑制作用;④ PP 抑制血浆胃动素的分泌,增加食管下括约肌的压力,抑制胃体部肌电活动。

是否是 MeSH 词汇　是,MeSH ID:D010191
释义来源　王庭槐.生理学[M].9 版.北京:人民卫生出版社,2018.

褪黑素(Melatonin)

释义　褪黑素由松果体内的色氨酸经羟化酶和脱羧酶的催化生成 5-羟色胺,再经乙酰化和甲基化而生成。褪黑素的分泌呈现典型的昼夜节律,昼低夜高,凌晨 2 点达到最高峰。褪黑素具有广泛的生理作用:一方面褪黑素对神经系统的作用主要表现为镇静、催眠、镇痛、抗抑郁等;另一方面褪黑素对生殖和内分泌系统的功能也有显著影响,如可抑制下丘脑-垂体-性腺轴和下丘脑-垂体-甲状腺轴的活动,对肾上腺皮质和髓质活动也有抑制作用。褪黑素还可清除体内自由基,调节机体的免疫功能,所以具有抗衰老作用。另外,褪黑素对心血管、消化、呼吸、泌尿等系统都有作用。

是否是 MeSH 词汇   是,MeSH ID:D008550
释义来源   王庭槐.生理学[M].9 版.北京:人民卫生出版社,2018.

胸腺素(Thymosin)

释义   胸腺素是胸腺肽的一种,是从小牛或猪胸腺提取的可溶性多肽,对胸腺内 T 细胞的发育有辅助作用。因其无种属特异性及无明显副作用,常用于治疗细胞免疫功能低下的患者,如病毒感染、肿瘤等。临床上主要应用的是胸腺五肽。
是否是 MeSH 词汇   是,MeSH ID:D013947
释义来源   曹雪涛.医学免疫学[M].9 版.北京:人民卫生出版社,2019.

胸腺生成素(Thymopoietin)

释义   胸腺生成素是胸腺肽的一种,是从小牛或猪胸腺提取的可溶性多肽,分子量 7kD。对胸腺内 T 细胞的发育有辅助作用。因其无种属特异性及无明显副作用,常用于治疗细胞免疫功能低下的患者,如病毒感染、肿瘤等。临床上主要应用的是胸腺素 α_1。
是否是 MeSH 词汇   是,MeSH ID:D013946
释义来源   曹雪涛.医学免疫学[M].9 版.北京:人民卫生出版社,2019.

胸腺肽(Thymulin)

释义   胸腺肽是从小牛或猪胸腺提取的可溶性多肽混合物,包括胸腺素、胸腺生成素等,对胸腺内 T 细胞的发育有辅助作用。因其无种属特异性及无明显副作用,常用于治疗细胞免疫功能低下的患者,如病毒感染、肿瘤等。临床上主要应用的是胸腺五肽和胸腺素 $\alpha1$。
是否是 MeSH 词汇   否
释义来源   曹雪涛.医学免疫学[M].9 版.

北京:人民卫生出版社,2019.

心房钠尿肽(Atrial natriuretic peptide,ANP)

释义   心房钠尿肽是由心房肌细胞合成并释放的肽类激素,人类循环血液中的心房钠尿肽由 28 个氨基酸残基组成。当心房壁受牵拉(如血量过多、头低足高位、中心静脉压升高和身体浸入水中等)时可刺激心房肌细胞释放心房钠尿肽。心房钠尿肽的主要作用是使血管平滑肌舒张和促进肾脏排钠和排水。ANP 的主要生物效应有:①利钠和利尿作用——ANP 可增加肾小球滤过率,并抑制近端小管和集合管对钠的重吸收,使肾排钠和排水增多。ANP 还可抑制肾素、醛固酮和血管升压素的生成和释放,并对抗其作用,从而间接发挥利钠和利尿作用。ANP 还具有对抗 RAS、ET 和 NE 等缩血管物质的作用。②心血管作用——ANP 可舒张血管,降低血压;也可减少搏出量,减慢心率,从而减少心输出量;ANP 还具有缓解心律失常和调节心功能的作用。③调节细胞增殖——ANP 是一种细胞增殖的负调控因子,可抑制血管内皮细胞、平滑肌细胞和心肌成纤维细胞等多种细胞的增殖。
是否是 MeSH 词汇   是,MeSH ID:D009320
释义来源   王庭槐.生理学[M].9 版.北京:人民卫生出版社,2018.

瘦素(Leptin)

释义   瘦素是由 6 号染色体的肥胖基因表达的蛋白质激素,因能降低体重而得名。瘦素主要由白色脂肪组织合成和分泌,褐色脂肪组织、胎盘、肌肉和胃黏膜也可少量合成。人循环血中的瘦素为 146 肽,分子量为 16kD。瘦素的分泌具有昼夜节律,在夜间分泌水平较高。体内脂肪储量是影响瘦素分泌的主要因素。在机体能量的摄入与消耗取得平衡的情况下，瘦素分泌量可反映体内储存脂肪量的多少。血清瘦素水平在摄食时升高，而禁食时降低。

是否是 MeSH 词汇　是，MeSH ID：D020738

释义来源　王庭槐．生理学［M］．9 版．北京：人民卫生出版社，2018.

胃肠激素（Gastrointestinal hormone）

释义　消化道黏膜中内分泌细胞的总数远超过体内其他内分泌细胞的总和，因此消化道被认为是体内最大也是最复杂的内分泌器官。由于这些内分泌细胞合成和释放的多种激素主要在消化道内发挥作用，因此把这些激素合称为胃肠激素。胃肠激素的生理作用极为广泛，但主要在于调节消化器官的功能，总体上讲有以下三个方面：①调节消化腺分泌和消化道运动；②调节其他激素的释放；③营养作用。

是否是 MeSH 词汇　是，MeSH ID：D005768

释义来源　王庭槐．生理学［M］．9 版．北京：人民卫生出版社，2018.

前体（Precursor）

释义　前体是指某一代谢中间体的前一阶段的物质，在化学反应过程中能转变成另一种化合物的化学物质。这些小分子物质能直接在生物合成过程中结合到产物分子中去，而自身的结构并没有多大变化，但是产物的产量却因加入前体而有较大的提高。

是否是 MeSH 词汇　否

释义来源　孔英．生物化学［M］．4 版．北京：人民卫生出版社，2018.

激素功能（Hormone function）

释义　激素是高度分化的内分泌细胞合成

并直接分泌入血的化学信息物质，它通过调节各种组织细胞的代谢活动来影响人体的生理活动。激素对机体整体功能的主要调节作用有：①维持机体稳态；②调节新陈代谢；③促进生长发育；④调节生殖过程。

是否是 MeSH 词汇　否

释义来源　王庭槐．生理学［M］．9 版．北京：人民卫生出版社，2018.

受体（Receptor）

释义　受体通常是细胞膜上或细胞内特异识别生物活性分子并与之结合，进而引起生物学效应的特殊蛋白质，个别糖脂也具有受体作用。细胞接收信号时，通过受体将信号导入细胞内，进而引起生物学效应。根据受体在细胞中的位置，将其分为细胞表面受体和细胞内受体两大类。

是否是 MeSH 词汇　否

释义来源　周春燕，药立波．生物化学与分子生物学［M］．9 版．北京：人民卫生出版社，2018.

配体（Ligand）

释义　能够与受体特异性结合的分子称为配体，可溶性和膜结合性信号分子都是常见的配体。根据配体的性质以及被细胞内吞后的作用，将配体分为四大类：营养物、有害物质、免疫物质及信号物质。

是否是 MeSH 词汇　是，MeSH ID：D008024

释义来源　周春燕，药立波．生物化学与分子生物学［M］．9 版．北京：人民卫生出版社，2018.

膜受体（Membrane receptor）

释义　膜受体是一类跨膜蛋白质分子，它们能识别、结合专一的生物活性物质(配体),但是不改变其配体的化学性质。膜受体以高亲和力与细胞外的信号分子结合,并将这种细胞外信号转化为一个或多个细胞内信号,激活和启动一系列物理化学变化,从而导致该物质的最终生物效应,改变目标细胞的行为。

是否是 MeSH 词汇   是,MeSH ID:D011956

释义来源   王庭槐.生理学[M].9版.北京:人民卫生出版社,2018.

胞内受体(Intracellular receptor)

释义   胞内受体指定位在细胞质或细胞核中的受体,它们与相应的配体结合转运到细胞核,受体表现为反式作用因子,可结合 DNA 顺式作用元件,活化基因转录及表达。这类受体还包括在细胞内膜上发现的受体,其作用机制类似于细胞膜受体。

是否是 MeSH 词汇   是,MeSH ID:D018160

释义来源   王庭槐.生理学[M].9版.北京:人民卫生出版社,2018.

核受体(Nuclear receptor)

释义   核受体属于细胞内受体的一种,定位于细胞核中的受体或指与信号分子结合后转入细胞核内发挥作用。核受体多为单肽链结构,都含有共同的功能区段,与特定的激素结合后作用于 DNA 分子的激素反应元件,通过调节靶基因转录以及所表达的产物引起细胞生物效应。核受体事实上是激素调控的一大类转录因子,它们在新陈代谢、性别决定与分化、生殖发育和稳态的维持等方面发挥着重要的功能。

是否是 MeSH 词汇   是,MeSH ID:D018160

释义来源   王庭槐.生理学[M].9版.北京:人民卫生出版社,2018.

下调(Down-regulation)

释义   大剂量激素使其特异受体数量减少的现象称为减量调节,简称下调。有助于防止激素对靶细胞的过度作用。

是否是 MeSH 词汇   是,MeSH ID:D015536

释义来源   王庭槐.生理学[M].9版.北京:人民卫生出版社,2018.

上调(Up-regulation)

释义   小剂量激素使其特异受体数量增多的现象称为增量调节,简称上调。可放大激素对靶细胞的作用。

是否是 MeSH 词汇   是,MeSH ID:D015854

释义来源   王庭槐.生理学[M].9版.北京:人民卫生出版社,2018.

靶器官(Target organ)

释义   多数激素均可通过血液循环广泛接触机体各部位的器官、腺体、组织和细胞,但各种激素只选择性作用于与其亲和力高的特定目标器官,称为该激素的靶器官。例如四氯化碳慢性中毒主要损伤肝脏,肝脏即为四氯化碳的靶器官。

是否是 MeSH 词汇   否

释义来源   王庭槐.生理学[M].9版.北京:人民卫生出版社,2018.

靶组织(Target tissue)

释义   多数激素均可通过血液循环广泛接触机体各部位的器官、腺体、组织和细胞,但各种激素只选择性作用于与其亲和力高的特定目标组织,称为该激素的靶组织。

是否是 MeSH 词汇   否

释义来源   王庭槐.生理学[M].9版.北京:

人民卫生出版社,2018.

靶细胞(Target cell)

释义 靶细胞是指能识别某种特定激素或神经递质并与之特异性结合而产生某种生物效应的细胞。细胞除通过相邻的连接物质外,更多的是通过分泌各种化学物质来调节其他细胞的代谢与功能。激素由特殊分化的内分泌细胞分泌,通过血液循环或组织液扩散,作用于特定的靶细胞,调节其代谢与功能。

是否是 MeSH 词汇 否

释义来源 王庭槐.生理学[M].9版.北京:人民卫生出版社,2018.

靶腺(Target gland)

释义 多数激素均可通过血液循环广泛接触机体各部位的器官、腺体、组织和细胞,但各种激素只选择性作用于与其亲和力高的特定目标腺体,称为该激素的靶腺。

是否是 MeSH 词汇 否

释义来源 王庭槐.生理学[M].9版.北京:人民卫生出版社,2018.

正反馈(Positive feedback)

释义 正反馈调节是指受控部分发出,其方向与控制信息一致,可以促进或加强控制部分的活动。它是一种反馈的形式,体现在下位内分泌细胞分泌的激素对上位内分泌细胞的活动表现为增强效应。在生命领域控制系统中,正反馈对进行性的增长(或抑制)及分化过程起着重要的作用,体内常见的正反馈现象:排便、排尿、分娩、凝血、射精等。

是否是 MeSH 词汇 否

释义来源 王庭槐.生理学[M].9版.北京:人民卫生出版社,2018.

负反馈(Negative feedback)

释义 负反馈调节是指受控部分发出,其方向与控制信息相反,可以抑制控制部分的活动。反馈调节分为正反馈和负反馈,负反馈体现在下位内分泌细胞分泌的激素对上位内分泌细胞的活动表现为抑制效应。

是否是 MeSH 词汇 否

释义来源 王庭槐.生理学[M].9版.北京:人民卫生出版社,2018.

反馈(Feedback)

释义 反馈控制系统由比较器、控制部分和受控部分组成一个闭环系统。控制部分发出指令,指示受控部分进行活动,而受控部分的活动可被一定的感受装置感受并将其活动情况作为反馈信息送回到控制部分,控制部分再根据反馈信息来改变自己的活动,调整对受控部分的指令,因为能对受控部分的活动进行调节。

是否是 MeSH 词汇 是,MeSH ID:D025461

释义来源 王庭槐.生理学[M].9版.北京:人民卫生出版社,2018.

长反馈(Long-loop feedback)

释义 长反馈是指调节环路中终末靶腺或靶组织所分泌激素对上级腺体活动的反馈调节作用,如血中的皮质醇浓度升高时对 CRH 分泌的抑制。

是否是 MeSH 词汇 否

释义来源 王庭槐.生理学[M].9版.北京:人民卫生出版社,2018.

短反馈(Short-loop feedback)

释义 短反馈是指垂体分泌的激素对下丘脑

分泌活动的反馈调节作用,如 ACTH 对 CRH 分泌的抑制。

是否是 MeSH 词汇 否

释义来源 王庭槐.生理学[M].9 版.北京:人民卫生出版社,2018.

超短反馈(Ultrashort-loop feedback)

释义 超短反馈是指下丘脑肽能神经元受其所分泌调节肽的调节作用,如肽能神经元可通过调节其自身受体数量发挥作用。

是否是 MeSH 词汇 否

释义来源 王庭槐.生理学[M].9 版.北京:人民卫生出版社,2018.

应激(Psychological stress)

释义 应激心理反应是应激反应的一个方面。机体通过认知、评价而察觉到应激原的威胁时引起的心理、生理功能改变的过程,是个体对面临的威胁或挑战做出适应的及应对的过程。

是否是 MeSH 词汇 是,MeSH ID:D013315

释义来源 王国忠.飞行疲劳概论[M].北京:中国轻工业出版社,2014.

生理性应激(Physiological stress)

释义 生理性应激是由疲劳、睡眠缺失、昼夜节律紊乱、药物与酒精滥用等生理学因素产生反应的状态。

是否是 MeSH 词汇 是,MeSH ID:D013312

释义来源 王国忠.飞行疲劳概论[M].北京:中国轻工业出版社,2014.

协同作用(Synergistic action)

释义 协同作用是指多种激素联合作用,对

某一生理功能所产生的总效应大于各激素单独作用所产生效应的总和。如甲状腺激素和生长激素具有协同作用,共同促进人体的生长发育。

是否是 MeSH 词汇 否

释义来源 王庭槐.生理学[M].9 版.北京:人民卫生出版社,2018.

拮抗作用(Antagonistic action)

释义 拮抗作用是指不同激素对某一生理功能产生相反的作用。如胰岛素具有降低血糖的作用、胰高血糖素具有升高血糖的作用,两种激素相互拮抗。

是否是 MeSH 词汇 否

释义来源 王庭槐.生理学[M].9 版.北京:人民卫生出版社,2018.

允许作用(Permissive action)

释义 允许作用指某种激素对其他激素的支持作用。有些激素本身不影响组织器官的某些功能,但它的存在却是其他激素作用的必要条件,这种支持性的作用称为允许作用。例如孕激素本身对血管平滑肌没有收缩作用,但可增强儿茶酚胺的血管收缩作用和胰高血糖素的升高血糖作用。

是否是 MeSH 词汇 否

释义来源 王庭槐.生理学[M].9 版.北京:人民卫生出版社,2018.

旁分泌(Paracrine)

释义 有一些内分泌细胞分泌的激素不是由循环血液携带到远处的组织、细胞,而是在组织液中扩散至邻近的细胞,调节邻近细胞的活动,这种通过扩散而作用于邻近细胞的传递方式称为旁分泌。例如胃黏膜某些

细胞分泌的组织胺,即可以旁分泌的方式作用于邻近的壁细胞,调节壁细胞的泌酸活动。

是否是 MeSH 词汇　是,MeSH ID:D019899

释义来源　王庭槐.生理学[M].9版.北京:人民卫生出版社,2018.

自分泌(Autocrine)

释义　自分泌也称为内在分泌或胞内分泌,指激素被分泌后可以原位作用于产生该激素的细胞,甚至可以不释放,直接在合成激素的细胞内发挥作用。例如,胰腺 β 细胞释放的胰岛素能抑制同一细胞进一步释放胰岛素。

是否是 MeSH 词汇　是,MeSH ID:D019898

释义来源　王庭槐.生理学[M].9版.北京:人民卫生出版社,2018.

内分泌(Endocrine)

释义　内分泌指腺细胞将其产生的物质(即激素)直接分泌到血液或者细胞外液等体液中,并以它们为媒介对靶细胞产生调节效应的一种分泌形式。内分泌的腺体称为内分泌腺,其内分泌物称为激素,激素的影响范围颇广,涉及机体的发育、适应环境等。

是否是 MeSH 词汇　否

释义来源　王庭槐.生理学[M].9版.北京:人民卫生出版社,2018.

神经分泌 / 神经内分泌(Neurocrine/ neuroendocrine)

释义　神经分泌 / 神经内分泌是指中枢和外周的神经或神经纤维产生的神经激素或因子,以递质形式释放出来,扩散到靶细胞发挥其生理作用的方式。该方式分泌的激素称为神经激素,如脑内的缩胆囊素、神经降压素和

P 物质等。

是否是 MeSH 词汇　否

释义来源　王庭槐.生理学[M].9版.北京:人民卫生出版社,2018.

内分泌系统(Endocrine system)

释义　内分泌系统由经典的内分泌腺与能产生激素的功能器官及组织共同构成,是发布信息整合机体功能的调节系统。内分泌系统与神经系统的功能相当,可感受内外环境刺激,以分泌激素的方式发布调节信息,从而使机体的活动能适应环境的变化,维持自身的生存状态。内分泌系统可分为两大类:一是在形态结构上独立存在的肉眼可见器官,即内分泌器官,如垂体、松果体、甲状腺、甲状旁腺、胸腺及肾上腺等;二为分散存在于其他器官组织中的内分泌细胞团,即内分泌组织,如胰腺内的胰岛、睾丸内的间质细胞、卵巢内的卵泡细胞及黄体细胞。部分内分泌器官及组织参与人类性活动,对人类性活动影响较大,如性腺——卵巢和睾丸所分泌的性激素,是人类性活动的物质基础。

是否是 MeSH 词汇　是,MeSH ID:D004703

释义来源　王庭槐.生理学[M].9版.北京:人民卫生出版社,2018.

生殖内分泌系统(Reproductive endocrine system)

释义　生殖内分泌系统是一个包含下丘脑、垂体、性腺等多种器官、组织与信号通路的高度复杂的功能系统,其正常运行保障着生殖过程中大量重要节点事件的发生。该系统核心是大脑皮质 - 下丘脑 - 垂体 - 性腺轴,任何环节调节失控,都可能引起配子发生发育或激素分泌异常,导致生殖障碍和生殖内分泌疾病的发生。

是否是 MeSH 词汇　否

释义来源　王庭槐.生理学[M].9版.北京:人民卫生出版社,2018.

男性生殖内分泌系统(Male reproductive endocrine system)

释义　男性生殖内分泌系统以下丘脑-垂体-睾丸轴为核心,主要包括五个方面:下丘脑外中枢神经系统、下丘脑、垂体、睾丸和促性腺激素敏感靶器官。各器官之间相互调节,发挥男性生殖功能,即生成精子、分泌雄激素和进行性活动。

是否是 MeSH 词汇　否

释义来源　李宏军,黄宇烽.实用男科学[M].2版.北京:科学出版社,2015.

远距分泌(Telecrine)

释义　远距分泌是指体内一些内分泌细胞分泌的激素可循血液途径作用于全身各处的靶细胞,产生一定的调节作用。例如,甲状腺激素分泌后由血液运送到全身组织,对体内几乎所有的细胞都起调节作用。

是否是 MeSH 词汇　否

释义来源　王庭槐.生理学[M].9版.北京:人民卫生出版社,2018.

下丘脑-垂体功能单位(Hypothalamus-hypophysis functional unit)

释义　在结构与功能上,下丘脑与垂体的联系非常密切,可将它们看成一个下丘脑-垂体功能单位。主要包括下丘脑-腺垂体系统和下丘脑-神经垂体系统两部分。

是否是 MeSH 词汇　否

释义来源　王庭槐.生理学[M].9版.北京:人民卫生出版社,2018.

下丘脑-腺垂体系统(Hypothalamic-pituitary system)

释义　下丘脑-垂体系统中的一种,下丘脑与腺垂体之间没有直接的神经结构联系,但存在独特的血管网络,即垂体门脉系统(hypophyseal portal system),可经局部血流直接实现下丘脑与腺垂体之间的双向沟通,而无需通过体循环。

是否是 MeSH 词汇　否

释义来源　王庭槐.生理学[M].9版.北京:人民卫生出版社,2018.

女性生殖内分泌系统(Female reproductive endocrine system)

释义　女性生殖内分泌系统以下丘脑-垂体-卵巢轴为核心,主要包括:位于下丘脑的吻肽-神经激肽B-强啡肽(the kisspeptin-neurokinin B-dynorphin system,KNDy)系统,下丘脑弓状核的神经细胞及其分泌的促性腺激素释放激素,腺垂体促性腺激素细胞及其合成的卵泡刺激素和黄体生成素,卵巢及其分泌的雌激素、孕激素及抑制素等。各器官之间相互调节,发挥女性生殖功能,即产生卵子、分泌性激素、妊娠和分娩。

是否是 MeSH 词汇　否

释义来源　梁晓燕.辅助生殖临床技术:实践与提高[M].北京:人民卫生出版社,2018.

下丘脑-神经垂体系统 (Hypothalamoneurohypophyseal system)

释义　为下丘脑-垂体系统中的一种,主要特征为有直接神经联系,下丘脑视上核和室旁核的神经内分泌细胞所分泌的肽类神经激素(如血管升压素、缩宫素)可以通过轴浆运输方式,经神经轴突直接到达神经垂体,并储存于此。

是否是 MeSH 词汇　否

释义来源　王庭槐.生理学[M].9版.北京:人民卫生出版社,2018.

垂体门脉系统(Hypophyseal portal system)

释义　垂体门脉系统是下丘脑和垂体前叶间的一个特殊的神经内分泌体系。垂体上动脉在正中隆起处首先形成丰富的毛细血管丛,是为门静脉前毛细血管丛,此丛汇集成若干条静脉干,即垂体静脉。它们沿垂体柄下行进入垂体前叶,再次分支形成毛细血管丛,为门静脉后毛细血管丛。这种特殊的血管构筑称为垂体门脉系统。通过垂体门脉系统,可经局部血流直接实现下丘脑与腺垂体之间的双向沟通,无需通过体循环。

是否是 MeSH 词汇　否

释义来源　王庭槐.生理学[M].9版.北京:人民卫生出版社,2018.

下丘脑-垂体-靶腺轴(Hypothalamus-pituitary-target gland axis)

释义　下丘脑促垂体区小细胞神经元所分泌的各种促释放激素或释放抑制激素,如促甲状腺激素释放激素、促性腺激素释放激素、生长抑素等,通过特殊的血管联系即垂体门脉系统运送至腺垂体,直接促进或者抑制腺垂体相应激素的合成与分泌,而腺垂体又通过这些相应的激素,如促甲状腺激素、促肾上腺皮质激素,控制相应内分泌腺的活动。从而下丘脑-腺垂体-靶腺之间形成了功能意义上的轴。

是否是 MeSH 词汇　否

释义来源　王庭槐.生理学[M].9版.北京:人民卫生出版社,2018.

下丘脑-垂体-性腺轴(Hypothalamus-pituitary-gonad axis)

释义　由下丘脑、垂体前叶、性腺组成的一个功能单位。下丘脑生殖核团产生神经生殖激素、垂体前叶产生垂体生殖激素(卵泡刺激素、黄体生成素)作用于性腺,形成下丘脑-垂体-性腺轴。性腺产生生殖激素:卵巢产生雌激素、孕激素、松弛素;睾丸产生睾酮。

是否是 MeSH 词汇　否

释义来源　王庭槐.生理学[M].9版.北京:人民卫生出版社,2018.

下丘脑-垂体-睾丸轴(Hypothalamic-pituitary-testicular axis)

释义　下丘脑的多肽能神经元合成促性腺激素释放激素(gonadotropin-releasing hormone,GnRH),在垂体促进促性腺激素:黄体生成素(LH)和卵泡刺激素(FSH)的合成和释放。LH与间质细胞上的膜受体结合,促进睾酮的合成和分泌,FSH则通过诱导LH/hCG受体的表达加强LH的作用。睾酮浓度过高时反馈抑制垂体LH分泌,而睾酮浓度过低时则LH释放增加。这一调节路径称为下丘脑-垂体-睾丸轴。

是否是 MeSH 词汇　否

释义来源　王庭槐.生理学[M].9版.北京:人民卫生出版社,2018.

下丘脑-垂体-甲状腺轴(Hypothalamic-pituitary-thyroid axis)

释义　下丘脑-垂体-甲状腺轴是神经内分泌系统重要组成部分。正常情况下,在中枢神经系统调控下,下丘脑释放促甲状腺激素释放激素(thyrotropin-releasing hormone,TRH)通过垂体门脉系统调节腺垂体释放TSH,TSH刺激甲状腺腺体增生以及甲状腺激素的合成及分泌。

是否是 MeSH 词汇 否

释义来源 王庭槐.生理学[M].9 版.北京:人民卫生出版社,2018.

下丘脑 - 垂体 - 肾上腺轴(Hypothalamic-pituitary-adrenal axis,HPA axis)

释义 下丘脑 - 垂体 - 肾上腺轴也叫作边缘系统 - 下丘脑 - 垂体 - 肾上腺轴,是一个直接作用和反馈互动的复杂集合,包括下丘脑、垂体以及肾上腺。这三者之间的互动构成了 HPA 轴。HPA 轴是神经内分泌系统的重要部分,参与控制应激的反应,并调节许多身体活动,如消化、免疫、情绪、性行为,以及能量储存和消耗。

是否是 MeSH 词汇 否

释义来源 王庭槐.生理学[M].9 版.北京:人民卫生出版社,2018.

下丘脑 - 垂体 - 卵巢轴(Hypothalamic-pituitary-ovarian axis,HPOA)

释义 下丘脑分泌促性腺激素释放激素,调节垂体促性腺激素的释放,进而调节卵巢周期,而卵巢分泌的性激素对下丘脑 - 垂体又具有反馈调节作用。下丘脑、垂体与卵巢之间相互调节、相互影响,形成完整而又协调的神经内分泌系统,称为下丘脑 - 垂体 - 卵巢轴。由于下丘脑生殖调节激素由神经细胞分泌,下丘脑 - 垂体 - 卵巢轴调节属于神经内分泌调节。

是否是 MeSH 词汇 否

释义来源 谢幸,孔北华,段涛.妇产科学[M].9 版.北京:人民卫生出版社,2018.

KNDy 系统(The kisspeptin-neurokinin B-dynorphin system)

释义 KNDy 系统,由吻肽(kisspeptin)、神经激肽 B(neurokinin B,NKB)、强啡肽(dynorphin,Dyn)神经元网络系统组成。此系统可调节下丘脑 - 垂体 - 性腺轴的神经内分泌功能,调控 GnRH 的分泌,介导青春期的启动,是生殖系统发动的重要开关。kisspeptin、NKB 与 Dyn 由同一神经元分泌,因此这种神经元又被称为 KNDy 神经元。弓状核内的 KNDy 神经元形成丰富的网络连接,其轴突延伸至正中隆起。

是否是 MeSH 词汇 否

释义来源 梁晓燕.辅助生殖临床技术:实践与提高[M].北京:人民卫生出版社,2018.

短环负反馈(Short-loop negative feedback)

释义 短环负反馈是指腺垂体激素对下丘脑 GnRH 分泌的负性影响,从而控制自身分泌。

是否是 MeSH 词汇 否

释义来源 王庭槐.生理学[M].9 版.北京:人民卫生出版社,2018.

长环负反馈(Long-loop negative feedback)

释义 长环负反馈是指调节环路中终末靶腺或组织(如卵巢)分泌的激素或化学物质对相应垂体激素分泌或相应下丘脑神经元激素分泌的反馈作用。

是否是 MeSH 词汇 否

释义来源 王庭槐.生理学[M].9 版.北京:人民卫生出版社,2018.

超短环负反馈(Ultrashort-loop negative feedback)

释义 超短环负反馈是指下丘脑肽能神经元活动受其自身分泌的调节肽(如 GnRH)影响,反过来作用于下丘脑,调节自身的合成和分泌。

是否是 MeSH 词汇 否

释义来源 王庭槐.生理学[M].9版.北京:人民卫生出版社,2018.

两细胞两促性腺激素学说(Two cell-two gonadotropin theory)

释义 两细胞两促性腺激素学说于1959年,由 Falck 提出。两细胞代表颗粒细胞(granulosa cell,GC)与膜细胞(theca cell,TC),两促性腺激素包括卵泡刺激素(FSH)与黄体生成素(LH)。基本要点包括:TC 表达LH 受体,在 LH 作用下,合成雄激素,TC 不表达芳香化酶,从而不能将雄激素进一步转化为雌激素;GC 表达 FSH 受体,在 FSH 作用下将雄激素转化成雌激素,同样,由于 GC中无细胞色素 P450 17a 羟化酶的活性,不能直接利用胆固醇合成雄激素。相近词:两细胞-两促性腺激素系统(the two cell-two gonadotropin system)。

是否是 MeSH 词汇 否

释义来源 谢幸,孔北华,段涛.妇产科学[M].9版.北京:人民卫生出版社,2018.

卵泡发育(Follicle development)

释义 卵泡发育指的是雌性生殖细胞与卵巢细胞共同构成功能复合体卵泡结构,并以卵泡的形式进行后期发育直至排卵的过程。当原始卵泡被选择性地激活之后,卵泡进入生长阶段,按照卵泡发育的不同阶段分为初级卵泡、次级卵泡、三级卵泡,三级卵泡包括早期有腔卵泡、晚期有腔卵泡即成熟卵泡和最终的排卵卵泡几个阶段。卵泡的形成是高等动物特别是哺乳动物雌性配子发育的结构基础。在卵泡发育过程中,一方面生殖细胞在卵泡结构中实现发育的有序阻滞与重新启动,并完成卵母细胞核与细胞质的双重成熟;另一方面,卵泡细胞在此过程中经过多次的分化与增殖,在完成自身内分泌功能的同时,滋养并参与调控了生殖细胞的有序发育。

是否是 MeSH 词汇 否

释义来源 杨增明,孙青原,夏国良.生殖生物学[M].2版.北京:科学出版社,2019.

原始卵泡(Primordial follicle)

释义 原始卵泡也称始基卵泡,由一个被阻滞在减数分裂双线期的初级卵母细胞和包围在其周围的一层扁平状的前颗粒细胞共同组成,是卵泡发育的起点也是雌性生殖储备的基本单位。就其结构而言,原始卵泡中单层扁平的前颗粒细胞把卵母细胞与卵泡外环境加以分离,从而维持着卵子休眠的状态。原始卵泡的大小在哺乳动物不同物种间的差异不大,通常直径为 20~35μm;而原始卵泡中的前颗粒细胞随物种差异而不同。原始卵泡形成过程对于雌性生育力及生育寿命具有决定性的作用。

是否是 MeSH 词汇 否

释义来源 杨增明,孙青原,夏国良.生殖生物学[M].2版.北京:科学出版社,2019.

成熟卵泡(Mature follicle)

释义 卵泡发育到最大体积时,卵泡壁变薄,卵泡腔内的卵泡液体积增加到最大,这时的卵泡被称为成熟卵泡或排卵前卵泡。虽然在不同物种的卵巢中,最初的原始卵泡大小差异不大,然而在最终生长到排卵泡阶段,卵泡的直径差异是非常惊人的。人的成熟卵泡直径可达 25mm。当卵泡最终被选择并发育到成熟阶段,其后续命运即在激素的刺激下完成排卵过程。

是否是 MeSH 词汇 否

释义来源 杨增明,孙青原,夏国良.生殖生物学[M].2版.北京:科学出版社,2019.

优势卵泡（Dominant follicle）

释义   成腔后的三级卵泡显著地受到由垂体分泌的促性腺激素调控。通过下丘脑 - 垂体 - 性腺轴的建立与有序调控，动物在每个发情周期在众多发育至早期有腔阶段的卵泡中进行选择，从而使得卵泡刺激素（follicle-stimulating hormone，FSH）阈值最低的一个卵泡发育成优势卵泡直至排卵参与后代繁殖活动，其余的卵泡则逐渐闭锁、退化。每个周期被选择的这个卵泡称为优势卵泡，FSH 在卵泡选择和优势卵泡发育过程中起着必不可少的作用。

是否是 MeSH 词汇   否

释义来源   杨增明，孙青原，夏国良 . 生殖生物学［M］. 2 版 . 北京：科学出版社，2019.

卵母细胞成熟（Oocyte maturation）

释义   卵母细胞成熟包含核成熟与胞质成熟两层含义，并且在核质成熟中还涵盖表观遗传修饰的成熟，是指卵母细胞受某些内源因子或外源因子的刺激，经历一系列变化，成为具有接纳精子、进行雌雄两性原核结合和发育为正常个体等能力的功能卵的过程。经历如下关键步骤：卵原细胞从妊娠第二个月开始进行有丝分裂，在出生前后进入第一次减数分裂期称为初级卵母细胞，并停滞于第一次减数分裂双线期，此时卵母细胞的核较大，称为生发泡（germinal vesicle，GV）。进入青春期后，在促性腺激素的诱导下，初级卵母细胞在排卵前恢复第一次减数分裂，生发泡破裂，排出第一极体，形成次级卵母细胞，并停滞于第二次减数分裂中期。直到受精，卵母细胞被激活排出第二极体，完成第二次减数分裂。

是否是 MeSH 词汇   否

释义来源   杨增明，孙青原，夏国良 . 生殖生物学［M］. 2 版 . 北京：科学出版社，2019.

卵泡募集（Follicular recruitment）

释义   卵泡募集包括原始卵泡的启动募集和优势卵泡的周期募集两种，在卵泡形成后，部分原始卵泡脱离原始卵泡库，开始缓慢生长，此即所谓的原始卵泡启动募集。在每个发情周期中，当内分泌环境主要是促性腺激素发生变化时，能够对这种变化发生应答的启动募集有腔卵泡开始加快生长，这就是所谓的周期募集。启动募集的有序发生对维持雌性动物整个生育寿命的长度发挥起决定性作用，周期募集则是在一个发情周期中将已经具有后期生长能力的多个有腔卵泡进行选择，保证后代个体的质量。通过这两种募集雌性动物达到个体生育寿命与后代优选的平衡。

是否是 MeSH 词汇   否

释义来源   杨增明，孙青原，夏国良 . 生殖生物学［M］. 2 版 . 北京：科学出版社，2019.

募集（Initial recruitment）

释义   亦称初始募集，即原始卵泡的激活，是原始卵泡从休眠状态进入活跃状态，并伴随周围颗粒细胞的分化和增殖的过程。具体表现为卵母细胞体积增大，内部 RNA 的转录水平和蛋白质合成水平明显增强，前颗粒细胞由扁平状转化为立方状颗粒细胞并通过增殖数目增多。

是否是 MeSH 词汇   否

释义来源   杨增明，孙青原，夏国良 . 生殖生物学［M］. 2 版 . 北京：科学出版社，2019.

FSH 阈值（FSH threshold）

释义   FSH 阈值是指周期募集中促使有腔卵泡生长所需的最低血清卵泡刺激素（FSH）水

平。不同的卵泡具有不同的 FSH 阈值水平。

是否是 MeSH 词汇　否

释义来源　田秦杰,葛秦生.实用女性生殖内分泌学[M].2 版.北京:人民卫生出版社,2018.

FSH 阈值窗(FSH threshold window)

释义　血清卵泡刺激素(FSH)水平一过性升高,可超出募集卵泡所需要的 FSH 阈值,超过 FSH 阈值的时间称为卵泡募集的 FSH 阈值窗。

是否是 MeSH 词汇　否

释义来源　田秦杰,葛秦生.实用女性生殖内分泌学[M].2 版.北京:人民卫生出版社,2018.

卵泡选择(Follicle selection)

释义　卵泡选择是指被募集的卵泡簇中,卵泡获得定向生长发育成为优势卵泡的过程,一方面与血清中卵泡刺激素(FSH)的浓度有关,另一方面与卵泡对 FSH 的敏感性有关。生长中的卵泡如果由于 FSH 分泌量不足或是由于其本身对 FSH 不敏感均会导致卵泡的闭锁。

是否是 MeSH 词汇　否

释义来源　杨增明,孙青原,夏国良.生殖生物学[M].2 版.北京:科学出版社,2019.

排卵(Ovulation)

释义　排卵是成熟的卵泡向卵巢表面移动,卵泡壁破裂,出现排卵孔,由卵丘细胞包裹的卵母细胞以卵丘卵母细胞复合体的形式随卵泡液排出的过程。排卵过程包括卵母细胞完成第一次减数分裂和卵泡壁胶原层的分解及小孔形成后卵子的排出活动,受多种激素及卵巢内部,特别是卵泡本身颗粒细胞内多种信号通

路与基因表达变化参与调控的结果。LH 峰是即将排卵的可靠标志。通过排卵,卵子由卵泡环境进入输卵管为后续受精做好准备。女性排卵多发生在下次月经来潮前 14 日左右。

是否是 MeSH 词汇　是,MeSH ID:D010060

释义来源　杨增明,孙青原,夏国良.生殖生物学[M].2 版.北京:科学出版社,2019.

雌激素峰(Estrogen surge)

释义　雌激素峰是指随着优势卵泡的生长,颗粒细胞持续的快速增殖,产生大量雌激素,于排卵前形成高峰,排卵后由于卵泡液中雌激素释放至腹腔使循环中雌激素暂时下降,约在排卵后 1~2 日,黄体开始分泌雌激素使血液循环中雌激素又逐渐上升。约在排卵后 7~8 日黄体成熟时,形成血液循环中雌激素第二高峰,此峰低于排卵前第一高峰。此后,黄体萎缩,雌激素水平急剧下降,在月经期达最低水平。

是否是 MeSH 词汇　否

释义来源　谢幸,孔北华,段涛.妇产科学[M].9 版.北京:人民卫生出版社,2018.

LH 峰(LH surge)

释义　随着优势卵泡的生长,颗粒细胞产生大量雌二醇,优势卵泡合成雌激素的峰值出现后,反馈性地刺激下丘脑及垂体,进而使得黄体生成素(LH)水平上升出现 LH 峰,促使卵母细胞最终成熟及排卵。

是否是 MeSH 词汇　否

释义来源　谢幸,孔北华,段涛.妇产科学[M].9 版.北京:人民卫生出版社,2018.

羊齿状结晶(Arborization)

释义　宫颈黏膜腺细胞分泌的黏液在卵巢性

激素的影响下发生变化。随着雌激素水平不断提高，宫颈黏液分泌量增加，排卵期黏液稀薄、透明，拉丝度可达 10cm 以上。若将黏液作涂片检查，干燥后可见羊齿植物叶状结晶（主干为梗，分支密而长，与主干垂直），这种结晶在月经周期第 6~7 日开始出现，到排卵期最为清晰而典型。

是否是 MeSH 词汇　否

释义来源　谢幸,孔北华,段涛.妇产科学[M].9 版.北京：人民卫生出版社,2018.

椭圆体结晶（Ellipsoid crystallization）

释义　排卵后受孕激素影响,宫颈黏液分泌量逐渐减少,质地变黏稠而浑浊,拉丝度差,易断裂,涂片检查时结晶逐步模糊,至月经周期第 22 日左右完全消失,而代之以排列成行的椭圆体,顺同一方向排列成行,椭圆体比白细胞长 2~3 倍,但稍狭、透明、折光。

是否是 MeSH 词汇　否

释义来源　谢幸,孔北华,段涛.妇产科学[M].9 版.北京：人民卫生出版社,2018.

黄体形成（Luteogenesis）

释义　黄体形成是指排卵后卵泡液流出,卵泡腔内压下降,卵泡壁塌陷,形成许多皱襞,卵泡壁的卵泡颗粒细胞和卵泡内膜细胞向内侵入,周围由结缔组织的卵泡外膜包围,共同形成黄体。

释义来源　杨增明,孙青原,夏国良.生殖生物学[M].2 版.北京：科学出版社,2019.

妊娠黄体（Corpus luteum of pregnancy）

释义　若排出的卵子受精,黄体则在胚胎滋养细胞分泌的人绒毛膜促性腺激素（human chorionic gonadotropin,hCG）作用

下增大,转变为妊娠黄体,至妊娠 3 个月末才退化。此后胎盘形成并分泌甾体激素维持妊娠。

是否是 MeSH 词汇　否

释义来源　谢幸,孔北华,段涛.妇产科学[M].9 版.北京：人民卫生出版社,2018.

黄体溶解（Luteolysis）

释义　黄体溶解是指黄体退化的生理过程。自然月经周期排卵后未妊娠形成的黄体称为月经黄体,在排卵后 9~10 天开始退化,黄体功能限于 14 日,其机制尚未完全明确,可能与其分泌的雌激素溶黄体作用有关,其作用由卵巢局部前列腺素和内皮素 - Ⅰ所介导,黄体被结缔组织替代形成白体。

是否是 MeSH 词汇　是,MeSH ID：D003341

释义来源　谢幸,孔北华,段涛.妇产科学[M].9 版.北京：人民卫生出版社,2018.

射精（Ejaculation）

释义　射精是精液由雄性动物通过收缩内部泌尿生殖管周围的肌肉而向外排出精液的反射性动作。男性性行为时将精液射出体外的过程包括移精和排射两步。第一步移精,感觉冲动由阴茎龟头的触觉感受器传入,经交感神经传出冲动引起输精管和精囊腺平滑肌收缩,将精子移送至尿道,并与前列腺、精囊腺的分泌物,即精浆混合,组成精液。第二步排射,阴部神经兴奋,使阴茎海绵体根部的横纹肌收缩,从而将尿道内精液射出。射精是一种反射活动,初级中枢位于腰骶段脊髓。射精的同时伴有强烈快感,即性兴奋达到性高潮。

是否是 MeSH 词汇　是,MeSH ID：D004542

释义来源　王庭槐.生理学[M].9 版.北京：人民卫生出版社,2018.

勃起（Erection）

释义 勃起是指由于受到性刺激后阴茎海绵体快速充血，阴茎迅速胀大、变硬并挺伸的现象。阴茎勃起的本质是反射活动，其传出神经主要是副交感舒血管纤维，通过释放乙酰胆碱、血管活性肠肽，以及一氧化氮，使阴茎血管舒张。

是否是 MeSH 词汇 是，MeSH ID：D010410

释义来源 王庭槐．生理学［M］．9 版．北京：人民卫生出版社，2018．

球海绵体肌反射（Bulbocavernosus reflex）

释义 球海绵体肌反射是指当用针刺阴茎头的背部时或轻捏龟头施以少许压力时（女性刺激阴蒂），留置尿管者可牵拉尿管，表现为球海绵体肌和肛门外括约肌的收缩。

是否是 MeSH 词汇 否

释义来源 赵玉沛，陈孝平．外科学［M］．3 版．北京：人民卫生出版社，2015．

卵泡期（Follicular phase）

释义 卵泡期由上次月经停止日开始至卵巢排卵日止，历时 10~12 天。在这一期中，此期卵泡的粒膜细胞在 FSH 和 LH 的作用下产生雌激素，在雌激素的作用下，子宫内膜迅速增殖，血管增生，腺体增宽加长，但不分泌。此期末，卵巢排卵。

是否是 MeSH 词汇 是，MeSH ID：D005498

释义来源 谢幸，孔北华，段涛．妇产科学［M］．9 版．北京：人民卫生出版社，2018．

排卵期（Ovulation phase）

释义 排卵期是指优势卵泡成熟并排出的一个较短暂的时间段。女性的排卵期一般在下次月经来潮前的 14 天左右。

是否是 MeSH 词汇 否

释义来源 谢幸，孔北华，段涛．妇产科学［M］．9 版．北京：人民卫生出版社，2018．

黄体期（Luteal phase）

释义 黄体期是指排卵后到月经来潮前一天的一段时间，始于排卵期，止于月经期，以黄体形成并逐渐发育成熟、卵巢孕酮分泌增加和子宫内膜腺上皮分泌为特征。

是否是 MeSH 词汇 是，MeSH ID：D008183

释义来源 谢幸，孔北华，段涛．妇产科学［M］．9 版．北京：人民卫生出版社，2018．

子宫内膜周期（Endometrial cycle）

释义 子宫内膜周期指女性子宫内膜随卵巢的周期性变化而发生改变，主要包括组织学和生物化学变化。其组织学变化将月经周期分为增殖期、分泌期和月经期 3 个阶段。生物化学变化包括甾体激素和蛋白激素受体、各种酶类、酸性黏多糖、血管收缩因子等的变化。

是否是 MeSH 词汇 是，MeSH ID：D008597

释义来源 谢幸，孔北华，段涛．妇产科学［M］．9 版．北京：人民卫生出版社，2018．

内膜功能层（Functional layer of endometrium）

释义 子宫内膜表面的 2/3 为致密层和海绵层，统称功能层。子宫内膜功能层是胚胎植入的部位，受卵巢激素变化的调节，具有周期性增殖、分泌和脱落性变化。

是否是 MeSH 词汇 否

释义来源 谢幸，孔北华，段涛．妇产科学［M］．9 版．北京：人民卫生出版社，2018．

内膜基底层（Basal layer of endometrium）

释义　基底层是指子宫内膜基底层为靠近子宫肌层的 1/3 内膜，不受卵巢激素的周期性调节，不发生剥脱，无周期性变化，在月经后再生并修复子宫内膜创面。

是否是 MeSH 词汇　否

释义来源　谢幸,孔北华,段涛.妇产科学[M].9 版.北京:人民卫生出版社,2018.

增殖期（Proliferative phase）

释义　子宫内膜的增殖期一般发生在月经周期第 5~14 天,与卵巢周期中的卵泡期相对应。在雌激素作用下,内膜表面上皮、腺体、间质、血管均呈增殖性变化,称增殖期,该期子宫内膜厚度自 0.5mm 增生至 3~5mm。增殖期又可分为早、中、晚 3 期。

是否是 MeSH 词汇　否

释义来源　谢幸,孔北华,段涛.妇产科学[M].9 版.北京:人民卫生出版社,2018.

增殖早期（Early proliferative phase）

释义　增殖早期是指月经周期第 5~7 日,此期内膜薄,仅 1~2mm。腺体短、直、细且稀疏,腺上皮细胞呈立方形或低柱状;间质致密,间质细胞呈星形,间质中的小动脉较直、壁薄。

是否是 MeSH 词汇　否

释义来源　谢幸,孔北华,段涛.妇产科学[M].9 版.北京:人民卫生出版社,2018.

增殖中期（Medium proliferative phase）

释义　增殖中期是指月经周期第 8~10 日,此期内膜腺体增多、伸长并稍有弯曲;腺上皮细胞增生活跃,细胞呈柱状,开始有分裂象;间质水肿在此期最为明显,螺旋小动脉逐渐发育,管壁变厚。

是否是 MeSH 词汇　否

释义来源　谢幸,孔北华,段涛.妇产科学[M].9 版.北京:人民卫生出版社,2018.

增殖晚期（Late proliferative phase）

释义　增殖晚期是指月经周期第 11~14 日,此期内膜进一步增厚,达 3~5mm,表面高低不平,略呈波浪形;腺上皮变为高柱状,增殖为假复层上皮,核分裂象增多,腺体更长,形成弯曲状;间质细胞呈星状,并相互结合成网状;组织内水肿明显,小动脉增生,管腔增大,呈弯曲状。

是否是 MeSH 词汇　否

释义来源　谢幸,孔北华,段涛.妇产科学[M].9 版.北京:人民卫生出版社,2018.

分泌期（Secretory phase）

释义　分泌期是指月经周期第 15~28 日,与卵巢周期中的黄体期相对应。黄体分泌的孕激素、雌激素使增殖期内膜继续增厚,腺体更增长弯曲,出现分泌现象;血管迅速增加,更加弯曲;间质疏松并水肿。此时内膜厚且松软,含丰富的营养物质,有利于受精卵着床发育。整个分泌期分为早、中、晚 3 期。

是否是 MeSH 词汇　否

释义来源　谢幸,孔北华,段涛.妇产科学[M].9 版.北京:人民卫生出版社,2018.

分泌早期（Early secretory phase）

释义　分泌早期是指月经周期第 15~19 日,此期内膜腺体更长,弯曲更明显,腺上皮细胞开始出现含糖原的核下空泡,为该期的组织学特征;间质水肿,螺旋小动脉继续增生、弯曲。

是否是 MeSH 词汇　否

释义来源　谢幸,孔北华,段涛.妇产科学[M].9 版.北京:人民卫生出版社,2018.

分泌中期(Medium secretory phase)

释义　分泌中期是指月经周期第 20~23 日,子宫内膜较前更厚并呈锯齿状。腺体内的分泌上皮细胞顶端胞膜破裂,细胞内的糖原溢入腺体,称为顶浆分泌。内膜的分泌还包括血浆渗入,血液中许多重要的免疫球蛋白与上皮细胞分泌的结合蛋白结合,进入子宫内膜腔。子宫内膜的分泌活动在月经中期 LH 峰后第 7 日达到高峰,恰与囊胚植入同步。分泌中期间质更加疏松、水肿,螺旋小动脉进一步增生并卷曲。

是否是 MeSH 词汇　否

释义来源　谢幸,孔北华,段涛.妇产科学[M].9 版.北京:人民卫生出版社,2018.

分泌晚期(Late secretory phase)

释义　分泌晚期是指月经周期第 24~28 日,此期为月经来潮前期,相当于黄体退化阶段。此期子宫内膜呈海绵状,厚达 10mm。内膜腺体开口面向宫腔,有糖原等分泌物溢出,间质更疏松、水肿。表面上皮细胞下的间质分化为肥大的蜕膜细胞和体积较小,圆形,胞质内含有颗粒的内膜颗粒细胞;螺旋小动脉迅速增长,超出内膜厚度,更加弯曲,血管管腔也扩张。

是否是 MeSH 词汇　否

释义来源　谢幸,孔北华,段涛.妇产科学[M].9 版.北京:人民卫生出版社,2018.

种植窗(Window of implantation)

释义　种植窗又称"着床窗",是指子宫内膜允许胚胎着床的一个极短的关键时期,一般在排卵后 6~8 天或受精后 5~7 天。此期子宫内膜表现有胞饮突出现(电子显微镜下),黏附因子、细胞因子、生长因子以及免疫一系列变化,代表子宫内膜对胚胎接受性达到最高,在种植窗开放前后,胚胎均不能植入。

是否是 MeSH 词汇　否

释义来源　田秦杰,葛秦生.实用女性生殖内分泌学[M].2 版.北京:人民卫生出版社,2018.

月经期(Menstrual period)

释义　月经期是指月经周期第 1~4 日,为子宫内膜海绵状功能层从基底层崩解脱落期,这是孕酮及雌激素撤退的最后结果。经前 24 小时,内膜螺旋动脉节律性收缩及舒张,继而出现逐渐加强的血管痉挛性收缩,导致远端血管壁及组织缺血坏死、剥脱,脱落的内膜碎片及血液一起从阴道流出,即月经来潮。

是否是 MeSH 词汇　否

释义来源　谢幸,孔北华,段涛.妇产科学[M].9 版.北京:人民卫生出版社,2018.

月经(Menstruation)

释义　月经是指伴随着卵巢周期性变化而出现的子宫内膜周期性脱落及出血。规律月经的出现是生殖功能成熟的重要标志。

是否是 MeSH 词汇　是,MeSH ID:D008598

释义来源　谢幸,孔北华,段涛.妇产科学[M].9 版.北京:人民卫生出版社,2018.

月经周期(Menstrual cycle)

释义　女性进入青春期后,子宫内膜受卵巢激素的影响,出现周期性的脱落和出血,称为月经。正常月经具有周期性及自限性。出血的第 1 日为月经周期的开始,两次月经第 1 天间隔称一个月经周期,一般为 21~35 日,平均 28 日。月经周期是下丘脑、垂体、卵巢和子宫之间相互作用、精细调节的结果,规律月经周期的出现是女性生殖功能成熟的标志。

是否是 MeSH 词汇 是,MeSH ID:D008597

释义来源 谢幸,孔北华,段涛. 妇产科学 [M]. 9 版. 北京:人民卫生出版社,2018.

发情周期(Estrous cycle)

释义 发情周期是指雌性动物进入初情期后到性功能衰退前的生育阶段中,除非繁殖季节、妊娠期和泌乳期外,卵巢内出现卵泡生长、发育、成熟、排卵及生殖器官组织结构的一系列周期性变化,有周期性的性活动。通常以相邻两次发情开始或两次排卵间隔天数计算,习惯上将发情周期分为四个时期,即发情前期、发情期、发情后期和间情期(休情期)。

是否是 MeSH 词汇 是,MeSH ID:D030762

释义来源 杨增明,孙青原,夏国良. 生殖生物学 [M]. 第 2 版. 北京:科学出版社,2019.

阴道黏膜周期性变化(Periodic changes of vaginal mucosa)

释义 阴道黏膜周期性变化是指月经周期中阴道黏膜上皮呈现的周期性变化,以阴道上端最为明显。排卵前,阴道上皮在雌激素作用下,底层细胞增生,逐渐演变成中层与表层细胞,使阴道上皮增厚;表层细胞出现角化,其程度在排卵期最明显;细胞内富含糖原,糖原经寄生在阴道内的阴道杆菌分解而成乳酸,使阴道内保持一定酸性,可以防止致病菌的繁殖。排卵后在孕激素的作用下,主要为表层细胞脱落。临床上可借助阴道脱落细胞的变化了解体内雌激素水平和有无

排卵。

是否是 MeSH 词汇 否

释义来源 谢幸,孔北华,段涛. 妇产科学 [M]. 9 版. 北京:人民卫生出版社,2018.

宫颈黏液周期性变化(Cyclic changes of cervical mucus)

释义 宫颈黏液周期性变化是指在卵巢性激素的影响下,宫颈黏膜腺体分泌的黏液,其理化性状及分泌量发生的明显的周期性改变。月经净后,体内雌激素水平较低,宫颈管分泌的黏液量很少。雌激素可刺激宫颈黏膜腺细胞的分泌,随着雌激素水平不断升高,至排卵期黏液分泌量增加,黏液稀薄透明,拉丝度可达 10cm 以上,涂片检查可见羊齿植物叶状结晶。排卵后受孕激素影响,黏液分泌量逐渐减少,质地变黏稠而浑浊,拉丝度差,易断裂。涂片检查时结晶逐步模糊,而代之以排列成行的椭圆体。临床上根据宫颈黏液检查可了解卵泡生长发育的动态过程、预测排卵时间、判断有无排卵、了解卵巢功能。

是否是 MeSH 词汇 否

释义来源 谢幸,孔北华,段涛. 妇产科学 [M]. 9 版. 北京:人民卫生出版社,2018.

输卵管周期性变化(Periodic changes of fallopian tube)

释义 输卵管周期性变化是指输卵管的形态及功能在雌、孕激素作用下发生的周期性变化。在雌激素作用下,输卵管黏膜上皮纤毛细胞生长,体积增大;非纤毛细胞分泌增加,为卵子提供运输和种植前的营养物质。雌激素还促进输卵管的发育及输卵管肌层的节律性收缩振幅。孕激素则能抑制输卵管的节律性收缩振幅,抑制输卵管黏膜上皮纤毛细胞

的生长,减低分泌细胞分泌黏液的功能。雌、孕激素的协同作用,保证受精卵在输卵管内的正常运行。

是否是 MeSH 词汇 否

释义来源 谢幸,孔北华,段涛.妇产科学[M].9版.北京:人民卫生出版社,2018.

输卵管拾卵功能(Tubal picking function)

释义 输卵管根据形态分为间质部、峡部、壶腹部和伞部,其中伞部开口于腹腔,管口处有许多指状突起。输卵管拾卵功能是指卵子排出后,经输卵管伞部捡拾、输卵管壁蠕动以及输卵管黏膜纤毛活动等协同作用,在输卵管内向子宫方向移动。正常的输卵管拾卵功能是受孕的必要条件。

是否是 MeSH 词汇 否

释义来源 谢幸,孔北华,段涛.妇产科学[M].9版.北京:人民卫生出版社,2018.

乳房周期性变化(Periodic changes of breast)

释义 乳房周期性变化是指乳房形态及功能在雌、孕激素作用下发生周期性变化。雌激素促进乳腺管增生,而孕激素则促进乳腺小叶及腺泡生长。某些女性在经前期有乳房肿胀和疼痛感,可能是由于乳腺管的扩张、充血以及乳房间质水肿所致。由于雌、孕激素撤退,月经来潮后上述症状大多消退。

是否是 MeSH 词汇 否

释义来源 谢幸,孔北华,段涛.妇产科学[M].9版.北京:人民卫生出版社,2018.

子宫内膜转化(Transformation of endometrium)

释义 子宫内膜转化是指月经周期第15~28日,在孕激素的作用下,子宫内膜由增殖期向分泌期转化。内膜继续增厚,腺体更增长弯曲,出现分泌现象;血管迅速增加,更加弯曲;间质疏松并水肿。此时内膜厚且松软,含有丰富的营养物质,有利于受精卵着床发育。

是否是 MeSH 词汇 否

释义来源 谢幸,孔北华,段涛.妇产科学[M].9版.北京:人民卫生出版社,2018.

睾丸生精功能(Testicular spermatogenesis)

释义 睾丸生精功能指的是睾丸产生精子的能力。睾丸内生精小管由生精细胞、支持细胞和管周细胞组成,在下丘脑-垂体-睾丸轴的调控下,支持细胞为精子发生提供特殊内环境,生精细胞经有丝分裂、减数分裂等过程,最后形成精子。一般睾丸体积越大,生精功能越强。大概每克睾丸组织产生300万到700万精子,双侧睾丸一般每天能生成上亿精子。

是否是 MeSH 词汇 否

释义来源 李宏军,黄宇烽.实用男科学[M].2版.北京:科学出版社,2015.

生精上皮周期(Cycle of seminiferous epithelium)

释义 生精细胞的增殖和分化过程都遵循一个严格的模式,所有生精细胞的发育和分化都经过几个独立而又紧密联系的过程。精子发生包括有丝分裂、减数分裂和精子形成等一系列复杂的步骤,生精上皮按照程序成功完成每一个发育阶段称为生精上皮周期,每个周期约需要16天,人类的精子发育到成熟必须经过四个上述周期,起码需要64天。

是否是 MeSH 词汇 否

释义来源 李宏军,黄宇烽.实用男科学[M].

2 版 . 北京 : 科学出版社 ,2015.

精子发生期（Spermatogenic phase）

释义　精子发生包括有丝分裂、减数分裂和精子形成等一系列复杂的步骤，从进入第一次减数分裂到精子释放称之为精子发生期。种属不同，精子发生的时程也不同，但在同一种属内，整个精子发生过程中的细胞发育速率是恒定的。

是否是 MeSH 词汇　否

释义来源　李宏军，黄宇烽 . 实用男科学[M]. 2 版 . 北京 : 科学出版社 ,2015.

睾酮合成（Testosterone synthesis）

释义　睾丸作为体内合成睾酮的主要器官，约 95% 睾酮由睾丸间质细胞生成（6~7mg/d），肾上腺皮质也可合成部分睾酮。睾酮合成需要 LH 与睾丸间质细胞膜 LH 受体结合，激活腺苷酸环化酶，使 ATP 转化成 cAMP，激活蛋白激酶 PKA，并通过一系列酶联反应调节胆固醇进入胞质内，最后在线粒体和平滑内质网内 P450、快速调节蛋白等各种酶作用下，完成生物转化。睾丸间质细胞合成睾酮过程主要受下丘脑 - 垂体 - 性腺轴调控，同时也受到睾丸间质内巨噬细胞、睾丸支持细胞以及管旁细胞通过细胞间相互作用的方式影响。

是否是 MeSH 词汇　否

释义来源　李宏军，黄宇烽 . 实用男科学[M]. 2 版 . 北京 : 科学出版社 ,2015.

第二性征（Secondary sexual characteristics）

释义　第二性征，亦称"副性征"，为在青春期出现、成年期大部分或全部保留的生理特征。在男性表现为阴毛、腋毛、胡须的显著生长，肌肉的发达，骨骼的粗壮，喉头突出，声音变得低沉。在女性则表现为乳房隆起，生长出阴毛、腋毛，骨盆宽度增加，皮下出现很厚的脂肪。

是否是 MeSH 词汇　否

释义来源　王庭槐 . 生理学[M]. 9 版 . 北京 : 人民卫生出版社 ,2018.

血管卵泡屏障（Blood-follicle barrier）

释义　排卵前，卵泡膜细胞层含有大量的血管，但无法侵入颗粒细胞生长至卵泡内部，颗粒细胞层始终是处在一种无血管的状态下，称为血管卵泡屏障。排卵后，随着卵泡的黄体化，卵泡中的毛细血管网以分支的方式迅速侵入颗粒细胞层，并且形成一个极为密集的毛细血管网。

是否是 MeSH 词汇　否

释义来源　杨增明，孙青原，夏国良 . 生殖生物学[M]. 2 版 . 北京 : 科学出版社 ,2019.

激活素 / 抑制素系统（Activin/inhibin system）

释义　卵巢内激活素（activin，ACT）/ 抑制素（inhibin，INH）主要由 ACT、INH 及相关调节因子（如卵泡抑素、Smdas 等）组成。卵巢内 ACT 由颗粒细胞分泌，其同源二聚体（βA-βA、βB-βB）及异源二聚体（βA-βB）分别组成了 ACTA、ACTB 及 ACATB。INH 也由颗粒细胞分泌，由 α- 亚单位通过二硫键连接两种链的一种（A/B）组成的二聚物，有 INHA 和 INHB 两种。卵巢微环境中局部调节因子 ACT/INH 系统在卵泡生长、卵泡选择及排卵过程中均发挥作用。

是否是 MeSH 词汇　否

释义来源　孙莹璞，相文佩 . 人类卵子学[M]. 北京 : 人民卫生出版社 ,2018.

自发排卵（Spontaneous ovulation）

释义　自发排卵是指性成熟后，发育成熟的卵泡会在下丘脑和腺垂体的控制下自发排卵，不需要额外的促排卵刺激。包括灵长类、牛、羊、猪、马、犬等大多数哺乳动物。

是否是 MeSH 词汇　否

释义来源　杨增明,孙青原,夏国良.生殖生物学[M].2版.北京:科学出版社,2019.

排卵柱头（Stigma）

释义　排卵柱头是指排卵前 2 小时，颗粒细胞伸出突起，为排卵后黄体发育时卵泡膜细胞和血管侵入颗粒细胞层奠定基础。卵丘复合体穿过基底膜，当排卵破裂口处细胞变性时，卵泡内膜和基底膜便从破口处突出，形成的一个位于卵巢表面的半透明的无血管水泡状结构。排卵柱头是排卵过程中发生在卵巢表面最明显的结构变化。

是否是 MeSH 词汇　否

释义来源　杨增明,孙青原,夏国良.生殖生物学[M].2版.北京:科学出版社,2019.

卵泡闭锁（Follicular atresia）

释义　人卵泡闭锁在 6 个月龄的胚胎中开始，并在一生中持续维持，生育期仅有 400 个左右卵泡能正常发育、成熟、排卵，其余的卵泡都发生了闭锁，这对于维持卵巢内环境的稳定具有重大意义。其形态学特征是：卵母细胞核浓缩，染色体及胞质溶解，颗粒细胞层减少，卵泡膜细胞肥大，胞质内出现类脂质、黄素化，并散布在结缔组织中，以后卵细胞退化，颗粒细胞和卵泡膜细胞演变成纤维体，可被卵泡间质吸收。

是否是 MeSH 词汇　是,MeSH ID:D005496

释义来源　杨增明,孙青原,夏国良.生殖生物学[M].2版.北京:科学出版社,2019.

体外受精（*In vitro* fertilization）

释义　体外受精是指在体外人工控制的环境中完成配子的结合，形成受精的过程。体外受精过程包括：卵母细胞采集、精子采集和体外受精。受精卵在人工孵育的条件下经过体外培养 2~5 天发育成卵裂期胚胎或囊胚后，再用人工方法移入患者宫腔内，使胚胎着床获得妊娠。体外受精和胚胎移植技术的结合，就是俗称的试管婴儿技术。

是否是 MeSH 词汇　是,MeSH ID:D005307

释义来源　黄国宁,孙海翔.体外受精 - 胚胎移植实验室技术[M].北京:人民卫生出版社,2012.

体内受精（*In vivo* fertilization）

释义　多数发生在高等动物如爬行类、鸟类、哺乳类、某些软体动物、昆虫以及某些鱼类和少数两栖类，在雌、雄亲体交配时，精子从雄体传递到雌体的生殖道，逐渐抵达受精地点（如子宫或输卵管），在那里精卵相遇而融合的，称体内受精。

是否是 MeSH 词汇　否

释义来源　杨增明,孙青原,夏国良.生殖生物学[M].2版.北京:科学出版社,2019.

单精受精（Monospermy）

释义　单精受精是指只有一个精子进入卵子内完成受精作用，多数动物的卵是单精受精，如腔肠动物、环节动物、棘皮动物、硬骨鱼、无尾两栖类和胎盘类哺乳动物。

是否是 MeSH 词汇　否

释义来源　杨增明,孙青原,夏国良.生殖生物学[M].2版.北京:科学出版社,2019.

生理性多精受精(Physiological polyspermy)

释义　受精过程中有多个精子入卵,卵子中形成多个雄原核,但最终只有一个雄原核与雌原核结合,完成正常的胚胎发育,而其他雄原核在发育中途退化,称为生理性多精受精。

是否是 MeSH 词汇　否

释义来源　杨增明,孙青原,夏国良.生殖生物学[M].2版.北京:科学出版社,2019.

大黄体细胞(Large luteal cell)

释义　排卵后,卵泡的颗粒细胞发生肥大,形成体积较大的粒性黄体细胞,称为大黄体细胞,是分泌孕酮的主要细胞类型。

是否是 MeSH 词汇　是,MeSH ID:D008184

释义来源　杨增明,孙青原,夏国良.生殖生物学[M].2版.北京:科学出版社,2019.

小黄体细胞(Small luteal cell)

释义　排卵后,卵泡内膜细胞发生增生和肥大,并且向卵泡腔内迁移,形成体积较小的膜性黄体细胞称为小黄体细胞。

是否是 MeSH 词汇　是,MeSH ID:D008184

释义来源　杨增明,孙青原,夏国良.生殖生物学[M].2版.北京:科学出版社,2019.

精子顶体(Acrosome)

释义　精子中顶体为一层单位膜包裹的囊凹状结构,靠近核膜的单位膜称为顶体内膜,靠近细胞质膜一侧的单位膜称为顶体外膜,顶体内、外膜平行排列,并在顶体后缘彼此相连。顶体腔中具有不定型基质,其中含有透

明质酸酶、神经氨酸酶、酸性磷酸酶、β-N-乙酰葡糖胺糖苷酶、芳基硫酸酯酶和顶体蛋白等水解酶类。受精时,精子发生顶体反应,质膜和顶体外膜发生融合,形成囊泡,从而使顶体内酶类释放出来,有利于精子通过卵细胞外的各层结构。

是否是 MeSH 词汇　是,MeSH ID:D000177

释义来源　杨增明,孙青原,夏国良.生殖生物学[M].2版.北京:科学出版社,2019.

顶体素(Acrosin)

释义　顶体素是一种存在于哺乳动物精子头部顶体中的丝氨酸蛋白酶。顶体反应前,以前顶体素的形式存在于精子顶体的内外膜上;顶体反应后,前顶体素分子裂解,产生具有酶活性的顶体素。主要功能:一是具有胰蛋白酶样的酶活性,在精子穿过透明带时可以帮助消化透明带;二是具有凝集素样的与碳水化合物结合的活性,可能是顶体反应后的精子与卵子透明带结合的次级卵子结合蛋白。

是否是 MeSH 词汇　是,MeSH ID:D000176

释义来源　杨增明,孙青原,夏国良.生殖生物学[M].2版.北京:科学出版社,2019.

顶体反应(Acrosome reaction)

释义　精子头部前端和卵子透明带接触后,顶体外膜与质膜发生融合,释放顶体内的水解酶类,这一胞吐过程称为顶体反应。顶体反应释放的水解酶类消化透明带,使精子穿过透明带而到卵子表面,并使卵子受精,只有获能精子与卵子透明带相互作用才能发生顶体反应。

是否是 MeSH 词汇　是,MeSH ID:D020101

释义来源　孙莹璞,相文佩.人类卵子学[M].北京:人民卫生出版社,2018.

精子顶体反应率（Sperm acrosome reaction rate）

释义 在受精过程中,精子必须首先完成顶体反应,释放顶体溶解酶,从而协助精子穿入透明带与卵子结合,若精子在与卵子相遇前发生自发性顶体反应,精子可能就失去了受精能力,自发性顶体反应率大于 10% 提示精子质量较差,评估精子顶体反应率可以用于预测体外受精结局。

是否是 MeSH 词汇 否

释义来源 孙莹璞,相文佩.人类卵子学[M].北京:人民卫生出版社,2018.

精子黏合素（Sperm adhesin）

释义 精子黏合素是精子膜上一簇分子量为 12~16kD、与卵子透明带结合的蛋白质。射精时,精子黏合素在精子头部的顶体区形成保护层,阻止顶体反应过早发生;在精子获能过程中,大多数精子黏合素分子从精子表面丢失,但与磷脂紧密结合的精子黏合素被保存下来,并与透明带结合。

是否是 MeSH 词汇 是,MeSH ID:C425042

释义来源 杨增明,孙青原,夏国良.生殖生物学[M].2版.北京:科学出版社,2019.

精子受体（Sperm receptor）

释义 在哺乳动物中,精子与卵子之间的初始识别和结合发生在卵子的透明带上,与精子结合的卵子透明带表面成分称为精子受体。

是否是 MeSH 词汇 是,MeSH ID:C035027

释义来源 杨增明,孙青原,夏国良.生殖生物学[M].2版.北京:科学出版社,2019.

精子的热趋化作用（Thermotaxis of sperm）

释义 排卵后,输卵管温度从卵巢侧到子宫侧存在由高到低的温差,精子可随着温度梯度向温度较高的受精部位迁移,这一过程称为精子的热趋化作用。

是否是 MeSH 词汇 否

释义来源 杨增明,孙青原,夏国良.生殖生物学[M].2版.北京:科学出版社,2019.

精子运输的化学趋化作用（Chemotactic effection of sperm transport）

释义 精液射到阴道后,在精子通过生殖道到达受精部位的过程中,卵子或周围的细胞分泌某些化学物质,吸引精子定向运动,到达受精部位,这一过程称为精子运输的化学趋化作用。

是否是 MeSH 词汇 否

释义来源 杨增明,孙青原,夏国良.生殖生物学[M].2版.北京:科学出版社,2019.

精子获能（Sperm capacitation）

释义 精液射入阴道后,精子离开精液经子宫颈管、子宫腔进入输卵管腔,在此过程中,精子顶体表面糖蛋白被生殖道分泌物中的 α、β 淀粉酶降解,同时顶体膜结构中胆固醇与磷脂比率和膜电位发生变化,降低顶体膜的稳定性,此过程称为精子获能,需 7 小时左右。

是否是 MeSH 词汇 是,MeSH ID:D013075

释义来源 谢幸,孔北华,段涛.妇产科学[M].9版.北京:人民卫生出版社,2018.

精子获能的异质性（Heterogeneity of sperm capacitation）

释义 同一个体射出的所有精子在雌性生殖道中获能时间有快有慢,这称之为精子获能的异质性。

是否是 MeSH 词汇 否

释义来源　杨增明,孙青原,夏国良.生殖生物学[M].2版.北京:科学出版社,2019.

去获能(Decapacitation)

释义　精子的获能过程是可逆的,当获能精子与精浆或者附睾液接触时,由于精浆或者附睾液中存在一种去获能因子,可导致精子发生去获能现象。

是否是 MeSH 词汇　否

释义来源　杨增明,孙青原,夏国良.生殖生物学[M].2版.北京:科学出版社,2019.

卵子结合蛋白(Egg-binding protein)

释义　哺乳动物精子穿过卵丘后,与卵子透明带表面识别结合,其中与卵子透明带结合的精子表面成分被称为卵子结合蛋白,也称为透明带受体。

是否是 MeSH 词汇　否

释义来源　杨增明,孙青原,夏国良.生殖生物学[M].2版.北京:科学出版社,2019.

皮质颗粒反应(Cortical granular response)

释义　皮质颗粒反应是指从卵子被精子激活开始,皮质颗粒膜与卵质膜在精子头部与卵子相结合的位点发生融合,释放皮质颗粒到卵周隙中。进入卵周隙的皮质颗粒成分诱发了透明带反应,导致精子受体失活和透明带硬化,以有效防止多精子受精。

是否是 MeSH 词汇　否

释义来源　杨增明,孙青原,夏国良.生殖生物学[M].2版.北京:科学出版社,2019.

精卵融合(Sperm-oocyte fusion)

释义　精卵融合是受精过程的关键环节,通过精子与卵子的细胞膜融合来完成。细胞膜融合是生命进程基本方式之一,这不仅完成了单倍体配子向双倍体受精卵的转变,同时启动了一系列与合子形成、胚胎发育相关的细胞学事件。

是否是 MeSH 词汇　否

释义来源　孙莹璞,相文佩.人类卵子学[M].北京:人民卫生出版社,2018.

融合反应(Fusion reaction)

释义　融合反应是指精子与卵子细胞膜的融合,它使两个分开的脂膜融合成一个单一、连续的细胞双层脂膜,融合反应包括膜接触、膜融合、最终膜间形成融合孔而使两个细胞相互贯通,两者细胞核、细胞质融合在一起,是生命进程的基本方式之一。

是否是 MeSH 词汇　否

释义来源　孙莹璞,相文佩.人类卵子学[M].北京:人民卫生出版社,2018.

钙震荡(Calcium oscillation)

释义　受精过程中,精子进入卵子引起卵子胞质内持续数小时的、反复性的、短暂性的游离 Ca^{2+} 升高的现象被称为钙震荡。钙震荡是哺乳动物受精过程中的普遍现象。通常情况下,钙震荡在精卵相互作用后几分钟至十几分钟内发生。钙震荡的频率和幅度与进入卵子内的精子数量有关,多精受精表现出较高的 Ca^{2+} 升高频率。

是否是 MeSH 词汇　是,MeSH ID:D020013

释义来源　孙莹璞,相文佩.人类卵子学[M].北京:人民卫生出版社,2018.

钙波(Calcium wave)

释义　哺乳动物受精后第一次 Ca^{2+} 浓度升

高是从精卵结合处发生的,然后以波的形式传遍整个卵子,这种现象称为钙波。其作用为可诱导卵子恢复细胞周期和形成原核。

是否是 MeSH 词汇 是,MeSH ID:D020013

释义来源 孙莹璞,相文佩.人类卵子学[M].北京:人民卫生出版社,2018.

钙内流(Calcium influx)

释义 外源 Ca^{2+} 浓度与卵子激活过程中 Ca^{2+} 震荡的形成和维持密切相关,钙内流导致卵子内出现初始的游离 Ca^{2+} 浓度升高,是钙波和钙震荡的基础,也是钙波和钙震荡维持所必需的。

是否是 MeSH 词汇 否

释义来源 孙莹璞,相文佩.人类卵子学[M].北京:人民卫生出版社,2018.

卵子激活(Oocyte activation)

释义 受精过程中,精子不仅向卵子提供了父源遗传物质,同时还刺激卵子发生一系列生理生化变化,促发卵子完成第二次减数分裂,排出第二极体,这种在受精过程中精子刺激卵子发生的一系列生理生化变化,从而启动了胚胎发育的过程称为卵子激活,为个体发育的起点。

是否是 MeSH 词汇 否

释义来源 孙莹璞,相文佩.人类卵子学[M].北京:人民卫生出版社,2018.

G 蛋白耦联受体(G protein-coupled receptors,GPCR)

释义 G 蛋白耦联受体是指被配体激活后,作用于与之耦联的 G 蛋白,再引发一系列以信号蛋白为主的级联反应而完成跨膜信号转导的一类受体。G 蛋白耦联受体既无通道结构,也无酶活性,它所触发的信号蛋白之间的相互作用主要是一系列的生物化学反应过程,故也称为促代谢型受体。

是否是 MeSH 词汇 是,MeSH ID:D043562

释义来源 王庭槐.生理学[M].9 版.北京:人民卫生出版社,2018.

受精(Fertilization)

释义 获能的精子与次级卵母细胞相遇于输卵管,结合形成受精卵的过程称为受精。受精多数在排卵后数小时内发生,一般不超过 24 小时。

是否是 MeSH 词汇 是,MeSH ID:D005306

释义来源 谢幸,孔北华,段涛.妇产科学[M].9 版.北京:人民卫生出版社,2018.

受精素(Fertilizin)

释义 受精素也称雌配素,由卵子产生,可使精子运动能力增强并向卵子聚集,在受精过程中起重要作用。

是否是 MeSH 词汇 是,MeSH ID:D000072196

释义来源 杨增明,孙青原,夏国良.生殖生物学[M].2 版.北京:科学出版社,2019.

透明带反应(Zona reaction)

释义 精子头部与卵子表面接触,卵子细胞质内的皮质颗粒释放溶酶体酶,引起透明带结构改变,精子受体分子变性,阻止其他精子进入透明带,这一过程称为透明带反应。

是否是 MeSH 词汇 否

释义来源 谢幸,孔北华,段涛.妇产科学[M].9 版.北京:人民卫生出版社,2018.

管周肌样细胞(Myoid peritubular cell,MPC)

释义 管周肌样细胞是围绕生精小管形成

管壁,以维持管状结构的细胞,管周肌样细胞具有较强的收缩功能,有助于精子从睾丸进入附睾,人睾丸中具有多层管周肌样细胞,可分泌多种细胞因子,调节精子发生,影响支持细胞的功能,与支持细胞共同分泌基膜成分。

是否是 MeSH 词汇　否

释义来源　杨增明,孙青原,夏国良.生殖生物学[M].2版.北京:科学出版社,2019.

顶体颗粒(Acrosomal granule)

释义　精子顶体形成过程中,精子细胞的高尔基复合体首先产生许多小颗粒,小颗粒融合变大,形成一个大液泡称为顶体囊,其中内含的一个大的颗粒称为顶体颗粒。

是否是 MeSH 词汇　否

释义来源　杨增明,孙青原,夏国良.生殖生物学[M].2版.北京:科学出版社,2019.

胞饮突(Pinopode)

释义　在月经周期的第20~24天,子宫内膜上皮出现被称为胞饮突的圆顶样结构,该结构与种植部位有关,有助于胚胎黏附于上皮。

是否是 MeSH 词汇　否

释义来源　STRAUSS JF,BARBIERI RL.Yen & Jaffe 生殖内分泌学[M].林守清,主译.5版.北京:人民卫生出版社,2006.

蜕膜化(Decidualization)

释义　子宫内膜在妊娠黄体分泌的孕激素的作用下发生蜕膜化,表现为血管分布增加、腺体增生、内膜间质细胞变大、变圆等。子宫蜕膜化对于母体妊娠的建立和维持是很重要的,蜕膜化是子宫基质细胞形态功能发生变化的一个过程,仅发生在胎盘形成时滋养层

穿过腔上皮的物种,蜕膜化的程度常与滋养层侵入的深度有关。

是否是 MeSH 词汇　否

释义来源　王庭槐.生理学[M].9版.北京:人民卫生出版社,2018.

蜕膜瘤(Deciduoma)

释义　囊胚在子宫上皮附着,诱导其下方的基质发生一系列形态和功能上的改变,称为蜕膜化。这个过程在即时包绕囊胚的基质细胞中表现尤为明显,这些细胞形成蜕膜瘤。它是一个包裹着入侵囊胚的杯状结构,几个小时之内,蜕膜化即延伸到整个子宫内膜。

是否是 MeSH 词汇　是,MeSH ID:D033301

释义来源　STRAUSS JF,BARBIERI RL.Yen & Jaffe 生殖内分泌学[M].林守清,主译.5版.北京:人民卫生出版社,2006.

绒膜绒毛(Chorionic villus)

释义　绒膜绒毛是胎盘功能单位,由分枝状的合体滋养层组成,它突入绒毛间隙,而该间隙充满母血,包绕着囊胚。

是否是 MeSH 词汇　是,MeSH ID:D002824

释义来源　STRAUSS JF,BARBIERI RL.Yen & Jaffe 生殖内分泌学[M].林守清,主译.5版.北京:人民卫生出版社,2006.

血性绒毛膜胎盘形成(Hemochorial placenta)

释义　胎盘的指状绒毛突入充满母血的绒毛间隙中,指状绒毛有一个疏松结缔组织中心索,含有可与胎儿循环汇合的分布广泛的毛细血管网。在中心索的周围是内层的合体滋养层细胞和外层的细胞滋养层细胞,它们在母体和胎儿循环间形成功能性屏障,因为合体滋养层分隔了母体和胎儿

循环,因此,这种布局被称为血性绒毛膜胎盘形成。

是否是 MeSH 词汇　是,MeSH ID:D010929

释义来源　STRAUSS JF,BARBIERI RL.Yen & Jaffe 生殖内分泌学[M].林守清,主译.5版.北京:人民卫生出版社,2006.

黄体 - 胎盘转换(Luteal-placental shift)

释义　在妊娠最初的 5~7 周,孕酮完全由能对 hCG 反应的黄体合成。在这个时期,卵巢是维持妊娠的必要器官,若去除卵巢,就会迅速发生流产。但是,妊娠 6~7 周以后,胎盘开始合成大量的孕酮,同期,由黄体合成的孕酮减少。这种孕酮来源的转换称为黄体 - 胎盘转换。

是否是 MeSH 词汇　否

释义来源　STRAUSS JF,BARBIERI RL.Yen & Jaffe 生殖内分泌学[M].林守清,主译.5版.北京:人民卫生出版社,2006.

人胎盘催乳素(Human placental lactogen,HPL)

释义　人胎盘催乳素由胎盘的合体滋养细胞合成,是一种不含糖分子的单链多肽激素。妊娠 5 周即可在母体血浆中测出,随妊娠进展其分泌量持续增加,至妊娠 39~40 周达高峰并维持至分娩,产后迅速下降,产后 7 小时即测不出。HPL 的主要功能有:①促进乳腺腺泡发育,刺激乳腺上皮细胞合成乳白蛋白、乳酪蛋白和乳珠蛋白,为产后泌乳做准备;②促进胰岛素生成;③通过脂解作用提高游离脂肪酸、甘油浓度,以游离脂肪酸作为能源,抑制对葡萄糖的摄取,将多余的葡萄糖运送给胎儿,是胎儿的主要能源,也是蛋白质合成的能源来源;④抑制母体对胎儿的排斥作用;⑤促进黄体形成;⑥促进蛋白质合成,维持正氮平衡,促进胎儿生长。

是否是 MeSH 词汇　是,MeSH ID:D010928

释义来源　谢幸,孔北华,段涛.妇产科学[M].9 版.北京:人民卫生出版社,2018.

尾促皮质肽(Urocortin)

释义　尾促皮质肽最初是从大鼠中脑克隆到的促肾上腺皮质素释放素家族中的新成员,41 肽,与尾紧张肽有 63% 的同源性,与促肾上腺皮质素释放素有 45% 的序列相同。人的尾促皮质肽基因定位于第 2 号染色体,其氨基酸组成与鼠的有 95% 的一致。尾促皮质肽对促肾上腺皮质素释放素受体 -1、促肾上腺皮质素释放素受体 -2α、促肾上腺皮质素释放素受体 -2β 型有高亲和力,并能激发促肾上腺皮质素释放素受体的腺苷酸环化酶活性。

是否是 MeSH 词汇　是,MeSH ID:D054832

释义来源　全国科学技术名词审定委员会.生物化学与分子生物学名词:2008[M].2 版.北京:科学出版社,2009.

唤醒(Awakening)

释义　唤醒由孕酮的撤退和雌激素的激活所发动,以子宫肌层独特的生物物理改变为特点,作为激活分娩阵缩的重要前奏,子宫肌层获得了强烈的节律性收缩的能力,并对缩宫素更容易发生反应。

是否是 MeSH 词汇　否

释义来源　STRAUSS JF,BARBIERI RL.Yen & Jaffe 生殖内分泌学[M].林守清,主译.5版.北京:人民卫生出版社,2006.

母胎界面免疫(Immunology of the maternal-fetal interface)

释义　母胎界面免疫指在妊娠女性中,母体免疫系统的局部适应使母体与半同种异体移植物,即表达母系(自身)和父系(非自身)基因的胎儿/胎盘得以成功共存。其中细胞毒性适应性免疫应答减弱甚至失效,而调节性适应性免疫应答增强。相比之下,固有(天然)免疫保持不变,发挥 2 个作用:①继续保证宿主的感染防御;②与胎儿组织相互作用,促进成功的胎盘形成和妊娠。

是否是 MeSH 词汇 否

释义来源 庄广伦.现代辅助生育技术[M].北京:人民卫生出版社,2005.

溶剂拖曳(Solvent drag)

释义 溶剂拖曳是指溶质和营养物质随水的运动一同转运(整体流动)。

是否是 MeSH 词汇 否

释义来源 王庭槐.生理学[M].9 版.北京:人民卫生出版社,2018.

单纯扩散(Simple diffusion)

释义 单纯扩散是一种简单的穿越质膜的物理扩散,没有生物学的转运机制参与。细胞膜主要由脂质双层构成,在外界温度和膜通透表面积一定的情况下,物质分子的扩散速率和方向取决于质膜两侧该物质的浓度梯度和分子量,以及质膜对该物质的通透性。

是否是 MeSH 词汇 否

释义来源 王庭槐.生理学[M].9 版.北京:人民卫生出版社,2018.

跨细胞转运(Transcellular transfer)

释义 跨细胞转运是指细胞内的溶质从一个细胞转运到另外一个细胞的过程。

是否是 MeSH 词汇 否

释义来源 王庭槐.生理学[M].9 版.北京:

性分化(Sexual differentiation)

释义 性分化是指发育中的性腺正常发挥功能产生肽类激素和甾体激素的过程。

是否是 MeSH 词汇 是,Mesh ID:D012733

释义来源 田秦杰,葛秦生.实用女性生殖内分泌学[M].2 版.北京:人民卫生出版社,2018.

青春期(Puberty)

释义 青春期是指由儿童期向性成熟期过渡的一段快速生长时期,是内分泌、生殖、体格、心理等逐渐发育成熟的过程。世界卫生组织规定青春期为 10~19 岁。

是否是 MeSH 词汇 是,Mesh ID:D011627

释义来源 沈铿,马丁.妇产科学[M].3 版.北京:人民卫生出版社,2015.

青春期发动(Onset of puberty)

释义 青春期发动通常始于 8~10 岁,此时中枢性负反馈抑制状态解除,促性腺激素释放激素开始呈脉冲式释放,继而引起促性腺激素和卵巢性激素水平升高、第二性征出现,并最终获得成熟的生殖功能。青春期发动的时间主要取决于遗传因素,此外与地理位置、体质、营养状况,以及心理精神因素有关。

是否是 MeSH 词汇 否

释义来源 沈铿,马丁.妇产科学[M].3 版.北京:人民卫生出版社,2015.

第一性征(Primary sexual characteristics)

释义 两性在生殖器结构方面的差异是各自性别最根本的标志,称为"第一性征",又称主性征。决定第一性征的是遗传物质——

染色体,在出生时基本完备。男性有睾丸、附睾、输精管、阴囊、前列腺、阴茎;女性有卵巢、输卵管、子宫、阴道、外阴。此外,青春期以前的男女儿童没有其他形态差异。

是否是 MeSH 词汇　否

释义来源　沈铿,马丁.妇产科学[M].3 版.北京:人民卫生出版社,2015.

乳房初发育(Thelarche)

释义　乳房初发育是女性第二性征的最初特征,一般女性接近 10 岁时乳房开始发育,约经过 3.5 年时间发育为成熟型。

是否是 MeSH 词汇　否

释义来源　沈铿,马丁.妇产科学[M].3 版.北京:人民卫生出版社,2015.

肾上腺功能初现(Adrenarche)

释义　青春期肾上腺激素分泌增加引起阴毛和腋毛的生长,称为肾上腺功能初现。阴毛首先发育,约 2 年后腋毛开始发育,该阶段肾上腺皮质功能逐渐增强,血液循环中脱氢表雄酮、硫酸脱氢表雄酮和雄烯二酮升高,肾上腺 17α- 羟化酶和 17,20- 裂解酶活性增强。肾上腺功能初现提示下丘脑 - 垂体 - 肾上腺轴功能趋向完善。

是否是 MeSH 词汇　是,Mesh ID:D050499

释义来源　沈铿,马丁.妇产科学[M].3 版.北京:人民卫生出版社,2015.

性成熟期(Sexual maturity period)

释义　卵巢功能成熟并有周期性性激素分泌及排卵的时期称为性成熟期,一般自 18 岁左右开始,历时约 30 年。在性成熟期,生殖器官及乳房在卵巢分泌的性激素作用下发生周期性变化,此阶段是妇女生育功能最旺盛的时期,故亦称生育期。

是否是 MeSH 词汇　否

释义来源　沈铿,马丁.妇产科学[M].3 版.北京:人民卫生出版社,2015.

Tanner 分期(Tanner stage)

释义　为了研究判断青春期的发育进程,根据女性乳房的发育、阴毛的生长和其他一些变化,可将女性青春期以前到性成熟的过程分为 5 期,即 Tanner 分期。此 5 个阶段中促性腺激素与性激素的分泌均有逐渐的变化:Tanner Ⅰ期(0~15 岁),仅乳头突出,无阴毛,青春期前状态;Tanner Ⅱ期(8~15 岁),乳房开始突起,乳晕增生,在阴唇附近有柔软的阴毛,与乳房突起同时出现或晚数周或数月,在本期末,生长速度出现高峰;Tanner Ⅲ期(10~15 岁),乳房及乳晕再增大,阴毛增多,颜色加深,后期约 25% 出现月经初潮;Tanner Ⅳ期(10~17 岁),乳晕突起,形态类似成年人但毛量少,在乳房发育 1~3 年后,大多数女性月经来潮;Tanner Ⅴ期(12.5~18 岁),乳晕回降,与乳房弧度连续,分布呈成年人状,尚有约 10% 出现月经初潮。

是否是 MeSH 词汇　否

释义来源　谢志红.女性生殖系统发育异常诊断治疗学[M].合肥:安徽科学技术出版社,2013.

卵巢睾丸性分化异常(Ovotesticular disorders of sex development,OT-DSD)

释义　卵巢睾丸性分化异常是指同一个体内存在卵巢(含卵泡)和睾丸(含有生精小管)两种性腺组织,而且两种性腺均有功能,以往也被称为真两性畸形。

是否是 MeSH 词汇　是,Mesh ID:D050090

释义来源　谢幸,孔北华,段涛.妇产科学[M].

9 版 . 北京 : 人民卫生出版社 ,2018.

性反转（Sex reversal）

释义　真正的性反转是一种罕见的性发育异常疾病，发生率 1/100 000~1/20 000，其特征是有功能的性腺与染色体不一致，临床诊断需要排除常见的其他已知性发育异常疾病。

是否是 MeSH 词汇　否

释义来源　田秦杰，葛秦生 . 实用女性生殖内分泌学 [M] . 2 版 . 北京 : 人民卫生出版社 ,2018.

性早熟（Sexual precocity）

释义　性早熟是指任何一个性征出现的年龄早于正常人群平均年龄的 2 个标准差，即性征提前出现。儿童中性早熟发生率约 0.6%，女性多于男性，约占 3/4。女性在 8 岁前乳房发育（thelarche）或 10 岁前月经来潮（menarche）属于女性同性性早熟，女性青春期前有男性化肿瘤而出现男性化表现时，为女性异性性早熟，较为罕见。

是否是 MeSH 词汇　是，Mesh ID：D011629

释义来源　田秦杰，葛秦生 . 实用女性生殖内分泌学 [M] . 2 版 . 北京 : 人民卫生出版社 ,2018.

中枢性性早熟（Central precocious puberty）

释义　中枢性性早熟又称真性性早熟（true precocious puberty）或促性腺激素依赖性性早熟（GnRH dependent precocious puberty），指由于下丘脑 - 垂体 - 性腺轴提前激活，引起卵巢内卵泡过早发育而致性早熟，除第二性征过早出现外，有排卵而具有生殖能力。这种性早熟会影响最终身高，其原因是性激素的分泌可促进生长激素的增多，起初患儿

身高增长快速，达正常同龄儿的 2 倍以上，持续约 2 年，继之减慢。骨骼生长加速，会造成骨骺提前闭合，最后过早地停止增高，约有近 1/3 的患儿最终身高不超过 150cm。

是否是 MeSH 词汇　是，Mesh ID：D011629

释义来源　田秦杰，葛秦生 . 实用女性生殖内分泌学 [M] . 2 版 . 北京 : 人民卫生出版社 ,2018.

外周性性早熟（Peripheral precocious puberty）

释义　外周性性早熟又称假性性早熟（pseudo-precocious puberty）或非促性腺激素依赖性性早熟（non-GnRH dependent precocious puberty），指并非由下丘脑 - 垂体 - 性腺轴的激活而是由其他来源的雌激素刺激而引起的性早熟，仅有部分性征发育而无性功能的成熟，其性早熟症状是某种基础疾病的临床表现之一，而非一种独立疾病。

是否是 MeSH 词汇　否

释义来源　田秦杰，葛秦生 . 实用女性生殖内分泌学 [M] . 2 版 . 北京 : 人民卫生出版社 ,2018.

异性性早熟（Heterosexual precocious puberty）

释义　当提前出现的性征与性别不一致时称异性性早熟，即女性男性化或男性女性化。

是否是 MeSH 词汇　否

释义来源　田秦杰，葛秦生 . 实用女性生殖内分泌学 [M] . 2 版 . 北京 : 人民卫生出版社 ,2018.

体质性青春期延迟（Constitutional delay in growth and adolescence，CDGA）

释义　体质性青春期延迟与真正的病理性疾病不同，是一种单纯性青春期发育延迟，没有

发现其他原因,下丘脑 - 垂体 - 性腺轴没有被启动。目前认为是正常青春期发育时限变化的一个极端情况,患者生理发育如身高、生殖器发育、骨龄成熟程度相当于幼年水平,多有阳性家族史、身高矮(2 岁后生长速度减慢),青春期延迟和骨骺闭合延迟的表现。一个典型体征是身体上肢部分相对较短,这通常发生于 9 岁之后。患者一旦进入青春期,则与正常发育相仿,最终身高可稍矮、正常或高于根据父母平均身高计算得出的遗传身高。

是否是 MeSH 词汇　否

释义来源　田秦杰,葛秦生 . 实用女性生殖内分泌学 [M] . 2 版 . 北京: 人民卫生出版社,2018.

绝经(Menopause)

释义　绝经是指月经永久性停止,属回顾性临床诊断。40 岁以上女性,末次月经后 12 个月仍未出现月经,排除妊娠后则可临床诊断为绝经。绝经的真正含义并非指月经的有无,而是指卵巢功能的衰竭。单纯子宫切除的妇女,虽然不再有月经来潮,如卵巢功能正常,则不属于绝经范畴。

是否是 MeSH 词汇　是,MeSH ID:D008593

释义来源　谢幸,孔北华,段涛 . 妇产科学 [M] . 9 版 . 北京: 人民卫生出版社,2018.

自然绝经(Natural menopause)

释义　自然绝经指卵巢内卵泡用尽或剩余的卵泡对促性腺激素丧失反应,不再发育并分泌雌激素刺激子宫内膜生长,月经永久停止来潮。自然绝经被界定为除外其他的病理或生理的原因后,连续 12 个月的闭经。回顾性的用闭经后 1 年(或更长的一段时间)前的最终一次月经日期定义为绝经发生的时间。绝经年龄取决于卵巢内的卵泡数。从胎儿晚期开始卵泡总数逐渐减少,经妇女生殖期至卵泡用尽即绝经。

是否是 MeSH 词汇　否

释义来源　田秦杰,葛秦生 . 实用女性生殖内分泌学 [M] . 2 版 . 北京: 人民卫生出版社,2018.

人工绝经(Induced menopause)

释义　人工绝经指绝经是应用手术切除双卵巢(同时切除或不切除子宫)或医源性终止双卵巢功能,如化疗或放疗。

是否是 MeSH 词汇　否

释义来源　谢幸,孔北华,段涛 . 妇产科学 [M] . 9 版 . 北京: 人民卫生出版社,2018.

围绝经期(Perimenopausal period)

释义　围绝经期是指从卵巢功能开始衰退直至绝经后 1 年内的时期。

是否是 MeSH 词汇　是,Mesh ID:D047648

释义来源　谢幸,孔北华,段涛 . 妇产科学 [M] . 9 版 . 北京: 人民卫生出版社,2018.

绝经过渡期(Menopausal transition)

释义　绝经过渡期指开始出现绝经趋势直至最后一次月经的时期。可始于 40 岁,历时短至 1~2 年,长至 10 余年。此期由于卵巢功能逐渐衰退,卵泡不能发育成熟及排卵,因而月经不规律。

是否是 MeSH 词汇　否

释义来源　谢幸,孔北华,段涛 . 妇产科学 [M] . 9 版 . 北京: 人民卫生出版社,2018.

绝经前期(Premenopause)

释义　绝经前期过去用于指绝经前 1 或 2 年,现改为指绝经前整个生殖期。

是否是 MeSH 词汇 是,Mesh ID:D017697
释义来源 田秦杰,葛秦生.实用女性生殖内分泌学[M].2版.北京:人民卫生出版社,2018.

绝经后期(Postmenopause)

释义 绝经后期指绝经后的生命时期。在早期阶段,卵巢虽然停止分泌雌激素,但其间质仍能分泌少量雄激素,此期由雄激素在外周转化而来的雌酮成为循环中的主要雌激素。到了晚期阶段,卵巢功能完全衰竭,除整个机体发生衰老改变外,生殖器官进一步萎缩老化,雌激素水平低落,骨代谢失常,易发生骨折。
是否是 MeSH 词汇 是,Mesh ID:D017698
释义来源 谢幸,孔北华,段涛.妇产科学[M].9版.北京:人民卫生出版社,2018.

早绝经(Premature menopause)

释义 早绝经指绝经发生的年龄低于人口绝经平均年龄两个标准差以下,在发展中国家缺乏人口自然绝经年龄分布的相关统计资料,以40岁作为界限,40岁前绝经为早绝经。判定早绝经或闭经,主要从基础内分泌水平,FSH>40U/L及雌二醇<150pmol/L为早绝经。
是否是 MeSH 词汇 是,Mesh ID:D008594
释义来源 田秦杰,葛秦生.实用女性生殖内分泌学[M].2版.北京:人民卫生出版社,2018.

更年期(Climacteric period)

释义 更年期指妇女从生殖期过渡到非生殖期的年龄阶段。此期包含围绝经期,在绝经前及绝经后均有一段比较长的可变时间。
是否是 MeSH 词汇 是,Mesh ID:D002979
释义来源 田秦杰,葛秦生.实用女性生殖内分泌学[M].2版.北京:人民卫生出版社,2018.

更年期综合征(Climacteric syndrome)

释义 女性更年期综合征是指女性在绝经前后,由于性激素含量的减少导致的一系列精神及躯体表现,如自主神经功能紊乱、生殖系统萎缩等,还可能出现一系列生理和心理方面的变化,如焦虑、抑郁和睡眠障碍等。
是否是 MeSH 词汇 否
释义来源 谢幸,孔北华,段涛.妇产科学[M].9版.北京:人民卫生出版社,2018.

早发性卵巢功能不全(Premature ovarian insufficiency,POI)

释义 指女性在40岁以前出现卵巢功能减退,主要表现为月经异常(闭经、月经稀发或频发)、促性腺激素水平升高(FSH>25U/L)、雌激素水平波动性下降。根据是否曾经出现自发月经,将POI分为原发性POI(原发性卵巢功能不全)和继发性POI。
是否是 MeSH 词汇 否
释义来源 谢幸,孔北华,段涛.妇产科学[M].9版.北京:人民卫生出版社,2018.

卵巢功能早衰(Premature ovarian failure,POF)

释义 卵巢功能早衰指女性40岁以前出现闭经、促性腺激素水平升高(FSH>40U/L)和雌激素水平降低,并伴有不同程度的围绝经期症状,是POI的终末阶段。
是否是 MeSH 词汇 否
释义来源 谢幸,孔北华,段涛.妇产科学[M].9版.北京:人民卫生出版社,2018.

卵巢不敏感综合征(Insensitive ovary syndrome,IOS)

释义 卵巢不敏感综合征指原发性或继发性

闭经女性（年龄 <40 岁），内源性促性腺激素水平升高（主要是 FSH），卵巢内有卵泡存在，AMH 接近同龄女性的平均水平，但对外源性促性腺激素呈低反应或无反应。

是否是 MeSH 词汇 否

释义来源 田秦杰，葛秦生．实用女性生殖内分泌学［M］．2 版．北京：人民卫生出版社，2018.

血管舒缩症状（Vasomotor symptoms，VMS）

释义 血管舒缩症状是绝经过渡期的标志，常常发生在月经周期开始有改变的绝经过渡期，也有发生在末次绝经后。患者突然感到上半身发热，温热的感觉从胸部开始，上升到颈部及脸部或感到脸、颈及胸部阵阵发热，称之为潮热，继而出汗。一次潮热可持续 1~5 分钟，继而自然消退。发作的频率及持续时间因人而异。晚间较白天发生次数多，常影响睡眠，有应激时加重。潮热和多汗（尤其是夜汗）从绝经过渡期开始增加，在末次月经后的 1~2 年内达高峰，绝大多数妇女的症状在 10 年内减退，只有少数妇女在绝经后期的晚期仍然存在。

是否是 MeSH 词汇 否

释义来源 田秦杰，葛秦生．实用女性生殖内分泌学［M］．2 版．北京：人民卫生出版社，2018.

激素替代治疗（Hormone replacement therapy，HRT）

释义 女性一生各阶段若有性激素的量、时间及比例的异常，可发生各种生殖内分泌疾病，此时，给予外源性性激素以纠正与性激素失调有关的生长、发育、生殖、衰退过程中出现的健康问题，这种疗法称为性激素替代疗法，是妇产科领域的一个基本治疗手段。

是否是 MeSH 词汇 是，Mesh ID：D020249

释义来源 田秦杰，葛秦生．实用女性生殖内分泌学［M］．2 版．北京：人民卫生出版社，2018.

绝经妇女骨质疏松症（Postmenopausal osteoporosis）

释义 绝经妇女骨质疏松症属于 I 型原发性骨质疏松症，其特点是：①伴随绝经的骨加速丢失；②绝经早期骨加速丢失以骨松质为主。绝经和年龄增长是妇女骨丢失的两个重要独立因素，男性和女性在达到骨峰值后，随年龄增长骨均缓慢丢失。但女性特殊的是，从将要绝经，即绝经过渡期晚期开始，在增龄的影响基础上，因绝经而发生骨的加速丢失，丢失持续约 10 年左右。妇女的骨组织比男性多丢失 15%~20%，妇女较早较多地发生骨质疏松症。对绝经后妇女的骨健康而言，尤其在绝经过渡期晚期和绝经后早期，绝经较增龄更重要。

是否是 MeSH 词汇 是，Mesh ID：D015663

释义来源 田秦杰，葛秦生．实用女性生殖内分泌学［M］．2 版．北京：人民卫生出版社，2018.

第三章　生殖相关细胞生物学

细胞（Cell）

释义　细胞是构成已知所有生命体结构性、功能性生物性的基本单位；是最小的具有独立复制能力的生命单元。依据细胞结构将细胞分为：原核细胞和真核细胞。简单的低等生物仅由单细胞构成，而复杂的高等生物则由各种执行特定功能的细胞群体构成。在卵裂期胚胎（2 细胞期——桑葚胚）阶段，"细胞"特指胚胎卵裂球，在囊胚期胚胎中，"细胞"指滋养外胚层细胞（trophectoderm）及内细胞团（inner cell mass）。

是否是 MeSH 词汇　是，MeSH ID：D002477

释义来源　陈誉华，陈志南 . 医学细胞生物学
[M]. 6 版 . 北京：人民卫生出版社，2018.

原核细胞（Prokaryotic cell）

释义　这类细胞结构简单，外由细胞膜包绕，在细胞质内含有 DNA 区域，但无被膜包围，该区域一般称为拟核。拟核内仅含有一条不与蛋白质结合的裸露 DNA 链，核物质分散在细胞质中或者聚集在类核区域。原核细胞的细胞器只有核糖体，没有内质网、高尔基复合体、溶酶体，以及线粒体等膜性细胞器。常见的原核细胞生物有支原体、细菌、放线菌和蓝绿藻等，其中支原体是最小的原核细胞生物。

是否是 MeSH 词汇　是，MeSH ID：D011387

释义来源　陈誉华，陈志南 . 医学细胞生物学
[M]. 6 版 . 北京：人民卫生出版社，2018.

真核细胞（Eukaryotic cell）

释义　真核细胞是组成高等生物体的细胞，真核细胞比原核细胞进化程度高，结构复杂。由真核细胞构成的生物，包括单细胞生物（如酵母）、原生生物、动植物和人类等。真核细胞区别于原核细胞的最主要特征是出现有核膜包围的细胞核及膜包裹的细胞器。在光学显微镜下，真核细胞可区分为细胞膜、细胞质和细胞核。

是否是 MeSH 词汇　是，MeSH ID：D005057

释义来源　陈誉华，陈志南 . 医学细胞生物学
[M]. 6 版 . 北京：人民卫生出版社，2018.

细胞膜（Cell membrane）

释义　细胞膜是包围在细胞质表面的一层薄膜，为细胞结构中分隔细胞内、外不同介质和组成成分的界面。细胞膜将细胞中的生命物质与外界环境分隔开，维持细胞特有的内环境。它不仅具有包围细胞质，形成屏障的作用，还执行物质运输、信号传递、细胞识别和能量转换等多种重要功能。细胞膜目前认为由磷脂双分子层作为基本支架，其上镶嵌有各种类型的膜蛋白以及与膜蛋白结合的糖和糖脂。

是否是 MeSH 词汇　是，MeSH ID：D002462

释义来源　陈誉华，陈志南 . 医学细胞生物学
[M]. 6 版 . 北京：人民卫生出版社，2018.

生物膜（Biological membrane）

释义 生物膜是对生物体内所有膜结构的统称。细胞内除了质膜外，还有丰富的膜结构，它们形成了细胞内各种膜性细胞器，如内质网、高尔基复合体、溶酶体、各种膜泡等，成为细胞的内膜系统。这些膜与质膜在化学组成、分子结构和功能活动方面具有很多共性，质膜和细胞内膜系统总称为生物膜。

是否是 MeSH 词汇 否

释义来源 陈誉华,陈志南.医学细胞生物学[M].6版.北京:人民卫生出版社,2018.

膜脂（Membrane lipid）

释义 细胞膜上的脂类称为膜脂，约占膜成分的 50%，主要是磷脂、胆固醇和糖脂，其中以磷脂含量为最多。一个动物细胞的质膜中大约含有 10^9 个膜脂分子，在 $1\mu m \times 1\mu m$ 脂双层范围内，大约有 5×10^6 膜脂分子。膜脂为主动运输、多种酶活性和膜形成所必需的。

是否是 MeSH 词汇 是,MeSH ID:D008563

释义来源 陈誉华,陈志南.医学细胞生物学[M].6版.北京:人民卫生出版社,2018.

脂双层（Lipid bilayer）

释义 脂双层，也称为磷脂双分子层，是由两层磷脂分子组成的薄膜。几乎所有细胞生物的细胞膜和许多病毒的包膜都主要由磷脂双分子层构成。此外，核被膜和许多细胞器也具有磷脂双分子层。尽管磷脂双分子层厚度只有数纳米，但其在细胞中起屏障作用，使离子、蛋白质及其他物质保留在需要之处，阻止其自由扩散到其他地方，并阻止有害物质

进入。

是否是 MeSH 词汇 是,MeSH ID:D008051

释义来源 陈誉华,陈志南.医学细胞生物学[M].6版.北京:人民卫生出版社,2018.

磷脂（Phospholipid）

释义 大多数膜脂分子中都含有磷酸基团，被称为磷脂（phospholipid），约占膜脂的 50% 以上，是组成生物膜的主要成分。在动物细胞膜中主要有以下四种磷脂，分别为磷脂酰胆碱（phosphatidylcholine,PC）、磷脂酰丝氨酸（phosphatidylserine,PS）、磷脂酰乙醇胺（phosphatidylethanolamine,PE）和鞘磷脂。还有一些磷脂，如磷脂酰肌醇（phosphatidylinositol,PI）和磷脂酸，在膜结构中含量很少，但具有重要生理作用。

是否是 MeSH 词汇 是,MeSH ID:D010743

释义来源 陈誉华,陈志南.医学细胞生物学[M].6版.北京:人民卫生出版社,2018.

甘油磷脂（Glycerophosphatide）

释义 甘油磷脂以甘油为骨架，甘油分子的 1、2 位羟基分别与脂肪酸形成脂键，3 位羟基与磷酸基团形成脂键。如果磷酸基团分别与胆碱、乙醇胺、丝氨酸或肌醇结合，即形成 4 种类型磷脂分子。这些亲水的小基团在分子的末端与带负电的磷酸基团一起形成高度水溶性的结构域，极性很强，被称为头部基团或亲水头。磷脂中的脂肪链长短不一，通常由 16、18 或 20 个碳原子组成。磷脂分子逐个相依地整齐排列构成细胞膜的骨架结构。

是否是 MeSH 词汇 是,MeSH ID:D020404

释义来源 陈誉华,陈志南.医学细胞生物学[M].6版.北京:人民卫生出版社,2018.

鞘磷脂（Sphingomyelin）

释义　鞘磷脂是细胞膜上唯一不以甘油为骨架的磷脂，它以鞘氨醇代替甘油，长链不饱和脂肪酸结合在鞘氨醇的氨基上；分子末端的一个羟基与胆碱磷酸结合，另一个游离羟基可与相邻脂分子的极性头部、水分子或膜蛋白形成氢键。鞘磷脂的含量在大多数组织中为 2%~15% 不等，神经组织、红细胞和晶状体中含量较高。鞘磷脂在细胞中具有重要的结构和功能。

是否是 MeSH 词汇　是，MeSH ID：D013109

释义来源　陈誉华，陈志南．医学细胞生物学[M]．6 版．北京：人民卫生出版社，2018．

胆固醇（Cholesterol）

释义　胆固醇是细胞膜中另一类重要的脂类。动物细胞膜中胆固醇含量较高，有的膜内胆固醇与磷脂之比可达 1∶1，植物细胞膜中含量较少，约占膜脂的 2%。胆固醇是两亲性分子：极性头部为连接于固醇环上的羟基，靠近相邻的磷脂分子的极性头部；中间为固醇环，连接一条短的疏水性烃链。疏水的固醇环扁平富有刚性，固定在磷脂分子邻近头部的烃链上，对磷脂的脂肪酸链尾部的运动具有干扰作用。疏水的尾部烃链埋在磷脂的疏水尾部中。胆固醇分子对调节膜的流动性、加强膜的稳定性具有重要作用。

是否是 MeSH 词汇　是，MeSH ID：D002784

释义来源　陈誉华，陈志南．医学细胞生物学[M]．6 版．北京：人民卫生出版社，2018．

糖脂（Glycolipid）

释义　糖脂是由脂类和寡糖构成。糖脂普遍存在于原核和真核细胞表面，含量占膜脂总量的 5% 以下。对于细菌和植物细胞，几乎所有的糖脂均是甘油磷脂的衍生物，一般为磷脂酰胆碱的糖脂；动物细胞膜的糖脂几乎都是鞘氨醇的衍生物，结构似鞘磷脂，称为鞘糖脂。糖脂具有维持细胞膜稳定性，细胞识别和细胞黏附的功能。

是否是 MeSH 词汇　是，MeSH ID：D006017

释义来源　陈誉华，陈志南．医学细胞生物学[M]．6 版．北京：人民卫生出版社，2018．

膜蛋白（Membrane protein）

释义　膜蛋白是指能够结合或整合到细胞膜上的蛋白质的总称。膜蛋白与细胞膜结合，决定细胞膜的不同特性和功能。膜蛋白的量很大，人体内 30% 的蛋白质位于质膜上。根据膜蛋白与脂双层结合的方式不同，膜蛋白可分为三种基本类型：膜内在蛋白或整合膜蛋白、膜外在蛋白或外周膜蛋白和膜锚定蛋白。

是否是 MeSH 词汇　是，MeSH ID：D008565

释义来源　陈誉华，陈志南．医学细胞生物学[M]．6 版．北京：人民卫生出版社，2018．

膜内在蛋白（Intrinsic membrane protein）

释义　膜内在蛋白，又称穿膜蛋白或跨膜蛋白（transmembrane protein），占膜蛋白总量的 70%~80%，也是两亲性分子。分为单次穿膜、多次穿膜和多亚基穿膜蛋白三种类型。单次穿膜蛋白的肽链只穿过脂双层一次，穿膜区一般含有 20~30 个疏水性氨基酸残基，以 α- 螺旋构象穿越脂双层的疏水区。

是否是 MeSH 词汇　否

释义来源　陈誉华，陈志南．医学细胞生物学[M]．6 版．北京：人民卫生出版社，2018．

膜外在蛋白（Extrinsic protein）

释义　膜外在蛋白，又称周边蛋白（peripheral

protein),占膜蛋白总量的 20%~30%。是一类与细胞膜结合比较松散的不插入脂双层的蛋白质,分布在质膜的胞质侧或胞外侧。周边蛋白为水溶性蛋白,它与膜的结合较弱,使用一些温和的方法,如改变溶液的 pH 或离子浓度,干扰蛋白质之间的相互作用,即可将它们从膜上分离下来。

是否是 MeSH 词汇　否

释义来源　陈誉华,陈志南.医学细胞生物学[M].6 版.北京:人民卫生出版社,2018.

脂锚定蛋白(Lipid anchored protein)

释义　脂锚定蛋白,又称脂连接蛋白(lipid-linked protein),这类膜蛋白可位于膜的两侧,很像周边蛋白,但与其不同的是脂锚定蛋白通过共价键与脂双层内的脂分子结合。

是否是 MeSH 词汇　否

释义来源　陈誉华,陈志南.医学细胞生物学[M].6 版.北京:人民卫生出版社,2018.

细胞器(Organelle)

释义　真核细胞中由膜包裹的特化结构,如线粒体、高尔基体、内质网、脂质体等。

是否是 MeSH 词汇　是,MeSH ID:D015388

释义来源　陈誉华,陈志南.医学细胞生物学[M].6 版.北京:人民卫生出版社,2018.

内膜系统(Endomembrane system)

释义　内膜系统是指细胞质中那些在结构、功能及其发生上相互密切关联的膜性结构细胞器之总称。其主要包括内质网、高尔基复合体、溶酶体、各种转运小泡以及核膜等功能结构。除此之外,还有过氧化氢酶体。内膜系统的出现,不仅是真核细胞与原核细胞之间在形态、结构上相互区别的重要标志之一,而且也被认为是细胞在其漫长的历史演化进程中,内部结构不断分化完善,各种生理功能逐渐提高的结果。

是否是 MeSH 词汇　否

释义来源　陈誉华,陈志南.医学细胞生物学[M].6 版.北京:人民卫生出版社,2018.

内质网(Endoplasmic reticulum)

释义　内质网是细胞质内由单位膜围成的三维网状膜系统。内质网广泛分布于除成熟红细胞以外的所有真核细胞的胞质中。内质网以平均膜厚度约 5~6nm 的小管、小泡或扁囊为其基本结构单位。这些大小不同、形态各异的膜性管、泡和扁囊,在细胞质中彼此相互连通,构成了一个连续的膜性三维管网结构系统。内质网出现于成熟卵母细胞胞质中,可能与胞质成熟度低有关,预示着受精后胚胎发育欠佳。

是否是 MeSH 词汇　是,MeSH ID:D004721

释义来源　陈誉华,陈志南.医学细胞生物学[M].6 版.北京:人民卫生出版社,2018.

糙面内质网(Rough endoplasmic reticulum, RER)

释义　糙面内质网,以其网膜胞质面有核糖体颗粒的附着为主要形态特征而得名。在结构形态上,糙面内质网多呈排列较为整齐的扁平囊状,在功能上,糙面内质网主要和外输性蛋白质及多种膜蛋白的合成、加工及转运有关。

是否是 MeSH 词汇　是,MeSH ID:D018870

释义来源　陈誉华,陈志南.医学细胞生物学[M].6 版.北京:人民卫生出版社,2018.

光面内质网（Smooth endoplasmic reticulum, SER）

释义 表面没有附着核糖体的内质网称为光面内质网。光面内质网常为分支管状，形成较为复杂的立体结构。光面内质网是脂质合成的重要场所，细胞中几乎不含有纯的光面内质网，它们只是作为内质网连续机构的一部分。光面内质网所占的区域通常较小，往往作为出芽的位点，将内质网上合成的蛋白质或脂质转移到高尔基体内。在某些细胞中，光面内质网非常发达并具有特殊的功能，如合成固醇类激素的细胞及肝细胞等。

是否是 MeSH 词汇 是，MeSH ID：D018871

释义来源 陈誉华，陈志南. 医学细胞生物学[M]. 6 版. 北京：人民卫生出版社，2018.

肌质网（Sarcoplasmic reticulum）

释义 在不同的组织细胞中或同一种细胞的不同发育阶段以及不同生理功能状态下，内质网可呈现出其形态结构、数量分布和发达程度的差别。肌质网是心肌和骨骼肌细胞中的一种特殊的内质网，其在每一个肌原纤维节中连成一网状单位。其功能是通过释放和储存钙离子来参与肌肉收缩活动。

是否是 MeSH 词汇 是，MeSH ID：D012519

释义来源 陈誉华，陈志南. 医学细胞生物学[M]. 6 版. 北京：人民卫生出版社，2018.

微粒体（Microsome）

释义 微粒体是细胞匀浆过程中，由破损的内质网碎片所形成的小型密闭囊泡。微粒体不仅含有内质网膜与核糖体两种基本组分，而且可行使内质网的一些基本功能。

是否是 MeSH 词汇 是，MeSH ID：D008861

释义来源 陈誉华，陈志南. 医学细胞生物学

[M]. 6 版. 北京：人民卫生出版社，2018.

网质蛋白（Reticulo-plasmin）

释义 网质蛋白是普遍地存在于内质网腔中的一类蛋白质。它们的共同特点是在其多肽链的羧基端（C 端）均含有一个被简称为 KDEL（Lys-Asp-Glu-Leu，即赖氨酸 - 天冬氨酸 - 谷氨酸 - 亮氨酸）或 HDEL（His-Asp-Glu-Leu，即组氨酸 - 天冬氨酸 - 谷氨酸 - 亮氨酸）的 4 种氨基酸序列驻留信号。驻留信号可通过与内质网膜上相应受体的识别结合而驻留于内质网腔不被转运。

是否是 MeSH 词汇 否

释义来源 陈誉华，陈志南. 医学细胞生物学[M]. 6 版. 北京：人民卫生出版社，2018.

内质蛋白（Endoplasmin）

释义 内质蛋白又称葡糖调节蛋白 94，是一种广泛存在于真核细胞，而且含量十分丰富的二聚体糖蛋白。作为内质网标志性的分子伴侣，被蛋白酶激活后，可参与新生肽链的折叠和转运。而与钙离子的结合，是其重要功能之一。

是否是 MeSH 词汇 是，MeSH ID：C053387

释义来源 陈誉华，陈志南. 医学细胞生物学[M]. 6 版. 北京：人民卫生出版社，2018.

钙网蛋白（Calreticulin）

释义 钙网蛋白是一种主要存在于膜结合细胞器内的多功能蛋白质，具有一个高亲和性和多个低亲和性的钙离子结合位点，表现出许多与肌质网中集钙蛋白共同的特性。钙网蛋白在钙平衡调节、蛋白质折叠和加工、抗原呈递、血管生发及凋亡等生命活动过程中发挥重要的生物学作用。

是否是 MeSH 词汇　是,MeSH ID:D037282

释义来源　陈誉华,陈志南.医学细胞生物学[M].6版.北京:人民卫生出版社,2018.

钙连蛋白(Calnexin)

释义　钙连蛋白是一种钙离子依赖的凝集素样伴侣蛋白。它们能够与未完成折叠的新生蛋白质的寡链结合,以避免蛋白质彼此的凝集与泛素化;阻止折叠尚不完全的蛋白质离开内质网,并进而促使其完全折叠。

是否是 MeSH 词汇　是,MeSH ID:D037281

释义来源　陈誉华,陈志南.医学细胞生物学[M].6版.北京:人民卫生出版社,2018.

糖基化(Glycosylation)

释义　所谓糖基化,是指单糖或寡糖与蛋白质之间通过共价键结合形成糖蛋白的过程。由附着型核糖体合成并经由内质网转运的蛋白质大多数都要被糖基化。

是否是 MeSH 词汇　是,MeSH ID:D006031

释义来源　陈誉华,陈志南.医学细胞生物学[M].6版.北京:人民卫生出版社,2018.

高尔基体(Golgi apparatus)

释义　高尔基体是一种膜性的囊、泡结构复合体,又称高尔基复合体(Golgi complex),是由三种不同大小类型的小泡、潴泡及液泡组成的膜性结构复合体。在其整体形态结构和化学特性上,均表现出明显的极性特征,可划分为顺面高尔基网、高尔基中间膜囊、反面高尔基网三个有功能结构特征的组成部分。

是否是 MeSH 词汇　是,MeSH ID:D006056

释义来源　陈誉华,陈志南.医学细胞生物学[M].6版.北京:人民卫生出版社,2018.

顺面高尔基网(Cis-Golgi network)

释义　顺面高尔基网靠近内质网一侧,呈连续分支的管网状结构,显示嗜锇反应的化学特征。一般认为,该结构区域的功能有两个:第一是分选来自内质网的蛋白质和脂类,并将其大部分转入高尔基中间膜囊,小部分重新送返内质网而成为驻留蛋白;第二是进行蛋白质修饰的 O-连接糖基化以及穿膜蛋白在细胞质基质侧结构域的酰基化。

是否是 MeSH 词汇　否

释义来源　陈誉华,陈志南.医学细胞生物学[M].6版.北京:人民卫生出版社,2018.

高尔基中间膜囊(Medial Golgi stack)

释义　高尔基中间膜囊是位于顺面高尔基网状结构和反面高尔基网状结构之间的多层间隔囊、管结构复合体系。除与顺面高尔基网状结构相邻的一侧对 NADP 酶反应微弱外,其余各层均有较强的反应。中间膜囊的主要功能是进行糖基化修饰和多糖及糖脂的合成。

是否是 MeSH 词汇　否

释义来源　陈誉华,陈志南.医学细胞生物学[M].6版.北京:人民卫生出版社,2018.

反面高尔基网(trans-Golgi network)

释义　反面高尔基网状结构朝向细胞膜一侧,在其形态结构和化学特征上具有细胞的差异性和多样性。该结构的主要功能是对蛋白质进行分选,最终使得经过分选的蛋白质,或被分泌到细胞外,或被转运到溶酶体。

是否是 MeSH 词汇　是,MeSH ID:D021601

释义来源　陈誉华,陈志南.医学细胞生物学[M].6版.北京:人民卫生出版社,2018.

溶酶体（Lysosome）

释义　溶酶体是内膜系统一种重要结构组分，是一种具有高度异质性的膜性结构细胞器。溶酶体普遍地存在于各类组织细胞中。电子显微镜下可见其由一层单位膜包裹而成。典型的动物细胞中约含有几百个溶酶体，但是在不同细胞中溶酶体的数量差异巨大。一般而言，溶酶体中可含有 60 多种能够分解机体中几乎所有生物活性物质的水解酶。

是否是 MeSH 词汇　是，MeSH ID：D008247

释义来源　陈誉华，陈志南 . 医学细胞生物学[M] . 6 版 . 北京：人民卫生出版社，2018.

自噬体（Autophagosome）

释义　自噬体是自噬过程中的一种关键结构。电子显微镜观察到的细胞自噬的形态特征，是细胞中出现大的双层膜包裹的泡状结构，其中常见包裹着整个细胞器，如线粒体、过氧化物酶体等。细胞内的这种结构称为自噬体，其双层膜来自内质网或细胞质中的膜泡。

是否是 MeSH 词汇　是，MeSH ID：D000071182

释义来源　丁明孝，王喜忠，张传茂，等 . 细胞生物学 . 5 版 . 北京：高等教育出版社，2020.

初级溶酶体（Primary lysosome）

释义　初级溶酶体是指其形成途径中刚刚产生的溶酶体，也有原溶酶体、前溶酶体之称。初级溶酶体直径 0.2~0.5μm，在形态上一般为不含明显颗粒物质的透明圆球状，外面由一层脂蛋白膜围绕。初级溶酶体囊腔中的酶通常处于非活性状态。

是否是 MeSH 词汇　否

释义来源　陈誉华，陈志南 . 医学细胞生物学

［M］. 6 版 . 北京：人民卫生出版社，2018.

无活性溶酶体（Inactive lysosome）

释义　无活性溶酶体即初级溶酶体，因初级溶酶体囊腔中的酶通常处于非活性状态，因此也有人称之为无活性溶酶体。

是否是 MeSH 词汇　否

释义来源　陈誉华，陈志南 . 医学细胞生物学［M］. 6 版 . 北京：人民卫生出版社，2018.

次级溶酶体（Secondary lysosome）

释义　当初级溶酶体经过成熟、接受来自细胞内、外的物质并与之发生相互作用时，成为次级溶酶体。次级溶酶体实质上是溶酶体的一种功能作用状态，故又被称作消化泡。

是否是 MeSH 词汇　否

释义来源　陈誉华，陈志南 . 医学细胞生物学［M］. 6 版 . 北京：人民卫生出版社，2018.

自噬溶酶体（Autolysosome）

释义　自噬溶酶体又称自体吞噬泡，是由初级溶酶体融合自噬体后形成的一类次级溶酶体，其作用底物主要是细胞内衰老蜕变或残损破碎的细胞器，如损害的内质网、线粒体等或糖原颗粒等其他胞内物质。

是否是 MeSH 词汇　否

释义来源　陈誉华，陈志南 . 医学细胞生物学［M］. 6 版 . 北京：人民卫生出版社，2018.

异噬溶酶体（Heterophagic lysosome）

释义　异噬溶酶体又称异体吞噬泡，是由初级溶酶体与细胞通过胞吞作用所形成的异噬体相互融合而成的次级溶酶体，其作用底物

源于外来异物。

是否是 MeSH 词汇　否

释义来源　陈誉华,陈志南.医学细胞生物学[M].6版.北京:人民卫生出版社,2018.

吞噬溶酶体(Phagolysosome)

释义　吞噬溶酶体是由吞噬细胞吞入胞外病原体或其他外来较大的颗粒性异物所形成的吞噬体与初级溶酶体融合而成的次级溶酶体。

是否是 MeSH 词汇　否

释义来源　陈誉华,陈志南.医学细胞生物学[M].6版.北京:人民卫生出版社,2018.

三级溶酶体(Tertiary lysosome)

释义　三级溶酶体又称后溶酶体或终末溶酶体,是指次级溶酶体在完成对绝大部分作用底物的消化、分解作用之后,尚会有一些不能被消化、分解的物质残留于其中,随着酶活性的逐渐降低至最终消失,进入了溶酶体生理功能作用的终末状态。

是否是 MeSH 词汇　否

释义来源　陈誉华,陈志南.医学细胞生物学[M].6版.北京:人民卫生出版社,2018.

残余体(Residual body)

释义　三级溶酶体随着酶活性的逐渐降低以致最终消失,进入了溶酶体生理功能作用的终末状态,此时又被易名为残余体。残余体可通过细胞的排遗作用以胞吐的方式被清除、释放到细胞外去,有些则可能沉积于细胞内而不被外排。

是否是 MeSH 词汇　否

释义来源　陈誉华,陈志南.医学细胞生物学[M].6版.北京:人民卫生出版社,2018.

内体性溶酶体(Endolysosome)

释义　内体性溶酶体,也称内溶酶体,基于近年来对溶酶体形成过程的认识,提出了新的溶酶体分类体系。内体性溶酶体由高尔基复合体芽生的运输小泡并入经由细胞胞吞作用形成的内体晚期阶段,即晚期内体所形成。

是否是 MeSH 词汇　否

释义来源　陈誉华,陈志南.医学细胞生物学[M].6版.北京:人民卫生出版社,2018.

过氧化物酶体(Peroxisome)

释义　过氧化物酶体也是由一层单位膜包裹而成的膜性结构细胞器,并因其内含氧化酶和过氧化氢酶而得名。过氧化氢酶约占过氧化物酶体总量的40%,因其几乎存在于各类细胞的过氧化物酶体中,故被看作过氧化物酶体的标志性酶。过氧化物酶体具有解毒、调节细胞氧张力,以及参与脂肪酸等高能分子的分解等重要的功能作用。

是否是 MeSH 词汇　是,MeSH ID:D020675

释义来源　陈誉华,陈志南.医学细胞生物学[M].6版.北京:人民卫生出版社,2018.

微体(Microbody)

释义　过氧化物酶体最先被称作微体,是一些由单层膜包围的小体,直径约 0.5μm,它的大小、形状与溶酶体相似,二者区别在于含有不同的酶。根据微体内含有的酶的不同可以将微体分为过氧化物酶体、糖酵解酶体和乙醛酸循环体。

是否是 MeSH 词汇　是,MeSH ID:D008830

释义来源　陈誉华,陈志南.医学细胞生物学[M].6版.北京:人民卫生出版社,2018.

类核（Nucleoid）

释义　过氧化物酶体中常常含有电子致密度较高、排列规则的晶格结构，由尿酸氧化酶所形成，被称作类核或拟核。

是否是 MeSH 词汇　否

释义来源　陈誉华，陈志南．医学细胞生物学［M］．6 版．北京：人民卫生出版社，2018.

囊泡（Vesicle）

释义　囊泡，也称小泡，是真核细胞中十分常见的膜泡结构，为细胞内膜系统不可或缺的重要功能结构组分和细胞内物质定向运输的载体。目前了解较多的三种囊泡类型有：网格蛋白有被小泡、包被蛋白（coat protein，COP）Ⅰ有被小泡和 COP Ⅱ有被小泡。COP Ⅱ有被小泡由糙面内质网所产生，主要负责介导从内质网到高尔基复合体的物质转运；COP Ⅰ有被小泡首先发现于高尔基复合体，主要负责内质网逃逸蛋白的捕捉、回收转运，以及高尔基体膜内蛋白的逆向运输；网格蛋白有被小泡可产生于高尔基复合体，也可由细胞膜介导的细胞胞吞作用而形成。由高尔基复合体产生的网格蛋白囊泡，主要介导从高尔基复合体向溶酶体、胞内体或质膜外的物质输送转运，而通过细胞胞吞作用形成的网格蛋白囊泡则是将外来物质转送到细胞质或者从胞内体输送到溶酶体。

是否是 MeSH 词汇　否

释义来源　陈誉华，陈志南．医学细胞生物学［M］．6 版．北京：人民卫生出版社，2018.

线粒体（Mitochondrion）

释义　线粒体普遍存在于除哺乳动物成熟红细胞以外的所有真核细胞中。细胞生命活动所需能量的 80% 是由线粒体提供的，所以线粒体是细胞进行生物氧化和能量转换的主要场所，也有人将线粒体比喻为细胞的"动力工厂"。线粒体与细胞内氧自由基的生成、细胞死亡，以及许多人类疾病的发生有密切关系。线粒体由双层膜构成，内膜上分布着具有电子传递功能的蛋白质系统和使 ADP+Pi 生成 ATP 的 ATP 合酶复合体。线粒体还具有自己相对独立的遗传体系。

是否是 MeSH 词汇　是，MeSH ID：D008928

释义来源　陈誉华，陈志南．医学细胞生物学［M］．6 版．北京：人民卫生出版社，2018.

线粒体膜（Mitochondrial membrane）

释义　线粒体由双层单位膜套叠而成，即线粒体外膜和线粒体内膜。两层膜将线粒体内部空间与细胞质隔离，并使线粒体内部空间分隔成两个膜性空间，组成线粒体结构的基本支架。外膜包裹着整个线粒体，并含有孔蛋白构成的通道，使分子和离子进出细胞器。内膜折叠成嵴，含有许多对细胞代谢和能量产生具有重要作用的酶（线粒体 ATP 合酶）。

是否是 MeSH 词汇　是，MeSH ID：D051336

释义来源　陈誉华，陈志南．医学细胞生物学［M］．6 版．北京：人民卫生出版社，2018.

基质腔（Matrix space）

释义　线粒体内膜将线粒体的内部空间分成两部分，其中由内膜直接包围的空间称内腔，含有基质，也称为基质腔。

是否是 MeSH 词汇　否

释义来源　陈誉华，陈志南．医学细胞生物学［M］．6 版．北京：人民卫生出版社，2018.

线粒体基质（Mitochondrial matrix）

释义　线粒体内腔充满了电子密度较低的

可溶性蛋白质和脂肪等成分,称之为基质。线粒体中催化三羧酸循环、脂肪酸氧化、氨基酸分解、蛋白质合成等有关的酶都在基质中,参与物质代谢。此外还含有线粒体独特的双链环状 DNA、核糖体,这些构成了线粒体相对独立的遗传信息复制、转录和翻译系统。

是否是 MeSH 词汇　否

释义来源　陈誉华,陈志南.医学细胞生物学[M].6 版.北京:人民卫生出版社,2018.

线粒体 DNA(Mitochondrial DNA,mtDNA)

释义　线粒体 DNA 通常是裸露的,不与组蛋白结合,存在于线粒体的基质内或依附于线粒体内膜。在一个线粒体内往往有一至数个 mtDNA 分子,平均为 5~10 个,主要编码线粒体的 tRNA、rRNA 及一些线粒体蛋白质。

是否是 MeSH 词汇　是,MeSH ID:D004272

释义来源　陈誉华,陈志南.医学细胞生物学[M].6 版.北京:人民卫生出版社,2018.

细胞骨架(Cytoskeleton)

释义　细胞骨架是指真核细胞质中的蛋白质纤维网架体系,对于细胞的形状、细胞的运动、细胞内物质的运输、细胞分裂时染色体的分离和胞质分裂等有重要作用。早期发现的细胞骨架主要是指存在于细胞质内的微管、微丝和中间纤维,称为细胞质骨架。后来发现细胞核内也存在着细胞骨架,主要包括核基质、核纤层和染色体骨架,称为细胞核骨架,与细胞质骨架共同称为广义的细胞骨架。

是否是 MeSH 词汇　是,MeSH ID:D003599

释义来源　陈誉华,陈志南.医学细胞生物学[M].6 版.北京:人民卫生出版社,2018.

核糖体(Ribosome)

释义　核糖体也称核蛋白体。核糖体是合成蛋白质的机器,其功能是按照 mRNA 的指令将氨基酸合成蛋白质。生物体内含有两种基本类型的核糖体,一是 70S 的核糖体,存在于原核细胞;另一类是 80S 的核糖体,存在于真核细胞。此外,真核细胞线粒体内的核糖体近于 70S。70S 和 80S 的核糖体均由大小不同的两个亚单位组成,大的称为大亚基,小的称为小亚基。

是否是 MeSH 词汇　是,MeSH ID:D012270

释义来源　陈誉华,陈志南.医学细胞生物学[M].6 版.北京:人民卫生出版社,2018.

线粒体核糖体(Mitoribosome)

释义　线粒体核糖体是存在于真核细胞线粒体内的一种核糖体,负责线粒体中基因翻译,参与蛋白质的生物合成,为细胞提供能量。

是否是 MeSH 词汇　是,MeSH ID:D000069396

释义来源　陈誉华,陈志南.医学细胞生物学[M].6 版.北京:人民卫生出版社,2018.

核糖体亚基(Ribosomal subunit)

释义　70S 和 80S 的核糖体均由大小不同的两个亚单位组成,大的称为大亚基,小的称为小亚基。在 70S 核糖体中,小亚基为 30S,由16SrRNA 和 21 种蛋白质组成,大亚基为 50S,由 23S rRNA、5S rRNA 和 34 种蛋白质组成。在 80S 核糖体中,小亚基为 40S,由 18S rRNA 和 33 种蛋白质组成,大亚基为 60S,由 28S rRNA、5.8S rRNA 和 5S rRNA 及 49 种蛋白质组成。RNA 约占核糖体的 60%,蛋白质约占 40%。核糖体中的 RNA 主要构成核糖体的骨架,将蛋白质串联起来,并决定蛋白质的定位。

是否是 MeSH 词汇　是,MeSH ID:D054657

释义来源　陈誉华,陈志南.医学细胞生物学[M].6 版.北京:人民卫生出版社,2018.

微管(Microtubule)

释义　微管是真核细胞中普遍存在的细胞骨架成分之一,由微管蛋白和微管结合蛋白组成的中空圆柱状结构,在不同类型细胞中有相似结构。微管主要存在于细胞质中,控制着膜性细胞器的定位及胞内物质运输。微管还能与其他蛋白质共同装配成纤毛、鞭毛、基体、中心体、纺锤体等结构。

是否是 MeSH 词汇　是,MeSH ID:D008870

释义来源　陈誉华,陈志南.医学细胞生物学[M].6 版.北京:人民卫生出版社,2018.

微管蛋白(Tubulin)

释义　微管由微管蛋白组成。微管蛋白的主要成分为 α 微管蛋白和 β 微管蛋白,约占微管总蛋白含量的 80%~95%,近年来人们又发现了微管蛋白家族的第三个成员——γ 微管蛋白,对微管的形成、微管的数量和位置、微管极性的确定及细胞分裂起重要作用。

是否是 MeSH 词汇　是,MeSH ID:D014404

释义来源　陈誉华,陈志南.医学细胞生物学[M].6 版.北京:人民卫生出版社,2018.

中心体(Centrosome)

释义　中心体是动物细胞中决定微管形成的一种细胞器,包括中性粒和中性粒旁物质,由一对中性粒、无定型蛋白基质以及 γ 微管蛋白共同组成。在细胞分裂间期,位于细胞核的附近;在细胞有丝分裂期,位于纺锤体的两极。

是否是 MeSH 词汇　是,MeSH ID:D018385

释义来源　陈誉华,陈志南.医学细胞生物学[M].6 版.北京:人民卫生出版社,2018.

纤毛(Cilia)

释义　纤毛是细胞游离面伸出的能摆动的较长的突起,比微绒毛粗且长,在光学显微镜下能看见。纤毛具有运动功能,用来划动其表面的液体,是细胞表面的特化结构。纤毛和鞭毛在来源上和结构上基本相同。所不同的是,就一个细胞而言,纤毛短而多,而鞭毛则长而少。纤毛和鞭毛都是以微管为主要成分构成的,并且有特殊的结构形式。

是否是 MeSH 词汇　是,MeSH ID:D002923

释义来源　陈誉华,陈志南.医学细胞生物学[M].6 版.北京:人民卫生出版社,2018.

鞭毛(Flagella)

释义　鞭毛是从一些原核细胞和真核细胞表面伸出的、能运动的突起。鞭毛与纤毛有相同的结构,但鞭毛较长,数目少。纤毛和鞭毛都是以微管为主要成分构成的,具有运动功能。

是否是 MeSH 词汇　是,MeSH ID:D005407

释义来源　陈誉华,陈志南.医学细胞生物学[M].6 版.北京:人民卫生出版社,2018.

马达蛋白(Motor protein)

释义　微管参与细胞内物质运输的任务主要由微管马达蛋白来完成,马达蛋白是指介导细胞内物质沿细胞骨架运输的蛋白。目前发现有几十种马达蛋白,可以归属于三大家族,动力蛋白家族、驱动蛋白家族和肌球蛋白家族。其中驱动蛋白和动力蛋白是以微管作为运行轨道,肌球蛋白则是以肌动蛋白纤维作为运行轨道。

是否是 MeSH 词汇　否
释义来源　陈誉华,陈志南.医学细胞生物学
[M].6 版.北京:人民卫生出版社,2018.

微丝(Microfilament)

释义　微丝又称肌动蛋白丝(actin filament),
是由肌动蛋白组成的细丝,普遍存在于真核
细胞中。肌动蛋白在肌肉细胞中占细胞总蛋
白的 10%;在非肌肉细胞中占 1%~5%。它
以束状、网状或散在等多种方式有序地存在
于细胞质的特定空间位置上,并由此与微管
和中间纤维共同构成细胞骨架,参与细胞形
态维持以及细胞运动等生理功能。
是否是 MeSH 词汇　是,MeSH ID:D008841
释义来源　陈誉华,陈志南.医学细胞生物学
[M].6 版.北京:人民卫生出版社,2018.

微绒毛(Microvilli)

释义　微绒毛是质膜顶端表面的指状突起,
由微丝形成的微丝束构成了微绒毛的骨架,
另外还有一些微丝结合蛋白,在调节微绒毛
长度和保持其形状方面具有重要作用。微绒
毛的核心是由 20~30 个同向平行的微丝组成
的束状结构。
是否是 MeSH 词汇　是,MeSH ID:D008871
释义来源　陈誉华,陈志南.医学细胞生物学
[M].6 版.北京:人民卫生出版社,2018.

应力纤维(Stress fiber)

释义　应力纤维也称张力纤维,是真核细胞
中广泛存在由微丝束构成的较为稳定的纤维
状结构,在细胞内紧邻质膜下方,常与细胞的
长轴大致平行并贯穿细胞的全长。应力纤维
具有收缩功能,但不能产生运动,只能用于维
持细胞的形状和赋予细胞韧性和强度。

是否是 MeSH 词汇　是,MeSH ID:D022502
释义来源　陈誉华,陈志南.医学细胞生物学
[M].6 版.北京:人民卫生出版社,2018.

中间纤维(Intermediate filament)

释义　中间纤维广泛存在于真核细胞中,最
早在平滑肌细胞内发现,因介于肌肉细胞肌
动蛋白细丝与肌球蛋白粗丝之间而得名"中
间"。中间纤维是三类细胞骨架纤维中结构
最为复杂的一种,可分为六种类型。中间纤
维在细胞内形成一个完整的网状骨架系统,
为细胞提供机械强度支持。中间纤维还与细
胞连接以及细胞内信息传递及物质运输、细
胞分化有关。
是否是 MeSH 词汇　是,MeSH ID:D007382
释义来源　陈誉华,陈志南.医学细胞生物学
[M].6 版.北京:人民卫生出版社,2018.

细胞核(Nucleus)

释义　细胞核是真核细胞内最大、最重要的
结构,使核内物质稳定在一定区域,为遗传物
质的活动提供稳定环境。细胞核是遗传信息
储存、复制和转录的场所,遗传信息指导细胞
内蛋白质合成,从而调控细胞增殖、生长、分
化、衰老和死亡,所以细胞核是细胞生命活动
的指挥控制中心。
是否是 MeSH 词汇　是,MeSH ID:D002467
释义来源　陈誉华,陈志南.医学细胞生物学
[M].6 版.北京:人民卫生出版社,2018.

核质比(Nuclear-cytoplasmic ratio)

释义　细胞核的大小约为细胞总体积的 10%
左右,但在不同生物及不同生理状态下有所
差异,常用细胞核与细胞质的体积比,即核质
比来表示细胞核的相对大小。核质比大表示

核相对较大,核质比小表示核相对较小。

是否是 MeSH 词汇　否

释义来源　陈誉华,陈志南.医学细胞生物学[M].6 版.北京:人民卫生出版社,2018.

核被膜 (Nuclear envelope)

释义　核被膜简称核膜,是细胞核与细胞质之间的界膜,将细胞分成核与质两大结构与功能区域:DNA 复制、RNA 转录与加工在核内进行,蛋白质翻译则在细胞质中进行。在电子显微镜下,核被膜是由内外核膜、核周隙、核孔复合体和核纤层等结构组成。

是否是 MeSH 词汇　是,MeSH ID:D009685

释义来源　陈誉华,陈志南.医学细胞生物学[M].6 版.北京:人民卫生出版社,2018.

外核膜 (Outer nuclear membrane)

释义　外核膜为核膜中面向胞质的一层膜,在形态和生化性质上与细胞质中的糙面内质网膜相近,并与糙面内质网相连续。外核膜外表面有核糖体附着,可进行蛋白质的合成。外核膜与细胞质相邻的表面可见中间纤维、微管形成的细胞骨架网络,这些结构的存在起固定细胞核并维持细胞核形态的作用。

是否是 MeSH 词汇　否

释义来源　陈誉华,陈志南.医学细胞生物学[M].6 版.北京:人民卫生出版社,2018.

内核膜 (Inner nuclear membrane)

释义　内核膜与外核膜平行排列,表面光滑,无核糖体附着,核质面附着一层结构致密的纤维蛋白网络,称为核纤层,对核膜起支持作用。

是否是 MeSH 词汇　否

释义来源　陈誉华,陈志南.医学细胞生物学[M].6 版.北京:人民卫生出版社,2018.

核周隙 (Perinuclear space)

释义　内、外层核膜在核孔的位置互相融合,两层核膜之间的腔隙称为核周隙,宽约20~40nm,这一宽度常因细胞种类不同和细胞功能状态不同而改变。核周隙与糙面内质网腔相通,内含有多种蛋白质和酶类。核周隙也是内、外核膜之间的缓冲区。

是否是 MeSH 词汇　否

释义来源　陈誉华,陈志南.医学细胞生物学[M].6 版.北京:人民卫生出版社,2018.

核孔 (Nuclear pore)

释义　在内外核膜的融合之处形成环状开口,称为核孔。核孔的数目、疏密程度和分布形式随细胞种类和生理状态不同而有很大变化。核孔并非单纯由内外两层核膜融合形成的简单孔洞,而是由多种蛋白质以特定方式排列形成的复合结构,称为核孔复合体。它将核蛋白或 RNA 运输到细胞核内外,在某些条件下起离子通道的作用。

是否是 MeSH 词汇　是,MeSH ID:D022022

释义来源　陈誉华,陈志南.医学细胞生物学[M].6 版.北京:人民卫生出版社,2018.

核纤层 (Nuclear lamina)

释义　核纤层是位于内核膜内侧与染色质之间的一层由高电子密度纤维蛋白质组成的网络片层结构。在细胞分裂中对核膜的破裂和重建起调节作用。核纤层的厚薄随细胞不同而异,一般厚 10~20nm,在有些细胞中可达30~100nm。

是否是 MeSH 词汇　是,MeSH ID:D034881

释义来源　陈誉华,陈志南.医学细胞生物学

[M].6版.北京:人民卫生出版社,2018.

染色质(Chromatin)

释义　染色质是细胞分裂间期细胞核中由 DNA 和组蛋白构成的能被碱性染料着色的物质,是遗传信息的载体。在细胞分裂间期,染色质成细丝状,形态不规则,弥散在细胞核内。按其螺旋化程度及功能状态的不同分为常染色质和异染色质两类。

是否是 MeSH 词汇　是,MeSH ID:D002843

释义来源　陈誉华,陈志南.医学细胞生物学 [M].6版.北京:人民卫生出版社,2018.

染色体(Chromosomes)

释义　染色质和染色体是细胞核内同一物质在细胞周期不同时相的不同表现形态。当细胞进入分裂期时,染色质高度螺旋、折叠而缩短变粗,最终凝集形成条状的染色体。

是否是 MeSH 词汇　是,MeSH ID:D002875

释义来源　陈誉华,陈志南.医学细胞生物学 [M].6版.北京:人民卫生出版社,2018.

核仁组织区(Nucleolus organizer region,NOR)

释义　随体染色体的次缢痕部位含有多拷贝 rRNA 基因(5S rRNA 除外),是具有组织形成核仁能力的染色质区,与核仁的形成有关,此区称为核仁组织区。人类合子新生的核仁约有 10 个,体积小,再融合成数个大核仁。

是否是 MeSH 词汇　是,MeSH ID:D009697

释义来源　陈誉华,陈志南.医学细胞生物学 [M].6版.北京:人民卫生出版社,2018.

着丝粒(Centromere)

释义　着丝粒位于主缢痕内两条姐妹染色单体相连处的中心部位。该结构由高度重复 DNA 序列的异染色质组成,并将染色单体分为两个臂。着丝粒可作为一个重要标志在染色体鉴别中起作用,中期染色体可根据着丝粒的位置,分为 4 种类型。

是否是 MeSH 词汇　是,MeSH ID:D002503

释义来源　陈誉华,陈志南.医学细胞生物学 [M].6版.北京:人民卫生出版社,2018.

随体(Satellite)

释义　人类近端着丝粒染色体短臂的末端,可见球状结构,称为随体。随体通过柄部凹陷缩窄的次缢痕与染色体主体部分相连。随体主要由异染色质组成,含高度重复 DNA 序列,其形态、大小在染色体上是恒定的,是识别染色体的重要形态特征之一。随体 DNA 在习惯性流产夫妇卵母细胞及胚胎中发生联合分离异常的比例较高。

是否是 MeSH 词汇　是,MeSH ID:D004276

释义来源　陈誉华,陈志南.医学细胞生物学 [M].6版.北京:人民卫生出版社,2018.

端粒(Telomere)

释义　在染色体两臂的末端由高度重复 DNA 序列构成的结构,称为端粒,是染色体末端必不可少的结构,与染色体的复制和稳定性有关。它的长度被认为是几百个碱基对。在正常情况下,染色体末端彼此之间不发生融合,但当染色体发生断裂而端粒丢失后,染色体的断端可以彼此粘连相接,形成异常染色体。女性卵泡颗粒细胞的端粒长度与年龄及卵母细胞的质量呈负相关。

是否是 MeSH 词汇　是,MeSH ID:D016615

释义来源　陈誉华,陈志南.医学细胞生物学 [M].6版.北京:人民卫生出版社,2018.

核小体（Nucleosome）

释义　核小体是组成染色质的基本结构单位。每个核小体包括有 200bp 左右的 DNA、8 个组蛋白分子组成的八聚体及 1 分子组蛋白 H_1。八聚体是由四种组蛋白 H_{2A}、H_{2B}、H_3 和 H_4 各两个分子组成，两个 H_3、H_4 二聚体相互结合形成四聚体，位于核心颗粒中央，两个 H_{2A}、H_{2B} 二聚体分别位于四聚体两侧。多个核小体形成一条念珠状的纤维，直径约为 10nm，由核小体串珠结构进行螺旋盘绕，螺线管进一步包装成染色体。

是否是 MeSH 词汇　是，MeSH ID：D009707
释义来源　陈誉华,陈志南.医学细胞生物学[M].6 版.北京:人民卫生出版社,2018.

常染色质（Euchromatin）

释义　常染色质是指细胞分裂间期核内处于伸展状态，螺旋化程度低，用碱性染料染色浅而均匀的染色质。常染色质大部分位于间期核的中央，一部分介于异染色质之间。在细胞分裂期，常染色质位于染色体的臂。构成常染色质的 DNA 主要是单一 DNA 序列和中度重复 DNA 序列，常染色质具有转录活性，是正常情况下经常处于功能活性状态的染色质。常染色质在 GV 期卵母细胞和卵裂期胚胎的间期细胞核内染色质纤维折叠压缩程度低，处于伸展状态，用碱性染料染色时着色浅。

是否是 MeSH 词汇　是，MeSH ID：D022041
释义来源　陈誉华,陈志南.医学细胞生物学[M].6 版.北京:人民卫生出版社,2018.

异染色质（Heterochromatin）

释义　异染色质是指在间期核中，螺旋化程度高，处于凝缩状态，用碱性染料染色时着色较深的染色质，一般位于核的边缘或围绕在核仁的周围，是转录不活跃或者无转录活性的染色质。异染色质在 GV 期卵母细胞和卵裂期胚胎的间期细胞核内染色质纤维折叠压缩程度高，处于聚缩状态，用碱性染料染色时着色深。

是否是 MeSH 词汇　是，MeSH ID：D006570
释义来源　陈誉华,陈志南.医学细胞生物学[M].6 版.北京:人民卫生出版社,2018.

核仁（Nucleolus）

释义　核仁主要由蛋白质与 rRNA 组成。电子显微镜下的核仁结构由纤维中心、致密纤维组分、颗粒成分三个不完全分隔的部分构成。核仁的大小、形状和数目随生物的种类、细胞类型和细胞代谢状态不同而变化。在细胞周期过程中，核仁又是一种高度动态的结构，在有丝分裂期间表现出周期性的消失与重建。核仁的主要功能是合成除 5s rRNA 之外的所有 rRNA 及装配核糖体大、小亚基。

是否是 MeSH 词汇　是，MeSH ID：D002466
释义来源　陈誉华,陈志南.医学细胞生物学[M].6 版.北京:人民卫生出版社,2018.

核基质（Nuclear matrix）

释义　核基质为细胞分裂间期核内由非组蛋白组成的纤维网架结构，核基质与 DNA 复制、基因表达及染色体构建有着密切的关系。电子显微镜下核基质是一个以纤维蛋白成分为主的纤维网架结构，分布在整个细胞核内。这些网架结构由粗细不均、直径为 3~30nm 的纤维组成。纤维单体的直径约 3~4nm，较粗的纤维是单体纤维的聚合体。核基质在 GV 期卵母细胞和卵裂期胚胎的间期细胞核内除了核被膜、核纤层、染色质与核仁以外的网架结构体系。

是否是 MeSH 词汇　是，MeSH ID：D015530

释义来源　陈誉华，陈志南．医学细胞生物学[M]．6 版．北京：人民卫生出版社，2018．

细胞质溶胶（Cytosol）

释义　在细胞质中除了细胞器和细胞骨架结构之外，其余的则为可溶性的细胞质溶胶。细胞与环境、细胞质与细胞核，以及细胞器之间的物质运输、能量传递、信息传递都要通过细胞质溶胶来完成。细胞质溶胶是均质而半透明的液体，其主要成分是蛋白质，故使细胞质呈溶胶状。在卵母细胞中，细胞质溶胶指的是卵母细胞膜内除了细胞器、细胞骨架之外的均质胶质。

是否是 MeSH 词汇　是，MeSH ID：D003600

释义来源　陈誉华，陈志南．医学细胞生物学[M]．6 版．北京：人民卫生出版社，2018．

细胞质（Cytoplasm）

释义　位于细胞核外的细胞的一部分，包括许多膜性细胞器，如内质网、高尔基体、线粒体、溶酶体、过氧化物酶体、核糖体和线粒体。细胞质中还含有许多细胞骨架纤维。在卵母细胞及胚胎中，细胞质是指细胞膜之内，细胞核之外的结构。

是否是 MeSH 词汇　是，MeSH ID：D003593

释义来源　陈誉华，陈志南．医学细胞生物学[M]．6 版．北京：人民卫生出版社，2018．

细胞外基质（Extracellular matrix，ECM）

释义　在多细胞有机体中，细胞周围由多种大分子组成的复杂网络，主要由 5 类物质组成，即胶原蛋白、非胶原蛋白、弹性蛋白、蛋白聚糖与氨基聚糖。细胞外基质含有大量信号分子，积极参与控制细胞的生长、极性、形状、迁移和代谢活动。

是否是 MeSH 词汇　是，MeSH ID：D005109

释义来源　张红卫．发育生物学[M]．4 版．北京：高等教育出版社，2018．

凋亡（Apoptosis）

释义　细胞凋亡是一个主动的由基因决定的自动结束生命的过程，由于细胞凋亡受到严格的有遗传机制决定的程序性调控，因此也被称为细胞程序性死亡。

是否是 MeSH 词汇　是，MeSH ID：D017209

释义来源　丁明孝，王喜忠，张传茂，等．细胞生物学．5 版．北京：高等教育出版社，2020．

细胞培养技术（Cell culture technique）

释义　是在体外维持或使细胞增长的技术。细胞培养是当前整个生命科学研究与生物工程中最基本的实验技术，干细胞生物学及再生医学等的发展及其应用在很大程度上基于细胞培养技术的发展。细胞培养是将真核细胞或原核细胞培养在受人工控制的状态下，使其生长繁殖。

是否是 MeSH 词汇　是，MeSH ID：D018929

释义来源　黄国宁，孙海翔．体外受精 - 胚胎移植实验室技术[M]．北京：人民卫生出版社，2012．

转录调节因子（Transcriptional regulator）

释义　能调控或限制其他基因活动的基因，特别是具有基因表达调控功能，能编码蛋白质或 RNA 的基因。

是否是 MeSH 词汇　是，MeSH ID：D005809

释义来源　陈誉华，陈志南．医学细胞生物学[M]．6 版．北京：人民卫生出版社，2018．

肌动球蛋白（Actomyosin）

释义 肌动球蛋白是由一个肌凝蛋白分子和一个或两个肌动蛋白分子组成的复杂分子。在肌肉中，肌动蛋白丝和肌凝蛋白丝相互平行，并平行于肌肉的长轴。肌动蛋白丝通过 S 丝的细线纵向连接在一起。在收缩过程中，S 丝缩短，使肌动蛋白丝彼此滑动，越过肌凝蛋白丝，从而引起肌肉的缩短。

是否是 MeSH 词汇 是，MeSH ID：D000205

释义来源 陈誉华，陈志南．医学细胞生物学［M］．6 版．北京：人民卫生出版社，2018.

等位基因（Allele）

释义 由 W.Batson 于 1902 年提出。经典定义为位于一对同源染色体的同一基因座上的两个不同形式的基因。现代遗传学将其定义拓展为在一对同源染色体（或 DNA 分子）的同一位置上的两个基因、DNA 片段、DNA 序列或碱基对。

是否是 MeSH 词汇 是，MeSH ID：D000483

释义来源 陈誉华，陈志南．医学细胞生物学［M］．6 版．北京：人民卫生出版社，2018.

基质（Matrix）

释义 从细胞质中去除细胞器等不溶性细胞质等成分后的细胞内液，它是细胞器、蛋白质和其他细胞结构赖以生存的水基液体。

是否是 MeSH 词汇 是，MeSH ID：D003600

释义来源 陈誉华，陈志南．医学细胞生物学［M］．6 版．北京：人民卫生出版社，2018.

核分裂（Nuclear division）

释义 是指细胞核的分裂，是一个连续的过程，从细胞核内出现染色体开始，经一系列的变化，最后分裂成二个子核为止的过程。细胞分裂通常是核先分裂，而后以胞质的分裂而告终。

是否是 MeSH 词汇 是，MeSH ID：D048750

释义来源 陈誉华，陈志南．医学细胞生物学［M］．6 版．北京：人民卫生出版社，2018.

DNA 降解（DNA degradation）

释义 DNA 分子中的碱基和戊糖间的 N- 糖苷键发生水解，使 DNA 链发生断裂。DNA 的降解伴随着不可逆损伤，会导致一个或多个细胞的病理死亡。

是否是 MeSH 词汇 是，MeSH ID：D053836

释义来源 陈誉华，陈志南．医学细胞生物学［M］．6 版．北京：人民卫生出版社，2018.

膜不对称性（Membrane asymmetry）

释义 膜不对称性是指细胞膜中各种成分的分布是不均匀的，包括种类和数量上都有很大差异，这与细胞膜的功能有密切关系。膜的主要成分是膜脂、膜蛋白和膜糖。膜不对称性表现为膜脂的分布、膜蛋白的分布及膜糖类的分布都是不对称的。膜结构上的不对称性保证了膜功能的方向性和生命活动的高度有序性。

是否是 MeSH 词汇 否

释义来源 陈誉华，陈志南．医学细胞生物学［M］．6 版．北京：人民卫生出版社，2018.

膜流动性（Membrane fluidity）

释义 膜流动性是细胞膜的基本特性之一，也是细胞进行生命活动的必要条件。细胞膜是由磷脂双分子层和镶嵌、贯穿在其中及吸附在其表面的蛋白质组成的，是一个动态的结构，其流动性主要指膜脂的流动性和膜蛋白的运动。膜脂的流动性主要与脂分子烃链饱和程度和长度及脂分子的性质有关。膜脂和膜蛋白在膜中均可以侧向移动,各种膜功能的完成均是在膜的流动状态下进行的,如:精子获能后形态和功能发生一系列特异性的改变,其中包括精子膜流动性增强,有利于钙内流,增强精子活力。

是否是 MeSH 词汇　是,MeSH ID:D008560

释义来源　陈誉华,陈志南.医学细胞生物学[M].6版.北京:人民卫生出版社,2018.

相变(Phase transition)

释义　相变指的是物质从一种形式或状态到另一种状态的变化。在生理条件下,膜大多呈液晶态。在温度下降到一定程度($<25\,^{\circ}\mathrm{C}$),到达某一点时,脂双层的性质会明显改变,它可以从流动的液晶态转变为"冰冻"的晶状凝胶,这时磷脂分子的运动将受到很大的限制;当温度上升至某一点时又可以熔融为液晶态。由于温度的变化导致膜状态的改变称为相变。

是否是 MeSH 词汇　是,MeSH ID:D044367

释义来源　陈誉华,陈志南.医学细胞生物学[M].6版.北京:人民卫生出版社,2018.

侧向扩散(Lateral diffusion)

释义　侧向扩散是指在脂双层的单分子层内,脂分子沿膜平面侧向与相邻分子快速交换位置,每秒约 10^7 次。侧向扩散运动是膜脂分子主要的运动方式。

是否是 MeSH 词汇　否

释义来源　陈誉华,陈志南.医学细胞生物学[M].6版.北京:人民卫生出版社,2018.

翻转运动(Flip-flop motion)

释义　翻转运动是指膜脂分子从脂双层的一单层翻转至另一单层的运动。在内质网膜上,新合成的磷脂分子翻转运动发生频率较高。

是否是 MeSH 词汇　否

释义来源　陈誉华,陈志南.医学细胞生物学[M].6版.北京:人民卫生出版社,2018.

旋转运动(Rotational motion)

释义　旋转运动是指膜脂分子围绕与膜平面相垂直的轴的自旋运动。

是否是 MeSH 词汇　否

释义来源　陈誉华,陈志南.医学细胞生物学[M].6版.北京:人民卫生出版社,2018.

弯曲运动(Flexion motion)

释义　膜脂分子的烃链有韧性并可弯曲,弯曲运动是膜脂分子的运动方式之一。膜脂分子的尾部弯曲、摆动幅度大,而靠近极性头部弯曲摆动幅度小。

是否是 MeSH 词汇　否

释义来源　陈誉华,陈志南.医学细胞生物学[M].6版.北京:人民卫生出版社,2018.

流动镶嵌模型(Fluid mosaic model)

释义　流动镶嵌模型是目前被普遍接受的膜结构模型。这一模型认为膜中脂双层构成膜的结构连贯主体,它具有晶体分子排列的有序性,又具有液体的流动性。膜中蛋白质分子以不同形式与脂双分子层结合,有的嵌在脂双分子层中,有的则附着在脂双层的表面。这一学说认为细胞膜是嵌有球形蛋白质的脂类二维流体,强调了膜的流动性和不对称性,较好地解释了细胞膜的结构和功能特点。

是否是 MeSH 词汇　否

释义来源　陈誉华,陈志南.医学细胞生物学

[M].6版.北京:人民卫生出版社,2018.

膜运输蛋白(Membrane transport protein)

释义   绝大多数溶质,如各种离子、单糖、氨基酸、核苷酸及许多细胞代谢产物,都不能通过简单扩散穿膜转运,细胞膜中有特定的蛋白质负责转运这些物质,这类蛋白质称为膜运输蛋白。所有膜运输蛋白都是穿膜蛋白,它们的肽链穿越脂双层。通常每种膜运输蛋白只转运一种特定类型的溶质(如离子、糖或氨基酸)。膜运输蛋白主要有两类,一类为载体蛋白;另一类为通道蛋白。膜运输蛋白如糖基磷脂酰肌醇锚定蛋白(GPI 锚定蛋白)是卵子表面精卵融合相关蛋白。

是否是 MeSH 词汇   是,MeSH ID:D026901

释义来源   陈誉华,陈志南.医学细胞生物学[M].6版.北京:人民卫生出版社,2018.

载体蛋白(Carrier protein)

释义   载体蛋白与特定的溶质结合,改变构象使溶质穿越细胞膜。载体蛋白既可介导被动运输,也可介导逆电化学梯度的主动运输。

是否是 MeSH 词汇   是,MeSH ID:D002352

释义来源   陈誉华,陈志南.医学细胞生物学[M].6版.北京:人民卫生出版社,2018.

通道蛋白(Channel protein)

释义   通道蛋白形成一种水溶性通道,贯穿脂双层,当通道开放时特定的溶质(一般是无机离子)可经过通道穿越细胞膜。通道蛋白只能介导顺电化学梯度的被动运输。

是否是 MeSH 词汇   否

释义来源   陈誉华,陈志南.医学细胞生物学[M].6版.北京:人民卫生出版社,2018.

主动运输(Active transport)

释义   主动运输是一种载体蛋白介导的物质逆电化学梯度、由低浓度一侧向高浓度一侧进行的穿膜转运方式。相对于被动运输,主动运输的进行需消耗能量。能量来源包括 ATP 水解、光吸收、电子传递、顺浓度梯度的离子转运等。动物细胞根据主动运输过程中利用能量的方式不同,可分为 ATP 驱动泵(由 ATP 直接提供能量)和协同运输(ATP 间接提供能量)两种主要类型。

是否是 MeSH 词汇   是,MeSH ID:D001693

释义来源   陈誉华,陈志南.医学细胞生物学[M].6版.北京:人民卫生出版社,2018.

易化扩散(Facilitated diffusion)

释义   易化扩散,也被称为"载体介导的扩散",是指分子在特殊转运蛋白的帮助下跨越细胞膜。一些非脂溶性(或亲水性)的物质,如葡萄糖、氨基酸、核苷酸以及细胞代谢物等,不能以简单扩散的方式通过细胞膜,但它们可在载体蛋白的介导下,顺物质浓度梯度或电化学梯度进行转运,在这个过程中不消耗细胞的代谢能量,这种方式成为易化扩散。

是否是 MeSH 词汇   是,MeSH ID:D055459

释义来源   陈誉华,陈志南.医学细胞生物学[M].6版.北京:人民卫生出版社,2018.

协同运输(Co-transport)

释义   协同运输是一类由 Na^+-K^+ 泵(或 H^+ 泵)与载体蛋白协同作用,间接消耗 ATP 所完成的主动运输方式。物质穿膜运动所需要的直接动力来自膜两侧离子的电化学梯度中的能量,而维持这种离子电化学梯度是通过

Na⁺-K⁺泵(或 H⁺泵)消耗 ATP 所实现的。动物细胞的协同运输是利用膜两侧的 Na⁺电化学梯度来驱动的,而植物细胞和细菌是利用 H⁺电化学梯度来驱动的。

是否是 MeSH 词汇 否

释义来源 陈誉华,陈志南.医学细胞生物学[M].6 版.北京:人民卫生出版社,2018.

离子通道(Ion channel)

释义 构成生物膜核心部分的脂双层对带电物质,包括 Na⁺、K⁺、Ca²⁺、Cl⁻ 等极性很强的离子是高度不可通透的,它们难以直接穿膜转运,但各种离子的穿膜速率很高,可在数毫秒内完成,在多种细胞活动中起关键作用。这种高效率的转运是借助膜上的通道蛋白完成的。因为这些通道蛋白都与离子的转运有关,所以通道蛋白也称为离子通道。已经确认的大多数离子通道以开放构象或以关闭构象而存在,通道的开放与关闭受细胞内外多种因素的调控,被称为"门控",如同一扇门的开启和关闭。精子和卵母细胞融合瞬间的钠内流反应是一种典型的离子通道调控过程。

是否是 MeSH 词汇 是,MeSH ID:D007473

释义来源 陈誉华,陈志南.医学细胞生物学[M].6 版.北京:人民卫生出版社,2018.

配体门控通道(Ligand-gated ion channel)

释义 离子通道的一种,配体门控通道实际上是离子通道型受体,它们与细胞外的特定配体结合后,发生构象改变,结果将"门"打开,允许某种离子快速穿膜扩散。受精后卵母细胞内的钙释放和钙振荡可以视为一种特殊的配体门控通道。

是否是 MeSH 词汇 是,MeSH ID:D058446

释义来源 陈誉华,陈志南.医学细胞生物学[M].6 版.北京:人民卫生出版社,2018.

电压门控通道(Voltage-gated channel)

释义 电压门控通道是离子通道的一种,膜电位的改变是控制电压门控通道开放与关闭的直接因素。此类通道蛋白的分子结构中存在着一些对膜电位改变敏感的基团或亚单位,可诱发通道蛋白构象的改变,从而将"门"打开,可使一些离子顺浓度梯度自由扩散通过细胞膜。

是否是 MeSH 词汇 否

释义来源 陈誉华,陈志南.医学细胞生物学[M].6 版.北京:人民卫生出版社,2018.

应力激活通道(Stress-gated channel)

释义 应力激活通道是通道蛋白感受应力而改变构象,开启通道使"门"打开,离子通过亲水通道进入细胞,引起膜电位变化,产生电信号。卵母细胞受精前后膜电位变化就是由应力激活通道开启引起的。

是否是 MeSH 词汇 否

释义来源 陈誉华,陈志南.医学细胞生物学[M].6 版.北京:人民卫生出版社,2018.

胞吞作用(Endocytosis)

释义 细胞摄入大分子或细胞颗粒物质的过程称为胞吞作用,又称内吞作用。它是质膜内陷,包围胞外物质形成胞吞泡,脱离质膜进入细胞内的转运过程。根据胞吞物质的大小、状态及特异程度不同,可将胞吞作用分为三种类型:吞噬作用、胞饮作用及受体介导的胞吞。

是否是 MeSH 词汇 是,MeSH ID:D004705

释义来源 陈誉华,陈志南.医学细胞生物学[M].6 版.北京:人民卫生出版社,2018.

吞噬作用（Phagocytosis）

释义　吞噬作用是吞噬细胞摄入颗粒物质的过程，由几种特殊细胞完成。在它们提取较大的颗粒物质或多分子复合物（直径 >250nm）时，细胞膜凹陷形成伪足，将颗粒包裹后摄入细胞，吞噬形成的膜泡称为吞噬体（phagosome）或吞噬泡（phagocytic vacuole）。对颗粒物质的吞入是由质膜下肌动蛋白丝所驱动。动物体内具有吞噬功能的细胞有中性粒细胞、单核细胞及巨噬细胞等。

是否是 MeSH 词汇　是，MeSH ID：D010587

释义来源　陈誉华，陈志南 . 医学细胞生物学 [M]. 6 版 . 北京：人民卫生出版社，2018.

胞饮作用（Pinocytosis）

释义　胞饮作用是细胞非特异地摄取细胞外液的过程。当细胞周围环境中某可溶性物质达到一定浓度时，可通过胞饮作用被细胞吞入，其所形成的内吞囊泡一般较小。在真核生物体中，大多数细胞能够进行胞饮作用，而只有一些特殊的细胞才能发生吞噬作用。

是否是 MeSH 词汇　是，MeSH ID：D010873

释义来源　陈誉华，陈志南 . 医学细胞生物学 [M]. 6 版 . 北京：人民卫生出版社，2018.

胞饮体（Pinosome）

释义　胞饮作用通常发生在质膜上的特殊区域，质膜内陷形成一个小窝，最后形成一个没有外被包裹的膜性小泡，成为胞饮体或者胞饮泡（pinocytotic vesicle），直径 <150nm。

是否是 MeSH 词汇　否

释义来源　陈誉华，陈志南 . 医学细胞生物学 [M]. 6 版 . 北京：人民卫生出版社，2018.

胞吐作用（Exocytosis）

释义　胞吐作用又称外排作用或出胞作用，指细胞内合成的物质通过膜泡转运至细胞膜，与质膜融合后将物质排出细胞外的过程，与胞吞作用过程相反。胞吐作用是将细胞分泌产生的酶、激素及一些未被分解的物质排出细胞外的重要方式。根据方式不同，胞吐作用分为连续性分泌和受调分泌两种形式。

是否是 MeSH 词汇　是，MeSH ID：D005089

释义来源　陈誉华，陈志南 . 医学细胞生物学 [M]. 6 版 . 北京：人民卫生出版社，2018.

连续性分泌（Constitutive secretion）

释义　连续性分泌又称固有分泌，是指分泌蛋白在糙面内质网合成之后，转运至高尔基复合体，经修饰、浓缩、分选，形成分泌泡，随即被运送至细胞膜，与质膜融合将分泌物排出细胞外的过程。分泌的蛋白质，包括驻留蛋白、膜蛋白和细胞外基质各组分等，这种分泌途径普遍存在于动物细胞中。

是否是 MeSH 词汇　否

释义来源　陈誉华，陈志南 . 医学细胞生物学 [M]. 6 版 . 北京：人民卫生出版社，2018.

受调分泌（Regulated secretion）

释义　受调分泌是指分泌性蛋白合成后先储存于分泌囊泡中，只有当细胞接收到细胞外信号（如激素）的刺激，引起细胞内 Ca^{2+} 浓度瞬时升高时，才能启动胞吐过程，使分泌囊泡与细胞膜融合，将分泌物释放到细胞外。这种分泌途径只存在于分泌激素、酶、神经递质的细胞内。

是否是 MeSH 词汇　否

释义来源　陈誉华，陈志南 . 医学细胞生物学 [M]. 6 版 . 北京：人民卫生出版社，2018.

门控运输（Gated transport）

释义　门控运输是指由特定的分拣信号（如核定位信号）介导，并通过核孔复合体的选择性作用，在细胞溶质与细胞核之间所进行的蛋白质运输。精子中存在的门控运输有利于精子获能，而卵母细胞中存在的门控运输功能目前并不十分清楚。

是否是 MeSH 词汇　否

释义来源　陈誉华,陈志南.医学细胞生物学[M].6 版.北京:人民卫生出版社,2018.

穿膜运输（Transmembrane transport）

释义　穿膜运输是指通过结合在膜上的蛋白质转运体进行的蛋白质运输。在细胞质溶质中合成的蛋白质就是经由这种方式被运输到内质网和线粒体的。

是否是 MeSH 词汇　否

释义来源　陈誉华,陈志南.医学细胞生物学[M].6 版.北京:人民卫生出版社,2018.

小泡运输（Vesicular transport）

释义　小泡运输又称囊泡运输或囊泡转运，是由不同膜性运输小泡承载的一种蛋白质运输形式。膜性细胞器之间的蛋白分子转移、细胞的分泌活动及细胞膜的大分子和颗粒物质转运，都是以这种运输形式来实现的。囊泡运输是真核细胞特有的一种细胞物质内外转运形式。

是否是 MeSH 词汇　否

释义来源　陈誉华,陈志南.医学细胞生物学[M].6 版.北京:人民卫生出版社,2018.

转位接触点（Translocation contact site）

释义　利用电子显微镜技术可以观察到在线粒体的内、外膜上存在着一些内膜与外膜相互接触的地方，在这些地方，膜间隙变狭窄，称为转位接触点。其间分布有蛋白质等物质，比如进出线粒体的通道蛋白和特异性受体，分别称为内膜转位子和外膜转位子。

是否是 MeSH 词汇　否

释义来源　陈誉华,陈志南.医学细胞生物学[M].6 版.北京:人民卫生出版社,2018.

单体隔离蛋白（Monomer-sequestering protein）

释义　抑制蛋白和胸腺素能够与单体肌动蛋白结合，并且抑制它们的聚合，将具有这种作用的蛋白质称为肌动蛋白单体隔离蛋白，这种蛋白质在非肌细胞中负责维持高浓度的单体肌动蛋白。改变细胞质中单体隔离蛋白的浓度或改变它们的活性，就会使细胞质中肌动蛋白单体 - 聚合体的平衡发生变化，它们的活性和浓度决定着肌动蛋白是趋于聚合还是解聚。在胚胎发育早期，单体隔离蛋白参与特异细胞分化过程。

是否是 MeSH 词汇　否

释义来源　陈誉华,陈志南.医学细胞生物学[M].6 版.北京:人民卫生出版社,2018.

交联蛋白（Cross-linking protein）

释义　交联蛋白的主要功能是改变细胞内肌动蛋白纤维的三维结构。每一种交联蛋白都有两个或两个以上与肌动蛋白结合的位点，这样能够使两个或多个肌动蛋白纤维产生交联，使细胞内的肌动蛋白纤维形成网络结构。正常的精子鞭毛形态需要交联蛋白与肌动蛋白形成并具有一定弹性的三维结构来维持。

是否是 MeSH 词汇　否

释义来源　陈誉华,陈志南.医学细胞生物学

[M].6版.北京:人民卫生出版社,2018.

末端阻断蛋白(End blocking protein)

释义 末端阻断蛋白通过与肌动蛋白纤维的一端或两端的结合调节肌动蛋白纤维的长度。正常精、卵形态的维持与运动需要胞内三维空间结构处于动态可变可控的状态,末端阻断蛋白通过参与调控肌动蛋白纤维长度而发挥此类作用。

是否是 MeSH 词汇 否

释义来源 陈誉华,陈志南.医学细胞生物学[M].6版.北京:人民卫生出版社,2018.

纤丝切割蛋白(Filament severing protein)

释义 纤丝切割蛋白能够与已经存在的肌动蛋白纤维结合并将它一分为二。由于这种蛋白质能够控制肌动蛋白丝的长度,因此大大降低了细胞中的黏度。经这类蛋白质作用产生的新末端能够作为生长点,促进肌动蛋白的装配。切割蛋白可作为加帽蛋白封住肌动蛋白纤维的末端。

是否是 MeSH 词汇 否

释义来源 陈誉华,陈志南.医学细胞生物学[M].6版.北京:人民卫生出版社,2018.

肌动蛋白解聚蛋白(Actin-depolymerizing protein)

释义 肌动蛋白解聚蛋白主要存在于肌动蛋白丝骨架快速变化的部位,它们与肌动蛋白丝结合,并引起肌动蛋白丝的快速解聚,形成肌动蛋白单体。

是否是 MeSH 词汇 否

释义来源 陈誉华,陈志南.医学细胞生物学[M].6版.北京:人民卫生出版社,2018.

膜结合蛋白(Membrane binding protein)

释义 膜结合蛋白是非肌细胞质膜下产生收缩的机器。在剧烈活动中,由收缩蛋白作用于质膜产生的力引起质膜向内或向外移动(如吞噬作用和胞质分裂)。这种运动是由肌动蛋白纤维直接或间接与质膜相结合后所形成的。

是否是 MeSH 词汇 否

释义来源 陈誉华,陈志南.医学细胞生物学[M].6版.北京:人民卫生出版社,2018.

微管结合蛋白(Microtubule-binding protein)

释义 在细胞内,微管除了含有微管蛋白外,还含有一些同微管相结合的辅助蛋白,这些蛋白质总是与微管共存,参与微管的装配,称为微管结合蛋白。微管结合蛋白不是构成微管壁的基本构件,而是在微管蛋白装配成微管之后,结合在微管表面的辅助蛋白。微管结合蛋白主要包括 MAP-1、MAP-2、tau 和 MAP-4,前三种微管结合蛋白主要存在于神经元中,MAP-4 在神经元和非神经元细胞中均存在。

是否是 MeSH 词汇 是,MeSH ID:D008869

释义来源 陈誉华,陈志南.医学细胞生物学[M].6版.北京:人民卫生出版社,2018.

微管组织中心(Microtubule organizing center, MTOC)

释义 微管聚合从特异性的核心形成位点开始,这些核心形成位点主要是中心体和纤毛的基体,称为微管组织中心。微管组织中心的主要作用是帮助大多数细胞质微管装配过程中的成核,微管从微管组织中心开始生长,这是细胞质微管装配的一个独特的性质,即细胞质微管的装配受统一的功能位点控制。

是否是 MeSH 词汇 是,MeSH ID:D022101

释义来源 陈誉华,陈志南.医学细胞生物学[M].6版.北京:人民卫生出版社,2018.

细胞呼吸（Cellular respiration）

释义 较高等的动物都能依靠呼吸系统,从外界吸取 O_2 排出 CO_2,细胞也存在这样的呼吸作用,即在特定的细胞器(主要是线粒体)内,在 O_2 的参与下,分解各种大分子物质,产生 CO_2,同时将分解代谢所释放的能量储存于 ATP 中,这一过程称为细胞呼吸,也称为生物氧化(biological oxidation)或细胞氧化(cellular oxidation)。

是否是 MeSH 词汇 是,MeSH ID:D019069
释义来源 陈誉华,陈志南.医学细胞生物学[M].6版.北京:人民卫生出版社,2018.

线粒体病（Mitochondrial disease）

释义 线粒体含有自身独特的环状 DNA,但其 DNA 是裸露的,易发生突变且很少能修复,同时线粒体功能的完善还依赖于细胞核和细胞质的协调。当突变线粒体 DNA 进行异常复制时,机体的免疫系统并不能对此予以识别和阻止,于是细胞为了将突变的线粒体迅速分散到子细胞中去,即以加快分裂的方式对抗这种状态,以减轻对细胞的损害,但持续的损害将最终导致疾病的发生。这种以线粒体结构和功能缺陷为主要病因的疾病称为线粒体病。卵母细胞线粒体异常与卵母细胞质量密切相关,且可以遗传给后代。

是否是 MeSH 词汇 是,MeSH ID:D028361
释义来源 陈誉华,陈志南.医学细胞生物学[M].6版.北京:人民卫生出版社,2018.

化学渗透假说（Chemiosmotic hypothesis）

释义 关于电子传递同磷酸化的耦联机制,1961 年由英国化学家 P.Mitchell 提出了化学渗透假说。该假说认为氧化磷酸化耦联的基本原理是电子传递中的自由能差造成 H^+ 穿膜传递,暂时转变为横跨线粒体内膜的电化学质子梯度。然后,质子顺梯度回流并释放能量,驱动结合在内膜上的 ATP 合酶,催化 ADP 磷酸化合成 ATP。

是否是 MeSH 词汇 否
释义来源 陈誉华,陈志南.医学细胞生物学[M].6版.北京:人民卫生出版社,2018.

内质网应激（Endoplasmic reticulum stress,ERS）

释义 当细胞内外因素使细胞内质网生理功能发生紊乱,钙稳态失衡,未折叠及错误折叠的蛋白质在内质网腔内超量积累时,细胞会激活一些相关信号通路,引发内质网应激反应,来应对条件的变化和恢复内质网良好的蛋白质折叠环境。内质网应激是体内的一种自我保护机制,也是一套完整的质量监控机制,帮助内质网中蛋白质的折叠与修饰。内质网应激是一个存活程序与凋亡程序同时被激活的过程,细胞可以整合应激反应,调动应激反应蛋白减轻应激因素对细胞的损伤,调整细胞稳态;同时细胞也可以启动细胞凋亡来处理不能修复的损伤细胞。

是否是 MeSH 词汇 是,MeSH ID:D059865
释义来源 陈誉华,陈志南.医学细胞生物学[M].6版.北京:人民卫生出版社,2018.

自由基（Free radicals）

释义 又称游离基,是指化合物的分子在光热等外界条件下,共价键发生断裂而形成的具有基数电子或不配对电子的原子、原子团和分子。具有很强的反应性。当人体中的自由基超过一定的量,并失去控制时,这些自由基会攻击细胞膜,与血清抗蛋白酶发生反应,甚至跟基因抢电子,造成细胞功能丧失、基因突变,甚至死亡。

是否是 MeSH 词汇　是,MeSH ID:D005609

释义来源　全国科学技术名词审定委员会.生物化学与分子生物学名词:2008［M］.2版.北京:科学出版社,2009.

伴侣蛋白(Chaperonin)

释义　伴侣蛋白也称为分子伴侣(molecular chaperone),存在于内质网中的免疫球蛋白重链结合蛋白、内质蛋白、钙网蛋白及钙连蛋白等,均能够与折叠错误的多肽和尚未完成装配的蛋白亚单位识别结合,并予以滞留,同时还可促使它们的重新折叠、装配与运输。因此将这类能够帮助多肽链转运、折叠和组装的结合蛋白称作伴侣蛋白或分子伴侣。

是否是 MeSH 词汇　否

释义来源　陈誉华,陈志南.医学细胞生物学［M］.6版.北京:人民卫生出版社,2018.

未折叠蛋白反应(Unfolded protein response,UPR)

释义　未折叠蛋白反应,即错误折叠与未折叠蛋白质不能按正常途径从内质网中释放,从而在内质网腔内聚集,引起一系列分子伴侣和折叠酶表达上调,促进蛋白质正确折叠,防止其聚集,从而提高细胞在有害因素下的生存能力。

是否是 MeSH 词汇　是,MeSH ID:D056811

释义来源　陈誉华,陈志南.医学细胞生物学［M］.6版.北京:人民卫生出版社,2018.

翻译后修饰(Post-translational modification)

释义　蛋白质在翻译后的化学修饰,是蛋白质生物合成之后对其表现生物活性和特定功能的控制过程。对于大部分的蛋白质来说,这是蛋白质生物合成的较后步骤。翻译后蛋白质其他的生物化学官能团(如醋酸盐、磷酸盐、不同的脂类及碳水化合物)会附在蛋白质上从而改变蛋白质的化学性质,或是造成结构的改变(如建立双硫键),来增加蛋白质的功能。

是否是 MeSH 词汇　否

释义来源　谭树华.药学分子生物学［M］.北京:中国医药科技出版社,2017.

细胞自噬(Autophagy)

释义　细胞自噬是细胞通过溶酶体与双层膜包裹的细胞自身物质融合,从而降解细胞自身物质的过程。在正常细胞中细胞自噬持续地以较低速率进行,当细胞遭遇特殊情况,如动物发育的特殊阶段或细胞面临代谢压力时会大量发生。细胞自噬是促使细胞存活的自我保护机制。

是否是 MeSH 词汇　是,MeSH ID:D001343

释义来源　MIZUSHIMA N,LEVINE B,CUERVO AM,et al.Autophagy fights disease through cellular self-digestion［J］.Nature,2008,451(7182):1069-1075.

线粒体未折叠蛋白反应(Mitochondrial unfolded protein response,UPR^{mt})

释义　线粒体几乎存在于所有的真核细胞中,其内部存在着特异的协助蛋白质正确折叠的热休克蛋白和协助蛋白质降解的蛋白酶,维持着线粒体蛋白质质与量的平衡。线粒体内大概总共存在 1 200 种蛋白质,这种蛋白质组的动态平衡的维持,即蛋白质稳态,主要由蛋白质的合成、折叠、分解等环节共同调节。外界环境的变化或代谢的改变通常会造成线粒体内蛋白质构造的异常。如果线粒体内变性或错误折叠的蛋白质不能被及时降解而大量积累,就会激发线粒体的未折叠蛋白反应(unfolded protein response,UPR)。所谓 UPR^{mt},是指线粒体为了维持其蛋白质的平衡,启动由核 DNA 编码的线粒体热休克蛋白和蛋白酶等基因群转录活化程序的应激反应。

是否是 MeSH 词汇　否

释义来源　陈誉华,陈志南 . 医学细胞生物学[M]. 6 版 . 北京:人民卫生出版社,2018.

泛素化(Ubiquitination)

释义　泛素在一系列酶的催化作用下共价结合到靶蛋白的过程,是蛋白质组中最普遍的翻译后修饰之一。泛素化在蛋白质降解和功能调控中发挥重要作用,且广泛参与各种生理过程,包括细胞增殖、凋亡、自噬、内吞、DNA 损伤修复以及免疫应答。另外,泛素化失调在疾病中也发挥重要作用,如癌症、神经退行性疾病、肌肉营养不良、免疫疾病以及代谢综合征。

是否是 MeSH 词汇　是,MeSH ID:D054875

释义来源　王翔,魏潇凡,张宏权 . 泛素化的功能及其意义[J]. 中国科学:生命科学,2015,45(11):1074-1082.

氧化性应激(Oxidative stress)

释义　为生物体的一种应激状态,体内氧化与抗氧化作用失衡的一种状态,其特征是细胞氧化剂(包括超氧化物自由基、氢过氧化物)的生成增加或抗氧化剂及抗氧化酶(包括谷胱甘肽、维生素 E、抗坏血酸、谷胱甘肽过氧化物酶、超氧化物歧化酶、过氧化氢酶)的浓度降低。倾向于氧化,导致中性粒细胞炎性浸润,蛋白酶分泌增加,产生大量氧化中间产物。几乎所有病理状态,尤其是炎症均和氧化性应激有关。

是否是 MeSH 词汇　是,MeSH ID:D018384

释义来源　《中国百科大辞典》编委会 . 中国百科大辞典[M]. 2 版 . 北京:中国大百科全书出版社,2019.

线粒体自噬(Mitophagy)

释义　线粒体参与细胞内的多种信号通路,如细胞凋亡、干扰素信号通路等。为维持细胞的正常活动状态,受损或不需要的线粒体需被及时清除掉。细胞通过自噬机制选择性地清除受损或不需要的线粒体,这一过程被称为线粒体自噬。在哺乳动物细胞中线粒体自噬主要是由 PINK1/Parkin 介导的,正常情况下 PINK1 被输送到内膜间隙并被降解,在线粒体去极化的情况下,PINK1 在线粒体外膜积累,并招募胞质中的 Parkin 定位在线粒体表面,Parkin 进而发挥其泛素连接酶活性,泛素化多种线粒体外膜蛋白,该泛素化的线粒体被自噬体识别进而通过自噬溶酶体降解。

是否是 MeSH 词汇　否

释义来源　陈誉华,陈志南 . 医学细胞生物学[M]. 6 版 . 北京:人民卫生出版社,2018.

线粒体 - 内质网结构耦联(Mitochondria-associated endoplasmic reticulum membranes,MAMs)

释义　线粒体和内质网作为真核细胞中最重要的细胞器,在生命活动中存在着紧密联系。线粒体 - 内质网结构耦联(MAMs)是指线粒体外膜和内质网间形成的、具有稳定间距的相互作用膜结构。MAMs 在细胞内具有重要作用,包括 Ca^{2+} 信号传递、脂质转运、线粒体分裂融合及能量代谢等。如果这些功能失调则可能导致相关疾病的发生。线粒体 - 内质网结构耦联对于卵子受精过程中形成钙波与钙离子振荡具有重要作用。

是否是 MeSH 词汇　否

释义来源　陈誉华,陈志南.医学细胞生物学[M].6版.北京:人民卫生出版社,2018.

钙释放激活的钙通道(Calcium release-activated calcium channel,CRAC)

释义　胞内钙库的钙释放是钙信号触发的一个重要途径。内质网是胞内的重要钙库,所以内质网中的钙离子必须维持一个稳定的水平才能保证钙信号的准确性。内质网中的钙水平过高或过低都会造成钙信号紊乱,进而导致细胞生理功能异常和疾病。内质网钙排空可以激活细胞质膜上的一种钙通道,进而导致外钙内流和内质网钙离子的补充。这种由内质网钙释放激活的钙通道即为 CRAC 通道,它在内质网钙稳态维持和钙信号转导中发挥着重要作用。

是否是 MeSH 词汇　否

释义来源　陈誉华,陈志南.医学细胞生物学[M].6版.北京:人民卫生出版社,2018.

细胞周期(Cell cycle)

释义　细胞从上次分裂结束至下次分裂结束所经历的规律性变化过程称为一个细胞周期。

是否是 MeSH 词汇　是,MeSH ID:D002453

释义来源　陈誉华,陈志南.医学细胞生物学[M].6版.北京:人民卫生出版社,2018.

S 相细胞周期检查点(S phase cell cycle checkpoint)

释义　控制细胞周期 S 期进程的调节信号系统,在可能影响 DNA 复制保真度的情况下(如 DNA 损伤或核苷酸池耗尽),通过 S 期控制进度并稳定复制叉的细胞信号调节系统。

是否是 MeSH 词汇　是,MeSH ID:D059807

释义来源　陈誉华,陈志南.医学细胞生物学[M].6版.北京:人民卫生出版社,2018.

G_1 相细胞周期检查点(G_1 phase cell cycle checkpoint)

释义　控制细胞周期 G_1 期进程的调节信号系统,在 DNA 损伤、特定细胞成分缺乏或营养素缺乏的情况下,控制细胞周期 G_1 期的进展,当细胞准备好 DNA 复制的全部成分时才允许进入 S 期的细胞信号调节系统。

是否是 MeSH 词汇　是,MeSH ID:D059585

释义来源　陈誉华,陈志南.医学细胞生物学[M].6版.北京:人民卫生出版社,2018.

M 相细胞周期检查点(M phase cell cycle checkpoint)

释义　控制细胞周期 M 期进程的调节信号系统,当检测到细胞内有影响染色体分离的缺陷,可阻止细胞进行有丝分裂或减数分裂的细胞信号调节系统。配子发生过程中,M 相细胞周期检查点包括第一次减数分裂中期细胞周期检查点和第二次减数分裂中期细胞周期检查点。

是否是 MeSH 词汇　是,MeSH ID:D059566

释义来源　陈誉华,陈志南.医学细胞生物学[M].6版.北京:人民卫生出版社,2018.

G_2 相细胞周期检查点(G_2 phase cell cycle checkpoint)

释义　控制细胞周期 G_2 期进程的调节信号系统,在 G_2 期由于缺乏 DNA 或相应所需营养物质,会触发的抑制细胞由 G_2 期向 M 期过渡的细胞信号调节系统。

是否是 MeSH 词汇 是,MeSH ID:D059565

释义来源 陈誉华,陈志南.医学细胞生物学[M].6 版.北京:人民卫生出版社,2018.

细胞周期检查点(Cell cycle checkpoint)

释义 细胞周期检查点是控制细胞周期进程的调节信号系统,是一类反馈调节机制,是保证 DNA 复制和染色体分配质量的检查机制,并在两个子细胞中平均分配。如果细胞内没有充足的物质或必要的生长激素来完成细胞周期的进程,那么细胞复制的周期就会停滞,直到有足够物质来满足细胞周期的发展,细胞复制才会恢复继续进行下去。

是否是 MeSH 词汇 是,MeSH ID:D059447

释义来源 陈誉华,陈志南.医学细胞生物学[M].6 版.北京:人民卫生出版社,2018.

细胞周期蛋白(Cyclin)

释义 控制细胞分裂周期的一类蛋白质家族,包括细胞周期蛋白依赖激酶、丝裂原活化激酶、细胞周期蛋白和蛋白磷酸酶及其假定底物,如染色质相关蛋白、细胞骨架蛋白及转录因子。

是否是 MeSH 词汇 是,MeSH ID:D018797

释义来源 陈誉华,陈志南.医学细胞生物学[M].6 版.北京:人民卫生出版社,2018.

减数分裂 I 期(Meiosis phase I)

释义 减数分裂发生于有性生殖的配子成熟过程中,又被称为成熟分裂,其主要特征是 DNA 只复制 1 次,细胞连续分裂 2 次,所产生的子细胞中染色体数目比亲代细胞减少一半。减数分裂 I 期实现同源染色体的分离,染色体数目减半,DNA 分子数目减半。

是否是 MeSH 词汇 否

释义来源 左伋,郭锋.医学细胞生物学[M].5 版.上海:复旦大学出版社,2015.

间期 I(Interphase I)

释义 此期间 DNA 进行自我复制,每个初级精母细胞或卵母细胞所含 DNA 的量是正常二倍体细胞所含 DNA 的两倍。

是否是 MeSH 词汇 否

释义来源 陆国辉,徐湘民.临床遗传学咨询[M].北京:北京大学医学出版社,2007.

中期 I(Metaphase I)

释义 此期间纺锤体侵入核区,分散于核中的四分体开始向纺锤体的中部移动。最后染色体排列在细胞的赤道板上。不同于有丝分裂的是,四分体上有四个着丝点,一侧纺锤体只和同侧的两个着丝点相连。同源染色体的着丝粒分居赤道面两侧。

是否是 MeSH 词汇 否

释义来源 陆国辉,徐湘民.临床遗传学咨询[M].北京:北京大学医学出版社,2007.

后期 I(Anaphase I)

释义 后期 I 时由于纺锤体微管的收缩、牵引,使同源染色体分开,分别移向细胞的两极。每极的染色体数比母细胞减少一半,即发生减数分裂。

是否是 MeSH 词汇 否

释义来源 陆国辉,徐湘民.临床遗传学咨询[M].北京:北京大学医学出版社,2007.

末期 I(Telophase I)

释义 末期 I 时核膜和核仁重新形成,细胞质分裂,形成两个子细胞。每个子细胞中都含有一半的染色体,在人类为 23 条染色体,每条染色体由两条染色单体组成,DNA 的含量与正常二倍体细胞相同。有的生物没有末期 I,由后期 I 直接进入前期 II 或中期 II。

是否是 MeSH 词汇 否

释义来源 陆国辉,徐湘民 . 临床遗传学咨询 [M]. 北京 : 北京大学医学出版社,2007.

减数分裂 II 期(Meiosis phase II)

释义 减数分裂 II 期,在此过程中,每条染色体的两条染色单体分开,分别移向细胞两极。核膜重新形成,染色体去凝集,复原成染色质,核仁重现。随之进行细胞分裂。减数分裂完成后,由一个二倍体的原始生殖细胞产生出四个单倍体的配子细胞。这些配子细胞受精后又产生二倍体合子,从而保持了物种遗传的稳定性。

是否是 MeSH 词汇 否

释义来源 陆国辉,徐湘民 . 临床遗传学咨询 [M]. 北京 : 北京大学医学出版社,2007.

间期 II(Interphase II)

释义 间期 II,为减数分裂 I 和减数分裂 II 之间的一个很短的间期,但不进行 DNA 合成。在自然界中,有的生物没有间期存在。

是否是 MeSH 词汇 否

释义来源 陆国辉,徐湘民 . 临床遗传学咨询 [M]. 北京 : 北京大学医学出版社,2007.

前期 II(Prophase II)

释义 前期 II 期间核膜消失,染色体变粗,纺锤体开始形成。

是否是 MeSH 词汇 否

释义来源 陆国辉,徐湘民 . 临床遗传学咨询 [M]. 北京 : 北京大学医学出版社,2007.

中期 II(Metaphase II)

释义 中期 II 时染色体排列到细胞赤道平面,纺锤体微管开始收缩。

是否是 MeSH 词汇 否

释义来源 陆国辉,徐湘民 . 临床遗传学咨询 [M]. 北京 : 北京大学医学出版社,2007.

后期 II(Anaphase II)

释义 后期 II 期间着丝粒纵裂,两条姐妹染色单体分离,并按相反方向移动,一直到达细胞两极。

是否是 MeSH 词汇 否

释义来源 陆国辉,徐湘民 . 临床遗传学咨询 [M]. 北京 : 北京大学医学出版社,2007.

末期 II(Telophase II)

释义 末期 II 时两个具有一半染色体(在人类为 23 条染色体)的单倍体配子细胞形成。

是否是 MeSH 词汇 否

释义来源 陆国辉,徐湘民 . 临床遗传学咨询 [M]. 北京 : 北京大学医学出版社,2007.

姐妹染色单体(Sister chromatid)

释义 每一有丝分裂中期染色体都是由两条相同的染色单体构成,两条单体之间在着丝粒部位相连。彼此互称为姐妹染色单体。

是否是 MeSH 词汇 否

释义来源 杨恬 . 医学细胞生物学 [M] 3 版 . 北京 : 人民卫生出版社,2014.

配子减数分裂(Gametic meiosis)

释义 配子减数分裂是减数分裂和配子的发生紧密联系在一起。在雄性脊椎动物中,

1个精原细胞变为初级精母细胞后发生减数分裂,过程是:由初级精母细胞复制分裂产生2个次级精母细胞,2个次级精母细胞又一次进行分裂,过程中不进行DNA复制,总共形成4个精细胞。精细胞在经过一系列的变态发育,形成成熟的精子。在雌性脊椎动物中,1个卵母细胞经过复制,减数第一次分裂形成1个第一极体(较小,第一极体通常不分裂为两个第二极体,有时会分裂为两个极体)和1个次级卵细胞(较大),次级卵母细胞分裂形成1个卵细胞(较大)和1个第二极体(较小),总共形成1个卵细胞和2~3个极体(最后只留下1个卵细胞,2~3个极体退化)。

是否是 MeSH 词汇　否

释义来源　陆国辉,徐湘民.临床遗传学咨询[M].北京:北京大学医学出版社,2007.

G_1 期(G_1 phase)

释义　G_1 期是 DNA 复制的准备期,该期特点是物质代谢活跃、迅速合成 RNA 和蛋白质、细胞体积显著增大。G_1 期中合成的蛋白质包括 S 期所需要的 DNA 复制相关的酶系如 DNA 聚合酶及 G_1 期向 S 期转变所需要的蛋白质,如触发蛋白、钙调蛋白、细胞周期蛋白、抑素等。

是否是 MeSH 词汇　是,MeSH ID:D016193

释义来源　陈誉华,陈志南.医学细胞生物学[M].6版.北京:人民卫生出版社,2018.

G_2 期(G_2 phase)

释义　又称 DNA 合成后期,是有丝分裂的准备期,是 S 期与下一次分裂期之间的一个时段,G_2 期发生的生化变化可为 S 期向 M 期转变提供条件。在这一时期,DNA 合成终止,大量合成 RNA、ATP 及一些与 M 期结构

功能相关的蛋白质,包括微管蛋白和促成熟因子等。减数分裂前间期的 G_2 期的长短变化较大:有的 G_2 期短,有的则和有丝分裂前间期的 G_2 期长短相当,也有的可以在 G_2 期停滞较长一段时间,直到受到新的刺激来打破这种停滞。

是否是 MeSH 词汇　是,MeSH ID:D016195

释义来源　陈誉华,陈志南.医学细胞生物学[M].6版.北京:人民卫生出版社,2018.

S 期(S phase)

释义　为 DNA 合成期,在此期,除了进行大量 DNA 的复制外,同时还要合成组蛋白及非组蛋白,最后完成染色体的复制。DNA 复制所需要的酶都在这一时期合成,DNA 含量在此时期增加一倍。S 期终结时,每一染色体复制成两个染色单体,生成的两个子代 DNA 分子与原来 DNA 分子的结构完全相同。

是否是 MeSH 词汇　是,MeSH ID:D016196

释义来源　陈誉华,陈志南.医学细胞生物学[M].6版.北京:人民卫生出版社,2018.

G_0 期(G_0 phase)

释义　又称休眠期(resting phase),细胞在增殖受阻时会离开细胞周期,进入休眠期,即 G_0 期。G_0 期细胞受到适当的刺激后,可以重返细胞周期,也可以转变为不能再分裂的终末分化细胞或启动细胞凋亡。

是否是 MeSH 词汇　是,MeSH ID:D016192

释义来源　陈誉华,陈志南.医学细胞生物学[M].6版.北京:人民卫生出版社,2018.

间期(Interphase)

释义　间期是居于两次分裂期之间的时期,

是细胞增殖的物质准备和积累阶段,间期占据了细胞周期的 95% 以上的时间。根据 DNA 合成的情况,细胞间期可进一步被划分为 G_1 期(即 DNA 合成前期)、S 期(即 DNA 合成期)和 G_2 期(即 DNA 合成后期)。配子发生减数分裂过程中,间期包括减数分裂前间期和减数分裂间期。减数分裂前间期与有丝分裂类似,可以人为的划分为 G_1 期、S 期和 G_2 期。减数分裂间期不再进行 DNA 复制,也没有 G_1 期、S 期和 G_2 期。

是否是 MeSH 词汇   是,MeSH ID:D007399

释义来源   陈誉华,陈志南 . 医学细胞生物学 [M] . 6 版 . 北京:人民卫生出版社,2018.

分裂期(Mitotic phase)

释义   有丝分裂时期,又称 M 期(M phase),此期内细胞形态结构发生显著改变:染色体凝集及分离,核膜核仁破裂及重建,纺锤体、收缩环在胞质内形成。继细胞核发生分裂形成两个子核后,胞质一分为二,细胞完成分裂。

是否是 MeSH 词汇   是,MeSH ID:D008938

释义来源   陈誉华,陈志南 . 医学细胞生物学 [M] . 6 版 . 北京:人民卫生出版社,2018.

周期蛋白依赖性激酶(Cyclin-dependent kinase,CDK)

释义   控制所有真核生物细胞周期进展的一类蛋白激酶,需要通过细胞周期蛋白激活来获得酶活性,有磷酸化和去磷酸化两种形态。

是否是 MeSH 词汇   是,MeSH ID:D018844

释义来源   陈誉华,陈志南 . 医学细胞生物学 [M] . 6 版 . 北京:人民卫生出版社,2018.

促成熟因子(Maturation-promoting factor,MPF)

释义   在所有真核生物中驱动有丝分裂和减数分裂周期的蛋白激酶。结构上由细胞周期蛋白依赖性激酶和细胞周期蛋白 Cyclin 组成复合物。在减数分裂中诱导未成熟卵母细胞进行减数分裂成熟;在有丝分裂中,对 G_2/M 相转变起作用。促成熟因子一旦被细胞周期蛋白激活磷酸化,可参与核膜破裂、染色体凝聚、纺锤体形成和细胞周期蛋白降解等一系列过程。

是否是 MeSH 词汇   是,MeSH ID:D016200

释义来源   陈誉华,陈志南 . 医学细胞生物学 [M] . 6 版 . 北京:人民卫生出版社,2018.

周期蛋白依赖性激酶抑制因子(Cyclin-dependent kinase inhibitor proteins,CKI)

释义   细胞内存在的一些对 CDK 活性起负调控作用的蛋白质,是能与 CDK 结合并抑制其活性的一类蛋白质,具有确保细胞周期高度时序性的功能,在细胞周期的负调控过程中起着重要作用。

是否是 MeSH 词汇   是,MeSH ID:D050756

释义来源   陈誉华,陈志南 . 医学细胞生物学 [M] . 6 版 . 北京:人民卫生出版社,2018.

CDC 2 蛋白激酶(CDC 2 protein kinase)

释义   CDC2 蛋白激酶又名周期蛋白依赖性激酶 1(cyclin-dependent kinases,CDK1),现如今发现的细胞周期中最重要的蛋白激酶;是促成熟因子的催化亚单位,被命名为细胞周期蛋白依赖性激酶 1,即 CDK 1;可与哺乳动物细胞中的细胞周期蛋白 A 和细胞周期蛋白 B 形成复合物。当细胞周期蛋白依赖激酶 1 完全去磷酸化时,其活性达到最大。

是否是 MeSH 词汇   是,MeSH ID:D016203

释义来源   陈誉华,陈志南 . 医学细胞生物学 [M] . 6 版 . 北京:人民卫生出版社,2018.

抑素（Chalone）

释义 一种由细胞自身分泌的能抑制细胞周期进程的糖蛋白；通常分布于其发挥作用的特异性组织中，可抑制 DNA 合成、原始细胞分裂，主要作用在 G_1 期末和 G_2 期。在 G_1 期发挥作用的抑素通常被称为 S 因子，能抑制 G_1 期细胞进入 S 期；在 G_2 期起作用的抑素又称为 M 因子，能抑制 G_2 期细胞向 M 期的转变。

是否是 MeSH 词汇 是，MeSH ID：D050150

释义来源 陈誉华，陈志南．医学细胞生物学［M］．6 版．北京：人民卫生出版社，2018.

生长因子（Growth factor）

释义 一类由细胞自分泌或旁分泌产生的多肽类物质，在与细胞膜上的特异性受体结合后，经信号转换及多级传递，可激活细胞内多种蛋白激酶，促进或抑制细胞周期进程相关的蛋白质表达，由此参与对细胞周期的调控。其作用为细胞周期正常进程所必需。

是否是 MeSH 词汇 是，MeSH ID：D036341

释义来源 陈誉华，陈志南．医学细胞生物学［M］．6 版．北京：人民卫生出版社，2018.

细胞增殖（Cell proliferation）

释义 细胞通过生长和分裂产生子代细胞，使得细胞数目增加，并使子代细胞获得同母细胞相同遗传特性的过程，是生命活动的基本特征，是生物个体生长、发育、繁殖和遗传的基础。细胞的增殖包括细胞的生长、DNA 复制及细胞分裂。单细胞生物以细胞分裂的方式产生新的个体；多细胞生物由受精卵经过无数次细胞分裂、分化、发育为成体，并以细胞分裂的方式产生新的细胞，用来补充体内衰老或死亡的细胞。

是否是 MeSH 词汇 是，MeSH ID：D049109

释义来源 陈元晓，陈俊霞．医学细胞生物学［M］．2 版．北京：科学出版社，2017.

细胞分裂（Cell division）

释义 一个亲代细胞形成两个子代细胞的过程，是细胞生命活动的重要特征之一。分裂前的细胞称母细胞，分裂后形成的新细胞称子细胞。细胞分裂一般包括细胞核分裂和细胞质分裂两步，在细胞核分裂过程中母细胞把遗传物质传给子细胞。在单细胞生物中细胞分裂就是个体的繁殖，在多细胞生物中细胞分裂是个体生长、发育和繁殖的基础。

是否是 MeSH 词汇 是，MeSH ID：D002455

释义来源 陈誉华，陈志南．医学细胞生物学［M］．6 版．北京：人民卫生出版社，2018.

有丝分裂（Mitosis）

释义 将亲代细胞的染色体经过复制以后，精确地平均分配到两个子细胞中去。由于染色体上有遗传物质 DNA，因而在生物的亲代和子代之间保持了遗传性状的稳定性。又称为间接分裂，是高等真核生物细胞分裂的主要方式。有丝分裂是一个连续的过程，按先后顺序划分为间期、前期、中期、后期和末期五个时期。

是否是 MeSH 词汇 是，MeSH ID：D008938

释义来源 陈誉华，陈志南．医学细胞生物学［M］．6 版．北京：人民卫生出版社，2018.

染色单体（Chromatid）

释义 中期染色体达到了最大收缩，具有比较稳定的形态，它有两条相同的染色单体构成，这两条染色单体称为姐妹染色单体，二者在着丝粒处结合，每一条单体由一条 DNA

双链经过紧密地盘旋折叠而成,到了分裂后期两条染色单体分开。

是否是 MeSH 词汇 是,MeSH ID:D002842

释义来源 安威.医学细胞生物学[M].4 版.北京:北京大学医学出版社,2019.

次缢痕(Secondary constriction)

释义 除主缢痕外,在有些染色体上其他浅染缢痕部位称为次缢痕。

是否是 MeSH 词汇 否

释义来源 安威.医学细胞生物学[M].4 版.北京:北京大学医学出版社,2019.

巨型染色体(Giant chromosome)

释义 在某些生物的细胞中,特别是在它们生活周期的某些阶段,可以观察到一些特殊的染色体。它们的特点是体积巨大,相应的细胞核及整个细胞的容积也随之增大,此种染色体称为巨染色体,包括多线染色体和灯刷染色体。

是否是 MeSH 词汇 否

释义来源 安威.医学细胞生物学[M].4 版.北京:北京大学医学出版社,2019.

灯刷染色体(Lampbrush chromosome)

释义 灯刷染色体是普遍存在于鱼类、两栖类等动物卵母细胞中的一类形似灯刷的特殊巨大染色体,长度超过 1mm。灯刷染色体进一步盘绕形成环状结构,并通过结合于该环部基底处的蛋白质相互连接,每个环的长度为 20~100kb,高度为 30nm,灯刷染色体的直径往往超过 700nm。

是否是 MeSH 词汇 否

释义来源 安威.医学细胞生物学[M].4 版.北京:北京大学医学出版社,2019.

联会(Synapsis)

释义 同源染色体配对的过程称为联会。联会初期,同源染色体端粒与核膜相连的接触斑相互靠近并结合。从端粒处开始,这种结合不断向其他部位伸延,直到整对同源染色体的侧面紧密联会,联会也可同时发生在同源染色体的其他位点上。在联会的部位可形成一种特殊的复合结构,称为联会复合体。联会复合体被认为与同源染色体联会和基因重组有关。

是否是 MeSH 词汇 是,MeSH ID:D023902

释义来源 陈誉华,陈志南.医学细胞生物学[M].6 版.北京:人民卫生出版社,2018.

无丝分裂(Amitosis)

释义 进入分裂期后,细胞的核膜不消失,无纺锤丝形成及染色体组装,而是由亲代细胞直接断裂形成子代细胞,又称为直接分裂,是最早被发现的一种细胞分裂方式。细胞无丝分裂也出现细胞核的体积增大及核内 DNA 的复制。

是否是 MeSH 词汇 否

释义来源 陈誉华,陈志南.医学细胞生物学[M].6 版.北京:人民卫生出版社,2018.

前期(Prophase)

释义 是有丝分裂的第一期,该期的主要特征是:染色体凝集、分裂极确定、核仁缩小解体及纺锤体形成。染色质凝缩成完全相同的两条染色单体连接而成的具有明显特征的染色体。染色质丝高度螺旋化,逐渐形成染色体。染色体短而粗,强嗜碱性。两个中心体向相反方向移动,在细胞中形成两极;而后在中心粒外周物质区域成核开始合成微管,形成纺锤体。随着核仁随染色质的螺旋化,核仁逐渐消失。核被膜开始瓦解为离散的囊泡状内质网。

是否是 MeSH 词汇 是,MeSH ID:D011418

释义来源 陈誉华,陈志南.医学细胞生物学[M].6 版.北京:人民卫生出版社,2018.

前中期(Prometaphase)

释义 有丝分裂前期与中期之间的阶段,自核膜破裂起到染色体排列在赤道面上为止。其标志性事件包括核膜崩解、纺锤体装配完成、染色体整齐排列。

是否是 MeSH 词汇 是,MeSH ID:D049468

释义来源 陈誉华,陈志南.医学细胞生物学[M].6 版.北京:人民卫生出版社,2018.

动粒微管(Kinetochore microtubule)

释义 在有丝分裂中,组成纺锤体的部分微管与染色体一侧的着丝粒结合,牵拉捕捉染色体,这部分微管称作动粒微管。

是否是 MeSH 词汇 否

释义来源 陈誉华,陈志南.医学细胞生物学[M].6 版.北京:人民卫生出版社,2018.

极微管(Polar microtubule)

释义 在有丝分裂中,组成纺锤体的部分微管不与染色体着丝粒相连,游离端在赤道面处相互交叠或相互搭桥,这部分微管称为极微管。

是否是 MeSH 词汇 否

释义来源 陈誉华,陈志南.医学细胞生物学[M].6 版.北京:人民卫生出版社,2018.

中期(Metaphase)

释义 从染色体排列到赤道面上,到它们的染色单体开始分向两极之前,这段时间称为

有丝分裂中期,主要特点是染色体达到最大程度的凝集,并且非随机的排在细胞中央的赤道面上,从纺锤体两极发出的微管附着于每一个染色体的着丝点上。从中期细胞可分离得到完整的染色体群,分离的染色体呈短粗棒状或发夹状,均由两个染色单体借狭窄的着丝点连接构成。

是否是 MeSH 词汇 是,MeSH ID:D008677

释义来源 陈誉华,陈志南.医学细胞生物学[M].6 版.北京:人民卫生出版社,2018.

染色体列队(Chromosome alignment)

释义 染色体向赤道面上运动的过程,也称为染色体中板聚合。染色体整列的速度非常快,当染色体排列到赤道面上后,其两个动粒分别面向纺锤体的两极。

是否是 MeSH 词汇 否

释义来源 陈誉华,陈志南.医学细胞生物学[M].6 版.北京:人民卫生出版社,2018.

后期(Anaphase)

释义 每条染色体的两条姐妹染色单体分开并移向两极的时期称为有丝分裂后期,由于纺锤体微管的活动,着丝点纵向分裂,每一染色体的两个染色单体分开,并向相反方向移动,接近各自的中心体,染色单体遂分为两组。与此同时,细胞被拉长,并由于赤道部细胞膜下方环行微丝束的活动,使该部缩窄,细胞呈哑铃形。

是否是 MeSH 词汇 是,MeSH ID:D000705

释义来源 陈誉华,陈志南.医学细胞生物学[M].6 版.北京:人民卫生出版社,2018.

末期(Telophase)

释义 从子染色体到达两极开始至形成两个

子细胞为止称为有丝分裂末期,主要的特点是子代细胞的核形成与胞质分裂。末期染色体着丝粒断裂后,染色单体分别移到纺锤体的两极并重新形成核膜。染色体解螺旋形成细丝,核膜小泡重新包围两组染色体,相互融合,形成完整的核膜和新的细胞核,重新出现染色质丝与核仁;内质网囊泡组合为核被膜;细胞赤道部缩窄加深,最后完全分裂为两个二倍体的子细胞。

是否是 MeSH 词汇　是,MeSH ID:D013692

释义来源　陈誉华,陈志南.医学细胞生物学[M].6版.北京:人民卫生出版社,2018.

卵裂沟(Cleavage furrow)

释义　胞质分裂开始时,在赤道板周围细胞表面下陷形成的环形缢缩。随着细胞逐渐向末期转化,分裂沟加深,直至两个子细胞完全分开。分裂沟的定位与纺锤体相关。

是否是 MeSH 词汇　否

释义来源　陈誉华,陈志南.医学细胞生物学[M].6版.北京:人民卫生出版社,2018.

中体(Midbody)

释义　中体为在分裂沟的下方,肌动蛋白、微管、小膜泡等物质聚集,构成的环形致密层。

是否是 MeSH 词汇　否

释义来源　陈誉华,陈志南.医学细胞生物学[M].6版.北京:人民卫生出版社,2018.

收缩环(Contractile ring)

释义　胞质分裂开始时,大量的肌动蛋白和肌球蛋白在中体处组装成微丝并相互形成微丝束,构成环绕细胞的收缩环。收缩环收缩,分裂沟逐渐加深,细胞形状由圆形逐渐变为椭圆形、哑铃形,直至两个子细胞完全相互

分离。

是否是 MeSH 词汇　否

释义来源　陈誉华,陈志南.医学细胞生物学[M].6版.北京:人民卫生出版社,2018.

中心粒(Centriole)

释义　是在光学显微镜下,在中心体中央部位所看到的,被色素深染的两个小粒,亦称中心小体。一般认为动物细胞中的中心粒对于纺锤体的形成、染色体的后期运动及分裂沟的形成都有密切的关系。但是,没有中心粒的高等植物细胞也能形成纺锤体和产生染色体的后期运动。中心粒的最重要的作用是作为鞭毛和纤毛的基底小体和毛基体的原基。中心粒的化学组成除 RNA、脂质、碳水化合物和结构蛋白质外,还有大量的酶。

是否是 MeSH 词汇　是,MeSH ID:D002502

释义来源　陈誉华,陈志南.医学细胞生物学[M].6版.北京:人民卫生出版社,2018.

纺锤体(Spindle)

释义　纺锤体是出现于细胞有丝分裂前期末,对细胞分裂及染色体分离有重要作用的临时性细胞器。由星体微管、动粒微管和极微管纵向排列构成,呈纺锤样外观。

是否是 MeSH 词汇　是,MeSH ID:D008941.

释义来源　陈誉华,陈志南.医学细胞生物学[M].6版.北京:人民卫生出版社,2018.

纺锤丝(Spindle fiber)

释义　是光学显微镜下所见到的有丝分裂期组成纺锤体的丝状结构的总称。纺锤丝牵引姐妹染色单体并在细胞增殖的后期将姐妹染色单体分别牵引到细胞的两侧,纺锤体消失。动物细胞的纺锤丝由中心体释放,植物细

的纺锤丝由细胞两极发出。

是否是 MeSH 词汇 否

释义来源 陈誉华,陈志南.医学细胞生物学[M].6 版.北京:人民卫生出版社,2018.

赤道板(Eequatorial plate)

释义 细胞有丝分裂中期,每条染色体的着丝点准确地排列在纺锤体中心的一个平面上,与地球赤道的位置类似,因此称为赤道板,又称赤道面。这一时期染色体形态比其他任何时期都粗短,因此适合染色体数目和结构研究。

是否是 MeSH 词汇 否

释义来源 陈誉华,陈志南.医学细胞生物学[M].6 版.北京:人民卫生出版社,2018.

细线期(Leptotene)

释义 细线期为第一次减数分裂前期的第一阶段,染色质开始初步螺旋为偶线期配对做准备,又称凝集期。在光学显微镜下可逐渐见到染色体,染色质在凝集前已复制,但仍呈单条细线状,看不到成双的染色体。此期细胞核的体积增大,核仁也较大,与 RNA、蛋白质的合成有关。

是否是 MeSH 词汇 否

释义来源 陈誉华,陈志南.医学细胞生物学[M].6 版.北京:人民卫生出版社,2018.

偶线期(Zygotene)

释义 偶线期是第一次减数分裂前期的第二个阶段,染色质进一步凝集,两两配对,所以又称配对期。配对后的一对同源染色体中有 4 条染色单体,称为四分体。此时期合成 DNA 且活跃转录,减数分裂中基因组 DNA 的复制完成于偶线期。

是否是 MeSH 词汇 否

释义来源 陈誉华,陈志南.医学细胞生物学[M].6 版.北京:人民卫生出版社,2018.

粗线期(Pachytene stage)

释义 粗线期是第一次减数分裂前期的第三阶段,该时期染色体连续缩短变粗,结合紧密,此时期染色体形态是一个明显的四分体。

是否是 MeSH 词汇 是,MeSH ID:D049471

释义来源 陈誉华,陈志南.医学细胞生物学[M].6 版.北京:人民卫生出版社,2018.

双线期(Diplotene)

释义 双线期为第一次减数分裂前期的第四个阶段,此期染色体长度进一步变短,因发生去组装而逐渐解体消失,紧密配对的相互分开,而在非姐妹染色单体之间的某些部位上,可见其相互间有接触点,称为交叉。

是否是 MeSH 词汇 否

释义来源 陈誉华,陈志南.医学细胞生物学[M].6 版.北京:人民卫生出版社,2018.

终变期(Diakinesis)

释义 终变期为第一次减数分裂前期的最后阶段,染色体螺旋化程度更高呈紧密凝集状态。染色体交叉逐步向染色体端部移动,核膜和核仁逐渐消失,纺锤体开始形成。

是否是 MeSH 词汇 否

释义来源 陈誉华,陈志南.医学细胞生物学[M].6 版.北京:人民卫生出版社,2018.

胞质分裂(Cytokinesis)

释义 真核细胞分裂过程中,继核分裂后,细胞质沿赤道面一分为二,形成两个完整子细胞的过程。

是否是 MeSH 词汇 是,MeSH ID:D048749

释义来源 陈誉华,陈志南.医学细胞生物学[M].6版.北京:人民卫生出版社,2018.

胞质基因(Plasmagene)

释义 不依赖于细胞核的、能自我复制的胞质实体中的基因。例如,叶绿体的染色体组和真核生物的线粒体 DNA 或原核生物的质粒。

是否是 MeSH 词汇 否

释义来源 陈誉华,陈志南.医学细胞生物学[M].6版.北京:人民卫生出版社,2018.

胞质决定子(Cytoplasmic determinant)

释义 存在于卵细胞或卵裂球的特定位置,通过卵裂分配到特定的分裂球中从而影响早期胚胎不同区域的发育命运的细胞质成分。

是否是 MeSH 词汇 否

释义来源 陈誉华,陈志南.医学细胞生物学[M].6版.北京:人民卫生出版社,2018.

胞质运动(Cytoplasmic movement)

释义 又称胞质流动,是细胞内细胞质持续的流动,这种流动运送细胞内的营养物质、蛋白质和细胞器。运动形式有胞质环流和变形虫伪足的伸缩运动等。

是否是 MeSH 词汇 否

释义来源 陈誉华,陈志南.医学细胞生物学[M].6版.北京:人民卫生出版社,2018.

不对称分裂(Asymmetrical division)

释义 是干细胞在组织中增殖和维持自身平衡的一种分裂方式。在不对称分裂过程中,干细胞分裂并产生用于自我更新的子干细胞和进一步分化的子祖细胞。

是否是 MeSH 词汇 否

释义来源 陈誉华,陈志南.医学细胞生物学[M].6版.北京:人民卫生出版社,2018.

同源染色体配对(Homologous chromosomal pairing)

释义 指第一次减数分裂前期的偶线期同源染色体开始两两配对联会(synapsis),此时的每条染色体有两条姐妹染色单体。

是否是 MeSH 词汇 是,MeSH ID:D023902

释义来源 陈誉华,陈志南.医学细胞生物学[M].6版.北京:人民卫生出版社,2018.

持续分裂细胞(Continuously dividing cell)

释义 在细胞周期中连续运转的细胞,又称周期细胞。机体内某些组织需要不断地更新,组成这些组织的细胞就必须通过不断分裂产生新细胞,如上皮组织的基底层细胞,此类细胞的有丝分裂的活性很高。

是否是 MeSH 词汇 否

释义来源 陈誉华,陈志南.医学细胞生物学[M].6版.北京:人民卫生出版社,2018.

静息细胞(Resting cell)

释义 静息细胞为暂时脱离细胞周期,不进行 DNA 复制和分裂,但在某些条件的诱导下可以重新开始 DNA 合成、进行细胞分裂的细胞,又称 G_0 细胞、静止期细胞。

是否是 MeSH 词汇 否

释义来源 陈誉华,陈志南.医学细胞生物学[M].6版.北京:人民卫生出版社,2018.

终末分化细胞(Terminally differentiated cell)

释义 永久性失去了分裂能力的细胞;它们

不可逆地脱离了细胞周期,但保持了生理活性机能。这些细胞都是高度特化的细胞,如哺乳动物的红细胞、神经细胞、多形性白细胞、肌细胞等,。一旦特化定型后,执行特定功能,则终身不再分裂。

是否是 MeSH 词汇 否

释义来源 陈誉华,陈志南.医学细胞生物学[M].6版.北京:人民卫生出版社,2018.

细胞死亡(Cell death)

释义 细胞死亡为细胞生命活动不可逆停止。正常生理和病理条件下,目前发现的细胞死亡方式有凋亡、坏死和焦亡。

是否是 MeSH 词汇 是,MeSH ID:D016923

释义来源 陈誉华,陈志南.医学细胞生物学[M].6版.北京:人民卫生出版社,2018.

程序性细胞死亡(Programmed call death,PCD)

释义 指在一定时间内,细胞按照特定的程序发生死亡,这种细胞死亡具有严格的基因时控性和选择性。形态学变化主要为细胞皱缩、染色质凝集、凋亡小体形成和细胞骨架解体等。

是否是 MeSH 词汇 否

释义来源 陈誉华,陈志南.医学细胞生物学[M].6版.北京:人民卫生出版社,2018.

细胞衰老(Cell senescence)

释义 指细胞在执行生命活动过程中,随着时间的推移,细胞的增殖能力和生理功能逐渐发生衰退的变化过程。衰老的细胞呈现出一种不可逆的生长停滞状态,其最终结果将导致细胞死亡。

是否是 MeSH 词汇 是,MeSH ID:D016922

释义来源 陈誉华,陈志南.医学细胞生物学[M].6版.北京:人民卫生出版社,2018.

压力诱导的早熟性衰老(Stress-induced premature senescence,SIPS)

释义 除细胞内端粒缩短诱发的复制性衰老外,许多刺激因素,如过量的氧、乙醇、离子辐射和丝裂霉素 C 等均能缩短细胞的复制寿命,促进细胞衰老指征的显现,科学家们将这类型的细胞衰老称为压力诱导的早熟性衰老。主要表现为氧化损伤引起的细胞衰老。

是否是 MeSH 词汇 否

释义来源 陈誉华,陈志南.医学细胞生物学[M].6版.北京:人民卫生出版社,2018.

细胞坏死(Necrosis)

释义 即细胞的被动死亡,指细胞受到物理、化学等因素的影响(如机械损伤、毒物、微生物、辐射等)而引起细胞死亡的病理过程。细胞坏死的特点是细胞质膜和核被膜破裂,细胞骨架和核纤层解体,细胞质溢出,影响周围细胞,发生炎症反应。

是否是 MeSH 词汇 是,MeSH ID:D009336

释义来源 陈誉华,陈志南.医学细胞生物学[M].6版.北京:人民卫生出版社,2018.

凋亡小体(Apoptotic body)

释义 细胞凋亡过程中,核染色质断裂为大小不等的片段,这些片段与某些细胞器如线粒体等聚集在一起,被反折的细胞质膜包裹,形成球形结构,称为凋亡小体。从外观上看,细胞表面产生许多泡状或芽状突起,随后被逐渐分隔,形成单个的凋亡小体。

是否是 MeSH 词汇 否

释义来源 陈誉华,陈志南.医学细胞生物学[M].6版.北京:人民卫生出版社,2018.

凋亡诱导因子(Apoptosis-inducing factor, AIF)

释义 一类存在于线粒体内、外膜间隙的保守黄素蛋白,具有双重功能。在细胞正常的生理状态下,作为线粒体氧化还原酶,能催化细胞色素 c 和烟酰胺腺嘌呤二核苷酸(NAD)之间的电子传递。在细胞凋亡过程中,AIF 从线粒体释放到细胞质基质中,进而进入细胞核,引起核内 DNA 凝集并使之断裂。

是否是 MeSH 词汇 是,MeSH ID:D051033

释义来源 丁明孝,王喜忠,张传茂,等.细胞生物学.5版.北京:高等教育出版社,2020.

B 细胞淋巴瘤 -2 基因(B cell lymphoma-2 gene, *Bcl-2* gene)

释义 *Bcl-2* 基因是 B 细胞淋巴瘤 -2 基因的缩写,不仅存在于 B 细胞淋巴瘤中,也见于许多正常组织和胚胎组织中。目前已经发现的 Bcl-2 蛋白家族按功能可分为两类,一类像 Bcl-2 一样具有抑制凋亡作用,如哺乳动物的 Bcl-X1、Bcl-W、Mcl-1、A1、线虫 Ced-9、牛痘病毒 E1B119kD 等;而另一类具有促进凋亡作用,如 Bax、Bcl-Xs、Bad、Bak、Bik/Nbk、Bid 和 Harakiri。Bcl-2 家族的蛋白氨基酸序列除了在 BH_1、BH_2 和 BH_3 三个区段有高度序列性外,在氨基末端还有一个比较保守的区段 S_1,这可能是调节凋亡以及蛋白质相互作用所必需的结构。

是否是 MeSH 词汇 是,MeSH ID:D019254

释义来源 陈誉华,陈志南.医学细胞生物学[M].6版.北京:人民卫生出版社,2018.

Bcl-2 样蛋白 11(Bcl-2-like protein 11)

释义 一种 C 末端具有与 Bcl-2 同源性(BH_3)结构域并与其他 Bcl-2 家族蛋白形成异二聚体的蛋白,是细胞凋亡和失活的强诱导物。有几种不同的表达亚型,具有不同的诱导细胞凋亡的能力。

是否是 MeSH 词汇 是,MeSH ID:D000072224

释义来源 陈誉华,陈志南.医学细胞生物学[M].6版.北京:人民卫生出版社,2018.

Fas 相关死亡结构域蛋白(Fas-associated protein with death domain)

释义 Fas 是一种与 TNF 受体复合物相联系的信号转导衔接蛋白,包含一个介导细胞死亡效应的区域,该区域可以与死亡效应起始分子 caspases(例如 caspase 8 和 caspase 10)上的死亡效应域进行相互作用,并在 caspases 介导的细胞凋亡通路级联反应中起重要作用。

是否是 MeSH 词汇 是,MeSH ID:D053200

释义来源 陈誉华,陈志南.医学细胞生物学[M].6版.北京:人民卫生出版社,2018.

Beclin-1 蛋白(Beclin-1 protein)

释义 一种自噬相关蛋白,作为磷脂酰肌醇 3 激酶多蛋白复合物的核心亚单位发挥作用,介导 3- 磷酸磷脂酰肌醇的形成,为自噬体成熟所必需的。另外,它也在细胞内吞作用和胞质分裂中发挥作用。此外,Beclin-1 与细胞内膜结合,并与原癌蛋白 C-Bcl-2 和 Bcl-X 蛋白相互作用。

是否是 MeSH 词汇 是,MeSH ID:D000071186

释义来源 陈誉华,陈志南.医学细胞生物学[M].6版.北京:人民卫生出版社,2018.

肿瘤坏死因子相关凋亡诱导配体（TNF-related apoptosis-inducing ligand，TRAIL）

释义　一种跨膜蛋白，属肿瘤坏死因子超家族的细胞间信号转导蛋白。它是一种广泛表达的配体，可通过结合其特异性受体来激活细胞凋亡。该蛋白的膜结合形式可以被特定的半胱氨酸内肽酶切割，形成可溶的配体形式。

是否是 MeSH 词汇　是，MeSH ID：D053221

释义来源　陈誉华，陈志南．医学细胞生物学[M]．6版．北京：人民卫生出版社，2018.

肿瘤坏死因子相关凋亡诱导配体受体（TNF-related apoptosis-inducing ligand receptor，TRAILR）

释义　是肿瘤坏死因子相关的凋亡诱导配体的特异性受体，通过它可以与细胞质中肿瘤坏死因子相关的死亡结构域家族传递信号。肿瘤坏死因子受体家族成员表达广泛，且在调节外周免疫反应和细胞凋亡中发挥作用。

是否是 MeSH 词汇　是，MeSH ID：D053220

释义来源　陈誉华，陈志南．医学细胞生物学[M]．6版．北京：人民卫生出版社，2018.

凋亡蛋白酶激活因子 1（Apoptosis protease-activating factor-1，Apaf1）

释义　一种以 N-端胱天蛋白酶募集域（CARD）和 C-端 WD40 重复为特征的 CARD 信号适配器蛋白，在线粒体刺激的凋亡中发挥作用，且能在胞质中与细胞色素 C 结合形成凋亡体蛋白复合物，该复合物能激活 caspase 9 等，从而启动 caspases 信号通路。

是否是 MeSH 词汇　是，MeSH ID：D053477

释义来源　陈誉华，陈志南．医学细胞生物学[M]．6版．北京：人民卫生出版社，2018.

核因子κB（Nuclear factor-κB，NF-κB）

释义　是一类在哺乳动物细胞中广泛表达的转录因子，通常以异二聚体的形式存在于细胞质中，两个亚基 p65 和 p50 在 N 端共享一个同源区，以确保其二聚化并与 DNA 结合，核定位信号也位于此同源区。NF-κB 信号通路可调控多种参与炎症反应的细胞因子、黏附因子和蛋白酶类基因的转录过程，以应答多种胞外信号刺激，并影响细胞增殖、分化及发育。

是否是 MeSH 词汇　是，MeSH ID：D016328

释义来源　丁明孝，王喜忠，张传茂，等．细胞生物学．5版．北京：高等教育出版社，2020.

肿瘤抑制基因 *p53*（Tumor suppressor gene *p53*）

释义　即肿瘤抑制基因 *p53*，位于人类 17 号染色体短臂，编码肿瘤抑制蛋白 p53，是重要的肿瘤抑制基因和促凋亡因子。*p53* 失活或突变会导致细胞癌变。DNA 的损伤导致 *p53* 的水平上升，激活 DNA 的修复系统，同时启动很多下游基因的转录。在 DNA 严重损伤的情况下，*p53* 将诱导凋亡因子的表达，使细胞进入程序化死亡。

是否是 MeSH 词汇　是，MeSH ID：D016159

释义来源　陈誉华，陈志南．医学细胞生物学[M]．6版．北京：人民卫生出版社，2018.

细胞色素 C（Cytochrome C）

释义　是生物氧化的一个非常重要的电子传递体，在线粒体嵴上与其他氧化酶排列成呼吸链，参与细胞呼吸过程，是细胞凋亡所必需的胱天蛋白酶家族的激活物。细胞色素 C 在酶存在的情况下，对组织的氧化、还原有迅速的促酶作用。通常情况下外源性细胞色素 C 不能进入健康细胞,但在缺氧时,细胞膜的通透性增加,细胞色素 C 便有可能进入细胞及线粒体内,增强细胞氧化,提高氧的利用。

是否是 MeSH 词汇 是,MeSH ID:D045304

释义来源 陈誉华,陈志南.医学细胞生物学[M].6 版.北京:人民卫生出版社,2018.

新陈代谢(Metabolism)

释义 是生物体内维持细胞生存状态所经历的一切化学变化总称,是生物体从环境摄取营养物转变为自身物质,同时将自身原有组成成分转变为废物排出到环境中的不断更新的过程。新陈代谢包含物质合成和分解两个方面。是维持生命体正常结构,生长和繁殖的基础。

是否是 MeSH 词汇 是,MeSH ID:D008660

释义来源 周春燕,药立波.生物化学与分子生物学[M].9 版.北京:人民卫生出版社,2018.

分解代谢(Catabolism)

释义 有机营养物,不管是从外界环境获取的,还是自身储存的,通过一系列反应步骤转变为较小的、较简单的物质的过程称为分解代谢。

是否是 MeSH 词汇 否

释义来源 陈志南.工程细胞生物学[M].北京:科学出版社,2013.

底物(Substrate)

释义 底物为参与生化反应的物质,可为化学元素、分子或化合物,经过作用后可形成产物。一个生化反应的底物往往同时也是另一个化学反应的产物。

是否是 MeSH 词汇 否

释义来源 陆阳.有机化学[M].9 版.北京:人民卫生出版社,2018.

酶(Enzyme)

释义 酶是由活细胞产生的具有催化活性和专一性的生物分子(蛋白质、RNA、DNA),其中绝大部分酶是蛋白质。酶能通过降低反应的活化能加快反应速率,但不改变反应的平衡点。酶具有催化效率高、专一性强、作用条件温和等特点。体内几乎所有的化学反应都由特异性的酶来催化,这为生物体能进行如此复杂而周密的新陈代谢及其精细的时空调节,提供了基本保证。酶的催化作用有赖于酶分子的一级结构及空间结构的完整,能使蛋白质变性的因素也能使酶变性,若酶分子变性或亚基解聚均可能导致酶活性丧失。

是否是 MeSH 词汇 是,MeSH ID:D004798

释义来源 周春燕,药立波.生物化学与分子生物学[M].9 版.北京:人民卫生出版社,2018.

催化(Catalysis)

释义 催化即通过催化剂改变反应所需的活化能,改变反应物的量,反应前后催化剂的量和质均不发生改变的反应。催化改变化学反应速率而不影响化学平衡的作用。催化剂改变化学反应速率的作用称催化作用,它本质上是一种化学作用。在催化剂参与下进行的化学反应称催化反应,催化是自然界中普遍存在的重要现象,催化作用几乎遍及化学反应的整个领域。

是否是 MeSH 词汇 是,MeSH ID:D002384

释义来源 周春燕,药立波.生物化学与分子生物学[M].北京:人民卫生出版社,2018.

能量代谢（Energy metabolism）

释义 机体的新陈代谢既有物质的转变，又有能量的转化，通常将生物体内物质代谢过程中伴随发生的能量的释放、转移、储存和利用称为能量代谢。在能量代谢方面，化学键能（呼吸、发酵）或光能（光合成）直接转化成热量前，转化成 ATP 等高能键是其显著的特征之一。影响能量代谢的主要因素有肌肉活动、精神活动、食物的特殊动力效应及环境温度等。

是否是 MeSH 词汇 是，MeSH ID：D004734

释义来源 王庭槐. 生理学［M］. 9 版. 北京：人民卫生出版社，2018.

物质代谢（Substance metabolism）

释义 物质代谢是指物质在体内的消化、吸收、运转、分解等与生理有关的化学过程，物质代谢既有同化作用，又有异化作用。机体的物质代谢包括合成代谢和分解代谢两个方面。合成代谢是指机体利用从外界摄取的营养物质及分解代谢的部分产物构筑和更新自身组织，并将能量储存在生物分子的结构中。分解代谢是指机体分解摄入的营养物质及自身的组成成分，并释放能量用于各种功能活动和维持体温。物质代谢可分为三个阶段：消化吸收、中间代谢和排泄。

是否是 MeSH 词汇 否

释义来源 王庭槐. 生理学［M］. 9 版. 北京：人民卫生出版社，2018.

蛋白质代谢（Protein metabolism）

释义 蛋白质代谢指合成蛋白质和氨基酸（合成代谢）以及在产生能量时分解组织蛋白质（分解代谢）的过程。蛋白质合成代谢是由氨基酸形成蛋白质的过程。它依赖氨基酸合成、翻译、翻译后修饰。蛋白质分解代谢是蛋白质被分解成的氨基酸过程，也称为蛋白水解，水解后可以进一步进行氨基酸降解。

是否是 MeSH 词汇 否

释义来源 周春燕，药立波. 生物化学与分子生物学［M］. 9 版. 北京：人民卫生出版社，2018.

糖代谢（Carbohydrate metabolism）

释义 糖是一类化学本质为多羟醛或多羟酮及其衍生物的有机化合物，糖代谢指碳水化合物（主要是葡萄糖、糖原、果糖和半乳糖）等的生物合成（合成代谢）和降解（分解代谢）中的细胞过程。机体内糖的代谢途径主要有葡萄糖的无氧酵解、有氧氧化、磷酸戊糖途径、糖醛酸途径、多元醇途径、糖原合成与糖原分解、糖异生以及其他己糖代谢等。机体生命活动依赖于许多碳水化合物代谢反应中产生的能量丰富的磷酸键。

是否是 MeSH 词汇 是，MeSH ID：D050260

释义来源 王庭槐. 生理学［M］. 9 版. 北京：人民卫生出版社，2018.

脂类代谢（Lipid metabolism）

释义 脂类包括脂肪和类脂，是身体储能和供能的重要物质，也是生物膜的重要结构成分。脂类代谢指生物体内脂类，在各种相关酶的帮助下，消化吸收、合成与分解的过程。脂类加工成机体所需要的物质，保证正常生理机能的运作，对于生命活动具有重要意义。

是否是 MeSH 词汇 是，MeSH ID：D050356

释义来源 王庭槐. 生理学［M］. 9 版. 北京：人民卫生出版社，2018.

水盐代谢（Fluid electrolyte metabolism）

释义 水盐代谢也可以称为体液平衡，是指人体内调节水盐平衡机构在神经 - 体液 - 内分泌网络的调节下，保持水和氯化钠等无机盐的摄入量和排出量的动态平衡，并维持体内含量相对恒定。水盐代谢主要有水代谢、无机盐代谢，许多疾病及病理过程与水盐代谢失衡相关或由其引起，例如脱水和水肿。

是否是 MeSH 词汇 否

释义来源 王庭槐 . 生理学［M］. 9 版 . 北京：人民卫生出版社，2018.

代谢产物（Metabolite）

释义 指细胞内自然发生的酶催化反应的产物，是营养物质或特定物质代谢的产物，分为中间代谢产物和最终代谢产物。一般将一种化合物归类为代谢物要满足以下条件：①代谢物是细胞内发现的化合物；②代谢物被酶所识别和作用；③代谢物新陈代谢的中间体和产物，是代谢过程中必需的或参与特定代谢过程的物质；④代谢产物半衰期有限，不会在细胞内蓄积；⑤许多代谢产物控制代谢反应速度；⑥代谢产物在细胞中必须具有生物学功能。在代谢组学的背景下，代谢物通常被定义为任何小于 1kD 的分子，如某些微生物在特殊代谢条件下的中间代谢产物乳酸、乙醇、抗生素等。

是否是 MeSH 词汇 否

释义来源 王庭槐 . 生理学［M］. 9 版 . 北京：人民卫生出版社，2018.

合成代谢（Anabolism）

释义 又称生物合成，是生物体利用小分子或大分子的结构元件建造成自身大分子的过程。

是否是 MeSH 词汇 否

释义来源 陈志南 . 工程细胞生物学［M］. 北京：科学出版社，2013.

糖酵解（Glycolysis）

释义 在机体缺氧或无氧条件下，葡萄糖在细胞质中裂解为两分子丙酮酸，是葡萄糖有氧氧化和无氧氧化的共同途径，称为糖酵解。

是否是 MeSH 词汇 是，MeSH ID：D006019

释义来源 周春燕，药立波 . 生物化学与分子生物学［M］. 9 版 . 北京：人民卫生出版社，2018.

乳酸发酵（Lactic acid fermentation）

释义 指在不能利用氧或氧供应不足时，在胞质中将丙酮酸还原生成乳糖的过程称为乳酸发酵。

是否是 MeSH 词汇 否

释义来源 周春燕，药立波 . 生物化学与分子生物学［M］. 9 版 . 北京：人民卫生出版社，2018.

底物水平磷酸化（Substrate level phosphorylation）

释义 底物水平磷酸化是指物质在脱氢或脱水过程中，产生高能代谢物并直接将高能代谢物中能量转移到 ADP（GDP）生成 ATP（GTP）的过程。

是否是 MeSH 词汇 否

释义来源 周春燕，药立波 . 生物化学与分子生物学［M］. 9 版 . 北京：人民卫生出版社，2018.

有氧氧化（Aerobic oxidation）

释义　指在机体氧供充足时,机体利用葡萄糖彻底氧化成 H_2O 和 CO_2,并释放出能量的过程,是机体的主要供能方式。

是否是 MeSH 词汇　否

释义来源　周春燕,药立波.生物化学与分子生物学[M].9 版.北京:人民卫生出版社,2018.

三羧酸循环（Tricarboxylic acid cycle, TCAC）

释义　也称为柠檬酸循环,因为循环反应的第一个中间产物是一个含三个羧基的柠檬酸。由于 Krebs 正式提出了三羧酸循环的学说,故此循环又称为 Krebs 循环,指乙酰 CoA 和草酰乙酸缩合生成含三个羧基的柠檬酸,反复地进行脱氢脱羧,又生成草酰乙酸,再重复循环反应的过程。三羧酸循环是三大营养素(糖类、脂类、氨基酸)的最终代谢通路,又是糖类、脂类、氨基酸代谢联系的枢纽。

是否是 MeSH 词汇　是,MeSH ID:D002952

释义来源　周春燕,药立波.生物化学与分子生物学[M].9 版.北京:人民卫生出版社,2018.

磷酸戊糖途径（Pentose phosphate pathway）

释义　是指从糖酵解中间产物葡糖 -6- 磷酸开始形成旁路,通过氧化和酮基 / 醛基转移两个阶段生成磷酸戊糖及还原型烟酰胺腺嘌呤二核苷酸磷酸(NADPH),前者进一步转变成 3- 磷酸甘油醛和 6- 磷酸果糖返回糖酵解的代谢途径。在这过程中不能生成 ATP,主要用途是生成 NADPH 和磷酸核糖,是肝、脂肪组织、肾上腺皮质等发挥功能所需的。

是否是 MeSH 词汇　是,MeSH ID:D010427

释义来源　周春燕,药立波.生物化学与分子生物学[M].9 版.北京:人民卫生出版社,2018.

糖原合成（Glycogenesis）

释义　是指由葡萄糖生成糖原的过程,主要发生在肝和骨骼肌,糖原合成时,葡萄糖先活化为尿苷二磷酸葡萄糖(UDPG),再在糖原合酶的催化下连接形成直链和支链。是动物储备能量的过程。

是否是 MeSH 词汇　否

释义来源　周春燕,药立波.生物化学与分子生物学[M].9 版.北京:人民卫生出版社,2018.

糖原分解（Glycogenolysis）

释义　是指糖原分解为葡糖 -1- 磷酸而被机体利用的过程,它不是糖原合成的逆反应。糖原首先解聚为葡萄糖单体,以葡糖 -1- 磷酸为主,也有少量游离葡萄糖。糖原分解是从糖链的非还原性末端开始,由糖原磷酸化酶分解 α-1,4 糖苷键,从糖原链中释出单体葡萄糖(葡糖 -1- 磷酸),进而转变为葡糖 -6- 磷酸,被肝脏或肌肉所利用。

是否是 MeSH 词汇　是,MeSH ID:D050261

释义来源　周春燕,药立波.生物化学与分子生物学[M].9 版.北京:人民卫生出版社,2018.

糖异生（Gluconeogenesis）

释义　是指饥饿状态下,非糖化合物转变为葡萄糖或糖原的过程。糖酵解与糖异生的多数反应是可逆的,但糖酵解中 3 个限速步骤所对应的不可逆反应需要由糖异生特有的关键酶来催化。以丙酮酸为例,需要丙酮酸进入线粒体,启动丙酮酸羧化支路生成磷酸烯醇式丙酮酸;果糖 1,6- 二磷酸酶催化 1,6- 二磷酸果糖生成 6- 磷酸果糖;葡糖 -6- 磷酸酶催化 6- 磷酸葡萄糖生成葡萄糖。

是否是 MeSH 词汇 是,MeSH ID:D005943

释义来源 周春燕,药立波.生物化学与分子生物学[M].9 版.北京:人民卫生出版社,2018.

底物循环(Substrate cycle)

释义 作用物互变反应分别由不同的酶催化,其单向反应的互变循环称为底物循环。两种酶活性相等时,就不能将代谢向前推进,结果仅 ATP 分解释放能量,因而又称为无效循环。

是否是 MeSH 词汇 否

释义来源 周春燕,药立波.生物化学与分子生物学[M].9 版.北京:人民卫生出版社,2018.

脂肪动员(Fat mobilization)

释义 是指储存在脂肪细胞中的脂肪在脂酯酶的作用下,逐步水解,释放出游离脂肪酸和甘油供其他组织细胞氧化利用的过程。

是否是 MeSH 词汇 否

释义来源 周春燕,药立波.生物化学与分子生物学[M].9 版.北京:人民卫生出版社,2018.

氧化呼吸链(Oxidative respiratory chain)

释义 又称电子传递链,是生物体将 $NADH^+$、H^+ 和 $FADH_2$ 彻底氧化生成水和 ATP 的过程中形成的连续传递链。

是否是 MeSH 词汇 否

释义来源 周春燕,药立波.生物化学与分子生物学[M].9 版.北京:人民卫生出版社,2018.

氧化磷酸化(Oxidative phosphorylation)

释义 在线粒体氧化体系中,NADH 和 $FADH_2$ 通过线粒体呼吸链逐步失去电子被氧化生成水,电子传递过程伴随着能量的逐步释放,此释能过程驱动 ADP 磷酸化生成 ATP,所以 NADH 和 $FADH_2$ 的氧化过程与 ADP 的磷酸化过程相耦联,因而被称之为氧化磷酸化。

是否是 MeSH 词汇 是,MeSH ID:D010085

释义来源 周春燕,药立波.生物化学与分子生物学[M].9 版.北京:人民卫生出版社,2018.

磷 / 氧比(P/O value)

释义 P/O 值指氧化磷酸化过程中,每消耗 1/2 摩尔 O_2 所需磷酸的摩尔数,即所能合成 ATP 的摩尔数或一对电子通过氧化呼吸链传递给氧所生成的 ATP 分子数。

是否是 MeSH 词汇 否

释义来源 周春燕,药立波.生物化学与分子生物学[M].9 版.北京:人民卫生出版社,2018.

营养必需氨基酸(Nutritionally essential amino acid)

释义 人体中有八种氨基酸不能自身合成,这些体内需要而又不能自身合成,必须由食物提供的氨基酸被称为营养必需氨基酸。这些氨基酸分别是亮氨酸、异亮氨酸、苏氨酸、缬氨酸、赖氨酸、甲硫氨酸、苯丙氨酸、色氨酸。

是否是 MeSH 词汇 否

释义来源 周春燕,药立波.生物化学与分子生物学[M].9 版.北京:人民卫生出版社,2018.

蛋白质的互补作用(Protein complementation)

释义　两种或两种以上食物蛋白质混合食用,彼此间必需氨基酸可以得到补充,从而提高蛋白质营养价值的作用。

是否是 MeSH 词汇　否

释义来源　周春燕,药立波.生物化学与分子生物学[M].9 版.北京:人民卫生出版社,2018.

氨基酸代谢库(Amino acid metaboilc pool)

释义　食物蛋白质经消化而被吸收的氨基酸(外源氨基酸)与体内组织蛋白降解产生的氨基酸及体内合成的非必需氨基酸(内源氨基酸)混在一起,分布于体内各处,参与代谢,称为氨基酸代谢库。

是否是 MeSH 词汇　否

释义来源　周春燕,药立波.生物化学与分子生物学[M].9 版.北京:人民卫生出版社,2018.

生物转化(Biotransformation)

释义　机体在排出非营养物质之前,对它们进行代谢转变,使其水溶性提高,极性增强,易于通过胆汁或尿排出的过程。

是否是 MeSH 词汇　是,MeSH ID:D001711

释义来源　周春燕,药立波.生物化学与分子生物学[M].9 版.北京:人民卫生出版社,2018.

代谢调节(Metabolic regulation)

释义　为了适应不断变化的内外环境,机体需要不断调节各种物质的代谢方向、流量和速率,同时会导致代谢物浓度变化,细胞对抗代谢物浓度变化的机制即代谢调节。代谢调节包括细胞水平、激素水平和神经系统代谢调节。

是否是 MeSH 词汇　否

释义来源　周春燕,药立波.生物化学与分子生物学[M].9 版.北京:人民卫生出版社,2018.

代谢组学(Metabonomics)

释义　研究一个生物细胞中所有的小分子代谢产物的组成和丰度,描绘动态变化规律,建立系统代谢图谱,并确定这些变化与生物过程的有机联系。

是否是 MeSH 词汇　是,MeSH ID:D055432

释义来源　周春燕,药立波.生物化学与分子生物学[M].9 版.北京:人民卫生出版社,2018.

氮平衡(Nitrogen balance)

释义　指每日氮的摄入量与排出量之间的平衡关系。通过测定摄入食物的含氮量(摄入氮)和尿与粪便中的氮含量(排出氮)的方法,来了解蛋白质的摄入量与分解量的对比关系,可用间接了解蛋白质代谢的平衡关系,称为氮平衡(nitrogen balance)。是反映体内蛋白质代谢概况的一种指标。

是否是 MeSH 词汇　否

释义来源　周春燕,药立波.生物化学与分子生物学[M].9 版.北京:人民卫生出版社,2018.

细胞通信(Cell communication)

释义　在多细胞生物中,细胞间或细胞内不断高度精确和高效地发送与接收信息,并通过放大机制引起快速的细胞生理反应,这一过程称为细胞通信。它是细胞间相互通信的方式之一,可以通过细胞间的直接接触或通过神经递质物质、激素、环腺苷酸等化学信号传递来实现。

是否是 MeSH 词汇   是,MeSH ID:D002450

释义来源   周春燕,药立波.生物化学与分子生物学[M].9 版.北京:人民卫生出版社,2018.

乳酸循环(Lactic acid cycle)

释义   肌细胞通过糖无氧氧化生成乳酸,乳酸通过血液运送到肝异生为葡萄糖。葡萄糖入血后再被肌肉摄取,由此构成循环。此过程既能回收乳酸中的能量,又可避免因乳酸堆积而引起酸中毒。

是否是 MeSH 词汇   否

释义来源   周春燕,药立波.生物化学与分子生物学[M].9 版.北京:人民卫生出版社,2018.

鸟氨酸循环(Ornithine cycle)

释义   在肝脏中氨经过鸟氨酸合成尿素的代谢过程,又称尿素循环。当氨基酸代谢的最终产物——氨在体内浓度过高时对细胞有剧烈毒性作用,小部分氨可重新合成氨基酸及其他含氮化合物,绝大部分氨则通过鸟氨酸循环合成尿素,随尿排出,以解除氨的毒性作用。

是否是 MeSH 词汇   否

释义来源   周春燕,药立波.生物化学与分子生物学[M].9 版.北京:人民卫生出版社,2018.

补救合成途径(Salvage pathway)

释义   利用体内游离的嘌呤或嘌呤核苷,经

过简单的反应过程合成嘌呤核苷酸。补救合成的主要器官是脑和骨髓等。嘧啶核苷酸的补救合成途径与嘌呤核苷酸类似。

是否是 MeSH 词汇   否

释义来源   周春燕,药立波.生物化学与分子生物学[M].9 版.北京:人民卫生出版社,2018.

从头合成途径(De novo synthesis)

释义   生物体内细胞利用磷酸核糖、氨基酸、一碳单位和 CO_2 等简单物质为原料,经过一系列酶促反应合成核苷酸,称为核苷酸的从头合成途径,包括嘌呤核苷酸和嘧啶核苷酸的重头合成。从头合成的主要器官是肝,其次是小肠黏膜和胸腺。

是否是 MeSH 词汇   否

释义来源   周春燕,药立波.生物化学与分子生物学[M].9 版.北京:人民卫生出版社,2018.

氨基酸的活化(Amino acid activation)

释义   指氨基酸与特异性的 tRNA 结合形成氨酰-tRNA 的过程称为氨基酸的活化。

是否是 MeSH 词汇   否

释义来源   周春燕,药立波.生物化学与分子生物学[M].9 版.北京:人民卫生出版社,2018.

动物细胞工程(Animal cell engineering)

释义   指以动物细胞或其组成成分为研究对象,对细胞或其组分进行操作、加工或改造,使其按照人的意图发生结构或功能等生物学特性的改变,获得人类所需的生物产品或创造新的动物品种的一门综合性技术科学。

是否是 MeSH 词汇   否

释义来源　陈志南.工程细胞生物学[M].北京:科学出版社,2013.

细胞融合 (Cell fusion)

释义　又称细胞杂交,指在自然条件下或用人工方法(生物的、物理的、化学的),使两种或两种以上的体细胞合并形成一个细胞,这是一种不经过有性生殖过程而得到杂种细胞的方法。

是否是 MeSH 词汇　是,MeSH ID:D002459

释义来源　陈誉华,陈志南.医学细胞生物学[M].6版.北京:人民卫生出版社,2018.

细胞工程学 (Cell engineering)

释义　是应用细胞生物学和分子生物学方法,在细胞水平上研究改造生物遗传特性,以获得新的有用性状的细胞系或生物体的有关理论和技术方法的学科。

是否是 MeSH 词汇　是,MeSH ID:D060846

释义来源　陈誉华,陈志南.医学细胞生物学[M].6版.北京:人民卫生出版社,2018.

转基因动物 (Transgenic animal)

释义　指借助生物的、化学的或物理的方法,将外源目的基因注入动物早期胚胎细胞内,或将外源目的基因转染到体细胞内,再通过体细胞克隆动物技术构建胚胎,最终产生带有该目的基因的动物个体的技术。

是否是 MeSH 词汇　是,MeSH ID:D030801

释义来源　陈志南.工程细胞生物学[M].北京:科学出版社,2013.

染色体工程 (Chromosome engineering)

释义　指按照预先的设计,添加、消除或替代同种或异种染色体的全部或一部分,从而达到定向改变生物遗传性状或选育新品种的目的。

是否是 MeSH 词汇　否

释义来源　陈志南.工程细胞生物学[M].北京:科学出版社,2013.

干细胞工程 (Stem cell engineering)

释义　是在细胞培养技术的基础上发展起来的一项新的细胞工程。它利用干细胞的增殖特性、多分化潜能及其增殖分化的高度有序性,通过体外培养干细胞、诱导干细胞定向分化或利用转基因技术处理干细胞改变其特性的方法,以达到利用干细胞为人类服务的目的。

是否是 MeSH 词汇　否

释义来源　陈志南.工程细胞生物学[M].北京:科学出版社,2013.

动物胚胎工程 (Animal embryo engineering)

释义　也称胚胎生物工程,指对配子或胚胎进行人为的干预,改变其自然状态下的生殖、生长发育模式的一系列操作技术。

是否是 MeSH 词汇　否

释义来源　陈志南.工程细胞生物学[M].北京:科学出版社,2013.

免疫细胞化学法 (Immunocytochemistry, ICC)

释义　也称免疫组织化学法(Immunohistochemistry, IHC),利用显色剂标记的特殊抗体在组织或细胞原位通过抗原抗体反应和化学的呈色反应,用普通光学显微镜、荧光显微镜或电子显微镜以及其他一系列设备和软件对相应的抗原进行定性、定位和定量测定的技术。

是否是 MeSH 词汇 否
释义来源 陈志南.工程细胞生物学［M］.北京:科学出版社,2013.

流式细胞术(Flow cytometry)

释义 是在免疫荧光细胞化学技术以及激光技术、计算机技术、流力学等多个学科基础上,于 20 世纪 70 年代建立起来的一种对细胞物理理化学性质(如细胞大小结构、DNA/RNA 含量和构成、特定蛋白质和抗原、细胞表面受体等)进行快速测量分析的技术。
是否是 MeSH 词汇 是,MeSH ID:D005434
释义来源 陈志南.工程细胞生物学［M］.北京:科学出版社,2013.

细胞培养(Cell culture)

释义 广义的细胞培养泛指所有的体外培养,最早源自组织培养,指从机体取出组织,模拟体内的生理环境,使之在体外生存和生长,并维持其结构和功能的方法。另外,还有器官培养,指取器官的原基、一部分或整个器官,使其在体外生存、生长并保持一定功能。狭义的细胞培养则是指利用酶消化、机械或化学方法使细胞从组织器官分散出来,在体外进行培养。因组织培养和器官培养的实质也就是培养其中的细胞,故常常统称为细胞培养。
是否是 MeSH 词汇 是,MeSH ID:D018929
释义来源 陈誉华,陈志南.医学细胞生物学［M］.6 版.北京:人民卫生出版社,2018.

组织工程(Tissue engineering)

释义 应用生命科学和工程学的原则及方法,在正确认识正常及病理两种状态下的组织结构与功能关系的基础上,研究、开发用于修复、维护、促进人体各种组织或器官损伤后的功能

和形态的生物替代物的一门新兴学科。
是否是 MeSH 词汇 是,MeSH ID:D023822
释义来源 陈誉华,陈志南.医学细胞生物学［M］.6 版.北京:人民卫生出版社,2018.

干细胞(Stem cell)

释义 干细胞是存在于人体或动物个体整个发育过程中的各个组织中,具有自我更新能力、多种分化潜能和高度增殖能力的细胞,是个体动态发育、组织器官形态和功能动态平衡的维持、损伤后修复的重要基础。
是否是 MeSH 词汇 是,MeSH ID:D013234
释义来源 陈誉华,陈志南.医学细胞生物学［M］.6 版.北京:人民卫生出版社,2018.

细胞系(Cell line)

释义 由原代培养经传代培养纯化,获得的以一种细胞为主,能在体外生存的不均一细胞群体,第一次传代培养后的细胞即为细胞系。
是否是 MeSH 词汇 否
释义来源 陈志南.工程细胞生物学［M］.北京:科学出版社,2013.

细胞株(Cell strain)

释义 从一个经过生物学鉴定的细胞系,用单细胞分离培养或通过筛选的方法,由单细胞增殖形成的细胞群叫细胞株。
是否是 MeSH 词汇 否
释义来源 陈志南.工程细胞生物学［M］.北京:科学出版社,2013.

黏附细胞(Adherent cell)

释义 这类细胞的生长必须有可以贴附的支持物表面,细胞依靠自身分泌的或培养基中

提供的黏附因子才能在该表面上生长、繁殖。如成纤维细胞或上皮细胞等。

是否是 MeSH 词汇 否

释义来源 陈志南.工程细胞生物学[M].北京:科学出版社,2013.

悬浮细胞(Suspension cell)

释义 这类细胞的生长不依赖支持物表面,在培养液中呈悬浮状态生长。如淋巴细胞、干细胞等。

是否是 MeSH 词汇 否

释义来源 陈志南.工程细胞生物学[M].北京:科学出版社,2013.

原代细胞(Primary culture cell)

释义 指直接取自动物组织器官,经过粉碎纯化而获得的细胞或从机体取出后立即培养的细胞。通常第1代至第10代以内的培养细胞都称为原代细胞。

是否是 MeSH 词汇 否

释义来源 陈志南.工程细胞生物学[M].北京:科学出版社,2013.

传代培养(Subculture)

释义 指细胞从一个培养器以1:3或其他比率接种到另一培养器的培养。原代培养细胞长到90%以上后会出现接触性抑制或产生有毒有害物质,因此需要传代培养。

是否是 MeSH 词汇 否

释义来源 陈志南.工程细胞生物学[M].北京:科学出版社,2013.

基因敲除(Gene knockout)

释义 指一种遗传工程技术,针对某个序列已知但功能未知的序列,改变生物的遗传基因,使特定的基因功能丧失作用,从而使部分功能被屏障,并可进一步对生物体造成影响,进而推测出该基因的生物学功能。

是否是 MeSH 词汇 是,MeSH ID:D055786

释义来源 陈志南.工程细胞生物学[M].北京:科学出版社,2013.

三维细胞培养(Three-dimensional cell culture, TDCC)

释义 三维细胞培养是指将具有三维结构不同材料的载体与不同种类的细胞在体外共同培养,使细胞能够在载体的三维立体空间结构中迁移、生长,构成三维的细胞载体复合物。

是否是 MeSH 词汇 否

释义来源 陈誉华,陈志南.医学细胞生物学[M].6版.北京:人民卫生出版社,2018.

细胞同步化(Cell synchronization)

释义 指在自然过程中或经人为处理所引起的使细胞群体处于同一细胞周期时相的过程。

是否是 MeSH 词汇 否

释义来源 陈志南.工程细胞生物学[M].北京:科学出版社,2013.

生物反应器(Bioreactor)

释义 利用生物体所具有的生物功能,在体外或体内通过生化反应或生物自身的代谢获得目标产物的装置系统、细胞、组织器官等。

是否是 MeSH 词汇 是,MeSH ID:D019149

释义来源 陈志南.工程细胞生物学[M].北京:科学出版社,2013.

卵裂（Cleavage）

释义 是指受精卵早期的、快速的有丝分裂。卵裂期一个细胞或细胞核不断地快速分裂，将体积极大的卵子细胞质分割成许多较小的有核细胞的过程叫作卵裂。

是否是 MeSH 词汇 否

释义来源 陈志南．工程细胞生物学［M］．北京：科学出版社，2013.

工程细胞（Engineering cell）

释义 指应用细胞生物学和分子生物学的方法，通过细胞工程学手段，即细胞整体水平或细胞器水平上，按照人们的意愿改变了细胞内的遗传物质并最终能获得特定的细胞、目标产品的细胞株。

是否是 MeSH 词汇 否

释义来源 陈志南．工程细胞生物学［M］．北京：科学出版社，2013.

工程细胞系（Engineering cell line，ECL）

释义 通过细胞融合技术或基因工程技术对宿主细胞的遗传物质进行修饰改造或重组，以获得具有稳定遗传的独特性状的细胞系，通过这种途径获得的细胞系称为工程细胞系。

是否是 MeSH 词汇 否

释义来源 陈志南．工程细胞生物学［M］．北京：科学出版社，2013.

基因转移（Gene transfer）

释义 指将外源目的基因或 DNA 片段引入受体生物或细胞并使其表达的一种技术。

是否是 MeSH 词汇 否

释义来源 陈志南．工程细胞生物学［M］．北京：科学出版社，2013.

基因治疗（Gene therapy）

释义 指将目的基因导入靶细胞，使之成为宿主细胞遗传物质的一部分，目的基因的表达产物对疾病起到治疗作用。

是否是 MeSH 词汇 是，MeSH ID：D015316

释义来源 陈志南．工程细胞生物学［M］．北京：科学出版社，2013.

原始细胞库（Master cell bank，PCB）

释义 指由一个原始细胞群体发展成传代稳定的细胞群体，或经过克隆培养而形成均一细胞群体。

是否是 MeSH 词汇 否

释义来源 陈志南．工程细胞生物学［M］．北京：科学出版社，2013.

克隆（Clone）

释义 指生物体通过体细胞进行的无性繁殖，以及由无性繁殖形成的基因型完全相同的后代个体组成的种群。

是否是 MeSH 词汇 是，MeSH ID：D002999

释义来源 陈志南．工程细胞生物学［M］．北京：科学出版社，2013.

转基因技术（Transgenic technology）

释义 转基因技术是指利用 DNA 重组、转化等技术将特定的外源目的基因转移到受体生物中，并使之产生可预期的、定向的遗传改变。

是否是 MeSH 词汇 否

释义来源 陈志南．工程细胞生物学［M］．北京：科学出版社，2013.

染色体转移（Chromosome transfer）

释义　把与特定基因表达有关的染色体或染色体片段转入受体细胞，使该基因得以表达。

是否是 MeSH 词汇　否

释义来源　陈志南.工程细胞生物学[M].北京：科学出版社，2013.

细胞器移植（Organelle transplantation）

释义　将细胞器（主要是线粒体和叶绿体）分离纯化，转移到另一细胞的细胞质中的技术。

是否是 MeSH 词汇　否

释义来源　陈志南.工程细胞生物学[M].北京：科学出版社，2013.

卵子细胞质移植（Ooplasmic transfer）

释义　卵子细胞质移植是指通过显微操作技术将供体卵母细胞内部分细胞质移植到受体卵母细胞中，并对重构卵进行卵质内单精子注射（intracytoplasmic sperm injection，ICSI）使其受精的过程。

是否是 MeSH 词汇　否

释义来源　孙莹璞，项文佩.人类卵子学[M].北京：人民卫生出版社，2018.

无性生殖（Asexual reproduction）

释义　无性生殖是指一类不经过两性生殖细胞的结合，由母体直接产生新个体的生殖方式。如原核生物或单细胞真核生物，常进行无性生殖。

是否是 MeSH 词汇　是，MeSH ID：D012100

释义来源　李继承，曾园山.组织学与胚胎学[M].9版.北京：人民卫生出版社，2018.

有性生殖（Sexual reproduction）

释义　有性生殖是指必须有两个亲本参加，先形成配子，配子结合后形成受精卵，由受精卵发育成下一代新个体的生殖方式。有性生殖是高等动、植物普遍存在的生殖方式。

是否是 MeSH 词汇　否

释义来源　李继承，曾园山.组织学与胚胎学[M].9版.北京：人民卫生出版社，2018.

成体干细胞（Adult stem cell）

释义　成体干细胞是指各种机体组织器官内的一类具有多种分化潜能、自我更新和高度增殖能力的细胞。它们在一生中始终保持分裂能力，并可以分化产生特定类型的细胞。

是否是 MeSH 词汇　是，MeSH ID：D053687

释义来源　陈誉华，陈志南.医学细胞生物学[M].6版.北京：人民卫生出版社，2018.

去分化（Dedifferentiation）

释义　去分化又称脱分化，是指分化细胞失去其特有的结构与功能变成具有未分化细胞特征的过程。植物的体细胞在一定条件下形成未分化的细胞团——愈伤组织，即为脱分化现象。高等动物的克隆涉及去分化的过程，但已分化的细胞核需要在卵细胞质中才能完成其去分化的程序。

是否是 MeSH 词汇　是，MeSH ID：D054337

释义来源　陈誉华，陈志南.医学细胞生物学[M].6版.北京：人民卫生出版社，2018.

DNA 甲基化（DNA methylation）

释义　DNA 甲基化是指在甲基转移酶催化下，DNA 分子中的胞嘧啶可转变成 5- 甲基胞嘧啶。甲基化常见于富含 GC 二核苷酸的

CpG 岛。甲基化是脊椎动物基因组的重要特征之一,它可以通过 DNA 复制直接遗传给子代 DNA。

是否是 MeSH 词汇 是,MeSH ID:D019175

释义来源 陈誉华,陈志南.医学细胞生物学[M].6 版.北京:人民卫生出版社,2018.

多能干细胞(Pluripotent stem cell)

释义 多能干细胞是指失去了发育成完整个体的能力,其分化潜能受到一定的限制,但仍具有分化出多种组织细胞的潜能的一类干细胞。

是否是 MeSH 词汇 是 MeSH ID:D039904

释义来源 陈誉华.医学细胞生物学[M].6 版.北京:人民卫生出版社,2018.

多能细胞(Pluripotent cell)

释义 多能细胞是指在原肠胚期,由于细胞所处的空间位置和微环境的差异,分化潜能受到限制,只能向本胚层组织和器官的方向分化发育的细胞。

是否是 MeSH 词汇 否

释义来源 陈誉华,陈志南.医学细胞生物学[M].6 版.北京:人民卫生出版社,2018.

全能性细胞(Totipotent cell)

释义 全能细胞是指能在一定条件下分化发育为完整个体,具有发育全能性的细胞。

是否是 MeSH 词汇 否

释义来源 陈誉华,陈志南.医学细胞生物学[M].6 版.北京:人民卫生出版社,2018.

诱导多能干细胞(Induced pluripotent stem cell, iPSC)

释义 将转录因子 Oct3/4、Sox2、c-Myc 和

Klf4 基因克隆进入病毒载体,然后引入小鼠成纤维细胞,发现可诱导其发生转化,产生的 iPSC 在形态、基因和蛋白表达、表观遗传修饰状态、细胞倍增能力、类胚体和畸形瘤生成能力、分化能力等方面都与胚胎干细胞相似。

是否是 MeSH 词汇 否

释义来源 陈誉华,陈志南.医学细胞生物学[M].6 版.北京:人民卫生出版社,2018.

细胞间相互作用(Intercellular interaction)

释义 细胞间相互作用是指细胞通过其表面的受体与胞外信号物质分子选择性地相互作用,进而导致胞内一系列生理生化变化,最终表现为细胞整体的生物学效应的过程。

是否是 MeSH 词汇 否

释义来源 陈誉华,陈志南.医学细胞生物学[M].6 版.北京:人民卫生出版社,2018.

细胞核移植(Nuclear transplantation)

释义 细胞核移植是指将发育不同时期胚胎或成体动物细胞核经显微手术和细胞融合的方法移植到去核卵母细胞中或将体细胞的核直接注入去核卵母细胞质中,重新组成胚胎并使之发育直到产生子代。

是否是 MeSH 词汇 是 MeSH ID:D053652

释义来源 陈誉华,陈志南.医学细胞生物学[M].6 版.北京:人民卫生出版社,2018.

细胞极性(Cell polarity)

释义 细胞极性是指细胞的三维形态所表现出的轴向性以及细胞中的亚细胞结构或分子沿轴向呈不对称分布的特性。在多细胞生物,细胞分化的结果是形成结构各异的特化细胞,这些特化细胞在形态上呈现出明显的

极性。

是否是 MeSH 词汇　是，MeSH ID：D016764

释义来源　杨恬 . 医学细胞生物学：基础、进展和趋势 [M]. 北京：人民卫生出版社，2011.

细胞决定（Cell determination）

释义　细胞决定是指在个体发育过程中，细胞在发生可识别的分化特征之前就已经确定了未来的发育命运，只能向特定方向分化的状态。

是否是 MeSH 词汇　否

释义来源　陈誉华，陈志南 . 医学细胞生物学 [M]. 6 版 . 北京：人民卫生出版社，2018.

细胞迁移（Cell migration）

释义　细胞迁移是指细胞在接收到迁移信号或感受到某些物质的浓度梯度后通过细胞形变进行的定向移动。包括细胞头部伪足的延伸、新的黏附建立、细胞体尾部收缩在时空上的交替过程，在胚胎发育、免疫反应、炎症反应、癌症转移等过程中都涉及细胞迁移。

是否是 MeSH 词汇　是，MeSH ID：D002465

释义来源　陈誉华，陈志南 . 医学细胞生物学 [M]. 6 版 . 北京：人民卫生出版社，2018.

上皮 - 间质转化（Epithelial-mesenchymal transition）

释义　上皮 - 间质转化是指上皮细胞通过特定程序向具有高侵袭（迁移）力的间质细胞转变，在胚胎发育、慢性炎症、组织重建、癌症转移和多种纤维化疾病中发挥重要作用。

是否是 MeSH 词汇　是，MeSH ID：D058750

释义来源　李继承，曾园山 . 组织学与胚胎学 [M]. 9 版 . 北京：人民卫生出版社，2018.

干细胞治疗（Stem cell therapy）

释义　干细胞治疗是指将正常的干细胞或由其分化产生的功能细胞植入病变部位代偿病变细胞丧失功能的一种治疗方式。

是否是 MeSH 词汇　否

释义来源　陈誉华，陈志南 . 医学细胞生物学 [M]. 6 版 . 北京：人民卫生出版社，2018.

细胞全能性（Cell totipotency）

释义　细胞全能性是指细胞经分裂和分化后仍具有形成完整有机体的潜能或特性。动物的受精卵及卵裂早期的胚胎细胞是具有全能性的细胞。

是否是 MeSH 词汇　否

释义来源　陈誉华，陈志南 . 医学细胞生物学 [M]. 6 版 . 北京：人民卫生出版社，2018.

细胞谱系（Cell lineage）

释义　细胞谱系是指动物受精卵第一次卵裂后的卵裂球在个体发育中通过细胞分裂产生大量多代各种成体细胞，祖细胞与分化细胞的先后连续的宗系关系。

是否是 MeSH 词汇　否

释义来源　陈誉华，陈志南 . 医学细胞生物学 [M]. 6 版 . 北京：人民卫生出版社，2018.

间充质干细胞（Mesenchymal stem cell，MSC）

释义　间充质干细胞是指一种起源于胚胎期中胚层等间充质的多能祖细胞群，既能支持造血又能分化为成骨、成脂和成软骨谱系。

是否是 MeSH 词汇　是，MeSH ID：D059630

释义来源　陈誉华，陈志南 . 医学细胞生物学 [M]. 6 版 . 北京：人民卫生出版社，2018.

胚胎诱导（Embryonic induction）

释义 胚胎诱导是指在胚胎发育过程中，一部分细胞对邻近细胞产生影响并决定其分化方向的现象。起诱导作用的细胞或组织称为诱导细胞或诱导组织，被诱导而发生分化的细胞或组织称为反应细胞或反应组织。

是否是 MeSH 词汇 是，MeSH ID：D004627

释义来源 李继承，曾园山. 组织学与胚胎学 [M]. 9 版. 北京：人民卫生出版社，2018.

第四章　发育生物学与胚胎学

卵丘 - 卵母细胞复合体（Corona oocyte complex，COC）

释义　卵丘 - 卵母细胞复合体的中心是卵母细胞，其外包裹着一层主要由卵母细胞分泌物形成的透明带(简称 ZP)，卵母细胞与透明带之间留有一狭窄的空隙即卵周间隙。透明带之外还围绕着若干层颗粒细胞，其最靠近透明带的一层被称为放射冠。

是否是 MeSH 词汇　否

释义来源　沈铿，马丁 . 妇产科学 [M]. 3 版 . 北京 : 人民卫生出版社，2015.

膜层细胞（Theca layer cell）

释义　在次级卵泡阶段，卵泡开始出现的新结构，为卵泡颗粒细胞外层的一层特殊细胞，称为膜层细胞。在其结构上分为内膜层和外膜层，内膜层含有具有内分泌功能的膜细胞，外膜层是由纤维及结缔组织共同构成。膜层细胞含有大量的血管组织、免疫细胞和细胞外基质成分，这些结构共同构成了一个滋养和屏障系统，为卵泡后期发育、卵母细胞成熟及排卵做准备。

是否是 MeSH 词汇　否

释义来源　杨增明，孙青原，夏国良 . 生殖生物学 [M]. 2 版 . 北京 : 科学出版社，2019.

卵周隙（Perivitelline space）

释义　卵周隙是指卵母细胞膜和透明带之间的"间隙"，准确地说由卵母细胞合成的细胞外基质。在卵细胞发育过程中，其内容物会不断发生变化，在卵细胞受精前、受精期及受精后均发挥重要作用。

是否是 MeSH 词汇　否

释义来源　庄广伦 . 现代辅助生育技术 [M]. 北京 : 人民卫生出版社，2005.

卵泡发生（Folliculogenesis）

释义　卵泡发生的终端是产生一个可育的卵子，能够完成受精和胚胎发育的过程。在此过程中，卵泡中的卵母细胞和颗粒细胞通过内分泌、旁分泌和自分泌的双向交流，在卵泡的发育和功能发挥中起到重要作用。

是否是 MeSH 词汇　否

释义来源　孙莹璞，相文佩 . 人类卵子学 [M]. 北京 : 人民卫生出版社，2018.

卵母细胞成熟抑制物（Oocyte maturation inhibitor，OMI）

释义　卵母细胞成熟抑制物产生于颗粒细胞，是一种分子量低于 2 000 KD 的小分子肽类物质，其活性无种属特异性，可抗胰蛋白酶的消化，加热冷冻和解冻及活性炭吸附皆对其无影响。其通过卵丘细胞与卵母细胞的间隙连接对卵母细胞发挥作用，并通过卵丘细胞介导抑制垂体释放卵泡生成素，阻止卵母细胞成熟分裂。

是否是 MeSH 词汇　是，MeSH ID：C018355

释义来源　杨增明，孙青原，夏国良 . 生殖生物学 [M]. 2 版 . 北京 : 科学出版社，2019.

减数分裂（Meiosis）

释义 减数分裂仅发生于有性生殖细胞中，是一种细胞染色体数目减半的分裂方式，其特点是细胞进行连续两次分裂而 DNA 只复制一次，结果产生了只含有单倍体的配子，后者通过受精形成合子，染色体恢复到体细胞数目，从而维持物种的正常繁衍，构成了生物有性生殖的基础。

是否是 MeSH 词汇 是，MeSH ID：D008540

释义来源 左伋，刘艳平. 细胞生物学［M］. 3 版. 北京：人民卫生出版社，2015.

减数分裂诱导物质（Meiosis-induced substance, MIS）

释义 减数分裂诱导物质为 29~31 个碳的甾醇类物质，也称为促减数分裂甾醇（meiosis-activating steril, MAS）。其中来自卵泡液的是 FF-MAS（follicular fluid MAS），来自睾丸组织的为 T-MAS（testis tissue MAS）。在卵巢组织中，MAS 介导了 FSH 诱导的卵母细胞成熟，并且启动卵母细胞减数分裂。

是否是 MeSH 词汇 否

释义来源 杨增明，孙青原，夏国良. 生殖生物学［M］. 2 版. 北京：科学出版社，2019.

第二次减数分裂中期阻滞（Metaphase of second meiosis blocking）

释义 卵母细胞完成第一次减数分裂后，排出第一极体，很快进入第二次减数分裂，并再次发生减数分裂停滞于第二次减数分裂中期，直至受精，才恢复第二次减数分裂，排出第二极体，卵母细胞第二次减数分裂阻滞依赖于细胞静止因子的活性。

是否是 MeSH 词汇 否

释义来源 孙莹璞，相文佩. 人类卵子学［M］. 北京：人民卫生出版社，2018.

第二极体（Second polar body）

释义 卵子受精后发生第二次减数分裂，次级卵母细胞分裂形成一个大的卵细胞和一个小的极体，此极体称为第二极体。

是否是 MeSH 词汇 是，MeSH ID：D059705

释义来源 左伋，刘艳平. 细胞生物学［M］. 3 版. 北京：人民卫生出版社，2015.

皮质颗粒（Cortical granule）

释义 皮质颗粒是卵子特有的细胞器，介导阻止多精受精，其内容物可释放到卵周隙，使透明带硬化。存在于大多数脊椎动物和无脊椎动物卵母细胞中。

是否是 MeSH 词汇 否

释义来源 杨增明，孙青原，夏国良. 生殖生物学［M］. 2 版. 北京：科学出版社，2019.

生发泡（Germinal vesicle, GV）

释义 生发泡是指分裂前期的卵母细胞的细胞核。显微镜下可见卵母细胞核内核仁增大增多、细胞核膨大。只有核仁完全致密化，核仁周围分布有核仁相伴随染色质时，卵母细胞才能获得恢复减数分裂的能力。

是否是 MeSH 词汇 否

释义来源 杨增明，孙青原，夏国良. 生殖生物学［M］. 2 版. 北京：科学出版社，2019.

精子（Spermatozoon）

释义 精子是动物有性生殖过程中的雄性生殖细胞。精子是由精子细胞完成一系列变态过程而形成的，包括体积减小、细胞核内染色质包装更致密、核蛋白成分发生显著改变。人类精子结构分为头、颈、尾 3 部分。精子与卵母细胞经过受精作用结合形成受精卵,精子为子代提供一套基因组,使得雄性基因遗传给子代。

是否是 MeSH 词汇 是,MeSH ID:D013094

释义来源 黄国宁,孙海翔.体外受精 - 胚胎移植实验室技术[M].北京:人民卫生出版社,2012.

精原干细胞(Stem spermatogonium)

释义 精子在睾丸中的发生起源于原始 A 型精原细胞,也被称为精原干细胞。这类细胞通过有丝分裂进行增殖,所产生的子代细胞可分为两类:一类仍保持精原干细胞的特征进行有丝分裂,称为长期精子发生的"源泉",另一类子代细胞则进入分化途径。

是否是 MeSH 词汇 否

释义来源 杨增明,孙青原,夏国良.生殖生物学[M].2 版.北京:科学出版社,2019.

A 型精原细胞(Type A spermatogonium)

释义 睾丸中一部分原始 A 型精原细胞的子代细胞进入分化过程,首先形成 A 型精原细胞。A 型精原细胞的分化是一个复杂的过程,目前认为经过以下几个阶段,通过 A1 型、A2 型、A3 型和 A4 型精原细胞形成中间型精原细胞。

是否是 MeSH 词汇 否

释义来源 杨增明,孙青原,夏国良.生殖生物学[M].2 版.北京:科学出版社,2019.

B 型精原细胞(Type B spermatogonium)

释义 B 型精原细胞是精原细胞的最后阶段。

在此之前,精原细胞都是通过有丝分裂进行增殖,中间型精原细胞进行最后的有丝分裂,形成 B 型精原细胞,随后停止有丝分裂,由它们发育形成次级精母细胞,进入减数分裂。

是否是 MeSH 词汇 否

释义来源 杨增明,孙青原,夏国良.生殖生物学[M].2 版.北京:科学出版社,2019.

初级精母细胞(Primary spermatocyte)

释义 初级精母细胞由精原细胞发育而来,体积为精原细胞的 2 倍,细胞器完备,数目增多,细胞核呈圆形,根据其在第一次减数分裂过程中染色质的变化,分为前细线期、细线期、偶线期及粗线期精母细胞,分裂期间在人类长达 22 天,分裂后形成次级精母细胞。

是否是 MeSH 词汇 否

释义来源 杨增明,孙青原,夏国良.生殖生物学[M].2 版.北京:科学出版社,2019.

顶体后环(Postacrosomal ring)

释义 精子头部的大部分被染色质高度集聚的细胞核占据,在浓缩的细胞核前端,盖着帽形囊状顶体,精子顶体尾侧细胞质浓缩,特化为一薄层环状致密带,紧贴在细胞质膜的内表面,称为顶体后环。

是否是 MeSH 词汇 否

释义来源 杨增明,孙青原,夏国良.生殖生物学[M].2 版.北京:科学出版社,2019.

生精上皮波(Wave of seminiferous epithelium)

释义 每一个生精细胞群,除了环形对称以外,还表现为沿生精小管长轴有序地排列,在那里产生精子发生"波",称为生精上皮波。

生精上皮波和周期的不同之处在于,周期为在生精上皮特定区域、特定时间内发生的动态组织学变化,而生精上皮波是指在特定时间内细胞群沿生精小管的有序分布,波是空间变化,而周期则为时间变化。

是否是 MeSH 词汇　否

释义来源　杨增明,孙青原,夏国良 . 生殖生物学[M] . 2 版 . 北京:科学出版社,2019.

胰岛素样生长因子(Insulin-like growth factor, IGF)

释义　胰岛素样生长因子是一类多功能细胞增殖调控因子,在细胞的分化、增殖和个体的生长发育中具有重要的促进作用。IGF 是促进卵泡生长发育的局部调节因子,其中卵巢产生的 IGF-1 可以促进 FSH 诱导的芳香化酶活性及颗粒细胞中的 LH 受体的表达,抑制颗粒细胞凋亡,与促性腺激素协调刺激卵泡成熟。

是否是 MeSH 词汇　否

释义来源　杨增明,孙青原,夏国良 . 生殖生物学[M] . 2 版 . 北京:科学出版社,2019.

转化生长因子 - β (Transforming growth factor beta, TGF-β)

释义　转化生长因子 - β 是一组结构保守但功能各异的蛋白,广泛分布在体内,其作为细胞外的配体,几乎参与了生物体从胎儿期到成人期控制细胞生长和分化的所有过程。家族成员参与调控卵泡发育,主要包括抗米勒管激素(AMH)、激活素、抑制素、生长分化因子-9(growth differentiation factor,GDF-9)和骨形成蛋白 -15(bone morphogenetic protein,BMP-15)等。这些成员大部分由卵母细胞(如 GDF-9、BMP-15)和其周围颗粒细胞(如AMH)产生,并相互作用以调节卵母细胞和颗粒细胞之间的信号通路。

是否是 MeSH 词汇　是,MeSH ID:D055411

释义来源　杨增明,孙青原,夏国良 . 生殖生物学[M] . 2 版 . 北京:科学出版社,2019.

表皮生长因子(Epidermal growth factor, EGF)

释义　表皮生长因子是卵巢局部重要的调节因子,是由 53 个氨基酸残基构成的多肽。卵巢内的 EGF 主要来源于血液循环和卵巢局部合成,EGF 在卵泡的颗粒细胞、膜细胞、卵母细胞和黄体细胞中均有表达。EGF 可以刺激颗粒细胞的分裂、增生和分化,还可以抑制卵泡的细胞凋亡;加速卵丘细胞之间间隙连接的消失、加速卵丘扩张,使卵母细胞中蛋白合成增加,从而促进卵母细胞成熟。

是否是 MeSH 词汇　是,MeSH ID:D066255

释义来源　孙莹璞,相文佩 . 人类卵子学[M] . 北京:人民卫生出版社,2018.

纺锤体组装(Spindle assembly)

释义　纺锤体组装指哺乳动物卵母细胞恢复减数分裂后,微管组装开始启动细胞并于前中期形成纺锤体。卵母细胞中没有中心体,微管组织中心随机分布于胞质中,参与微管的聚合。当卵母细胞生发泡破裂后进入 M Ⅰ期,胞质内随机形成若干个微管组织中心,它们激活或募集邻近的同源染色体使得微管在这一区域优先组装,随机形成的微管最后组装成一个围绕着同源染色体的纺锤体。

是否是 MeSH 词汇　否

释义来源　杨增明,孙青原,夏国良 . 生殖生物学[M] . 2 版 . 北京:科学出版社,2019.

纺锤体组装检验点(Spindle assembly checkpoint)

释义　纺锤体检验点也称为纺锤体组装检

验点,是一种细胞有丝分裂和减数分裂过程中的监控机制。通过作用于细胞分裂周期蛋白 20(cell division cycle 20,CDC20)延长了前中期直至所有的染色体都完成双向定位并排列在赤道板上。染色体的双向定位最终使检验点信号关闭,解除了对细胞周期的阻滞并允许细胞进入分裂后期。

是否是 MeSH 词汇　是,MeSH ID:D059566

释义来源　孙莹璞,相文佩.人类卵子学[M].北京:人民卫生出版社,2018.

酪氨酸蛋白激酶(Tyrosine protein kinase,TPK)

释义　酪氨酸蛋白激酶是特异性磷酸化蛋白质酪氨酸残基的蛋白激酶,分为两大类,即受体 TPK 和非受体 TPK,在卵子受精后酪氨酸残基被去极化或去磷酸化,使卵子活化。

是否是 MeSH 词汇　是,MeSH ID:D000081247

释义来源　杨增明,孙青原,夏国良.生殖生物学[M].2 版.北京:科学出版社,2019.

催乳素释放抑制因子(Prolactin release inhibiting factor,PIF)

释义　催乳素抑制因子由下丘脑分泌作用于垂体,对催乳素的分泌起到抑制作用。PIF 主要是多巴胺,其他抑制分泌的因素有 γ-氨基丁酸和促性腺激素相关肽(GAP)。多巴胺激动剂,如溴隐亭可抑制 PRL 的分泌,治疗高 PRL 血症。

是否是 MeSH 词汇　是,MeSH ID:D011389

释义来源　杨增明,孙青原,夏国良.生殖生物学[M].2 版.北京:科学出版社,2019.

卵子老化(Oocyte aging)

释义　卵子老化是卵子质量下降的一个重要因素。主要由高龄和排卵后卵子在输卵管内

没有在适当的"窗口期"完成受精所致。机制包括:老化卵子非整倍体增加,线粒体缺陷,老化卵子极性丢失,表观遗传学和基因印迹的改变。

是否是 MeSH 词汇　否

释义来源　孙莹璞,相文佩.人类卵子学[M].北京:人民卫生出版社,2018.

动粒(Kinetochore)

释义　动粒是在染色体着丝点位置形成的一个蛋白质结构,是位于着丝粒两侧的两层盘状特化结构。在电子显微镜下,动粒呈现内层、中层和外层三层层状形态。动粒是减数分裂中染色体分离必不可少的要素。

是否是 MeSH 词汇　是,MeSH ID:D018386

释义来源　孙莹璞,相文佩.人类卵子学[M].北京:人民卫生出版社,2018.

生精细胞(Spermatogenic cell)

释义　成年睾丸中绝大多数细胞为生精细胞,生精细胞包括精原细胞、初级精母细胞、次级精母细胞、圆形精子细胞及长形精子细胞,它们由生精小管基底部向管腔高度有序排列,这是一个连续的分化发育的过程,生精细胞能分泌多种细胞因子,有利于正常的精子生发。

是否是 MeSH 词汇　否

释义来源　杨增明,孙青原,夏国良.生殖生物学[M].2 版.北京:科学出版社,2019.

精子细胞(Spermatid)

释义　精母细胞经过两次减数分裂,而 DNA 只复制一次,形成了单倍体的圆形精子细胞,此后细胞不再分裂,而是经过复杂的形态演变后形成有活动和受精能力的成熟精子。

是否是 MeSH 词汇 否

释义来源 杨增明,孙青原,夏国良.生殖生物学[M].2 版.北京:科学出版社,2019.

赤道段(Equatorial segment)

释义 精子头部的大部分被染色质高度集聚的细胞核占据,在浓缩的细胞核前端,盖着帽形囊状顶体,其中位于顶体后部的狭窄区称为赤道段。受精时,赤道段基本完整无损,而顶体的其他部位均在顶体反应中丢失。

是否是 MeSH 词汇 否

释义来源 杨增明,孙青原,夏国良.生殖生物学[M].2 版.北京:科学出版社,2019.

睾丸 - 脑 RNA 结合蛋白(Testis brain RNA-binding protein,TB-RBP/Translin)

释义 睾丸 - 脑 RNA 结合蛋白在睾丸及脑组织中可以特异地与靶基因 mRNA 结合,增加 mRNA 的稳定性,参与核浆转运和转录后调节尤其是翻译抑制,包括 Prm1、Prm2、Akap4、Gapds 等,对精子变态成形相关基因进行调控,是精子发生过程必要的转录因子之一。

是否是 MeSH 词汇 否

释义来源 杨增明,孙青原,夏国良.生殖生物学[M].2 版.北京:科学出版社,2019.

滋养外胚层(Trophectoderm)

释义 滋养外胚层是指与透明带相邻的囊胚外层细胞,即将来形成胎盘和胎膜的初始细胞。

是否是 MeSH 词汇 是,MeSH ID:D014327

释义来源 STRAUSS JF,BARBIERI RL.Yen & Jaffe 生殖内分泌学[M].林守清,主译.5 版.北京:人民卫生出版社,2006.

卵母细胞(Oocyte)

释义 雌性生殖细胞来源于卵原细胞,当它们进入减数分裂时称为卵母细胞。初级卵母细胞在二倍体状态被抑制,直到青春期排卵开始减数分裂,产生单倍体次级卵母细胞或卵母细胞。

是否是 MeSH 词汇 是,MeSH ID:D009865

释义来源 黄国宁,孙海翔.体外受精 - 胚胎移植实验室技术[M].北京:人民卫生出版社,2012.

多精受精(Polyspermy)

释义 动物的受精,一般是一个卵内只进入一个精子,而保持单精状态,但有时则有两个以上的精子进入一个卵内,此现象称为多精受精,是一种异常受精。体外受精条件下多精受精的发生率明显增加。对于常规 IVF 周期,多精受精是 3 个原核出现的主要原因。对于卵质内单精子注射(intracytoplasmic sperm injection,ICSI)周期,卵母细胞第二极体未能排出可能是主要原因。

是否是 MeSH 词汇 否

释义来源 黄国宁,孙海翔.体外受精 - 胚胎移植实验室技术[M].北京:人民卫生出版社,2012.

异常受精(Abnormal fertilization)

释义 在受精过程中未观察到雌雄两个原核称异常受精。在受精过程中,由于卵母细胞成熟不足,阻滞多精入卵机制发育不全或原核发育异常,都会导致受精异常。常见的异常受精有三种:多倍体受精卵的产生、单倍体受精卵的产生和孤雌发育。

是否是 MeSH 词汇 否

释义来源 黄国宁, 孙海翔 . 体外受精 - 胚胎移植实验室技术 [M]. 北京: 人民卫生出版社, 2012.

皮质反应 (Cortical reaction)

释义 皮质反应是指精子接触卵母细胞表面以及穿入卵母细胞时, 卵细胞质表层所发生的一系列变化过程。皮质反应从精子入卵开始激活, 皮质颗粒膜与卵质膜在精子与卵母细胞相接触的位点发生融合, 导致皮质颗粒发生胞吐作用, 随后扩散波及整个卵母细胞表面。卵细胞内钙离子浓度的升高, 激发皮质颗粒与卵质膜融合并将其内容物释放到卵周围的间隙中。皮质颗粒成分使卵黄膜转化为硬化的受精膜, 这种硬化是通过皮质颗粒过氧化物酶所催化的蛋白质交联作用, 将卵黄膜和皮质颗粒蛋白转变成极不易溶解的共价连接的蛋白网络。卵质收缩, 在受精膜与卵表面间出现卵周隙。进入透明带的皮质颗粒成分也诱发透明带反应, 使精子受体失活、透明带硬化, 为合子和卵裂阶段的胚胎提供一个保护层。这些变化能阻止多余精子的再结合和穿过, 从而阻止了多精受精发生。

是否是 MeSH 词汇 否

释义来源 黄国宁, 孙海翔 . 体外受精 - 胚胎移植实验室技术 [M]. 北京: 人民卫生出版社, 2012.

受精失败 (Fertilization failure)

释义 受精失败指在体外受精 (包括常规体外受精和卵质内单精子注射) 后的一定时段内, 精卵没能结合形成合子, 形态学上没有看到雄原核和雌原核形成的现象。受精失败的原因主要有精子穿透失败、受精激活障碍、原核形成和迁移缺陷等。

是否是 MeSH 词汇 否

释义来源 黄国宁, 孙海翔 . 体外受精 - 胚胎移植实验室技术 [M]. 北京: 人民卫生出版社, 2012.

胚胎干细胞 (Embryonic stem cell)

释义 来源于着床于子宫壁前的胚胎内细胞团。它们保留了分裂、增殖和提供祖细胞的能力, 这些细胞可以分化成各种终末细胞。

是否是 MeSH 词汇 是, MeSH ID: D053595

释义来源 黄国宁, 孙海翔 . 体外受精 - 胚胎移植实验室技术 [M]. 北京: 人民卫生出版社, 2012.

配子发生 (Gametogenesis)

释义 配子形成的过程称为配子发生, 分为精子发生 (spermatogenesis) 和卵子发生 (oogenesis)。在配子发生过程中原始生殖细胞通过分裂和分化形成卵子或精子。一个精原细胞经过两次分裂形成 4 个精细胞, 精细胞经过进一步的分化才形成具有运动和受精能力的成熟精子, 而一个初级卵母细胞只能产生一个次级卵母细胞和一个极体。

是否是 MeSH 词汇 是, MeSH ID: D005718

释义来源 谢幸, 孔北华, 段涛 . 妇产科学 [M]. 9 版 . 北京: 人民卫生出版社, 2018.

配子 (Gamete)

释义 配子是指生物进行有性生殖时由生殖系统所产生的成熟单倍体性细胞, 是个体发育的基础。配子分为雄性配子 (male gamete) 和雌性配子 (female gamete), 动物的雌性配子通常称为卵细胞, 而雄性配子称为精子。雄性配子体积小, 可以游动; 雌性配子体积大,不可以游动。虽然雌雄配子体积差异较大,但是它们为子代提供等量的核 DNA,即各提供一套基因。

是否是 MeSH 词汇　否

释义来源　谢幸,孔北华,段涛.妇产科学[M].9 版.北京:人民卫生出版社,2018.

卵子发生(Oogenesis)

释义　卵子发生指从胚胎发育早期开始,经过胚胎期、出生直至性成熟完成到再由卵原细胞形成配子成熟的过程。哺乳动物卵原细胞的增殖只发生在胚胎发育早期。人 2~7 月龄胚胎中卵原细胞由 1 000 个迅速增加到 700 万个,此后数量急剧下降,进入第一次减数分裂分化为初级卵母细胞,保持在双线期。直到青春期开始获得恢复减数分裂信号,女性一生中大约有 400 个卵母细胞能够最终分化成熟。

是否是 MeSH 词汇　是,MeSH ID:D009867

释义来源　谢幸,孔北华,段涛.妇产科学[M].9 版.北京:人民卫生出版社,2018.

线粒体鞘(Mitochondrial sheath)

释义　线粒体鞘是精子形成过程中,聚集在尾部的基部形成。线粒体是真核生物进行氧化代谢的部位,是糖类、脂肪和氨基酸最终氧化释放能量的场所。精子中线粒体鞘的形成可为尾部旋转提供能量。

是否是 MeSH 词汇　否

释义来源　陈誉华,陈志南.医学细胞生物学[M].6 版.北京:人民卫生出版社,2018.

生发泡破裂(Germinal vesicle breakdown, GVBD)

释义　阻滞于第一次减数分裂双线期的卵母细胞,在排卵前由于激素的作用,在成熟卵泡内恢复成熟分裂,发生细胞核破裂的现象叫生发泡破裂。生发泡破裂是卵母细胞发育成熟过程中的重要步骤,它标志着卵母细胞恢复了第一次减数分裂,这一过程受到复杂而严格的机制调控。

是否是 MeSH 词汇　否

释义来源　李力,乔杰.实用生殖医学[M].北京:人民卫生出版社,2012.

鱼精蛋白(Protamine)

释义　鱼精蛋白是精子细胞核中与 DNA 结合的蛋白质。鱼精蛋白中富含精氨酸,呈碱性,可以中和核 DNA 的电荷,使染色质高度凝集遗传物质更加稳定,同时使其基因在世代交替过程中免受物理和化学伤害,保护遗传稳定性。

是否是 MeSH 词汇　是,MeSH ID:D011479

释义来源　樊德厚,张靖宵,刘冬梅.妇产科合理用药[M].北京:中国医药科技出版社,2009.

初级性索(Primary sex cord)

释义　生殖腺嵴的表面上皮向其下方的间充质增殖和迁移,形成许多不规则排列的细胞索。性别分化发生后,在雄性动物中逐渐演变成睾丸索,在雌性动物中则退化并重新生成次级性索。

是否是 MeSH 词汇　否

释义来源　李继承,曾园山.组织学与胚胎学[M].9 版.北京:人民卫生出版社,2018.

顶体蛋白酶(Acrosomal protease)

释义　顶体蛋白酶又称顶体蛋白。属水解酶类,一种丝氨酸蛋白水解酶,人的此酶由轻链和重链组成,分别含有 23 和 301 个氨基酸残基。该酶位于精子头部顶体内层浆膜上,以酶原形式存在,随着精子在体外获能而活化,可特异地水解碱性氨基酸残基 C 端的肽键。活化的顶体蛋白酶一方面溶解顶体膜基质,另一方面作用于主要靶器官卵子透明带,在受精过程中起重要的作用。

是否是 MeSH 词汇　否

释义来源　高英茂,柏树令.人体解剖与组织胚胎学词典.北京:人民卫生出版社,2019.

组蛋白(Histone)

释义　一组存在于真核生物染色质中的进化上非常保守的碱性蛋白质,其中碱性氨基酸(Arg、Lys)约占 25%。分为 5 种类型(H_1、H_{2A}、H_{2B}、H_3、H_4),后 4 种各 2 个组成组蛋白八聚体,构成核小体的核心,占核小体质量的一半,为 DNA 紧密地压缩在染色体中所必需的。组蛋白中的碱性氨基酸可以发生可逆的修饰,以此满足 DNA 行使功能的需求。

是否是 MeSH 词汇　是,MeSH ID:D006657

释义来源　张红卫.发育生物学[M].4 版.北京:高等教育出版社,2018.

SOX 转录因子(SOX transcription factor)

释义　SOX 基因家族是一类 Y 染色体性别决定区(sex determination region of Y chromosome, SRY)相关基因构成的基因家族,编码一系列 SOX 家族的转录产物,其产物都具有一个 HMG 基序保守区,目前已发现有 30 多个成员。其中在性腺中表达的有 SOX_3、SOX_8 和 SOX_9 基因,但只有 SOX_9 证实与性别有关,SOX_9 基因参与 SRY 表达后的睾丸发育,而与卵巢的发育无关。SOX_5 和 SOX_6 基因参与精子细胞发生。

是否是 MeSH 词汇　是,MeSH ID:D055747

释义来源　窦肇华.生殖生物学[M].北京:人民卫生出版社,2020.

视黄酸应答基因 8(Stimulated by retinoic acid gene 8, *STRA8*)

释义　*STRA8* 是视黄酸诱导基因之一,对哺乳动物原始生殖细胞减数分裂的启动具有重要调控作用。*STRA8* 驱动了生殖细胞 DNA 的复制,该基因的异常表达可导致生殖细胞进入减数分裂障碍,从而造成配子发生重大缺陷。

是否是 MeSH 词汇　是,MeSH ID:C484447

释义来源　马海涛,牛长敏,郭佳倩,等.精子发生减数分裂过程中相关基因的研究进展[J].生殖医学杂志,2016,25(09):865-869.

DNA 减数分裂重组酶 1(DNA meiotic recombinase 1, DMC1)

释义　*Dmc1* 基因是一个仅在减数分裂过程中表达、与同源染色体基因重组相关的基因。*Dmc1* 缺陷的生精细胞会累积大量的双链断裂的 DNA 分子。*Dmc1* 基因敲除的纯合子雄性小鼠不育,其精子发生停滞于第一次减数分裂前期。

是否是 MeSH 词汇　是,MeSH ID:C074556

释义来源　马海涛,牛长敏,郭佳倩,等.精子发生减数分裂过程中相关基因的研究进展[J].生殖医学杂志,2016,25(09):865-869.

联会复合体蛋白 3(Synaptonemal complex protein 3, Sycp3)

释义　*Sycp3* 基因属于 *Cor1* 基因家族,其编码的蛋白为 DNA 结合蛋白,主要表达在初级精母细胞中,参与第一次减数分裂偶线期同源染色体配对过程中联会体复合物的形成,其缺失导致减数分裂停滞。*Sycp3* 基因敲除的纯合子雄性小鼠不育,其睾丸体积明显变小并伴有大量生精细胞凋亡。

是否是 MeSH 词汇 是,MeSH ID:C490060

释义来源 马海涛,牛长敏,郭佳倩,等. 精子发生减数分裂过程中相关基因的研究进展[J]. 生殖医学杂志,2016,25(09):865-869.

Dicer1 蛋白(Dicer1 protein)

释义 Dicer1 是一个 miRNA 合成相关的酶,Dicer1 缺失的雄性小鼠不育,其精子发生由间期进入第一次减数分裂前期的时间延长,同时初级精母细胞的凋亡增加。

是否是 MeSH 词汇 是,MeSH ID:C408087

释义来源 马海涛,牛长敏,郭佳倩,等. 精子发生减数分裂过程中相关基因的研究进展[J]. 生殖医学杂志,2016,25(09):865-869.

热休克蛋白家族 A 成员 1B(Heat shock 70 kD protein 1B,Hspa1B)

释义 *Hspa1b* 与精子减数分裂中染色体联会复合体的解联密切相关。该基因缺陷型的雄性小鼠无生育能力,精子减数分裂中联会复合体无法结束联会导致分裂停滞,大量精母细胞发生凋亡。

是否是 MeSH 词汇 是,MeSH ID:C525621

释义来源 马海涛,牛长敏,郭佳倩,等. 精子发生减数分裂过程中相关基因的研究进展[J]. 生殖医学杂志,2016,25(09):865-869.

减数分裂重组蛋白 Rec8(Meiotic recombination protein Rec8)

释义 Rec8 在减数分裂过程中与同源染色体及姐妹染色单体的正确分离相关。诱导 *Rec8* 基因发生突变使其蛋白对分离酶敏感性下降后,会导致同源染色体和姐妹染色单体的分离发生异常。

是否是 MeSH 词汇 是,MeSH ID:C507675

释义来源 马海涛,牛长敏,郭佳倩,等. 精子发生减数分裂过程中相关基因的研究进展[J]. 生殖医学杂志,2016,25(09):865-869.

FOXO3(Forkhead/winged helix box gene group O3,FOXO3)

释义 FOXO3 是由 *FOXO3* 基因编码的人类蛋白质,也称 Forkhead box O3 或 FOXO3a。*FOXO3* 基因位于染色体 6q21,是转录因子超家族成员之一,特点是鲜明的叉头 DNA 结合域。FOXO3 通过抑制原始卵泡的活化,在原始卵泡的生长发育过程中发挥重要作用。*FOXO3* 基因敲除小鼠表现为年龄依赖性的卵巢功能下降。FOXO3a 的异常表达,可能与肿瘤的发生密切相关,例如继发性急性白血病与 MLL 基因与此基因的易位相关联。癌症中常见的是 *FOXO3a* 基因的下调,FOXO3 被称为肿瘤抑制器。

是否是 MeSH 词汇 是,MeSH ID:C499517

释义来源 PUTTABYATAPPA M,MATILLER V,STASSI AF,et al.Developmental programming:prenatal testosterone excess on ovarian SF1/DAX1/FOXO3[J].Reprod Sci,2020,27(1):342-354.

合子(Zygote)

释义 由雌性配子和雄性配子融合产生的受精卵。雌雄原核形成后,两个原核开始分别进行 DNA 复制。同时,在卵母细胞的细胞骨架作用下,两原核发生移位、靠拢并相互联合,形成合子。原核开始联合时,雌雄原核的核膜先呈指状相嵌,待两原核中的染色质各自形成染色体后,核膜即消失,雌雄原核的染色体混在一起,恢复为二倍体并组成第一次卵裂的赤道板。在第一次卵裂后,亲代的染色体将随机分配在两个细胞中。

是否是 MeSH 词汇 是,MeSH ID:D015053

释义来源 高英茂,柏树令.人体解剖与组织胚胎学词典.北京:人民卫生出版社,2019.

精子激活(Sperm activation)

释义 精子激活的主要事件有精子核的去致密化和精子的鱼精蛋白被卵源性组蛋白取代。受精过程中精子激活卵母细胞的同时,卵母细胞也激活精子,最终完成受精。

是否是 MeSH 词汇 否

释义来源 高英茂,柏树令.人体解剖与组织胚胎学词典.北京:人民卫生出版社,2019.

精卵识别(Sperm-oocyte recognition)

释义 精卵识别是受精过程的第一步,精子头部表面的结合蛋白能与卵细胞膜上特异的受体结合,而达到同种识别的目的。精卵识别涉及表面糖蛋白之间的相互作用,通常把卵子透明带中与精子结合的蛋白—透明带蛋白(ZP)叫作精子受体,而把精子表面与 ZP 结合的蛋白叫作卵结合蛋白。精子结合蛋白主要是三种 ZP_1、ZP_2、ZP_3(人类还有 ZP_4)。

是否是 MeSH 词汇 否

释义来源 高英茂,柏树令.人体解剖与组织胚胎学词典.北京:人民卫生出版社,2019.

颗粒细胞(Granulosa cell)

释义 卵母细胞在卵巢卵泡内发育时,周围有多层颗粒细胞,其中放射状的细胞(放射冠)直接通过透明带与卵母细胞进行相互作

用。根据颗粒在卵泡内的位置,颗粒细胞分为:卵丘颗粒细胞(直接围绕透明带,排卵时随卵母细胞释放,"放射冠"形成与透明区接触的初始层);膜颗粒细胞也称为壁颗粒细胞,形成卵泡窦壁内的一层,沿着卵泡壁排列,具有内分泌功能,排卵后留在卵巢,有助于黄体的形成。颗粒细胞是生成类固醇激素的主要细胞,以旁分泌的方式促进卵泡发育。卵泡刺激素(FSH)和黄体生成素(LH)受体广泛分布于颗粒细胞表面,当 FSH 和 LH 与颗粒细胞上受体结合后,可产生多种信号分子,促进卵泡发育,启动卵母细胞恢复减数分裂,诱导卵泡成熟和排卵发生。

是否是 MeSH 词汇 是,MeSH ID:D006107

释义来源 黄国宁,孙海翔.体外受精-胚胎移植实验室技术[M].北京:人民卫生出版社,2012.

未成熟卵母细胞(Immature oocyte)

释义 卵母细胞生长发育需经历生发泡期(germinal vesicle,GV),第一次减数分裂中期(meiosis Ⅰ,MⅠ),第二次减数分裂中期(meiosis Ⅱ,MⅡ)。GV 期和 MⅠ期的卵母细胞统称为未成熟卵母细胞,不具备受精能力。MⅡ期卵母细胞胞质中积累大量营养物质,细胞核膜破裂,同源染色体分离,排出第一极体,卵母细胞发育成熟,具备受精的潜能。

是否是 MeSH 词汇 否

释义来源 黄国宁,孙海翔.体外受精-胚胎移植实验室技术[M].北京:人民卫生出版社,2012.

透明带蛋白 1(Zona pellucida 1,ZP1)

释义 透明带蛋白 ZP1 是一种同源二聚体微丝,由分子间二硫键交错结合形成的结构性蛋白质。ZP2 和 ZP3 形成的异二聚体通过

与 ZP1 交联,共同构成三维网状结构。人的 ZP1 基因位于 11 号染色体上,编码 638 个氨基酸的多肽。

是否是 MeSH 词汇 是,MeSH ID:C000606514

释义来源 孙莹璞,相文佩.人类卵子学[M].北京:人民卫生出版社,2018.

透明带蛋白 2(Zona pellucida 2,ZP2)

释义 透明带蛋白 ZP2 是精卵结合的第二受体,在精子激活次级卵母细胞时被卵蛋白酶分解。ZP2 主要与发生顶体反应的精子结合,结合于精子顶体的内侧质膜,负责将发生顶体反应的精子锚定在卵母细胞表面。人的 ZP2 基因位于 16 号染色体上,编码 745 个氨基酸的多肽。

是否是 MeSH 词汇 是,MeSH ID:C000606515

释义来源 孙莹璞,相文佩.人类卵子学[M].北京:人民卫生出版社,2018.

透明带蛋白 3(Zona pellucida 3,ZP3)

释义 透明带糖蛋白 ZP3 是精卵结合的初级受体,主要功能是促使精卵初次识别与结合,诱发精子顶体反应,且顶体反应依赖于 Gi 蛋白耦联受体的结合。ZP3 是精子与卵母细胞结合的最主要蛋白,精子能否与 ZP3 结合是评价精子有无受精能力的主要指标。人的 ZP3 基因位于 7 号染色体上,编码 424 个氨基酸的多肽。

是否是 MeSH 词汇 是,MeSH ID:C000606517

释义来源 窦肇华.生殖生物学[M].北京:人民卫生出版社,2020.

透明带蛋白 4(Zona pellucida 4,ZP4)

释义 透明带糖蛋白 ZP4 是目前最后一种从透明带中发现的糖蛋白。ZP4 与 ZP3 的作用都是诱导顶体反应,并抑制多余精子与透明带结合,且两种蛋白能同时与精子结合。ZP4 的生物学活性主要取决于 N- 糖基化。人的 ZP4 与 ZP1 是同源基因。人的 ZP4 基因位于 1 号染色体上,编码 540 个氨基酸的多肽。

是否是 MeSH 词汇 是,MeSH ID:C082833

释义来源 孙莹璞,相文佩.人类卵子学[M].北京:人民卫生出版社,2018.

精子超活化(Sperm hyperactivation)

释义 精子在获能过程中,随着运动能力的增强,其运动速度和运动方式发生明显改变,尾部呈现强有力鞭打样摆动,运动轨迹直线性降低,头部摆动幅度加大,将这个过程称为精子超活化。这样的运动方式使得精子更容易穿过黏稠的输卵管内介质,并有利于精子穿越卵丘颗粒细胞和透明带。精子超活化发生在精子获能的最后阶段,是可育精子必须经历的过程。

是否是 MeSH 词汇 否

释义来源 张红卫.发育生物学[M].4 版.北京:高等教育出版社,2018.

细胞静止因子(Cytostatic factor,CSF)

释义 细胞静止因子是卵母细胞中合成的一种使细胞分裂停滞的蛋白,主要通过阻止细胞周期蛋白的降解来维持成熟促进因子(maturation promoting factor,MPF)的活性,将卵母细胞抑制在第二次减数分裂中期(M Ⅱ期)。由于 CSF 对受精钙信号反应敏感,当精子发生顶体反应后,CSF 的活性随着卵母细胞的受精钙信号而消失,进而 MPF 恢复活性,卵母细胞启动完成第二次减数分裂。

是否是 MeSH 词汇 是,MeSH ID:C084728

释义来源 黄国宁,孙海翔.体外受精 - 胚胎

移植实验室技术 [M]. 北京：人民卫生出版社，2012.

早期卵裂（Early cleavage）

释义　早期卵裂指由合子发育至 2 细胞胚胎过程中的第一次卵裂发生，早期卵裂的定义是以受精为时间原点，第一次卵裂发生时间小于 24 小时的胚胎被定义为早期卵裂胚胎。研究提示早期卵裂是胚胎具有较好发育潜能的一个标志。

是否是 MeSH 词汇　否

释义来源　黄国宁，孙海翔. 体外受精 - 胚胎移植实验室技术 [M]. 北京：人民卫生出版社，2012.

卵裂期胚胎（Cleavage stage embryo）

释义　由 2 细胞至桑葚胚期的胚胎统称为卵裂期胚胎，是胚胎发育的早期阶段，此过程中胚胎胞质体积不变但细胞数目增多，属于特有的细胞分裂模式。

是否是 MeSH 词汇　否

释义来源　ZEGERS-HOCHSCHILD F, ADAMSON GD, DYER S, et al. The International Glossary on Infertility and Fertility Care, 2017 [J]. Fertil Steril, 2017, 108（3）：393-406.

卵裂球（Blastomere）

释义　指由 2 细胞至 8 细胞胚胎期内的独立细胞，胚胎增殖过程由 1 个母细胞分裂为 2 个体积基本等大的子卵裂球，在桑葚胚前的胚胎卵裂球都具有多潜能性，桑葚期胚胎卵裂球开始分化极性，形成滋养层及内细胞团。

是否是 MeSH 词汇　是，MeSH ID：D001757

释义来源　ZEGERS-HOCHSCHILD F, ADAMSON GD, DYER S, et al. The International

Glossary on Infertility and Fertility Care, 2017 [J]. Fertil Steril, 2017, 108（3）：393-406.

桑葚胚（Morula）

释义　受精卵经过多次分裂，由致密化卵裂球组成的实心球状胚胎，一般发生在受精后第 4 天的胚胎，由 16 个左右的卵裂球组成，细胞边界不清。桑葚胚是胚胎自我修复的关键阶段，染色体异常及存在空泡的卵裂球将以胚胎碎片的方式被排出实心球体。

是否是 MeSH 词汇　是，MeSH ID：D009028

释义来源　ZEGERS-HOCHSCHILD F, ADAMSON GD, DYER S, et al. The International Glossary on Infertility and Fertility Care, 2017 [J]. Fertil Steril, 2017, 108（3）：393-406.

囊胚（Blastocyst）

释义　胚胎发生过程在桑葚胚之后囊胚阶段形成含有内腔的胚胎结构。腔称为囊胚腔，腔内充满囊胚液；腔的一侧有一团细胞称为内细胞团，将发育为胎儿。包围腔的一层细胞称为滋养层，将发育为胎盘。

是否是 MeSH 词汇　是，MeSH：D001755

释义来源　Alpha Scientists in Reproductive Medicine and ESHRE Special Interest Group of Embryology. The Istanbul consensus workshop on embryo assessment：proceedings of an expert meeting. Hum Reprod, 2011, 26（6）：1270-1283.

绒毛外滋养细胞（Extravillous trophoblast, EVT）

释义　原始滋养细胞是胎盘的干细胞。这些细胞在整个妊娠期均发生增殖，沿两个路径分化：形成绒毛细胞滋养细胞并最终可形成合体滋养细胞（外层细胞层）或形成绒毛外细胞滋养细胞（内层细胞层）。合体滋养细胞是特化的上皮细胞，具有多种功能，包括运输气体、营养物质和代谢废物，以及合成调节胎盘、胎儿和母体系统的肽类和甾体激素。绒毛外滋养细胞具有增殖和浸润的特性。

是否是 MeSH 词汇   否

释义来源   杨增明，孙青原，夏国良．生殖生物学［M］．2 版．北京：科学出版社，2019.

间质绒毛外滋养细胞（Interstitial extravillous trophoblast，iEVT）

释义   间质绒毛外滋养细胞浸润子宫蜕膜并深入到子宫平滑肌形成胎盘基底板巨细胞，将绒毛小叶铆定于母体组织，这些远离滋养细胞柱的间质型滋养细胞已经失去增殖能力。

是否是 MeSH 词汇   否

释义来源   杨增明，孙青原，夏国良．生殖生物学［M］．2 版．北京：科学出版社，2019.

血管内绒毛外滋养细胞（Endovascular extravillous trophoblast，eEVT）

释义   血管内绒毛外滋养细胞，这类绒毛小叶外滋养细胞侵入母体子宫内膜螺旋动脉，在妊娠第 1 周时它们在螺旋动脉的末端形成栓塞，防止妊娠早期过多的母体血液进入胎盘，之后导致子宫螺旋动脉的重构，并使螺旋动脉成为低阻力血管。

是否是 MeSH 词汇   否

释义来源   杨增明，孙青原，夏国良．生殖生物学［M］．2 版．北京：科学出版社，2019.

合体滋养层（Syncytiotrophoblast）

释义   进入子宫内膜的滋养层细胞分裂增殖并分化为两层，即内面的细胞滋养层和外面的合体滋养层。合体滋养层无细胞界限，呈合胞体样，细胞滋养层细胞通过不断分裂增殖加入合体滋养层，使合体滋养层逐渐加厚。

是否是 MeSH 词汇   是，MeSH ID：D014327

释义来源   李和，李继承．组织学与胚胎学［M］．3 版．北京：人民卫生出版社，2015.

印记基因（Imprinted gene）

释义   指在发育过程中，来自父母双方的等位基因上发生不同的表观遗传修饰，导致双亲中一方的等位基因被沉默，来自双亲的等位基因表达出现差异的现象，这种基因即为印记基因。在进化上，印记基因的出现被认为与胎盘的进化有关。父源和母源基因组被认为在母体资源的分配上发挥不同的作用，父源基因组的表达倾向于母体最大量地获取营养物质以保证胚胎发育的需要，而母源基因组表达的基因则倾向于限制胚胎获取营养物质，以将营养平均地分配给所有胚胎。

是否是 MeSH 词汇   否

释义来源   杨增明，孙青原，夏国良．生殖生物学［M］．2 版．北京：科学出版社，2019.

性染色体（Sex chromosome）

释义   受精卵是由父系和母系来源的 23 对（46 条）染色体组成的新个体，其中 1 对染色体在性发育中起决定性作用，称性染色体。性染色体 X 与 Y 决定着胎儿的性别，即 XY 合子发育为男性，XX 合子发育为女性。

是否是 MeSH 词汇   是，Mesh ID：D012730

释义来源   沈铿，马丁．妇产科学［M］．3 版．北京：人民卫生出版社，2015.

Y 染色体性别决定区（Sex-determining region of Y，SRY）

释义   Y 染色体短臂 1A1A 区的一个结构基

因,长度为 669 个碱基,称为 Y 染色体性别决定区。目前认为它是使原始性腺发育为睾丸的睾丸决定因子的最佳候选基因。SRY 编码 223 个氨基酸的蛋白质,SRY 蛋白在睾丸形成前的生殖嵴即有表达,在睾丸中的支持细胞和生殖细胞中表达,并通过其受体起作用。SRY 通过调节下游基因的转录而启动男性分化途径或抑制女性分化途径,但其机制尚不清楚。但研究发现 SRY 并不等同于 TDF,SRY 阴性的个体可以出现睾丸,SRY 阳性的个体可表现为发育良好的卵巢,认为 SRY 基因只是决定性腺的一个重要调节基因。

是否是 MeSH 词汇 否

释义来源 田秦杰,葛秦生.实用女性生殖内分泌学[M].2 版.北京:人民卫生出版社,2018.

睾丸下降(Descent of testicle)

释义 睾丸下降指约在胚胎第 7 月时,睾丸通过腹股沟管下降至阴囊内。在足月新生儿中约 5% 出生时睾丸未降入阴囊,多数在出生后 1 年降入阴囊。

是否是 MeSH 词汇 否

释义来源 刘新民.中华医学百科大辞海:内科学(第二卷)[M].北京:军事医学科学出版社,2008.

睾丸引带(Gubernaculum testis)

释义 睾丸下降前为起自睾丸原基下端的纤维性肌性带。与阴囊相连。该韧带不断缩短,引导睾丸逐渐下降至阴囊。

是否是 MeSH 词汇 否

释义来源 全国科学技术名词审定委员会.人体解剖学名词:2014[M].2 版.北京:科学出版社,2015.

胚胎碎片(Embryos fragment)

释义 在胚胎体外发育过程中,最早自合子时开始向细胞外分泌球状或不规则形状的无核胞质或含微核胞质,分泌的碎片量以第一次卵裂为高峰期,后续分泌的量会减少,不排除胚胎碎片化过程中卵裂球完全碎片化。胚胎碎片产生的具体原因未知,可能与培养环境欠佳及胚胎内源性因素相关,胚胎碎片一般人为划分为 2 种类型:集中型及散在型。散在型碎片由于广泛地影响胚胎卵裂球间的连接因此被认为对胚胎的影响大于集中型碎片。

是否是 MeSH 词汇 否

释义来源 Alpha Scientists in Reproductive Medicine and ESHRE Special Interest Group of Embryology.The Istanbul consensus workshop on embryo assessment:proceedings of an expert meeting.Hum Reprod,2011,26(6):1270-1283.

胚胎植入(Embryo implantation)

释义 指从卵子受精到胚泡着床的一系列细胞或分子生物学事件,是一个极其复杂的生理过程,主要包括游离胚泡定位、黏附和侵入以及胎盘形成,是一个连续的动力生物学现象。

是否是 MeSH 词汇 是,MeSH ID:D010064

释义来源 李继承,曾园山.组织学与胚胎学[M].9 版.北京:人民卫生出版社,2018.

同源染色体(Homologous chromosome)

释义 二倍体细胞中染色体以成对的方式存在,一条来自父本,另一条来自母本,且形态、大小相同,含有相同的遗传信息,并在减数分裂前期相互配对的染色体。

是否是 MeSH 词汇　否

释义来源　左伋.医学遗传学[M].7版.北京:人民卫生出版社,2018.

等位染色单体断裂(Isochromatid breakage)

释义　在两条姐妹染色单体间的相同位置上发生断裂的一种畸变,非重建性融合后形成一条有双着丝粒的染色单体和一条无着丝粒的染色单体。

是否是 MeSH 词汇　否

释义来源　左伋.医学遗传学[M].7版.北京:人民卫生出版社,2018.

原肠胚(Gastrula)

释义　多细胞动物胚胎早期发育过程中的一个囊状结构,由囊胚发育而来。囊胚的部分细胞通过种种方式迁移到内部,形成双胚层或三胚层的原肠胚。外面的一层细胞为外胚层(ectoderm),内部的为内胚层(endoderm),内胚层和外胚层之间的空腔为囊胚腔,内外胚层之间后期出现了中胚层(mesoderm)。

是否是 MeSH 词汇　是,MeSH ID:D005775

释义来源　张红卫.发育生物学[M].4版.北京:高等教育出版社,2018.

全能干细胞(Totipotent stem cell)

释义　是指具有无限分化潜能,能分化成所有组织和器官的干细胞,从受精卵到卵裂期32细胞前的所有细胞均是全能干细胞。

是否是 MeSH 词汇　是,MeSH ID:D039901

释义来源　张红卫.发育生物学[M].4版.北京:高等教育出版社,2018.

形态发生素(Morphogen)

释义　在发育过程中,在特定区域形成浓度梯度并可决定特定细胞类型发育命运的物质。形态发生素是以连续的浓度梯度分布的,因而形成各种浓度阈值,细胞根据所处环境的形态发生素的浓度阈值决定分化方向。

是否是 MeSH 词汇　否

释义来源　张红卫.发育生物学[M].4版.北京:高等教育出版社,2018.

接触抑制(Contact inhibition)

释义　多细胞生物的细胞进行体外培养时,分散贴壁生长的细胞一旦相互汇合接触,即停止移动和生长的现象。

是否是 MeSH 词汇　是,MeSH ID:D003260

释义来源　陈誉华,陈志南.医学细胞生物学[M].6版.北京:人民卫生出版社,2018.

终末分化(Terminal differentiation)

释义　是指动物受精卵子代细胞的全能性随其发育过程逐渐受到限制而变窄的过程。任何特定细胞谱系中的最后状态,细胞变得静止或只产生同样类型的后代。

是否是 MeSH 词汇　否

释义来源　张红卫.发育生物学[M].4版.北京:高等教育出版社,2018.

生长发育(Growth and development)

释义　随着生物体从其初始形态进展到完全大小和成熟,随着时间的推移发生的个体生物体的形状、大小、组分和功能的一系列变化。

是否是 MeSH 词汇 是,MeSH ID:D048788
释义来源 张红卫.发育生物学[M].4版.北京:高等教育出版社,2018.

特化(Specialization)

释义 指适应于某一独特的生活环境、形成局部的一种特异适应,是分化式进化的特殊情况。
是否是 MeSH 词汇 是,MeSH ID:D013038
释义来源 张红卫.发育生物学[M].4版.北京:高等教育出版社,2018.

转决定(Transdetermination)

释义 胚胎发育期间,发育命运已被定型的原基不按预定的分化途径进行,而是生成其他组织器官。在果蝇成虫盘实验中观察到的成虫盘不按已决定的分化类型发育,而生长出不相应成体结构的现象,如触角成虫盘发育成了果蝇的腿。
是否是 MeSH 词汇 否
释义来源 张红卫.发育生物学[M].4版.北京:高等教育出版社,2018.

双潜能期(Bipotential stage)

释义 胚胎泌尿生殖系统发育过程中性别决定之前的时期。此期间的性腺具有发育成雄性和雌性两种性别性腺的可能性。
是否是 MeSH 词汇 否
释义来源 张红卫.发育生物学[M].4版.北京:高等教育出版社,2018.

再分化(Redifferentiation)

释义 是指在离体的条件下无序生长的脱分化的细胞在适当条件下重新进入有序生长和

分化状态的过程。
是否是 MeSH 词汇 否
释义来源 张红卫.发育生物学[M].4版.北京:高等教育出版社,2018.

自主特化(Autonomous specification)

释义 细胞发育命运的决定和相邻的细胞无关,而完全由细胞内在特性决定的细胞特化方式。
是否是 MeSH 词汇 否
释义来源 张红卫.发育生物学[M].4版.北京:高等教育出版社,2018.

接触导向(Contact guidance)

释义 在发育过程中,物理结构影响细胞的生长和移行方向。
是否是 MeSH 词汇 否
释义来源 张红卫.发育生物学[M].4版.北京:高等教育出版社,2018.

器官发生(Organogenesis)

释义 也称器官形成,一般指在脊椎动物个体发育中,由器官原基进而演变为器官的过程。各种器官形成的时间有早有晚,通过器官发生阶段,各种器官经过形态发生和组织分化,逐渐获得了特定的形态并执行一定的生理功能。
是否是 MeSH 词汇 是 MeSH ID:D038081
释义来源 张红卫.发育生物学[M].4版.北京:高等教育出版社,2018.

性别分化(Sex differentiation)

释义 即性分化,主要发生在生殖道和大脑中。在有性生殖生物中决定雌、雄性别分化的机制,是由细胞内遗传物质主导、受环境影响的细胞分化活动。胚胎的染色体组型决定了性腺分化为睾丸或卵巢,性腺的分化通过雄性激素的存在与否决定了生殖管道、外生殖器和男女性征的分化。

是否是 MeSH 词汇　是,MeSH ID:D012733

释义来源　张红卫.发育生物学[M].4 版.北京:高等教育出版社,2018.

动物极(Animal pole)

释义　动物卵细胞的富含原生质的一端,由于卵内所含细胞质、细胞器、核糖体、卵黄、色素粒及糖原颗粒等物质的不均匀分布而表现出极性,分为动物极和植物极;营养物质较少、卵裂速度较快的一极称为动物极;细胞核偏位于动物极。

是否是 MeSH 词汇　否

释义来源　张红卫.发育生物学[M].4 版.北京:高等教育出版社,2018.

转录因子(Transcription factor)

释义　直接结合或间接作用于基因启动子,形成具有 RNA 聚合酶活性的动态转录复合体的蛋白质因子。有通用转录因子、序列特异性转录因子、辅助转录因子等。与 RNA 聚合酶 Ⅰ、Ⅱ、Ⅲ 相对应的有三类转录因子:TF Ⅰ、TF Ⅱ、TF Ⅲ。

是否是 MeSH 词汇　是,MeSH ID:D014157

释义来源　张红卫.发育生物学[M].4 版.北京:高等教育出版社,2018.

同源框基因(Genes homeobox)

释义　是控制发育的主要基因,对动物的器官发生和细胞分化调控起关键作用。同源框基因含有一个共同的 180bp 的序列,称为同源框,且在进化上高度保守。同源框编码 60 个氨基酸的同源异形构域(homeodomain,HD)。含有 HD 的蛋白是转录因子,可激活或抑制靶基因的表达。

是否是 MeSH 词汇　是,MeSH ID:D005801

释义来源　全国科学技术名词审定委员会.组织学与胚胎学名词:2014[M].2 版.北京:科学出版社,2014.

内细胞团(Inner cell mass)

释义　囊胚内的细胞群。这些细胞形成胚胎盘,最终形成胚胎。它们是多功能胚胎干细胞,在有机体发育过程中能形成多种(但不是所有)的细胞类型。

是否是 MeSH 词汇　是,MeSH ID:D053624

释义来源　李继承,曾园山.组织学与胚胎学[M].9 版.北京:人民卫生出版社,2018.

胚胎发育(Embryonic development)

释义　胚胎在形态学和生理学上的发育,具体是指从受精卵起到约 8 周的一段过程。

是否是 MeSH 词汇　是,MeSH ID:D047108

释义来源　李继承,曾园山.组织学与胚胎学[M].9 版.北京:人民卫生出版社,2018.

Nanog 同源蛋白(Nanog homeobox protein)

释义　一种同源蛋白和转录调节剂,作用于囊胚内细胞团和胚胎干细胞的增殖、细胞自我更新,赋予胚胎干细胞多能性,并防止它们向胚外内胚层和滋养外胚层(滋养细胞)细胞谱系分化。

是否是 MeSH 词汇　是,MeSH ID:D000071317

释义来源　张红卫.发育生物学[M].4 版.北京:高等教育出版社,2018.

阶段特异性胚胎抗原 (Stage-specific embryonic antigen)

释义　一类细胞表面分子,仅表达于胚胎期组织细胞,在胚胎发育过程中的表达受到谱系限制,在个体出生后表达水平下降至消失。阶段特异性胚胎抗原是鉴定胚胎干细胞的有效标记;在某些肿瘤细胞中会因基因脱阻遏而高表达,从而可成为相应肿瘤的标志物。

是否是 MeSH 词汇　是,MeSH ID:D055746

释义来源　张红卫.发育生物学[M].4 版.北京:高等教育出版社,2018.

基因表达调控 (Gene expression regulation)

释义　基因表达调控是生物体内基因表达的调节控制,使细胞中基因表达的过程在时间、空间上处于有序状态,并对环境条件的变化作出反应的复杂过程。基因表达的调控可在多个层次上进行,包括基因水平、转录水平、转录后水平、翻译水平和翻译后水平的调控。基因表达调控是生物体内细胞分化、形态发生和个体发育的分子基础。

是否是 MeSH 词汇　是,MeSH ID:D005786

释义来源　张红卫.发育生物学[M].4 版.北京:高等教育出版社,2018.

胚层 (Germ layer)

释义　在第 2 周胚泡植入过程中,内细胞群增殖分化,逐渐形成圆盘状的胚盘,由两个胚层组成,邻近滋养层的一层柱状细胞为上胚层,靠近胚泡腔侧的一层立方细胞为下胚层。第 3 周,一部分细胞在上下胚层之间形成一个夹层,称为中胚层,另一部分细胞进入下胚层,并逐渐全部置换了下胚层的细胞,形成一层新的细胞,称为内胚

层,在内胚层和中胚层出现之后,原上胚层改称为外胚层。于是,在第 3 周末,三胚盘形成,三个胚层均起源于上胚层。在第 4~8 周,三个胚层逐渐分化形成各种器官的原基。

是否是 MeSH 词汇　是,MeSH ID:D005855

释义来源　李继承,曾园山.组织学与胚胎学[M].9 版.北京:人民卫生出版社,2018.

嵌合体 (Mosaic)

释义　来自一枚受精卵但具有 2 种以上不同核型卵裂球的胚胎,即卵裂球之间的核型至少有 1 种以上。

是否是 MeSH 词汇　是,MeSH ID:D009030

释义来源　张红卫.发育生物学[M].4 版.北京:高等教育出版社,2018.

胚外膜 (Extra-embryonic membrane)

释义　胚胎发育过程中,胚胎周围的薄层组织。脊椎动物常见的有四种胚外膜,分别是卵黄囊、尿囊、羊膜和绒毛膜。这些膜起到保护胚胎、运输营养和废物的作用。

是否是 MeSH 词汇　是,MeSH ID:D005321

释义来源　张红卫.发育生物学[M].4 版.北京:高等教育出版社,2018.

原条 (Primitive streak)

释义　胚胎发育第三周初,部分上胚层细胞增殖较快,在上胚层正中线的一侧形成一条增厚区,称为原条。原条的出现使胚盘有头、尾之分,原条所在的一端为尾端。

是否是 MeSH 词汇　是,MeSH ID:D054240

释义来源　李继承,曾园山.组织学与胚胎学[M].9 版.北京:人民卫生出版社,2018.

绒毛膜（Chorion）

释义 绒毛膜是由滋养层和胚外中胚层的壁层构成的膜。在爬行动物和鸟类中附着在蛋壳上，允许蛋和周围环境之间的气体交换。在哺乳动物中，丛密绒毛膜与基蜕膜共同构成了胎盘。

是否是 MeSH 词汇 是，MeSH ID：D002823

释义来源 张红卫 . 发育生物学［M］. 4 版 . 北京：高等教育出版社，2018.

孕囊（Cell nature）

释义 孕囊是原始的胎盘组织与被羊膜、血管网包裹的小胚胎。孕囊只在怀孕早期见到。月经 28~30 天规则来潮的妇女，停经 35 天，B 超就可以在宫腔内看到孕囊。在怀孕 6 周时孕囊直径约 2cm，孕 10 周时约 5cm。

是否是 MeSH 词汇 是，MeSH ID：D058746

释义来源 张红卫 . 发育生物学［M］. 4 版 . 北京：高等教育出版社，2018.

细胞重编程（Cellular reprogramming）

释义 指的是分化的体细胞在特定的条件下被逆转后恢复到全能性状态或形成胚胎干细胞系或进一步发育成一个新的个体的过程。诱导体细胞重编程的方法有许多，如核移植、细胞融合、细胞提取物诱导、化学诱导以及分子调控诱导等。但到目前为止，唯一能诱导体细胞产生有功能个体的重编程的方法只有核移植，其他的方法只能在细胞、分子或生化水平上产生诱导。

是否是 MeSH 词汇 是，MeSH ID：D065150

释义来源 张红卫 . 发育生物学［M］. 4 版 . 北京：高等教育出版社，2018.

同卵双生（Monozygotic twins）

释义 受精卵在卵裂时因自身或者是外界因素而一分为二，从而形成两个可以独立发育的胚胎，二者的基因组 DNA 基本完全相同。

是否是 MeSH 词汇 是，MeSH ID：D038522

释义来源 张红卫 . 发育生物学［M］. 4 版 . 北京：高等教育出版社，2018.

胎盘（Placenta）

释义 由来自滋养层细胞的胎儿丛密绒毛膜与来自母体子宫的基蜕膜共同组成的圆盘形结构。胎盘介于胎儿与母体之间，是维持胎儿生长发育的重要器官，具有物质交换、防御、合成及免疫的功能。

是否是 MeSH 词汇 是，MeSH ID：D010920

释义来源 张红卫 . 发育生物学［M］. 4 版 . 北京：高等教育出版社，2018.

底蜕膜（Basal decidua）

释义 孕期子宫内膜称为蜕膜，与囊胚滋养层接触的子宫内膜称为底蜕膜，底蜕膜与滋养层细胞一起构成胎盘的母体部分。

是否是 MeSH 词汇 是，MeSH ID：D003656

释义来源 谢幸，孔北华，段涛 . 妇产科学［M］. 9 版 . 北京：人民卫生出版社，2018.

胎盘绒毛（Placental villus）

释义 晚期囊胚着床后，着床部位的滋养层细胞迅速分裂增殖，内层为细胞滋养层，是分裂生长的细胞，外层为合体滋养层，是执行功能的细胞，由细胞滋养层分化而来。滋养层内面有一层胚外中胚层，与滋养层共同形成绒毛膜。细胞滋养层局部增殖,深入合体滋养层内,形成许多绒毛状突起,为胎盘绒毛。

是否是 MeSH 词汇　是,MeSH ID:D002824

释义来源　谢幸,孔北华,段涛.妇产科学[M].9版.北京:人民卫生出版社,2018.

胚胎丢失(Embryo loss)

释义　早期妊娠终止在胚胎期,哺乳动物最开始的发育阶段。这一时期包括受精后的第二至第八周。

是否是 MeSH 词汇　是,MeSH ID:D020964

释义来源　张红卫.发育生物学[M].4版.北京:高等教育出版社,2018.

卵黄管(Vitelline duct)

释义　原始肠道与卵黄囊相连的通道,在完成阶段性任务后应该退化。如果退化不完全,在肠道端的通路会形成梅克尔憩室,将来发生肠道出血或是肠套叠的机会增加;若是在这卵黄管中间形成未退化的囊泡,称为卵黄囊泡。

是否是 MeSH 词汇　是,MeSH ID:D014816

释义来源　张红卫.发育生物学[M].4版.北京:高等教育出版社,2018.

染色体畸变(Chromosome aberration)

释义　染色体数目或结构异常。染色体数目异常,正常人的生殖细胞具有23条染色体为一个染色体组,称为单倍体(n),体细胞具有46条染色体,含有2套染色体组称为二倍体(2n),染色体数目畸变又分为整倍性畸变及非整倍性畸变,整倍性畸变为三倍体、四倍体;非整倍性畸变为多/少一条或几条染色体。染色体结构异常,为染色单体

或染色单体间结构的变化有:缺失、重复、倒位及易位。

是否是 MeSH 词汇　是,MeSH ID:D002869

释义来源　左伋.医学遗传学[M].7版.北京:人民卫生出版社,2018.

X 染色体失活(X chromosome inactivation)

释义　雌性哺乳动物胚胎发育早期的两条 X 染色体之一在遗传性状的表达上丧失功能的现象。

是否是 MeSH 词汇　是,MeSH ID:D049951

释义来源　左伋.医学遗传学[M].7版.北京:人民卫生出版社,2018.

精子转运(Sperm transport)

释义　精子从睾丸生精小管被动或主动地通过男性生殖道以及女性生殖道的过程。精子转运环节受阻会导致不孕的发生。

是否是 MeSH 词汇　是,MeSH ID:D013083

释义来源　SUAREZ SS,PACEY AA.Sperm transport in the female reproductive tract.Hum Reprod Update.2006;12(1):23-37.

中胚层(Mesoderm)

释义　中胚层是指三胚层动物的胚胎发育过程中,位于内胚层和外胚层之间的细胞层。动物和人类胚胎的三胚层代表不同类型细胞的分化去向,受精卵经过卵裂期、囊胚期,便进入了原肠胚形成期,胚胎细胞分化成为3个胚层。其中中胚层将发育成骨骼、肌肉、纤维组织和真皮以及心血管系统和泌尿系统。

是否是 MeSH 词汇　是,MeSH ID:D008648

释义来源　李继承,曾园山.组织学与胚胎学[M].9版.北京:人民卫生出版社,2018.

内胚层（Endoderm）

释义　内胚层是指三胚层动物的胚胎发育过程中，位于胚胎内层的细胞层。动物和人类胚胎的三胚层代表不同类型细胞的分化去向，受精卵经过卵裂期、囊胚期，便进入了原肠胚形成期，胚胎细胞分化成为 3 个胚层。其中内胚层将发育为消化道及附属器官、唾液腺、胰腺、肝脏，以及肺等的上皮成分。

是否是 MeSH 词汇　是，MeSH ID：D004707

释义来源　李继承，曾园山 . 组织学与胚胎学［M］. 9 版 . 北京：人民卫生出版社，2018.

外胚层（Ectoderm）

释义　外胚层是指三胚层动物的胚胎发育过程中，位于胚胎外层的细胞层。动物和人类胚胎的三胚层代表不同类型细胞的分化去向，受精卵经过卵裂期、囊胚期，便进入了原肠胚形成期，胚胎细胞分化成为 3 个胚层。其中外胚层形成神经系统、表皮及其附属结构。

是否是 MeSH 词汇　是，MeSH ID：D004475

释义来源　李继承，曾园山 . 组织学与胚胎学［M］. 9 版 . 北京：人民卫生出版社，2018.

生殖嵴（Genital ridge）

释义　生殖嵴是指位于中肾内侧和背肠系膜之间，由脏壁中胚层形成的解剖学隆起。生殖细胞来源于其前体原始生殖细胞，原始生殖细胞迁移到生殖嵴才能分化成为生殖细胞，同时开始生物的性别决定。男女性腺皆生发于生殖嵴。

是否是 MeSH 词汇　否

释义来源　李继承，曾园山 . 组织学与胚胎学［M］. 9 版 . 北京：人民卫生出版社，2018.

性别决定（Sex determination）

释义　性别决定是指原始生殖细胞到达生殖嵴之后，未分化的性腺在一些基因的作用下，进入了不同的分化途径，最终形成睾丸或卵巢的过程。

是否是 MeSH 词汇　是，MeSH ID：D019849

释义来源　李继承，曾园山 . 组织学与胚胎学［M］. 9 版 . 北京：人民卫生出版社，2018.

第五章　生殖免疫学

免疫调节（Immune regulation）

释义　免疫调节是指在免疫应答过程中，各种免疫细胞与免疫分子相互促进和抑制，形成正、负作用的网络结构，在遗传基因的控制下，与神经内分泌系统一起调控免疫系统对抗原的识别和应答，从而维持内环境的稳定，以保证机体生理功能的平衡和稳定。是机体通过多方面、多系统、多层次的正、负反馈机制控制免疫细胞、免疫分子及免疫系统与其他系统之间相互协同或拮抗的作用。免疫调节的作用是提高机体免疫力，排出异物，减少对自身组织的损失，在抗原清除后，及时终止免疫应答。免疫应答过强会导致自身免疫病、超敏反应，过弱会导致免疫缺陷、持续感染和肿瘤等疾病。免疫调节的层次分为：分子水平的免疫调节、细胞水平的免疫调节、整体和群体水平的免疫调节。

是否 Mesh 词汇　否

释义来源　曹雪涛，何维．医学免疫学［M］．3版．北京：人民卫生出版社，2015.

免疫应答（Immune response）

释义　是指机体免疫系统对抗原刺激所产生的以排除抗原为目的的一种生理功能，这个过程是免疫系统各个部分生理功能的综合体现。包括抗原呈递、淋巴细胞活化、免疫分子形成及免疫效应发生等一系列的生理反应。免疫调节机制决定了免疫应答的发生，同时也决定了反应的强弱。通过有效的免疫应答，机体得以维持内环境的稳定。免疫活性细胞识别抗原，产生应答，并将抗原破坏和 /

或清除的全过程称为免疫应答。

是否 Mesh 词汇　否

释义来源　林其德．现代生殖免疫学［M］．北京：人民卫生出版社，2006.

免疫损伤（Immunological injury）

释义　由内源性或外源性抗原所致的细胞或体液介导的免疫应答，导致组织损伤称为免疫损伤，通常称之为变态反应（allergic reaction）或超敏反应（hypersensitivity）。无论是对自身成分的耐受现象，还是对"非己"抗原的排斥都是在机体免疫调节机制的控制下进行的。若免疫调节功能异常，对自身成分产生强烈的免疫攻击，造成细胞破坏，功能丧失，就会发生自身免疫病。若对外界病原微生物感染不能产生适度的反应（反应过低可造成严重感染，反应过强则发生过敏反应），也可造成对机体的有害作用。

是否 Mesh 词汇　否

释义来源　林其德．现代生殖免疫学［M］．北京：人民卫生出版社，2006.

抗原呈递细胞（Antigen presenting cell，APC）

释义　指具有能够摄取、加工、处理、呈递胞外抗原，激活 CD4$^+$ T 细胞，并将处理过的抗原呈递给 T 细胞的一类免疫细胞，其具有诱导免疫应答的能力。可分为专职的 APC 和非专职的 APC。专职的 APC 主要包括单核 - 吞噬细胞、树突状细胞、B 细胞以及内皮细胞、肿瘤细胞的病原感染的靶细胞等（其中树突状细胞的抗原呈递能力最强）。通常情况下不表达 MHC- Ⅱ 类分子、协同刺激信号分子和各种黏附分子的细胞称为非专职 APC。

是否 Mesh 词汇   否

释义来源   曹雪涛,何维.医学免疫学[M].3 版.北京:人民卫生出版社,2015.

外源性抗原(Exogenous antigen)

释义   外源性抗原指抗原呈递细胞从细胞外摄入的一种蛋白质,经吞噬或吞饮作用,被 APC 摄入胞内形成吞噬体,会储存在细胞囊内,后者与溶酶体融合形成吞噬溶酶体。抗原在吞噬溶酶体内酸性环境中被蛋白水解酶降解为小分子多肽,其中具有免疫原性的称为抗原肽。内质网中合成的 MHC- Ⅱ 类分子进入高尔基体后,由分泌小泡携带,通过与吞噬溶酶体融合,使抗原肽与小泡内 MHC- Ⅱ 类分子结合形成抗原肽 -MHC- Ⅱ 类分子复合物。该复合物表达于 APC 表面,可被相应 CD4[+] T 细胞识别结合,形成抗原抗体复合物,通过这种作用,达到消除抗原的作用。

是否 Mesh 词汇   否

释义来源   高晓明.医学免疫学基础[M].北京:北京医科大学出版社,2001.

内源性抗原(Endogenous antigen)

释义   内源性抗原是指细胞自身合成的抗原,如肿瘤抗原和病毒蛋白抗原等。内源性抗原在细胞内生成后,可被存在于胞质中的蛋白酶体,即小分子聚合多肽体降解成小分子多肽。小分子多肽与热休克蛋白 70/90 在胞质内结合后,经抗原肽转运体转运到内质网中,通过加工修饰成为具有免疫原性的抗原肽。抗原肽与内质网中合成的 MHC- Ⅰ 类分子结合,形成抗原肽 -MHC- Ⅰ 类分子结

合形成抗原肽 -MHC- Ⅰ 类分子复合物,后者转入高尔基体再通过分泌小泡将其运送到 APC 表面,供相应 CD8[+]T 细胞识别结合。

是否 Mesh 词汇   否

释义来源   高晓明.医学免疫学基础[M].北京:北京医科大学出版社,2001.

超敏反应(Hypersensitivity)

释义   已发生免疫的机体,再次接受相同抗原刺激时因免疫反应过强所发生的组织损伤或功能紊乱。反应的特点是发作迅速、反应强烈、消退较快;一般不会破坏组织细胞,也不会引起组织严重损伤,有明显的遗传倾向和个体差异。

是否 Mesh 词汇   是,MeSH ID:D006967

释义来源   林其德.现代生殖免疫学[M].北京:人民卫生出版社,2006.

初次免疫应答(Primary immune response)

释义   发生在免疫系统第一次遭遇某种病原体入侵时,此时免疫系统产生大量抗体以清除体内抗原,直到抗原被清除之后,抗体浓度开始下降并维持适当的水平。初次免疫应答的速度较慢,直到数周后才能清除抗原。

是否 Mesh 词汇   否

释义来源   高晓明.医学免疫学基础[M].北京:北京医科大学出版社,2001.

二次免疫应答(Secondary immune response)

释义   指生物免疫系统遭受初次的外来病原入侵后,免疫系统发挥记忆效应。当再次遭受同样的病原体或者抗原入侵时,能快速、高效地产生大量抗体,将抗原清除。当抗原再次侵入体内后,由于体内已拥有一部分抗体能够识别该抗原,免疫系统将快速响

应并分泌大量抗体以快速清除体内抗原,这一快速响应过程被称为二次免疫应答过程。这个过程是免疫系统各部分生理功能的综合体现,包括了抗原呈递、淋巴细胞活化、免疫分子形成及免疫效应发生等一系列的生理反应。

是否 Mesh 词汇 否

释义来源 曹雪涛,何维.医学免疫学[M].3版.北京:人民卫生出版社,2015.

双向免疫调节(Bidirectional immune regulation)

释义 体内各种因素对免疫应答进行正负双向调节作用。借此使免疫应答适度,以维持机体内环境的相对稳定。其表现为在清除外来抗原异物时,激活并加强免疫应答反应;当外来抗原物质清除后,可使免疫应答自限减弱,以致终止。在免疫调节功能紊乱时,对外来入侵物质不能正常反应、清除,会降低机体的抗感染、抗肿瘤能力;或对"异己"抗原产生免疫应答从而导致超敏感性,易造成机体组织的免疫损伤,发生变态反应性疾病,我们把前者称为"抑制",后者称为"超敏"。

是否 Mesh 词汇 否

释义来源 高晓明.医学免疫学基础[M].北京:北京医科大学出版社,2001.

免疫缺陷(Immunodeficiency)

释义 由于先天性或获得性免疫系统发育不全或遭受损害导致机体免疫功能不足或缺陷而引起的疾病,可分为原发性(先天性)免疫缺陷病和继发性(获得性)免疫缺陷病两类。例如艾滋病(获得性免疫缺陷综合征),由 HIV(人类免疫缺陷病毒)引起的自身免疫病。原发性免疫缺陷病与遗传相关,继发性与感染、恶性肿瘤、免疫蛋白合成不足、淋巴细胞丢失、自身免疫系统疾病和/或免疫抑制治疗有关。

是否 Mesh 词汇 否

释义来源 马兴铭,丁剑冰.医学免疫学[M].北京:清华大学出版社,2013.

巨噬细胞(Macrophage)

释义 巨噬细胞是在体内分布最广,在免疫应答的全过程中都发挥重要作用的一种免疫细胞。它能主动吞噬和清除颗粒性外来抗原和/或直接杀伤病原微生物,因而具有较 B 细胞更有效地内化、处理和呈递颗粒性抗原的特性。巨噬细胞的细胞膜上存在的许多特异性的载体蛋白和通道,使小分子或离子能有效地出入细胞。而其摄入大分子和颗粒状或细胞状物质时主要通过胞吞作用(endocytosis)形成吞噬体来完成。外来抗原经巨噬细胞处理后呈递给 T 细胞,是诱发免疫应答的先决条件。此外,在抗原呈递过程中,巨噬细胞产生的 IL-1 可以促进 B 细胞和 T 细胞的活化,产生的干扰素参与调节免疫。

是否 Mesh 词汇 是,MeSH ID:D008264

释义来源 马兴铭,丁剑冰.医学免疫学[M].2版.北京:清华大学出版社,2013.

树突细胞(Dendritic cell)

释义 也称 DC 细胞,具有分枝或树突状形态及吞噬功能,又能专职抗原呈递的免疫细胞,树突细胞是已知体内功能最强、唯一能活化静息 T 细胞的专职抗原呈递细胞,是启动、调控和维持免疫应答的中心环节。通过大量体外活化培养负载肿瘤抗原的树突细胞,当细胞数量达到一定数量后回输给病人,可诱导机体产生强烈的抗肿瘤免疫反应。树突细胞是肿瘤细胞免疫治疗的重要成分。树突细胞疫苗在操作上具有很大的灵活性,包括 DC 细胞的来源、分离方法、抗原引入方法、延长存活时间、提高活性等各个方面都有许多不同的操作方法,每种方法都各有优势,因此可以通过不同的优化、组合衍化出多种治疗方法,从而适应于不同条件的患者。大量研究显示 DC 疫苗安全,易于操作,对于一系列类型的肿瘤均有免疫抑制作用,并在肿瘤的免疫治疗中取得了令人鼓舞的初步结果。

是否 Mesh 词汇 是,MeSH ID:D003713

释义来源 马兴铭,丁剑冰.医学免疫学[M].2 版.北京:清华大学出版社,2013.

浆细胞(Plasma cell)

释义 效应 B 细胞又称浆细胞,由 B 淋巴细胞或记忆 B 细胞产生,其能分泌抗体执行免疫功能。当 B 淋巴细胞受到抗原刺激或受淋巴因子刺激而活化后,将大量增殖并分化为效应 B 细胞和记忆 B 细胞。记忆 B 细胞受刺激后,可直接大量增殖、分化出效应 B 细胞。

是否 Mesh 词汇 是,MeSH ID:D010950

释义来源 马兴铭,丁剑冰.医学免疫学[M].2 版.北京:清华大学出版社,2013.

特异性免疫(Specific immunity)

释义 又称获得性免疫或适应性免疫,这种免疫反应只针对一种病原体。它是人体经后天感染(病愈或无症状的感染)或人工预防接种(菌苗、疫苗、类毒素、免疫球蛋白等)而使机体获得的抵抗感染能力。一般是在微生物等抗原物质刺激后才形成的(免疫球蛋白、免疫淋巴细胞),并能与该抗原起特异性反应。它包括的实质器官及组织细胞有中枢免疫器官、外周免疫器官以及各种组织中的免疫细胞、各种免疫活性介质等。

是否 Mesh 词汇 否

释义来源 林其德.现代生殖免疫学[M].北京:人民卫生出版社,2006.

中枢免疫器官(Central immune organ)

释义 也称一级免疫器官,中枢免疫器官是免疫细胞发生、发育、分化与成熟的场所,它对外周淋巴器官的发育起支配和决定性作用。包括骨髓、胸腺:①骨髓,作为造血器官,它也是各种免疫细胞的发源地,它是具有较强分化潜力的多种干细胞,可分化为髓样干细胞和淋巴干细胞,后者即为 T、B 淋巴细胞的前身。②胸腺,是促使 T 淋巴细胞分化成熟的淋巴器官,执行免疫系统中最重要的功能。包括使其中的 T 淋巴细胞分化成熟,生成胸腺激素(如促胸腺生成素、胸腺素、胸腺体液因子)。而 T 淋巴细胞和这些相应的因子在免疫反应中执行关键的功能。另外,它还具有维持自身稳定,训练 T 细胞识别自身 MHC 抗原的能力。

是否 Mesh 词汇 否

释义来源 马兴铭,丁剑冰.医学免疫学[M].2 版.北京:清华大学出版社,2013.

周围淋巴器官(Peripheral lymphoid organ)

释义 是淋巴器官接受抗原刺激并产生免疫应答的器官。包括淋巴结,脾脏,淋巴小结及全身弥散的淋巴组织。它们功能略有差别:①淋巴结——淋巴结内含有大量的淋巴细胞,其中 70% 为 T 细胞,其基本功能有过滤作用,主要针对非特异性免疫而言;另外它可作为淋巴细胞增殖和储存的场所;同时它也是作为产生特异性免疫应答的场所。②淋巴小结——是一类淋巴细胞的集合组织,但无被膜,主要与黏膜的防卫有较紧密的联系。

③脾脏——内含大量淋巴细胞,其中 B 淋巴细胞约占 60%,是产生抗体的主要器官。其功能有过滤作用;淋巴细胞居留与增殖的场所;合成与分化抗体的主要场所。

是否 Mesh 词汇　否

释义来源　马兴铭,丁剑冰.医学免疫学[M].2 版.北京:清华大学出版社,2013.

免疫细胞(Immunocyte)

释义　是执行免疫识别、免疫记忆、免疫应答功能的主要群体。它包括淋巴细胞、单核细胞、树突状细胞、巨噬细胞、多形核细胞、辅助细胞等。其中能接受抗原的刺激而活化、增殖、分化成特异性免疫应答细胞,成为抗原特异性淋巴细胞、T 淋巴细胞和 B 淋巴细胞。

是否 Mesh 词汇　否

释义来源　林其德.现代生殖免疫学[M].北京:人民卫生出版社,2006.

T 淋巴细胞(T lymphocyte)

释义　是一种来源于骨髓的多能干细胞,其主要功能为特异性免疫应答的激活、免疫记忆、细胞毒杀伤效应等。其结构特点在于细胞表面的各种特异性受体。

是否 Mesh 词汇　是,MeSH ID:D013601

释义来源　林其德.现代生殖免疫学[M].北京:人民卫生出版社,2006.

B 淋巴细胞(B lymphocyte)

释义　形态上与 T 淋巴细胞无明显差异,但其主要功能是被抗原激活后,在 Th 细胞的辅助下分化为浆细胞,并分泌抗体发挥免疫效应。

是否 Mesh 词汇　是,MeSH ID:D001402

释义来源　马兴铭,丁剑冰.医学免疫学[M].2 版.北京:清华大学出版社,2013.

淋巴样细胞(Lymphoid cell)

释义　包括杀伤细胞(K 细胞)和自然杀伤细胞(NK 细胞)。它们在免疫应答过程中,有着重要的特异与非特异的杀伤作用。

是否 Mesh 词汇　否

释义来源　马兴铭,丁剑冰.医学免疫学[M].2 版.北京:清华大学出版社,2013.

非特异性免疫(Nonspecific immunity)

释义　又称先天免疫或固有免疫。非特异性免疫对各种入侵的病原微生物能快速反应,对入侵抗原物质的清除没有特异的选择性,同时在特异性免疫的启动和效应过程也起着重要作用。非特异性免疫系统包括:组织屏障(皮肤和黏膜系统、血脑屏障、胎盘屏障等);固有免疫细胞(吞噬细胞、杀伤细胞、树突状细胞等);固有免疫分子(补体、细胞因子、酶类物质等)。抗原物质一旦接触机体,立即遭到机体的排斥和清除。有相对的稳定性。既不受入侵抗原物质的影响,也不因入侵抗原物质的强弱或次数而有所增减。但是,当机体受到共同抗原或佐剂的作用时,也可增强免疫的能力。有遗传性。生物体出生后即具有非特异性免疫能力,并能遗传给后代。因此,非特异性免疫又称先天性免疫或物种免疫。是特异性免疫发展的基础。从种系发育来看,无脊椎动物的免疫都是非特异性的,脊椎动物除非特异性免疫外,还发展了特异性免疫,两者紧密结合,不能截然分开。从个体发育来看,当抗原物质入侵机体以后,首先发挥作用的是非特异性免疫,而后产生特异性免疫。因此,非特异性免疫是一切免疫防护能力的基础。

是否 Mesh 词汇 否

释义来源 曹雪涛,何维.医学免疫学[M].3版.北京:人民卫生出版社,2015.

细胞免疫(Cellular immunity)

释义 抗原一旦侵入宿主细胞内部,体液中的抗体不能通过抗原直接发生特异性结合,机体就要通过 T 淋巴细胞参与免疫来消灭和清除这些抗原。T 细胞经抗原刺激后,转化为致敏淋巴细胞,并表现出特异性免疫应答,免疫应答只能通过致敏淋巴细胞传递,故称细胞免疫。免疫过程通过感应、反应、效应三个阶段,在反应阶段致敏的淋巴细胞再次与抗原接触时,便释放出多种淋巴因子(转移因子、移动抑制因子、激活因子、皮肤反应因子、淋巴毒素、干扰素),与巨噬细胞、杀伤性 T 细胞协同发挥免疫功能。细胞免疫主要通过抗感染、免疫监视、移植排斥参与迟发型变态反应起作用。辅助性 T 细胞与抑制性 T 细胞还参与体液免疫的调节。

是否 Mesh 词汇 是,MeSH ID:D007111

释义来源 曹雪涛,何维.医学免疫学[M].3版.北京:人民卫生出版社,2015.

辅助性 T 细胞(Helper T cell)

释义 这类细胞具有协助体液免疫和细胞免疫的功能,在免疫反应中扮演中间过程的角色。它可以通过增殖扩散来激活其他类型的可产生直接免疫反应的免疫细胞。辅助 T 细胞的主要表面标志是 CD4。调控 T 细胞或辅助其他淋巴细胞发挥功能。它们是已知的 HIV 的目标细胞,在艾滋病发病时会急剧减少。

是否 Mesh 词汇 是,MeSH ID:D006377

释义来源 林其德.现代生殖免疫学[M].北京:人民卫生出版社,2006.

调节/抑制性 T 细胞(Suppressor/regulatory T cell)

释义 这类细胞具有抑制体液免疫和细胞免疫的功能,负责调节机体免疫反应。通常起着维持自身免疫耐受和避免免疫反应过度损伤机体的重要作用。调节/抑制 T 细胞有很多种,目前研究最活跃的是 CD25$^+$、CD4$^+$、T 细胞。

是否 Mesh 词汇 是,MeSH ID:D050378

释义来源 林其德.现代生殖免疫学[M].北京:人民卫生出版社,2006.

细胞毒性 T 细胞(Cytotoxic T lymphocyte)

释义 这类细胞可以对产生特殊抗原反应的目标细胞进行杀灭,消灭受感染的细胞,其功能就像一个"杀手"或细胞毒素。细胞毒 T 细胞的主要表面标志是 CD8,也被称为杀伤性 T 细胞。

是否 Mesh 词汇 是,MeSH ID:D013602

释义来源 林其德.现代生殖免疫学[M].北京:人民卫生出版社,2006.

记忆 T 细胞(Memory T cell)

释义 这类细胞在再次免疫应答中起重要作用,但暂时没有发现记忆 T 细胞表面存在非常特异的表面标志物,相信随着研究的深入,人们对记忆 T 细胞将会有一个更深入的了解。

是否 Mesh 词汇 否

释义来源 林其德.现代生殖免疫学[M].北京:人民卫生出版社,2006.

炎症反应(Inflammation reaction)

释义 炎症反应是具有血管系统的活体组

织对损伤因子所发生的防御反应。通过体内的炎症反应,动员大量吞噬细胞、淋巴细胞和抗菌物质聚集于炎症部位,同时升高体温,控制感染病原体的繁殖并杀灭之。血管反应是炎症过程的中心环节。炎症反应是机体对于刺激的一种防御反应,表现为红、肿、热、痛和功能障碍。炎症可以是感染引起的感染性炎症,也可以不是由感染引起的非感染性炎症。通常情况下,炎症是有益的,是人体的自动防御反应,但是有的时候,炎症也是有害的。炎症反应也是人一生下来就有的能力。

是否 Mesh 词汇　是,MeSH ID:D007249

释义来源　曹雪涛,何维.医学免疫学[M].3 版.北京:人民卫生出版社,2015.

体液免疫(Humoral immunity)

释义　体液免疫是以浆细胞产生抗体来达到保护机体的免疫机制。致敏 B 细胞是参与体液免疫的细胞。在抗原刺激下转化为浆细胞,合成免疫球蛋白,能与靶抗原结合的免疫球蛋白即为抗体。

是否 Mesh 词汇　是,MeSH ID:D056724

释义来源　林其德.现代生殖免疫学[M].北京:人民卫生出版社,2006.

免疫球蛋白(Immuneglobulins)

释义　免疫球蛋白是 B 淋巴细胞产生的一类具有免疫功能的蛋白。它是由两条相同的轻链和两条相同的重链通过链间二硫键连接而成的四肽链结构,可分为抗体和膜免疫球蛋白。抗体主要存在于血清中,也可见于其他体液和外分泌液,其主要功能是特异性地结合抗原。膜免疫球蛋白是 B 细胞膜上的抗原受体,能特异性识别抗原分子。临床上免疫球蛋白常用于免疫缺陷或免疫功能低

下人群的治疗,还可用于免疫调节。对于复发性流产(RSA)合并自身免疫病的患者,妊娠期必要时可进行 IVIG(静脉输注免疫球蛋白)免疫抑制治疗。

是否是 MeSH 词汇　是,MeSH ID:D007136

释义来源　复发性流产合并风湿免疫病免疫抑制剂应用中国专家共识编写组.复发性流产合并风湿免疫病免疫抑制剂应用中国专家共识[J].中华生殖与避孕杂志,2020,40(7):527-534.

免疫记忆(Immunological memory)

释义　免疫系统对初次抗原刺激的信息可留下记忆,即淋巴细胞一部分成为效应细胞与入侵者作战,另一部分分化成为记忆细胞进入静止期,与再次进入机体的相同抗原相遇时,会产生与其相应的抗体,避免第二次得相同的病。

是否 Mesh 词汇　否

释义来源　林其德.现代生殖免疫学[M].北京:人民卫生出版社,2006.

正反应(Positive reaction)

释义　正反应是指机体免疫系统产生特异性抗体和 / 或致敏淋巴细胞以发挥免疫功能的状态。

是否 Mesh 词汇　否

释义来源　林其德.现代生殖免疫学[M].北京:人民卫生出版社,2006.

免疫耐受性(Immune tolerance)

释义　免疫耐受性是机体免疫系统在接触某种抗原后,对该抗原产生的特异性无应答状态,又称负反应。对某一抗原已形成免疫耐受的个体,再次接触同一抗原时,不能产生常

规可检测的免疫应答或免疫反应,但对其他抗原仍具有免疫应答能力。免疫耐受性从属于特异性免疫耐受性范畴,可由单独 T 细胞耐受、单独 B 淋巴细胞耐受或二者同时耐受而表现为不能产生特异性迟发型变态反应,或血流中不出现特异性抗体或两种情况并存。

是否 Mesh 词汇 否

释义来源 林其德.现代生殖免疫学[M].北京:人民卫生出版社,2006.

耐受原(Tolerogen)

释义 耐受原是能诱发免疫耐受性的抗原物质。主要耐受原有蛋白质、细菌、病毒抗原、半抗原和合成多肽。不易从体内清除的抗原比易被清除的抗原容易诱发免疫耐受性。在体内不易被代谢的耐受原比易被代谢的耐受原维持免疫耐受性的时间长。

是否 Mesh 词汇 否

释义来源 曹雪涛,何维.医学免疫学[M].3 版.北京:人民卫生出版社,2015.

免疫功能紊乱(Immune dysfunction)

释义 免疫功能紊乱是在某些诱因(疲劳、酗酒、变应原等)作用下,免疫系统未能真实有效地起到自我防御的功能,或过强攻击,或过弱无法防御。自体免疫紊乱并不是"免疫的缺乏"。

是否 Mesh 词汇 否

释义来源 曹雪涛,何维.医学免疫学[M].3 版.北京:人民卫生出版社,2015.

免疫网络学说(Immunological network theory)

释义 Jerne 根据现代免疫学对抗体分子独特型的认识,在 Burnet "克隆选择学说"的基础上提出了著名的免疫网络学说。该学说认为,任何抗体分子或淋巴细胞的抗原受体上都存在着独特型,它们可被机体内另一些淋巴细胞识别而刺激诱发产生抗独特型。以这种独特型识别为基础在免疫系统内构成"网络"联系,在免疫调节中起重要作用。免疫网络学说实质上说明的是免疫系统内部的正负反馈调节系统,适度适时地控制免疫反应,其对外表现仍然是统一的整体,识别与排斥异己分子。如果这个调节系统紊乱,将表现为整个免疫系统功能受损,出现一系列与免疫系统相关的临床表现或疾病。而不是仅在某一个疾病中孤立的表现异常。

是否 Mesh 词汇 否

释义来源 林其德.现代生殖免疫学[M].北京:人民卫生出版社,2006.

免疫病理(Immune pathological)

释义 正常的免疫反应过程伴随靶细胞溶解或免疫复合物形成,这两者会导致组织的炎症性损害,也就是免疫病理现象。免疫病理的程度取决于机体与致病因子双方博弈的结果,当免疫反应适时适度,在致病因素被控制的过程中,免疫病理不引起临床上的体征与症状;而当免疫病理过强、过弱或个体比较敏感时,可诱发临床上的病症,两者临床表象不同,本质是一致的,都是免疫系统的正常反应。

是否 Mesh 词汇 否

释义来源 林其德.现代生殖免疫学[M].北京:人民卫生出版社,2006.

免疫抑制(Immunosuppression)

释义 是指对于免疫应答的抑制作用,机体对任何抗原均不反应或反应减弱的非特异性免疫无应答性或应答减弱状态。

是否 Mesh 词汇 是,MeSH ID:D007165

释义来源 林其德.现代生殖免疫学[M].北京:人民卫生出版社,2006.

抗原决定簇(Antigenic determinant)

释义 决定抗原性的特殊化学基团,又称抗原表位。抗原决定簇大多存在于抗原物质的表面,有些存在于抗原物质的内部,须经酶或其他方式处理后才暴露出来。一个天然抗原物质可有多种和多个决定簇。抗原分子越大,决定簇的数目越多。在各个抗原决定簇中,最易引起免疫应答的是免疫原性决定簇。分为两类:作用在 B 细胞上,并可与对应体的抗原结合片段(fragment of antigen binding,Fab)结合的抗原决定簇及最后作用在 T 细胞上,与细胞免疫有关的免疫决定簇。

是否 Mesh 词汇 是,MeSH ID:D000939

释义来源 高晓明.医学免疫学基础[M].2 版.北京:北京医科大学出版社,2006.

免疫预防(Immunoprophylaxis)

释义 是指通过人工刺激机体产生或直接输入免疫活性物质,从而特异性清除致病因子,达到预防疾病的目的。

是否 Mesh 词汇 否

释义来源 高晓明.医学免疫学基础[M].2 版.北京:北京医科大学出版社,2006.

屏障作用(Barrier effect)

释义 通过机械阻挡及排除作用达到直接阻挡病原体的目的。发挥屏障作用的体内、外结构有皮肤、黏膜以及各种屏障结构等。它们除了可以在空间上形成阻挡病原体位移的

作用外,其本身的一些分泌物还具有一定的杀菌作用。

是否 Mesh 词汇 否

释义来源 林其德.现代生殖免疫学[M].北京:人民卫生出版社,2006.

过滤作用(Filtering effect)

释义 该作用可将侵入血液、组织液中的病原体及混入的损伤细胞、代谢废物等滤过在淋巴组织内,再由其内部的巨噬细胞清除,并同时将分解后的抗原呈递给淋巴系统,激活特异性免疫反应。发挥该作用的主要是外周淋巴结、脾脏等器官。

是否 Mesh 词汇 否

释义来源 高晓明.医学免疫学基础[M].2 版.北京:北京医科大学出版社,2006.

人工被动免疫(Artificial passive immunization)

释义 人工被动免疫是采用人工方法向机体接种由他人或动物产生的免疫效应物,如免疫血清、淋巴因子等或含有某种特异性抗体及细胞免疫制剂等接种于人体,使机体立即获得免疫力,达到防治某种疾病的目的。其特点是产生作用快,输入后立即发生作用。但由于该免疫力为非自身免疫系统产生,易被清除,故免疫作用维持时间较短,一般只有2~3 周。主要用于治疗和应急预防。

是否 Mesh 词汇 否

释义来源 马兴铭,丁剑冰.医学免疫学[M].北京:清华大学出版社,2013.

人工主动免疫接种(Artificial active immunization)

释义 是用人工接种的方法给机体输入抗原性物质(菌苗、疫苗、类毒素),刺激机体主动

产生特异性免疫力,从而预防传染病发生的措施。

是否 Mesh 词汇 否

释义来源 马兴铭,丁剑冰.医学免疫学[M].北京:清华大学出版社,2013.

生物制品(Biological product)

释义 用于人工免疫的免疫原(菌苗、类毒素等)、免疫血清、细胞免疫制剂以及诊断制剂(结核菌素、诊断血清、诊断抗原等)等生物性制剂,统称生物制品。

是否 Mesh 词汇 否

释义来源 马兴铭,丁剑冰.医学免疫学[M].北京:清华大学出版社,2013.

疫苗(Vaccine)

释义 是病原微生物或其代谢产物经物理化学因素处理后所制备的使之失去毒性但保留抗原性的生物制品。分为灭活疫苗和活疫苗两大类。灭活疫苗指收获经培养增殖的免疫原性强的细菌,用理化方法灭活而制成,如百日咳、伤寒、乙脑等疫苗。活疫苗亦称减毒疫苗,从自然界发掘或通过人工培育筛选的减毒或无毒力的活病原体,如卡介苗、流感、脊髓灰质炎等活疫苗。活疫苗经自然感染途径接种,免疫效果好:产生体液免疫和细胞免疫,增殖而不致病,用量小,次数少;免疫力持久,但易失活,运输、保存不便有复毒的可能;免疫缺陷、免疫抑制者禁用。但也具有潜在的危险性:毒力恢复(虽然极少发现);引起其他部位并发症,如种痘后脑炎;活化潜伏病毒;引起持续性感染等。灭活疫苗供肌内注射,通常只激发体液免疫应答,优点为便于保存,运输无复毒危险生产方法简单,但不能产生局部免疫,需多次接种,剂量较大,局部和全身反应明显。

是否 Mesh 词汇 是,MeSH ID:D014612

释义来源 马兴铭,丁剑冰.医学免疫学[M].北京:清华大学出版社,2013.

新型活疫苗(New live vaccine)

释义 应用基因工程技术,控制病毒变异,制备可在机体内增殖,诱发抗病毒免疫应答的疫苗。活疫苗和死疫苗各有优缺点。

是否 Mesh 词汇 否

释义来源 马兴铭,丁剑冰.医学免疫学[M].北京:清华大学出版社,2013.

基因工程疫苗(Genetically engineered vaccine)

释义 获得带有病原体保护性抗原表位的目的基因,将其导入原核或真核表达系统,从而获得该病原的保护性抗原,如乙型肝炎基因工程疫苗。具有安全、高效、经济、可批量生产等优点。

是否 Mesh 词汇 否

释义来源 马兴铭,丁剑冰.医学免疫学[M].2版.北京:清华大学出版社,2013.

重组载体疫苗(Recombinant vector vaccine)

释义 将外源保护性抗原基因插入到病毒基因组内获得重组病毒,免疫机体后表达出相应的目的蛋白,从而诱导免疫应答的一类载体疫苗。

是否 Mesh 词汇 否

释义来源 马兴铭,丁剑冰.医学免疫学[M].2版.北京:清华大学出版社,2013.

合成肽疫苗(Synthetic peptide vaccine)

释义 根据病原体抗原的氨基酸序列合成的多肽,但还存在一定问题,有待进一步研究。

是否 Mesh 词汇　否

释义来源　马兴铭,丁剑冰.医学免疫学[M].2 版.北京:清华大学出版社,2013.

亚单位疫苗(Subunit vaccine)

释义　指用人工方法裂解病毒,提取衣壳或包膜上的与感染有关的亚单位成分制成的疫苗。优点是除去病毒核酸(可能转化细胞)和其他成分(可能引起发热等副作用)。

是否 Mesh 词汇　否

释义来源　马兴铭,丁剑冰.医学免疫学[M].2 版.北京:清华大学出版社,2013.

DNA 疫苗(DNA vaccine)

释义　又称基因疫苗或核酸疫苗。将能编码引起保护性免疫应答的病原体免疫原基因片段和质粒重组,重组体直接注入宿主机体,使体内持续表达该抗原,进而诱导出保护性体液免疫和细胞免疫的新型疫苗。这种核酸既是载体,又能在真核细胞中表达抗原,刺激机体产生特异而有效的免疫反应。其优点是免疫效果好,可激发机体全面免疫应答,免疫力持久,制备简单成本低廉,便于储存运输,既能联合免疫,又具预防和免疫治疗双重功能,缺点是安全性需进一步研究证实。

是否 Mesh 词汇　否

释义来源　马兴铭,丁剑冰.医学免疫学[M].2 版.北京:清华大学出版社,2013.

治疗疫苗(Therapeutic vaccine)

释义　以治疗疾病为目的的新型疫苗,如葡萄球菌的自身疫苗。

是否 Mesh 词汇　否

释义来源　马兴铭,丁剑冰.医学免疫学[M].2 版.北京:清华大学出版社,2013.

白细胞分化抗原(Leukocyte differentiation antigen)

释义　是指血细胞在分化成熟为不同谱系分化的不同阶段及细胞活化过程中,出现或消失的各种细胞表面分子。它们大多是跨膜蛋白或糖蛋白,除了表达在白细胞表面,在其他血细胞以及血管内皮细胞、成纤维细胞、上皮细胞、神经内分泌细胞等非血细胞也有广泛分布。

是否 Mesh 词汇　否

释义来源　林其德.现代生殖免疫学[M].北京:人民卫生出版社,2006.

细胞黏附分子(Cell adhesion molecule, CAM)

释义　是众多介导细胞与细胞间或者细胞与细胞外基质之间相互接触和结合的分子的统称。大多为糖蛋白,分布于细胞表面,通过受体 - 配体结合的形式使细胞与细胞、细胞与基质或细胞 - 基质 - 细胞之间发生黏附,参与细胞的识别、细胞的信号转导与活化、细胞的增殖与分化、细胞的伸展与移动等,在免疫细胞迁移、免疫应答、炎症发生、血栓形成、肿瘤转移、创伤愈合等一系列生理和病理过程中发挥重要作用。目前已发现的黏附分子有近百种。

是否 Mesh 词汇　否

释义来源　林其德.现代生殖免疫学[M].北京:人民卫生出版社,2006.

异嗜性抗原(Heterophilic antigen)

释义　是指不同种属的动物、植物及微生物之间存在的共同抗原。例如溶血性链球菌的细胞膜蛋白与人肾小球基底膜及心肌组织之间存在的共同抗原,故链球菌感染可引肾小球肾炎或心肌炎。

是否Mesh词汇　否

释义来源　林其德.现代生殖免疫学[M].北京:人民卫生出版社,2006.

丝裂原(Mitogen)

释义　是淋巴细胞的多克隆激活剂。抗原通过抗原受体激活特异性淋巴细胞克隆。虽然特异性不是绝对单一的,但每种抗原所能激活的克隆数极为有限,因而抗原属于寡克隆激活剂。与之相对应的还存在一类多克隆刺激剂,其特点可使高比例的淋巴细胞克隆活化。严格地说,这类激活剂不属于抗原。丝裂原可与淋巴细胞表面的丝裂原受体结合而非特异性地激活大部分的淋巴细胞活化和发生有丝分裂。常见有植物血凝素(phytohemagglutinin,PHA)、伴刀豆球蛋白A(concanavalin A,ConA)可刺激T细胞;脂多糖(lipopolysaccharide,LPS)和葡萄球菌蛋白质A(staphylococcal protein A,SPA)可刺激B细胞,美洲商陆丝裂原(pokeweed mitogen,PWN)可作用于T细胞和B细胞。

是否Mesh词汇　否

释义来源　林其德.现代生殖免疫学[M].北京:人民卫生出版社,2006.

超抗原(Superantigen,SAg)

释义　属于淋巴细胞的多克隆激活剂。包括外源性SAg和内源性SAg,前者如金黄色葡萄球菌肠毒素A~E(staphylococcus aureus enterotoxin A~E,SEA ~SEE),后者如小鼠乳腺肿瘤病毒蛋白。超抗原不需抗原呈递即可直接与TCR和MHC类分子结合而激活T细胞。只需要极低浓度的超抗原即可激活2%~20%的T细胞克隆。超抗原可能参与机体的生理和病理效应,与食物中毒反应、某些

自身免疫病、AIDS和某些肿瘤的发病有关。

是否Mesh词汇　否

释义来源　林其德.现代生殖免疫学[M].北京:人民卫生出版,2006.

主要组织相容性复合体(Major histocompatibility complex,MHC)

释义　各种哺乳动物都拥有,主要组织相容性复合体指染色上的一段区域。其本质是一种呈递抗原的分子,可与细胞内形成的抗原片段结合,形成MHC-抗原复合物,表达在细胞表面供T细胞识别。但是对于MHC的认识和关注,最早却并非其本质,而是为它的三个重要特征:遗传基因的复杂性及与疾病关联、是决定移植排斥与否(组织相容性)的主要因素、是影响个体间免疫差异的主要遗传因素。因此它的命名由于历史沿革的原因而比较复杂,需要加以分辨。主要组织相容性复合体在人类是6号染色体短臂6p21.31,长约3 600kb,分为三个区域,共有224个基因座位。编码产物具有抗原呈递作用。

是否Mesh词汇　否

释义来源　林其德.现代生殖免疫学[M].北京:人民卫生出版社,2006.

分子模拟(Molecular mimicry)

释义　分子模拟即一些微生物的抗原与宿主抗原存在相类似的抗原表位,通过交叉反应可以激活处于耐受状态的自身反应性淋巴细胞克隆,造成对宿主抗原的免疫攻击。如链球菌感染可引发风湿热,柯萨奇病毒感染可引发糖尿病。超抗原可非特异性地激活大量的T细胞克隆,如包含自身反应性克隆则可引起对自身抗原的免疫攻击。微生物中的佐剂成分可刺激巨噬细胞等APC的功能和协

同刺激分子表达,在分子模拟和超抗原激活克隆无能或免疫忽视状态的自身反应性淋巴细胞的过程中起重要作用。

是否 Mesh 词汇　否

释义来源　林其德.现代生殖免疫学[M].北京:人民卫生出版社,2006.

表位扩展(Epitope spreading)

释义　表位扩展指在持续性免疫应答过程中,原本不激发免疫应答的隐蔽抗原表位,可相继被免疫系统识别而发生免疫应答。这一机制存在于自身免疫病的发生、发展中,可使疾病迁延不愈并不断加重。

是否 Mesh 词汇　否

释义来源　陈慰峰.医学免疫学[M].4版.北京:人民卫生出版社,2006.

自身免疫(Autoimmunity)

释义　即机体对自身成分发生免疫应答的能力,存在于所有的个体,是机体免疫自稳的重要组成部分,通常情况下不对机体造成损害。

是否 Mesh 词汇　否

释义来源　林其德.现代生殖免疫学[M].北京:人民卫生出版社,2006.

自身免疫病(Autoimmune disease)

释义　是机体对自身成分发生免疫应答而导致的疾病状态。已知的自身免疫病有桥本甲状腺炎、原发性黏液性水肿、甲状腺毒症、恶性贫血、自身免疫性萎缩性胃炎、艾迪生病、部分过早绝经病例、胰岛素依赖型糖尿病、Stiff-man 综合征、肺出血肾炎综合征、重症肌无力、部分男性不育病例、寻常性天疱疮、类天疱疮、交感性眼炎、晶状体葡萄膜炎、多发性硬化症、自身免疫性溶血性贫血、特发性血小板减少性紫癜、特发性白细胞减少症、原发性胆汁性肝硬化、慢性活动性乙型肝炎(HbsAg 阳性)、部分原因不明肝硬化、溃疡性结肠炎、动脉粥样硬化、干燥综合征(Sjogren syndrome,SS)、类风湿关节炎、皮肌炎、硬皮病、混合结缔组织病、抗磷脂综合征、蝶形红斑狼疮、系统性红斑狼疮等,可分为器官特异性自身免疫病和全身性自身免疫病两大类。自身免疫病一般应具有下述特征:第一,患者体内可检测到自身抗体,和/或第二,自身反应性 T 淋巴细胞,自身抗体和自身反应性 T 淋巴细胞介导对自身细胞或组织成分的免疫应答,造成损伤或功能障碍;第三,病情的转归与自身免疫反应的强度密切相关;第四,反复发作,慢性迁延。

是否 Mesh 词汇　否

释义来源　林其德.现代生殖免疫学[M].北京:人民卫生出版社,2006.

防御素(Defensin)

释义　广泛分布于植物、无脊椎动物和脊椎动物,发挥机体天然防御功能和参与获得性免疫的一大类带阳离子的小分子肽(分子量为 3~4kD),具有广谱的抗微生物活性,例如对革兰氏阳性和阴性细菌、真菌、支原体、原虫和带包膜的病毒都有杀伤作用。仅在哺乳类和鸟类就已经发现 80 多种防御素。它能在细胞膜上形成多聚的电荷梯度依赖的小孔,改变细胞膜的通透性,使微生物致死。由于微生物胞膜与哺乳类的胞膜之间的磷脂成分存在明显差别,胆固醇只存在于哺乳类的胞膜内,而不存在于细菌的胞膜内,因此防御素具有选择性地杀伤微生物的作用。两性生殖道都有产生防御素及某些抗菌肽的细胞,因而都有防御素及抗菌肽存在。在妇女输卵管有 α 防御素 HD5、β 防御素 HBD1、乳清酸性蛋白(whey acidic protein,WAP)

类蛋白和分泌性白细胞蛋白水解酶抑制剂（secretory leukocyte protease inhibitor，SLPI）表达；子宫内有 HD5 和 HBD1-4 存在；宫颈内有 HD5、HBD1、WAP 类的 elafin、SLPI 和人类带阳离子抗微生物肽 18（human cationic anti-microbial peptide 18，hCAP18）；阴道内有 HD5、HBD1、elafin 和 hCAP18 存在。近些年来，有关男性生殖道内防卫素及某些抗菌肽的研究也有不少新发现。人类附睾管上皮细胞产生特异性抗菌肽 HE2a 和 HE2p1，并有 HBD4-6 表达。精浆内可测定到分泌的 HE2 和 HBD1，精子内也可测定到 HBD1、HD5、HNP1-3，睾丸内可测定到 HBD1、HNP1-3 和 HD5，其中，HBD1 分布于从精母细胞到精细胞的不同发育阶段的细胞以及间质细胞。虽然防卫素的结构在进化上是十分保守的，但其他物种雄性生殖道内防御素的种类及其分布与人类的比较还是有较大的差异。

是否 Mesh 词汇　否

释义来源　林其德.现代生殖免疫学［M］.北京：人民卫生出版社，2006.

自身抗体（Auto antibody）

释义　自身抗体是自身免疫性疾病患者中针对自身组织器官、细胞及细胞内成分的抗体，是自身免疫性疾病的重要标志。正常人体血液中可以有低滴度的自身抗体，如果自身抗体的滴度超过一定水平，就可能对身体产生损伤，诱发疾病。每种自身免疫性疾病都伴有特征性的自身抗体，高效价自身抗体是自身免疫性疾病的特点之一，也是临床确诊自身免疫性疾病的重要依据。许多自身免疫病可产生多种自身抗体，而同一种自身抗体可涉及多种自身免疫病。

是否是 MeSH 词汇　否

释义来源　尚红，王兰兰.实验诊断学［M］.3 版.北京：人民卫生出版社，2015.

抗心磷脂抗体（Anti-cardiolipin antibodies，ACA）

释义　抗心磷脂抗体是一种以血小板和内皮细胞膜上带负电荷的心磷脂作为靶抗原的自身抗体，是抗磷脂抗体综合征（anti-phospholipid syndrome，APS）的标志性抗体。ACA 靶向抗原主要是血浆中的磷脂结合蛋白，可导致抗磷脂抗体与内皮细胞、血小板膜磷脂结合，破坏细胞的功能，使前列环素释放减少、血小板黏附聚集功能增强，是造成血液高凝状态、促进血栓形成的重要因素。病理生理学研究：①作用于血管内皮磷脂，抑制花生四烯酸的释放及前列腺素产生，促进血管收缩及血小板聚集；②与血小板磷脂结合，诱导血小板激活、聚集、破坏并释放出血栓环素（TXA2），导致血管内血栓形成；③通过干扰血栓调节素阻止蛋白质 C 的激活，还能抑制纤溶酶原和蛋白质 S 的活化；④与 β_2-GP-1 结合抑制其抗凝血活性。临床上常应用酶联免疫吸附法（ELISA）进行检测。ACA 持续阳性或升高与患者动静脉血栓、血小板减少、反复自发性流产及神经系统损伤为特征的多系统受累的抗磷脂综合征密切相关。对临床上有意义的原发性抗磷脂抗体综合征诊断，需要抗体检测持续 6 个月阳性。ACA 也可用于不明原因复发性流产（RSA）、血栓形成和狼疮脑病的辅助诊断。

是否是 MeSH 词汇　是，MeSH ID：D017153

释义来源　尚红，王兰兰.实验诊断学［M］.3 版.北京：人民卫生出版社，2015.

β_2- 糖蛋白 1 抗体（β_2-glycoprotein 1 antibody，β_2-GP1）

释义　抗磷脂抗体是一族主要针对磷脂结合蛋白的异质性抗体，以 β_2- 糖蛋白 1 这种磷脂结合蛋白为靶抗原的抗磷脂抗体，称为抗

β₂-GP1 抗体。β₂-GP1 又称载脂蛋白 H，由肝细胞合成，是相对分子质量为 50 000 的单链糖蛋白，属于 SCR 超家族成员。β₂-GP1 在血浆中与脂蛋白结合，血浆含量约 200μg/ml。目前检测抗 β₂- 糖蛋白 1 抗体的方法有酶联免疫吸附法（ELISA）、免疫印迹法和固相放射免疫分析法。该抗体主要见于抗磷脂抗体综合征，同时也是自然流产的病因之一。进行检测的指征包括：①外周血管、脑血管及心、肺、肾等脏器的血管血栓。②突然发生的脑卒中，可无任何前驱症状。且脑卒中患者可伴有心瓣膜病及皮肤的网状青斑。③二尖瓣和主动脉瓣受累如瓣膜小叶增厚、血栓性赘生物、二尖瓣反流和狭窄等。④不明原因复发性自然流产。

是否是 MeSH 词汇　否

释义来源　贺长虹，曲昌华，于传亭，等 . 抗心磷脂抗体与抗 β2 糖蛋白 1 型抗体在临床上的应用 [J]. 医学检验与临床，2007，18（003）：108.

血清补体（Complement C）

释义　补体蛋白通常以活化蛋白前体存在于体液中，在不同激活物的作用下，补体各成分可循不同的途径依次被活化，形成一系列级联反应，表现出生物活性，最终导致溶细胞效应。在补体活化过程中产生的多种水解片段也广泛参与机体的免疫调节与炎症反应，在 30 多种补体成分中 C3、C4 血浆浓度较高，是临床常规检测指标。临床意义：①免疫相关性疾病活动期补体活化过度，血清补体因消耗增加而水平下降，病情稳定后补体水平又反应性增高；②继发性补体含量显著降低疾病（如大面积烧伤、肾脏病、严重肝病营养不良等）导致的补体消耗过多、大量丢失或合成不足；③高补体血症偶见于感染恢复期、某些恶性肿瘤、心肌梗死、妊娠、糖尿病、大叶性肺炎等疾病。

是否是 MeSH 词汇　是，MeSH ID：D003165

释义来源　尚红，王兰兰 . 实验诊断学 [M]. 3 版 . 北京：人民卫生出版社，2015.

血小板聚集试验（Platelet aggregation test，PAGT）

释义　血小板聚集是血小板的一个主要功能，反映血小板之间的黏附能力。当血小板黏附于血管壁破损处，纤维蛋白原、纤连蛋白及某些其他黏附因子聚集形成血小板血栓，凝血酶、肾上腺素、细菌内毒素、病毒、某些肿瘤细胞、体外某些颗粒高分子材料等均能引起血小板聚集。一般来说，只要存在引起血小板聚集的因素，就有血小板试验的异常。临床意义：① PAGT 升高反映血小板聚集功能增强，常见于血栓前状态和血栓性疾病。② PAGT 降低反映血小板聚集功能降低，见于血小板无力症、贮藏池病、尿毒症、肝硬化、骨髓增生性疾病、特发性血小板减少性紫癜（ITP）、急性白血病、服用抗血小板药物、低纤维蛋白原血症等。临床上，通常还通过 PAGT 与血小板表面 P- 选择素表达反映血小板在体内动态改变，与血小板膜糖蛋白分析一起考虑是否存在先天性或获得性膜糖蛋白缺陷而致聚集减低的可能。

是否是 MeSH 词汇　否

释义来源　尚红，王兰兰 . 实验诊断学 [M]. 3 版 . 北京：人民卫生出版社，2015.

乙肝表面抗原（Hepatitis B surface antigen，HBsAg）

释义　乙肝表面抗原是乙肝病毒的外壳蛋白，它的分子量为 2.4×10^6 D，系由混合的多肽组成，含有脂类、糖类和蛋白质等，可存在于患者的血液、唾液、乳汁、汗液、泪水、鼻咽分泌物、精液及阴道分泌物中。HBsAg 本身不具有传染性,但它的出现常伴随乙肝病毒的存在,HBsAg 阳性是已感染乙肝病毒(HBV)的重要标志之一,但不能反映 HBV 在体内复制情况及预后。急性乙型肝炎患者大部分可转阴,慢性乙型肝炎患者该指标可持续阳性。HBsAg 一般在谷丙转氨酶(ALT)升高前 1~6 周,在血中即可检出为阳性。目前常应用 ELISA 方法检验。

临床意义:① HBsAg 本身具有抗原性,无传染性,其阳性是感染乙肝病毒的指标。②其他肝功能指标正常而仅仅 HBsAg 阳性者,称为乙肝病毒携带者。③滴度高低可判断患者的传染性,HBsAg 的滴度越高,乙肝病毒 DNA 阳性的可能性越大,传染性也就越强。④大三阳:是指在乙肝 5 项检测中,乙肝表面抗原(HBsAg)、E 抗原(HBeAg)和核心抗体(HBcAb)检测均是阳性,提示乙肝病毒感染病毒复制活跃,有强传染性。⑤小三阳:是指在乙肝 5 项检测中,乙肝表面抗原(HBsAg)、E 抗体(HBeAb)和核心抗体(HBcAb)检测均是阳性。由乙肝大三阳转向小三阳大多数情况下表示乙肝病毒复制减少,但仍然有传染性,并不意味着乙肝病毒复制完全停止。少数小三阳患者其血清 HBV-DNA 持续阳性,病毒复制活跃,病情较严重。

是否是 MeSH 词汇　是,MeSH ID:D006514
释义来源　李兰娟,王宇明.感染病学[M].3 版.北京:人民卫生出版社,2015.

乙肝表面抗体(Hepatitis B surface antibody,HBsAb)

释义　乙肝表面抗体是一种保护性抗体,也是一种中和性抗体。这是乙肝病毒表面抗原刺激人体免疫系统后产生的抗体,是对乙肝病毒免疫的保护性抗体。它的阳性表明既往感染过乙肝病毒,但已经排除病毒,或者接种过乙肝疫苗,产生了保护性抗体。血清中乙肝表面抗体滴度越高,保护力越强。但也有少数人乙肝表面抗体阳性而又发生了乙型肝炎,可能为不同亚型感染或是乙肝病毒发生了变异。一般其水平 >10mU/L 时,才有保护作用。

是否是 MeSH 词汇　否
释义来源　李兰娟,王宇明.感染病学[M].3 版.北京:人民卫生出版社,2015.

乙肝 e 抗原(Hepatitis B e antigen,HBeAg)

释义　乙肝病毒内核的一种主要结构蛋白,它的一级结构与乙肝核心抗原(HBcAg)基本相同。乙肝 e 抗原是急性感染的早期标志,它的检出可作为 DNA 多聚酶和环状 DNA 分子存在的标志,表示肝细胞有进行性损害和高度传染性。乙肝 e 抗原通常在血清中存在的时间较短,为 3~6 周。乙肝表面抗原(HBsAg)在血内高峰期亦是乙肝 e 抗原的高峰期。在肝炎症状出现后 10 周内逐渐下降,在 HBsAg 转阴前可先转阴。

检测意义:①在慢性轻度乙型肝炎患者和 HBsAg 携带者中,HBsAg、HBeAg 和抗 -HBc 三项均为阳性,这种"三阳"患者,具有高度传染性,指标难以转阴。② HBeAg 单项阳性者较少见,表示疾病处于急性期。HBeAg 长期阳性,无抗体阳性,表示慢性乙型肝炎活动期。③当 HBeAg 阳性转变为抗 -HBeAg 阴性,一般表示疾病在恢复。当 HBV-DNA 整合到肝细胞 DNA 时,HBeAg 阳性也可转变为抗 -HBe 阳性,将来可能发展成肝癌。

是否是 MeSH 词汇　是,MeSH ID:D006513
释义来源　李兰娟,王宇明.感染病学[M].3 版.北京:人民卫生出版社,2015.

乙肝 e 抗体(Hepatitis B e antibody,HBeAb)

释义　乙肝 e 抗体是人体感染乙肝病毒后,继乙肝核心抗体(HBcAb)产生而出现的另一抗体,是既往感染 HBV 的标志。临床意义:① HBsAb、HBeAb 和 HBcAb 均阳性,标志着乙肝处于恢复期。② HBsAg、HBcAb 和 HBeAb 同时出现阳性,提示乙肝小三阳的慢性持续性感染。③ HBeAb 阳性伴有其他抗体阳性者,HBV-DNA 也为阳性,提示具有一定传染性的乙肝患者。④ HBeAb 由阳性转为阴性后仍有可能逆转为 HBeAg 阳性;或注射乙肝疫苗成功后仅表现 HBsAb 阳性,不会同时伴有 HBeAg 阳性。

是否是 MeSH 词汇　否

释义来源　李兰娟,王宇明.感染病学[M].3 版.北京:人民卫生出版社,2015.

乙肝核心抗体(Hepatitis B core antibody, HBcAb)

释义　HBV 感染后,在多数人血清中能检出此抗体,是一种敏感的血清学标志。其阳性提示感染过 HBV,可能为既往感染,也可能为现症感染。HBcAb 是乙型肝炎急性感染的早期标志,在血清中存在的时间很长,有些人滴度很高。在 HBsAg 和 HBsAb 阴性时,如果能从血清中检出高滴度的 HBcAb,也是感染 HBV 的标志。

HBcAb 包括 IgM、IgA、IgG 三种类型,主要为 IgG 型。IgM 型是判定急性乙肝的重要指标,是机体感染乙肝病毒后在血液中最早出现的特异性抗体,一般持续 3~6 个月。若 HBcAb-IgM 持续高滴度,表明乙肝有慢性化倾向。如果在慢性活动性乙肝患者中,HBcAb-IgM 滴度高,说明乙肝病毒正在体内复制活跃,是传染性强的指标之一。HBcAb-IgG 出现较晚,不是保护性抗体,检测 HBcAb-IgG 具有流行病学调查意义。若 IgM 阳性、IgG 阴性,提示为急性乙型肝炎,若两者均为阳性,则提示为慢性乙型肝炎急性发作。

是否是 MeSH 词汇　否

释义来源　李兰娟,王宇明.感染病学[M].3 版.北京:人民卫生出版社,2015.

血常规(Blood cell count)

释义　血常规检查又称血液一般检查,包括血红蛋白检查、红细胞计数、白细胞及其分类计数和血小板计数等。

是否是 MeSH 词汇　是,MeSH ID:D001772

释义来源　万学红,卢雪峰.诊断学[M].8 版.北京:人民卫生出版社,2018.

红细胞计数(Erythrocyte count)

释义　计算每立方毫米血液中红细胞数的计测,有显微镜计数法、光电比浊法、电子血细胞计数法,正常成年男性 400 万 ~500 万个 /m³,女性 350 万 ~500 万个 /m³。生理性减少如妊娠期贫血,病理性减少,如失血性贫血。红细胞增多见于高原生活、真性红细胞增多症。

是否是 MeSH 词汇　是,MeSH ID:D004906

释义来源　万学红,卢雪峰.诊断学[M].8 版.北京:人民卫生出版社,2018.

网织红细胞计数(Reticulocyte count,RET)

释义　RET 是反映造血功能的重要指标,对贫血的诊断、鉴别诊断、疗效观察及判断预后均有一定参考价值。网织红细胞是红细胞完全成熟前的过渡细胞,血液组织活体染色后在显微镜下胞质呈蓝绿色的网状结构。成人正常值为 0.5%~1.5%,高于 2% 显示造血活跃,低于 0.5% 为造血减低。增加见于溶血性贫血,轻度增加亦可见于失血、巨幼细胞性贫血、缺铁性贫血治疗后等,减少见于再生障碍性贫血、溶血再障危象。

是否是 MeSH 词汇　是,MeSH ID:D017701

释义来源　张素芬,李鉴峰.网织红细胞计数、绝对数、网织红细胞指数的临床意义[J].中国实用内科杂志,2002(01):31-33.

血红蛋白(Hemoglobin,Hb)

释义　为含铁的复合蛋白,1 个 Hb 分子由 1 个珠蛋白和 4 个血红素(亚铁原卟啉)组成。每个血红素又由 4 个吡咯基组成 1 个环,中心为 1 个铁原子。每个珠蛋白有 4 条多肽链,每条多肽链与 1 个血红素相连接构成 Hb 的单位或亚单位。Hb 是由 4 个单位构成的四聚体。血红蛋白是红细胞的主要成分,能够向组织输送氧气并将组织的二氧化碳运送到肺进行气体交换。我国成年男子 Hb 为 120~160g/L,女子为 110~150g/L。

是否是 MeSH 词汇　是,MeSH ID:D006454

释义来源　郭萍,郭志坤.呼吸系统病学词典[M].郑州:河南科学技术出版社,2007.

白细胞计数(Leukocyte count,WBC)

释义　血液临床常规检查的一个项目。用特制的仪器计数单位体积血样中白细胞的数目。正常人每升平均 6.0×10^6 [$(4.0~10.0) \times 10^6$] 个。白细胞包括粒细胞(约占 70%)、单核细胞(约占 2%~3%)、淋巴细胞(20%~30%)。正常人血液中白细胞数比较稳定,高于 10.0×10^6/L 为白细胞增高,少于 4.0×10^6/L 为白细胞减少。

白细胞在机体的免疫功能中发挥重要作用,细菌及组织坏死产物和一些活化了的补体成分等,能吸引白细胞,使它们迅速聚于病灶处,通过吞噬作用、酶的消化作用和参与体液免疫过程而发挥对外来感染的防御作用,故炎症、组织损伤、感染等因素,可使白细胞增多。某些毒物和药物中毒时可能使白细胞减少。

是否是 MeSH 词汇　是,MeSH ID:D007958

释义来源　王翔朴.卫生学大辞典[M].北京:华夏出版社,1999.

血小板计数(Platelet count,PLT)

释义　计数血小板的方法有直接法、间接法及仪器测定法。将定量全血放入一种既能破坏红细胞又能保持血小板形态完整的溶液中,在显微镜下用计数板计数。在正常情况下,循环血液中血小板的数量呈相对稳定状态,但在某些生理或病理情况下,血小板数可减少或增多,故血小板计数是反映血小板生成与血小板消耗(破坏)之间平衡的试验。正常参考值为 $(100~300) \times 10^9$/L。血小板减少见于血小板生成障碍、破坏增多、消耗增多及家族性血小板减少;血小板增多见于骨髓增生性疾病等。

是否是 MeSH 词汇　是,MeSH ID:D010976

释义来源　刘新民.中华医学百科大辞海:内科学(第二卷)[M].北京:军事医学科学出版社,2008.

血型(Blood group)

释义　血型是人类个体特征的一个重要标志。每个人的血型是由其红细胞上所含的特殊抗原(凝集原)决定的。血液分为 O、A、B 和 AB 四个主要血型,红细胞上只有 A 抗原者称 A 型,只有 B 抗原者为 B 型,A、B 型抗原都有者为 AB 型,A、B 抗原均无者为 O 型。另外还有一些亚型,如 A1、A2 型等。人的血型终生不变,并能遗传。血型不合的血液相混合就会发生红细胞凝集的现象。故输血时 O 型只能受给 O 型,A 型只能受给 O 型和 A 型,B 型只能受给 O 型和 B 型,AB 型可接受其他 3 型,但 AB 型只能给予 AB 而不能给予其他血型的人。人类血液除上述

A、B、O 血型系统外,还有 MN、P、Rh 等 10 余个特殊血型系统。

是否是 MeSH 词汇 否

释义来源 赵克健.现代药学名词手册[M].北京:中国医药科技出版社,2004.

凝血试验(Blood coagulation tests)

释义 常规凝血试验包括凝血酶原时间(PT)、活化部分凝血活酶时间(APTT)、凝血酶时间(TT)、纤维蛋白原(Fib)及 D-二聚体(D-Dimer)等。

是否是 MeSH 词汇 是,MeSH ID:D001780

释义来源 刘新民.中华医学百科大辞海:内科学(第二卷)[M].北京:军事医学科学出版社,2008.

凝血因子(Blood coagulation factor)

释义 凝血因子是血浆与组织中直接参与凝血的物质。已按国际命名法用罗马字母编号的有 13 种,包括凝血因子 I~XIII。除因子 IV 为钙离子外,其余凝血因子均为蛋白质,而且多数是蛋白酶(原)。除因子 III 即组织因子外,其他因子均存在于新鲜血浆中,且多数是在肝脏中合成,而其中因子 II、VII、IX、X 的生成后修饰需要维生素 K 参与。此外,还有激肽生成系统中的前激肽释放酶和高分子量激肽原,以及来自血小板的磷脂等,它们共同协作,导致血凝块的形成。

是否是 MeSH 词汇 是,MeSH ID:D001779

释义来源 刘新民.中华医学百科大辞海:内科学(第二卷)[M].北京:军事医学科学出版社,2008.

凝血酶原时间(Prothrombin time,PT)

释义 凝血酶原时间是外源性凝血系统较

为敏感和常用的筛选指标。正常参考值:男性 11~13.7s,女性 11~14.3s。超过正常对照值 3s 为延长。PT 延长见于先天性因子 II、V、VII、X 缺乏症和低(无)纤维蛋白原血症;获得性 PT 延长见于肝脏疾病、DIC、原发性纤溶症、维生素 K 缺乏症,以及血液循环中有抗凝物质,如肝素和 FDP 等。PT 缩短见于先天性因子 V 增多症、长期口服避孕药、血栓前状态和血栓性疾病等。常用的检测方法为在受检血浆中加入过量的组织凝血活酶和 Ca^{2+},使凝血酶原转变为凝血酶,后者可使纤维蛋白原转变为纤维蛋白,观察血浆凝固所需要的时间。

是否是 MeSH 词汇 是,MeSH ID:D011517

释义来源 刘新民.中华医学百科大辞海:内科学(第二卷)[M].北京:军事医学科学出版社,2008.

活化部分凝血活酶时间(Activated partial thromboplastin time,APTT)

释义 血液凝固机制分为内、外凝血系统,活化部分凝血活酶时间是在体外模拟体内内源性凝血(括因子 XII、XI、IX、VIII、X、V、凝血酶原和纤维蛋白原)的全部条件,测定血浆凝固所需的时间,用以反映内源性凝血因子是否异常,APTT 延长是最常见的一种术前凝血功能异常,是对凝血因子缺乏,特别是多因子缺乏最敏感的一种指标。正常参考值:26~40s(成人),29~41s(儿童)。

是否是 MeSH 词汇 是,MeSH ID:D010314

释义来源 刘新民.中华医学百科大辞海:内科学(第二卷)[M].北京:军事医学科学出版社,2008.

纤维蛋白原(Fibrinogen,FIB)

释义 纤维蛋白原即凝血因子 I,是凝血系统中的"中心"蛋白质,在凝血的最后阶段经凝血酶作用转变为纤维蛋白。纤维蛋白原是血浆中含量最高的凝血因子,浓度为2.0~4.0g/L。它是一种大分子糖蛋白,分子量为340kD,由两个相同的组分组成对称性二聚体,其中每个组分又各含有3条不同的多肽链,分别为Aα、Bβ和γ。纤维蛋白原是不均一性蛋白质,有分子量为340kD、305kD、320kD的纤维蛋白原,而其中340kD者占70%左右。纤维蛋白原除作为凝血因子Ⅰ直接参与凝血过程外,还具有其他多种功能,如与血小板膜糖蛋白Ⅱb/Ⅲa结合而介导血小板聚集反应,参与动脉粥样硬化及肿瘤血行转移等。纤维蛋白原水平还影响血液黏度,近年来的研究发现血浆纤维蛋白原水平升高是心、脑血管血栓性疾病发病的重要危险因素。

是否是 MeSH 词汇　是,MeSH ID:D005340

释义来源　刘新民.中华医学百科大辞海:内科学(第二卷)[M].北京:军事医学科学出版社,2008.

抗凝血酶(Antithrombin,AT)

释义　指能灭活或抑制凝血酶生成的一组活性酶,目前至少已知有6种,应用罗马数字排列为抗凝血酶Ⅰ~Ⅵ。它们可阻止或封闭凝血酶-纤维蛋白原反应,并对凝血酶具有吸附、清除、对抗或灭活作用,其中以抗凝血酶Ⅲ最为重要。

是否是 MeSH 词汇　是,MeSH ID:D000991

释义来源　王庭槐.生理学[M].9版.北京:人民卫生出版社,2018.

抗凝血酶Ⅲ(Antithrombin Ⅲ,AT Ⅲ)

释义　抗凝血酶Ⅲ是人血浆中的一种多功能丝氨酸蛋白酶抑制蛋白,也是血液中的重要抗凝血因子,在生理性凝血机制中起重要作用,其抗凝血活性约占体内抗凝血酶活性的70%,能灭活血液循环系统中的凝血酶和其他凝血因子,并与凝血酶相互制约以维持机体血液的正常循环。另外,抗凝血酶Ⅲ在止血和血栓形成过程中也发挥重要作用,当机体发生出血性损伤时,就会发生抗凝血酶活化和纤维蛋白形成以达到止血的目的。其活性改变可反映体内凝血系统的状态,生成减少或消耗增多均可促进血栓形成。抗凝血酶Ⅲ具有肝素依赖性,其抗凝作用在与肝素结合后可增强约2 000倍。

是否是 MeSH 词汇　是,MeSH ID:D000990

释义来源　郭玉婷,付艳丽,孔涛,等.人抗凝血酶Ⅲ的临床应用研究[J].国际生物制品学杂志,2018,41(02):86-90.

类风湿因子(Rheumatoid factor,RF)

释义　是一种抗人或动物IgG分子Fc片段抗原决定簇的抗体,是以变性IgG为靶抗原的自身抗体。RF最初由Rose等(1984年)在类风湿关节炎(RA)患者血清中发现。RA患者体内有产生RF的B细胞克隆,在变性IgG或EB病毒的直接作用下可大量合成RF。RF主要为IgM类自身抗体,但也有IgG类、IgA类、IgD类和IgE类。检测RF的方法很多,常用的有胶乳凝集试验和ELISA法,胶乳法主要测定的是IgM类RF;ELISA法则可用于测定不同Ig类别的RF,而且还可实现定量检测,较有实用价值。

是否是 MeSH 词汇　是,MeSH ID:D012217

释义来源　续薇.医学检验与质量管理[M].北京:人民军医出版社,2015.

丙型肝炎病毒抗体(Hepatitis C virus antibodies,HCV-Ab)

释义　丙型肝炎病毒抗体(HCV-Ab)是由于

人体免疫细胞对丙肝病毒感染所做出的反应而产生的。HCV-Ab 为 HCV 感染后产生的特异性抗体,是 HCV 感染的标志,为非保护性抗体。HCV-Ab 一般用于流行病学筛查。临床病原学诊断须结合丙型肝炎病毒核糖核酸(HCVRNA)检测以及其他相关检测指标。

是否是 MeSH 词汇　否

释义来源　谷金莲,祁自柏,王尊文,等.丙型肝炎病毒抗体试剂检测结果的可信度分析[J].中华检验医学杂志,2005,28(06):580-583.

梅毒螺旋体抗体(Treponema pallidum antibody,TP-Ab)

释义　梅毒螺旋体侵入人体后,在血清中可出现特异性抗体,称为梅毒螺旋体抗体(TP-Ab),是梅毒感染和监测的主要标志。常用的检测方法包括梅毒螺旋体特异抗体(TPHA)和快速血浆反应素试验(RPR)。

是否是 MeSH 词汇　否

释义来源　XIA CS,YUE ZH,WANG H. Evaluation of three automated treponema pallidum antibody assays for syphilis screening [J].J Infect Chemother,2018,24(11):887-891.

人类免疫缺陷病毒抗体(Hunlan immunodeficiency virus antibody,HIV-Ab)

释义　感染人类免疫缺陷病毒引起获得性免疫缺陷综合征(AIDS),也称艾滋病。HIV 病毒有两种亚型,HIV-Ⅰ型在全球流行,而 HIV-Ⅱ型主要流行于非洲。检测到体内 HIV 抗体,可作为感染 HIV 重要指标。一旦感染将是永久带毒者,并成为传染源。检测 HIV 的初筛方法有酶联免疫吸附测定法(ELISA)、明胶颗粒凝集试验(PA),确诊可用

蛋白印迹试验(WB)。

是否是 MeSH 词汇　否

释义来源　冯晓丹,叶莉莉,高玲娟,等.人类免疫缺陷病毒抗体检测"灰区"设置的探讨[J].检验医学与临床,2015,12(22):3332-3333.

红细胞沉降率测定(Erythrocyte sedimentation rate determination,ESR)

释义　红细胞沉降率,俗称血沉,是指红细胞在一定条件下沉降的速度。将抗凝的血静置于垂直竖立的小玻璃管中,由于红细胞的比重较大,受重力作用而自然下沉,正常情况下下沉十分缓慢,常以红细胞在第一小时末下沉的距离来表示红细胞沉降的速度,称 ESR。健康人的血沉数值波动在一个较窄的范围,许多病理情况可以使血沉明显增快,红细胞沉降率是多种因素互相作用的结果。测定血沉可以了解疾病和观察疾病的发展和变化,需要与其他化验结果和临床资料结合分析,才能对疾病诊断有所帮助。

是否是 MeSH 词汇　否

释义来源　文炳革,王瑞娟.红细胞沉降率测定[J].中外健康文摘,2010,7(6):36-37.

肝功能试验(Liver function tests)

释义　肝功能试验是指能反映肝合成、代谢、转运、免疫调节功能和肝细胞损伤的试验,常用于肝脏疾病的诊断和疗效观察。常见的检测项目包括:血清蛋白测定、血清酶测定、血清胆红素测定、血清胆汁酸测定、血氨测定、凝血因子测定、血清前白蛋白测定等。

是否是 MeSH 词汇　是,MeSH ID:D008111

释义来源　徐克成.肝功能试验的评价[J].中华消化杂志,2004,24(01):1-3.

胆红素（Bilirubin）

释义　胆红素是胆色素的一种,是人胆汁中的主要色素,呈橙黄色。胆红素是体内铁卟啉化合物的主要代谢产物,有毒性,可对大脑和神经系统引起不可逆的损害,但也有抗氧化剂功能,可以抑制亚油酸和磷脂的氧化。胆红素是临床上判定黄疸的重要依据,也是肝功能的重要指标。

是否是 MeSH 词汇　是,MeSH ID:D001663

释义来源　韩美林,龚振华.胆红素的临床意义及检测方法研究进展[J].中国实用儿科杂志,2018,33(04):315-318.

白蛋白（Albumin）

释义　白蛋白,又称清蛋白,是人体血浆中最主要的蛋白质,维持机体营养与渗透压。白蛋白浓度达 38~48g/L,约占血浆总蛋白的50%。肝脏每天约合成 12~20g 的白蛋白。白蛋白以前清蛋白的形式合成,成熟的清蛋白是含 585 个氨基酸残基的单一多肽链,分子形状呈椭圆形。球蛋白的浓度为 15~30g/L。白蛋白/球蛋白(A/G)在临床上具有重要的意义。A/G 的正常值是(1.5~2.5):1。A/G 增加可能是营养过剩疾病引起的白蛋白升高,或免疫球蛋白(抗体)的缺乏。A/G 降低可能是由于白蛋白的减少:①合成能力的降低;②血管外渗出的增加,肾硬变,蛋白质渗出性胃肠炎症,肝硬化,灼伤,恶性肿瘤等。或是由于球蛋白的增加:①感染性疾病引起的抗体增加;②骨髓肿瘤引起的异常蛋白质的增加。血清白蛋白的下降及 A/G 的下降,对反映肝硬化时的肝功能损害程度具有重要的临床意义。

是否是 MeSH 词汇　是,MeSH ID:D000418

释义来源　周春燕,药立波.生物化学与分子生物学[M].9 版.北京:人民卫生出版社,2018.

球蛋白（Globulin）

释义　球蛋白是一种存在于人体中的常见的血清蛋白,基本存在于所有的动植物体中。球蛋白具有免疫作用,因此也有人称球蛋白为免疫球蛋白。免疫系统遇到外来的入侵物时会根据入侵物的不同产生不同数量的球蛋白,如果入侵物比较难以消灭,免疫系统刺激淋巴以后就会产生更多的球蛋白直到入侵物被球蛋白消灭为止。

是否是 MeSH 词汇　是,MeSH ID:D005916

释义来源　ZHANG H,ZHANG B,ZHU K, et al. Preoperative albumin-to-globulin ratio predicts survival in patients with non-small-cell lung cancer after surgery[J].J Cell Physiol, 2019,234(3):2471-2479.

谷丙转氨酶（Alanine aminotransferase,ALT）

释义　谷丙转氨酶主要存在于各种细胞中,尤以肝细胞为最,整个肝脏内转氨酶含量约为血中含量的 100 倍。正常时,只要少量释放入血中,血清中酶的活性即可明显升高。在各种病毒性肝炎的急性期、药物中毒性肝细胞坏死时,ALT 大量释放入血,因此它是诊断病毒性肝炎、中毒性肝炎的重要指标。

是否是 MeSH 词汇　否

释义来源　周春燕,药立波.生物化学与分子生物学[M].9 版.北京:人民卫生出版社,2018.

谷草转氨酶（Aspartate aminotransferase,AST）

释义　谷草转氨酶主要分布在心肌,其次是肝脏、骨骼肌和肾脏等组织中。正常时血清中的 AST 含量较低,但相应细胞受损时,细胞膜通透性增加,胞质内的 AST 释放入血,故其血清浓度可升高,临床一般常作为心肌梗死和心肌炎的辅助检查。谷草转氨酶的正常值为 0~40U/L,当谷草转氨酶明显升高,谷草转氨酶 / 谷丙转氨酶(ALT)>1 时,提示有肝实质的广泛损害,预后不良。

是否是 MeSH 词汇　否

释义来源　周春燕,药立波.生物化学与分子生物学[M].9 版.北京:人民卫生出版社,2018.

γ- 谷氨酰胺转肽酶(Gamma-glutamyl transferase,γ-GT)

释义　谷氨酰胺转肽酶广泛分布于人体组织中,肾内最多,其次为胰和肝,胚胎期则以肝内最多,在肝内主要分布于肝细胞质和肝内胆管上皮中。正常人血清中 γ-GT 主要来自肝脏。正常值为 3~50U/L(γ- 谷氨酰对硝基苯胺法)。此酶在急性肝炎、慢性活动性肝炎及肝硬化失代偿时仅轻、中度升高,但当阻塞性黄疸时此酶因排泄障碍而逆流入血,原发性肝癌时此酶在肝内合成亢进,均可引起血中转肽酶显著升高,甚至达正常的 10 倍以上。酒精中毒者 γ-GT 亦明显升高,有助于诊断酒精性肝病。

是否是 MeSH 词汇　是,MeSH ID:D005723

释义来源　常中飞,王茂强,刘凤永,等.γ- 谷氨酰胺转肽酶对中期原发性肝癌患者预后的意义[J].中华介入放射学电子杂志,2014,2(3):24-27.

肌酐(Creatinine,Cre)

释义　肌酐是肌肉在人体内代谢的产物,主要由肾小球滤过排出体外。每 20g 肌肉代谢可产生 1mg 肌酐。血中肌酐包括外源性和内源性两种,外源性肌酐是肉类食物在体内代谢后的产物;内源性肌酐是体内肌肉组织代谢的产物。血肌酐几乎全部经肾小球滤过

进入原尿,并且不被肾小管重吸收;内源性肌酐每日生成量几乎保持恒定,严格控制外源性肌酐的摄入时,血肌酐浓度为稳定值,因此,测定血肌酐浓度可以反映肾小球的滤过功能。当急、慢性肾小球肾炎等使肾小球滤过功能减退时,血肌酐可升高。尿素氮与肌酐值同时测定更有意义,如两者同时升高,说明肾脏有严重损害。

是否是 MeSH 词汇　是,MeSH ID:D003404

释义来源　PARK S,JEONG TD. Estimated glomerular filtration rates show minor but significant differences between the single and subgroup creatinine-based chronic kidney disease epidemiology collaboration equations [J].Ann Lab Med,2019,39(2):205-208.

抗卵巢抗体(Antiovary antibody)

释义　某些自身免疫病患者体内所产生,针对自身卵巢成分的抗体。抗卵巢抗体是一种靶抗原在卵巢颗粒细胞、卵母细胞、黄体细胞和间质细胞内的自身抗体。抗卵巢抗体的产生可影响卵巢和卵泡的发育和功能,导致卵巢功能早衰、经期不规律、卵泡发育不良,甚至不排卵产生抗生育效应。

是否 Mesh 词汇　否

释义来源　林其德.现代生殖免疫学[M].北京:人民卫生出版社,2006.

抗精子抗体(Antisperm antibody)

释义　正常的精液中含有前列腺素 E 和一种糖蛋白,有免疫抑制作用,如果男性精液中缺乏该物质会使女方产生对抗男性精子的抗体,导致精卵难以结合,难以受孕。男女双方生殖道感染,亦可导致女性抗精子抗体的产生,其机制可能与感染使局部的非特异性免疫反应加强有关。抗精子抗体具有杀伤、吞

噬、凝集和制动精子的作用,阻碍精子与卵子结合而导致不孕。

是否 Mesh 词汇 否

释义来源 林其德.现代生殖免疫学[M].北京:人民卫生出版社,2006.

抗子宫内膜抗体(Antiendometrium antibody, EMAb)

释义 抗子宫内膜抗体的靶抗原是子宫内膜腺上皮激素依赖蛋白。EMAb 与靶抗原结合后可干扰受精卵植入,导致不育。临床上常用 ELISA 法、免疫荧光法测定。EMAb 是以子宫内膜为靶抗原并引起一系列免疫反应的自身抗体。有报道表明在子宫内膜异位症及不育妇女血中抗子宫内膜抗体的阳性率比正常对照有显著性增高,其中在子宫内膜异位症血清中,EMAb 的检出率可达 70%~80%。

是否 Mesh 词汇 否

释义来源 林其德.现代生殖免疫学[M].北京:人民卫生出版社,2006.

抗核抗体(Antinuclear antibody, ANA)

释义 抗核抗体泛指抗各种细胞核成分的抗体,是一种广泛存在的自身抗体。ANA 又称抗核酸抗原抗体,是一组将自身真核细胞的各种成分脱氧核糖核蛋白(DNP)、DNA、可提取的核抗原(ENA)和 RNA 等作为靶抗原的自身抗体的总称,能与所有动物的细胞核发生反应,主要存在于血清中,也可存在于胸水、关节滑膜液和尿液中。ANA 临床意义:增高见于系统性红斑狼疮、混合性结缔组织病、硬皮病、类风湿关节炎、干燥综合征、药物性狼疮(如抗心律失常药物普鲁卡因胺、降压药肼屈嗪、治癫痫药物;抗甲状腺药物硫脲嘧啶等引起的狼疮)等。

是否 Mesh 词汇 否

释义来源 林其德.现代生殖免疫学[M].北京:人民卫生出版社,2006.

抗核抗体谱(Antinuclear antibody spectrum, ANAs)

释义 是一组对细胞核内的 DNA、RNA、蛋白和这些物质的分子复合物产生的自身抗体。按其核内各个分子的性能不同,可将核抗体区分开来。如抗 DNA 抗体、抗组蛋白抗体、抗非组蛋白抗体、抗核仁抗体等。每一大类又因不同抗原特性而再分为许多种类,因此抗核抗体在广义上是一组各有不同临床意义的自身抗体。抗核抗体可特征性出现于许多自身免疫性疾病中,尤其是风湿性疾病,可判断疾病的活动性及预后,观察治疗反应,根据细胞内靶抗原分子的理化特性和分布部位及临床实用意义,将抗核抗体谱分为以下五类:①抗 DNA 抗体,包括抗双链 DNA 抗体、抗单链 DNA 抗体;②抗组蛋白抗体;③抗 DNA 组蛋白复合物抗体,包括狼疮细胞、抗脱氧核糖核蛋白抗体和抗核小体抗体;④抗非组蛋白抗体,包括抗 ENA 抗体和抗着丝粒抗体;⑤抗核仁抗体等。

是否 Mesh 词汇 否

释义来源 林其德.现代生殖免疫学[M].北京:人民卫生出版社,2006.

抗磷脂抗体(Antiphospholipid antibody)

释义 人体细胞膜的主要组成成分之一是磷脂,磷脂构成的双分子层结构守护在细胞膜内侧。当细胞膜的结构和功能受到重创,一系列的病理改变随之发生。抗磷脂抗体主要存在于抗磷脂综合征等自身免疫病的患者中,是抗磷脂综合征最具特征的实验室指标。抗磷脂抗体亦是血栓形成和病理妊娠的危险因素。同时,抗磷脂抗体也可见于恶性肿瘤、感染性疾病及某些药物使用后,甚至部分健康人群中亦可出现。抗磷脂抗体的种类有很多,其中狼疮抗凝物、抗心磷脂抗体、抗 β_2 糖蛋白抗体目前临床上广泛应用,是临床实验室最为常见的自身抗体检测项目之一。

是否 Mesh 词汇　否

释义来源　林其德.现代生殖免疫学[M].北京:人民卫生出版社,2006.

狼疮抗凝物(Lupus anticoagulant)

释义　狼疮抗凝物是抗磷脂综合征血栓形成的重要危险因素,是反映凝血功能障碍的指标,与血栓形成、病态妊娠以及系统性红斑狼疮患者中血栓症的相关性强于抗心磷脂抗体。狼疮抗凝物在体外能干扰磷脂依赖的凝血过程导致凝血试验时间延长呈现抗凝效应,但是在体内,狼疮抗凝物可与内皮细胞的磷脂相结合,促进血栓形成。

是否 Mesh 词汇　否

释义来源　林其德.现代生殖免疫学[M].北京:人民卫生出版社,2006.

抗 β_2 糖蛋白抗体(Anti- β_2 glycoprotein antibody)

释义　 β_2 糖蛋白是由肝细胞合成产生的糖蛋白, β_2 糖蛋白抑制凝血酶原起抗凝作用,而抗 β_2 糖蛋白抗体与 β_2 糖蛋白结合使其抗凝作用减弱,促进血栓生成。与抗心脂抗体相比,抗 β_2 糖蛋白抗体具有较高的特异度,但灵敏度低于抗心脂抗体,在抗磷脂综合征患者中阳性率为 30%~60%。抗 β_2 糖蛋白抗体与抗磷脂综合征血栓形成密切相关,且相关性比抗心脂抗体强,但在一些无症状的人群中也可出现一过性的、低滴度的阳性。

是否 Mesh 词汇　否

释义来源　林其德.现代生殖免疫学[M].北京:人民卫生出版社,2006.

细胞因子(Cytokines)

释义　细胞因子是一类小分子可溶性蛋白质,通过结合相应受体来发挥生物学作用,调节细胞生长分化和效应,调控机体免疫应答,在一定条件下也参与炎症等多种疾病的发生。

是否是 MeSH 词汇　是,MeSH ID:D016207

释义来源　曹雪涛.医学免疫学[M].9版.北京:人民卫生出版社,2019.

白细胞介素(Interleukin,IL)

释义　白细胞介素是早期发现的细胞因子,主要由白细胞产生介导白细胞间及其他细胞间相互作用,并介导机体免疫反应,是重要的炎症相关因子。按照白细胞介素的发现顺序给予白细胞介素序号并命名(如 IL-1、IL-2 等),目前已经命名的 IL 有 38 种(IL-1~IL-38)。根据细胞因子的结构同源性可将其分为几个蛋白质家族,如 IL-1 家族、IL-6 家族、IL-10 家族、肿瘤坏死因子家族和造血因子家族等。

是否是 MeSH 词汇　是,MeSH ID:D007378

释义来源　曹雪涛.医学免疫学[M].9版.北京:人民卫生出版社,2019.

集落刺激因子(Colony-stimulating factor,CSF)

释义　集落刺激因子是指刺激多能造血干细胞和不同发育分化阶段的祖细胞增殖、分化,并在半固体培养基中形成相应细胞集落的细胞因子。集落刺激因子主要包括粒细胞-巨噬细胞集落刺激因子(GM-CSF)、巨噬细胞集落刺激因子(M-CSF)、粒细胞集落刺激因子(G-CSF)、红细胞生成素、干细胞因子和血小板生成素等,它们分别诱导造血干细胞或祖细胞分化、增殖成为相应的细胞。

是否是 MeSH 词汇 是,MeSH ID:D016184

释义来源 曹雪涛.医学免疫学[M].9 版.北京:人民卫生出版社,2019.

干扰素(Interferon,IFN)

释义 因具有干扰病毒复制的作用而得名。IFN 具有抗病毒感染和复制、抗细胞增殖、抗肿瘤和免疫调节等作用。IFN 根据其结构特征及生物学活性可分为Ⅰ型、Ⅱ型和Ⅲ型。Ⅰ型 IFN 主要包括 IFN-α、IFN-β,由病毒感染的细胞、pDC 细胞等产生;Ⅱ型 IFN 即 IFN-γ,主要由活化 T 细胞和 NK 细胞产生。Ⅲ型 IFN 包括 IFN-λ_1(IL-29)、IFN-λ_2(IL-28A)和 IFN-λ_3(IL-28B),主要由 DC 细胞产生。

是否是 MeSH 词汇 是,MeSH ID:D007372

释义来源 曹雪涛.医学免疫学[M].9 版.北京:人民卫生出版社,2019.

肿瘤坏死因子(Tumor necrosis factor,TNF)

释义 肿瘤坏死因子因能造成肿瘤组织发生出血坏死而得名。TNF 包括 TNF-α 和 TNF-β,TNF-α 主要由活化的单核细胞或巨噬细胞产生,TNF-β 主要由活化的 T 细胞产生。TNF 家族目前已经发现 TRAIL、FasL、CD40L 等 30 余种细胞因子。TNF 家族成员在调节免疫应答、杀伤靶细胞和诱导细胞凋亡等过程中发挥重要作用。

是否是 MeSH 词汇 是,MeSH ID:D014409

释义来源 曹雪涛.医学免疫学[M].9 版.北京:人民卫生出版社,2019.

趋化因子(Chemokine)

释义 趋化因子指的是结构相似、具有趋化

作用的一类细胞因子,其能吸引免疫细胞到免疫应答局部并参与免疫调节和免疫病理反应。

是否是 MeSH 词汇 是,MeSH ID:D018925

释义来源 曹雪涛.医学免疫学[M].9 版.北京:人民卫生出版社,2019.

细胞因子受体(Cytokine receptor)

释义 细胞因子通过结合细胞表面的细胞因子受体发挥生物学作用。细胞因子受体均为跨膜分子,由胞膜外区、跨膜区和胞质区构成,具有一般膜受体的特性。

是否是 MeSH 词汇 是,MeSH ID:D018121

释义来源 曹雪涛.医学免疫学[M].9 版.北京:人民卫生出版社,2019.

Ⅰ型细胞因子受体家族(Type Ⅰ cytokine receptor family)

释义 Ⅰ型细胞因子受体家族也称为血细胞生成素受体家族,其胞膜外区有保守的半胱氨酸和 Trp-Ser-X-Trp-Ser(WSXWS)基序,Ⅰ型细胞因子受体家族成员包括 IL-2、IL-3、IL-4、IL-5、IL-6、IL-7、IL-9、IL-11、IL-12、IL-13、IL-15、IL-21、GM-CSF、G-CSF 等细胞因子的受体,可以通过 JAK-STAT 信号通路转导信号,发挥效应。

是否是 MeSH 词汇 否

释义来源 曹雪涛.医学免疫学[M].9 版.北京:人民卫生出版社,2019.

Ⅱ型细胞因子受体家族(Type Ⅱ cytokine receptor family)

释义 Ⅱ型细胞因子受体家族也称为干扰素受体家族,Ⅱ型细胞因子受体的胞膜外区有保守的半胱氨酸,但无基序,胞外区含有 2~4

个 FN Ⅲ（Ⅲ型纤连蛋白）结构域。Ⅱ型细胞因子受体家族成员包括 IFN-α、IFN-β、IFN-γ 以及 IL-10 家族细胞因子的受体，可以通过 JAK-STAT 信号通路转导信号发挥效应。

是否是 MeSH 词汇 否

释义来源 曹雪涛.医学免疫学［M］.9 版.北京：人民卫生出版社,2019.

肿瘤坏死因子受体家族（Tumor necrosis factor receptor family）

释义 肿瘤坏死因子受体家族受体胞膜外区含有数个富含半胱氨酸的结构域，多以同源三聚体发挥作用。肿瘤坏死因子受体家族成员包括 TNF-α、LT、FasL、CD40L、神经生长因子（NGF）等细胞因子的受体，主要通过 TRAF-NF-κB、TRAF-AP-1 信号通路转导信号发挥效应。

是否是 MeSH 词汇 是,MeSH ID：D018124

释义来源 曹雪涛.医学免疫学［M］.9 版.北京：人民卫生出版社,2019.

免疫球蛋白超家族受体（Immunoglobulin superfamily receptor, IgSFR）

释义 免疫球蛋白超家族受体也称 IL-1R 家族，免疫球蛋白超家族受体在结构上与免疫球蛋白的 V 区或 C 区相似，即具有数个 IgSF 结构域。IL-1、IL-18、IL-33、M-CSF、SCF 等细胞因子受体都属于此类受体，主要通过 IRAK-NF-κB 信号通路转导信号，发挥效应。免疫球蛋白超家族受体中 M-CSF、SCF 等集落刺激因子受体胞内区具有酪氨酸激酶（PTK）活性的结构域，可直接激活 Ras、PI$_3$K 等多条信号通路发挥效应。

是否是 MeSH 词汇 否

释义来源 曹雪涛.医学免疫学［M］.9 版.北京：人民卫生出版社,2019.

趋化因子受体家族（Chemokine receptor family）

释义 趋化因子受体家族也称 7 次跨膜受体家族，属于 G 蛋白耦联受体超家族。少数趋化因子受体仅与一种配体结合，为特异性趋化因子受体，如 CXCR4 仅能结合 CXCL12。多数情况下，一种趋化因子受体可结合多个配体，一种配体也可与多个受体结合，为共享性趋化因子受体。

是否是 MeSH 词汇 是,MeSH ID：D019707

释义来源 曹雪涛.医学免疫学［M］.9 版.北京：人民卫生出版社,2019.

细胞因子受体共用链（Cytokine receptors common chain）

释义 细胞因子受体共有链指的是在细胞因子受体中共用的信号转导亚单位。目前已发现共有 γ 链、共有 β 链和 gp130。例如 IL-2、IL-4、IL-7、IL-9、IL-15 和 IL-21 受体中有 γ 链；IL-3、IL-5、GM-CSF 受体中有 β 链；IL-6、IL-11、IL-27 受体中有相同的 gp130 亚单位。

是否是 MeSH 词汇 否

释义来源 曹雪涛.医学免疫学［M］.9 版.北京：人民卫生出版社,2019.

可溶性细胞因子受体（Soluble cytokine receptor, sCKR）

释义 在自然状态下，细胞因子受体主要以膜结合细胞因子受体（membrane-bound cytokine receptor, mCKR）和存在于血清等体液中的可溶性细胞因子受体（sCK-R）两种形式存在。细胞因子复杂的生物学活性主要通过其 mCKR 所介导，而 sCKR 以：①作为细胞因子的转运蛋白；②膜受体正常代谢途径；③竞争性结合膜受体的配体，抑制其生物学作用等形式发挥独特的生物学功能。近年来,sCKR 水平变化与某些疾病的关系日益受到关注,现阶段的研究重点集中在恶性肿瘤,尤其是血液系统肿瘤以及免疫性疾病方面;关于其产生机制,结构特点以及免疫学功能的基础研究取得了长足的进展;部分重塑 sCKR 基因工程产品已进入临床验证阶段。

是否是 MeSH 词汇 否

释义来源 曹雪涛. 医学免疫学 [M]. 9 版. 北京: 人民卫生出版社,2019.

细胞因子风暴(Cytokine storm)

释义 细胞因子风暴也称高细胞因子血症,表现为短期内机体大量分泌多种细胞因子,引发全身炎症反应综合征,严重者可导致多器官功能障碍综合征。在某些病理情况下,机体的促炎细胞因子和抗炎细胞因子之间的平衡被打破,体液中迅速、大量产生多种促炎细胞因子,包括 TNF-α、IL-1、IL-6、IL-12、IFN-α、IFN-β、IFN-γ、MCP-1、IL-18 等,形成细胞因子风暴。IL-4、IL-10、IL-13、TGF-β、sTNFR、sIL-6R、抗 IL-6 单抗等可拮抗炎性介质,通过控制炎症反应而避免组织过度损伤。细胞因子风暴可发生于如移植物抗宿主病、急性呼吸窘迫综合征、脓毒血症和流感等多种疾病中。

是否是 MeSH 词汇 否

释义来源 曹雪涛. 医学免疫学 [M]. 9 版. 北京: 人民卫生出版社,2019.

多效性(Pleiotropism)

释义 多效性是细胞因子的功能特点之一,指的是一种细胞因子可以作用于多种靶细胞,产生多种生物学效应。例如:IL-4 不仅可以活化 B 细胞并促进 B 细胞的增殖和分化,也可以刺激胸腺细胞和肥大细胞的增殖。

是否是 MeSH 词汇 否

释义来源 曹雪涛. 医学免疫学 [M]. 9 版. 北京: 人民卫生出版社,2019.

重叠性(Superposability)

释义 重叠性也是细胞因子的功能特点之一,指两种或两种以上的细胞因子可能具有相同或类似的生物学作用,几种不同的细胞因子也可作用于同一种靶细胞,产生相同或相似的生物学效应。例如:IL-2、IL-7 和 IL-15 均可以刺激 T 细胞增殖。

是否是 MeSH 词汇 否

释义来源 曹雪涛. 医学免疫学 [M]. 9 版. 北京: 人民卫生出版社,2019.

协同性(Synergy)

释义 协同性也是细胞因子的功能特点之一,指一种细胞因子可强化另一种细胞因子的功能。例如:IL-5 可增强 IL-4 诱导 B 细胞分泌的抗体类别向 IgE 转换。

是否是 MeSH 词汇 否

释义来源 曹雪涛. 医学免疫学 [M]. 9 版. 北京: 人民卫生出版社,2019.

网络性(Network)

释义 网络性也是细胞因子的功能特点之一,是指在免疫应答过程中,免疫细胞之间通过具有不同生物学效应的细胞因子相互刺激、彼此约束,形成复杂而有序的细胞因子网络,从而对免疫应答进行调节并维持免疫系统的稳态平衡。例如:T 辅助细胞(Th)是调节免疫应答的主要细胞,其核心作用主要是通过复杂的细胞因子调节网络来实现。

是否是 MeSH 词汇 否

释义来源　曹雪涛.医学免疫学[M].9版.北京:人民卫生出版社,2019.

细胞因子受体拮抗剂(Cytokine receptor antagonist)

释义　一些细胞因子的受体存在天然拮抗剂,如IL-1受体拮抗剂(IL-1Ra)是一种由单核细胞或巨噬细胞产生的、与IL-1有一定同源性的多肽,可以竞争结合IL-1R,从而抑制IL-1的生物学活性。有些病毒可产生细胞因子结合蛋白,抑制细胞因子与相应受体的结合从而干扰机体的免疫功能。人工制备的细胞因子结合物或受体拮抗剂可用于治疗某些因细胞因子过高引起的疾病。

是否是MeSH词汇　否

释义来源　曹雪涛.医学免疫学[M].9版.北京:人民卫生出版社,2019.

转化生长因子(Transforming growth factor, TGF)

释义　转化生长因子是一种多肽类生长因子,分为α和β两大类,TGF-α由巨噬细胞、脑细胞和表皮细胞产生,可诱导上皮发育。TGF-β是一种多功能蛋白质,可以影响多种细胞的生长、分化、细胞凋亡及免疫调节。

是否是MeSH词汇　是,MeSH ID:D016212

释义来源　曹雪涛.医学免疫学[M].9版.北京:人民卫生出版社,2019.

第六章 分子生物学与遗传学

基因（Gene）

释义 在生殖过程中,遗传性状由亲代传到子代的遗传因子所决定,这些遗传因子称为基因。基因是具有特定遗传效应的 DNA 片段,它决定细胞内 RNA 和蛋白质(包括酶分子)等的合成,从而决定生物的遗传性状。一个基因的结构,除了编码特定功能产物的 DNA 序列外,还包括对这个特定产物表达所需的邻近 DNA 序列。

是否是 MeSH 词汇 是,MeSH ID:D005796

释义来源 左伋.医学遗传学[M].7 版.北京:人民卫生出版社,2018.

密码子（Codon）

释义 在 DNA 的脱氧核苷酸长链上,每三个相邻的碱基序列构成一个三联体,每个三联体密码能编码某种氨基酸,这三个一组的碱基称为密码子,又称三联体密码(triplet code)。4 种碱基以三联体形式合成 4^3,即 64 种遗传密码,其中 61 个密码子分别为 20 种氨基酸编码,其余 3 个不编码氨基酸,为蛋白质合成的终止信号,即终止密码子(stop codon)。

是否是 MeSH 词汇 是,MeSH ID:D003062

释义来源 左伋.医学遗传学[M].7 版.北京:人民卫生出版社,2018.

启动子（Promoter）

释义 启动子是 DNA 分子上能够介导 RNA 聚合酶结合并形成转录起始复合体的序列。原核生物的启动子含有 RNA pol,特异性结合和转录起始所需的保守序列;在真核生物 RNA pol 一般不直接结合启动子,而是通过转录因子结合到启动子的 DNA 双链上。目前真核基因启动子分三类:Ⅰ类启动子、Ⅱ类启动子、Ⅲ类启动子。

是否是 MeSH 词汇 是,MeSH ID:D011401

释义来源 周春燕,药立波.生物化学与分子生物学[M].9 版.北京:人民卫生出版社,2018.

RNA 加工（RNA processing）

释义 真核生物中初级转录物转变成 mRNA、rRNA 或 tRNA 分子的过程,包括剪接、切割、末端修饰和内部碱基的修饰(在 tRNA 中),这个过程称为 RNA 加工。RNA 加工通常包括 3 类事件:5′ 端的修饰、3′ 端的延伸和嵌于编码序列中的非编码序列的切除。

是否是 MeSH 词汇 否

释义来源 DL 哈特尔,M 鲁沃洛.遗传学:基因和基因组分析[M].杨明,译.8 版.北京:科学出版社,2015.

内含子（Intron）

释义 从初级转录产物中切除的片段所对应的 DNA 片段称为内含子。内含子位于外显子之间,可以被转录在前体 RNA 中,但经过剪切被去除,最终不存在于成熟 RNA 分子中核苷酸序列,又被称为间插序列。它是真核生物基因组的重要组成部分,能作为一种调控元件调控基因表达。

是否是 MeSH 词汇 是,MeSH ID:D007438

释义来源 周春燕,药立波.生物化学与分子生物学[M].9版.北京:人民卫生出版社,2018.

反义 RNA(Antisense RNA)

释义 与 mRNA 部分互补的单链 RNA 序列,称为反义 RNA。反义 RNA 通过与 mRNA 杂交阻断 30S 小亚基对起始密码子的识别及与 SD 序列的结合,起到抑制翻译起始的作用。

是否是 MeSH 词汇 是,MeSH ID:D016372

释义来源 周春燕,药立波.生物化学与分子生物学[M].9版.北京:人民卫生出版社,2018.

顺式作用元件(Cis-acting element)

释义 基因启动子中有一些保守序列能与转录因子特异性结合,调节基因转录,这些元件称为顺式作用元件。包括启动子、上游调控元件、增强子和一些细胞信号反应元件等,这些调控序列与被调控的编码序列位于同一条 DNA 链上,又被称为顺式调节元件。

是否是 MeSH 词汇 否

释义来源 周春燕,药立波.生物化学与分子生物学[M].9版.北京:人民卫生出版社,2018.

反式作用因子(Trans-acting element)

释义 起反式作用的调控元件。有些调节序列远离被调控的编码序列,通过其产物(mRNA 或蛋白质)间接调节基因的表达。这种调节基因产物又称为调节因子,它们不仅能对处于同一条 DNA 链上的结构基因的表达进行调控,而且还能对不在一条 DNA 链上的结构基因的表达起到同样的作用,因此这些因子被称为反式作用因子。反式作用因子以特定的方式识别和结合在顺势作用元件上实施精确的基因表达调控。

是否是 MeSH 词汇 否

释义来源 周春燕,药立波.生物化学与分子生物学[M].9版.北京:人民卫生出版社,2018.

错义突变(Missense mutation)

释义 是指碱基替换后使 mRNA 的密码子变成编码另一个氨基酸的密码子,改变了氨基酸序列,影响蛋白质的功能。错义突变的结果必然会导致蛋白质多肽链原有的功能的异常或丧失,许多分子病和代谢病就是因此而造成的。

是否是 MeSH 词汇 是,MeSH ID:D020125

释义来源 陈竺.医学遗传学[M].3版.北京:人民卫生出版社,2015.

核糖体移码(Ribosomal frameshift)

释义 在核糖体上进行翻译时,mRNA 的解读框架可以发生程序性移位,由某些信号决定在特定位点上作 -1 或 +1 移动,甚至跳过 50 个核苷酸。这一过程称为核糖体移码或称为程序性阅读框架移位和跳跃。是某些 RNA 病毒在翻译水平上调节蛋白质合成的一种机制。

是否是 MeSH 词汇 是,MeSH ID:D018965

释义来源 王镜岩,朱圣庚,徐长法.生物化学教程[M].北京:高等教育出版社,2008.

小干扰 RNA(Small interfering RNA,siRNA)

释义 小干扰 RNA 是人类 20~25 个核苷酸长度的双链 RNA 分子,是双链 RNA 的小的切割产物,以含互补序列的 RNA 为目标,破坏这些 RNA 或抑制它们的功能。siRNA 一般是人工体外合成的,通过转染进入人体内,是 RNA 干涉的中间产物。

是否是 MeSH 词汇 是,MeSH ID:D034741

释义来源 DL 哈特尔,M 鲁沃格.遗传学:

基因和基因组分析[M].杨明,译.8版.北京:科学出版社,2015.

功能 RNA(Functional RNA)

释义　将具有某种特定功能的 RNA 称为功能 RNA。其中 mRNA 携带编码蛋白质信息,指导蛋白质的合成,而除 mRNA 外的功能 RNA 称为非编码 RNA(noncoding RNA,ncRNA)。

是否是 MeSH 词汇　否

释义来源　王镜岩,朱圣庚,徐长法.生物化学教程[M].北京:高等教育出版社,2008.

非编码 RNA(Noncoding RNA,ncRNA)

释义　在真核细胞中存在大量转录的 RNA 分子,这些 RNA 分子不被翻译成蛋白质。非编码 RNA 可以分为两类,一类是确保实现基本生物学功能的 RNA,包括转运 RNA、核糖体 RNA、端粒 RNA、信号识别颗粒 RNA 等,它们的丰度基本恒定,故称为组成性非编码 RNA;另一类是调控性非编码 RNA 它们的丰度随外界环境(如应激条件等)和细胞性状(成熟度、代谢活跃度、健康状态等)而发生改变,在基因表达中发挥重要的调控作用。

是否是 MeSH 词汇　是,MeSH ID:D022661

释义来源　周春燕,药立波.生物化学与分子生物学[M].9版.北京:人民卫生出版社,2018.

简并性(Degeneracy)

释义　在遗传密码中,不同密码子编码同一氨基酸的特性称为遗传密码子的简并性,这些密码子也称同义密码子。多数情况下,同义密码子的前两位碱基相同,仅第 3 位碱基有差异即密码子的特异性,主要由前两位核苷酸决定,如苏氨酸的密码子是 ACU、ACC、

ACA、ACG,这意味着密码子第 3 位核苷酸的改变往往不改变其编码的氨基酸,合成的蛋白质具有相同的一级结构,因此遗传密码的简并性可以减少基因突变所带来的生物学效应。

是否是 MeSH 词汇　否

释义来源　周春燕,药立波.生物化学与分子生物学[M].9版.北京:人民卫生出版社,2018.

同义密码子(Synonymous condon)

释义　对应于同一种氨基酸的不同密码子称为同义密码子,同义 tRNA 带有同样的氨基酸并应答相同的密码子。只有色氨酸和甲硫氨酸无同义密码子。

是否是 MeSH 词汇　否

释义来源　王镜岩,朱圣庚,徐长法.生物化学教程[M].北京:高等教育出版社,2008.

复制(Replication)

释义　一个 DNA 分子产生两个相同的 DNA 分子的拷贝过程称为复制。DNA 通过复制把存储的遗传信息随着细胞的分裂传递给子细胞。

是否是 MeSH 词汇　是,MeSH ID:D004261

释义来源　陈竺.医学遗传学[M].3版.北京:人民卫生出版社,2015.

自我复制(Self-replication)

释义　由于 DNA 是遗传信息的载体,在合成 DNA 时决定其结构特异性的遗传信息只能来自其本身,因此必须由原来存在的分子为模板来合成新的分子,即进行自我复制。胚胎植入前遗传学诊断正是基于这个细胞自我复制的特点,通过检测部分胚胎细胞对整个胚胎进行诊断,从而避免出生缺陷或阻断

遗传病的垂直传递。

是否是 MeSH 词汇　否

释义来源　王镜岩,朱圣庚,徐长法.生物化学教程[M].北京:高等教育出版社,2008.

DNA 依赖的 DNA 聚合酶(DNA-directed DNA polymerase)

释义　又称为 DNA 聚合酶,是以单链或双链 DNA 为模板,通过与模板 DNA 链核苷酸序列的互补来指导单磷酸脱氧核糖核苷(dNMP)的有序连接合成 DNA 的酶。

是否是 MeSH 词汇　是,MeSH ID:D004259

释义来源　ROBERT F,WEAVER.分子生物学[M].5 版.郑用琏,译.北京:科学出版社,2020.

半不连续复制(Semidiscontinuous replication)

释义　DNA 的两条链都能作为模板,同时合成出两条新的互补链,其中一条新链是连续合成的,另一条链却是不连续的复制方式称为半不连续复制。

是否是 MeSH 词汇　否

释义来源　JE 克雷布斯,ES 戈尔茨坦.Lewin 基因 X[M].江松敏,译.北京:科学出版社,2013.

前导链(Leading strand)

释义　在 DNA 复制过程中复制方向与解链方向相同,沿着解链方向而生成的子链 DNA 的合成是连续进行的,这股链为前导链。

是否是 MeSH 词汇　否

释义来源　周春燕,药立波.生物化学与分子生物学[M].9 版.北京:人民卫生出版社,2018.

后随链(Lagging strand)

释义　DNA 复制时除前导链之外的另一条模板链,在 DNA 复制过程中,因为复制方向与解链方向相反,不能连续延长,只能随着模板链的解开逐段地从 5′→3′生成引物并复制子链,这一不连续复制的链称为后随链。

是否是 MeSH 词汇　否

释义来源　周春燕,药立波.生物化学与分子生物学[M].9 版.北京:人民卫生出版社,2018.

DNA 解旋酶(DNA helicase)

释义　DNA 解旋酶能够通过水解 ATP 获得能量来解开双链,每解开一对碱基,需要水解 2 分子 ATP 形成 ADP 和磷酸盐。

是否是 MeSH 词汇　是,MeSH ID:D004265

释义来源　王镜岩,朱圣庚,徐长法.生物化学教程[M].北京:高等教育出版社,2008.

复制体(Replisome)

释义　在 DNA 合成的生长点,即复制叉上,分布着各种各样与复制有关的酶和蛋白质因子,它们构成的多蛋白复合体称为复制体。在细菌复制叉上形成的多蛋白结构,它能完全完成复制,包括 DNA 聚合酶和其他酶。

是否是 MeSH 词汇　否

释义来源　王镜岩,朱圣庚,徐长法.生物化学教程[M].北京:高等教育出版社,2008.

应急反应(Emergency reaction)

释义　许多能造成 DNA 损伤或抑制复制的因素均能应急产生一系列复杂的诱导效应,称为应急反应。

是否是 MeSH 词汇　是,MeSH ID:D013014

释义来源　王镜岩,朱圣庚,徐长法.生物化学教程[M].北京:高等教育出版社,2008.

自发突变(Spontaneous mutation)

释义　指在自然条件下没有人为干涉,未经任何人工处理而发生的突变,突变的发生可能归因于环境中的辐射本体及其他可致变物质,或者生物机体代谢活动过程中产生的某些中间代谢产物对遗传物质的影响或损伤。与之相对的是诱发突变,两种突变都是一定的内外环境因素作用于遗传物质的结果。体外受精胚胎移植过程就是配子、胚胎在一个非正常生理环境被促排卵及体外培养,通过模拟体内改善培养环境、减少外界刺激,能减少引起的突变。

是否是 MeSH 词汇　否

释义来源　左伋.医学遗传学[M].7版.北京:人民卫生出版社,2018.

遗传重组(Genetic recombination)

释义　遗传重组是两个或两个以上 DNA 分子重新组合形成一个 DNA 分子的过程。它是 DNA 分子内或分子间发生遗传信息的重新组合,又称 DNA 重组或基因重排。

是否是 MeSH 词汇　是,MeSH ID:D011995

释义来源　周春燕,药立波.生物化学与分子生物学[M].9版.北京:人民卫生出版社,2018.

同源重组(Homologous recombination)

释义　是指发生在两个相似或相同 DNA 分子之间,核苷酸序列互换的过程,又称基本重组。在哺乳动物配子发生的减数分裂过程中,同源重组可产生 DNA 序列的新重组,标志着后代的遗传变异,不同种属的细菌和病毒也在水平基因转移中用同源重组互换遗传物质。同源重组的缺陷与人类癌症高度

相关。

是否是 MeSH 词汇　是,MeSH ID:D059765

释义来源　周春燕,药立波.生物化学与分子生物学[M].9版.北京:人民卫生出版社,2018.

转座子(Transposon,Tn)

释义　能将自身或其拷贝插入基因组新位置的 DNA 序列,一般属于复合型转座子(composite Tn)有一个中心区域,两边是插入序列(IS)。Tn 普遍存在于原核和真核细胞中,不但可以在一条染色体上移动,也可以从一条染色体跳到另一条染色体上,甚至从一个细胞进入另一个细胞。Tn 在移动过程中,DNA 链经历断裂及再连接的过程,可能导致某些基因开启或关闭,引起插入突变、新基因生成、染色体畸变及生物进化。

是否是 MeSH 词汇　否

释义来源　周春燕,药立波.生物化学与分子生物学[M].9版.北京:人民卫生出版社,2018.

转座体(Transpososome)

释义　转座酶能够识别转座子的末端反向重复序列并且在其 3′ 端切开,同时在靶部位交错切开两条单链,由转座酶将转座子两末端联在一起,称为转座体,或称为联会复合物。

是否是 MeSH 词汇　否

释义来源　王镜岩,朱圣庚,徐长法.生物化学教程[M].北京:高等教育出版社,2008.

终止子(Terminator)

释义　终止子是能够引起 RNA 聚合酶终止转录的 DNA 序列,由特定序列 AATAAA 和一段回文序列组成,AATAAA 是多聚腺苷酸

（Poly A）附加信号,回文序列转录后形成发夹结构,阻碍 RNA 聚合酶继续移动,转录终止。

是否是 MeSH 词汇 是,MeSH ID:D018388

释义来源 陈竺.医学遗传学[M].3 版北京:人民卫生出版社,2015.

DNA 介导的 RNA 聚合酶(DNA-directed RNA polymerase)

释义 以 DNA 双链中的一条链作为模板,催化合成 RNA 的酶,在原核和真核细胞中都存在。合成反应以 DNA 为模板,以 ATP、GTP、UTP 和 CTP 为原料,还需要镁离子,作为辅基并不需要引物,依赖 DNA 的 RNA 聚合酶缺乏 $3' \rightarrow 5'$ 外切酶活性,所以没有矫正功能。又称为 DNA 依赖的 RNA 聚合酶。

是否是 MeSH 词汇 是,MeSH ID:D012321

释义来源 周春燕,药立波.生物化学与分子生物学[M].9 版.北京:人民卫生出版社,2018.

普里布诺框(Pribnow box)

释义 指转录起始点上游约 -10 序列处有 6bp 的保守序列 TATAAT 或称为 -10 序列。它的主要功能是可以与 RNA 聚合酶紧密结合,形成开放启动复合体,使 RNA 聚合酶定向转录。

是否是 MeSH 词汇 否

释义来源 王镜岩,朱圣庚,徐长法.生物化学教程[M].北京:高等教育出版社,2008.

转录后加工(Post-transcriptional processing)

释义 指在细胞内,由 RNA 聚合酶合成的原初转录物往往需要经过一系列的变化,包括链的裂解、5' 端与 3' 端的切除、末端特殊结构的形成、核苷的修饰和糖苷键的改变以及剪接和编辑等信息加工过程,才能转变为成熟的 RNA 分子,此过程称为 RNA 的成熟或称为转录后加工。

是否是 MeSH 词汇 否

释义来源 王镜岩,朱圣庚,徐长法.生物化学教程[M].北京:高等教育出版社,2008.

核内不均一 RNA(Heterogeneous nuclear RNA,hnRNA)

释义 mRNA 的原始初转录物在细胞核内加工过程中形成分子大小不等的中间物,称为核内不均一 RNA,它们在核内迅速合成和降解,半衰期很短,比细胞质 mRNA 更不稳定。

是否是 MeSH 词汇 是,MeSH ID:D012332

释义来源 王镜岩,朱圣庚,徐长法.生物化学教程[M].北京:高等教育出版社,2008.

选择性剪接(Alternative splicing)

释义 一个基因的转录产物在不同的发育阶段、分化细胞和生理状态下,以两种或多种方式剪切相同的前体 RNA 产生两种或多种不同的 mRNA,进而产生两种或多种不同的蛋白质产物。

是否是 MeSH 词汇 是,MeSH ID:D017398

释义来源 ROBERT F,WEAVER.分子生物学[M].5 版.郑用琏,译.北京:科学出版社,2020.

反转录转座子(Retroposon)

释义 以 RNA 形式移动的转座子,DNA 元件转录成 RNA,再反转录为 DNA,然后插入基因组中某一新位点,它是非 LTR 依赖型的,与反转录病毒不同的是反转人子没有感染型。因其在转座过程中需要以 RNA 为中间体,经反转录再分散到基因组中,与转座子刚好相反,故又称之为逆转座子。

是否是 MeSH 词汇 否

释义来源 JE 克雷布斯,ES 戈尔茨坦 . Lewin 基因 X [M]. 江松敏,译 . 北京: 科学出版社, 2013.

信使 RNA(Message RNA, mRNA)

释义 携带从 DNA 编码链得到的遗传信息,并以三联体读码方式指导蛋白质生物合成的 RNA,由编码区上游的 5′ 非编码区和下游的 3′ 非编码区组成,约占细胞 RNA 总量的 3%~5%,真核生物 mRNA 的 5′ 端有帽子结构和 3′ 端含多线杆酸的尾巴结构。mRNA 种类最多,并且代谢十分活跃,是半衰期最短的一种 RNA,合成后数分钟至数小时即被分解。

是否是 MeSH 词汇 是,MeSH ID:D012333
释义来源 周春燕,药立波 . 生物化学与分子生物学[M]. 9 版 . 北京: 人民卫生出版社, 2018.

可读框(Open reading frame, ORF)

释义 从 mRNA 的 5′ 端起始密码子 AUG 开始至 3′ 端终止密码子的一段能编码并翻译出氨基酸序列的核苷酸序列,可读框通常代表某个基因的编码序列。

是否是 MeSH 词汇 是,MeSH ID:D016366
释义来源 周春燕,药立波 . 生物化学与分子生物学[M]. 9 版 . 北京: 人民卫生出版社, 2018.

信号序列(Signal sequence)

释义 决定蛋白质靶向输送的特征性序列,存在于新生肽链的 N- 端或其他部位,可被细胞转运系统识别并引导蛋白质转移至细胞内或细胞外的特定部位。又称前导序列(leader sequence)

是否是 MeSH 词汇 是,MeSH ID:D021382
释义来源 周春燕,药立波 . 生物化学与分子生物学[M]. 9 版 . 北京: 人民卫生出版社,2018.

信号识别颗粒(Signal recognition particle, SRP)

释义 信号肽可被信号识别颗粒识别,其有两个功能域,一个用以识别信号肽,另一个用以干扰进入核糖体的氨酰 tRNA 和肽基转移酶的反应,以停止多肽链的延伸。

是否是 MeSH 词汇 是,MeSH ID:D018271
释义来源 王镜岩,朱圣庚,徐长法 . 生物化学教程[M]. 北京: 高等教育出版社,2008.

操纵子(Operon)

释义 基因表达和调控的单位,包括结构基因和被调控基因产物识别的 DNA 控制原件,后者由启动子和操纵基因所组成。

是否是 MeSH 词汇 是,MeSH ID:D009876
释义来源 JE 克雷布斯,ES 戈尔茨坦 . Lewin 基因 X [M]. 江松敏,译 . 北京:科学出版社, 2013.

调节子(Regulon)

释义 受同一种调节蛋白控制的几个操纵子构成的调节系统称为调节子。

是否是 MeSH 词汇 是,MeSH ID:D018085
释义来源 王镜岩,朱圣庚,徐长法 . 生物化学教程[M]. 北京: 高等教育出版社,2008.

衰减器(Attenuator)

释义 依赖于一种位于结构基因上游前导区的终止子,称为衰减器,用以终止和减弱转录。它是发挥了随部分氨基酸浓度升高而降低转录的作用的前导序列,在 Trp 操纵子中,阻遏蛋白对结构基因转录的副调节起到了粗调的作用,而衰减子则起到了精调的作用。

是否是 MeSH 词汇　否

释义来源　王镜岩,朱圣庚,徐长法.生物化学教程[M].北京:高等教育出版社,2008.

基因组(Genome)

释义　基因组是基因(gene)和染色体(chromosome)两个名词的组合。指一个生物体内所有遗传信息的总和,其本质就是 DNA/RNA。在真核生物中,一个正常生殖细胞(配子)中所含有的全套染色体称为一个染色体组,其上所包含的全部基因称为一个基因组。而人类基因组包含了细胞核染色体DNA(常染色体和性染色体)及线粒体 DNA所携带的所有遗传物质。

是否是 MeSH 词汇　是,MeSH ID:D016678

释义来源　周春燕,药立波.生物化学与分子生物学[M].9版.北京:人民卫生出版社,2018.

半保留复制(Semiconservative replication)

释义　DNA 复制时,亲代 DNA 双螺旋解开成为两条单链各自作为模板,按照碱基配对规律合成一条与模板相互补的新链,形成两个子代 DNA 分子。每一个子代 DNA 分子中都保留有一条来自亲代的母链,这种复制方式称为半保留复制。

是否是 MeSH 词汇　否

释义来源　周春燕,药立波.生物化学与分子生物学[M].9版.北京:人民卫生出版社,2018.

基因表达(Gene expression)

释义　基因表达就是基因转录及翻译的过程,也是基因所携带的遗传信息表现为表型

的过程。包括基因转录成互补的 RNA 序列;mRNA 继而翻译成多肽链,并装配加工成最终的蛋白质产物的过程。

是否是 MeSH 词汇　是,MeSH ID:D015870

释义来源　周春燕,药立波.生物化学与分子生物学[M].9版.北京:人民卫生出版社,2018.

冈崎片段(Okazaki fragment)

释义　DNA 复制过程中,在后随链上不连续合成的片段,称之为冈崎片段。

是否是 MeSH 词汇　否

释义来源　周春燕,药立波.生物化学与分子生物学[M].9版.北京:人民卫生出版社,2018.

翻译(Translation)

释义　在多种因子辅助下,核糖体结合mRNA 模板,通过 tRNA 识别模板 mRNA序列中的密码子和转移相应氨基酸,进而按照模板 mRNA 信息合成蛋白质肽链的过程。

是否是 MeSH 词汇　否

释义来源　周春燕,药立波.生物化学与分子生物学[M].9版.北京:人民卫生出版社,2018.

翻译后加工(Post-translational processing)

释义　指新生肽链转变成为有特定空间构象和生物学功能的蛋白质的过程。包括肽链的折叠和二硫键的形成、肽链的剪切、肽链中某些氨基酸残基侧链的修饰、肽链聚合及连接辅基等。

是否是 MeSH 词汇　否

释义来源　周春燕,药立波.生物化学与分子

生物学[M]. 9 版 . 北京: 人民卫生出版社,
2018.

分子伴侣(Molecular chaperone)

释义　指导新生肽链按特定方式正确折叠的
辅助性蛋白质被称为分子伴侣。
是否是 MeSH 词汇　否
释义来源　周春燕,药立波 . 生物化学与分子
生物学[M]. 9 版 . 北京: 人民卫生出版社,
2018.

摆动(Wobble)

释义　密码子通过与 tRNA 的反密码子配
对而发挥翻译作用,但这种配对有时并不
严格遵循 Watson-Crick 碱基配对原则,此
时,mRNA 密码子的第 1 位和第 2 位碱基
($5' \rightarrow 3'$)与 tRNA 反密码子的第 3 位和第 2
位碱基($5' \rightarrow 3'$)之间仍为 Watson-Crick 配
对,而反密码子的第 1 位碱基与密码子的第
3 位碱基配对有时存在摆动现象。密码子的
摆动性能使一种 tRNA 识别 mRNA 中的多
种简并性密码子。
是否是 MeSH 词汇　否
释义来源　周春燕,药立波 . 生物化学与分子
生物学[M]. 9 版 . 北京: 人民卫生出版社,
2018.

核糖体循环(Ribosomal cycle)

释义　在核糖体上重复进行的进位、成肽和
转位的循环过程,每完成 1 次,肽链上即可增
加 1 个氨基酸残基。
是否是 MeSH 词汇　否
释义来源　周春燕,药立波 . 生物化学与分子
生物学[M]. 9 版 . 北京: 人民卫生出版社,
2018.

多聚核糖体(Polyribosome)

释义　由多个核糖体结合在一条 mRNA 链
上同时进行肽链合成所形成的聚合物。多聚
核糖体的形成可以使肽链合成高速度、高效
率进行。
是否是 MeSH 词汇　是,MeSH ID:D011132
释义来源　周春燕,药立波 . 生物化学与分子
生物学[M]. 9 版 . 北京: 人民卫生出版社,
2018.

信号转导(Signal transduction)

释义　细胞因子与其受体结合后启动复杂
的细胞内分子间的相互作用,最终引起细
胞基因转录的变化,这一过程称为细胞的信
号转导。细胞信号转导是通过多种分子相
互作用的一系列有序反应,是细胞针对外源
信息所发生的细胞内生物化学变化及效应
的全过程,可以将来自细胞外的信息传递
到细胞内各种效应分子。通过信号转导,细
胞可以接收细胞间的接触刺激信号或所处
微环境中的各种化学和物理信号,并将其转
变为细胞内各种分子数量、分布或活性的
变化,从而改变细胞内的某些代谢过程,或
改变生长速度,或改变细胞迁移等生物学
行为。
是否是 MeSH 词汇　是,MeSH ID:D015398
释义来源　周春燕,药立波 . 生物化学与分子
生物学[M]. 9 版 . 北京: 人民卫生出版社,
2018.

可溶性信号分子(Soluble signaling molecule)

释义　可溶性信号分子是细胞外化学信号的
一种形式,可作为游离分子在细胞间传递。多
细胞生物中,细胞可通过分泌化学物质发出信
号,这些分子作用于靶细胞表面或细胞内的受

体,调节靶细胞的功能,从而实现细胞之间的信息交流。可溶性信号分子可根据其溶解特性分为脂溶性化学信号和水溶性化学信号两大类。根据其在体内的作用距离可分为内分泌信号、旁分泌信号和神经递质三大类。

是否是 MeSH 词汇 否

释义来源 周春燕,药立波.生物化学与分子生物学[M].9 版.北京:人民卫生出版社,2018.

膜结合性信号分子（Membrane-bound signaling molecule）

释义 膜结合性信号分子是细胞外化学信号的一种形式,需要细胞间接触才能传递信号。相邻细胞可以通过膜表面分子的特异性识别和相互作用而传递信号。当细胞通过膜表面分子发出信号时,相应的分子即为膜结合性信号分子,而在靶细胞表面存在与之特异性结合的分子,通过这种分子间的相互作用而接收信号,并将信号传入靶细胞内。

是否是 MeSH 词汇 否

释义来源 周春燕,药立波.生物化学与分子生物学[M].9 版.北京:人民卫生出版社,2018.

第二信使（Second messenger）

释义 膜受体介导的信号向细胞内,尤其是细胞核的转导过程需要多种分子参与,形成复杂的信号转导网络系统。构成这一网络系统的一些小分子活性物质称为第二信使,可以在细胞内传递信息。如钙离子、环腺苷酸、环鸟苷酸、环腺苷二磷酸核糖、甘油二酯、肌醇 -1,4,5- 三磷酸、花生四烯酸、神经酰胺、一氧化氮和一氧化碳等。

是否是 MeSH 词汇 是,MeSH ID:D014159

释义来源 周春燕,药立波.生物化学与分子

生物学[M].9 版.北京:人民卫生出版社,2018.

腺苷酸环化酶（Adenylate cyclase，AC）

释义 腺苷酸环化酶为膜结合的一种糖蛋白。目前已知哺乳动物组织来源的腺苷酸环化酶至少有 8 型同工酶。所有 8 型同工酶均在脑中表达,但其他组织往往各有其特征性的酶型。腺苷酸环化酶主要受 G 蛋白的激活或抑制。

是否是 MeSH 词汇 是,MeSH ID:D000262

释义来源 周春燕,药立波.生物化学与分子生物学[M].9 版.北京:人民卫生出版社,2018.

鸟苷酸环化酶（Guanylate cyclase，GC）

释义 鸟苷酸环化酶至少以两种形式存在于细胞中,一种是以受体形式存在细胞膜,另一种存在于细胞质,两种形式可在一个组织和细胞中同时存在。存在于细胞质中的 GC 含有血红素辅基,可直接受到一氧化氮和相关化合物激活。胞内一氧化氮或胞外产生的一氧化氮通过扩散进入细胞内,通过激活 GC 发挥生理效应。受体型 GC 主要有 GC-A、GC-B 和 GC-C 等 3 种,GC-A 和 GC-B 都是心房钠尿肽的受体。

是否是 MeSH 词汇 是,MeSH ID:D006162

释义来源 周春燕,药立波.生物化学与分子生物学[M].9 版.北京:人民卫生出版社,2018.

信号转导途径（Signal transduction pathway）

释义 由一组特定信号转导分子形成的有序化学变化并导致细胞行为发生改变的过程称为信号转导途径。细胞内多种信号转

导分子,依次相互作用,有序转换并传递信号。一条途径中的信号转导分子可以与其他途径中的信号转导分子间相互作用,不同的信号转导途径之间具有广泛的交联互动,形成复杂的信号转导网络。信号转导途径和网络的形成是动态过程,随着信号的种类和强度的变化而不断变化。细胞受体介导的细胞内信号转导通路很多,较常见的有:G 蛋白耦联受体介导的信号转导途径、受体及非受体酪氨酸蛋白激酶介导的信号转导途径、丝 / 苏氨酸蛋白激酶介导的信号转导途径、死亡受体介导的信号转导途径、鸟苷酸环化酶介导的信号转导途径、黏附分子介导的信号转导途径、离子通道型受体介导的信号转导途径、Wingless(Wnt)蛋白介导的信号转导途径、Hedgehog 蛋白介导的信号转导途径、糖皮质激素受体介导的信号转导途径、甲状腺激素受体介导的信号转导途径等。

是否是 MeSH 词汇　是,MeSH ID:D015398
释义来源　周春燕,药立波.生物化学与分子生物学[M].9 版.北京:人民卫生出版社,2018.

信号转导分子(Signal transducer)

释义　细胞外的信号经过受体转换进入细胞内,通过细胞内一些蛋白质分子和小分子活性物质进行传递,这些能够传递信号的分子称为信号转导分子。这些分子是构成信号转导途径的基础。根据作用特点不同,信号转导分子主要分为三大类:小分子第二信使、酶、调节蛋白。
信号转导途径中的信号转导分子主要包括 G 蛋白、衔接体蛋白质和支架蛋白,其中许多信号转导分子是没有酶活性的蛋白质,它们通过分子间的相互作用被激活或激活下游分子。
受体及信号转导分子传递信号的基本方式包

括:①改变下游信号转导分子的构象;②改变下游信号转导分子的细胞内定位;③信号转导分子复合物的形成或解聚;④改变小分子信使的细胞内浓度或分布等。
是否是 MeSH 词汇　否
释义来源　周春燕,药立波.生物化学与分子生物学[M].9 版.北京:人民卫生出版社,2018.

蛋白激酶 G(Protein kinase G,PKG)

释义　目前已知的细胞内环核苷酸类第二信使有 cAMP 和 cGMP 两种。蛋白激酶 G 是 cGMP 的下游分子。PKG 是由相同亚基构成的二聚体。与蛋白激酶 A 不同,PKG 的调节结构域和催化结构域存在于同一个亚基内。PKG 在心肌及平滑肌收缩调节方面具有重要作用。
蛋白激酶 G 是 G 蛋白耦联受体系统中的效应物,广泛分布于多种组织、器官和细胞,静止细胞中 PKC 主要存在于胞质中,当细胞受到刺激后,PKC 以 Ca^{2+} 依赖的形式从胞质中移位到细胞膜上,此被激活的过程称之为转位。PKC 能激活细胞质中的酶,参与生化反应的调控,同时也能作用于细胞核中的转录因子,参与基因表达的调控,是一种多功能的酶。PKC 在细胞的生长、分化、细胞代谢以及转录激活等方面具有非常重要的作用,其活性下降与肿瘤也有密切关系。
是否是 MeSH 词汇　否
释义来源　周春燕,药立波.生物化学与分子生物学[M].9 版.北京:人民卫生出版社,2018.

蛋白激酶 A(Protein kinase A,PKA)

释义　蛋白激酶 A 也是 cAMP 的下游分子。PKA 属于蛋白质丝氨酸 / 苏氨酸激酶类,是由 2 个催化亚基(C)和 2 个调节亚基(R)组成的四聚体。R 亚基抑制 C 亚基的催化活性。cAMP 特异性结合 R 亚基,使其变构,从而释放出游离的、具有催化活性的 C 亚基。

是否是 MeSH 词汇　否

释义来源　周春燕,药立波.生物化学与分子生物学[M].9 版.北京:人民卫生出版社,2018.

环磷酸腺苷(Cyclic adenosine monophosphate,cAMP)

释义　3',5'-环腺苷酸,细胞内的第二信使,由于某些激素或其他分子信号刺激激活腺苷酸环化酶催化 ATP 环化形成的。其信号的继续传递依赖于蛋白激酶 A。

是否是 MeSH 词汇　是,MeSH ID:D000242.

释义来源　周春燕,药立波.生物化学与分子生物学[M].9 版.北京:人民卫生出版社,2018.

环磷酸鸟苷(Cyclic guanosine monophosphate,cGMP)

释义　环磷酸鸟苷作为一类环化核苷酸和环磷酸腺苷一样,是一种具有细胞内信息传递作用的第二信使,可被 G 蛋白耦联受体激活的蛋白激酶活化,进而将胞外信号转导至细胞核。

是否是 MeSH 词汇　是,MeSH ID:D006152

释义来源　周春燕,药立波.生物化学与分子生物学[M].9 版.北京:人民卫生出版社,2018.

蛋白激酶(Protein kinase,PK)

释义　蛋白激酶是催化 ATP 的 γ-磷酸基转

移至靶蛋白的特定氨基酸残基上的一类酶。蛋白激酶与蛋白磷酸酶催化蛋白质的可逆磷酸化修饰,对下游分子的活性进行调节。蛋白质的磷酸化修饰可能提高其活性,也可能降低其活性。它们对特定底物的催化作用特异性及其在细胞内的分布特异性决定了信号转导途径的精确性。主要的蛋白激酶包括:蛋白质丝氨酸/苏氨酸激酶,蛋白质酪氨酸激酶,蛋白质组氨酸/赖氨酸/精氨酸激酶,蛋白质半胱氨酸激酶和蛋白质天冬氨酸/谷氨酸激酶。蛋白质丝氨酸激酶和蛋白质酪氨酸激酶是主要的蛋白激酶。细胞内重要的蛋白质丝氨酸/苏氨酸激酶包括受环核苷酸调控的 PKA 和 PKG、受 DAG/Ca^{2+} 调控的 PKC、受 Ca^{2+}/CaM 调控的 Ca^{2+}/CaM-PK、受 PIP_3 调控的 PKB 及受丝裂原控制的丝裂原激活的蛋白激酶(mitogen activated protein kinase,MAPK)等。

是否是 MeSH 词汇　是,MeSH ID:D011494

释义来源　周春燕,药立波.生物化学与分子生物学[M].9 版.北京:人民卫生出版社,2018.

蛋白磷酸酶(Protein phosphatase)

释义　蛋白磷酸酶可以使磷酸化的蛋白质发生去磷酸化,发挥拮抗蛋白激酶的作用,构成了蛋白质活性的调控系统。蛋白磷酸酶的分类主要依据其所作用的氨基酸残基而划分。目前已知的蛋白磷酸酶主要包括:蛋白质丝氨酸/苏氨酸磷酸酶和蛋白质酪氨酸磷酸酶两大类。有少数蛋白质磷酸酶具有双重作用,可同时去除酪氨酸和丝氨酸/苏氨酸残基上的磷酸基团。

是否是 MeSH 词汇　是,MeSH ID:D010749

释义来源　周春燕,药立波.生物化学与分子生物学[M].9 版.北京:人民卫生出版社,2018.

蛋白质酪氨酸激酶（Protein tyrosine kinase，PTK）

释义　蛋白质酪氨酸激酶主要转导细胞增殖与分化信号。蛋白质酪氨酸激酶催化蛋白质分子中的酪氨酸残基磷酸化。酪氨酸磷酸化修饰的蛋白质大部分对细胞增殖具有正向调节作用，无论是生长因子作用后正常细胞的增殖、恶性肿瘤细胞的增殖，还是 T 细胞、B 细胞或肥大细胞的活化都伴随着快速发生的多种蛋白质分子的酪氨酸磷酸化。

是否是 MeSH 词汇　是，MeSH ID：D011505

释义来源　周春燕，药立波 . 生物化学与分子生物学［M］. 9 版 . 北京：人民卫生出版社，2018.

受体酪氨酸激酶（Receptor tyrosine kinase，RTK）

释义　部分具有受体酪氨酸激酶活性的膜受体被称为受体酪氨酸激酶。它们在结构上均为单次跨膜蛋白质，其胞外部分为配体结合区，中间有跨膜区，细胞内部分含有 RTK 的催化结构域。RTK 与配体结合后形成二聚体，可以同时激活其酶活性，使受体胞内部分的酪氨酸残基磷酸化（自身磷酸化）。磷酸化的受体募集含有 SH2 结构域的信号分子，从而将信号传递至下游分子。

是否是 MeSH 词汇　否

释义来源　周春燕，药立波 . 生物化学与分子生物学［M］. 9 版 . 北京：人民卫生出版社，2018.

SRC 家族激酶（Src-family kinase）

释义　SRC 家族激酶属于非受体型的蛋白质酪氨酸激酶。SRC 家族成员包括 Src、Fyn、Lck、Lyn 等。SRC 家族常在质膜内侧与

受体结合，其主要作用是接受受体传递的信号，发生磷酸化从而激活，并通过催化底物的酪氨酸磷酸化向下游传递信号。

是否是 MeSH 词汇　是，MeSH ID：D019061

释义来源　周春燕，药立波 . 生物化学与分子生物学［M］. 9 版 . 北京：人民卫生出版社，2018.

JAK 激酶（Janus kinase）

释义　JAK 激酶是一类非受体酪氨酸激酶家族，已发现 JAK$_1$、JAK$_2$、JAK$_3$ 等家族成员。JAK 家族与一些白细胞介素受体结合存在于质膜内侧。主要作用是介导白细胞介素受体活化信号。

是否是 MeSH 词汇　是，MeSH ID：D053612

释义来源　周春燕，药立波 . 生物化学与分子生物学［M］. 9 版 . 北京：人民卫生出版社，2018.

TEC 家族激酶（Tec family kinase）

释义　TEC 家族激酶是胞质内酪氨酸蛋白激酶分子，也是非受体酪氨酸激酶家族，它们主要在淋巴细胞和髓样细胞中表达。该家族成员包括 Btk、Itk、Tec 等。TEC 家族激酶存在于细胞质，主要作用是位于 ZAP70 和 Src 家族下游接受 T 淋巴细胞的抗原受体或 B 淋巴细胞的抗原受体的信号。

是否是 MeSH 词汇　是，MeSH ID：C089848

释义来源　周春燕，药立波 . 生物化学与分子生物学［M］. 9 版 . 北京：人民卫生出版社，2018.

糖皮质激素受体（Glucocorticoid receptor，GR）

释义　糖皮质激素受体位于胞质，与热休克蛋白（heat shock protein，HSP）结合存在，处

于非活化状态。配体与受体的结合使 HSP 与受体解离,激活的受体二聚化并移入核内,与 DNA 上的激素反应元件相结合或其他转录因子相互作用,增强或抑制基因的转录。

是否是 MeSH 词汇 是,MeSH ID:D011965

释义来源 王建枝,钱睿哲.病理生理学[M].9 版.北京:人民卫生出版社版社,2018.

甲状腺激素受体(Thyroid hormone receptor, TR)

释义 甲状腺激素受体位于核内,不与 HSP 结合,多以同源或异源二聚体的形式与 DNA 或其他蛋白质结合。配体入核与受体结合后,激活受体并通过激素反应元件调节基因转录。

是否是 MeSH 词汇 否

释义来源 王建枝,钱睿哲.病理生理学[M].9 版.北京:人民卫生出版社版社,2018.

离子通道型受体(Ion channel receptor)

释义 化学门控通道是一类由配体结合部位和离子通道两部分组成,同时具有受体和离子通道功能的膜蛋白,故称为离子通道型受体。调控这些通道的化学物质是一些信使分子。

是否是 MeSH 词汇 否

释义来源 周春燕,药立波.生物化学与分子生物学[M].9 版.北京:人民卫生出版社,2018.

G 蛋白(G protein)

释义 鸟苷酸结合蛋白的简称,是 G 蛋白耦联受体联系胞内信号通路的关键膜蛋白。G 蛋白存在于细胞膜的内侧面,通常指由 α、β 和 γ 三个亚单位构成的异三聚体 G 蛋白。另外,体内还存在小 G 蛋白(small G protein)

和转录因子两类 G 蛋白,但它们一般不直接受 G 蛋白耦联受体的激活。在异三聚体 G 蛋白中,α 亚单位是 G 蛋白主要的功能亚单位,既有结合 GTP 或 GDP 的能力,又具有 GTP 酶活性,而 β 和 γ 亚单位通常形成功能复合体发挥作用。

是否是 MeSH 词汇 否

释义来源 周春燕,药立波.生物化学与分子生物学[M].9 版.北京:人民卫生出版社,2018.

G 蛋白效应器(G protein effector)

释义 G 蛋白效应器是指 G 蛋白直接作用的靶标,包括效应器酶、膜离子通道以及膜转运蛋白等。主要的效应器酶有腺苷酸环化酶、磷脂酶 C、磷脂酶 A_2 和磷酸二酯酶等。效应器酶的作用是催化生成(或分解)第二信使物质。激活态 G 蛋白的 α 亚单位或 $\beta\gamma$ 复合体不仅能直接门控离子通道(如 M 型 ACh 受体激活的内向整流钾通道,即由 $\beta\gamma$ 复合体直接激活),也可调节离子通道的活性(如 $\beta\gamma$ 复合体可直接上调甘氨酸受体的活性),说明离子通道也可直接成为 G 蛋白效应器,并表明 G 蛋白耦联受体与离子通道型受体各自介导的信号转导通路之间具有交互性。

是否是 MeSH 词汇 否

释义来源 周春燕,药立波.生物化学与分子生物学[M].9 版.北京:人民卫生出版社,2018.

酶联型受体(Enzyme-linked receptor)

释义 酶联型受体是指其本身就具有酶的活性或与酶相结合的膜受体。这类受体的结构特征是每个受体分子只有单跨膜区段,其胞外结构域含有可结合配体的部位,而胞内结构域则具有酶的活性或能与酶结合的位点。

这类受体的主要类型有酪氨酸激酶受体、酪氨酸激酶结合型受体、鸟苷酸环化酶受体和丝/苏氨酸激酶受体，涉及神经营养因子、生长因子和细胞因子等配体的信号转导。

是否是 MeSH 词汇 否

释义来源 周春燕，药立波.生物化学与分子生物学[M].9版.北京：人民卫生出版社，2018.

招募型受体（Recruitment receptor）

释义 招募型受体也是单跨膜受体，受体分子的胞内域并没有任何酶的活性，故不能进行生物信号的放大。但招募型受体的胞外域一旦与配体结合，其胞内域即可在胞质侧招募激酶或转接蛋白，激活下游不涉及经典第二信使的信号转导通路，如细胞因子受体介导的 JAK-STAT 信号通路等，它主要调控造血细胞及免疫细胞的功能。TKAR 也可看作是一种招募型受体。招募型受体对信号转导的特异性通常需要共受体或受体寡聚化来实现。招募型受体的主要配体是细胞因子等，受体涉及细胞因子受体、整联蛋白受体、Toll 及 Toll-like受体、肿瘤坏死因子受体、T 细胞受体等众多种类。

是否是 MeSH 词汇 否

释义来源 王庭槐.生理学[M].9版.北京：人民卫生出版社，2018.

cAMP-PKA 途径（CAMP-PKA pathway）

释义 cAMP-PKA 途径以靶细胞内 cAMP浓度改变和 PKA 激活为主要特征。胰高血糖素、肾上腺素、促肾上腺皮质激素等可激活此途径。PKA 活化后，可使多种蛋白质底物的丝/苏氨酸残基发生磷酸化，改变其活性状态，底物分子包括一些糖代谢和脂代谢相关的酶类、离子通道和某些转录因子。其作用有：①调节代谢，即 PKA 可通过调节关键酶的活性，对不同的代谢途径发挥调节作用，如激活糖原磷酸化酶 b 激酶、激素敏感性脂肪酶、胆固醇酯酶，促进糖原、脂肪、胆固醇的分解代谢；抑制乙酰 CoA 羧化酶、糖原合酶，抑制脂肪合成和糖原合成。②调节基因表达，即 PKA 可修饰激活转录调控因子，调控基因表达。如激活后进入细胞核的 PKA可使 cAMP 反应元件结合蛋白（CREB）磷酸化。磷酸化的 CREB 结合于 cAMP 反应元件（CRE），并与 CREB 结合蛋白（CBP）结合。与 CREB 结合后的 CBP 作用于通用转录因子（包括 TF ⅡB），促进通用转录因子与启动子结合，激活基因的表达。③调节细胞极性，即 PKA 亦可通过磷酸化作用激活离子通道，调节细胞膜电位。

是否是 MeSH 词汇 否

释义来源 周春燕，药立波.生物化学与分子生物学[M].9版.北京：人民卫生出版社，2018.

差异基因表达（Differential gene expression）

释义 差异基因表达是指同一个体内不同器官、组织、细胞的差异性的基础为特异的基因表达。细胞的基因表达谱，即基因表达的种类和强度决定了细胞的分化状态和功能。

是否是 MeSH 词汇 否

释义来源 周春燕，药立波.生物化学与分子生物学[M].9版.北京：人民卫生出版社，2018.

基因组印迹（Genomic imprinting）

释义 基因组印迹又称基因组印记、遗传印迹、亲代印迹或配子印迹。是指在某些情况下，一个基因的表达与其来源有关，即只允许表达父源染色体或母源染色体其中之一。与之相关的基因称为印记基因。印记基因仅在特定的发育阶段和特定组织中表达等位基因中的一个，即在某种组织细胞中，有些仅从父源染色体上表达，有些仅从母源染色体上表达。

是否是 MeSH 词汇　是，MeSH ID：D018392

释义来源　周春燕，药立波．生物化学与分子生物学［M］．9 版．北京：人民卫生出版社，2018.

外显子（Exon）

释义　外显子是指最后出现在成熟 RNA 中的基因序列，又称表达序列。外显子被内含子隔开，转录后经加工被连接在一起，生成成熟的 RNA 分子。信使核糖核酸（mRNA）所携带的信息指导多肽链的生物合成。

是否是 MeSH 词汇　是，MeSH ID：D005091

释义来源　周春燕，药立波．生物化学与分子生物学［M］．9 版．北京：人民卫生出版社，2018.

细胞记忆 / 转录记忆（Cellular memory/transcriptional memory）

释义　转录记忆是指以特定刺激启动的细胞在重新刺激后显示出更高的基因表达速率的生物学现象。

是否是 MeSH 词汇　否

释义来源　周春燕，药立波．生物化学与分子生物学［M］．9 版．北京：人民卫生出版社，2018.

中心法则（Central dogma）

释义　中心法则是指遗传信息从 DNA 传递给 RNA，再从 RNA 传递给蛋白质，即完成

遗传信息的转录和翻译的过程。也可以从 DNA 传递给 DNA，即完成 DNA 的复制过程。这是所有存在细胞结构的生物所遵循的法则。在某些病毒中的 RNA 自我复制和在某些病毒中能以 RNA 为模板反转录成 DNA 的过程是对中心法则的补充。

是否是 MeSH 词汇　否

释义来源　周春燕，药立波．生物化学与分子生物学［M］．9 版．北京：人民卫生出版社，2018.

端粒酶（Telomerase）

释义　端粒酶是一种自身携带模板的反转录酶，人类端粒酶由三部分组成：端粒酶 RNA、端粒酶协同蛋白 1 和端粒酶反转录酶。该酶兼有提供 RNA 模板和催化反转录的功能。RNA 组分中含有一段短的模板序列与端粒 DNA 的重复序列互补，而其蛋白质组分具有反转录酶活性，以 RNA 为模板催化端粒 DNA 的合成，将其加到端粒的 3′ 端，以维持端粒长度及功能。

是否是 MeSH 词汇　是，MeSH ID：D019098

释义来源　周春燕，药立波．生物化学与分子生物学［M］．9 版．北京：人民卫生出版社，2018.

原位杂交（In situ hybridization）

释义　原位杂交是指将特定标记的已知序列核酸为探针与细胞或组织切片中核酸进行杂交，从而对特定核酸序列进行精准定位和定量的过程。原位杂交可以在细胞标本或组织标本上进行，以检测表达的基因在组织器官中的时空分布。这种基因时空分布的信息能为基因的生物学功能研究提供很重要的线索。

是否是 MeSH 词汇　是 MeSH ID：D017403

释义来源 周春燕,药立波.生物化学与分子生物学[M].9版.北京:人民卫生出版社,2018.

小卫星 DNA(Minisatellite DNA)

释义 是由重复单位在 6~64 个核苷酸的串联重复序列组成,这些序列常在 0.1~20kb 范围内,分布于所有染色体的端粒,绝大多数不转录。通常比微随体的重复次数要多,而比随体重复相对较少的次数。在不同基因组之间,重复数目是不同的。

是否是 MeSH 词汇 是,MeSH ID:D018598

释义来源 J E 克雷布斯,E S 戈尔茨坦 . Lewin 基因 X[M].江松敏,译.北京:科学出版社,2013.

单拷贝序列(Single-copy sequence)

释义 单拷贝序列是指在单倍体基因组中只出现一次或数次,大多数编码蛋白质的基因属于这一类。在基因组中,单拷贝序列的两侧往往为散在分布的程序重复序列,单拷贝序列编码蛋白质在很大程度上体现了生物的各种功能,因此针对这些序列的研究对医学实践有特别重要的意义。

是否是 MeSH 词汇 否

释义来源 周春燕,药立波.生物化学与分子生物学[M].9版.北京:人民卫生出版社,2018.

非组蛋白质(Non-histone protein)

释义 指染色质蛋白质中与 DNA 特异性结合的蛋白质,在染色体上发现的除了组蛋白之外的任何结构性蛋白质。又称序列特异性 DNA 结合蛋白。

是否是 MeSH 词汇 是,MeSH ID:D002868

释义来源 JE 克雷布斯,ES 戈尔茨坦 . Lewin 基因 X[M].江松敏,译.北京:科学出版社,2013.

螺线管(Solenoid)

释义 在组蛋白 H_1 的介导下核小体彼此连接形成直径约 10nm 的核小体串珠结构,这是染色质包装的一级结构。在此基础之上,在组蛋白 H_1 的参与下,形成外径为 30nm、内径为 10nm 的呈中空螺线管状,称为螺线管。每个螺旋有 6 个核小体组蛋白,H_1 位螺线管的内侧继续发挥稳定螺线管的作用。染色质纤维中空状螺线管的形成是 DNA 在细胞内的第 2 次折叠,使 DNA 的压缩程度达到约 40~60 倍。

是否是 MeSH 词汇 否

释义来源 周春燕,药立波.生物化学与分子生物学[M].9版.北京:人民卫生出版社,2018.

超螺线管(Super solenoid)

释义 30nm 纤维进一步螺旋化形成直径为 0.4μm 的圆筒状结构,称为超螺线管,这是染色质包装的三级结构。这一超螺线管形成过程将 DNA 的长度又压缩到原来的 1/40。之后,超螺线管的再度盘绕和压缩形成染色单体,在核内组装成染色体,使 DNA 长度又压缩到原来的 1/6~1/5。这样,在染色体形成的过程中,DNA 的总长度总共被压缩到原来的 1/10 000~1/8 000,将近 2m 长的 DNA,有效地组装在直径只有几微米的细胞核中。

是否是 MeSH 词汇 否

释义来源 周春燕,药立波.生物化学与分子生物学[M].9版.北京:人民卫生出版社,2018.

活性染色质(Active chromatin)

释义 活性染色质是指相对松弛、具有转录活性的染色质,当基因被激活时,可观察到染色质相应区域,发生某些结构和性质变化,使其易于被转录因子等识别结合,起始转入。

活性染色质由于核小体构象改变,常具有疏松的染色质结构,从而便于转录调控因子与顺势调控元件结合和 RNA 聚合酶在转录板上滑动。

是否是 MeSH 词汇 否

释义来源 安威.医学细胞生物学[M].4 版.北京:北京大学医学出版社,2019.周春燕,药立波.生物化学与分子生物学[M].9 版.北京:人民卫生出版社,2018.

基因座控制区(Locus control region,LCR)

释义 基因座控制区是染色体 DNA 上的一种顺式作用元件,其结构域中含有多种反式作用因子的结合序列,可能参与蛋白质因子的协同作用,使启动子处于无组蛋白状态,即 LCR 具有稳定染色质疏松结构的功能,控制基因座的多个基因顺序表达。

是否是 MeSH 词汇 是,MeSH ID:D019901

释义来源 安威.医学细胞生物学[M].4 版.北京:北京大学医学出版社,2019.

绝缘子(Insulator)

释义 绝缘子是一种能够防止处于阻抑状态与活化状态的染色质结构域向两侧扩展的染色质 DNA 序列,鉴于它有类似绝缘的作用,又称隔离子。绝缘子阻碍增强子对启动子的作用,可能通过影响染色质的三维结构,如 DNA 发生弯曲或形成环状结构。

是否是 MeSH 词汇 是,MeSH ID:D038101

释义来源 安威.医学细胞生物学[M].4 版.北京:北京大学医学出版社,2019.

遗传多样性(Genetic diversity)

释义 是指地球上所有生物所携带的遗传信息的总和。但一般所指的遗传多样性是指种内的遗传多样性,即种内个体之间或一个群体内不同个体的遗传变异总和。种内的多样性是物种以上各水平多样性的最重要来源。遗传变异、生活史特点、种群动态及其遗传结构等决定或影响着一个物种与其他物种及与环境相互作用的方式。而且,种内的多样性是一个物种对人为干扰进行成功反应的决定因素。种内的遗传变异程度也决定其进化的趋势。

是否是 MeSH 词汇 否

释义来源 陆国辉,徐湘民.临床遗传学咨询[M].北京:北京大学医学出版社,2007.

染色体配对(Chromosome pairing)

释义 指细胞分裂期开始后不久,原来分散存在的染色体进行配对形成四分体的过程。配对的两条染色体,形状和大小一般都相同,一条来自父方,一条来自母方,叫作同源染色体。同源染色体的高度专一性地并排配对有四类:减数分裂联合或配对;体细胞染色体配对;唾腺染色体配对;次级配对或二价染色体配对。染色体的非特异配对有三类:异染色质并合;末端非特异性配对;减数分裂前期非特异性配对。

是否是 MeSH 词汇 是,MeSH ID:D023902

释义来源 罗超权,余新炳,王昌才.英汉生物化学与分子医学词典[M].北京:中国医药科技出版社,2004.

染色体疏松(Chromosomal puffs)

释义 细胞分裂期由于 DNA 或 RNA 的合成,在多线染色体特异的带纹区出现局部疏松形成的泡状结构,是转录活性位点。

是否是 MeSH 词汇 是,MeSH ID:D059045

释义来源 全国科学技术名词审定委员会.遗传学名词:2006[M].2 版.北京:科学出版社,2006.

染色体脆性（Chromosome fragility）

释义　当细胞接触到某些特异的化学制剂或处于某些特殊的条件下时，导致染色体的某些区域发生裂隙、断裂或重排，称为染色体脆性。脆性位点是可遗传的特定染色体位点，当染色体暴露的部分 DNA 复制受到抑制时，其表现出间隙频率增加，染色不良，收缩或断裂。临床常见的有脆性 X 染色体综合征。

是否是 MeSH 词汇　是，MeSH ID：D002873

释义来源　张军，郑向前，高明．染色体脆性位点以及全新普通型脆性位点基因 FATS 的研究进展［J］．中国实验诊断学，2020，v.24（06）：157-162.

遗传变异（Genetic variation）

释义　同一种群中各个体间的基因结构或组成成分的差异以及由此造成其表型的变异。

是否是 MeSH 词汇　是，MeSH ID：D014644

释义来源　罗超权，余新炳，王昌才．英汉生物化学与分子医学词典［M］．北京：中国医药科技出版社，2004.

遗传标记（Genetic markers）

释义　染色体上的一个位点，具有可辨认的表型，可作为鉴定该染色体上其他位点、连锁群或重组事件的标志。如遗传图绘制时，可以用已知遗传特征的基因或等位基因作分析其他基因的参照；遗传育种时，可参照已知的遗传标志来分离突变细胞或突变个体等。

是否是 MeSH 词汇　是，MeSH ID：D005819

释义来源　全国科学技术名词审定委员会．生物化学与分子生物学名词：2008［M］．2 版．北京：科学出版社，2009.

遗传多效性（Genetic pleiotropy）

释义　由一个单基因（或单基因产物）影响而出现多种且不同表现型的现象。检测多效性并了解其原因，可以以多种方式改善对基因的生物学理解。

是否是 MeSH 词汇　是，MeSH ID：D058685

释义来源　傅松滨．医学遗传学［M］．4 版．北京：人民卫生出版社，2020.

遗传异质性（Genetic heterogeneity）

释义　遗传异质性包括等位基因异质性和座位异质性两种。基因座位上通常含有一个以上的突变等位基因，由这样多个不同的等位基因引起的表型差异称为等位基因异质性（allelic heterogeneity）。这样的表型差异可以是在临床上难以区别的两种疾病，也可以是表型截然不同的两种疾病。等位基因异质性是单基因病临床表现多样化的重要原因。座位异质性（locus heterogeneity）是指两个或两个以上座位上的基因突变导致相同或相似表型发生的现象。

是否是 MeSH 词汇　是，MeSH ID：D018740

释义来源　陆国辉，徐湘民．临床遗传咨询［M］．北京：北京大学医学出版社，2007.

遗传易感性疾病（Genetic predisposition to disease）

释义　系指一个个体的遗传因素与环境因素共同作用，决定该个体易于发生某种疾病。突变基因对这样个体一般情况下不影响机体正常生活，但已使机体内部发生一定的改变，只有在环境发生改变时，则易发生疾病。许多常见病、多发病，如消化性溃疡、糖尿病、高血压病、动脉粥样硬化等均属于此类。

是否是 MeSH 词汇　是,MeSH ID:D020022

释义来源　左伋.医学遗传学[M].7版.北京:人民卫生出版社,2018.

遗传决定论(Genetic determinism)

释义　人的性格和行为由包含个体基因型的基因而不是文化、环境和个体选择塑造的理论。

是否是 MeSH 词汇　是,MeSH ID:D033141

释义来源　全国科学技术名词审定委员会.心理学名词:2014[M].2版.北京科学出版社,2014.

碱基置换(Base substitution)

释义　碱基置换指一个或几个碱基对在种类上的改变。碱基置换有两种形式:如果一个嘧啶碱为一个嘌呤碱所替代,或一个嘌呤碱被一个嘧啶碱所替代,这种替代称为颠换。如果一个嘌呤碱被另一个嘌呤碱所替代或一个嘧啶碱为另一个嘧啶碱所替代,这种替代称为转换。

是否是 MeSH 词汇　否

释义来源　傅松滨.医学遗传学[M].4版.北京:人民卫生出版社,2020.

延长突变(Elongation mutation)

释义　当 mRNA 分子中的一个终止密码子发生突变,成为给某一氨基酸编码的密码子时,多肽链的合成将继续进行下去,肽链延长,直至遇到下一个终止密码时才停止合成。这种情况称为延长突变或终止密码突变(termination codon mutation)。

是否是 MeSH 词汇　否

释义来源　傅松滨.医学遗传学[M].4版.北京:人民卫生出版社,2020.

回复突变(Reverse mutation)

释义　回复突变又称反突变,由突变型回到野生型的基因突变。与一般从野生型到突变型(正突变)的方向相反,可重新获得正向突变时所失去的功能,使所控制的遗传性状由突变型回复到野生型,但回复突变率总是低于正向突变率。

是否是 MeSH 词汇　否

释义来源　傅松滨.医学遗传学[M].4版.北京:人民卫生出版社,2020.

极性突变(Polar mutation)

释义　在某一基因内所发生的突变不仅影响本身的结构,也影响同一操纵子中处于该突变基因下游的基因功能,这样的突变叫极性突变。

是否是 MeSH 词汇　否

释义来源　陆金春,黄宇峰,张锡然,等.英汉细胞与分子生物学词典[M].上海:第二军医大学出版社,2004.

调节基因(Regulator genes)

释义　指具有控制其他基因表达功能的 RNA 或蛋白质的基因。调节基因产物也叫调节物。调节物对另一个基因的调节作用可通过转录水平、翻译水平及与第 2 个基因产物相互作用等途径而实现。如阻遏基因即为调节基因,其产物阻遏蛋白与 DNA 分子的一定位点相结合就可抑制一定基因翻译过程。

是否是 MeSH 词汇　是,MeSH ID:D005809

释义来源　郭葆玉.新英汉细胞分子生物学词典[M].北京:中国医药科技出版社,2004.

癌基因（Oncogenes）

释义　人类基因组中可以致癌的基因称为癌基因。在通常情况下，癌基因处于阻遏状态，只有当细胞内有关的调节机制遭到破坏时，癌基因才表达，从而导致癌变。癌基因或原癌基因存在于正常细胞中，对维持细胞的正常功能、调节细胞生长分化起重要作用，当它们被激活时，细胞的生长分化就会偏离正常轨道而成为癌细胞。通常将未活化的癌基因称为原癌基因，存在于病毒和细胞中的癌基因分别称为病毒癌基因和细胞癌基因（或称原癌基因）。目前已发现的癌基因 100 多种。按癌基因的产物可将其功能分为：①酪氨酸激酶类——此类癌基因的产物具有蛋白激酶活性，可使酪氨酸磷酸化，一般位于质膜内侧，如 *src*、*erb B-1* 等；②*ras* 家族——其产物 p21 具有 GTP 酶活性，可通过磷酸酯酶 C 调节第二信使磷酸肌醇的代谢，位于细胞膜内侧，如 *H-ras*、*K-ras* 等；③核内蛋白类——此类基因产物均居核内并与 DNA 结合，参与基因转录的调控，如 *myc*、*jun* 等；④生长因子类——其产物和血小板生长因子相似，如 *sis* 等。原癌基因经点突变、易位和重排以及扩增和高效表达而激活。
是否是 MeSH 词汇　是，MeSH ID：D009857
释义来源　王晓辉，张浩，叶棋浓 . 癌基因和抑癌基因研究进展［J］. 生物技术通讯，2006，17（002）：242-244.

表型（Phenotype）

释义　表型是基因表达的可见或可量化的效应，是基因之间以及基因型和环境之间相互作用的产物。1909 年，由 W. L. 约翰森提出用以区别于一个个体的基因型。表型虽由基因型决定，但在不同的遗传背景和环境条件下，表型会发生变化。

是否是 MeSH 词汇　是，MeSH ID：D010641
释义来源　傅松滨 . 医学遗传学［M］. 4 版 . 北京：人民卫生出版社，2020.

表观基因组（Epigenomics）

释义　对整体基因表达改变的系统研究，这些改变是由于表观进程而不是由于 DNA 序列的改变造成的。它记录着一个生物体的 DNA 和组蛋白的一系列化学变化，这些变化可以被传递给该生物体的子代。改变表观基因会导致染色体结构以及基因作用发生变化。
是否是 MeSH 词汇　是，MeSH ID：D057890
释义来源　傅松滨 . 医学遗传学［M］. 4 版 . 北京：人民卫生出版社，2020.

DNA 拷贝数变异（DNA copy number variations）

释义　拷贝数变异（copy number variation，CNV）是基因组结构变异（structural variation，SV）的重要组成部分，由基因组发生重排而导致，一般指长度为 1kb 以上的基因组大片段的拷贝数增加或者减少，主要表现为亚显微水平的缺失和重复。CNV 位点的突变率远高于单核苷酸多态性（single nucleotide polymorphism，SNP），是人类疾病的重要致病因素之一。
是否是 MeSH 词汇　是，MeSH ID：D056915
释义来源　左伋 . 医学遗传学［M］. 7 版 . 北京：人民卫生出版社，2018.

遗传多态性（Genetic polymorphism）

释义　遗传多态性亦称为基因多态性。遗传多态性源于基因突变，是指在同一种群中的某种遗传性状同时存在两种以上不连续的变异型，或同一基因座上两个以上等位基因共

存的遗传现象。作为单一基因座等位基因
DNA 多样性变异在群体水平的体现,凡是在
群体中出现频率 >1% 的变异体,无论致病与
否,均被称为遗传多态型;而出现频率 <1%
的变异体,则被称为稀有变异型。评价遗传
多态性的主要参数是基因频率、基因型频率
及表型频率。遗传动态性既可呈现为种群中
个体水平上表型性状遗传的多态性,也可呈
现为细胞水平上染色体遗传的多态性和分子
水平上基因组 DNA 的多态性。

是否是 MeSH 词汇　是,MeSH ID:D011110
释义来源　左伋.医学遗传学[M].7 版.北
京:人民卫生出版社,2018.

点突变(Point mutation)

释义　点突变是 DNA 多核苷酸链中单个碱
基或碱基对的改变。广义的点突变可以是单
碱基或碱基对的替换,碱基对的插入或缺失;
狭义的点突变也称作单碱基替换,其中碱基
替换又分为转换和颠换两类。点突变具有很
高的回复突变率,可使野生型基因变为突变
型基因,也可因回复突变使突变型基因变为
野生型基因。

是否是 MeSH 词汇　是,MeSH ID:D017354
释义来源　左伋.医学遗传学[M].7 版.北
京:人民卫生出版社,2018.

反转录(Reverse transcription)

释义　RNA 病毒的基因组是 RNA 而不是
DNA,其复制方式是反转录。指以 RNA 为
模板,由反转录酶催化,利用宿主细胞的 4
种脱氧核糖核苷酸(dNTP)为原料,在引物
tRNA 的 3′ 端从 5′ → 3′ 方向合成与 RNA 互
补的 DNA 链的过程。因其信息流动方向
(RNA → DNA)与转录过程(DNA → RNA)
相反而得名,是一种特殊的复制方式。

是否是 MeSH 词汇　是,MeSH ID:D048348
释义来源　周春燕,药立波.生物化学与分子生
物学[M].9 版.北京:人民卫生出版社,2018.

基因型(Genotype)

释义　应用遗传学或分子生物学分析所发现
并确定的一个生物体基因组成类型。即原核
生物和真核生物连锁结构中的遗传信息的总
和。如二倍体生物体内含有一个基因的两个
不同等位基因 X 和 x,X 对 x 为显性。只要
X 存在就能显示生物体的表型。遗传分析显
示其基因型为 Xx。

是否是 MeSH 词汇　是,MeSH ID:D005838
释义来源　王鸿利,叶裕春.中华检验医学大
辞典[M].上海:上海科学技术出版社,2000.

基因位点(Genetic loci)

释义　基因在染色体上所占有的特定位置。
一条染色体上含有许多基因。其在染色体上
呈单行直线排列,每条染色体上基因的数目
和排列均有一定的样式。

是否是 MeSH 词汇　是,MeSH ID:D056426
释义来源　全国科学技术名词审定委员会.生
物化学与分子生物学名词:2008[M].2 版.北
京:科学出版社,2009.

基因编辑(Gene editing)

释义　一种对基因组进行精确修饰的技术,
可用于敲除/替换特定的 DNA 片段,并在基
因组水平上进行准确的基因编辑。该技术的
实质是利用非同源末端连接修复和同源重组
修复,结合特异性 DNA 靶标识别和核酸内
切酶进行 DNA 序列改变。

是否是 MeSH 词汇　是,MeSH ID:D000072669
释义来源　傅松滨.医学遗传学[M].4 版.

北京:北京大学医学出版社,2020.

基因频率(Gene frequency)

释义 群体中某特定等位基因数量占该基因座全部等位基因总数的比率。

是否是 MeSH 词汇 是,MeSH ID:D005787

释义来源 全国科学技术名词审定委员会.遗传学名词:2006[M].2 版.北京:科学出版社,2006.

基因缺失(Gene deletion)

释义 一种基因重组,通过 DNA 或 RNA 片段的丢失,使通常分离的序列接近。这种缺失可能通过使用细胞遗传学技术来检测,也可通过表型来推断,指明某一特异位点的缺失。

是否是 MeSH 词汇 是,MeSH ID:D017353

释义来源 傅松滨.医学遗传学[M].4 版.北京:北京大学医学出版社,2020.

基因组不稳定性(Genomic instability)

释义 因 DNA 复制异常所致的 DNA 序列改变和因染色体分离等异常所致的染色体畸变,前者称为 DNA 序列不稳定性,后者称为染色体不稳定性。受严格调控的基因组稳定性是细胞正常生长、分裂和分化的重要基础。基因组不稳定性在肿瘤发生、发展中发挥重要作用。

是否是 MeSH 词汇 是,MeSH ID:D042822

释义来源 左伋.医学遗传学[M].7 版.北京:人民卫生出版社,2018.

肿瘤抑制基因(Tumor suppressor genes,TSG)

释义 又称抑癌基因,是指在正常细胞中存在的对细胞的增殖、分裂和分化等起负调控作用的一类基因。主要发挥抑制细胞生长、增殖、分化、迁移、侵袭、转移和促进凋亡的功能。失活的 TSG 在肿瘤发生、发展中发挥与激活的原癌基因同等重要作用。

是否是 MeSH 词汇 是,MeSH ID:D016147

释义来源 左伋.医学遗传学[M].7 版.北京:人民卫生出版社,2018.

姐妹染色单体交换(Sister chromatid exchange)

释义 在 DNA 损伤修复过程中,两条姐妹染色单体间的臂上发生了部分节段互换。SCE 的互换频率是反映 DNA 损伤程度的最敏感指标。SCE 检测为我们在临床中筛选预防肿瘤、抗肿瘤的药物提供了重要依据。SCE 还可以应用于某些疾病的深入研究,广泛应用于环保监测及病理遗传学的研究。

是否是 MeSH 词汇 是,MeSH ID:D012854

释义来源 王志宏,宋强.医学生物学[M].4 版.上海:上海科学技术出版社,2019.

甲基化(Methylation)

释义 DNA 甲基化现象广泛存在于细菌、植物和哺乳动物中,是 DNA 的一种天然的修饰方式。通过甲基供体 S 腺苷甲硫氨酸,并在 DNA 甲基转移酶催化下,通常发生在双核苷酸 CpG 中的胞嘧啶环上 5′ 位置的氢被活性甲基所取代,从而形成 5- 甲基胞嘧啶,构成甲基化的 CpG。

是否是 MeSH 词汇 是,MeSH ID:D008745

释义来源 左伋,刘晓宇.遗传医学进展[M].上海:复旦大学出版社,2014.

连锁不平衡(Linkage disequilibrium)

释义 不同位点上各等位基因在群体中的非

随机组合,即不同基因座上的各等位基因一起遗传到子代的频率明显高于其随机传递的频率的现象。如某致病突变发生之后,由于发生重组,离该致病位点越近的区域,越容易被一起传递到子代。经过多代之后,与致病基因位点一起传递下来的区域变得很小。由于该位点及其周围区域来源于若干代前的同一段染色体区域,这段区域的各个多态性位点之间即存在连锁不平衡。

是否是 MeSH 词汇　是,MeSH ID:D015810

释义来源　左伋.医学遗传学[M].7版.北京:人民卫生出版社,2018.

全基因组测序(Whole genome sequencing)

释义　指利用高通量测序技术,检测并获得细胞或组织中全部染色体中 DNA 序列的方法。用于研究未知基因组的序列、不同个体基因组的差异等。全基因组测序技术主要包括第二代测序技术(NGS)和第三代测序技术。第二代测序技术已经能够快速、低成本地进行全基因组测序。

是否是 MeSH 词汇　是,MeSH ID:D000073336

释义来源　全国科学技术名词审定委员会.生物物理学名词:2018[M].2版.北京:科学出版社,2018.

去甲基化作用(Demethylation)

释义　在哺乳动物细胞中缺乏和减少细胞内的 DNA 甲基转移酶含量会引起 DNA 的去甲基化,对于开启特异性基因的表达和重编程的起始具有重要作用。去甲基化往往与一个沉默基因的重新激活相关联。与被动去甲基化相比,DNA 的主动去甲基化是一个迅速的、并且独立于细胞分裂的过程。

是否是 MeSH 词汇　是,MeSH ID:D000073398

释义来源　傅松滨.医学遗传学[M].4版.

北京:北京大学医学出版社,2020.

微阵列分析(Microarray analysis)

释义　将许多核酸片段、多肽、蛋白质或组织、细胞等生物样品有序地固化在惰性载体(玻片、硅片、尼龙膜等)表面,组成高度密集二维阵列的微型生化反应和分析系统。是从一般阵列发展而来的点阵密度极高的阵列,包括基因、蛋白质、细胞和组织等微阵列。

是否是 MeSH 词汇　是,MeSH ID:D046228

释义来源　全国科学技术名词审定委员会.细胞生物学名词:2009[M].2版.北京:科学出版社,2009.

外显子组(Exome)

释义　指一个生物体或细胞基因组中全部外显子的组合。

是否是 MeSH 词汇　是,MeSH ID:D059472

释义来源　徐志红,文强,王秀,等.产前全外显子组测序技术的应用进展[J].中国优生与遗传杂志,2020,28(03):390-393.

DNA 序列分析(DNA sequence analysis)

释义　一个多步骤的过程,包括 DNA 克隆、物理绘图、亚克隆、序列测定和信息分析。DNA 序列分析是进行基因的精细结构和功能分析、绘制基因图谱、转基因检测的重要手段。DNA 序列测定主要是在 DNA 内切酶、合成酶的应用,高分辨率聚丙烯酰胺变性凝胶电泳技术等基础上建立起来的。

是否是 MeSH 词汇　是,MeSH ID:D017422

释义来源　李国治,邓卫东.基因组测序技术及其应用研究进展[J].安徽农业科学,2018,46(22):20-22,25.

原癌基因(Proto-oncogenes)

释义 正常细胞中存在着核酸水平和蛋白质产物水平与病毒癌基因高度相似的 DNA 序列,称之为原癌基因。正常情况下,存在于基因组中的原癌基因处于低表达或不表达状态,并发挥重要的生理功能。但在某些条件下,如病毒感染、化学致癌物或辐射作用等,原癌基因可以通过扩增、点突变、缺失或染色体易位被激活至致癌状态,诱导细胞发生癌变。

是否是 MeSH 词汇 是,MeSH ID:D011519

释义来源 来茂德,申洪.病理学[M].2版.北京:高等教育出版社,2019.

转录(Transcription)

释义 以 DNA 为模板合成 RNA 的过程。在这个过程中,首先解开 DNA 双链,以其中一条 DNA 多核苷酸链为模板,在 RNA 聚合酶作用下合成与 DNA 模版碱基配对的 RNA 链,即为 mRNA。一般一个 mRNA 分子表达一个或一组基因的遗传信息。mRNA 携带 DNA 的遗传信息经核孔进入细胞质。

是否是 MeSH 词汇 是,MeSH ID:D014158

释义来源 武广华,臧益秀,刘运祥,等.中国卫生管理辞典[M].北京:中国科学技术出版社,2001.

翻译控制(Translational control)

释义 指基因表达在翻译水平上的控制,是基因表达多级调控的重要环节之一。翻译调控体系由 mRNA、tRNA、核糖体及有关的酶与蛋白因子组成。翻译起始阶段的控制较之肽链延伸阶段和肽链终止阶段控制更重要,调控该阶段的因素是起始 tRNA 和 40S 核糖体亚基的结合及 mRNA 与起始 tRNAfMet-40S 核糖体复合体的结合。真核起始因子(eIF-2)和起始 tRNA(Met-tRNAfMet)共同承担着对 mRNA 起始 AUG 密码子的选择,Met-tRNAfMet 与小亚基位(40S)核糖体结合后再结合于 mRNA 上,mRNA 专一性因子能解旋 mRNA5′- 末端;40S 核糖体能沿 mRNA 滑动,寻找起始 AUG;在模板结构方面,真核 mRNA 有 5′- 帽子结构和 3′-Poly(A)尾及加尾信息(但没有 SD 序列);同时蛋白质翻译相关因子的磷酸化控制蛋白质起始作用,而且 mRNA 的结构及其稳定性与蛋白质翻译的调控密切相关。

是否是 MeSH 词汇 否

释义来源 郭葆玉.新英汉细胞分子生物学词典[M].北京:中国医药科技出版社,2004.

Sanger 测序(Sanger sequencing)

释义 Sanger 测序诞生于 20 世纪 70 年代,是最早的也是较成熟的核酸测序方法。在它的基础上,人类全基因组计划才得以顺利开展并完成。Sanger 测序又名双脱氧核苷酸(ddNTP)终止法,由于 ddNTP 缺少 3-OH 基团,使得其不具有与另一个 dNTP 反应形成磷酸二酯键的能力。因此,这些 ddNTP 会中止 DNA 链的复制延伸。通过设置四个平行的测序反应,DNA 链将分别在 A、T、G、C 处反应终止,形成长度相差一个碱口的 DNA 片段,结合电泳和显影等技术即可确定所测片段的碱基序列。ddNTP 通过一定的技术手段可以连接荧光标记基团。高分辨率的毛细管电泳以及荧光检测为测序自动化提供了技术基础。Sanger 测序操作简单,准确性高,测序读长可达到 700~1 000bp,应用广泛,仍然是目前基因测序的金标准。

是否是 MeSH 词汇 否

释义来源 邢同京.表观遗传与消化道肿瘤[M].北京:科学技术文献出版社,2018.

多因子遗传（Multifactorial inheritance）

释义　多因子遗传是由许多因子（遗传的和环境的）决定的遗传，每个因子产生一定的效应。遗传的因子是多基因，这意味着是由不同基因座上的许多基因所决定的，每个基因有一份小的附加效应。如果这种附加效应超过了阈值，个体就表现为父亲和母亲提供的遗传性状。环境因素的影响可使阈值降低。人类中常见性状的大多数，如身高、体形和血压等均为多因子遗传。

是否是 MeSH 词汇　是，MeSH ID：D020412

释义来源　汪一波，惠汝太．遗传，环境和心血管疾病［J］．中国分子心脏病学杂志，2003，3（5）：281-285．

遗传学检测（Genetic testing）

释义　是针对染色体、基因（DNA 或 RNA）及其相关蛋白质改变的医学检测。检测结果可以辅助诊断或排除可疑的遗传病，或根据先证者及家族发病的特征，帮助判断某人患某种遗传病或者遗传某种遗传病的概率。主要分为三类：细胞遗传学检测、分子遗传学检测和生化遗传学检测。

是否是 MeSH 词汇　是，MeSH ID：D005820

释义来源　傅松滨．医学遗传学［M］．4版．北京：北京大学医学出版社，2020．

半合子（Hemizygote）

释义　虽然具有二组相同的染色体组，但有一个或多个基因是单价的，没有与之相对应的等位基因，这种合子称为半合子。在单倍体个体中，所有的基因都是半合子。男性只有一条 X 染色体，Y 染色体由于过于短小，缺乏 X 染色体上基因的等位基因，所以对于绝大多数 X 染色体上的基因来说，男性只有

成对等位基因中的一个，称为半合子。因此，对于男性来说，无论突变基因为显性还是隐性，X 染色体上有了突变基因就要致病。女性中的 45，XO 也属于一种典型的半合子疾病，表现为先天性卵巢功能不全、身材矮小等特殊体征。

是否是 MeSH 词汇　是，MeSH ID：D057898

释义来源　陆金春，黄宇峰，张锡然，等．英汉细胞与分子生物学词典［M］．上海：第二军医大学出版社，2004．

单倍型（Haplotypes）

释义　基因在一条染色体上的组合称单元型（haplotype，又称单倍型），在体细胞两条染色体上的组合称基因型。单倍型是单倍体基因型的简称，在遗传学上是指在同一染色体上进行共同遗传的多个基因座上等位基因的组合。通俗的说法就是若干个决定同一性状的紧密连锁的基因构成的基因性。按照某一指定基因座上基因重组发生的数量，单倍型甚至可以指至少两个基因座或整个染色体。更进一步地讲，单倍型也是指一个染色单体里面具有统计学关联性的一类单核苷酸多态性（SNPs）。一个单倍型内的这类统计学关联性和等位基因的确认被认为可以明确识别其他多态区域。

是否是 MeSH 词汇　是，MeSH ID：D006239

释义来源　全国科学技术名词审定委员会．遗传学名词：2006［M］．2版．北京：科学出版社，2006．

杂合子（Heterozygote）

释义　杂合子是指同源染色体同一位点上的两个等位基因不相同的基因型个体，如Aa。杂合子间交配所生后代会出现性状的分离。

是否是 MeSH 词汇 是,MeSH ID:D006579
释义来源 傅松滨.医学遗传学[M].4 版.北京:北京大学医学出版社,2020.

纯合子(Homozygote)

释义 纯合子又称纯合体,同型结合体,如 AA 或 aa。指二倍体中同源染色体上相同位点等位基因相同的基因型个体。
是否是 MeSH 词汇 是,MeSH ID:D006720
释义来源 傅松滨.医学遗传学[M].4 版.北京:北京大学医学出版社,2020.

单亲二体(Uniparental disomy)

释义 指来自父母一方的染色体片段被另一方的同源部分取代,或一个个体的两条同源染色体都来自同一亲体,为基因组印记的一种表现。单亲二体可分为单亲同二体和单亲异二体。单亲二体的可能机制为:其一为配子互补,即来自双亲之一的配子含有该对的两条染色体,另一方的配子则一条也没有。在配子互补这种机制时,如果是减数分裂Ⅰ期错误,这样一对染色体将是异二体性的,如果是减数分裂Ⅱ期错误则是同二体性的。除此之外,根据互换和分离,减数分裂Ⅰ的单亲二体可能是完全异二体性或部分同二体性,减数分裂Ⅱ的单亲二体导致同二体性的成分表现在不分离的两条染色单体的不受互换影响的两个节段中。当然不受影响的节段倾向于靠近着丝粒的。第二种关于单亲二体的机制是所谓的三体性纠正或补救,即三体性的合子通过丢失一条额外的染色体而得到纠正。推测在额外的同源染色体丢失后保留的一对同源染色体将有 2/3 为双亲性的,1/3 为单亲性的。在这样的情况下,同源二体可能存在或不存在。第三种机制与第二种相似,最初的异常合子是单亲性而不是三体性,而

这种异常是通过存在的单一同源染色体的复制而得到修正。
下列情况应做单亲二体检查:①隐性遗传病患者伴有该病罕见的症状,特别是生长迟缓和智力低下;②隐性遗传病而以显性方式传递的家系;③ X 连锁疾病以不寻常方式传递,如男→男传递;④染色体平衡易位伴先天性发育缺陷,而患者父母之一有同样的平衡易位但表型正常。
是否是 MeSH 词汇 是,MeSH ID:D024182
释义来源 陆金春,黄宇峰,张锡然,等.英汉细胞与分子生物学词典[M].上海:第二军医大学出版社,2004.

比较基因组杂交(Comparative genomic hybridization,CGH)

释义 将消减杂交、荧光原位杂交相结合,用于检测 DNA 序列的变化(缺失、扩增、复制),并将其定位在染色体上的方法。CGH 只能检测不平衡的染色体改变。结构染色体变异,例如平衡的相互易位或倒位,因拷贝数没有变化不能被 CGH 检测出来。另外,CGH 最初设计是用来检测单一副本缺失的,所以它的区带长度差异至少 5~10Mb。
是否是 MeSH 词汇 是,MeSH ID:D055028
释义来源 全国科学技术名词审定委员会.遗传学名词:2006 [M].2 版.北京:科学出版社,2006.

染色体重复(Chromosome duplication)

释义 染色体上个别区段多出一份,称为重复(duplication,用 dup 表示)。除相互易位外,插入也是导致重复的主要原因。染色体重复可分为顺接重复(tandem duplication)、反接重复(reverse duplication)、同臂重复、异臂重复和异位重复等不同类型,产生的原因可

能是断裂 - 融合桥的形成,染色体纽结或不等交换,非同源性重组或易位等。如果在细胞或个体中既有重复又有缺失,总的基因组是平衡的话,除染色体重排引起的效应外,个体表型是正常的。但就整个的基因组而言,若总量因重复而增加,那么某些基因及其产物的剂量也随之增加,如果这些基因或产物是重要的话,必然会引起表型异常。如一些不平衡易位的患儿,由于染色体的重复常引起智力低下或表型畸形。

重复是进化中一种重要的途径,生物从简单到复杂的进化最根本的是基因组 DNA 含量的增加和新基因的产生,而重复是增加基因组含量和新基因的唯一途径。在细胞学研究中可以通过重复来给某一染色体进行标记,通过重复可以研究位置效应;另外在育种中,可用染色体重复固定杂种优势。

是否是 MeSH 词汇 是,MeSH ID:D058674

释义来源 陆国辉,徐湘民 . 临床遗传咨询 [M]. 北京:北京大学医学出版社,2007.

环状染色体(Ring chromosomes)

释义 指染色体短臂及长臂的远端各产生一个断裂点,含有着丝粒片段的短臂断端和长臂断端相连接形成一环状染色体,无着丝粒的片段丢失。如果是一条较长的无着丝粒断片的两端连接,则形成无着丝粒环。

环状染色体 22 综合征由 Weleber(1968)首次报道,1972 年被证实为 r(22) 或 22q⁻,患者可表现为共济失调、易激惹、痴呆面容等。

是否是 MeSH 词汇 是,MeSH ID:D012303

释义来源 陆国辉,徐湘民 . 临床遗传咨询 [M]. 北京:北京大学医学出版社,2007.

染色体易位(Genetic translocation)

释义 染色体片段位置的改变称为易位

(translocation,用 t 表示),必然伴有基因位置的改变。易位发生在一条染色体内时称为移位(shift)或染色体内易位(intrachromosomal translocation);易位发生在两条同源或非同源染色体之间时称为染色体间易位(interchromosomal translocation)。其中同源染色体的易位主要发生在第 10 号及第 14 号染色体上。染色体间的易位可分为转位(transposition)和相互易位(reciprocal translocation,用 rcp 表示)。前者指一条染色体的某一片段转移到了另一条染色体上即单向易位,而后者则指两条染色体间相互交换了片段。两条染色体发生断裂后相互交换无着丝粒断片形成两条新的衍生染色体为相互易位。相互易位是比较常见的结构畸变,在各号染色体间都可发生,新生儿的发生频率约 (1~2)/1 000。相互易位仅有位置的改变,没有可见的染色体片段的增减时称为平衡易位(balanced translocation)。它通常没有明显的遗传效应。然而平衡易位的携带者与正常人婚后生育的子女中,却有可能得到一条衍生异常染色体,导致某一易位节段的增多(部分三体性)或减少(部分单体性),并产生相应的效应。

是否是 MeSH 词汇 是,MeSH ID:D014178

释义来源 傅松滨 . 医学遗传学[M]. 4 版 . 北京:北京大学医学出版社,2020.

插入突变(Insertional mutagenesis)

释义 一个基因的 DNA 中如果插入一段外源 DNA 片段,其结构被破坏而导致基因的编码序列或调控序列突变,称为插入突变。插入可以是自发的(如染色体交换)、感染导致的(如前病毒插入基因组)或人工引起的(如基因工程)。

是否是 MeSH 词汇 是,MeSH ID:D016254

释义来源 全国科学技术名词审定委员会 .

遗传学名词:2006 [M]. 2版. 北京:科学出版社,2006.

生殖细胞突变(Germ-line mutation)

释义　基因突变发生在生殖细胞,无论是在其发育周期的任何阶段,都存在对下一代影响的可能性,其影响可分为致死性和非致死性两类。

是否是 MeSH 词汇　是,MeSH ID:D018095

释义来源　傅松滨. 医学遗传学[M]. 4版. 北京:北京大学医学出版社,2020.

移码突变(Frameshift mutation)

释义　移码突变指 DNA 分子中增加或减少一个或几个碱基对(不等于3的倍数),造成这位置之后的一系列编码发生移位错误的改变。按照三联密码连续阅读的规则,从受损位点开始密码子的阅读框架完全改变,引起mRNA 中的密码子分别向左或向右移码,其结果是从原始损伤的密码子开始一直到信息末端的氨基酸序列完全改变;也可能使读码框架改变其中某一点形成无义密码,于是产生一个无功能的肽链片段,即引起无义突变(nonsense mutation)。移码突变较易成为致死性突变。

是否是 MeSH 词汇　是,MeSH ID:D016368

释义来源　郭玉华. 遗传学[M]. 北京:中国农业大学出版社,2014.

功能性突变(Gain of function mutation)

释义　指可以导致基因活性增加或获得新的分子功能或新的基因表达模式的突变。

是否是 MeSH 词汇　是,MeSH ID:D000073659

释义来源　杨保胜. 遗传病分子生物学[M]. 北京:科学出版社,2015.

沉默突变(Silent mutation)

释义　是指突变后形成的密码子编码相同或者不同的氨基酸,但不改变所编码蛋白的生物学功能。分为两类:一类是虽有 DNA 的碱基变化,但不影响相应蛋白质的氨基酸变化(密码子简并性);另一类 DNA 的碱基改变虽然导致氨基酸变化,但不影响相应蛋白质的活性(突变的是无关紧要的位置),称为中性替代(neutral substitution)。这种突变可以在子代保留,并以变异体基因或等位基因的形式出现在群体中,是形成蛋白质遗传多态性的主要原因。

是否是 MeSH 词汇　是,MeSH ID:D000069456

释义来源　杨保胜. 遗传病分子生物学[M]. 北京:科学出版社,2015.

功能缺失突变(Loss of function mutation)

释义　导致基因产物活性下降或消失的基因突变。

是否是 MeSH 词汇　是,MeSH ID:D000073658

释义来源　杨保胜. 遗传病分子生物学[M]. 北京:科学出版社,2015.

单核苷酸多态性(Polymorphism, single nucleotide)

释义　不同物种、个体基因组 DNA 序列同一位置上的单个核苷酸存在差别的现象。有这种差别的基因座、DNA 序列等可作为基因组作图的标志。人基因组上平均约每1 000 个核苷酸即可能出现1个单核苷酸多态性的变化,其中有些单核苷酸多态性可能与疾病有关,但大多数与疾病无关。单核苷酸多态性是研究人类家族和动植物品系遗传变异的重要依据。

是否是 MeSH 词汇　是,MeSH ID:D020641

释义来源 全国科学技术名词审定委员会.遗传学名词:2006[M].2版.北京:科学出版社,2006.

遗传连锁（Genetic linkage）

释义 遗传连锁是指位于同一条染色体上的基因呈现联合遗传趋势的现象。遗传连锁的机制可由交换与重组来解释。

是否是 MeSH 词汇 是,MeSH ID:D008040

释义来源 王翔朴.卫生学大辞典[M].北京:华夏出版社,1999.

微卫星重复序列（Microsatellite repeats）

释义 为一种简单串联重复 DNA 序列,其重复单位为 1~6 个核苷酸,由 10~50 个重复单位串联组成,在整个基因组中分布广且密度高,虽然其功能尚不清楚,但在遗传图和物理图的研究中是非常有用的工具。

是否是 MeSH 词汇 是,MeSH ID:D018895

释义来源 全国科学技术名词审定委员会.遗传学名词:2006[M].2版.北京:科学出版社,2006.

单向易位（Unidirectional translocation）

释义 指一条染色体的片段单向地转接到另一条染色体上。这种情况临床上较少见。

是否是 MeSH 词汇 否

释义来源 陆国辉,徐湘民.临床遗传咨询[M].北京:北京大学医学出版社,2007.

相互易位（Reciprocal translocation）

释义 两条染色体断裂后所形成的片段互相交换,并在断裂点重接,形成两条新的衍生染色体。在没有破坏断裂点上的基因的情况下,由于这种相互易位没有造成染色体片段的增加和减少,故带有这种染色体畸变的个体表型正常,被称为染色体平衡易位携带者。

是否是 MeSH 词汇 否

释义来源 陆国辉,徐湘民.临床遗传咨询[M].北京:北京大学医学出版社,2007.

复杂易位（Complex translocation）

释义 三条或三条以上的染色体发生断裂、断裂的染色体片段发生了易位和重接,从而形成多条衍生染色体。这种情况产生正常配子的可能性很小。

是否是 MeSH 词汇 否

释义来源 陆国辉,徐湘民.临床遗传咨询[M].北京:北京大学医学出版社,2007.

基因组病（Genomic disorders）

释义 基因组病包括一系列常规染色体检查无法识别的,基因组结构重排导致的染色体(微)缺失/(微)重复综合征。

是否是 MeSH 词汇 否

释义来源 邬玲仟,张学.医学遗传学[M].北京:人民卫生出版社,2016.

基因分离定律（Law of segregation）

释义 在杂合子细胞中,位于一对同源染色体上的等位基因,具有一定的独立性;当细胞进行减数分裂,等位基因会随着同源染色体的分开而分离,分别进入两个配子当中,独立地随配子遗传给后代。也就是说,亲代的某一遗传形状在子代中有分离现象。基因分离定律与基因自由组合定律、基因的连锁和交换定律为遗传学三大定律。

是否是 MeSH 词汇 否

释义来源 邬玲仟,张学.医学遗传学[M].北京:人民卫生出版社,2016.

基因连锁和交换定律(Law of linkage and crossing-over)

释义 指同一条染色体上的基因彼此间是连锁在一起的,构成了一个连锁群;同源染色体上的基因连锁群并非固定不变,在生殖细胞形成过程中,同源染色体在配对联会时发生交换,使基因连锁群发生重新组合。

是否是 MeSH 词汇 否

释义来源 邬玲仟,张学.医学遗传学[M].北京:人民卫生出版社,2016.

高通量测序(High-throughput sequencing)

释义 高通量测序是分子生物学分析方法之一,可以对数百万个 DNA 分子进行同时测序,已经应用于基因组,包括测序和表观基因组学以及功能基因组学研究的许多方面。这项技术使得对一个物种的转录组和基因组进行细致全貌的分析成为可能,因此也被称为深度测序或下一代测序技术。

是否是 MeSH 词汇 是,MeSH ID:D059014。

释义来源 MARDIS ER. Next-generation DNA sequencing methods [J].Annu Rev Genomics Hum Genet,2008,9 :387-402.

外显子测序(Whole exome sequencing)

释义 外显子测序是指利用序列捕获技术将全基因组外显子区域 DNA 捕捉并富集后进行高通量测序的基因组分析方法,是一种选择基因组的编码序列的高效策略,外显子测序相对于基因组重测序成本较低,对研究已知基因的 SNP、Indel 等具有较大的优势。

是否是 MeSH 词汇 是,MeSH ID:D000073359。

释义来源 KRAWITZ PM,SCHWEIGER MR, RÖDELSPERGER C,et al. Identity-by-descent filtering of exome sequence data identifies PIGV mutations in hyperphosphatasiamental retardation syndrome [J].Nature Genetics,2010,42(10): 827-829.

互换(Interchange)

释义 染色体互换又称为互换,指在不同染色体之间的染色单体交换,即某一染色体的一部分断裂,并接到另一条染色体上。

是否是 MeSH 词汇 否

释义来源 左伋.医学遗传学[M].7 版.北京:人民卫生出版社,2018.

连锁(Linkage)

释义 连锁指位于同一染色体上的不同(非等位)基因常常连在一起不相分离,进入同一配子中,伴随传递的遗传现象。

是否是 MeSH 词汇 否

释义来源 左伋.医学遗传学[M].7 版.北京:人民卫生出版社,2018.

基因重组(Gene recombination)

释义 基因重组是指生物体进行有性生殖的过程中,控制不同性状的基因重新组合。其发生在二倍体生物的每一个世代中。每条染色体的两份拷贝在有些位置可能具有不同的等位基因,通过互换染色体间相应的部分,可产生于亲本不同的重组染色体。重组来源于染色体物质的物理交换,减数分裂前期,每条染色体有 4 份拷贝,所有的 4 份拷贝紧密相连,发生联会。这个结构成为二阶体,二阶体每条染色体单元成为染色单体,染色体物质的两两交换就发生在不一样的染色单体(非姐妹染色单体)之间。

是否是 MeSH 词汇　是,MeSH ID:D011995

释义来源　陆国辉,徐湘民.临床遗传学咨询[M].北京:北京大学医学出版社,2007.

基因连锁(Gene linkage)

释义　基因连锁和交换定律是指在进行减数分裂形成配子时,位于同一条染色体上的不同基因,常常连在一起进入配子;在减数分裂形成四分体时,位于同源染色体上的等位基因有时会因非姐妹染色单体的交换而发生交换,因而发生了基因的重组。

是否是 MeSH 词汇　否

释义来源　陆国辉,徐湘民.临床遗传学咨询[M].北京:北京大学医学出版社,2007.

外显率(Penetrance)

释义　指在一定环境条件下,群体中某一基因型(通常在杂合状态下)个体表现出相应表型的百分率,外显率等100%时称为完全外显(complete penetrance),低于100%时则为不完全外显(incomplete penetrance)或不全外显。

是否是 MeSH 词汇　是,MeSH ID:D019683

释义来源　左伋.医学遗传学[M].7版.北京:人民卫生出版社,2018.

基因座异质性(Locus heterogeneity)

释义　指两个或两个以上座位上的基因突变导致相同或相似表型发生的现象。

是否是 MeSH 词汇　否

释义来源　陆国辉,徐湘民.临床遗传学咨询[M].北京:北京大学医学出版社,2007.

性连锁遗传(Sex-linked inheritance)

释义　由位于性染色体上的基因发生突变后表达的传递方式,分为X连锁遗传和Y连锁遗传。根据基因性质的不同,X连锁遗传分为X连锁显性遗传和X连锁隐性遗传,分别由X染色体上的显性基因和隐性基因表达的传递方式。

是否是 MeSH 词汇　否

释义来源　陆国辉,徐湘民.临床遗传学咨询[M].北京:北京大学医学出版社,2007.

Y连锁遗传(Y-linked inheritance)

释义　人类Y染色体包括了两个遗传功能不同的区域,即常染色体区和Y特异区。前者位于Y染色体短臂及长臂的末端,与X染色体同源,在减数分裂中,与X染色体上的相对区域配对、同源重组和分离。Y连锁基因则位于后者,其基因数量较少,而且在X染色体上没有对应的等位基因。目前比较清楚的Y连锁基因与睾丸形成、性别分化有关。

是否是 MeSH 词汇　否

释义来源　陆国辉,徐湘民.临床遗传学咨询[M].北京:北京大学医学出版社,2007.

遗传早现(Anticipation)

释义　是指一些遗传病(通常为显性遗传病)在连续几代的遗传中,发病年龄提前而且病情严重程度增加。

是否是 MeSH 词汇　是,MeSH ID:D020132

释义来源　陈竺.医学遗传学[M].3版.北京:人民卫生出版社,2015.

交叉遗传(Crisscross inheritance)

释义　即男性患者的X连锁基因只能来自

母亲并只能传给女儿,不存在"父-子"或"男-男"传递现象。

是否是 MeSH 词汇　否

释义来源　陆国辉,徐湘民.临床遗传学咨询[M].北京:北京大学医学出版社,2007.

生殖腺嵌合体(Germline mosaicism)

释义　指基因突变只发生在部分生殖细胞里而没有含突变基因体细胞的现象。这样的个体虽然不是发病患者,但由于能产生带有致病基因的配子,并向其下代子女传递而使他们发病。子女患病的概率与生殖腺嵌合体携带者所能产生的异常配子占所有配子的比例有直接的关系。在临床上,如果出现不典型的孟德尔遗传系谱,疾病总是发生在某一对夫妇的晚辈家族成员,而不能在其长辈各代里的家族成员中发现病人,在这种情况下,生殖腺嵌合体很可能发生在这一对夫妇中的任一方。

是否是 MeSH 词汇　否

释义来源　陆国辉,徐湘民.临床遗传学咨询[M].北京:北京大学医学出版社,2007.

多基因遗传(Polygenic inheritance)

释义　指累加基因和环境因素共同影响形成的一种性状,因此,这种遗传方式又称为多因子遗传(multiple factor inheritance)。

是否是 MeSH 词汇　是,MeSH ID:D020412

释义来源　陆国辉,徐湘民.临床遗传学咨询[M].北京:北京大学医学出版社,2007.

易感性(Susceptibility)

释义　在多基因遗传病中,若干作用微小但有累积效应的致病基因构成了个体患某种疾病的遗传因素,这种由遗传基础决定一个个体患病的风险称为易感性。

是否是 MeSH 词汇　否

释义来源　陆国辉,徐湘民.临床遗传学咨询[M].北京:北京大学医学出版社,2007.

易患性(Liability)

释义　由遗传因素与环境因素共同作用并决定一个个体是否易于患病的可能性称为易患性。

是否是 MeSH 词汇　否

释义来源　陆国辉,徐湘民.临床遗传学咨询[M].北京:北京大学医学出版社,2007.

整倍性畸变(Euploidy distortion)

释义　整倍性畸变是染色体数目异常的一种情况,指染色体组数呈倍数增加,包括三倍体、四倍体等。三倍体和四倍体多发生在自然流产的胚胎中,约占自然流产胚胎的22%。

是否是 MeSH 词汇　否

释义来源　左伋.医学遗传学[M].7版.北京:人民卫生出版社,2018.

核型(Karyotype)

释义　核型是指一个体细胞中的全部染色体在有丝分裂中期的表型,是按其数目、大小和形态顺序排列所构成的图像。

是否是 MeSH 词汇　是,MeSH ID:D059785

释义来源　左伋.医学遗传学[M].7版.北京:人民卫生出版社,2018.

核型分析(Karyotype analysis)

释义　核型分析是指将待测细胞的核型进行染色体数目、大小和形态特征的分析。

是否是 MeSH 词汇　否

释义来源　左伋.医学遗传学[M].7版.北京:人民卫生出版社,2018.

亚二倍体(Subdiploid)

释义　当体细胞中染色体数目少了一条或数条时,称为亚二倍体。

是否是 MeSH 词汇　否

释义来源　陈竺.医学遗传学[M].3版.北京:人民卫生出版社,2015.

超二倍体(Superdiploid)

释义　当体细胞中染色体数目多了一条或数条时,称为超二倍体。

是否是 MeSH 词汇　否

释义来源　陈竺.医学遗传学[M].3版.北京:人民卫生出版社,2015.

生殖系突变(Germline mutation)

释义　以人类单基因病为代表的遗传性疾病的产生,是由于 DNA 分子发生了影响结构基因编码蛋白质指令的序列变异,且致病的突变基因可通过生殖细胞产生的配子遗传给后代,使后代产生遗传病,这一事件称之为生殖系突变。

是否是 MeSH 词汇　是,MeSH ID:D018095

释义来源　陆国辉,徐湘民.临床遗传学咨询[M].北京:北京大学医学出版社,2007.

体细胞突变(Somatic mutation)

释义　与生殖系突变相对应的发生在生殖细胞以外的突变称之为体细胞突变,这类突变可成为引发肿瘤的重要因素,但这类体细胞突变是不能遗传给后代的。

是否是 MeSH 词汇　否

释义来源　陆国辉,徐湘民.临床遗传学咨询[M].北京:北京大学医学出版社,2007.

缺失(Deletion)

释义　染色体片段的丢失,使位于该片段的基因也随之丢失。

是否是 MeSH 词汇　是,MeSH ID:D017384

释义来源　陈竺.医学遗传学[M].3版.北京:人民卫生出版社,2015.

插入(Insertion)

释义　指大段 DNA 插入到基因组的某个位置,其片段从数十到数万个碱基对或更大,插入片段可来源于同一染色体,也可来自其他染色体或外源基因。若插入发生在结构基因,该基因的序列将发生重排,导致基因表达失活或激活插入位点附近的基因发生重排。

是否是 MeSH 词汇　否

释义来源　陆国辉,徐湘民.临床遗传学咨询.北京:北京大学医学出版,2007.

重复(Duplication)

释义　一个染色体上某一片段增加了一份或一份以上的现象,使这些片段的基因多了一份或几份发生的原因是同源染色体之间的不等交换或姐妹染色单体之间的不等交换以及同源染色体片段的插入等。

是否是 MeSH 词汇　是,MeSH ID:D020440

释义来源　陈竺.医学遗传学[M].3版.北京:人民卫生出版社,2015.

倒位(Inversion)

释义　是某一染色体发生两次断裂后,两断点之间的片段旋转 180° 后重接,造成染色体上基因顺序的重排。

是否是 MeSH 词汇　是,MeSH ID:D007446

释义来源　陈竺.医学遗传学[M].3 版.北京:人民卫生出版社,2015.

臂内倒位(Paracentric inversion)

释义　是指一条染色体的某一臂上同时发生了两次断裂,两断点之间的片段旋转 180° 后重接。

是否是 MeSH 词汇　否

释义来源　陈竺.医学遗传学[M].3 版.北京:人民卫生出版社,2015.

臂间倒位(Pericentric inversion)

释义　一条染色体的长、短臂各发生了一次断裂,中间片段颠倒后重接,则形成了一条臂间倒位染色体。

是否是 MeSH 词汇　否

释义来源　陈竺.医学遗传学[M].3 版.北京:人民卫生出版社,2015.

相间分离(Alternate segregation)

释义　指四价体结构中呈对角的两条染色体组合后,分别进入两个子代细胞的现象。这种分离方式可产生一种正常的配子和一种平衡易位的配子。

是否是 MeSH 词汇　否

释义来源　陆国辉,徐湘民.临床遗传学咨询[M].北京:北京大学医学出版社,2007.

相邻分离(Adjacent segregation)

释义　是指四价体结构中相邻的两条染色体组合后,分别进入两个子代细胞的现象。在

水平方向上相邻两条染色体的分离 - 组合方式称为相邻 -1 分离;在垂直方向上相邻两条染色体的分离 - 组合方式称为相邻 -2 分离。

是否是 MeSH 词汇　否

释义来源　陆国辉,徐湘民.临床遗传学咨询[M].北京:北京大学医学出版社,2007.

自由组合定律(Law of independent assortment)

释义　生物的生殖细胞在形成的过程中,非同源染色体之间完全独立,可以随机组合,此称为自由组合定律,所以自由组合定律是建立在分离定律的基础上,进一步揭示多对基因之间可以自由组合的关系,这正是生物发生变异和生物界多样性形成的重要原因。

是否属于 MeSH 词汇　否

释义来源　贺林,马端,段涛.临床遗传学[M].上海:上海科学技术出版社,2013.

哈迪 - 温伯格定律(Hardy-Weinberg law)

释义　按照分离定律和自由组合定律,当两个杂合子个体婚配后,子代 3/4 表现为显性性状,1/4 表现为隐性性状,因而理论上在群体中隐性性状逐渐减少,显性性状逐渐增多,最终大多数为显性性状,但是事实上在随机婚配的大群体中,如果没有受到外在因素影响的情况,显性性状并没有随着隐性性状减少而增加,不同基因型相互比例在一代代传递中保持稳定,这就是哈迪 - 温伯格定律。

是否属于 MeSH 词汇　否

释义来源　傅松滨.临床遗传学[M].北京:人民卫生出版社,2018.

阈值(Threshold)

释义　一个个体的易患性达到或超过一定限

度时就可能发病,这种由易患性决定的多基因遗传病发病的最低限度称为阈值。

是否属于 MeSH 词汇 否

释义来源 傅松滨.临床遗传学[M].北京:人民卫生出版社,2018.

不完全显性遗传(Incomplete dominant inheritance)

释义 又称为半显性遗传。它是杂合子 Dd 的表现介于显性纯合子 DD 和隐性纯合子 dd 的表现型之间,即在杂合子 Dd 中显性基因 D 和隐性基因 d 的作用均得到一定程度的表现。

是否属于 MeSH 词汇 否

释义来源 傅松滨.临床遗传学[M].北京:人民卫生出版社,2018.

不规则显性遗传(Irregular dominant inheritance)

释义 是指杂合子的显性基因由于某种原因而不表现出相应的性状,但在系谱中可以出现隔代遗传的现象。换言之,在具有某一显性基因的个体中,并不是每个个体都能表现出该显性基因所控制的性状。但是带有显性基因的某些个体,本身虽然不表现出显性性状,但他们却可以生出具有该性状的后代。

是否属于 MeSH 词汇 否

释义来源 傅松滨.临床遗传学[M].北京:人民卫生出版社,2018.

共显性遗传(Codominance inheritance)

释义 是指一对等位基因之间,没有显性和隐性的区别,在杂合体时两种基因的作用都完全表现出来的遗传现象。

是否属于 MeSH 词汇 否

释义来源 贺林,马端,段涛.临床遗传学[M].上海:上海科学技术出版社,2013.

X 连锁显性遗传(X-linked dominant inheritance,XD)

释义 如果决定某种性状或疾病的基因位于 X 染色体上,并且此基因对其相应的等位基因来说是显性的,这种遗传病的遗传方式称之为 X 连锁显性遗传。

是否属于 MeSH 词汇 否

释义来源 贺林,马端,段涛.临床遗传学[M].上海:上海科学技术出版社,2013.

X 连锁隐性遗传(X-linked recessive inheritance,XR)

释义 如果决定某种性状或疾病的基因位于 X 染色体上,并且此基因对其相应的等位基因来说是隐性的,这种遗传病的遗传方式称之为 X 连锁隐性遗传。

是否属于 MeSH 词汇 否

释义来源 贺林,马端,段涛.临床遗传学[M].上海:上海科学技术出版社,2013.

表型异质性(Phenotypic heterogeneity)

释义 同一基因的突变有时会产生截然不同的表型,称为表型异质性。

是否属于 MeSH 词汇 否

释义来源 贺林,马端,段涛.临床遗传学[M].上海:上海科学技术出版社,2013.

不稳定性重复扩增(Unstable repeat expansion)

释义 是指某些单基因遗传性状的异常改变或疾病的发生,是由于 DNA 分子中某些短串联重复序列发生不稳定性重复扩增，尤其是基因编码序列或侧翼序列的三核苷酸重复扩增所引起。因为这种三核苷酸的重复次数可随着世代交替的传递而呈现逐代递增的累加突变效应，故也被称为动态突变。

是否是 MeSH 词汇 否

释义来源 贺林,马端,段涛.临床遗传学[M].上海:上海科学技术出版社,2013.

从性遗传(Sex-influenced inheritance)

释义 是指位于常染色体上的基因所控制的性状在表现型上受性别影响而显示出男、女性分布比例或表现程度上的差别。

是否是 MeSH 词汇 否

释义来源 贺林,马端,段涛.临床遗传学[M].上海:上海科学技术出版社,2013.

遗传印记(Genetic imprinting)

释义 理论上当一个基因从亲代传给子代,无论这个基因来自父方还是母方,所产生的表型应该是相同的。但有时临床上却发现同一基因,由于亲代来源不同,传给子女时可产生不同的表型效应,像这种由双亲性别决定基因功能的现象,称为遗传印记。

是否是 MeSH 词汇 是,MeSH ID:D018392

释义来源 陆国辉,徐湘民.临床遗传学咨询[M].北京:北京大学医学出版社,2007.

表型模拟(Phenocopy)

释义 是指由于环境因素的作用使个体的表型恰好与某一特定基因所产生的表型相同或相似。

是否是 MeSH 词汇 否

释义来源 贺林,马端,段涛.临床遗传学[M].

上海:上海科学技术出版社,2013.

非孟德尔遗传(Non-Mendelian inheritance)

释义 生物体的性状不仅受核基因的控制,还受细胞质基因等因素的控制,虽然核基因是控制性状发育的主要因素,但细胞质基因对个体发育也有着重要的影响。染色体外基因并不是随同染色体的复制和分裂而均等地分配给两个子代细胞,而是在细胞质中随机地传递给子代,因而其传递规律不符合孟德尔的分离定律和自由组合定律。所以,这种遗传方式称为非孟德尔遗传。

是否是 MeSH 词汇 否

释义来源 贺林,马端,段涛.临床遗传学[M].上海:上海科学技术出版社,2013.

剂量补偿效应(Dosage compensation effect)

释义 是指在 XY 决定性别的生物中,使性连锁基因在两种性别中有相等或近乎相等的有效剂量的遗传效应。也就是说,在雌体和雄体细胞里,由 X 染色体基因编码产生的酶或其他蛋白质产物在数量上相等或近乎相等。

是否是 MeSH 词汇 否

释义来源 贺林,马端,段涛.临床遗传学[M].上海:上海科学技术出版社,2013.

核外遗传(Extranuclear inheritance)

释义 除了染色体 DNA 外,在细胞质中的线粒体、质体、内共生体等细胞器内也存在一些 DNA 分子,其遗传规律不同于染色体分离定律所致,这种遗传方式称为核外遗传。

是否是 MeSH 词汇 是,MeSH ID:D005111

释义来源 傅松滨.临床遗传学[M].北京:

人民卫生出版社,2018.

表观遗传学(Epigenetics)

释义　研究由非 DNA 序列改变引起的可遗传表型改变的科学,叫作表观遗传学。表观遗传学指独立于 DNA 核苷酸序列本身的基因表达的可遗传改变,其主要机制包括 DNA 甲基化、组蛋白修饰和非编码 RNA 等,这些机制共同作用调控基因的特异性表达。

是否是 MeSH 词汇　否

释义来源　贺林,马端,段涛.临床遗传学[M].上海:上海科学技术出版社,2013.

组蛋白修饰(Histone modification)

释义　染色质组蛋白不仅是一种包装蛋白,而且是在 DNA 和细胞其他组分之间构筑了一个动态的功能界面。组蛋白含碱性氨基酸带正电荷,DNA 含磷酸带负电荷,组蛋白与 DNA 通过静电作用相结合。组蛋白的共价修饰改变了碱性氨基酸的正电荷,使组蛋白与 DNA 双链的亲和力改变,而改变染色质的局部结构,影响基因的表达。组蛋白共价修饰有乙酰化、甲基化、磷酸化和泛素化等,最常见的有乙酰化和甲基化。

是否是 MeSH 词汇　是,MeSH ID:D042421

释义来源　田余祥,秦宜德.医学分子生物学[M].2 版.北京:科学出版社,2013.

染色质重塑(Chromatin remodeling)

释义　主要指核小体的结构变化对基因活性的影响,包括核小体在 DNA 上的排列方式和核小体之间的聚合或解聚方式,对基因活性上的调控。

是否是 MeSH 词汇　是,MeSH ID:D042002

释义来源　傅松滨.临床遗传学[M].北京:

人民卫生出版社,2018.

遗传同化(Genetic assimilation)

释义　遗传同化可解释为达尔文学说的一种机制或进化过程,即使某些获得性状成为可遗传的。在遗传同化的过程中,最初需要某种环境影响才能产生的一种表型,在自然或人工选择过程中被基因所接受或同化,以至于不存在最初所需的环境影响时表型也能形成,换句话说,该表型已由基因型决定。

是否是 MeSH 词汇　否

释义来源　薛开先.表观遗传学词典[M].北京:人民卫生出版社,2016.

遗传漂变(Genetic drift)

释义　是指基因在世代间传递时,群体中等位基因频率的随机波动。这种配子随机抽样的误差,在小样本中有较大的影响,结果可导致:基因频率逐代改变,使一个等位基因在群体中固定或消失,减少群体中的遗传变异。

是否是 MeSH 词汇　是,MeSH ID:D040961

释义来源　陈竺.医学遗传学[M].3 版.北京:人民卫生出版社,2015.

基因组学(Genomics)

释义　是研究生物基因组和如何利用基因的一门科学,用于概括涉及基因作图、测序和整个基因组功能分析的遗传学分支。主要包括两方面的内容,以全基因组测序为目标的结构基因组学和以基因功能鉴定为目标的功能基因组学。

是否是 MeSH 词汇　是,MeSH ID:D023281

释义来源　薛开先.表观遗传学词典[M].北京:人民卫生出版社,2016.

母体效应（Maternal effect）

释义 是指子代的某些遗传性状不是由本身的基因型决定，而是受母体的基因型所控制，结果使父本的显性遗传性状在下一代才出现分离，又称延迟遗传（delayed inheritance）。出现这一现象的主要原因是由于母体提供的 mRNA 或蛋白质对于早期胚胎发育至关重要，当一些有机体的胚胎最初相关基因转录是无活性时，母体的 mRNA 或蛋白质就决定了下一代遗传性状的形成。

是否是 MeSH 词汇 是，MeSH ID：D000072741

释义来源 薛开先 . 表观遗传学词典 [M] . 北京：人民卫生出版社，2016.

RNA 编辑（RNA editing）

释义 是在 RNA 成熟加工过程中出现的修饰现象，此时 mRNA 因核苷酸的插入、缺失和替换，改变了源自 DNA 模板的遗传信息，翻译出不同于原基因编码的多肽链。在真核生物的 tRNA、rRNA 和 mRNA 中都发现了 RNA 编辑现象。RNA 编辑有核苷酸的删除或插入编辑、碱基替换编辑两种类型。这类编辑改变影响了基因的表达，生成不同的氨基酸以及新的开放读码框。

是否是 MeSH 词汇 是，MeSH ID：D017393

释义来源 薛开先 . 表观遗传学词典 [M] . 北京：人民卫生出版社，2016.

孟德尔（Gregor Johann Mendel）

释义 现代遗传学的奠基人是奥地利的僧侣孟德尔（1822—1884）。1866 年他发表了豌豆杂交实验，发现黄豌豆植株与绿豌豆植株杂交，子代都是黄豌豆，黄对绿是显性。子代自花授粉时，子代豌豆有黄有绿。孟德尔根据实验结果认为，遗传性状是由成对的遗传

因子决定的。在生殖细胞形成时，成对的遗传因子要分开，分别进入两个生殖细胞中去。这被后人称为孟德尔第一定律或分离律（law of segregation）。孟德尔同时认为，在生殖细胞形成时，不同对的遗传因子可以自由组合，这就是孟德尔第二定律或自由组合律（law of independent assortment）。

是否是 MeSH 词汇 否

释义来源 陈竺 . 医学遗传学 [M] . 3 版 . 北京：人民卫生出版社，2015.

孟德尔遗传定律（Mendel's genetic law）

释义 是由奥地利帝国遗传学家格雷戈尔·孟德尔在 1865 年发表并催生的遗传学诞生的著名定律。他揭示出遗传学的两个基本定律——分离定律和自由组合定律，统称为孟德尔遗传定律。

是否是 MeSH 词汇 否

释义来源 薛开先 . 表观遗传学词典 [M] . 北京：人民卫生出版社，2016.

遗传学三大基本定律（Three basic laws of genetics）

释义 是孟德尔、摩尔根与 1856—1864 年期间提出来的。三大基本规律分别是基因分离定律、基因自由组合定律、基因的连锁和交换定律。

是否是 MeSH 词汇 否

释义来源 薛开先 . 表观遗传学词典 [M] . 北京：人民卫生出版社，2016.

细胞遗传技术（Cytogenetic technology）

释义 是指以染色体为研究对象，在细胞水平研究染色体的起源、结构、功能、行为和传递等方面的机制，及其这些过程与遗传病关系的技术。细胞遗传技术适用于染色体异常

综合征和异常核型的诊断。

是否属于 MeSH 词汇　否

释义来源　傅松滨 . 临床遗传学 [M]. 北京：人民卫生出版社，2018.

细胞遗传学（Cytogenetics）

释义　是基于细胞水平的一类遗传学分支学科，研究染色体的数目与结构异常、基因的定位以及细胞周期中染色体行为与传递等机制及其与疾病的关系。现已发现 100 余种染色体异常综合征和 2 万余种异常核型。

是否属于 MeSH 词汇　是，MeSH ID：D003582

释义来源　傅松滨 . 临床遗传学 [M]. 北京：人民卫生出版社，2018.

染色体显带技术（Chromosome banding technique）

释义　染色体显带技术是将染色体进行特殊的处理或特异的染色后，染色体上可显示出一系列连续的明暗条纹，显示其细微的结构。染色体显带技术有助于更准确地识别每条染色体及染色体结构异常，适用于各种细胞染色体标本。

是否属于 MeSH 词汇　是，MeSH ID：D003582

释义来源　傅松滨 . 临床遗传学 [M]. 北京：人民卫生出版社，2018.

高分辨染色体（High resolution chromosome，HRC）

释义　是指采用氨甲蝶呤同步培养淋巴细胞的方法，制备有丝分裂早期的染色体标本，染色体带纹更为精细丰富，每个细胞的单套染色体上可获得 500~800 条带，分辨率更高。

是否属于 MeSH 词汇　否

释义来源　KALAVACHARLA V，HOSSAIN K，GU Y，et al.High-resolution radiation hybrid map of wheat chromosome 1D.Genetics，2006，173（2）：1089-1099.

带型（Banding）

释义　通过对细胞进行特殊处理，显现染色体的数目，每条染色体的部位、宽窄和深浅情况称为带型。

是否属于 MeSH 词汇　否

释义来源　傅松滨 . 临床遗传学 [M]. 北京：人民卫生出版社，2018.

染色体原位杂交（Chromosomal *in situ* hybridization）

释义　是指在不改变核酸结构和分布的情况下，将特定标记的已知顺序核酸为探针与细胞或组织切片中核酸进行杂交，从而对特定核酸顺序进行精确定量定位分析的过程。染色体原位杂交也是固相杂交的一种形式。

是否属于 MeSH 词汇　是，MeSH ID：D017403

释义来源　傅松滨 . 临床遗传学 [M]. 北京：人民卫生出版社，2018.

Q 显带（Q-banding）

释义　Casperson 用荧光技术处理染色体标本显示染色体带型的方法称为 Q 显带。在荧光显微镜下，Q 显带不仅可以显示染色体上特征性的明暗相间的带纹从而区别每条染色体，还对 Y 染色体的数目和结构分析有特别的价值。Q 显带条纹明显，方法效果稳定，标本不受时间限制。排列染色体进行同源染色体比较，从而确定染色体结构异常。

是否属于 MeSH 词汇　否

释义来源　傅松滨 . 临床遗传学 [M]. 北京：人民卫生出版社，2018.

G 显带（G-banding）

释义　Seabright（1971）和 Summer（1972）等应用胰酶等试剂或热处理的方法处理染色体，进而通过吉姆萨染色，在光学显微镜下观察到的深浅交替的横纹为 G 显带。此方法简单易行，带纹清晰，标本可长期保存，重复性好，现已成为普遍采用的常规方法。

是否属于 MeSH 词汇　否

释义来源　傅松滨. 临床遗传学［M］. 北京：人民卫生出版社，2018.

C 显带（C-banding）

释义　是指染色体标本经热碱处理后进行吉姆萨染色，显示每一条染色体的着丝粒区和染色体组成型染色质的技术。C 显带技术多用于显示着丝粒区、次缢痕区及 Y 染色体结构上的变化。

是否属于 MeSH 词汇　否

释义来源　傅松滨. 临床遗传学［M］. 北京：人民卫生出版社，2018.

R 显带（R-banding）

释义　为一种染色体显带技术，R 显带的带纹与 G 显带相反，G 显带是深染部分，R 显带呈浅染。R 显带和 DNA 富含 A-T 区特异性结合作为复染，可加强反差，一般用于检测染色体末端缺失和结构重排。

是否属于 MeSH 词汇　否

释义来源　傅松滨. 临床遗传学［M］. 北京：人民卫生出版社，2018.

荧光原位杂交（Fluorescence *in situ* hybridization，FISH）

释义　是指应用不同荧光颜色标记的 DNA 探针与玻片上的组织或细胞中期染色体或间核期的 DNA 互补序列进行杂交。通过在荧光显微镜下检测荧光信号的数目，推算探针所在的染色体或者染色体片段数目，以及染色体的微小缺失、插入、易位、倒位或扩增等结构异常，是一种重要的非放射性原位杂交技术。

是否属于 MeSH 词汇　是，MeSH ID：D017404

释义来源　梁晓燕. 辅助生殖临床技术实践与提高［M］. 北京：人民卫生出版社，2018.

染色体多态性（Chromosomal polymorphism）

释义　指正常人群染色体中存在的恒定微小变异，例如结构、带纹宽窄和着色强度等。这种变异集中表现在某些染色体的一定部位，不导致生物功能异常或遗传物质的增加、减少，通常无明显的表型效应或病理学意义。

是否属于 MeSH 词汇　否

释义来源　傅松滨. 临床遗传学［M］. 北京：人民卫生出版社，2018.

光谱染色体核型分析技术（Spectral karyotyping，SKY）

释义　指在荧光原位杂交技术（FISH）的基础上，使用多种（两种以上）荧光素标记，在一次杂交过程中将所有的染色体标记上不同颜色，并获取图像，形成一个三维的数据库。每个像素的光程差与强度间的对应曲线经傅立叶变换之后，最终转换成相应的红绿蓝信号进行显微图像分析。

是否属于 MeSH 词汇　是，MeSH ID：D032681

释义来源　黄国宁，孙海翔. 体外受精 - 胚胎移植实验室技术［M］. 北京：人民卫生出版社，2012.

分子遗传学（Molecular genetics）

释义　分子遗传学是在分子水平研究基因的

结构、表达、突变、功能等方面的变化及其与遗传病关系的遗传学分支学科，分子遗传学为遗传病的基因诊断、基因治疗等提供了新的策略和手段。

是否属于 MeSH 词汇　是，MeSH ID：D008967

释义来源　傅松滨．临床遗传学［M］．北京：人民卫生出版社，2018.

DNA 多态性（DNA polymorphism）

释义　DNA 多态性是指 DNA 区域中等位基因存在两种或两种以上形式（或片段），但不影响基因功能的同种 DNA 分子多样性，是单一基因座等位基因变异性在群体水平的体现。发生频率大于 1% 的变异体，称为多态性。

是否属于 MeSH 词汇　是，MeSH ID：D056915

释义来源　黄国宁，孙海翔．体外受精 - 胚胎移植实验室技术［M］．北京：人民卫生出版社，2012.

聚合酶链式反应（Polymerase chain reaction, PCR）

释义　是 Kary Mullis 在 20 世纪 80 年代发明的革命性方法。根据 DNA 碱基互补配对的原理，利用 DNA 酶催化的反应，通过变性、退火、延伸三个步骤反复循环，进行特定的微量 DNA 片段扩增的分子生物学技术。

是否属于 MeSH 词汇　是，MeSH ID：D016133

释义来源　周春燕，药立波．生物化学与分子生物学［M］．9 版．北京：人民卫生出版社，2018.

DNA 序列测定（DNA sequencing）

释义　DNA 序列测定通过应用 DNA 内切酶、合成酶、高分辨率聚丙烯酰胺变性凝胶电泳等技术测定碱基排列序列从而发现 DNA 的具体变异情况，是基因检测和功能分析、绘制基因图谱的重要手段。

是否属于 MeSH 词汇　是，MeSH ID：D017422

释义来源　田余祥，秦宜德．医学分子生物学［M］．2 版．北京：科学出版社，2013.

序列比对（Sequence alignment）

释义　又称序列对比。根据两个或多个核苷酸序列的重合部分，找出序列结构变化的差错、插入、缺失和交换部分。其以进化学说为理论基础，主要目的是通过比较序列的相似性，判别序列之间的同源性，推测进化关系。在比对中，错配与突变对应，而空位与插入或缺失对应。

是否是 MeSH 词汇　是，MeSH ID：D016415

释义来源　罗森林，潘丽敏，马俊．生物信息处理技术与方法［M］．北京：北京理工大学出版社，2015.

不分离（Nondisjunction）

释义　在细胞分裂进入中后期时，如果某一对同源染色体或姐妹染色单体彼此没有分离，而是同时进入同一个子细胞，结果所形成的两个子细胞中，一个将因染色体数目增多而成为超二倍体，另一个则因染色体数目减少而成为亚二倍体。不分离现象可以发生在细胞的有丝分裂过程中，也可以发生在配子形成的减数分裂过程中。

是否是 MeSH 词汇　是，MeSH ID：D009630

释义来源　左伋．医学遗传学［M］．7 版．北京：人民卫生出版社，2018.

非整倍体（Aneuploid）

释义　一个体细胞的染色体数目增加或减少了一条或数条，称为非整倍体。发生非整倍体改变后，会产生亚二倍体、超二倍体等。亚二倍体即在 2n 基础上,减少了一条或几条染色体,可写作 2n-m(m<n),超二倍体即在 2n 基础上,增加了一条或几条染色体,可写作 2n+m(m<n)。

是否是 MeSH 词汇 是,MeSH ID:D000782
释义来源 左伋.医学遗传学[M].7 版.北京:人民卫生出版社,2018.

突变(Mutation)

释义 由于细胞的许多结构以及功能能在一定程度上避免各种内外因素的影响,使细胞内基因能保持相对的稳定,因而可以保持物种的特性,这就是遗传的保守性。但是,在一定的外界因素的影响下,基因上碱基对的组成或排列序列会发生结构改变,这就是基因突变。突变的常见形式有点突变、插入、缺失、易位和重复等。

是否是 MeSH 词汇 是,MeSH ID:D009154
释义来源 左伋.医学遗传学[M].7 版.北京:人民卫生出版社,2018.

等位基因不平衡(Allelic imbalance)

释义 同一个细胞内,每个基因通常有 2 个拷贝,由于顺式作用使基因的 2 个拷贝的表达比例偏离了 1∶1,这就是所谓的等位基因不平衡。等位基因不平衡普遍存在,如不同个体、同一个体在不同时空存在等位基因不平衡的现象。

是否是 MeSH 词汇 是,MeSH ID:D022981
释义来源 陆国辉,张学.产前遗传病诊断[M].2 版.广州:广东科技出版社,2020.

染色体缺失(Chromosome deletion)

释义 染色体的一部分丢失,包括末端缺失和中间缺失。末端缺失为一条染色体的臂发生断裂后未发生重接,形成一条末端缺失的染色体和一个没有着丝粒的片段;中间缺失为一条染色体在同一臂内发生两次断裂,两个断裂点之间没有着丝粒的片段丢失。

是否是 MeSH 词汇 是,MeSH ID:D002872
释义来源 陆国辉,张学.产前遗传病诊断[M].2 版.广州:广东科技出版社,2020.

单体(Monosome)

释义 一对染色体中的一条染色体缺失的状态。在正常的二倍体细胞中,它被表示为 2n-1。

是否是 MeSH 词汇 是,MeSH ID:D009006
释义来源 左伋.医学遗传学[M].7 版.北京:人民卫生出版社 2018.

染色体不稳定(Chromosomal instability)

释义 当染色体复制、修复或分离的过程中功能失调时,染色体畸变的可能性增加,这种染色体畸变可能性增加的状态称为染色体不稳定。

是否是 MeSH 词汇 是,MeSH ID:D043171
释义来源 左伋.医学遗传学[M].7 版.北京:人民卫生出版社 2018.

染色体倒位(Chromosome inversion)

释义 一种染色体畸变类型,同一条染色体上发生了两次断裂,产生的片段颠倒 180° 后重新连接造成的。如果倒位发生在染色体的一条臂上,称为臂内倒位(paracentric);如果倒位包含了着丝粒区,则称为臂间倒位(pericentric)。

是否是 MeSH 词汇 是,MeSH ID:D007446
释义来源 左伋.医学遗传学[M].7 版.北京:人民卫生出版社 2018.

等臂染色体（Isochromosome）

释义　是一种染色体的结构异常,指染色体的两臂在基因的种类、数量和排列方面为对称的相同的染色体,出现原因是在减数分裂或有丝分裂过程中,着丝点横向分裂产生的稳定的染色体。这种异常分裂产生的染色体是一条具有两条长臂而没有短臂的染色体,另一条染色体则有两条短臂,没有长臂。

是否是 MeSH 词汇　是,MeSH ID:D018404

释义来源　左伋.医学遗传学[M].7版.北京:人民卫生出版社 2018.

染色体脆性位点（Chromosome fragile site）

释义　染色体上的裂隙或不连续的间断区,它经常表现为不易着色的裂隙,通常同时存在于两个染色单体上。脆性染色体断裂会导致易位、染色体倒置、序列缺失或其他染色体断裂相关的畸变。

是否是 MeSH 词汇　是,MeSH ID:D043283

释义来源　左伋.医学遗传学[M].7版.北京:人民卫生出版社 2018.

染色体断裂（Chromosome breakage）

释义　染色体的臂出现裂开,若裂开的间距小于臂的宽度,称为裂隙(gap);大于臂的宽度称为断裂,断裂后不带着丝粒的部分称断片。断片在细胞分裂过程中,由于不具有着丝粒,不能定向移动而常丢失。带有着丝粒部分的断端有很强的黏合性,可以与其他染色体的断端相互连接,形成各种类型的畸变。染色体断裂可导致染色体易位、染色体倒置或序列缺失。

是否是 MeSH 词汇　是,MeSH ID:D019457

释义来源　左伋.医学遗传学[M].7版.北京:人民卫生出版社 2018.

四体（Tetrasomic）

释义　是染色体非整倍性的一种形式,指二倍体中某同源染色体增加两条染色体的现象。染色体数目表示为2n+2。

是否是 MeSH 词汇　是,MeSH ID:D058670

释义来源　左伋.医学遗传学[M].7版.北京:人民卫生出版社 2018.

性染色体畸变（Sex chromosome aberration）

释义　是一种染色体畸变,是调节性发育的性染色体数目或结构异常的现象,常见的性染色体畸变有超雄综合征(XYY),超雌综合征(XXX)等。

是否是 MeSH 词汇　是,MeSH ID:D012729

释义来源　左伋.医学遗传学[M].7版.北京:人民卫生出版社,2018.

二倍体（Diploid）

释义　细胞的染色体构成,每一种染色体都成对出现,表型为2n。正常人的生殖细胞具有 23 条染色体为一个染色体组,称为单倍体(n),体细胞具有 46 条染色体,称为二倍体。

是否是 MeSH 词汇　是,MeSH ID:D004171

释义来源　左伋.医学遗传学[M].7版.北京:人民卫生出版社,2018.

异位表达（Ectopic expression）

释义　基因在不正确的位置或在不正确的时间的表达。异位基因的表达往往是用遗传学技术人工诱导的。

是否是 MeSH 词汇　是,MeSH ID:D000066630

释义来源　左伋.医学遗传学[M].7版.北京:人民卫生出版社,2018.

染色体位置效应（Chromosomal position effect）

释义 基因表达受邻近基因的位置和染色体区域的影响。位置效应依从于序列。不同的位置效应取决于基因是位于或毗邻异染色质还是常染色质。

是否是 MeSH 词汇 是，MeSH ID：D055012

释义来源 左伋. 医学遗传学［M］. 7 版. 北京：人民卫生出版社，2018.

转录激活（Transcriptional activation）

释义 引起一个基因或一组基因的基因转录的过程。是转录激活因子激活基因转录的过程。

是否是 MeSH 词汇 是，MeSH ID：D015533

释义来源 张晓伟，史岸冰. 医学分子生物学［M］. 3 版. 北京：人民卫生出版社，2020.

基因扩增（Gene amplification）

释义 某种特定蛋白质的基因编码拷贝数的选择性增加，其他基因没有相应的增加。通过切除染色体和染色体外的质粒复制体的一段重复序列或分子反转录后的整段 RNA 复制序列产生的 RNA 转录物来产生的原始 DNA 序列的额外复制体。已经引进了实验室技术，通过不均匀交叉、从裂解细胞中摄取 DNA 或通过旋转复制生成染色体外序列来诱导非比例复制。

是否是 MeSH 词汇 是，MeSH ID：D005784

释义来源 张晓伟，史岸冰. 医学分子生物学［M］. 3 版. 北京：人民卫生出版社，2020.

基因沉默（Gene silencing）

释义 在转录或翻译过程中先前活跃的单个基因或染色体区域失活，为基因表达的表观遗传修饰。基因沉寂需要经历不同的反应过程才能实现，包括组蛋白 N 端结构域的赖氨酸残基的去乙酰基化加工、甲基化修饰［由甲基转移酶催化，修饰可以是一价、二价和三价甲基化修饰，后者又被称为"过度"甲基化修饰（hypermethylation）］以及和甲基化修饰的组蛋白结合的蛋白质（methyl-binding protein，MBP）形成"异染色质"。

是否是 MeSH 词汇 是，MeSH ID：D020868

释义来源 张晓伟，史岸冰. 医学分子生物学［M］. 3 版. 北京：人民卫生出版社，2020.

RNA 干扰（RNA interference）

释义 一种基因沉默的现象，在进化过程中高度保守的、由双链 RNA（double-stranded RNA，dsRNA）诱发的、同源 mRNA 高效特异性降解。特定的双链 RNA 成为诱导信使 RNA 裂解的干扰 RNA。DNA 甲基化也可能在这个过程中被触发。

是否是 MeSH 词汇 是，MeSH ID：D034622

释义来源 张晓伟，史岸冰. 医学分子生物学［M］. 3 版. 北京：人民卫生出版社，2020.

RNA 剪接（RNA splicing）

释义 指从 DNA 模板链转录出的最初转录产物中除去内含子，并将外显子连接起来形成一个连续的 RNA 分子的过程。大多数脊椎动物基因的编码序列，无论是编码多肽的基因还是编码除 mRNA 以外的 RNA 分子的基因，都是由非编码的间隔序列（内含子）分隔为各个外显子部分。这些基因的外显子和内含子都转录在一条初级 RNA 转录分子中，接下来，此初级 RNA 转录分子要经过 RNA 剪接，此过程包括一系列的加工反应：RNA 的内含子部分被切开并去除，外显子 RNA 部分端对端重新拼接，形成一条短一些的 RNA 产物。因此 RNA 剪接是将初级转录物中的内含子序列切掉并将外显子序列拼接起来。

是否是 MeSH 词汇 是,MeSH ID:D012326
释义来源 张晓伟,史岸冰.医学分子生物学[M].3版.北京:人民卫生出版社,2020.

染色体结构(Chromosome structure)

释义 染色体(chromosome)是细胞在有丝分裂或减数分裂时期 DNA 存在的特定形式,为 DNA 紧密卷绕在组蛋白周围并被包装成一个线状结构。着丝粒将染色体分为"长臂"和"短臂"。

是否是 MeSH 词汇 是,MeSH ID:D022004
释义来源 左伋.医学遗传学[M].7版.北京:人民卫生出版社,2018.

单链构象多态性(Single strand conformation polymorphism,SSCP)

释义 DNA 单链构象多态性是指等长的单链 DNA 的片段因核苷酸序列的差异而产生的构象差别。由于单链 DNA 构象差别在非变性聚丙烯酰胺凝胶中的电泳迁移率不同,可快速、敏感、有效地检测基因点突变的 DNA 多态性。

是否属于 MeSH 词汇 是,MeSH ID:D018807
释义来源 黄国宁,孙海翔.体外受精 - 胚胎移植实验室技术[M].北京:人民卫生出版社,2012.

限制性片段长度多态性(Restriction fragment length polymorphism,RFLP)

释义 由于限制酶识别位点碱基发生改变,限制酶无法继续切割或是碱基的改变导致新的酶切位点出现,而切点的消失或出现可影响获得的 DNA 片段的长度,称为限制性片段长度多态性。限制性片段长度多态性体现了常见的个体间 DNA 核苷酸的可遗传变异性,并可作为遗传病和遗传倾向疾病的有效遗传标志应用于基因诊断。

是否属于 MeSH 词汇 是,MeSH ID:D012150
释义来源 刘平,乔杰.生殖医学实验室技术[M].北京:北京大学医学出版社,2013.

短串联重复序列(Short tandem repeat,STR)

释义 短串联重复序列是指人类基因组中存在重复单位 2~5bp 的重复序列,具有高度多态性,可用于多态性连锁分析,如基因诊断、基因定位。同源染色体同一位点的重复单位拷贝数不同,便形成了杂合子。PCR 技术扩增靶片段分型检测,可用于特异染色体异常的检测。其过程包括模板 DNA 提取、PCR 扩增、电泳分离、显带、基因型判定。

是否属于 MeSH 词汇 是,MeSH ID:D018895
释义来源 傅松滨.临床遗传学[M].北京:人民卫生出版社,2018.

变性高效液相色谱(Denaturing high performance liquid chromatography,DHPLC)

释义 变性高效液相色谱是一种杂合双链突变检测技术,可自动检测单碱基替代及小片段核苷酸的插入或缺失,常应用于双链 DNA 片段大小及可能的未知单核苷酸多态性和突变的快速分析分离鉴定和一些遗传病的基因诊断或突变筛查。

是否属于 MeSH 词汇 否
释义来源 田余祥,秦宜德.医学分子生物学[M].2版.北京:科学出版社,2013.

杂合性丢失(Loss of heterozygosity,LOH)

释义 正常组织中两个成对等位基因出现不

同的基因组变化,杂合性的多态性位点发生纯合化,称为杂合性丢失。

是否属于 MeSH 词汇 否

释义来源 傅松滨.临床遗传学 [M].北京:人民卫生出版社,2018.

反转录 PCR(Reverse transcription polymerase chain reaction, RT-PCR)

释义 反转录反应以 RNA 为模板,在反转录酶的作用下,由 mRNA 反转录生成 cDNA,再以 cDNA 作为模板合成双链 cDNA,在此基础上再进行 PCR。RT-PCR 广泛应用于基因表达的研究和 RNA 病毒的基因诊断。

是否属于 MeSH 词汇 是,MeSH ID:D020133

释义来源 田余祥,秦宜德.医学分子生物学 [M].2 版.北京:科学出版社,2013.

上位性(Epistasis)

释义 上位性原意是指某一基因受不同位点上别的基因影响外显率完全受抑制而不能表达。现在上位性的含义已有了扩展,在群体遗传学和数量遗传学中非等位基因的遗传效应为非相加性时,常统称之为上位性。

是否是 MeSH 词汇 是,MeSH ID:D004843

释义来源 傅松滨.临床遗传学 [M].北京:人民卫生出版社,2018.

多态性信息含量(Polymorphism information content, PIC)

释义 指一个家系中可利用基因多态性作为遗传标志进行基因连锁分析的概率。

是否是 MeSH 词汇 否

释义来源 傅松滨.临床遗传学 [M].北京:人民卫生出版社,2018.

扩增片段长度多态性(Amplified fragment length polymorphism, AFLP)

释义 是指对基因组 DNA 进行双酶切,形成长度不等的重复单元,大部分有很高的多态性。经 PCR 扩增后进行电泳检测,根据扩增片段长度的多态性进行比较分析,可用于构建遗传图谱和基因连锁分析等。

是否属于 MeSH 词汇 是,MeSH ID:D054458

释义来源 傅松滨.临床遗传学 [M].北京:人民卫生出版社,2018.

温度梯度凝胶电泳(Temperature gradient gel electrophoresis, TGGE)

释义 是指根据物质在不同温度下构象的差别进行凝胶电泳分离,是一种有效的分离 DNA、RNA 或者蛋白的手段。

是否属于 MeSH 词汇 否

释义来源 VÍGLASKÝ V, ANTALÍK M, Adamcík J, et al.Early melting of supercoiled DNA topoisomers observed by TGGE.Nucleic Acids Res, 2000, 28(11):e51.

巢式 PCR(Nested PCR)

释义 巢式 PCR 涉及两个连续扩增反应,使用两对(而非一对)PCR 引物扩增完整的片段。先用第一对引物进行常规 PCR,取一部分扩增产物为模板,用另一对内引物,即巢式引物结合在第一次 PCR 产物,使得第二次 PCR 扩增片段短于第一次扩增,以提高灵敏度和特异性。适用于一些必要增加灵敏度和特异度的 PCR 反应、扩增丰度极低的临床标本、多态基因家族成员。

是否属于 MeSH 词汇 否

释义来源 MR 格林,J 萨姆布鲁克.分子克隆实验指南 [M].4 版.贺福初,主译.北京:

科学出版社,2020.

荧光定量 PCR(Fluorescence quantitative polymerase chain reaction,FQPCR)

释义 荧光定量 PCR,简称定量 PCR(qPCR)是通过对荧光报告基团信号的检测及定量来实现对扩增基因链的定量。反应过程中荧光信号的增长与扩增产物量呈正比。其特点是定量范围宽,灵敏度高,可同时测量多个样本。荧光 PCR 可以用于点突变、基因缺失、染色体转位及病毒等检测等。

是否属于 MeSH 词汇 否

释义来源 MR 格林,J 萨姆布鲁克.分子克隆实验指南[M].4 版.贺福初,主译.北京:科学出版社,2020.

拷贝数变异(Copy number variation,CNV)

释义 指和参照基因组相比,待测基因组中存在的上千碱基至数 Mb 之间的 DNA 大片段的拷贝数缺失、重复和扩增。CNV 是基因组结构变异的重要组成部分,用来描述基因组 DNA 拷贝数的差异以及引起微缺失和微重复综合征的基因组不平衡。

是否属于 MeSH 词汇 是,MeSH ID:D056915

释义来源 刘平,乔杰.生殖医学实验室技术[M].北京:北京大学医学出版社,2013.

微阵列比较基因组杂交(Array-comparative genomic hybridization,Array-CGH)

释义 该技术将大量 DNA 探针吸附于固相载体上制备成芯片,提取基因组 DNA 并将其片段化,用不同的荧光染料标记正常的基因组 DNA 和待测细胞的 DNA,在非特异性重复序列被封闭以降低背景信号的,用 Cot-DNA 封闭的 CGH 芯片上进行竞争性杂交。

通过基因组 DNA 的比较来检测遗传物质的缺失和重复,为进行基因组内不平衡遗传物质的研究提供了新的手段。

是否属于 MeSH 词汇 否

释义来源 MR 格林,J 萨姆布鲁克.分子克隆实验指南[M].4 版.贺福初,主译.北京:科学出版社,2020.

多重退火环状循环扩增技术(Multiple annealing and looping-based amplification cycles,MALBAC)

释义 MALBAC 技术是一种新的全基因组扩增技术,利用特殊引物将多重置换扩增(multiple displacement amplification,MDA)和 PCR 结合,使得扩增子的结尾互补而成环,从而很大程度上防止了 DNA 的指数性扩增,有效控制扩增效率、扩增均匀性和评估产物,是一种对全基因组高效而又均衡的扩增。

是否属于 MeSH 词汇 否

释义来源 ZONG C,LU S,CHAPMAN AR, et al.Genome-wide detection of single-nucleotide and copy-number variations of a single human cell[J].Science,2012,338(6114):1622-1626.

等位基因脱扣(Allele dropout,ADO)

释义 单细胞 PCR 过程中存在特有的两个等位基因中的一个优势扩增,另一个完全扩增失败的现象,称为等位基因脱扣。常染色体显性遗传病发生致病基因 ADO 时,非常容易造成误诊。

是否属于 MeSH 词汇 否

释义来源 SINGER J,KUIPERS J,JAHN K, et al.Single-cell mutation identification via phylogenetic inference[J].Nat Commun,

2018,9(1):5144.

多重置换扩增技术（Multiple displacement amplification, MDA）

释义　多重置换扩增技术是一种滚轮扩增方法，引物六聚体随机结合模板链的位置，同时开始复制，而复制形成的新链随即成为新模板，形成级联放大系统，最终生成高拷贝量的优质模板 DNA，该技术基于酶促反应而不依赖热循环的 DNA 体外等温扩增技术，是全基因组扩增的有效方法。

是否属于 MeSH 词汇　否

释义来源　黄国宁,孙海翔.体外受精-胚胎移植实验室技术[M].2 版.北京:人民卫生出版社,2012.

链置换扩增技术（Strand displacement amplification, SDA）

释义　链置换扩增技术是近几年发展起来的一种酶促 DNA 体外等温扩增方法。在靶 DNA 两端带上被化学修饰的限制性核酸内切酶识别序列，核酸内切酶在其识别位点将链 DNA 打开缺口，DNA 聚合酶继之延伸缺口 3′端并替换下一条 DNA 链。被替换下来的 DNA 单链可与引物结合并被 DNA 聚合酶延伸成双链。该过程不断反复进行，使靶序列被高效扩增。

是否属于 MeSH 词汇　否

释义来源　黄国宁,孙海翔.体外受精-胚胎移植实验室技术[M].2 版.北京:人民卫生出版社,2012.

引物延伸预扩增（Primer extension preamplification, PEP）

释义　PEP 和标准 PCR 周期的不同之处在于采用 15-碱基的随机引物,这种引物理论上可形成 415 种排列顺序,并且变性后在相对较低的温度(37℃)退火,然后以 0.1℃/s 的速度缓慢升温至 55℃,并维持 4 分钟延伸,与染色体上核苷酸序列互补。随后从终产物中分别取出数小份作为模板使用特异性基因的引物或多个突变点基因的引物再次 PCR。这种技术可使单细胞内的单倍 DNA 量多倍扩增,适用于单细胞的基因研究。

是否属于 MeSH 词汇　否

释义来源　黄国宁,孙海翔.体外受精-胚胎移植实验室技术[M].2 版.北京:人民卫生出版社,2012.

简并寡聚核苷酸引物聚合酶链反应（Degenerate oligonucleotide primed polymerase chain reaction, DOP-PCR）

释义　指使用部分随机寡核苷酸(引物中间部分含有 6 个随机碱基)作为引物,在低退火温度下进行几个循环的低严谨扩增之后在一个相对高的温度下进行特定片段的 PCR 扩增,是一种快速、有效、不依赖于物种的全基因组扩增方法,可通过有限的模板进行高效的基因型分析及染色体组筛查。

是否属于 MeSH 词汇　否

释义来源　黄国宁,孙海翔.体外受精-胚胎移植实验室技术[M].2 版.北京:人民卫生出版社,2012.

异源双链分析（Heteroduplex analysis, HA）

释义　由于突变和野生型 DNA 形成的异源杂合双链 DNA 存在碱基不配对区,可以形成环形不配对的部分,异源双链分析时经变性和退火后检测基因突变,所得产物经非变性凝胶中电泳分离,会产生与相应的同源双 DNA 不同的迁移率,大碱基对的不匹配也可以用电子显微镜来观察异源杂合区。

是否属于 MeSH 词汇 是,MeSH ID:D020180

释义来源 黄国宁,孙海翔.体外受精-胚胎移植实验室技术[M].2版.北京:人民卫生出版社,2012.

多重 PCR(Multiplex PCR)

释义 指在检测系统加入多对引物,同时扩增出多个核酸片段的 PCR 反应。若基因的某一区段缺失,则相应电泳图谱上的某一区带就会缺如。技术简便、快速、可靠,主要用于检测某基因 DNA 片段有无缺失。

是否属于 MeSH 词汇 否

释义来源 黄国宁,孙海翔.体外受精-胚胎移植实验室技术[M].2版.北京:人民卫生出版社,2012.

原位 PCR(In situ PCR)

释义 指 PCR 与原位杂交相结合的一种新型技术,通过 PCR 技术对靶序列在染色体上或组织细胞内进行原位扩增,使其拷贝数大增,然后通过原位杂交方法检测,从而对靶序列进行定性定位分析。该技术结合了原位杂交的细胞定位能力和 PCR 技术的高度特异敏感性,既能分辨鉴定带有靶序列的细胞,又能标出其位置,主要用于致病微生物的原位检测、染色体基因定位和组织细胞基因表达。

是否属于 MeSH 词汇 否

释义来源 黄国宁,孙海翔.体外受精-胚胎移植实验室技术[M].2版.北京:人民卫生出版社,2012.

N 显带(N banding)

释义 该技术可使人类的近端着丝粒染色

体(第 13、14、15、21、22 号染色体)短臂次缢痕的核仁组织者区随体和随体柄特异性着色,通常用硝酸银预处理染色体标本后,再用 Giemsa 染色将其浓染成黑色。

是否属于 MeSH 词汇 否

释义来源 左伋.医学遗传学[M].7版.北京:人民卫生出版社,2018.

限制酶(Restriction enzyme)

释义 限制酶又称限制性内切核酸酶,是切断 DNA 链中磷酸二酯键的核酸酶。

是否属于 MeSH 词汇 否

释义来源 查锡良,药立波.生物化学与分子生物学[M].8版.北京:人民卫生出版社,2013.

载体(Vector)

释义 载体是将外源目的 DNA 导入受体细胞,使目的基因在受体细胞内自我复制和增殖的工具。有质粒载体、噬菌体载体、病毒载体等。

是否属于 MeSH 词汇 否

释义来源 MR 格林,J 萨姆布鲁克.分子克隆实验指南[M].贺福初,主译.4版.北京:科学出版社,2020.

置换 λ 载体(Replacement λ vector)

释义 由于 λ 基因组的中央节段含有溶解周围所需但不是裂解所需的基因,可被外源 DNA 片段所置换,因此目的基因可置换 λ 质粒的该基因片段,将外源目的基因导入受体细胞,使目的基因在受体细胞内自我复制和增殖。

是否属于 MeSH 词汇 否

释义来源 MR 格林,J 萨姆布鲁克.分子克隆实验指南[M].贺福初,主译.4版.北京:科学出版社,2020.

插入 λ 载体（Insertion λ vector）

释义　指构建 cDNA 文库需要的将大片段（如 <5kb 的 cDNA）插入 λ 基因组，使某种生物效应失活。并具有调节 DNA 合成和宿主细胞裂解功能的 CI 基因。

是否属于 MeSH 词汇　否

释义来源　MR 格林, J 萨姆布鲁克. 分子克隆实验指南 [M]. 贺福初, 主译. 4 版. 北京: 科学出版社, 2020.

细菌人工染色体（Bacterial artificial chromosome, BAC）

释义　是在细菌中繁殖的一种质粒克隆载体, 常用来克隆 150kb 左右大小的 DNA 片段, 最多可保存 300kb 个碱基对。

是否属于 MeSH 词汇　是, MeSH ID: D022202

释义来源　DL 哈特尔, M 鲁沃洛. 遗传学: 基因和基因组分析 [M]. 杨明, 译. 8 版. 北京: 科学出版社, 2015.

酵母人工染色体（Yeast artificial chromosome, YAC）

释义　是在酵母中繁殖的一种质粒克隆载体, 最常用来克隆很大的 DNA 片段（1~2MB）。YAC 的构建优于细菌中的克隆, 某种真核细胞的序列特别是重复序列是难以甚至不可能在细菌中繁殖的, 但酵母细胞却有这样的能力。

是否属于 MeSH 词汇　是, MeSH ID: D018244

释义来源　DL 哈特尔, M 鲁沃洛. 遗传学: 基因和基因组分析 [M]. 杨明, 译. 8 版. 北京: 科学出版社, 2015.

DNA 克隆（DNA cloning）

释义　DNA 克隆指应用酶学的方法, 在体外将 DNA 片段与载体 DNA 相结合成具有自我复制能力的 DNA 分子即复制子, 继而通过转化或转染宿主细胞、筛选出含有目的基因的转化子细胞, 再进行扩增、提取获得大量同一 DNA 分子。

是否属于 MeSH 词汇　否

释义来源　MR 格林, J 萨姆布鲁克. 分子克隆实验指南 [M]. 贺福初, 主译. 4 版. 北京: 科学出版社, 2020.

基因文库（Gene library）

释义　即 DNA 文库, 是用现代 DNA 重组技术和 DNA 克隆方法人工构建的、含有基因组全部 DNA 片段的 DNA 克隆所组成的库。成千上万携有不同 DNA 片段的 DNA 克隆中含有基因组的全部基因即基因文库。

是否属于 MeSH 词汇　是, ID: D015723

释义来源　周春燕, 药立波. 生物化学与分子生物学 [M]. 9 版. 北京: 人民卫生出版社, 2018.

核酸探针（Nucleic acid probe）

释义　指从基因文库中筛查和分离所需的目的基因, 并能用此片段作为特异性基因探针, 可用某种方法进行标记, 用于杂交筛选以鉴定另外的 DNA（RNA）序列, 称为核酸探针。

是否属于 MeSH 词汇　是, MeSH ID: D015341

释义来源　周春燕, 药立波. 生物化学与分子生物学 [M]. 9 版. 北京: 人民卫生出版社, 2018.

寡核苷酸探针（Oligonucleotide probe）

释义　指人工合成的单链 DNA 分子, 通常是将蛋白质产物的部分氨基酸测序, 利用遗传密码来推断符合该蛋白的 DNA 序列, 再化学合成一个短的单链 DNA 分子。

是否属于 MeSH 词汇　是, MeSH ID: D015345

释义来源 MR 格林,J 萨姆布鲁克.分子克隆实验指南[M].贺福初,主译.4 版.北京:科学出版社,2020.

简并探针(Degenerate probe)

释义 利用蛋白质的高保守氨基酸序列,推测蛋白质的基因序列,设计简并引物,通过 3 个嵌套的特异性引物分别和简并引物组合进行连续的 PCR 循环,利用不同的退火温度选择性地扩增目标片段,所获得的片段可以直接用作探针标记和测序模板。

是否属于 MeSH 词汇 否

释义来源 MR 格林,J 萨姆布鲁克.分子克隆实验指南[M].贺福初,主译.4 版.北京:科学出版社,2020.

单一 EST 探针(Unique EST-base probe)

释义 指可从分离的蛋白质确定的部分氨基酸序列获得有用的探针,利用 cDNA 序列数据来鉴定单个核苷酸,以筛查一个特异基因文库。

是否属于 MeSH 词汇 否

释义来源 MR 格林,J 萨姆布鲁克.分子克隆实验指南[M].贺福初,主译.4 版.北京:科学出版社,2020.

DNA 变性(Denaturation)

释义 核酸双螺旋碱基对的氢键断裂,碱基间的堆积力遭到破坏,双链变成单链,这通常需要 94℃或 98℃的高温,使核酸的天然构象和性质发生改变,但不涉及其一级结构的改变。是 PCR 反应的开始。

是否属于 MeSH 词汇 是,MeSH ID:D009691

释义来源 MR 格林,J 萨姆布鲁克.分子克隆实验指南[M].贺福初,主译.4 版.北京:科学出版社,2020.

科学出版社,2020.

退火(Annealing)

释义 指 DNA 变性后,将温度降低到 50~65℃使特异性的引物与单链 DNA 模板形结合,这一步称之为退火,退火温度取决于引物的特性如长度以及 GC 碱基的含量。

是否属于 MeSH 词汇 否

释义来源 MR 格林,J 萨姆布鲁克.分子克隆实验指南[M].贺福初,主译.4 版.北京:科学出版社,2020.

延伸(Extension)

释义 指 DNA 模板-引物结合物,在 DNA 聚合酶(如 TaqDNA 聚合酶)的作用下,以 dNTP 为反应原料,靶序列为模板,按碱基互补配对与半保留复制原理,合成一条新的与模板 DNA 链互补的半保留复制链的过程。所需温度由 DNA 聚合酶决定,通常为 72℃。

释义来源 MR 格林,J 萨姆布鲁克.分子克隆实验指南[M].贺福初,主译.4 版.北京:科学出版社,2020.

可变数目串联重复(Variable number of tandem repeat,VNTR)

释义 可变数目串联重复序列是具有高度遗传多态性和高度重复性的 DNA 片段,其重复单位数目的可变性,是其长度多态性形成的主要机制。VNTR 既存在于小卫星 DNA 中,也存在于为微卫星 DNA 中。由于命名习惯和为了便于区分,通常小卫星 DNA 中的可变数目串联重复序列称为 VNTR,而把微卫星 DNA 中的可变数目串联重复序列称为短串联重复(short tandem repeat,STR)。

是否属于 MeSH 词汇 否

释义来源　周春燕,药立波.生物化学与分子生物学[M].9版.北京:人民卫生出版社,2018.

限制部位多态性(Restriction site polymorphism,RSP)

释义　指发生在非编码 DNA 序列内的突变,其中的点突变多态性可被特异性限制酶所识别。每个 RSP 正常具有两个可检测的等位基因,即一个缺少的和一个具有特异限制位点。RSP 通过相应的限制酶消化基因组 DNA 标本的检测,可鉴定特异限制片段,而其长度正是此两个等位基因特征。

是否属于 MeSH 词汇　否

释义来源　周春燕,药立波.生物化学与分子生物学[M].9版.北京:人民卫生出版社,2018.

斑点杂交(Dot hybridization)

释义　斑点杂交是在未分类的核酸标本中鉴定核苷酸序列最方便的方法。将靶 DNA 溶液,如人基因组 DNA,简单地滴在纤维素膜或尼龙膜上,使之干燥或在一适当的模板上通过一裂隙印迹(slot-blot)使靶 DNA 序列变性(加热或碱处理),将变性的 DNA 固着在膜上,再将其置于含有单链标记探针序列的溶液中,以足够时间形成探针-靶 DNA 的异源双链,再去掉探针溶液,洗脱以除去过多的探针(可产生非特异性的结合信号于滤纸上)再干燥和放射自显影。

是否属于 MeSH 词汇　否

释义来源　MR 格林,J 萨姆布鲁克.分子克隆实验指南[M].贺福初,主译.4 版.北京:科学出版社,2020.

接头-引物 PCR(Linker-primed PCR)

释义　又称连接榫头,此法可使所有 DNA 序列在复杂 DNA 混合物中扩增,用一个适当的限制酶和具有适当突出末端的双链寡核苷酸接头(亦称榫头)连接到靶 DNA 片段的末端,设计为靶 DNA 群体。再用对接头序列使特异的寡核苷酸引物进行扩增。运用此法可使所有 DNA 源的片段通过接头寡核苷酸而被扩增。

是否属于 MeSH 词汇　否

释义来源　黄国宁,孙海翔.体外受精-胚胎移植实验室技术[M].2 版.北京:人民卫生出版社,2012.

锚定 PCR(Anchored PCR)

释义　指用一靶特异引物和一通用引物来扩增已知序列的相邻序列(基因组或 cDNA)。该引物对靶序列是特异的,而第二个引物对用不同方法导入的普通序列是特异的,以便能导入新的序列。

是否属于 MeSH 词汇　否

释义来源　MR 格林,J 萨姆布鲁克.分子克隆实验指南[M].贺福初,主译.4 版.北京:科学出版社,2020.

基因定位(Gene mapping)

释义　指用不同的方法确定各种基因在染色体上的实际位置。主要有系谱分析法、非整倍体测交法、四分体分析法等。

是否属于 MeSH 词汇　否

释义来源　黄国宁,孙海翔.体外受精-胚胎移植实验室技术[M].2 版.北京:人民卫生出版社,2012.

重组值(Recombination value)

释义　由于减数分裂时同源染色体片段的交换,不完全连锁的基因总会发生重组,形成一定比例的重组型配子。重组型配子数占总配子数的百分比称为重组值。

是否属于 MeSH 词汇 否

释义来源 黄国宁,孙海翔.体外受精-胚胎移植实验室技术[M].2版.北京:人民卫生出版社,2012.

多点连锁定位(Multipoint linkage mapping)

释义 指分析两个以上基因座数据或分析多基因座时,将一致病基因定位于遗传标志的框架内,建立一套基因座染色体的次序。

是否属于 MeSH 词汇 否

释义来源 HSU FC,LIANG KY,BEATY TH. Multipoint linkage disequilibrium mapping approach:incorporating evidence of linkage and linkage disequilibrium from unlinked region.Genet Epidemiol,2003,25(1):1-13.

区域定位(Regional assignment)

释义 指依据染色体结构畸变的特点,建立只含有特殊部分人染色体的杂种,如易位杂种和缺失杂种,是供体细胞只染色体的易位或缺失的片段与鼠细胞融合而成的杂种细胞。由于不含有正常染色体的同源片段,可用做亚染色体定位的人序列标签部位或生化标志。

是否属于 MeSH 词汇 否

释义来源 左伋.医学遗传学[M].7版.北京:人民卫生出版社,2018.

染色体介导基因转移(Chromosome-mediated gene transfer,CMGT)

释义 指把一些紧密连锁的基因从一个细胞转移至另一细胞。如把分离到的中期染色体同完整细胞混合时,供体染色体的一部分可

被某些细胞摄取并加以表达。如果受体细胞缺乏该染色体所携带的功能性基因,而后者又是该细胞在选择性条件下生存所必需的,转移就可得到证实。

是否属于 MeSH 词汇 否

释义来源 陈志南.工程细胞生物学[M].北京:科学出版社,2013.

辐射杂种细胞(Radiation hybrid)

释义 是辐射融合基因转移的一种方式,杂种细胞为含有经辐射切割的人染色体片段与鼠类细胞融合产生的杂种细胞克隆。其中供体细胞中辐射片段的大小是辐射剂量的函数。

是否属于 MeSH 词汇 是,MeSH ID:D021101

释义来源 DL 哈特尔,M 鲁沃洛.遗传学:基因和基因组分析[M].杨明,译.8版.北京:科学出版社,2015.

同线性(Synteny)

释义 是指两个以上的基因在同一染色体上的连锁。虽然不同物种的基因在染色体上的次序是不同的,但不同物种在进化上存在同线的保守性,即一组基因在一物种的单个染色体上,但在另一物种亦可是相同的连锁。

是否属于 MeSH 词汇 是,MeSH ID:D026801

释义来源 DL 哈特尔,M 鲁沃洛.遗传学:基因和基因组分析[M].杨明,译.8版.北京:科学出版社,2015.

定位克隆(Positional cloning)

释义 是现在最常用的确定突变基因克隆的方法,指将遗传病或发育异常畸形与相关表型之间,和由这些突变失活的基因所编码的

特定蛋白质之间联系起来而提供的一种革命性的技术手段。

是否属于 MeSH 词汇 否

释义来源 傅松滨.临床遗传学[M].北京：人民卫生出版社,2018.

功能克隆（Functional cloning）

释义 是指先利用疾病已知的遗传损伤而引起的生化功能来研究相关基因的功能,而后再定位克隆该致病基因。

是否属于 MeSH 词汇 否

释义来源 傅松滨.临床遗传学[M].北京：人民卫生出版社,2018.

表达序列标签（Expressed sequence tag,EST）

释义 表达序列标签是从互补 DNA（cDNA）分子所测得部分序列的短段 DNA（一般为 300~500bp),是表达基因的一部分。

是否属于 MeSH 词汇 是,MeSH ID:D020224

释义来源 DL 哈特尔,M 鲁沃洛.遗传学：基因和基因组分析[M].杨明,译.8 版.北京：科学出版社,2015.

序列标签位点（Sequence tagged site,STS）

释义 STS 是对以特定的引物序列进行 PCR 特异扩增的一类分子标记的统称。通过设计特定的引物,使其与基因组 DNA 序列中特定结合位点结合,用以扩增基因组中特定区域,分析其多态性。

是否属于 MeSH 词汇 是,MeSH ID:D016324

释义来源 DL 哈特尔,M 鲁沃洛.遗传学：基因和基因组分析[M].杨明,译.8 版.北京：科学出版社,2015.

第七章 妇产科学

生理性闭经（Physiologic amenorrhea）

释义 因生理性原因引起的闭经，属于正常现象。女性从出生到衰老，通常会经历 4 个生理性闭经阶段：青春前期、妊娠期、哺乳期及绝经后期。

是否属于 MeSH 词汇 否

释义来源 曹泽毅. 中华妇产科学 [M]. 3 版. 北京：人民卫生出版社，2014.

继发性闭经（Secondary amenorrhea）

释义 正常月经周期建立后，月经停止来潮 6 个月以上，或按自身原有月经周期计算停止 3 个周期以上。按生殖轴病变和功能失调具体分为下丘脑性闭经、垂体性闭经、卵巢性闭经和子宫性闭经。

是否属于 MeSH 词汇 否

释义来源 曹泽毅. 中华妇产科学 [M]. 3 版. 北京：人民卫生出版社，2014.

下丘脑性闭经（Hypothalamic amenorrhea）

释义 由于中枢神经系统及下丘脑功能性和器质性疾病引起的闭经。按病因可分为功能性、基因缺陷或器质性、药源性三大类。既可以表现为原发闭经，也可以表现为继发性闭经。临床以低促性腺激素为特征，患者 GnRH 脉冲性释放缺陷或下降，促性腺激素 FSH 和 LH 均下降。在辅助生殖领域，连续外源性使用促性腺激素释放激素类似物（gonadotropin-releasing hormone analogue，GnRHa）也可造成下丘脑性闭经。

是否属于 MeSH 词汇 否

释义来源 谢幸，孔北华，段涛. 妇产科学 [M]. 9 版. 北京：人民卫生出版社，2018.

精神性闭经（Psychogenic amenorrhea）

释义 也称为应激性闭经，是功能性下丘脑性闭经中的一种。精神打击、环境改变等可引起内源性阿片类物质、多巴胺和促肾上腺皮质激素释放激素平应激性升高，从而抑制下丘脑 GnRH 的分泌而导致闭经。

是否属于 MeSH 词汇 否

释义来源 曹泽毅. 中华妇产科学 [M]. 3 版. 北京：人民卫生出版社，2014.

运动性闭经（Athletic amenorrhea）

释义 是功能性下丘脑性闭经中的一种。因长期高强度运动训练，若体重减轻 10%~15%，或体脂丢失 30% 时则可能出现闭经。因体重急剧下降导致 GnRH 降至青春期前水平，下丘脑 GnRH 脉冲释放产生紊乱，从而抑制了性腺轴活动，致雌、孕激素的合成减少或受阻而引发闭经。

是否属于 MeSH 词汇 否

释义来源 曹泽毅. 中华妇产科学 [M]. 3 版. 北京：人民卫生出版社，2014.

高催乳素血症（Hyperprolactinemia）

释义 各种原因导致外周血催乳素（prolactin，PRL）水平异常增高。一般认为血 PRL 高于 25ng/ml 或 530mU/L（各实验室有自己的正常值）称为高催乳素血症。可引起妇女卵巢功能紊乱，月经异常，溢乳和不孕，可表现为单纯溢乳、闭经 - 溢乳或单纯闭经。常见的病因包括垂体肿瘤、空蝶鞍综合征、原发性甲状腺功能减退、肾衰竭、药物作用，以及干扰下丘脑抑制催乳素释放的疾病。也见于异位（非垂体）催乳素的产生。在辅助生殖领域，在促排卵周期中的多卵泡发育周期，会出现一过性的高催乳素血症。

是否属于 MeSH 词汇 是，MeSH ID：D006966

释义来源 曹泽毅 . 中华妇产科学［M］. 3 版 . 北京：人民卫生出版社，2014.

特发性高催乳素血症（Idiopathic hyperprolactinemia，IH）

释义 排除生理性、药理性及其他器质性病变所导致的催乳素分泌水平增加，称为特发性高催乳素血症。可能是由于下丘脑 - 垂体功能紊乱，或难以检测到的微小腺瘤，导致催乳素分泌增加。有学者认为特发性高催乳素血症的部分患者可能属于肿瘤直径 <3mm 的催乳素微腺瘤，但因 MRI 分辨率较低而未能发现。30% 的特发性高催乳素血症患者数年后催乳素水平可自行恢复正常。

是否属于 MeSH 词汇 否

释义来源 曹泽毅 . 中华妇产科学［M］. 3 版 . 北京：人民卫生出版社，2014.

卵巢卵泡膜细胞增殖症（Ovarian hyperthecosis，OH）

释义 是一种非肿瘤性卵巢瘤样病变，其病理特点是在卵巢间质中出现黄素化的卵泡膜细胞增生，通常表现为雄激素分泌过多引起的闭经、严重多毛症、脱发、阴蒂肿大等男性化表现，血清总睾酮浓度显著升高，或出现高胰岛素血症等。

是否属于 MeSH 词汇 否

释义来源 曹泽毅 . 中华妇产科学［M］. 3 版 . 北京：人民卫生出版社，2014.

垂体性闭经（Pituitary amenorrhea）

释义 主要病变在垂体。腺垂体器质性病变或功能失调均可影响促性腺激素分泌，继而影响卵巢功能，从而引起闭经。垂体性闭经为中枢性闭经。造成垂体性闭经的原因有垂体破坏、垂体腺瘤、空蝶鞍综合征等。垂体破坏是由于手术和 / 或放疗、缺氧、栓塞和出血导致的垂体损伤或坏死。

是否属于 MeSH 词汇 否

释义来源 谢幸，孔北华，段涛 . 妇产科学［M］. 9 版 . 北京：人民卫生出版社，2018.

卵巢性闭经（Ovarian amenorrhea）

释义 由于卵巢本身原因引起的闭经，卵巢分泌的性激素变化导致子宫内膜不发生周期性变化而闭经。常见于先天性性腺发育不全、酶缺陷、卵巢抵抗综合征及卵巢手术等原因引起的卵巢功能衰退以及多囊卵巢综合征等。在辅助生殖领域，该类患者在促排周期部分表现为卵巢对外源性激素不敏感而出现卵巢低反应，部分表现为卵巢对外源性激素过度敏感而出现卵巢高反应。

是否属于 MeSH 词汇 否

释义来源 曹泽毅 . 中华妇产科学［M］. 3 版 . 北京：人民卫生出版社，2014.

子宫性闭经（Uterine amenorrhea）

释义 子宫内膜不能对卵巢性激素的刺激产生正常反应而导致的闭经，是真性闭经的一种，包括先天性和获得性。先天性子宫性闭经病因有：①米勒管发育不全——由于米勒管发育停滞于不同时期或发育不同步所致，包括先天性无子宫、始基子宫、米勒管发育不全综合征（Mayer-Rokitansky-Küster-Hauser syndrome，MRKH）；②雄激素不敏感综合征等。获得性子宫性闭经的原因为子宫内膜损伤：初潮前子宫内膜损伤引起的闭经多见于结核病变，子宫内膜受到不同程度的破坏所致。初潮后子宫内膜损伤主要由于感染或宫腔的创伤性操作导致的宫腔粘连所致。

是否属于 MeSH 词汇 否

释义来源 曹泽毅．中华妇产科学［M］．3 版．北京：人民卫生出版社，2014.

原发性子宫闭经（Primary uterine amenorrhea）

释义 由于子宫的发育异常（如始基子宫）和初潮前的子宫内膜病理性破坏（常见的原因是结核，幼年感染结核分枝杆菌后，通过血液和淋巴系统扩散至盆腔造成盆腔结核。多发于输卵管，随后侵及子宫内膜造成破坏）导致的闭经。

是否属于 MeSH 词汇 否

释义来源 曹泽毅．中华妇产科学［M］．3 版．北京：人民卫生出版社，2014.

继发性子宫性闭经（Secondary uterine amenorrhea）

释义 多由于初潮后宫腔的创伤性操作导致的宫腔粘连或感染，恶性肿瘤放疗造成的子宫内膜破坏，某些妇产科疾病为治疗需要而切除子宫等因素导致。其中最为常见的是创伤性宫腔粘连。

是否属于 MeSH 词汇 否

释义来源 曹泽毅．中华妇产科学［M］．3 版．北京：人民卫生出版社，2014.

Asherman 综合征（Asherman's syndrome）

释义 又称宫腔粘连综合征，是子宫性闭经最常见的原因。是指各种原因导致的子宫内膜损伤，引起子宫腔粘连。多因人工流产刮宫过度或者产后、流产后出血刮宫损伤子宫内膜，导致宫腔粘连而导致闭经。流产后感染、产褥感染、子宫内膜结核感染及各种宫腔手术所致的感染，也可以造成闭经。因宫颈病变行宫颈锥切术后所致的宫颈管粘连、狭窄也可导致闭经。当仅有宫颈管粘连时有月经产生但不能流出，宫腔完全粘连时则往往没有月经产生。

是否属于 MeSH 词汇 否

释义来源 谢幸，孔北华，段涛．妇产科学［M］．9 版．北京：人民卫生出版社，2018.

假性闭经（Pseudo amenorrhea）

释义 又称隐经（cryptomenorrhea），子宫内膜功能完好，可以对内源性或外源性激素作出反应，仅由于月经排出的通道受阻，经血不能流出，储留于子宫腔、阴道内，甚至反流入输卵管或腹腔内，称为假性闭经。见于无孔处女膜、先天性无阴道、阴道横隔、阴道闭锁、宫颈闭锁等。

是否属于 MeSH 词汇 否

释义来源 曹泽毅．中华妇产科学［M］．3 版．北京：人民卫生出版社，2014.

垂体破坏（Pituitary damage）

释义 因垂体肿瘤无包膜组织而与正常组织无界限，手术或放疗易误伤正常组织（不可逆的垂体破坏）、血管或垂体柄，导致下丘脑产生的垂体抑制素不能进入垂体，可出现溢乳，性腺、甲状腺和肾上腺功能减退。垂体后叶受损可出现尿崩症。其诊断可依据有手术和/

或放疗史,激素测定进行评估可明确诊断。

是否属于 MeSH 词汇 否

释义来源 曹泽毅.中华妇产科学[M].3版.北京:人民卫生出版社,2014.

卵巢储备功能下降(Decreased ovarian reserve, DOR)

释义 真实的卵巢储备是指静止卵泡池即始基卵泡池的大小,而生长卵泡池被定义为功能性卵巢储备。也有学者将其定义为卵巢皮质区内卵泡的生长、发育、形成可受精卵母细胞的能力,包括卵巢内存留的卵泡数量和卵泡质量,可预测女性成功妊娠的概率。卵巢储备功能下降指卵巢组织内残存卵泡的数量减少和/或卵母细胞质量下降,进而导致女性不孕、卵巢功能早衰,甚至过早绝经等。临床上评估卵巢储备功能的常用指标包括年龄、FSH、E_2、INHB、卵巢体积、窦卵泡数(AFC)、AMH 等,其中 AMH 不受 HPO 轴影响,在月经周期内几乎没有变化,且较易获取,较其他检测指标更能精确评估卵巢储备。血清 AMH 平均水平低于 3.57~7.85pmol/L(0.5~1.1ng/ml,1ng/ml=7.14pmol/L)与卵巢储备功能下降相关,可作为预测卵巢对外源性促性腺激素(gonadotropin,Gn)刺激的反应性指标之一。

是否属于 MeSH 词汇 否

释义来源 田秦杰,葛秦生.实用女性生殖内分泌学[M].2版.北京:人民卫生出版社,2018.

垂体危象(Pituitary crisis)

释义 是在腺垂体功能减退的基础上因各种诱因引起肾上腺皮质和甲状腺功能进一步衰竭而出现的急重症,以体温调节异常、循环衰竭、水电解质失衡及意识障碍为主要表现。危象类型以低血糖昏迷最多见,因其表现涉及多系统,临床容易误诊。预后较差,需要及时发现,早期处理。

是否属于 MeSH 词汇 否

释义来源 曹泽毅.中华妇产科学[M].3版.北京:人民卫生出版社,2014.

空蝶鞍综合征(Empty sella syndrome)

释义 因鞍膈缺损或垂体萎缩,蛛网膜下腔在脑脊液压力冲击下突入鞍内,致蝶鞍扩大,垂体受压而产生的一系列临床表现。临床上可以分两类:发生在鞍内或鞍旁手术或放射治疗后者为"继发性空泡蝶鞍综合征",而无明显病因可寻者为"原发性空泡蝶鞍综合征"。头痛、视力下降和/或视野缺损以及内分泌功能紊乱为其三大主要临床表现。

是否属于 MeSH 词汇 是,MeSH ID:D004652

释义来源 曹泽毅.中华妇产科学[M].3版.北京:人民卫生出版社,2014.

卵泡膜细胞瘤(Thecoma)

释义 卵巢卵泡膜细胞瘤是起源于卵巢性索间质的少见肿瘤,占全部卵巢肿瘤的0.5%~1.0%,为有内分泌功能的卵巢实性肿瘤,因能分泌雌激素,故有女性化作用。常与颗粒细胞瘤合并存在,为良性肿瘤,多为单侧,圆形、卵圆形或分叶状,表面被覆薄的有光泽的纤维包膜。常合并子宫内膜增生过长,甚至子宫内膜癌。

是否属于 MeSH 词汇 是,MeSH ID:D013798

释义来源 沈铿,马丁.妇产科学[M].3版.北京:人民卫生出版社,2015.

经间期出血(Intermenstrual bleeding,IMB)

释义 经间期出血是一种常见的异常子宫出血(AUB)类型,是指除性交出血以外的,介于两次正常月经之间的出血,这种出血类型一般分为可预测的正常月经周期间的出血或点滴出血,或不可预测的经间期任意时间出血。临床特点是月经周期规则,在两次月经中期,相当于排卵期(月经周期第12~16天)出现阴道少量流血,有时甚至仅出现血性白带,或肉眼不可见的出血,只是通过显微镜见到宫颈黏液或阴道分泌物中有红细胞。可能仅1~2小时,或1~2天,也可持续3~7天,部分患者同时伴有下腹疼痛(排卵痛)。可分为3种类型:分为卵泡期出血(postmenstrual spotting)、围排卵期出血(periovulation spotting)、黄体期出血(premenstrual spotting)。

是否属于 MeSH 词汇 否

释义来源 曹泽毅.中华妇产科学[M].3版.北京:人民卫生出版社,2014.

异常子宫出血(Abnormal uterine bleeding, AUB)

释义 异常子宫出血是妇科常见的症状和体征。是指与正常月经的周期频率、规律性、经期长度、经期出血量任何一项不符的、源自子宫腔的异常出血,需排除妊娠和产褥期相关出血。

是否属于 MeSH 词汇 否

释义来源 谢幸,孔北华,段涛.妇产科学[M].9版.北京:人民卫生出版社,2018.

子宫内膜息肉(Endometrial polyp)

释义 子宫内膜息肉是一种常见的妇科疾病,是子宫局部内膜过度生长所致,数量可单个或多个,直径从数毫米到数厘米,可分为无蒂和有蒂。息肉由子宫内膜腺体、间质和血管组成。在AUB原因中21%~39%为子宫内膜息肉。子宫内膜息肉的发展高危因素包括年龄、高血压、肥胖及他莫昔芬

的使用。子宫内膜息肉可无症状,临床上70%~90%的子宫内膜息肉有AUB,表现为经间期出血、月经过多、不规则出血、不孕等。少数会有腺体的不典型增生或恶变。通常可经B超检查发现,确诊需在宫腔镜下摘除行病理检查。

是否属于 MeSH 词汇 否

释义来源 谢幸,孔北华,段涛.妇产科学[M].9版.北京:人民卫生出版社,2018.

子宫腺肌瘤样息肉(Adenomyomatous polyps)

释义 子宫腺肌瘤样息肉又称为子宫内膜息肉样腺肌瘤(endometrial polypoid adenomyoma),是一种特殊的宫腔内占位病变,是子宫内膜息肉的一种特殊类型,有不同的组织学特点,除了含有上皮成分外,主要为基质成分,或含有平滑肌组织,约占子宫内膜息肉的1.3%。近年来研究推测其发生可能是来源于子宫内膜的基质祖细胞,因为这些细胞具有向平滑肌细胞分化的潜能,也可能与雌激素的长期刺激有关。结合病理,可分为典型性息肉样腺肌瘤和非典型性息肉样腺肌瘤。前者主要是正常的子宫内膜腺体及平滑肌间质交织组成;后者腺上皮拥挤、不规则,出现复杂型、不典型性增生,并且平滑肌间质丰富,较为杂乱和松散,可与子宫内膜的非典型增生同时发生,是一种恶性潜能未定的病变。

是否属于 MeSH 词汇 否

释义来源 曹泽毅.中华妇产科学[M].3版.北京:人民卫生出版社,2014.

子宫非典型性息肉样腺肌瘤(Atypical polypoid adenomyoma, APA)

释义 是一种非常罕见的息肉样子宫肿瘤,由结构复杂和细胞具有非典型性的子宫内

膜腺体组成,间质主要为平滑肌。在 WHO (2014) 女性生殖官肿瘤分类中归于子宫混合型上皮和间叶肿瘤。APA 的病因及发病机制尚不明确,多数学者认为与雌激素的持续作用有关。有报道称在长期进行激素替代治疗的 Turner 综合征患者中 APA 发生率明显升高。APA 主要症状为不规则阴道出血,经期紊乱,经量过多及不孕,其中以不规则阴道出血为主;宫腔镜下见病变多发于宫体下部,息肉样外观,瘤体直径 1.0~6.5cm,<2cm 的病灶较为常见(平均 1.9cm),基底部有蒂或无蒂,与肌壁有一清楚的界限,经阴道 B 超、MR 等影像学检查,部分患者可见实质性占位,但缺乏特异性;APA 有明显的组织病理学特征,明确诊断主要靠病理学检查。虽然是良性病变,但是它有复发趋势及内膜癌发生的风险增加,因此对于非典型性息肉样腺肌瘤在治疗上采取子宫全切术,保留子宫的患者要密切随访。

是否属于 MeSH 词汇　否

释义来源　曹泽毅.中华妇产科学[M].3 版.北京:人民卫生出版社,2014.

排卵性异常子宫出血(Abnormal ovulatory uterine bleeding)

释义　较无排卵性异常子宫出血少见,多发生于生育期女性。患者有周期性排卵,因此临床上有可辨认的月经周期。主要包括黄体功能不全、子宫内膜不规则脱落和子宫内膜局部异常所致的异常子宫出血。

是否属于 MeSH 词汇　否

释义来源　谢幸,孔北华.段涛.妇产科学[M].9 版.北京:人民卫生出版社,2018.

黄体功能不足(Luteal phase defect,LPD)

释义　又称黄体功能不全,是由于黄体发育不良或者过早退化,引起分泌黄体酮不足或黄体酮对子宫内膜的作用不足,从而导致子宫内膜不能在正确的时间达到正确的状态,临床症状主要包括月经频发、不孕或早期流产。在不孕症人群中发生率约 5%~10%。

是否属于 MeSH 词汇　否

释义来源　曹泽毅.中华妇产科学[M].3 版.北京:人民卫生出版社,2014.

子宫内膜异常出血(AUB-endometrial, AUB-E)

释义　是指原发于子宫内膜局部异常引起的异常子宫出血。当异常子宫出血发生在规律且有排卵的周期,特别是经排查未发现其他原因可解释时,则可能是原发于子宫内膜局部异常所致。症状如仅是月经过多,可能为调节子宫内膜局部凝血纤溶功能的机制异常;此外,还可仅表现为经间期或经期延长,可能是子宫内膜修复的分子机制异常,包括子宫内膜炎症、感染、炎性反应异常和子宫内膜血管生成异常。目前尚无特异方法诊断子宫内膜局部异常,主要基于在有排卵月经的基础上排除其他明确异常后而确定。

是否属于 MeSH 词汇　否

释义来源　谢幸,孔北华,段涛.妇产科学[M].9 版.北京:人民卫生出版社,2018.

子宫内膜增生(Endometrial hyperplasia, EH)

释义　子宫内膜增生是一种非生理性、非侵袭性的内膜腺体增生病变,由于腺体结构(大小和形态)的改变、腺体和间质比例的改变(>1:1),从而导致子宫内膜量增多。是妇女的常见病、多发病,多见于青春期和绝经过渡期。其产生与雌激素持续作用而无孕酮拮抗密切相关。由于体内外源性或内源性雌激素的持续增多,造成子宫内膜腺体与间质的增殖性生长,此时如缺乏孕激素的拮抗,子宫内膜不能发生分泌期转化,导致了 EH 发生。EH 可分为四种病理类型:①单纯型增生;②复杂型增生;③单纯型不典型增生;④复杂型不典型增生。2014 年修订版的 WHO 分类,将子宫内膜增生分为 2 类:子宫内膜增生不伴不典型增生和子宫内膜不典型增生。其中,不典型增生被公认是子宫内膜癌的癌前病变。

是否属于 MeSH 词汇 是,MeSH ID:D004714
释义来源 谢幸,孔北华,段涛. 妇产科学[M]. 9 版. 北京:人民卫生出版社,2018.

经前期综合征(Premenstrual syndrome, PMS)

释义 经前期综合征是一种病因未明的以精神性和躯体性症状为主要表现的综合征,在黄体期(月经前 7~14 天)出现症状,月经来潮后症状逐渐消退,主要表现为焦虑、抑郁、情绪波动、乳房胀痛和睡眠障碍等。严重者可影响妇女的正常生活。可能的相关因素包括:黄体功能不足、B 族维生素缺乏、低血糖、催乳素过多、前列腺素降低、甲状腺功能障碍、水 - 盐调节异常、内源性阿片肽异常、5- 羟色胺活性下降等,其行为症状可能与脑中相应靶细胞对卵巢甾体激素的反应有关。

是否属于 MeSH 词汇 是,MeSH ID:D011293
释义来源 谢幸,孔北华,段涛. 妇产科学[M]. 9 版. 北京:人民卫生出版社,2018.

绝经综合征(Menopause syndrome)

释义 绝经综合征是指女性绝经前后出现因性激素波动或减少所致的一系列躯体及精神心理综合征,是以自主神经系统功能紊乱为主,伴有精神心理症状的一系列综合征,严重者影响工作和生活。其主要表现为月经紊乱、血管舒缩症状、心血管系统症状、代谢综合征、泌尿生殖综合征以及骨质疏松等。

是否属于 MeSH 词汇 否
释义来源 曹泽毅. 中华妇产科学[M]. 3 版. 北京:人民卫生出版社,2014.

卵巢支持 - 间质细胞瘤(Sertoli-Leydig cell tumor,SLCT)

释义 卵巢支持 - 间质细胞瘤又称男性母细胞瘤或睾丸母细胞瘤,是一种向睾丸组织分化的卵巢性索间质肿瘤,约占全部卵巢肿瘤的 0.1%~0.5%。患者年龄范围为 4~65 岁,多见 30 岁以前的女性,且大多仅累及单侧卵巢。大部分患者可出现男性化及去女性化的表现,可表现为月经稀少、闭经、不孕、多毛、喉结发育及阴蒂肥大等。肿瘤分泌睾酮是男性化和去女性化表现的主要原因,但部分肿瘤没有内分泌方面的表现,甚至一些肿瘤可能出现雌激素作用的症状。根据其组织结构差异,将此肿瘤分为支持细胞瘤、间质细胞瘤和支持间质细胞瘤。

是否属于 MeSH 词汇 是,MeSH ID:D018310
释义来源 曹泽毅. 中华妇产科学[M]. 3 版. 北京:人民卫生出版社,2014.

原发性痛经(Primary dysmenorrhea,PD)

释义 指生殖器官无器质性病变的痛经,又称为功能性痛经。发病时间大部分开始于月经起始的 1~2 小时内,表现为下腹部痉挛性疼痛、小腹坠胀不适。多伴有不同程度的恶心、呕吐、肢体发冷等,甚者发生晕厥,严重影响患者的日常生活。可能原因包括精神体质因素、前列腺素分泌异常、白三烯、加压素或缩宫素等所致。

是否属于 MeSH 词汇　否

释义来源　谢幸,孔北华,段涛.妇产科学[M].9 版.北京:人民卫生出版社,2018.

继发性痛经(Secondary dysmenorrhea,SD)

释义　因盆腔器质性疾病导致的痛经。多见于子宫内膜异位症和子宫腺肌病,也可由子宫平滑肌瘤、盆腔粘连或盆腔静脉淤血引起。

是否属于 MeSH 词汇　否

释义来源　谢幸,孔北华,段涛.妇产科学[M].9 版.北京:人民卫生出版社,2018.

促性腺激素释放激素依赖性性早熟(GnRH-dependent precocious puberty)

释义　又称为中枢性性早熟(central precocious puberty,CPP)、真性性早熟(true precocious puberty)或完全性性早熟(complete isosexual precocity),女童在 8 岁前呈现第二性征。此类性早熟具有与正常青春期发育类同的下丘脑 - 垂体 - 性腺轴(hypothalamic-pituitary-gonadal axis,HPGA)发动、成熟的程序性过程,直至生殖系统成熟。由于下丘脑提前分泌和释放促性腺激素释放激素(GnRH),激活垂体分泌促性腺激素使性腺发育并分泌性激素,从而使内、外生殖器发育和第二性征呈现。

是否属于 MeSH 词汇　否

释义来源　曹泽毅.中华妇产科学[M].3 版.北京:人民卫生出版社,2014.

特发性性早熟(Idiopathic sexual precocity)

释义　是一种未能发现器质性病变的 GnRH 依赖性性早熟。女孩中枢性性早熟中约有

80%~90% 为特发性。目前国内外对特发性性早熟患儿的治疗主要是采用 GnRH-a,其能有效抑制垂体促性腺激素分泌,可以使患儿的性腺暂停发育,LH、FSH 及 E_2 的水平恢复至青春期前的正常状态。

是否属于 MeSH 词汇　是,MeSH ID:D011629

释义来源　曹泽毅.中华妇产科学[M].3 版.北京:人民卫生出版社,2014.

非 GnRH 依赖性性早熟(Gonadotropin-independent precocious puberty)

释义　又称假性性早熟(pseudo-precocious puberty,PPP)、外周性性早熟(peripheral precocious puberty,PPP),是缘于各种原因引起的体内甾体激素升高至青春期水平,而与下丘脑分泌的促性腺激素释放激素(GnRH)的作用无关,其特点为不具有完整的性发育程序性过程。根据第二性征性质可分为同性性早熟(女性副性征)和异性性早熟(男性副性征)。

是否属于 MeSH 词汇　否

释义来源　曹泽毅.中华妇产科学[M].3 版.北京:人民卫生出版社,2014.

卵巢颗粒细胞瘤(Granulosa cell tumor of the ovary)

释义　卵巢颗粒细胞瘤是卵巢性索间质肿瘤中常见的低度恶性肿瘤,约占其 70% 左右。颗粒细胞瘤按其病理组织形态分为两种类型:幼年型和成人型。幼年型患者有约 45% 发生在 10 岁以下。成人型占全部颗粒细胞瘤的 95%,主要发生在 30~70 岁的妇女,高峰年龄是 50~55 岁。肿瘤具有内分泌功能,可产生雌激素或孕激素,少数产生雄激素,发生于青春期前的患者表现为假性性早熟,引起乳房发育甚至阴道出血。

是否属于 MeSH 词汇 是,MeSH ID:C537296
释义来源 曹泽毅.中华妇产科学[M].3 版.
北京:人民卫生出版社,2014.

青春发育延迟(Puberty delayed)

释义 青春发育比正常人群性征出现的平均
年龄晚 2~2.5 个标准差时,称青春发育延迟
(delayed puberty),通常指女孩在 13 岁以后仍
未出现性征发育。主要表现为缺乏任何第二
性征发育,比如身材矮小、性幼稚、乳房不发
育、无月经初潮等。根据其病因可分为体质
性青春发育延迟、低促性腺激素性的性腺功
能低下(下丘脑 - 垂体异常)及高促性腺激素
性的性腺功能低下(性腺异常)。
是否属于 MeSH 词汇 是,MeSH ID:D011628
释义来源 曹泽毅.中华妇产科学[M].3 版.
北京:人民卫生出版社,2014.

性幼稚(Sexual infantilism)

释义 又称为性发育不全,更多指青春不发
育,常伴有其他先天异常。17 岁尚无性发育
的征象,则应警惕可能存在疾病,诊断前应排
除青春期生理性延迟。性幼稚症的患者均无
第二性征,生殖器呈幼稚状态。由于原发病
变的部位不同,缺乏的激素种类不同,相应的
对全身发育的影响也不同,女性患者由于雌
激素缺乏,主要临床表现为原发闭经。
是否属于 MeSH 词汇 是,MeSH ID:D050035
释义来源 曹泽毅.中华妇产科学[M].3 版.
北京:人民卫生出版社,2014.

低促性腺激素性性腺功能低下
(Hypogonadotropic hypogonadism)

释义 由各种原因导致下丘脑促性腺激素释
放激素和 / 或垂体促性腺激素合成、分泌或

作用障碍进而引起性腺功能不全的一类疾
病。临床上可表现为女性第二性征发育不
全、生长障碍、青春期延迟、闭经等,也可合并
嗅觉障碍,但无 Turner 综合征的特殊容貌。
性激素检查提示促性腺激素(FSH 和 LH)水
平低或正常,雌二醇水平低。
是否属于 MeSH 词汇 是,MeSH ID:D007006
释义来源 曹泽毅.中华妇产科学[M].3 版.
北京:人民卫生出版社,2014.

高促性腺激素性性腺功能低下
(Hypergonadotropic hypogonadism)

释义 由于各种原因导致卵巢对促性腺激
素的刺激缺乏反应,表现为促性腺水平升高
而雌激素水平低下。其中先天性高促性腺
激素性性腺功能低下,源于原发性卵巢发育
不全或功能障碍所致的性征不发育,包括:
① Turner 综合征——典型的染色体核型为
45,XO,一组以躯体异常特征如身矮、颈蹼、
多面痣、桶状胸、肘外翻等,以及包括内脏的
多发畸形的综合征;② 46,XX 和 46,XY 单
纯性腺发育不全——女性外表,内外生殖器
均为女性,但性征不发育且原发闭经,性腺均
为条索状。
是否属于 MeSH 词汇 是,MeSH ID:D007006
释义来源 曹泽毅.中华妇产科学[M].3 版.
北京:人民卫生出版社,2014.

多囊卵巢综合征(Polycystic ovary syndrome, PCOS)

释义 多囊卵巢综合征又称 Stein-Leventhal
综合征,是由遗传和环境因素共同导致的常
见内分泌代谢疾病。在育龄妇女中,其患病
率为 5%~10%,临床常表现为月经稀发、闭
经、多毛、痤疮及黑棘皮病等,育龄期妇女常
伴不孕。可伴有肥胖、胰岛素抵抗、血脂紊乱

等代谢异常,是 2 型糖尿病、心脑血管疾病和子宫内膜癌发病的高危因素。中国育龄期和围绝经期 PCOS 诊断标准采用以下诊断名称:①疑似 PCOS——月经稀发或闭经或不规则子宫出血是诊断的必要条件,另外符合下列 2 项中的 1 项,即高雄激素临床表现或高雄激素血症或超声下表现为 PCOM;②确诊 PCOS——具备上述疑似 PCOS 诊断条件后,还必须逐一排除其他可能引起雄激素过多的疾病和排卵异常的疾病才能确诊。对于青春期 PCOS 的诊断必须同时符合以下 3 个指标:①初潮后月经稀发至少 2 年或闭经;②高雄激素临床表现或高雄激素血症;③超声下 PCOM 表现。同时排除其他相关疾病。2018 年颁布的"国际 PCOS 多囊卵巢综合征评估和管理指南"中对于成人 PCOS 仍推荐采用 2003 年欧洲人类生殖与胚胎学学会(European Society of Human Reproduction and Embryology,ESHRE)/ 美国生殖医学学会(American Society of Reproductive Medicine,ASRM)发布的 PCOS 诊断标准,如下:稀发排卵或无排卵;高雄激素血症和 / 或高雄激素的临床表现;超声显示卵巢呈多囊样改变。以上 3 项中存在 2 项,并除外引起雄激素过多症的其他原因即可诊断 PCOS。但对于诊断的方法和界值提出了修改建议。

是否属于 MeSH 词汇 是,MeSH ID:D011085

释义来源 中国医师协会内分泌代谢科医师分会 . 多囊卵巢综合征诊治内分泌专家共识[J]. 中华内分泌代谢杂志,2018,34(1):1-7.

高雄激素血症(Hyperandrogenism,HA)

释义 高雄激素血症是女性常见的一种内分泌紊乱性疾病,是由卵巢和 / 或肾上腺产生过多的雄激素和 / 或外周代谢转化增加和 / 或终末器官敏感性增加所致。是指血液循环中一种或多种雄激素水平增高,或活性过强

造成女性下丘脑 - 垂体 - 卵巢轴功能紊乱和能量代谢失调的一组疾病,临床表现主要为轻度皮肤改变(皮脂增加)、痤疮、面部或体毛过多、声音改变、阴蒂增大、体形改变、肥胖、月经减少、闭经和不孕等症状,并伴有糖代谢和脂代谢紊乱。临床上常见的致雄激素升高的卵巢疾病有多囊卵巢综合征和卵巢肿瘤。2/3 的多囊卵巢综合征患者伴有高雄激素血症。

是否属于 MeSH 词汇 是,MeSH ID:D017588

释义来源 曹泽毅 . 中华妇产科学[M]. 3 版 . 北京:人民卫生出版社,2014.

胰岛素抵抗(Insulin resistance,IR)

释义 IR 是指外周组织对胰岛素的敏感性降低,对糖代谢的调节作用减弱,胰岛素代偿性分泌增加,形成高胰岛素血症。研究表明,在 PCOS 中的 IR 与细胞内信号通路、内分泌、炎症等密切相关。血糖 - 高胰岛素钳夹试验(euglycemic insulin clamp)是判断 IR 的"金标准"。二甲双胍是治疗 PCOS 患者 IR 的一线用药。

是否属于 MeSH 词汇 是,MeSH ID:D007333

释义来源 谢幸,孔北华,段涛 . 妇产科学[M]. 9 版 . 北京:人民卫生出版社,2018.

高雄激素胰岛素抵抗黑棘皮综合征(Hyperandrogenism insulin resistance acanthosis nigricans,HAIR-AN)

释义 高雄激素胰岛素抵抗黑棘皮综合征,又称黑棘皮病,是一种皮肤病变,其受累部位皮肤增厚呈乳头瘤样斑块,同时伴有色素沉着,呈灰褐色至黑色。黑棘皮病是高胰岛素血症在皮肤的表现,是高代谢风险的临床标志之一。患者多数也合并有高雄激素血症,最常见于年轻妇女。近年有研究提示胰岛素

抵抗是 HAIR-AN 的病因,二甲双胍能改善胰岛素抵抗。

是否属于 MeSH 词汇 否

释义来源 谢幸,孔北华,段涛.妇产科学[M].9 版.北京:人民卫生出版社,2018.

代谢综合征(Metabolic syndrome,MetS)

释义 是一组复杂的代谢紊乱综合征,即蛋白质、脂肪、碳水化合物等物质发生代谢紊乱,主要的病理生理基础为胰岛素抵抗。表现包括糖尿病和 / 或升高的空腹血糖、腹型肥胖、血脂异常和血压升高,心血管疾病的风险增加。诊断标准如下(5 项中符合 3 项即可):①腹型肥胖(女性腰围)≥ 85cm;②高血糖,即空腹血糖 ≥ 6.1mmol/L 或糖负荷后 2 小时血糖 ≥ 7.8mmol/L 和 / 或已确诊为糖尿病并治疗者;③高血压,即血压 ≥ 130/85mmHg 及 / 或已确认为高血压并治疗者;④空腹 TG ≥ 1.70mmol/L;⑤空腹 HDL-C<1.04mmol/L。

是否属于 MeSH 词汇 是,MeSH ID:D024821

释义来源 曹泽毅.中华妇产科学[M].3 版.北京:人民卫生出版社,2014.

卵巢过度刺激综合征(Ovarian hyperstimulation syndrome,OHSS)

释义 卵巢过度刺激综合征是与辅助生殖技术相关的医源性并发症,由于患者对外源性促性腺激素高反应引起,其主要特征为卵巢增大、毛细血管通透性增加。由此造成的病理生理改变包括体液从血管内大量渗出,导致胸腹水形成;血液浓缩,电解质紊乱;肝肾功能受损及血栓形成;严重者危及患者生命。早发型 OHSS 一般在 hCG 注射后 7 天内发生,主要与卵巢对促性腺激素高反应和外源性 hCG 有关;而迟发型 OHSS 一般在注射 hCG 后 10 天及之后发生,与妊娠后内源性 hCG 升高有关。根据临床症状、体征及实验室检查将 OHSS 分为轻、中、重度(Golan 分类法):①轻度——腹胀、恶心、呕吐和 / 或腹泻,卵巢直径增大 5~10cm;②中度——轻度症状 +B 超发现腹水,卵巢增大直径 >10cm;③重度——中度症状 + 临床腹水和 / 或胸腔积液、呼吸困难。前述症状伴血浓缩、血黏稠度增加、血容量减少、肾灌注减少、少尿、卵巢增大直径 >12cm。

是否属于 MeSH 词汇 是,MeSH ID:D016471

释义来源 谢幸,孔北华,段涛.妇产科学[M].9 版.北京:人民卫生出版社,2018.

卵巢生殖细胞瘤(Ovarian germ cell tumor)

释义 卵巢生殖细胞瘤是卵巢原发的一类含有恶性生殖细胞成分的肿瘤。卵巢恶性生殖细胞肿瘤为起源于原始生殖细胞的一组恶性肿瘤,约占所有卵巢恶性肿瘤的 5%~20%。包括由单一增生的原始生殖细胞构成的无性细胞瘤,或形态学上呈异质性的原始畸胎瘤样肿瘤——卵黄囊瘤,或沿胚胎外滋养层分化的非妊娠性绒毛膜癌,以及胚胎性癌、多胚瘤和混合性生殖细胞瘤等。这类肿瘤的病理诊断通常依靠形态学特征就可以区分和确诊,但不同类型的生殖细胞肿瘤在形态学上存上一定程度的重叠交叉。

是否属于 MeSH 词汇 是,MeSH ID:D018237

释义来源 曹泽毅.中华妇产科学[M].3 版.北京:人民卫生出版社,2014.

单侧条索状卵巢综合征(Unilateral streaked ovarian syndrome)

释义 为正常核型 46,XX,正常女性体态,子宫和输卵管形态均正常。月经由稀少到继发闭经,左侧卵巢呈纤维索状,而右侧卵巢发育不良,无排卵征或卵巢黄体。纤维索状性腺常常在左侧,但病因尚不清楚。

是否属于 MeSH 词汇 否

释义来源 曹泽毅.中华妇产科学[M].3版.北京:人民卫生出版社,2014.

子宫内膜异位症(Endometriosis)

释义 子宫内膜异位症是指有活性的子宫内膜组织在子宫腔以外的其他部位种植、生长、形成病灶,是一种雌激素依赖性疾病、炎症性疾病。病灶主要位于卵巢、盆腔腹膜、直肠子宫陷凹,也可累及盆腔其他脏器及盆腔外组织器官。患者可以无症状,有症状者多表现为疼痛和不孕。一般认为,在育龄妇女中有 10%~15% 的发病率,且近年有明显上升趋势,有"现代病"之称。在不孕女性中该发病率升至 30%,而对于月经周期规律且性伴侣精液正常的不孕女性,其发病率高达 50%。疼痛可表现为痛经、慢性盆腔痛、性交痛、排便痛等多种形式。患病年龄可从青春期到绝经后。严重影响妇女健康和生活质量。

是否属于 MeSH 词汇 是,MeSH ID:D004715

释义来源 谢幸,孔北华,段涛.妇产科学[M].9版.北京:人民卫生出版社,2018.

卵巢巧克力囊肿(Endometrial cyst of ovary)

释义 卵巢巧克力囊肿属于子宫内膜异位症的一种类型,其形成过程大致为:子宫内膜异位于卵巢深部,其组织结构和正常位置的子宫内膜一样,也会出现增生和分泌期的改变,引起周期性出血,血液聚积在卵巢内,最终形成囊肿。囊肿多呈现出巧克力糊状,容易发生表面出血或破损,和周围器官组织发生粘连。该病通常可引起女性月经不调、经期腹痛以及不孕等,临床上常根据患者年龄、

症状轻重、病变程度和对生育的要求选择治疗方案。

是否属于 MeSH 词汇 否

释义来源 谢幸,孔北华,段涛.妇产科学[M].9版.北京:人民卫生出版社,2018.

子宫腺肌病(Adenomyosis)

释义 子宫腺肌病是指有生长功能的子宫内膜腺体与间质侵入子宫肌层,导致子宫肌层局限性或弥漫性增生肥大的一种雌激素依赖性妇科良性疾病。子宫腺肌病是育龄女性常见疾病,典型临床表现为进行性痛经、经量增多、子宫增大和生育力下降。

是否属于 MeSH 词汇 是,MeSH ID:D062788

释义来源 谢幸,孔北华,段涛.妇产科学[M].9版.北京:人民卫生出版社,2018.

子宫肥大症(Hypertrophy of uterus)

释义 子宫肥大症又称弥漫性子宫肥大症,是指子宫非肿瘤性的肿大。此病的病因多是连续数次的子宫内妊娠或分娩或是长期的慢性炎症使得子宫壁的纤维、结缔组织增生而导致的子宫增大。子宫肥大症病理上的诊断依据是患者的子宫肌层厚度 >2.5cm,子宫的重量 >210g。常见的临床症状包括不同程度的子宫出血、盆腔不适、分泌物增多等。

是否属于 MeSH 词汇 否

释义来源 曹泽毅.中华妇产科学[M].3版.北京:人民卫生出版社,2014.

自然流产(Spontaneous miscarriage/ spontaneous abortion)

释义 妊娠不足 28 周,胎儿体重不足 1 000g 而自发终止者为自然流产,妊娠 13 周末前终止者为早期流产(early abortion),妊娠 14 周至

不足 28 周终止者为晚期流产（late abortion）。自然流产率占全部妊娠的 10%~15%，其中 80% 以上为早期流产。胚胎染色体异常是自然流产的主要原因，其他原因包括母体全身性疾病、内分泌异常、免疫功能异常以及生殖器异常。流产分为先兆流产、难免流产、不全流产和完全流产。还有三种特殊类型流产：稽留流产、复发性流产和流产感染。

是否属于 MeSH 词汇 是，MeSH ID：D000022

释义来源 沈铿，马丁 . 妇产科学［M］. 3 版 . 北京：人民卫生出版社，2015.

复发性流产（Recurrent spontaneous abortion，RSA）

释义 关于复发性流产的定义，国际上不同国家和地区定义不同。2011 年英国皇家妇产科医师学会（Royal College of Obstetricians and Gynecologists，RCOG）定义为与同一性伴侣连续发生 3 次或 3 次以上并于妊娠 24 周前的胎儿丢失，包括生化妊娠，强调了流产的连续性；2012 年美国生殖医学学会的标准是 2 次或 2 次以上妊娠失败，明确排除生化妊娠，未强调流产的孕周及流产的连续性；2020 年自然流产诊治中国专家共识提出，鉴于我国的国情和临床实践，建议将连续发生 2 次及 2 次以上在妊娠 28 周之前的胎儿丢失定义为复发性流产，包括连续发生的生化妊娠。复发性流产病因复杂，母体免疫学因素、易栓因素、女性生殖道解剖结构异常以及内分泌异常成为最重要的四种病因，而亲代染色体异常所占自然流产病因的构成比仅占少部分。

是否属于 MeSH 词汇 否

释义来源 自然流产诊治中国专家编写组 . 自然流产诊治中国专家共识（2020 年版）［J］. 中国实用妇科与产科杂志，2020，36（11）：1082-1090.

生化妊娠（Biochemical pregnancy）

释义 生化妊娠是妊娠的早期阶段，通常在受精 5~7 天囊胚进入子宫腔并孵出，滋养细胞分泌的 hCG，可以在血中被检测出来，随着 hCG 浓度的增加，在尿中也可以测出，这个阶段被称为生化妊娠阶段。如果仅通过血清或尿液中的 β-hCG 诊断妊娠，后续结果降至阴性，则称为生化妊娠丢失（biochemical pregnancy loss）。临床上常说的"生化妊娠"大多属于这种情况。生化妊娠是否纳入自然流产管理尚未达成共识。在英国皇家妇产科医师学会（Royal College of Obstetricians and Gynecologists，RCOG）指南中自然流产包括生化妊娠，而在 ASRM 指南中则将生化妊娠排除在自然流产之外。2020 年自然流产诊治中国专家共识中提出，生化妊娠也是妊娠失败的一种表现形式，属于妊娠丢失的范畴，应纳入自然流产进行管理。

是否属于 MeSH 词汇 否

释义来源 自然流产诊治中国专家编写组 . 自然流产诊治中国专家共识（2020 年版）. 中国实用妇科与产科杂志，2020，36（11）：1082-1090.

先兆流产（Threatened abortion）

释义 妊娠 28 周前出现少量阴道流血，常为暗红色或血性白带，流血后数小时至数日可出现轻微下腹痛或腰骶部胀痛；宫颈口未开，无妊娠物排出；子宫大小与停经时间相符。先兆流产患者应适当休息，酌情给予黄体酮类药物治疗，经休息及治疗，症状消失，可继续妊娠。如症状加重，超声检查提示胎儿发育不良，血 hCG 持续不升或下降，则可能发展为难免流产，应及时终止妊娠。

是否属于 MeSH 词汇 是，MeSH ID：D000033

释义来源 沈铿，马丁 . 妇产科学［M］. 3 版 . 北京：人民卫生出版社，2015.

难免流产（Inevitable abortion）

释义　在先兆流产的基础上，阴道流血增多，腹痛加剧，或出现胎膜破裂。检查见宫颈口已扩张，有时可见胎囊或胚胎组织堵塞于宫颈口内，子宫与停经时间相符或略小。超声检查可仅见胚囊而无胚胎（或胎儿），或有胚胎但无心管搏动亦属于此类型。难免流产一旦确诊应尽早使胚胎及胎盘组织完全排出。早期流产可采用清宫术，晚期流产子宫较大者应静滴缩宫素促进子宫收缩。

是否属于 MeSH 词汇　否

释义来源　沈铿，马丁.妇产科学[M].3 版.北京：人民卫生出版社，2015.

不全流产（Incomplete abortion/Abortion incomplete）

释义　难免流产继续发展，部分妊娠物排出宫腔，或胎儿排出后胎盘滞留宫腔或嵌顿于宫颈口，影响子宫收缩，导致大量出血，甚至休克。检查可见宫颈已扩张，宫颈口有妊娠物堵塞及持续性血液流出，子宫小于停经时间。一经确诊不全流产应尽快清除宫腔内残留组织，根据孕周大小采用刮宫术或钳刮术。

是否属于 MeSH 词汇　是，MeSH ID：D000027

释义来源　沈铿，马丁.妇产科学[M].3 版.北京：人民卫生出版社，2015.

完全流产（Complete abortion）

释义　有流产的症状，妊娠物已全部排出，随后流血逐渐停止，腹痛逐渐消失。检查见宫颈口关闭，子宫接近正常大小。超声检查宫腔内无残留物。若无感染症状，无需特殊处理。

是否属于 MeSH 词汇　否

释义来源　沈铿，马丁.妇产科学[M].3 版.北京：人民卫生出版社，2015.

稽留流产（Missed abortion）

释义　又称为过期流产，指宫内胚胎或胎儿死亡后未及时排出者。典型表现是有正常的早孕过程，有先兆流产的症状或无任何症状；随着停经时间延长，子宫不再增大或反而缩小，子宫体积小于该停经时间的子宫大小；宫颈口未开，质地不软。若已到孕中期，孕妇胎动消失，胎监未闻及胎心搏动。稽留流产的处理原则是尽快将妊娠产物排出，术前检查凝血功能，排除凝血功能障碍。子宫 <12 孕周者可行刮宫术；子宫 ≥ 12 孕周者可使用药物流产的方式，或静滴催产素促使胎儿排出。

是否属于 MeSH 词汇　是，MeSH ID：D000030

释义来源　沈铿，马丁.妇产科学[M].3 版.北京：人民卫生出版社，2015.

流产合并感染（Septic abortion）

释义　多见于阴道流血时间较长的流产患者，也常发生在不全流产或不洁流产。临床表现为下腹痛、阴道有恶臭分泌物，双合诊检查有宫颈摇摆痛。严重时引起盆腔腹膜炎、败血症及感染性休克，可危及生命。常为厌氧菌及需氧菌混合感染。治疗原则为迅速控制感染的同时尽快清除宫内残留物。

是否属于 MeSH 词汇　是，MeSH ID：D000031

释义来源　沈铿，马丁.妇产科学[M].3 版.北京：人民卫生出版社，2015.

人工流产（Induced abortion/artificial abortion）

释义　指因意外妊娠、疾病等原因而采取方法终止妊娠,分为早期人工流产和中期妊娠引产。凡在妊娠 3 个月内采用人工或药物方法终止妊娠称为早期人工流产。可分为手术流产(surgical abortion)与药物流产(medical abortion)两种方法。手术流产又分为负压吸引术(vacuum aspiration)与钳刮术。负压吸引术适用于妊娠 10 周内要求终止者。妊娠孕周 ≥ 10 周者应采用钳刮术。药物流产目前临床常用的药物为米非司酮和米索前列醇。人工流产仅作为避孕失败的补救措施,对妇女的生殖健康有一定影响,不能作为常用的避孕方法。

是否属于 MeSH 词汇 是,MeSH ID:000028
释义来源 沈铿,马丁.妇产科学[M]. 3 版.北京:人民卫生出版社,2015.

异位妊娠(Ectopic pregnancy)

释义 受精卵着床于子宫体腔以外,又称"宫外孕(extrauterine pregnancy)"是妇产科常见的急腹症之一,是早期妊娠孕妇死亡的主要原因。临床表现主要为停经后阴道不规则流血,可伴腹痛。异位妊娠腹腔内出血多时有晕厥、休克等临床表现。根据部位不同,分为:输卵管妊娠、宫颈妊娠、卵巢妊娠、腹腔妊娠、阔韧带妊娠等。其中以输卵管妊娠最常见。

是否属于 MeSH 词汇 是,MeSH ID:D011271
释义来源 沈铿,马丁.妇产科学[M]. 3 版.北京:人民卫生出版社,2015.

输卵管妊娠(Tubal pregnancy)

释义 受精卵在子宫体腔以外着床称为异位妊娠,其中,受精卵在输卵管着床则称为输卵管妊娠,多发生在壶腹部,其次为峡部、伞部。输卵管妊娠占异位妊娠的 90% 以上,是孕早期孕产妇死亡率第一位的疾病。输卵管妊娠

常见临床表现为停经、腹痛、阴道流血。经阴道超声检查是对可疑异位妊娠患者的首选诊断方法。辅助生殖技术应用以来,偶然情况下出现发生在输卵管同侧或双侧的多胎妊娠,或者宫内宫外同时妊娠。

是否属于 MeSH 词汇 是,MeSH ID:D011274
释义来源 沈铿,马丁.妇产科学[M]. 3 版.北京:人民卫生出版社,2015.

流产型输卵管异位妊娠(Tubal pregnancy abortion)

释义 受精卵种植在输卵管黏膜皱襞内,由输卵管黏膜及纤维蛋白形成的包蜕膜很脆弱,随着孕囊发育增大,发育中的胚泡突破薄弱的包膜,落入管腔,而发生流产,管壁无明显破裂口,为流产型输卵管异位妊娠。多见于输卵管壶腹部或伞端妊娠。常伴有腹痛、腹腔内出血,如出血过多过快可导致贫血,甚至失血性休克,如误诊或抢救不及时将危及患者生命。

是否属于 MeSH 词汇 否
释义来源 谢幸,孔北华,段涛.妇产科学[M]. 9 版.北京:人民卫生出版社,2018.

输卵管妊娠破裂(Rupture of tubal pregnancy)

释义 受精卵种植在输卵管黏膜皱襞间,绒毛向管壁方向侵蚀肌层及浆膜,最终穿破浆膜形成输卵管妊娠破裂。输卵管妊娠破裂可引起急性腹腔内大量出血,以突发性下腹剧痛、面色苍白、肛门坠胀感、四肢厥冷、大汗淋漓、恶心、呕吐、血压下降或晕厥等为主要表现,导致急诊手术及输血的风险增加,严重时可致休克死亡,是孕早期孕妇常见的死亡原因之一。高水平的血 β-hCG 及孕酮是输卵管妊娠破裂的独立危险因素,原因可能是血 β-hCG 和孕酮越高,异位滋养细胞发育越好,

活力越强,血管丰富,滋养细胞侵入肌层越深,更容易导致破裂的发生。

是否属于 MeSH 词汇 否

释义来源 曹泽毅.中华妇产科学[M].3版.北京:人民卫生出版社,2014.

持续性异位妊娠(Persistent ectopic pregnancy, PEP)

释义 指异位妊娠保守性手术后或药物治疗后仍有滋养细胞存活,β-hCG 滴度下降缓慢或上升。临床可表现为保守性手术后或药物治疗后再次出现腹痛、腹腔内出血,严重者仍可危及生命。血 β-hCG 的监测是诊断持续性异位妊娠的依据。

是否属于 MeSH 词汇 否

释义来源 谢幸,孔北华,段涛.妇产科学[M].9版.北京:人民卫生出版社,2018.

腹腔妊娠(Abdominal pregnancy)

释义 位于输卵管、卵巢、阔韧带以外,种植于腹腔内的妊娠。腹腔妊娠可分为原发性和继发性两种,原发性腹腔妊娠诊断标准为:①双侧输卵管和卵巢均正常,无近期及远期损伤的证据;②无子宫腹膜瘘形成;③胚胎仅种植于腹膜表面,排除任何继发性腹腔妊娠的可能性。继发性腹腔妊娠往往发生于输卵管妊娠流产或破裂后,偶可继发于卵巢妊娠或子宫内妊娠而子宫存在缺陷破裂后,胚胎落入腹腔内。早期腹腔妊娠的临床表现多有停经及早孕反应,可有腹痛及阴道流血。腹腔妊娠一旦确诊应立即行剖宫产术取出胎儿。

是否属于 MeSH 词汇 是,MeSH ID:D011269

释义来源 谢幸,孔北华,段涛.妇产科学[M].9版.北京:人民卫生出版社,2018.

宫颈妊娠(Cervical pregnancy)

释义 受精卵在宫颈管内着床和发育。宫颈妊娠一旦发病则病情危重,随时可发生危及生命的阴道大出血,处理较困难。宫颈妊娠常见临床表现为停经后无痛性阴道出血,妇科检查见宫颈显著膨大,宫颈外口扩张,内口紧闭,子宫体大小正常或稍大。B 超提示宫腔空虚,孕囊位于宫颈管内,颈管扩张。近年来,随着辅助生殖技术的发展,宫颈妊娠的发病率有所增高。

是否属于 MeSH 词汇 否

释义来源 谢幸,孔北华,段涛.妇产科学[M].9版.北京:人民卫生出版社,2018.

卵巢妊娠(Ovarian pregnancy, OP)

释义 一种罕见的异位妊娠,最早报道于1962 年,指受精卵在卵巢着床、生长和发育。卵巢妊娠的诊断标准为:①患侧输卵管完整,无损伤的证据;②妊娠物位于卵巢组织内;③绒毛组织内有卵巢组织;④妊娠物以卵巢固有韧带与子宫相连。主要症状为与输卵管妊娠相似,停经、腹痛及阴道流血。破裂后可引起腹腔内大量出血,甚至休克。

是否属于 MeSH 词汇 是,MeSH ID:D065172

释义来源 谢幸,孔北华,段涛.妇产科学[M].9版.北京:人民卫生出版社,2018.

复合妊娠(Heterotopic pregnancy)

释义 指同时发生在 2 个或以上种植部位的妊娠,包括宫内外复合妊娠、双侧输卵管同时妊娠、输卵管合并卵巢妊娠等,其中以宫内外复合妊娠最常见。复合妊娠在自然妊娠状态下极为罕见,随着辅助生殖技术广泛开展,其发生率明显增高。复合妊娠的临床表现不特异,约 50% 的患者早期并没有典型的临床症状,诊断主要依靠超声检查。

是否属于 MeSH 词汇 是,MeSH ID:D063192

释义来源 谢幸,孔北华,段涛.妇产科学[M].9 版.北京:人民卫生出版社,2018.

剖宫产瘢痕妊娠(Caesarean scar pregnancy,CSP)

释义 剖宫产瘢痕妊娠是指胚胎着床或部分着床于子宫下段剖宫产瘢痕处,是异位妊娠的一种特殊类型,也是剖宫产的远期并发症,极具危险性。近年来由于剖宫产率居高不下,CSP 发病率迅速增加,诊治不当可能发生大出血、子宫破裂等并发症,严重危害妇女健康甚至威胁生命。可分为两种类型:外生型,可向膀胱和腹腔发展,可能并发妊娠早期子宫破裂和出血;内生型,可深入瘢痕,可发展为宫内活胎,但在胎盘部位出血的风险很高。剖宫产瘢痕妊娠临床诊断主要依据超声检查,治疗原则包括及时终止妊娠并清除病灶、预防出血、保留生育功能、保障生命安全。根据孕周大小、病程长短、胎囊与子宫剖宫产瘢痕处的相关程度、局部血供状态、血 β-hCG 值以及医疗机构的条件等综合考虑选择治疗方案。子宫动脉栓塞后清宫是目前较常用的治疗方法。

是否属于 MeSH 词汇 否

释义来源 谢幸,孔北华,段涛.妇产科学[M].9 版.北京:人民卫生出版社,2018.

子宫残角妊娠(Pregnancy in rudimentary horn)

释义 残角子宫是子宫畸形的一种类型,多与发育较好的子宫腔不相通。受精卵经残角子宫侧输卵管进入残角子宫内妊娠,称为子宫残角妊娠,是一种罕见的异位妊娠形式。

残角子宫肌壁多发育不良,多数在妊娠中期发生基层完全破裂或不完全破裂,引起严重内出血甚至休克,症状与输卵管间质部妊娠破裂相似。确诊子宫残角妊娠应及早手术切除残角,若有活胎机会者先行剖宫产术分娩胎儿,再切除残角子宫。

是否属于 MeSH 词汇 否

释义来源 沈铿,马丁.妇产科学[M].3 版.北京:人民卫生出版社,2015.

子宫峡部妊娠(Uterine isthmus pregnancy)

释义 子宫峡部妊娠属于异位妊娠,指受精卵着床和发育位于子宫组织学内口以上、解剖学内口以下的峡部,临床罕见且较为凶险。胚囊向宫腔生长,峡部肌层连续性多无中断,子宫形态基本正常。主要临床表现是妊娠早期阴道流血和刮宫时出现难以控制的大出血。最终的诊断及鉴别诊断要点要依据病理检查,子宫峡部妊娠的位置略高于宫颈妊娠,胎盘种植部位以下可见宫颈腺体。B 超检查可使术前子宫峡部妊娠诊断率大幅度提高。

是否属于 MeSH 词汇 否

释义来源 谢幸,孔北华,段涛.妇产科学[M].9 版.北京:人民卫生出版社,2018.

妊娠剧吐(Hyperemesis gravidarum,HG)

释义 妊娠剧吐是指妊娠早期孕妇出现严重恶心、呕吐,不能进食,严重者发生体液失衡、酮症甚至酸中毒。多数在孕 6 周前后出现,8~10 周达到高峰,孕 12 周左右自行消失。如果诊治不当,患者可因营养失调,代谢性酸中毒,电解质紊乱,肝、肾衰竭而危及生命,发病率 0.5%~2.0%。常规治疗包括:禁食,纠正水、电解质紊乱和酸碱平衡失调以及加用维生素 B_6、维生素 C。及时、尽早补充维生素

B₁,有效防治韦尼克脑病。常规治疗无效时,应考虑终止妊娠。

是否属于 MeSH 词汇 是,MeSH ID:D006939

释义来源 沈铿,马丁.妇产科学[M].3 版.北京:人民卫生出版社,2015.

妊娠剧吐性甲亢(Hyperthyroidism of hyperemesis gravidarum,THHG)

释义 又称妊娠甲亢综合征(syndrome of gestational hyperthyroidism,SGH)或一过性甲亢(transient hyperthyroidism),指不存在 Graves 病的临床特征、TSH 受到抑制并 FT₄ 水平升高、怀孕前无甲亢表现、甲状腺自身抗体呈阴性的一类特殊妊娠期疾病。妊娠剧吐 60% 患者伴有甲亢生化指标异常,与孕早期 hCG 分泌明显增多密切相关。hCG 与 TSH 的 β 亚单位化学结构相似,其受体也相似,hCG 相当于一个微弱的 TSH 激动剂,刺激 TSH 受体,促进甲状腺激素合成增加,抑制 TSH 水平,提升 FT₃、FT₄ 水平,故妊娠剧吐患者与正常早孕妇女比甲状腺功能亢进(简称甲亢)发生率明显增高。与此同时甲状腺激素的升高又可以加重妊娠剧吐,使之恶性循环不易治愈。及时接受丙硫氧嘧啶规范治疗,不仅能够改善孕妇甲状腺功能,减轻甲亢及妊娠剧吐症状,而且对于新生儿甲状腺健康及后期的生长发育、减少不良妊娠结局具有积极的影响。

是否属于 MeSH 词汇 否

释义来源 谢幸,孔北华,段涛.妇产科学[M].9 版.北京:人民卫生出版社,2018.

韦尼克脑病(Wernick's encephalopathy during pregnancy)

释义 韦尼克脑病是由维生素 B₁ 缺乏引起的严重神经系统并发症。约 10% 妊娠剧吐

者并发韦尼克脑病,表现为突发意识障碍、眼肌麻痹、共济运动失调,伴有多发性神经炎的症状,故也称为韦尼克四联症。主要是因为严重呕吐致维生素 B₁(硫胺素)严重缺乏,影响葡萄糖代谢,从而导致脑细胞功能的损伤。维生素 B₁ 还是神经细胞膜的重要组成部分,严重缺乏时可影响神经系统细胞膜的通透性,从而加剧相应的脑组织细胞损害。一旦确诊,需迅速采取维生素 B₁ 治疗,维生素 B₁ 可阻止神经精神症状的进展,逆转脑组织细胞损害。

是否属于 MeSH 词汇 否

释义来源 谢幸,孔北华,段涛.妇产科学[M].9 版.北京:人民卫生出版社,2018.

妊娠黄体瘤(Luteoma)

释义 妊娠黄体瘤又称妊娠黄素瘤,是指妊娠过程中卵巢内含有单个或多个黄素化结节状病变。大多发生在妊娠 3 个月后。肿瘤主要由卵泡膜黄素化细胞组成,会导致孕妇血清雄激素水平明显升高,临床以母体及/或胎儿男性化为突出表现,男性化产后多自行消退。

是否属于 MeSH 词汇 是,MeSH ID:D018311

释义来源 谢幸,孔北华,段涛.妇产科学[M].9 版.北京:人民卫生出版社,2018.

宫角妊娠(Cornual pregnancy)

释义 子宫角妊娠(简称宫角妊娠)是指妊娠囊种植于宫角部位,即子宫与输卵管交界处的内侧、子宫腔的外侧,属于子宫特殊部位妊娠。由于宫角部位肌层组织较薄,加之子宫血管与卵巢动静脉、输卵管血管在此处吻合,随着妊娠囊生长增大,流产和子宫破裂的风险也随之增加,可引起致命的盆腔大出血,孕产妇病死率可以高达 2.0%~2.5%。宫角妊

娠临床上比较罕见,发病率为1.90%~2.81%。临床诊断难度较大,患者孕早期行超声检查时,对于过于偏宫腔一侧的孕囊,应仔细观察明确妊娠囊位置,警惕宫角妊娠。

是否属于 MeSH 词汇 是,MeSH ID:D065173

释义来源 谢幸,孔北华,段涛.妇产科学[M].9版.北京:人民卫生出版社,2018.

复方口服避孕药(Combined oral contraceptives, COC)

释义 复方口服避孕药是指同时含有雌激素和孕激素来控制生育的一类复合甾体激素制剂,是一种高效的避孕药物。避孕机制:①抑制排卵;②改变宫颈黏液性状不利于精子通过;③改变子宫内膜形态与功能,不利于孕卵着床。正确服用COC可有效避免意外的妊娠,有效率可达99%以上。同时它的避孕效果是可逆的,停用后很快恢复排卵以及生育能力。此外,COC还有一些非避孕用途,如治疗子宫内膜异位症、痛经、经前期综合征,缓解月经过多导致的贫血,调整月经周期等。口服避孕药可能会影响凝血功能,增加深静脉血栓、肺栓塞、脑卒中和心肌梗死的风险。因此在使用COC前应进行评估,严格掌握适应证与禁忌证。

是否属于 MeSH 词汇 是,MeSH ID:D003277

释义来源 谢幸,孔北华,段涛.妇产科学[M].9版.北京:人民卫生出版社,2018.

女性结扎手术(Female ligation)

释义 是通过输卵管结扎的方法,使育龄妇女达到永久性避孕的目的,目前分手术结扎和药物结扎两种方法。

是否属于 MeSH 词汇 是,MeSH ID:D013246

释义来源 谢幸,孔北华,段涛.妇产科学[M].9版.北京:人民卫生出版社,2018.

女用避孕套(Femidom)

释义 是一柔软、宽松的袋状屏障避孕装置,放置于女性阴道内,起到避孕作用。

是否属于 MeSH 词汇 否

释义来源 李宏军,黄宇烽.实用男科学[M].2版.北京:科学出版社,2015.

药物流产(Medical abortion)

释义 药物流产是用药物而非手术终止妊娠的一种避孕失败的补救措施。药物流产终止早期妊娠可用于确诊为正常宫内妊娠,停经天数(从末次月经第一天算起)在49天之内,超声检查孕囊平均直径≤25mm的妇女。终止8~16周妊娠应该在住院的条件下进行。目前临床应用的药物为米非司酮和米索前列醇,米非司酮为抗孕激素制剂,具有抗孕激素及抗糖皮质激素作用,米索前列醇是前列腺素类似物,具有子宫兴奋和宫颈软化作用。两者配伍应用终止早孕完全流产率达90%以上。

是否属于 MeSH 词汇 否

释义来源 谢幸,孔北华,段涛.妇产科学[M].9版.北京:人民卫生出版社,2018.

男性避孕(Male contraceptive agents/male contraceptive advices)

释义 男性避孕包括阴茎套、输精管结扎术、口服激素、杀精剂。阴茎套和输精管结扎术作为物理屏障阻断精子与卵子相遇。口服激素通过阻止精子的生成而达到避孕效果。杀精剂的作用是破坏精子的功能,使精子没有能力与卵子结合。

是否属于 MeSH 词汇 是,MeSH ID:D003272 & D003275

释义来源 曹泽毅.中华妇产科学[M].3版.

北京：人民卫生出版社，2014.

女性避孕（Female contraceptive agents/female contraceptive advices）

释义 女性避孕包括激素避孕法（口服避孕药片、避孕针、避孕贴片、皮下埋植、紧急避孕药、阴道避孕环）、屏障避孕法（女性避孕套、宫颈帽）、宫内节育器、自然避孕法和绝育术。

是否属于 MeSH 词汇 是，MeSH ID：D003271 & D003274

释义来源 曹泽毅．中华妇产科学［M］．3 版．北京：人民卫生出版社，2014.

输卵管切除术（Salpingectomy）

释义 输卵管切除术是指经腹或者腹腔镜下行全部或部分输卵管切除，适用于绝育、输卵管妊娠、输卵管积水等治疗。输卵管血供与同侧卵巢血供关系密切，由于输卵管系膜紧贴于输卵管，在行输卵管切除术时有可能伤及子宫动脉与卵巢动脉在输卵管系膜内吻合成的动脉弓，使卵巢血流减少。但目前对于输卵管切除术是否影响卵巢功能仍有争议。最新的前沿医学认为卵巢上皮性肿瘤来源于输卵管，切除输卵管可在一定程度上预防卵巢上皮性肿瘤的发生。

是否属于 MeSH 词汇 是，MeSH ID：D058994

释义来源 刘新民．妇产科手术学［M］．3 版．北京：人民卫生出版社，2007.

输卵管结扎术（Tubal sterilization）

释义 输卵管结扎术是指经腹或者腹腔镜下行输卵管结扎术，适用于绝育、输卵管积水等治疗。输卵管结扎术通过切断、结扎、电凝、钳夹、环套输卵管来达到绝育的目的，目前多为输卵管抽芯包埋术，使精子与卵子无法相

遇，是一种安全、永久性的节育措施。但是术后的输卵管仍有小概率再次复通的可能。

是否属于 MeSH 词汇 是，MeSH ID：D013246

释义来源 曹泽毅．中华妇产科学［M］．3 版．北京：人民卫生出版社，2014.

宫内节育器（Intrauterine device）

释义 宫内节育器是一种放置在子宫腔内的避孕装置，通常由金属、塑料、硅橡胶等材料制成，同时可内含活性物质如铜离子（Cu^{2+}）、激素及药物等。其通过在子宫内膜局部产生无菌性炎症反应，干扰胚胎着床而发挥避孕作用。可用于长期避孕，也可用于紧急避孕。放置前应严格掌握适应证与禁忌证。

是否属于 MeSH 词汇 是，MeSH ID：D007434

释义来源 谢幸，孔北华，段涛．妇产科学［M］．9 版．北京：人民卫生出版社，2018.

安全期避孕（Rhythm period contraception）

释义 安全期避孕也称自然避孕法，是指根据女性月经周期中的自然生理规律以及相应规律变化的指标，来识别安全期和易受孕期以达到避孕目的。利用一些月经周期中的体征，如基础体温、宫颈黏液等，来科学识别易受孕期或安全期进行有计划的性生活。但是女性月经周期会受到多种因素的影响，所以安全期避孕不是特别有效的避孕方式，避孕失败率较其他方式高，故不建议推广。

是否属于 MeSH 词汇 否

释义来源 谢幸，孔北华，段涛．妇产科学［M］．9 版．北京：人民卫生出版社，2018.

杀精剂（Spermicidal agents）

释义 杀精剂是在性交前植入女性阴道内以灭活精子达到避孕效果，一般与其他外用的

避孕方法(如避孕套、子宫帽等)同时使用。杀精剂是一类化学避孕制剂。主要成分是壬苯醇醚,它能破坏精子,使其失活。但杀精剂并不能阻止性传播疾病。

是否属于 MeSH 词汇 是,MeSH ID:D013089

释义来源 谢幸,孔北华,段涛.妇产科学[M].9 版.北京:人民卫生出版社,2018.

惰性宫内节育器(Inert intrauterine device)

释义 惰性宫内节育器是第一代宫内节育器,是由金属、硅胶、塑料等惰性材料制成。因为金属单环的脱落率及带器妊娠率高,所以临床很少使用,已于 1993 年停止生产。

是否属于 MeSH 词汇 否

释义来源 谢幸,孔北华,段涛.妇产科学[M].9 版.北京:人民卫生出版社,2018.

活性宫内节育器(Active intrauterine device)

释义 活性宫内节育器是第二代宫内节育器,是以惰性 IUD 为载体,加入活性物质如铜离子(Cu^{2+})、激素及药物等。这些物质能提高避孕效果,与惰性宫内节育器相比副作用更少。包括含铜节育器和含药节育器两大类。

是否属于 MeSH 词汇 否

释义来源 谢幸,孔北华,段涛.妇产科学[M].9 版.北京:人民卫生出版社,2018.

T 形节育器(T type anticonceptive device)

释义 T 形节育器属于活性宫内节育器的一种,是 T 形状的带铜节育器。分别有 TCu-200、TCu-220C、TCu-380A 等,它们具有不同的表面积(分别为 $200mm^2$、$220mm^2$、$380mm^2$),与避孕效果呈正相关。放置年限一般为 5~7 年,避孕有效率在 90% 以上,副

作用主要为点滴出血。

是否属于 MeSH 词汇 否

释义来源 谢幸,孔北华,段涛.妇产科学[M].9 版.北京:人民卫生出版社,2018.

V 形节育器(V type anticonceptive device)

释义 V 形节育器属于活性宫内节育器的一种,是呈 V 形状的带铜节育器,是我国常用的宫内节育器之一。横臂及斜臂绕有铜丝,铜丝主要起避孕作用,同时有尾丝,便于取出。放置年限一般为 5~7 年,优点是带器妊娠率低、脱落率低,缺点是因不适取出率较高。

是否属于 MeSH 词汇 否

释义来源 谢幸,孔北华,段涛.妇产科学[M].9 版.北京:人民卫生出版社,2018.

母体乐(MLCu-375)

释义 母体乐属于活性宫内节育器的一种,于 1995 年引入我国生产。以聚乙烯为支架,呈伞状,两弧形臂上各有 5 个小齿,具有可塑性。铜表面积为 $375mm^2$,可放置 5~8 年。

是否属于 MeSH 词汇 否

释义来源 谢幸,孔北华,段涛.妇产科学[M].9 版.北京:人民卫生出版社,2018.

宫铜节育器(Copper intrauterine device)

释义 宫铜节育器属于活性宫内节育器的一种,它的形状更接近宫腔形态,因而得名,不锈钢丝呈螺旋状内置铜丝。铜表面积 $300mm^2$,分为大、中、小号,无尾丝,可放置 20 年左右。

是否属于 MeSH 词汇 是,MeSH ID:D007435

释义来源 谢幸,孔北华,段涛.妇产科学[M].9 版.北京:人民卫生出版社,2018.

吉妮节育器（GyneFix intrauterine device）

释义　吉妮节育器属于活性宫内节育器的一种，有 6 个铜套串在一根尼龙线上，顶端有一个结固定于子宫肌层，使节育器不易脱落，悬挂在宫腔中。铜表面积 330mm²，有尾丝，可放置 10 年。

是否属于 MeSH 词汇　否

释义来源　谢幸，孔北华，段涛 . 妇产科学［M］. 9 版 . 北京：人民卫生出版社，2018.

含药宫内节育器（Medicated intrauterine device）

释义　含药节育器属于活性宫内节育器，将药物储存在节育器里，通过每日释放微量药物以提高避孕效果，降低副作用。目前主要有含孕激素的节育器和含吲哚美辛的节育器。

是否属于 MeSH 词汇　是，MeSH ID：D007436

释义来源　谢幸，孔北华，段涛 . 妇产科学［M］. 9 版 . 北京：人民卫生出版社，2018.

左炔诺孕酮节育器（Levonorgestrel intrauterine device）

释义　左炔诺孕酮节育器属于含孕激素节育器。有三种不同的剂量类型：13.5mg、19.5mg、52mg。左炔诺孕酮 13.5mg 和 19.5mg 适用于未生育的女性，而 19.5mg 和 52mg 的剂型适合期望长期有效避孕、改善月经量、保护内膜的女性。我国目前常用的剂型为 LNG-IUS 52mg，即将人工合成孕激素左炔诺孕酮储存在节育器内，总量 52mg，每日释放左炔诺孕酮 20μg。它的主要作用是使子宫内膜变化不利于受精着床，宫颈黏液变稠不利于精子穿透，一部分妇女排卵受到抑制，有效率达 99% 以上。主要副作用为点滴出血，经量减少甚至闭经。取器后恢复正常。放置时间为 3~5 年。

是否属于 MeSH 词汇　是，MeSH ID：D016912

释义来源　谢幸，孔北华，段涛 . 妇产科学［M］. 9 版 . 北京：人民卫生出版社，2018.

吲哚美辛节育器（Indomethacin intrauterine device）

释义　吲哚美辛节育器是活性 r 型含铜含吲哚美辛宫内节育器，它与女性正常宫腔形状十分接近，不易发生节育器脱落或异位的情况。同时吲哚美辛节育器与女性机体相容性较好，对子宫没有刺激，并具有耐腐蚀和抗老化的作用，所以可在宫腔内长期放置，安全性较高。每日将会释放一定量的吲哚美辛，能有效抑制人体前列腺素的合成，从而使前列腺素对子宫的收缩作用减少，缓解由于节育器放置对子宫产生的刺激作用，有效减轻下腹疼痛，有效减少放置节育器后月经过多等副作用。

是否属于 MeSH 词汇　否

释义来源　谢幸，孔北华，段涛 . 妇产科学［M］. 9 版 . 北京：人民卫生出版社，2018.

激素避孕（Hormonal contraception）

释义　激素避孕是指女性通过使用甾体激素而达到避孕效果，是一种高效的避孕方式。其甾体激素的主要成分为雌激素和孕激素两种。通过抑制排卵、改变宫颈黏液性状使其不利于精子进入、改变子宫内膜形态和功能来干扰胚胎着床，以及改变输卵管功能等环节而达到避孕。我国自 1960 年开始研制避孕药至今，不断更新和改进，通过降低雌激素的剂量或采用天然雌激素，或应用新型孕激素等手段，已有三代口服避孕药。

是否属于 MeSH 词汇　是，MeSH ID：D000080282

释义来源　谢幸，孔北华，段涛 . 妇产科学［M］. 9 版 . 北京：人民卫生出版社，2018.

复方炔诺酮片（Compound norethisterone）

释义 复方炔诺酮片又称避孕片 1 号，属于第一代口服避孕药，其中含有炔雌醇 0.035mg 和炔诺酮 0.6mg。从月经第 5 天开始服药，连服 22 天。停药 7 日后服第 2 周期。它具有较强的孕激素样作用，能使子宫内膜转化为蜕膜样变，抑制垂体分泌促性腺激素，使宫颈黏液变稠，不利于精子穿透，并有一定的抗雌激素作用，较弱的雄激素活性和蛋白同化作用。

是否属于 MeSH 词汇 否

释义来源 谢幸,孔北华,段涛.妇产科学[M]. 9 版.北京:人民卫生出版社,2018.

复方甲地孕酮片（Compound megestrol）

释义 复方甲地孕酮片又称避孕片 2 号，其中含有炔雌醇 0.035mg 和甲地孕酮 1.0mg。属于复方短效口服避孕药，从月经第 5 天开始服药，连服 22 天。停药 7 日后服第 2 周期。甲地孕酮能阻止孕卵着床，并使宫颈黏液稠度增加，阻止精子穿透。雌激素衍生物炔雌醇能抑制促性腺激素分泌，从而抑制卵巢排卵。两种成分配伍，既增强避孕效果，又减少了不良反应。

是否属于 MeSH 词汇 否

释义来源 谢幸,孔北华,段涛.妇产科学[M]. 9 版.北京:人民卫生出版社,2018.

复方避孕片（Compound contraceptive pill）

释义 复方避孕片又称避孕片 0 号，其中含有炔雌醇 0.035mg、炔诺酮 0.3mg、甲地孕酮 0.5mg。通过抑制排卵、改变宫颈黏液性状不利于精子进入、改变子宫内膜形态和功能来干扰胚胎着床以及改变输卵管功能等方式达到避孕的目的。

是否属于 MeSH 词汇 否

释义来源 谢幸,孔北华,段涛.妇产科学[M]. 9 版.北京:人民卫生出版社,2018.

复方去氧孕烯片（Compound desogestrel）

释义 复方去氧孕烯片属于复方短效口服避孕药。其中含有炔雌醇 0.03mg 和去氧孕烯 0.15mg。从月经第 3~5 天开始服药，连服 21 天。通过抑制排卵、改变宫颈黏液性状不利于精子进入、改变子宫内膜形态和功能来干扰胚胎着床，以及改变输卵管功能等方式达到避孕的目的。去氧孕烯基本上无雄激素活性，使用者很少发生雄激素相关的副作用。

是否属于 MeSH 词汇 否

释义来源 谢幸,孔北华,段涛.妇产科学[M]. 9 版.北京:人民卫生出版社,2018.

复方孕二烯酮片（Compound gestodene）

释义 复方孕二烯酮片属于复方短效口服避孕药，其中含有炔雌醇 0.03mg 和孕二烯酮 0.075mg。通过抑制排卵、改变宫颈黏液性状不利于精子进入、改变子宫内膜形态和功能来干扰胚胎着床，以及改变输卵管功能等方式达到避孕的目的。

是否属于 MeSH 词汇 否

释义来源 谢幸,孔北华,段涛.妇产科学[M]. 9 版.北京:人民卫生出版社,2018.

屈螺酮炔雌醇片（Drospirenone and ethinylestradiol tablets）

释义 屈螺酮炔雌醇片属于复方短效口服避孕药，目前有 2 种剂型：①每片含有炔雌醇 0.03mg 和屈螺酮 3mg；②每片含有炔雌醇 0.02mg 和屈螺酮 3mg。从月经第 3~5 天开始服药，每天 1 片，连服 21 天。通过抑制排卵、改变宫颈黏液性状使其不利于精子进入、改变子宫内膜形态和功能来干扰胚胎着床，以及改变输卵管功能等方式达到避孕的目的。

是否属于 MeSH 词汇　否

释义来源　谢幸,孔北华,段涛.妇产科学[M].9 版.北京:人民卫生出版社,2018.

长效避孕针（Long-acting contraceptive needle）

释义　长效避孕针有单孕激素制剂和雌、孕激素复合制剂,有效率达 99% 以上,适用于那些容易忘记或不易正确掌握服用口服避孕药服法的妇女,特别是对口服避孕药有明显胃肠道反应的患者。雌、孕激素复合制剂,肌内注射 1 次,可避孕 1 个月。由于复合制剂激素剂量大,副作用大,故现在较少使用。长效避孕针有月经紊乱、点滴出血或闭经等副作用。单孕激素制剂对乳汁的质和量影响小,故适合哺乳期妇女,有效率达 98% 以上。

是否属于 MeSH 词汇　否

释义来源　谢幸,孔北华,段涛.妇产科学[M].9 版.北京:人民卫生出版社,2018.

醋酸甲羟孕酮避孕针（Depo-medroxy progesterone acetat,DMPA）

释义　醋酸甲羟孕酮避孕针是一种单孕激素长效避孕制剂,含 150mg 醋酸甲羟孕酮,首次周期第 5 天肌内注射 1 支,每 3 个月注射 1 次。优点包括安全、可逆、高效、长效、使用方便等。尤其适用于有雌激素禁忌证的妇女、哺乳期妇女、易贫血妇女、无法耐受口服避孕药及宫内节育器者。缺点包括月经紊乱、点滴出血或闭经等副作用。

是否属于 MeSH 词汇　否

释义来源　谢幸,孔北华,段涛.妇产科学[M].9 版.北京:人民卫生出版社,2018.

庚炔诺酮避孕针（Hepdrone intrauterine injection）

释义　庚炔诺酮避孕针是单孕激素长效避孕制剂,含庚炔诺酮 200mg。首次周期第 5 天肌内注射 1 支,以后每 2 个月注射 1 次,有效率达 99% 以上。适用对口服避孕药有明显胃肠道反应的患者。期间有月经紊乱、点滴出血或闭经等副作用。单孕激素制剂避孕针对乳汁的分泌以及其质量影响小,故适合哺乳期妇女,有效率达 98% 以上。

是否属于 MeSH 词汇　否

释义来源　谢幸,孔北华,段涛.妇产科学[M].9 版.北京:人民卫生出版社,2018.

探亲避孕药（Vacation pill）

释义　探亲避孕药中除外双炔失碳酯(C53 号探亲避孕片)外,其他为雌、孕激素复合制剂和孕激素制剂。适用于夫妇分居两地工作,每年 2~3 周的探亲假,利用较大剂量的孕激素对子宫内膜及 / 或下丘脑 - 垂体 - 卵巢轴的抑制作用,避免妊娠。探亲药的优点是使用时间不受月经周期的限制,服药可以在月经周期的任何一天,并且效果比较可靠,但是探亲避孕药剂量较大,且越来越多新的避孕药产生,所以目前较少使用探亲避孕药。

是否属于 MeSH 词汇　是,MeSH ID:D009640

释义来源　谢幸,孔北华,段涛.妇产科学[M].9 版.北京:人民卫生出版社,2018.

炔诺酮探亲药（Norethindrone for family visit）

释义　炔诺酮探亲药是单方孕激素,属于探亲避孕药的一种,每片含炔诺酮 5mg。主要用于短期探亲的夫妇通过抑制排卵、使宫颈黏液变稠及内膜功能和形态的改变来达到避孕效果。因探亲避孕药剂量较大,且市场上已经有越来越多的避孕药上市,所以目前较少使用探亲避孕药。用法:不论月经周期时间,于探亲前 1 天或者当日中午起服用 1 片,此后每晚服 1 片,至少连服 10~14 天。如果需要,可以接着改服复方短效口服避孕药 21 片,如此则月经可能延期,避孕有效率可达99.5%。

是否属于 MeSH 词汇 否

释义来源 谢幸,孔北华,段涛.妇产科学[M].9 版.北京:人民卫生出版社,2018.

甲地孕酮探亲避孕片 1 号(Megesterone visiting contraceptive pill No. 1)

释义 甲地孕酮探亲避孕片 1 号是单方孕激素,属于探亲避孕药的一种,每片含甲地孕酮 2mg。主要用于短期探亲的夫妇通过抑制排卵、使宫颈黏液变稠及内膜功能和形态的改变来达到避孕效果。因探亲避孕药剂量较大,且市场上现在已经有越来越多的避孕药上市,所以目前较少使用探亲避孕药。用法:不论月经周期时间,于探亲前 1 天或当日中午起服用 1 片,此后每晚服 1 片,至少连服10~14 天。如果需要,可以接着改服复方短效口服避孕药 21 片,如此则月经可能延期,避孕有效率可达99.6%。

是否属于 MeSH 词汇 否

释义来源 谢幸,孔北华,段涛.妇产科学[M].9 版.北京:人民卫生出版社,2018.

炔诺孕酮探亲避孕片(Levonorgestrel contraceptive tablet)

释义 炔诺孕酮探亲避孕片(速效探亲片)是

单方孕激素,属于探亲避孕药的一种,每片含炔诺酮 3mg。主要用于短期探亲的夫妇,通过抑制排卵、使宫颈黏液变稠及内膜功能和形态的改变来达到避孕效果。因探亲避孕药剂量较大,且市场上已经有越来越多的避孕药上市,所以目前较少使用探亲避孕药。用法:不论月经周期时间,于探亲前 1 天或当日中午起服用 1 片,此后每晚服 1 片,至少连服 10~14 天。如果需要,可以接着改服复方短效口服避孕药 21 片,如此则月经可能延期,避孕有效率可达 99.9%。

是否属于 MeSH 词汇 否

释义来源 谢幸,孔北华,段涛.妇产科学[M].9 版.北京:人民卫生出版社,2018.

C53 号探亲避孕药(No. 53 Contraceptive)

释义 C53 号探亲避孕药是非孕激素,属于探亲避孕药的一种,每片含双炔失碳酯7.5mg。主要用于短期探亲的夫妇通过抑制排卵、使宫颈黏液变稠及内膜功能和形态的改变来达到避孕效果。因探亲避孕药剂量较大,且市场上已经有越来越多的避孕药上市,所以目前较少使用探亲避孕药。用法:每次房事后即服 1 片,第 1 次于次日加服 1 片,以后每次房事后服 1 片(每天最多 1 片),有效率达 99.5%。

是否属于 MeSH 词汇 否

释义来源 谢幸,孔北华,段涛.妇产科学[M].9 版.北京:人民卫生出版社,2018.

复方长效口服避孕药(Combination long-acting oral contraceptives)

释义 复方长效口服避孕药主要由长效的雌激素以及人工合成的孕激素制成,口服 1 次避孕药,可避孕 1 个月,有效率 96%~98%。炔雌醇环戊醚为长效雌激素。口服长效避孕药后很快吸收入血,并且可储存于脂肪组织中,逐渐缓慢释放以维持血中的高浓度而达到长效避孕效果。其中孕激素可使子宫内膜转化为分泌期内膜,使其撤退出血。由于长效避孕药剂量较大,产生的副作用较多,故目前很少使用。

是否属于 MeSH 词汇　否

释义来源　谢幸,孔北华,段涛.妇产科学[M].9 版.北京:人民卫生出版社,2018.

缓释避孕药(Slow-release contraceptive)

释义　缓释避孕药又称为缓释避孕系统,利用具有缓释性的高分子化合物作为载体,一次性给药后恒定地持续释放微量的孕激素,以达到避孕效果。目前具有缓释避孕效果的有皮下埋植剂、避孕贴片、含药宫内节育器和阴道药环。

是否属于 MeSH 词汇　否

释义来源　谢幸,孔北华,段涛.妇产科学[M].9 版.北京:人民卫生出版社,2018.

皮下埋植避孕剂(Subepidermal contraceptive implant)

释义　皮下埋植避孕剂属于缓释避孕系统的一种,避孕有效率为 99% 以上。目前有以下 3 种类型:左炔诺孕酮硅胶棒 I 型、左炔诺孕酮硅胶棒 II 型和依托孕烯植入剂。在月经开始的 7 天内放置避孕剂,埋入左上臂内侧皮下,每日约释放 30μg 的药物。其缺点为点滴出血、不规则阴道流血,甚至少数人群出现闭经,随着埋植时间的延长,这些副作用可改善,不需特殊处理。

是否属于 MeSH 词汇　否

释义来源　谢幸,孔北华,段涛.妇产科学[M].9 版.北京:人民卫生出版社,2018.

左炔诺孕酮硅胶棒 I 型(Levonorgestrel silicone bar type I)

释义　左炔诺孕酮硅胶棒 I 型属于皮下埋植避孕剂的一种,有 6 根硅胶棒作为载体,每根含有 36mg 的左炔诺孕酮,6 根总量为 216mg。使用的期限为 5~7 年。在月经开始的 7 天内放置避孕剂,埋入左上臂内侧皮下,每日约释放 30μg 的左炔诺孕酮。其缺点为点滴出血、不规则阴道流血,甚至少数人群出现闭经,随着埋植时间的延长,这些副作用可改善,不需特殊处理。

是否属于 MeSH 词汇　否

释义来源　谢幸,孔北华,段涛.妇产科学[M].9 版.北京:人民卫生出版社,2018.

左炔诺孕酮硅胶棒 II 型(Levonorgestrel silicone bar type II)

释义　左炔诺孕酮硅胶棒 II 型属于皮下埋植避孕剂的一种,其含有 2 根硅胶棒作为载体,每根含有 75mg 的左炔诺孕酮,2 根总量为 150mg。使用的期限为 5 年。在月经开始的 7 天内放置避孕剂,埋入左上臂内侧皮下,每日约释放 30μg 的左炔诺孕酮。其缺点为点滴出血、不规则阴道流血,甚至少数人群出现闭经,随着埋植时间的延长,这些副作用可改善,不需特殊处理。

是否属于 MeSH 词汇　否

释义来源　谢幸,孔北华,段涛.妇产科学[M].9 版.北京:人民卫生出版社,2018.

依托孕烯植入剂(Etonogestrel implant)

释义　依托孕烯植入剂属于皮下埋植避孕剂的一种,是单根非生物降解埋植避孕剂,含有 68mg 的依托孕烯,使用的期限为 3 年,避孕有效率为 99% 以上。其内配有放置器,放置以及取出避孕剂方便,副作用少。依托孕烯的作用机制为抑制排卵,增加宫颈黏液的黏稠度,使子宫内膜变薄。可长效维持药物浓度,又避免了肝脏代谢的首过效应,释放药物的频率随时间延长逐渐降低,但药物浓度在第 3 年末仍能有效抑制排卵。取出埋植剂后 3 个月恢复排卵率约为 94%。依托孕烯可避孕 3 年,高可逆,系单根埋植剂,易放易取,被认为是值得推广的一种避孕方法。

是否属于 MeSH 词汇 否

释义来源 曹泽毅.中华妇产科学[M].3 版.北京:人民卫生出版社,2014.

缓释阴道避孕环(Slow-release vaginal contraceptive device)

释义 缓释阴道避孕环是单纯释放孕激素的阴道环,其原理与皮下埋植相同。以硅胶作为载体的阴道避孕环,含有 200mg 或 250mg 的甲地孕酮,故又称为甲地孕酮硅胶环。用法:一般于月经第 5 天放入阴道,可避孕 1 年,经期无需取出,每日释放 100μg 或 133μg 甲地孕酮,有效避孕率达 99% 以上。副作用为点滴出血、不规则阴道流血等。

是否属于 MeSH 词汇 是,MeSH ID:D003274

释义来源 谢幸,孔北华,段涛.妇产科学[M].9 版.北京:人民卫生出版社,2018.曹泽毅.中华妇产科学[M].3 版.北京:人民卫生出版社,2014.

复方缓释阴道避孕环(Combination sustained release contraceptive vaginal ring)

释义 复方缓释阴道避孕环是释放雌、孕激素的缓释避孕系统,含有炔雌醇 2.7mg 及去氧孕烯 3-代谢物依托孕烯 11.7mg,国外较多使用。通过抑制排卵以及使宫颈黏液变稠来阻止精子穿入、抑制精子获能、使输卵管运动减慢等,进而达到避孕效果。优点是经期持续时间变短、出血量变少、痛经缓解等。副作用为点滴出血、不规则阴道流血等。用法:一般为周期性放置,自月经第 5 天放入,放置 3 周,取出 1 周。取出期间可发生撤退性出血。

是否属于 MeSH 词汇 是,MeSH ID:D003274

释义来源 谢幸,孔北华,段涛.妇产科学[M].9 版.北京:人民卫生出版社,2018.

甲地孕酮硅胶环(Megesterone silicone ring)

释义 甲地孕酮硅胶环属于缓释阴道避孕环的一种,内含甲地孕酮 200mg 或者 250mg。一次放置于阴道,可避孕 1 年,经期无需取出,每日释放约 150μg 甲地孕酮,有效避孕率达 99% 以上。副作用为点滴出血、不规则阴道流血等。

是否属于 MeSH 词汇 否

释义来源 谢幸,孔北华,段涛.妇产科学[M].9 版.北京:人民卫生出版社,2018.

左炔诺孕酮阴道避孕环(Levonorgestrel vaginal contraceptive ring)

释义 左炔诺孕酮阴道避孕环属于缓释阴道避孕环的一种,内含左炔诺孕酮 6mg。一次放置于阴道,经期无需取出,每日释放 20μg 的左炔诺孕酮,有效避孕率达 99% 以上。副作用为点滴出血、不规则阴道流血等。

是否属于 MeSH 词汇 否

释义来源 谢幸,孔北华,段涛.妇产科学[M].9 版.北京:人民卫生出版社,2018.曹泽毅.中华妇产科学[M].3 版.北京:人民卫生出版社,2014.

避孕贴片（Contraceptive patch）

释义　避孕贴片属于缓释避孕药的一种，是将避孕药放置于贴片中，贴在皮肤指定位置，经皮吸收贴片每日释放一定剂量的避孕药，以此达到避孕效果。用法：每周 1 片，连续贴 3 周，停用 1 周。贴片可贴在腹部、臀部、上臂外侧及乳房以外的胸部。因其有乳房痛、肠胃反应、皮疹、经期延长等副作用，故目前较少使用。

是否属于 MeSH 词汇　否

释义来源　谢幸，孔北华，段涛. 妇产科学［M］. 9 版. 北京：人民卫生出版社，2018.

紧急避孕（Postcoital contraception）

释义　紧急避孕是指女性在无保护的性生活后一定时间内采取相应的补救措施来避免非意愿性的妊娠。紧急避孕在月经周期的任何时候都可能使用，包括口服紧急避孕药以及放置带铜宫内节育器两种方式。紧急避孕仅对这一次无保护的性生活和避孕失败有效，但其效率低于常规的避孕方式，故不能长期使用、反复使用，也不建议将紧急避孕作为常规的避孕方法使用。

是否属于 MeSH 词汇　是，MeSH ID：D044363

释义来源　谢幸，孔北华，段涛. 妇产科学［M］. 9 版. 北京：人民卫生出版社，2018.

米非司酮（Mifepristone）

释义　米非司酮是抗孕激素的制剂，可用于紧急避孕和药物流产。若用于紧急避孕，则在无保护的性生活和避孕失败后 72 小时内口服米非司酮 10mg 或者 25mg。避孕有效率在 85% 以上。若用于药物流产，则与米索前列醇配伍，软化宫颈、兴奋子宫，流产率在 90% 以上。

是否属于 MeSH 词汇　是，MeSH ID：D015735

释义来源　谢幸，孔北华，段涛. 妇产科学［M］. 9 版. 北京：人民卫生出版社，2018.

经腹输卵管结扎术（Transabdominal tubal ligation）

释义　经腹输卵管结扎术通常采用抽芯近端包埋法，适用于永久性绝育，也是我国常用的绝育方法。结扎部位于输卵管峡部。优点是切口小、损伤小、安全、经济。缺点是与腹腔镜下输卵管结扎术相比，经腹输卵管结扎术后恢复时间较长，并发症较多。

是否属于 MeSH 词汇　否

释义来源　谢幸，孔北华，段涛. 妇产科学［M］. 9 版. 北京：人民卫生出版社，2018.

经腹腔镜输卵管绝育术（Laparoscopic tubal sterilization）

释义　经腹腔镜输卵管绝育术在腹腔镜直视下通过结扎、电凝、钳夹、硅胶环套或用药物黏堵输卵管，以达到输卵管阻断的一种绝育手术。通常适用于永久性绝育，结扎部位于输卵管峡部，也是我国目前较常用的绝育方式。其具有手术成功率高、手术时间短、术中出血少、术后恢复快、并发症少等优点。

是否属于 MeSH 词汇　否

释义来源　谢幸，孔北华，段涛. 妇产科学［M］. 9 版. 北京：人民卫生出版社，2018.

负压吸引术（Vacuum aspiration）

释义　负压吸引术是指通过吸管利用负压将早期妊娠组织自宫腔吸出，以达到终止妊娠的手术方式，用于终止妊娠 10 周以内的妊娠。可作为非意愿妊娠及避孕失败的补救方法,属于人工流产术的一种。其并发症有出血、子宫穿孔、漏吸或空吸、吸宫不全、感染、人工流产综合反应等。

是否属于 MeSH 词汇 是,MeSH ID:D014619
释义来源 谢幸,孔北华,段涛.妇产科学[M].9版.北京:人民卫生出版社,2018.

钳刮术(Curettage)

释义 钳刮术是采用钳夹与电吸相结合的方法将妊娠的胎儿及胚胎组织清除,用于非意愿妊娠及避孕失败的补救方法,属于人工流产术的一种。妊娠10~14周以内可行钳刮术。在手术过程中,为保证钳刮术顺利进行,需扩宫颈至8~9号扩张器,故可联合米索前列醇软化宫颈及兴奋子宫,更利于手术的进行及减少并发症的发生。

是否属于 MeSH 词汇 是,MeSH ID:D003475
释义来源 谢幸,孔北华,段涛.妇产科学[M].9版.北京:人民卫生出版社,2018.

米索前列醇(Misoprostol)

释义 米索前列醇是前列腺素 E_1 的衍生物,对妊娠子宫有收缩作用,还可软化宫颈、增强子宫张力和宫内压,与米非司酮配伍,多用于终止早期妊娠。可预防和治疗因宫缩迟缓引起的产后、流产后出血。

是否属于 MeSH 词汇 是,MeSH ID:D016595
释义来源 谢幸,孔北华,段涛.妇产科学[M].9版.北京:人民卫生出版社,2018.

人工流产综合反应(Comprehensive reaction to induced abortion)

释义 人工流产综合反应是指在施行人工流产手术中,患者因精神过度紧张,宫颈被牵拉、扩张以及负压等因素,从而刺激了分布在这些区域的神经末梢,导致迷走神经兴奋,出现面色苍白、恶心、呕吐、头晕、胸闷、气喘、血压下降、心率过缓、大汗淋漓等症状,严重者还可能出现晕厥、抽搐、休克等一系列症状。当出现这些症状,需立即肌内注射阿托品,拮抗迷走神经的兴奋性。在人工流产手术时,首先要消除患者的紧张情绪,并且尽可能地减轻对子宫口和宫壁的刺激强度(包括牵拉、扩张宫口,搔刮宫壁等),开始的动作宜轻一些。

是否属于 MeSH 词汇 否
释义来源 谢幸,孔北华,段涛.妇产科学[M].9版.北京:人民卫生出版社,2018.

漏吸(Missed aspiration)

释义 确定为宫内妊娠,但术时未能负压吸引到胚胎或绒毛组织,或只吸到部分蜕膜组织及少许绒毛组织,导致胚胎停止发育或继续发育,需再次手术终止妊娠。漏吸多发生于妊娠<6周,是人工流产手术的并发症之一。常由于胎囊过小、子宫过度屈曲或子宫畸形、手术医师的技术不熟练等造成。一旦发现,应立即换有经验的手术医师再次行负压吸引术或给以药物软化宫颈等利于手术操作。

是否属于 MeSH 词汇 否
释义来源 谢幸,孔北华,段涛.妇产科学[M].9版.北京:人民卫生出版社,2018.

空吸(Empty suction)

释义 指将非妊娠疾病或非宫内妊娠误诊为宫内妊娠而行人工流产术,是人工流产手术的并发症之一。手术后检查吸出物,若未看到绒毛组织或胚胎组织,应立即送病理检查。术后积极复查血 hCG,警惕异位妊娠、滋养细胞疾病等。

是否属于 MeSH 词汇　否

释义来源　谢幸,孔北华,段涛.妇产科学[M].9 版.北京:人民卫生出版社,2018.

体外射精(Coitus interruptus)

释义　又称为性交中止或性交中断,是指在性生活中,男方即将达到高潮,在射精前立即将阴茎从女性阴道抽出,使精液射在伴侣体外的一种方式,以此来避孕。这种传统的避孕方法仍有人在应急情况下使用,但由于失败率较高并对身体有一定的危害,不建议作为常规避孕方式。

是否属于 MeSH 词汇　是,MeSH ID:D003076

释义来源　谢幸,孔北华,段涛.妇产科学[M].9 版.北京:人民卫生出版社,2018.

卵巢抵抗综合征(Resistant ovary syndrome,ROS)

释义　又称为卵巢不敏感综合征或 Savage 综合征。ROS 病因未明,可能原因是卵巢缺乏 Gn 受体或 Gn 受体变异,或因卵巢局部调节因子异常,卵巢对内、外源性 Gn 缺乏有效反应。有如下几个特征:具有正常的女性核型,基础促性腺激素水平增高,特别是卵泡刺激素(FSH),卵巢内存在与年龄相符的卵巢储备,但卵泡对大剂量促排卵药物无反应或不敏感。

是否属于 MeSH 词汇　是,MeSH ID:D016649

释义来源　曹泽毅.中华妇产科学[M].3 版.北京:人民卫生出版社,2014.

胚胎源性疾病(Embryo-fetal origin of disease,EFOD)

释义　因配子发生和胚胎发育异常引发的子

代出生后不良健康状态,既可表现为发育迟缓和出生缺陷,也可表现为儿童和成人期糖尿病、心血管病等慢性疾病,甚至可能影响生育及出现隔代不良遗传风险。由 Motrenko 在 2010 年提出。

是否属于 MeSH 词汇　否

释义来源　曹泽毅.中华妇产科学[M].3 版.北京:人民卫生出版社,2014.

促性腺激素分泌峰抑制因子(Gonadotrophin surge-inhibiting factor,GnSIF)

释义　是一种非甾体物质,来源于卵巢,作用很短暂,可以压抑 LH 及 FSH 分泌高峰,该高峰的引起依靠促性腺激素释放激素(GnRH)和 E_2。

是否属于 MeSH 词汇　是,MeSH ID:C080538

释义来源　曹泽毅.中华妇产科学[M].3 版.北京:人民卫生出版社,2014.

人工周期试验(Artificial cycle test)/雌、孕激素序贯试验(sequential test of estrogen and progesterone)

释义　是对卵巢性闭经和子宫性闭经进行鉴别的方法,适用于孕激素试验阴性的闭经患者。雌激素连服 21 天,最后 10 天加用孕激素,两药停药后发生撤药性出血者为阳性,提示子宫内膜功能正常,可排除子宫性闭经,属于Ⅱ度闭经,引起闭经的原因是患者体内雌激素水平低落,应进一步寻找原因。无撤药性出血者为人工周期试验阴性,应重复一次试验,若仍无出血,提示子宫内膜有缺陷或被破坏,可诊断为子宫性闭经。

是否属于 MeSH 词汇　否

释义来源　谢幸,孔北华,段涛.妇产科学[M].9 版.北京:人民卫生出版社,2018.

垂体兴奋试验（Pituitary excitability test）

释义　又称 GnRH 刺激试验,用于鉴别下丘脑性闭经或垂体性闭经。LHRH 对垂体促性腺激素的释放有兴奋作用,给受试者注射外源性 LHRH 后在不同时相取外周血测定促性腺激素含量,可了解垂体功能。垂体功能良好,则促性腺激素水平反应性升高;垂体功能不良,则反应性差或延迟反应,促性腺激素水平不升高或延迟升高,说明病变在下丘脑。上午 8 时静脉注射 LHRH 100μg,于注射前和注射后 15 分钟、30 分钟、60 分钟和 90 分钟分别取静脉血,检测 LH 水平。结果判读:①正常反应——LH 值比基值升高 2~3 倍,高峰出现在 15~30 分钟;②活跃反应——高峰值比基值升高 5 倍;③延迟反应——高峰出现时间迟于正常反应出现的时间;④无反应或低弱反应——LH 值无变化,一直处于低水平或稍有上升但不足基值的 2 倍,提示垂体功能减退。

是否属于 MeSH 词汇　否

释义来源　谢幸,孔北华,段涛.妇产科学［M］.9 版.北京:人民卫生出版社,2018.

基础体温测定（Basal body temperature, BBT）

释义　每日起床前在安静状态下测试体温,温度表置舌下 5~10 分钟,记录体温并将每日体温连线,通过基础体温曲线可以判断有无排卵及是否存在黄体功能不足。育龄女性排卵后,在孕激素的影响下,基础体温上升 0.3~0.5℃,故呈现排卵前为低温相,排卵后为高温相。基础体温双相提示有排卵,基础体温单相提示无排卵。基础体温双相但高温相小于 11 天,提示黄体功能不足;基础体温双相但下降缓慢,提示黄体萎缩不全。

是否属于 MeSH 词汇　否

释义来源　谢幸,孔北华,段涛.妇产科学［M］.9 版.北京:人民卫生出版社,2018.

氯米芬刺激试验（Clomiphene citrate challenge test, CCCT）

释义　用于检测患者下丘脑 - 垂体 - 卵巢轴的功能、鉴别下丘脑和垂体病变以及评估氯米芬（CC）刺激后的卵巢反应能力的试验。氯米芬是一种具有弱雌激素作用的非甾体类雌激素拮抗剂,可在下丘脑与雌激素受体结合,阻断雌激素对下丘脑和 / 或腺垂体的负反馈作用,从而促进下丘脑释放 GnRH。下丘脑病变时对氯米芬刺激试验无反应,对 GnRH 试验有反应。卵巢储备正常的女性,其发育卵泡产生的雌激素能够抵抗 CC 的影响,服药后 FSH 的上升不会超过一定范围。临床常用方法是在月经周期第 3 天测定基础 FSH 和 E_2 水平,第 5~9 天每天口服 CC 100mg,第 10 天重新测定 FSH 和 E_2 水平。CCCT 正常定义为第 10 天 FSH ≤ 10U/L 或与第 3 天之和 ≤ 26U/L。异常定义为 FSH>10U/L 或与第 3 天之和 >26U/L。CCCT 对卵巢储备功能的下降及卵巢功能早衰的发生有预测价值。

是否属于 MeSH 词汇　否

释义来源　谢幸,孔北华,段涛.妇产科学［M］.9 版.北京:人民卫生出版社,2018.

液基薄层细胞学检查（Thinprep cytologic test, TCT）

释义　利用液基薄层细胞检测系统检测宫颈细胞并进行国际通行的 TBS 细胞学分类诊断,明显提高了标本的满意度及宫颈异常细胞检出率,及时发现癌前病变,还能检出某些微生物感染。使用宫颈毛刷来刷取宫颈外口以及颈管脱落细胞,置于细胞保存液的小瓶中,对保存液中收集到的脱落细胞进行处理、制片,由细胞学家在显微镜下阅片,按 TBS

法作出诊断报告。

TBS 对于宫颈上皮细胞异常改变的诊断包括：①鳞状上皮细胞——没有明确诊断意义的不典型鳞状上皮细胞（ASCUS）、低度鳞状上皮内病变（LSIL）和高度鳞状上皮内病变（HSIL）；②腺上皮细胞——没有明确诊断意义的不典型腺体上皮细胞（AGCUS），宫颈腺癌、子宫内膜癌、子宫外的腺癌和来源不明的腺癌。

是否属于 MeSH 词汇 否

释义来源 谢幸,孔北华,段涛.妇产科学[M].9版.北京:人民卫生出版社,2018.

阴道镜检查（Colposcopy）

释义 阴道镜检查是通过阴道镜这一特定光学窥镜,实时可视化评估宫颈,将充分暴露的阴道和子宫颈光学放大 5~40 倍,直接观察这些部位的血管形态和上皮结构,以发现与癌相关的病变,对可疑部位进行定点活检。尤其是宫颈转化区（transformation zone,TZ）,以发现宫颈上皮内瘤变（cervical intraepithelial neoplasia,CIN）或鳞状上皮内病变（SIL）和浸润癌。阴道镜还可用于其他情况,如对阴道外阴评估、用作高分辨率肛门镜以及性侵受害者的检查等。阴道镜检查是对异常宫颈癌筛查结果初始评估的重要一步,它可评估宫颈癌前病变的风险,用于指导随后的活检、治疗或随访的管理。

是否属于 MeSH 词汇 是,MeSH ID:D003127

释义来源 谢幸,孔北华,段涛.妇产科学[M].9版.北京:人民卫生出版社,2018.

子宫输卵管造影（Hysterosalpingography,HSG）

释义 HSG 指通过向子宫腔和输卵管内注入造影剂后,在 X 线透视下观察以下几个方面：①宫腔、输卵管显影形态；②输卵管伞端开放状态；③盆腔造影剂弥散情况；④输卵管阻塞部位。从而判断子宫有无畸形、输卵管阻塞部位及通畅程度、结节性输卵管炎、输卵管结扎部位、盆腔有无粘连、宫颈的功能等。其优点是可动态观察,分辨率高,能判断输卵管的形态和功能,且操作简单、安全、无创。同时,HSG 对输卵管阻塞还有一定的治疗作用。目前 HSG 仍是无创检查输卵管通畅度的金标准。

是否属于 MeSH 词汇 是,MeSH ID:D007047

释义来源 杨冬梓.生殖内分泌疾病检查项目选择及应用[M].2版.北京:人民卫生出版社,2016.

宫腔镜检查（Hysteroscopy）

释义 宫腔镜是一种纤维光源内镜,宫腔镜检查指应用膨宫介质扩张宫腔,置入宫腔镜直视下观察子宫颈管、子宫颈内口、子宫腔及输卵管开口的生理与病理变化。检查发现病变组织,可以直观下准确取材并送病理检查,也可以直接在宫腔镜下手术治疗。宫腔镜作为一门妇科微创诊治技术,具有较高的有效性和安全性,已逐渐成为临床诊治各类宫腔疾病的首选方式。

是否属于 MeSH 词汇 是,MeSH ID:D015907

释义来源 谢幸,孔北华,段涛.妇产科学[M].9版.北京:人民卫生出版社,2018.

骨盆测量术（Pelvimetry）

释义 骨盆内外测量是产科医师判断孕妇能否正常分娩的重要方法,其方式包括临床骨盆测量、X 线检查、CT 三维重建、磁共振三维重建等。其中临床测量目前应用最广泛。骨盆外测量主要测量的径线有髂嵴间径、髂棘间径、骶耻外径和坐骨结节间径等；骨盆内测量包括坐骨棘间径、对角径等。

是否属于 MeSH 词汇 是,MeSH ID:D010387

释义来源 谢幸,孔北华,段涛.妇产科学[M].9 版.北京:人民卫生出版社,2018.

胎盘功能试验(Placental function tests)

释义 是指用直接或间接方法评估胎盘功能,是评估胎儿发育状态、筛查高危妊娠、产前诊断和进行围产期管理的重要方法。直接测定是检查胎盘的产物,包括胎盘产生的激素测定、酶测定和妊娠特异蛋白的测定。间接测定是通过胎动计数、胎心监护、B 超对羊水量、胎盘血流及胎儿血流测定等方式评估胎儿状况。辅助生殖技术中通常通过对人绒毛膜促性腺激素(hCG)的测定来判断妊娠及其预后。

是否属于 MeSH 词汇 是,MeSH ID:D010925

释义来源 谢幸,孔北华,段涛.妇产科学[M].9 版.北京:人民卫生出版社,2018.

输卵管通液术(Tubal catheterization and hydrotubation)

释义 是指经阴道置管于宫腔,通过导管向宫腔内注入液体,根据注液阻力大小、有无回流及注入液体量和患者感觉等判断输卵管是否通畅的一种检查方法,输卵管复通术后应用具有一定的治疗功效。注入液体包括庆大霉素 8 万 U、地塞米松 5mg、2% 普鲁卡因 2ml、注射用水 20~30ml。

是否属于 MeSH 词汇 否

释义来源 谢幸,孔北华,段涛.妇产科学[M].9 版.北京:人民卫生出版社,2018.

促性腺激素释放激素激动剂激发试验(Gonadotropin analogue stimulation test, GAST)

释义 传统的促性腺激素释放激素激发试验是应用 GnRH 一次性静脉推注,测量用药前后不同时间点黄体生成素(LH)及卵泡刺激素(FSH)的水平,以评价受试者下丘脑 - 垂体 - 性腺轴(HPGA)的功能状态。但由于人工合成的 GnRH 在临床上很难得到,一般使用 GnRH 类似物(GnRHa)。

是否属于 MeSH 词汇 否

释义来源 谢幸,孔北华,段涛.妇产科学[M].9 版.北京:人民卫生出版社,2018.

经阴道后穹窿穿刺术(Transvaginal posterior fornix puncture)

释义 是指穿刺针经过阴道后穹窿进入腹腔抽取腹腔液体明确液体性质的一种简单可靠的诊断方法,主要用于疑有腹腔内出血的患者诊断,抽出暗红色血液放置 10 分钟左右,不凝血说明有腹腔内积血。也可对抽出液体进行细菌培养或生化检查以明确液体性质,协助疾病诊断。在辅助生殖技术领域,卵泡穿刺获取卵子、卵巢囊肿穿刺等技术都是在超声引导下经阴道后穹窿穿刺完成。

是否属于 MeSH 词汇 否

释义来源 谢幸,孔北华,段涛.妇产科学[M].9 版.北京:人民卫生出版社,2018.

阴道分泌物检验(Vaginal secretion test)

释义 是对阴道分泌物进行微生物及生态环境检查以判断女性下生殖道感染的检测方法。用无菌长棉签从阴道后穹窿处或阴道上 1/3 取得阴道分泌物,进行微生态检查,细菌、真菌培养鉴定等。具有简便、快速、廉价等特点而为临床广泛应用。在生殖领域,也可根据阴道分泌物性状判断体内雌、孕激素水平,推算是否有排卵及排卵时间。

是否属于 MeSH 词汇 否

释义来源 谢幸,孔北华,段涛.妇产科学[M].

9 版 . 北京 : 人民卫生出版社,2018.

子宫内膜活检术（Endometrial biopsy）

释义　子宫内膜活检术是通过取样器收集子宫内膜组织用于诊断的技术。常用的内膜取样器有低压抽吸装置（如 Pipelle、Endocell）和子宫内膜刷。对子宫内膜癌、子宫内膜增生及其他子宫内膜病变进行诊断。在生殖不孕诊治中，在特定时间内进行可以协助判断有无排卵。

是否属于 MeSH 词汇　否

释义来源　谢幸,孔北华,段涛 . 妇产科学 [M]. 9 版 . 北京 : 人民卫生出版社,2018.

宫颈黏液结晶检查（Cervical mucus crystallization examination）

释义　指通过检查宫颈黏液结晶形态判断有无排卵及排卵时间的方法。宫颈黏液主要由子宫颈腺体产生，少量来自子宫内膜和输卵管，含子宫腔和子宫颈上皮细胞碎屑和白细胞等，其化学、物理性状受到卵巢性激素的影响会出现周期性改变。在雌激素的影响下，宫颈黏液稀薄，表现为拉丝度延长，显微镜下呈现羊齿植物状结晶，如果雌激素作用显著，羊齿植物状结晶则会比较显著和粗大。在排卵后，受孕激素的影响，涂片检查结果为成排椭圆体。检查结果只能代表靶器官对雌、孕激素的生物学反应，不能完全代表有无排卵，如卵泡不破裂黄素化综合征 LUFS。

是否属于 MeSH 词汇　否

释义来源　谢幸,孔北华,段涛 . 妇产科学 [M]. 9 版 . 北京 : 人民卫生出版社,2018.

妇科超声（Gynecological ultrasound）

释义　超声检查技术在妇科领域广泛应用，

一般选用常规的 B 型超声仪和彩色多普勒超声仪（CDFI）。根据检查途径分为经腹超声检查、经阴道超声检查和经直肠超声检查。妇科超声检查在生殖不孕领域的用途包括但不限于：了解盆腔及内生殖器的解剖情况；评估卵巢储备功能及监测卵泡发育及排卵；监测子宫内膜厚度、形态，检测子宫动脉血流等评估内膜容受性；超声定位下卵泡穿刺获卵；输卵管通畅度的超声造影检查等。

是否属于 MeSH 词汇　否

释义来源　谢幸,孔北华,段涛 . 妇产科学 [M]. 9 版 . 北京 : 人民卫生出版社,2018.

尿 17- 酮类固醇（17-Ketosteroide,17-KS）

释义　尿 17- 酮类固醇系 17 位上具有酮基的类固醇的总称，包括雄酮、脱氢异雄酮和雌酮等。由于其主要是肾上腺皮质及睾丸雄激素的代谢产物，因此临床上常用于肾上腺雄激素合成的指标。女性 17-KS 正常时提示雄激素来源于卵巢，升高时提示肾上腺功能亢进。

是否属于 MeSH 词汇　是,MeSH ID:D015068

释义来源　谢幸,孔北华,段涛 . 妇产科学 [M]. 9 版 . 北京 : 人民卫生出版社,2018.

人乳头瘤病毒 DNA 检测（Human papilloma virus DNA tests）

释义　人乳头瘤病毒（human papillomavirus, HPV）为一类小 DNA 病毒,主要感染皮肤和黏膜（如肛门生殖器、口腔、鼻腔、咽部、喉部黏膜）的鳞状上皮，引发各种皮肤黏膜的良性和恶性病变。按照潜在致癌性，通常将 HPV 病毒分为低危型和高危型，高危型 HPV 的持续感染可引起宫颈上皮内瘤变（CIN）和宫颈癌。HPV-DNA 检测采用基因扩增技术及导流杂交原理,通过反向点杂交检测扩增产物与包被有型特异性探针膜杂交结果,采用磷酸酶系统定性检测,从而对 21 种 HPV 基因型(6、11、53、16、18、31、33、58、35、39、45、51、52、56、59、66、68、42、43、44 及 CP8304)进行分型检测,目前在临床上应用最广泛。HPV DNA 检测与宫颈细胞学筛查技术相结合可以早期发现宫颈病变,降低病死率。

是否属于 MeSH 词汇 是,MeSH ID:D 061809

释义来源 谢幸,孔北华,段涛.妇产科学[M].9 版.北京:人民卫生出版社,2018.

妇科肿瘤标志物(Gynecologic tumor makers)

释义 肿瘤标志物指由肿瘤组织分泌或代谢的分子产物,其存在或其量变可提示肿瘤的性质,从而有助于了解肿瘤的发生、细胞分化及功能,对肿瘤的诊断、分类、预后和复发判断及指导临床治疗起重要作用。常用的妇科肿瘤标志物包括 Ca125、CEA、Ca199、AFP、HCG、HE-4 等。但肿瘤标志物非妇科肿瘤特异性指标,非妇科肿瘤疾病,如子宫内膜异位症、盆腔炎,也有部分标志物升高;或者其他肿瘤,如乳腺癌、肝癌、肺癌,也有部分标志物升高。

是否属于 MeSH 词汇 是,MeSH ID:D 014408

释义来源 谢幸,孔北华,段涛.妇产科学[M].9 版.北京:人民卫生出版社,2018.

垂体促性腺激素测定(Determination of pituitary gonadotropins)

释义 垂体促性腺激素包括卵泡刺激激素(FSH)和黄体生成素(LH),是由垂体前叶促性腺激素细胞分泌的糖蛋白激素。FSH 和 LH 均由 α 和 β 亚单位组成,α 亚单位相似,β 亚单位各不相同。FSH 和 LH 的分子量分别是 32kD 和 29.5kD。目前临床上主要通过 FSH 和 LH 的测定来协助诊断妇科内分泌疾病、鉴别发病部位及原因以及评估治疗效果,并评估生育功能、监测排卵等。在辅助生殖技术中,促性腺激素的测定对控制性超促排卵的药物剂量调整有一定的指导意义。

是否属于 MeSH 词汇 否

释义来源 谢幸,孔北华,段涛.妇产科学[M].9 版.北京:人民卫生出版社,2018.

雄激素测定(Determination of androgen)

释义 女性体内雄激素由卵巢及肾上腺皮质分泌。主要有睾酮(testosterone)、4-雄烯二酮(4-androstenedione,A4)、脱氢表雄酮(dehydroepiandrosterone,DHEA)、硫酸脱氢表雄酮(dehydroepiandrosterone sulfate,DHEAS)以及双氢睾酮(dihydrotestosterone,DHT)等。卵巢源性的雄激素主要包括睾酮、4-雄烯二酮(A4)和脱氢表雄酮(DHEA);肾上腺主要分泌硫酸脱氢表雄酮(DHEAS)、DHEA、少量睾酮。腺外组织通过 T 在 5α-还原酶的作用生成双氢睾酮(DHT)而发挥生物学作用。其中,血清睾酮(总睾酮和游离睾酮)是临床上评估雄激素生物学活性最常检测的指标。雄激素升高见于卵巢男性化肿瘤、多囊卵巢综合征、肾上腺皮质增生等。高雄激素血症是多囊卵巢综合征(polycystic ovarian syndrome,PCOS)的基本特征之一。高雄激素血症的早期发现,对于 PCOS 的早期诊断与干预具有重要意义。

是否属于 MeSH 词汇 否

释义来源 谢幸,孔北华,段涛.妇产科学[M].9 版.北京:人民卫生出版社,2018.

人绒毛膜促性腺激素测定(Test of chorionic gonadotropin,beta subunit,human)

释义 hCG 是由胎盘合体滋养细胞分泌的

糖蛋白激素,由 145 个氨基酸 β- 亚基和 92 个氨基酸 α- 亚基组成的二聚体,其中 β- 亚基是 hCG 特有的,而其 α- 亚基与黄体生成素(luteinizing hormone, LH)、卵泡刺激素(follicle-stimulating hormone, FSH)及促甲状腺素(thyroid-stimulating hormone, TSH)中的 α- 亚基相同。妊娠性和非妊娠性滋养细胞是目前 hCG 最常见的来源,但也有少量 hCG 可能由脑垂体及非滋养层恶性肿瘤产生。hCG 血清检测运用 2 种抗体作用于 hCG 分子 β- 亚基的远端部位,采用夹心型"免疫测定"方法(sandwich-type "immunometric" assays),滋养层相关情况如妊娠和妊娠滋养细胞疾病(gestational trophoblastic disease, GTD)的诊断敏感性和特异性几乎是 100%。在辅助生殖领域,hCG 的测定主要用于妊娠的诊断及对妊娠结局的预判。

是否属于 MeSH 词汇 否

释义来源 谢幸,孔北华,段涛.妇产科学[M].9 版.北京:人民卫生出版社,2018.

人胎盘催乳素测定(Test of human placental lactogen)

释义 人胎盘催乳素(hPL)又称人绒毛膜促生长激素(human chorionic somatomammotropin, hCS),是由胎盘合体滋养细胞分泌的单链多肽激素,具有生长激素的作用,调节母体与胎儿的物质代谢,促进胎儿生长。可降低宫腔对胚胎的免疫排斥反应,促进胚胎稳定着床并维持生长发育。通常妊娠期女性 HPL 分泌水平与妊娠持续时间、胚胎质量和体积呈正相关性。临床应用于监测胎盘功能、糖尿病合并妊娠以及胎盘部位滋养细胞肿瘤。

是否属于 MeSH 词汇 否

释义来源 谢幸,孔北华,段涛.妇产科学[M].9 版.北京:人民卫生出版社,2018.

口服葡萄糖耐量试验(Oral glucose tolerance test, OGTT)

释义 OGTT 是妊娠期糖尿病的确诊试验。患者禁食 12 小时,口服 75g 无水葡萄糖,分别抽取外周血检测空腹、服糖后 1 小时、2 小时血糖水平,其正常上限为:空腹 6.1mmol/L,1 小时 11.1mmol/L,2 小时 7.8mmol/L,孕妇血糖有两项或两项以上达到或超过正常值,可诊断为妊娠期糖尿病。仅 1 项高于正常值,诊断为糖耐量异常。孕妇血糖达到或超过以下任何 1 项标准:FBG ≥ 5.1mmol/L、1 小时血糖 ≥ 10.0mmol/L、2 小时血糖 ≥ 8.5 mmol/L,则诊断妊娠期糖尿病。

是否属于 MeSH 词汇 是,MeSH ID:D 005951

释义来源 谢幸,孔北华,段涛.妇产科学[M].9 版.北京:人民卫生出版社,2018.

分段诊断性刮宫(Segmental diagnostic curettage)

释义 分段诊断性刮宫指对宫腔内膜进行取样活检时先刮颈管再刮宫腔,将刮出物分别送病理检查,用于鉴别诊断子宫颈腺癌和子宫内膜癌,也可明确子宫内膜癌是否累计宫颈管。但是不能提供癌组织侵入子宫基层的深度范围。据统计,诊断性刮宫对子宫内膜癌的漏诊率在 2%~10%,还可能出现漏刮、癌症扩散、穿孔等对诊治的不利因素。故目前分段诊刮还存在一定的局限性。

是否属于 MeSH 词汇 否

释义来源 谢幸,孔北华,段涛.妇产科学[M].9 版.北京:人民卫生出版社,2018.

子宫颈未发育 / 先天性宫颈不发育 / 先天性宫颈缺如(Cervical agenesis)

释义 宫颈组织完全缺如,可合并正常子宫体,也可合并子宫畸形(例如:子宫中隔、双宫体子宫或单角子宫),但子宫具有功能性的内膜,大多同时合并先天性阴道闭锁,也可有正常阴道。青春期后出现周期性下腹痛,宫腔积血,盆腔子宫内膜异位症。经典的治疗方案是切除子宫体,如同时合并阴道闭锁,成年后可行阴道成形术。

是否属于 MeSH 词汇　否

释义来源　曹泽毅.中华妇产科学[M].3版.北京:人民卫生出版社,2014.

宫颈闭锁(Cervical atresia)

释义　先天性宫颈闭锁是较罕见的下生殖道发育畸形,表现为青春期后原发闭经、周期性腹痛、盆腔疼痛及同房困难,多数伴有阴道发育不全。宫颈闭锁分成三种亚型,即宫颈残迹、宫颈纤维索、宫颈管口闭塞。宫颈残迹是仅有部分宫颈组织发育,但并不形成圆柱体形的宫颈,也没有宫颈管和宫颈腺体;宫颈纤维索是在子宫下方仅出现宫颈纤维的点片状聚集,无宫颈管形成,病理检查或可看到宫颈腺体,但无宫颈结构;宫颈管口闭塞则是指具有相对完整的宫颈及内膜,但宫颈管有部分封闭,通常位于下部。

是否属于 MeSH 词汇　是,MeSH ID:C538072

释义来源　谢幸,孔北华,段涛.妇产科学[M].9版.北京:人民卫生出版社,2018.

双宫颈(Double cervix)

释义　米勒管融合始于宫颈峡部,内聚部米勒管完成融合和间隔重吸收形成子宫体,而外分部的上端即为宫颈内口,下端为宫颈外口。随后的融合和吸收向头端和尾端分别进展。双侧米勒管的融合起始处以及向头端的融合正常进展,而自子宫峡部向下形成宫颈时发生融合异常,则形成双宫颈。双宫颈可能是两个独立的宫颈,或两个融合的宫颈。妇科检查时,可能难以区分和确定是两个独立的宫颈,还是一个含隔膜的宫颈。双宫颈常常伴有两个子宫,但也有一个子宫伴两个宫腔和两个宫颈的情况。双宫颈即便有融合,在考虑行融合术之前也应十分慎重,因为有宫颈功能不全的风险。双宫颈的患者通常合并有阴道纵隔,而由于纵隔的遮挡和双宫颈发育欠佳,可导致妇科检查中漏诊和误诊的情况。

是否属于 MeSH 词汇　否

释义来源　曹泽毅.中华妇产科学[M].3版.北京:人民卫生出版社,2014.

先天性子宫畸形(Congenital uterine malformation)

释义　先天性子宫畸形,又称子宫发育异常,系胚胎发育 6~18 周时,双侧米勒管或副中肾管发育不全、停滞、融合及中隔吸收异常所致,是最常见的女性生殖器畸形。不同发育阶段和不同程度的发育或融合障碍会导致不同类型的子宫畸形,并对女性生育能力和妊娠结局产生不同的影响。有些无任何自觉症状,以致终生未被发现或于体检时偶被发现,如弓形子宫、纵隔子宫、单角子宫、双子宫等。

是否属于 MeSH 词汇　否

释义来源　谢幸,孔北华,段涛.妇产科学[M].9版.北京:人民卫生出版社,2018.

MURCS 综合征(Müllerian duct aplasia-renal agenesis-cervicothoracic somite dysplasia)

释义　MURCS 综合征是一种罕见的发育障碍,第二性征发育正常的女性以原发闭经为主诉,先天性无子宫或子宫发育不良合并肾缺如或发育不良及颈胸躯体发育不良（椎体异常和身材矮小等），是 MRKH 综合征中的一个特殊类别。

是否属于 MeSH 词汇　是，MeSH ID：C537371

释义来源　曹泽毅 . 中华妇产科学 [M]. 3 版 . 北京：人民卫生出版社，2014.

子宫内翻（Uterine inversion）

释义　子宫内翻是指子宫底部向宫腔内凹陷，甚至子宫内膜面从宫颈口翻出，是一种分娩期少见而严重的并发症，文献报道发病率为 1/20 000~1/2 000，多数发生在第三产程，如不及时处理，往往因出血、休克导致产妇短期内死亡，死亡率高达 15%。非产后发生的自发性子宫内翻约占所有子宫内翻的 5%。目前，关于子宫内翻的病因尚不完全清楚。可能的内在因素包括子宫肌壁薄弱、宫颈松弛、胎盘附着于子宫底部、子宫收缩乏力、粘连性或植入性胎盘、多次妊娠、黏膜下肌瘤等；外在因素包括第三产程处理不当，过度挤压宫底和用力牵拉脐带、脐带过短或缠绕、胎儿娩出过程宫壁承受过度牵拉等。子宫内翻的诊断主要依靠临床，典型三联症包括：难以忍受的腹痛、大量的阴道流血和难以解释的休克。

是否属于 MeSH 词汇　是，MeSH ID：D019687

释义来源　谢幸，孔北华，段涛 . 妇产科学 [M]. 9 版 . 北京：人民卫生出版社，2018.

双子宫（Uterus didelphys）

释义　双子宫畸形是双侧副中肾管未完全融合的结果，形成两个完全分离的子宫，各自有独立的宫体、宫颈，附有各自的输卵管、卵巢、圆韧带、阔韧带等，常合并阴道纵隔。双子宫患者的自然流产率约为 32%，早产率为 28%，胎儿生长受限风险也有升高。现有数据不足以支持开腹修复双子宫来改善妊娠结局。75% 的病例存在阴道隔，阴道隔可导致性交困难或阴道分娩困难，因此可选择切除阴道隔。伴有一侧梗阻性阴道斜隔的病例，常伴有同侧的肾缺如或畸形，也就是国内熟悉的阴道斜隔综合征。

是否属于 MeSH 词汇　否

释义来源　曹泽毅 . 中华妇产科学 [M]. 3 版 . 北京：人民卫生出版社，2014.

子宫纵隔（Uterine septum）

释义　子宫纵隔，也称中隔子宫，是最常见的子宫畸形，在所有已经识别的子宫畸形中，占 35%~90%。为双侧副中肾管融合后管道形成缺陷或中隔吸收缺陷所致。纵隔严重程度差异很大，轻则为部分或不完全中隔伴有一个宫颈，重则为吸收完全失败，纵隔自宫底延伸至阴道且伴有两个宫颈。子宫外形正常，宫底横度稍宽，或略有凹陷。根据中隔距离宫颈内口的接近程度分为完全性中隔子宫（纵隔由宫底至宫颈内口）、不完全性中隔子宫（纵隔终止于宫颈内口上任何部位）。纵隔子宫导致妊娠不良结局的可能性高于其他子宫畸形，纵隔子宫患者面临较高的自然流产风险（21%~44%）和早产风险（12%~33%），活产率为 50%~72%。存在较长子宫纵隔的患者似乎反复流产的风险更高，但这存在争议，许多未经治疗的女性都有良好的妊娠结局。妊娠丢失一般发生在中期妊娠，可以通过纵隔子宫患者常有临产征象来与宫颈功能不全鉴别。纵隔子宫还可增加臀先露和胎盘早剥的风险，通过宫腔镜切除纵隔可以改善妊娠结局。

是否属于 MeSH 词汇　否

释义来源　曹泽毅 . 中华妇产科学 [M]. 3 版 . 北京：人民卫生出版社，2014.

弓形子宫（Arcuate uterus）

释义 弓形子宫是双侧副中肾管未完全融合的缺陷，子宫宫底中央有凹陷，宫壁向宫腔突出。弓形子宫多无临床症状，妊娠后多为横位，可能与不孕、流产和人工流产术后残留相关。2016年美国生殖医学学会（American Society of Reproductive Medicine，ASRM）对弓形子宫进行界定，以便与纵隔子宫和双角子宫相鉴别，其中宫底外部最高水平与最低点的距离 <1cm 为弓形子宫，而 >1cm 为双角子宫，而宫底内部成角 >90°为弓形子宫，而 <90° 为纵隔子宫。经阴道二维超声检查诊断子宫畸形在临床广泛应用，但存在较高的漏诊、误诊率。三维超声所得图像特征和容积数据经过处理后，可清晰地显示宫腔内膜形态、子宫底及宫底切迹的深度等。

是否属于 MeSH 词汇 否

释义来源 曹泽毅.中华妇产科学［M］.3 版.北京：人民卫生出版社,2014.

Robert 子宫（Robert uterus）

释义 Robert 子宫最早由 Robert 在 1970 年报道，是一种较罕见的子宫畸形，以不对称阻塞型完全性子宫中隔为特点。中隔偏于子宫腔一侧，将该侧宫腔完全封闭，使之成为与阴道或对侧宫腔不相通的盲腔。月经来潮时，该侧宫腔内的经血排出受阻，致宫腔积血，封闭的宫腔内压力升高，引起周期性剧烈腹痛且逐渐加重。如在子宫盲腔内妊娠，类似于残角子宫妊娠。Robert 子宫的特征：①原发性痛经；②腹腔镜检查子宫外观与子宫造影所显示的单角子宫腔表现相异；③不伴泌尿系统的畸形。MRI 检查是诊断 Robert 子宫的最佳方式，子宫的外部轮廓正常，可见大小不等的两个宫腔。宫腔镜检查仅能见到一侧

子宫角和输卵管开口。腹腔镜可见宫底形态正常或一侧膨隆或宫底呈"马鞍"状。因此，宫腹腔镜联合检查是诊断 Robert 子宫的"金标准"。

是否属于 MeSH 词汇 否

释义来源 曹泽毅.中华妇产科学［M］.3 版.北京：人民卫生出版社,2014.

阴道隔（Vaginal septum）

释义 阴道隔是指阴道在胚胎发育中受到干扰出现先天性的横向或纵向的隔膜。双侧副中肾管融合后，其尾端和尿生殖窦相连接处未贯通或部分贯通，形成阴道横隔；双副中肾管融合后，尾端中隔未消失或部分消失，则形成阴道完全纵隔或不完全纵隔。阴道完全横隔可造成经血梗阻，不全横隔则可能造成产道梗阻；阴道纵隔则可能造成阴道狭窄而性交困难；梗阻性阴道纵隔即斜隔也可造成不同程度的经血梗阻症状及并发症。

是否属于 MeSH 词汇 是,MeSH ID：C566010

释义来源 谢幸,孔北华,段涛.妇产科学［M］.9 版.北京：人民卫生出版社,2018.

膀胱阴道瘘（Vesicovaginal fistula）

释义 膀胱阴道瘘是指膀胱与阴道之间有异常通道，阴道内有不自主尿液排出，多见于难产、产伤、手术损伤、肿瘤转移及盆腔放射疗法副作用。阴道受尿液浸渍可导致阴部局部刺激、组织炎性增生及感染，外阴湿疹、丘疹样皮炎等病变。尿路因与阴道相通而容易感染，可有发热、尿急、尿痛、腰痛及肾区不适或叩痛等症状。可以通过扩阴器检查或经阴道指诊，检查到阴道前壁上的瘘孔。此外也可以通过膀胱注亚甲蓝或靛胭脂试验，或膀胱镜检查辅助诊断。

是否属于 MeSH 词汇　是,MeSH ID:D014719

释义来源　谢幸,孔北华,段涛.妇产科学[M].9 版.北京:人民卫生出版社,2018.

直肠阴道瘘(Rectovaginal fistula)

释义　直肠阴道瘘是指直肠与阴道之间存在异常通道,表现为阴道内排出粪便。瘘孔大者粪便经阴道排出,便稀时更为明显。瘘孔小,粪便干结成形时,阴道内不时有排气现象。扩阴器扩开阴道可见后壁有瘘孔,瘘孔极小者可见小的红色肉芽组织。肛诊同时自阴道小孔处放入探针可触到手指,或向直肠内注入亚甲蓝液,而阴道内置入的干纱布蓝染均可帮助诊断。直肠阴道瘘通常由产伤或手术损伤,以及性病淋巴肉芽肿感染引起。

是否属于 MeSH 词汇　是,MeSH ID:D012006

释义来源　谢幸,孔北华,段涛.妇产科学[M].9 版.北京:人民卫生出版社,2018.

小阴唇融合(Minor labia fusion)

释义　小阴唇融合多为泌尿生殖窦远端存留所致,泌尿生殖窦最远端在形成尿道、阴道开口的过程中,被覆其表面的泌尿生殖膜未消失,小阴唇未形成,阴道前庭被会阴皮肤遮盖。融合的小阴唇遮蔽尿道、阴道外口的程度可以不同,但其下方前庭结构正常,并无尿道和阴道发育异常。可以没有症状,也可表现为幼儿时期阴部瘙痒,或伴发泌尿系统感染。小阴唇的融合遮挡效应通常在青春期雌激素产生后自然缓解,也有严重者表现为经血和尿液被会似自同一孔道流出,被误认为“周期性血尿”。必要时可行融合小阴唇切开术。

是否属于 MeSH 词汇　否

释义来源　曹泽毅.中华妇产科学[M].3 版.北京:人民卫生出版社,2014.

输卵管系膜囊肿(Mesosalpinx cyst)

释义　输卵管系膜囊肿是指位于输卵管系膜内的囊肿,目前认为其组织学来源主要有三种:副中肾管又称米勒管来源(常位于卵巢门处,又被称为卵巢冠囊肿)、中肾管又称午非管来源(常位于输卵管伞端)和间皮来源。其中中肾管组织在女性的胚胎发育中断续或局部残留的组织,被认为是输卵管系膜囊肿的主要来源。Ormasa 等曾报道因输卵管系膜囊肿引起的输卵管扭转的发病率约为 1/1 500 000。

是否属于 MeSH 词汇　否

释义来源　谢幸,孔北华,段涛.妇产科学[M].9 版.北京:人民卫生出版社,2018.

妊娠(Pregnancy)

释义　妊娠是胚胎(embryo)和胎儿(fetus)在母体内发育成长的过程。成熟卵子受精是妊娠的开始,胎儿及其附属物自母体排出是妊娠的终止。妊娠是非常复杂而变化极为协调的生理过程。妊娠期从末次月经第一日算起,约 280 天(40 周)。

是否是 MeSH 词汇　是,MeSH ID:D011247

释义来源　谢幸,孔北华,段涛.妇产科学[M].9 版.北京:人民卫生出版社,2018.

初级绒毛(Primary villus)

释义　胎盘是由胎儿部分的羊膜和叶状绒毛膜及母体部分的底蜕膜构成。叶状绒毛膜是胎盘的主要结构,绒毛膜周围长出呈放射状排列的合体滋养细胞小梁,增生活跃的细胞滋养细胞深入其中,形成合体滋养细胞小梁的细胞中心索,称为初级绒毛,后期继续增长形成二级绒毛及三级绒毛。

是否是 MeSH 词汇　否

释义来源 谢幸,孔北华,段涛.妇产科学[M].9版.北京:人民卫生出版社,2018.

绒毛膜干(Stem villus)

释义 胎盘绒毛形成过程中,细胞滋养细胞不断增殖、扩展,与合体滋养细胞共同形成绒毛膜干。一个初级绒毛干及其分支形成一个胎儿叶,一个次级绒毛干及其分支形成一个胎儿小叶,一个胎儿叶包括数个胎儿小叶。

是否是 MeSH 词汇 否

释义来源 沈铿,马丁.妇产科学[M].3版.北京:人民卫生出版社,2015.

游离绒毛(Free villus)

释义 胎盘中每个绒毛干分出许多分支,一部分绒毛末端浮于绒毛间隙中,称游离绒毛。

是否是 MeSH 词汇 是,MeSH ID:D002824

释义来源 沈铿,马丁.妇产科学[M].3版.北京:人民卫生出版社,2015.

固定绒毛(Anchoring villus)

释义 胎盘中长入底蜕膜中的绒毛称固定绒毛。

是否是 MeSH 词汇 否

释义来源 沈铿,马丁.妇产科学[M].3版.北京:人民卫生出版社,2015.

羊膜(Amnion)

释义 羊膜为附着在胎盘胎儿面的半透明薄膜。羊膜光滑,无血管、神经及淋巴。正常羊膜厚 0.02~0.05mm,电子显微镜下见上皮细胞表面有微绒毛,使羊水与羊膜间进行交换。

是否是 MeSH 词汇 是,MeSH ID:D000650

释义来源 谢幸,孔北华,段涛.妇产科学[M].9版.北京:人民卫生出版社,2018.

脐带(Umbilical cord)

释义 脐带是连接胎儿与胎盘间的条索状结构,胎儿借助脐带悬浮于羊水中。足月妊娠的脐带长 30~100cm,平均约 55cm,直径 0.8~2.0cm。脐带表面有羊膜覆盖呈灰白色,内有一条脐静脉,两条脐动脉,脐血管周围为含水量丰富的来自胚外中胚层的胶样组织,称为脐带胶质,有保护脐血管的作用。脐带是母儿间气体交换、营养物质供应和代谢产物排出的重要通道。若脐带受压致使血流受阻时,可致胎儿窘迫,甚至危及胎儿生命。

是否是 MeSH 词汇 是,MeSH ID:D014470

释义来源 谢幸,孔北华,段涛.妇产科学[M].9版.北京:人民卫生出版社,2018.

脐带胶质(Wharton jelly)

释义 脐带中脐血管周围为含水量丰富来自胚外中胚层的胶样组织,称为脐带胶质,有保护脐血管的作用。

是否是 MeSH 词汇 是,MeSH ID:D059631

释义来源 谢幸,孔北华,段涛.妇产科学[M].9版.北京:人民卫生出版社,2018.

羊水(Amniotic fluid)

释义 羊膜腔内的液体称羊水,可同时保护母体和胎儿。妊娠不同时期的羊水来源、容量及组成均有明显改变。妊娠早期的羊水主要是母体血清经胎膜进入羊膜腔的透析液,妊娠中期以后,胎儿尿液是羊水的重要来源;妊娠晚期胎儿肺也参与羊水生成。

是否是 MeSH 词汇 是,MeSH ID:D000653

释义来源 沈铿,马丁.妇产科学[M].3版.北京:人民卫生出版社,2015.

早孕反应（Morning sickness）

释义　约有半数妇女在停经 6 周左右出现头晕、乏力、嗜睡、食欲缺乏、偏食、厌恶油腻、恶心、晨起呕吐等症状，称为早孕反应。多于妊娠 12 周左右自行消失。

是否是 MeSH 词汇　是，MeSH ID：D048968

释义来源　沈铿，马丁．妇产科学［M］．3 版．北京：人民卫生出版社，2015．

黑加征（Hegar sign）

释义　妊娠 6~8 周时，子宫体饱满，前后径增大呈球形。因宫颈变软、子宫峡部极软，双合诊检查时感觉宫颈与子宫体似不相连，称为黑加征。

是否是 MeSH 词汇　否

释义来源　沈铿，马丁．妇产科学［M］．3 版．北京：人民卫生出版社，2015．

蒙氏结节（Montgomery's tubercles）

释义　妊娠早期，女性乳晕颜色加深，其外围皮脂腺增生出现深褐色结节，称为蒙氏结节。

是否是 MeSH 词汇　否

释义来源　谢幸，孔北华，段涛．妇产科学［M］．9 版．北京：人民卫生出版社，2018．

妊娠试验（Pregnancy test）

释义　受精卵着床后不久，即可用放射免疫法测出受检者血液中 hCG 水平升高。临床上多用早早孕试纸法检测受检者尿液，结果阳性结合临床表现可诊断妊娠。但要确定是否为宫内妊娠，尚需超声检查。

是否是 MeSH 词汇　是，MeSH ID：D011258

释义来源　谢幸，孔北华，段涛．妇产科学［M］．9 版．北京：人民卫生出版社，2018．

妊娠囊（Gestational sac, GS）

释义　停经 35 日时，通过超声检查在宫腔内见到圆形或椭圆形妊娠囊，是早期妊娠的超声图像标志。

是否是 MeSH 词汇　是，MeSH ID：D058746

释义来源　谢幸，孔北华，段涛．妇产科学［M］．9 版．北京：人民卫生出版社，2018．

卵黄囊（Yolk sac）

释义　卵黄囊是子宫内妊娠的标志，妊娠早期超声检查中，位于妊娠囊内一个亮回声环状结构，中间为无回声区。

是否是 MeSH 词汇　是，MeSH ID：D015017

释义来源　沈铿，马丁．妇产科学［M］．3 版．北京：人民卫生出版社，2015．

胚芽（Embryonic bud）

释义　阴道超声早在妊娠 5 周时可观察到早期胚胎结构，称胚芽。

是否是 MeSH 词汇　否

释义来源　沈铿，马丁．妇产科学［M］．3 版．北京：人民卫生出版社，2015．

原始心管搏动（Primitive cardiac tube pulsation）

释义　孕 8 周超声可见原始心管搏动。

是否是 MeSH 词汇　否

释义来源　沈铿，马丁．妇产科学［M］．3 版．北京：人民卫生出版社，2015．

头臀长（Crown-rump length, CRL）

释义　妊娠 8 周后可测定胎儿头顶至骶尾部的长度，根据其大小可以预测胎龄。

是否是 MeSH 词汇 是,MeSH ID:D018568
释义来源 沈铿,马丁.妇产科学[M].3版.
北京:人民卫生出版社,2015.

着床(Nidation)

释义 着床是胚泡与子宫内膜相互作用并植入子宫内膜的过程。着床是多种因素参与的复杂过程,有些机制还不十分清楚,但可以肯定的是,胚泡与子宫内膜同步发育和相互配合是着床成功的关键。在人类中,受精后第 6~7 日,囊胚透明带消失后植入子宫内膜,着床必须具备 4 个条件:①透明带消失;②囊胚内滋养细胞必须分化出合体滋养细胞;③囊胚和子宫内膜必须发育同步且功能协调;④体内分泌足够的孕酮。
是否是 MeSH 词汇 是,MeSH ID:D010064
释义来源 王庭槐.生理学[M].9版.北京:人民卫生出版社,2018.

胚泡定位(Apposition of blastocyst)

释义 胚泡定位是受精卵着床的第 1 步,透明带消失后,晚期囊胚以其内细胞团端接触子宫内膜。胚泡定位至宫腔的最佳位置,通常位于子宫前壁或后壁的中到上部。
是否是 MeSH 词汇 否
释义来源 谢幸,孔北华,段涛.妇产科学[M].9版.北京:人民卫生出版社,2018.

侵入(Invasion)

释义 侵入是受精卵着床的第 3 步,滋养细胞穿透侵入子宫内膜、内 1/3 肌层及血管,囊胚完全埋入子宫内膜中且被内膜覆盖。
是否是 MeSH 词汇 否
释义来源 谢幸,孔北华,段涛.妇产科学[M].9版.北京:人民卫生出版社,2018.

胎儿胎盘循环(Fetal-placental circulation)

释义 侵袭性的胎儿滋养层细胞将螺旋动脉转化为低阻力血管,母体动脉血通过螺旋动脉进入绒毛间隙,通过子宫静脉排出绒毛间隙。胎儿血液通过脐动脉进入胎盘,在胎盘表面分支,进入绒毛中的毛细血管,然后通过静脉回到脐静脉,称为子宫胎盘循环。
是否是 MeSH 词汇 是,MeSH ID:D021041
释义来源 曹泽毅.中华妇产科学[M].3版.北京:人民卫生出版社,2014.

胎盘膜(Placental membrane)

释义 胎盘膜或称胎盘屏障,在胎盘小叶内,流经绒毛毛细血管的胎儿血与流经绒毛间隙的母体血并不沟通,两者之间隔着一薄层结构,称胎盘膜,胎儿血与母体血之间的物质交换就是通过这层膜进行的。
是否是 MeSH 词汇 否
释义来源 沈铿,马丁.妇产科学[M].3版.北京:人民卫生出版社,2015.

绒毛形成(Villous development)

释义 绒毛形成主要历经三个阶段:①一级绒毛,指绒毛膜周围长出呈放射状排列的合体滋养细胞小梁,增生活跃的细胞滋养细胞伸入其中,形成合体滋养细胞小梁的细胞中心索,又称初级绒毛;②二级绒毛,指初级绒毛继续增长,受精第二周末胚外中胚层长入细胞中心索,形成间质中心索;③三级绒毛,约在受精后第 3 周末,绒毛内中胚层分化出血管形成三级绒毛,胎儿胎盘循环建立。
是否是 MeSH 词汇 否
释义来源 沈铿,马丁.妇产科学[M].3版.北京:人民卫生出版社,2015.

胎盘血管形成（Placental vascular development）

释义　整个妊娠期间,血管所占胎盘比例都会不断增加,以促进营养运输。人胎盘血管形成包括 3 个阶段:血管发生(初始阶段)、分支型血管生成及非分支型血管生成。两条脐动脉和一条脐静脉分支形成二级血管网,随后进一步分支为三级血管网再进入主要绒毛干。

是否是 MeSH 词汇　否

释义来源　曹泽毅.中华妇产科学[M].3 版.北京:人民卫生出版社,2014.

胎盘交换的功能单位（Functional units of placental exchange）

释义　两条脐动脉和一条脐静脉分支形成二级血管网,随后进一步分支为三级血管网再进入主要绒毛干。这些血管随后发生 2~5 次的分支,形成中间绒毛,并进一步形成更细的绒毛分支,部分终止于终末绒毛,即胎盘交换的功能单位。每支终末绒毛含有 3~5 条毛细血管,并形成毛细血管袢,偶尔有血窦,可能是为了降低阻力和减缓血流,以增加气体和营养交换时间。

是否是 MeSH 词汇　否

释义来源　曹泽毅.中华妇产科学[M].3 版.北京:人民卫生出版社,2014.

胎儿-胎盘血管反应性（Fetal-placental vascular reactivity）

释义　胎儿-胎盘血管反应性指在无自主神经支配时,胎盘和脐带的血管反应性受体液和自分泌、旁分泌因子影响,整个脐带、绒毛膜板血管和绒毛血管对不同介质家族的反应均存在区域性的差异。重要的介质包括肾素-血管紧张素系统、内皮素、一氧化氮、一氧化碳、组胺、5-羟色胺、前列腺素、利钠肽、甲状旁腺激素、肾上腺髓质素、尿促皮质肽,以及促肾上腺皮质激素释放激素。现有大量的证据表明,妊娠合并糖尿病和子痫前期时,许多因子的产生以及机体对其应答都发生了改变。

是否是 MeSH 词汇　否

释义来源　曹泽毅.中华妇产科学[M].3 版.北京:人民卫生出版社,2014.

胎盘的抗凝活性（Anticoagulant activity of placenta）

释义　胎盘的抗凝活性指为了防止低流速绒毛间隙中血液停滞和凝固,滋养细胞不断地分泌多种物质(腺苷二磷酸酶、一氧化氮和一氧化碳)阻止血小板和白细胞黏附和聚集于滋养细胞表面。滋养细胞表面也存在抗凝活性。滋养细胞合体化时,滋养细胞表面表达负电荷磷脂,这有可能激活内源性凝血途径。膜联蛋白 A5 是 Ca^{2+}- 磷脂依赖性蛋白家族的一员,已有人提出其可作为抗凝剂与带负电的磷脂结合,从而在滋养细胞表面构成保护性屏障,对血栓形成和稳态进行调节。

是否是 MeSH 词汇　否

释义来源　LANIR N,AHARON A,Brenner B.Procoagulant and anticoagulant mechanisms in human placenta.Semin Thromb Hemost. 2003；29(2):175-184.

胎盘转运（Placental transfer）

释义　胎盘合体滋养层细胞是母体血流和胎儿间营养及气体交换的主要场所。营养物质和溶质经胎盘有效转移是胎儿正常生长和发育的必需条件。转运机制包括溶剂拖曳、简单扩散、跨细胞转运、胞吞和胞吐作用。

是否是 MeSH 词汇 否

释义来源 曹泽毅.中华妇产科学[M].3 版.北京:人民卫生出版社,2014.

月经初潮(Menarche)

释义 女性第一次月经来潮称月经初潮,为青春期的重要标志。月经初潮平均晚于乳房发育 2.5 年。月经来潮提示卵巢产生的雌激素足以使子宫内膜增殖,雌激素达到一定水平且有明显波动时,引起子宫内膜脱落即出现月经。

是否是 MeSH 词汇 是,Mesh ID:D008572

释义来源 沈铿,马丁.妇产科学[M].3 版.北京:人民卫生出版社,2015.

分娩(Parturition)

释义 分娩指发育成熟的胎儿及其附属物由母体排出成为独立存在的个体的过程。分娩的全过程共分为 3 期,也称为 3 个产程,第一产程,即宫口扩张期;第二产程,即胎儿娩出期;第三产程,胎盘娩出期。

是否是 MeSH 词汇 是,MeSH ID:D036801

释义来源 谢幸,孔北华,段涛.妇产科学[M].9 版.北京:人民卫生出版社,2018.

臀先露(Breech presentation)

释义 臀先露又称"臀产式""盆产式""臀位"。指分娩时,胎儿臀部或下肢为先露部者。即胎体纵轴与母体纵轴一致,但胎儿臀位在母体骨盆入口,而胎头在母体子宫底部,胎头也可居宫体的左、右侧近宫角部。

是否是 MeSH 词汇 是,MeSH ID:D001946

释义来源 谢幸,孔北华,段涛.妇产科学[M].9 版.北京:人民卫生出版社,2018.

胎心率(Fetal heart rate)

释义 胎心率指胎儿的心率。正常为 120~160 次/min,胎动时可增加 10~15 次/min,以后恢复正常。如超过 160 次/min 称为胎儿心动过速;如少于 120 次/min,尤其是少于 100 次/min 称为胎儿心动过缓。

是否是 MeSH 词汇 是,MeSH ID:D006340

释义来源 谢幸,孔北华,段涛.妇产科学[M].9 版.北京:人民卫生出版社,2018.

多胎妊娠(Multiple pregnancy)

释义 一次妊娠宫腔内同时有 2 个或 2 个以上胎儿称为多胎妊娠。人类多胎妊娠可达 2~8 个,其中以双胎妊娠(twins pregnancy)最为多见。其发生与遗传因素、内源性促性腺激素水平、促排卵药物的应用、IVF 技术中移植胚胎个数以及营养、孕妇的年龄与产次有关。多胎妊娠可发生早产、贫血、妊娠期高血压疾病、羊水过多、前置胎盘、胎膜早破、胎儿生长受限、胎儿先天性畸形等妊娠合并症和并发症。分娩时容易出现宫缩乏力、胎盘早剥、胎位异常、脐带脱垂等异常情况。多胎妊娠属于高危妊娠,为改善妊娠结局,除早期确诊外,应加强孕期保健并重视分娩处理。

是否是 MeSH 词汇 是,MeSH ID:D011272

释义来源 谢幸,孔北华,段涛.妇产科学[M].9 版.北京:人民卫生出版社,2018.

双胎输血综合征(Twin-to-twin transfusion syndrome,TTTS)

释义 双胎输血综合征是单合子单绒毛膜双胎妊娠的一种严重并发症,一胎儿(供血儿)的血液通过不平衡的胎盘血管吻合网输入另一胎儿(受血儿)而引起的一系列病理生理改变和临床症状,预后较差,围产儿病死率高达 80%~100%。目前,胎儿镜下胎盘交通血管激光凝固术成为治疗 TTTS 的首选方法。

是否是 MeSH 词汇　是,MeSH ID:D005330

释义来源　谢幸,孔北华,段涛.妇产科学[M].9 版.北京:人民卫生出版社,2018.

胎盘循环(Placental circulation)

释义　胎盘循环是胎儿经胎盘与母体进行物质交换的血液循环过程,又称胎儿循环,是胎儿发育所需营养物质的主要供应渠道。

是否是 MeSH 词汇　是,MeSH ID:D021041

释义来源　谢幸,孔北华,段涛.妇产科学[M].9 版.北京:人民卫生出版社,2018.

胎儿营养(Fetal nutrition)

释义　胎儿在母体子宫内发育期间所需要的营养。胎儿营养完全由母体供给,在囊胚期,从囊胚周围的液体吸取养料;由尿囊绒毛膜为基础构成胎盘阶段,是胎儿在母体子宫内发育获取营养最长的时期,对胎儿的生长发育至关重要。

是否是 MeSH 词汇　否

释义来源　谢幸,孔北华,段涛.妇产科学[M].9 版.北京:人民卫生出版社,2018.

脐带血(Umbilical bleeding)

释义　脐带血是胎儿娩出、脐带结扎并离断后残留在胎盘和脐带中的血液,通常是废弃不用的。近十几年的研究发现,脐带血中含有可以重建人体造血和免疫系统的造血干细胞,可用于造血干细胞移植,治疗 80 多种疾病。因此,脐带血已成为造血干细胞的重要来源,特别是无血缘关系造血干细胞的来源。脐带血中含有非常丰富的造血干细胞(HSC),干细胞是具有自我更新、高度增殖和多项分化潜能的细胞群体。它会分化成人体的各种细胞,包含血液细胞、神经细胞、骨骼细胞等。可用于造血干细胞移植,治疗血液系统、免疫系统以及遗传代谢性及先天性疾病。

是否是 MeSH 词汇　否

释义来源　谢幸,孔北华,段涛.妇产科学[M].9 版.北京:人民卫生出版社,2018.

胎粪(Meconium)

释义　胎粪是一种黏稠的、呈黑绿色的物质,亦称为新生儿的第一次大便。由羊水、黏液、胎毛、胆汁以及从皮肤和消化道脱落下来的细胞组成。胎儿从孕 15 周起,消化道功能已较充分地发育,能吞咽少量羊水,水分在小肠吸收,剩余物移向下段肠管,并与肠内容混合,形成胎粪。正常新生儿胎粪总量100~200g,多于生后 12~24 小时初次排便,极少数延迟至 24~48 小时。

是否是 MeSH 词汇　是,MeSH ID:D008470

释义来源　谢幸,孔北华,段涛.妇产科学[M].9 版.北京:人民卫生出版社,2018.

剖宫产术(Cesarean section)

释义　剖宫产术又叫剖腹产术,是指妊娠末期或临产后,经腹腔切开子宫膀胱反折腹膜,推开膀胱,切开子宫下段娩出胎儿及其附属物的手术。由于子宫下段是子宫峡部的伸展和延长,下段宫壁肌层薄,弹性、韧性及伸展性较好,血窦少,肌层交叉分布,切口易于扩大,切口撕拉出血少,子宫壁腹膜以疏松结缔组织与下段肌层相连,较易分离,术后病率低,已成为解决难产和某些产科合并症,挽救产妇和围产儿的有效手段。

是否是 MeSH 词汇　是,MeSH ID:D002585
释义来源　谢幸,孔北华,段涛.妇产科学[M].
9 版.北京:人民卫生出版社,2018.

引产(Induced labor)

释义　引产是指妊娠 12 周后,因母体或胎儿方面的原因,使用药物和人工的方法诱发子宫收缩而终止妊娠。根据引产时孕周,可分为中期妊娠引产(14~28 周)和晚期妊娠引产(28 周以后)。
是否是 MeSH 词汇　是,MeSH ID:D007751
释义来源　谢幸,孔北华,段涛.妇产科学[M].
9 版.北京:人民卫生出版社,2018.

绒毛活检术(Chorionic villi sampling)

释义　绒毛活检术是指取出胎盘内的绒毛组织进行细胞培养、分子遗传学或生化遗传学检查,进行染色体核型检验的检查方法。一般方法为经宫颈用细塑料管插入宫腔,抽吸绒毛进行活检。绒毛活检是一种成熟的产前诊断方法,用于产前诊断某些先天性遗传病等。
是否是 MeSH 词汇　是,MeSH ID:D015193
释义来源　谢幸,孔北华,段涛.妇产科学
[M].9 版.北京:人民卫生出版社,2018.

胎儿镜激光电凝术(Fetoscopic laser photocoagulation)

释义　经腹壁穿刺,在子宫上切开一个小口,通过宫腔放置胎儿镜,用激光电凝胎盘的吻合血管,该方法可有效治疗严重的双胎输血综合征。
是否是 MeSH 词汇　否
释义来源　谢幸,孔北华,段涛.妇产科学
[M].9 版.北京:人民卫生出版社,2018.

胎粪吸入综合征(Meconium aspiration syndrome)

释义　胎儿在宫内或分娩过程中将胎粪污染的羊水吸入呼吸道而引起的病症。见于严重宫内窘迫的新生儿,以足月和过期产儿较多见。胎儿在宫内或分娩过程中严重缺氧,导致肠壁痉挛,肛门括约肌松弛,致使胎粪排出量增加,污染羊水,同时缺氧使呼吸运动增强,以致吸入污染的羊水和胎粪,出生后初始的呼吸更进一步加重胎粪的阻塞作用。
是否是 MeSH 词汇　是,MeSH ID:D008471
释义来源　胡皓夫.儿科学辞典[M].北京:北京科学技术出版社,2003.

胎盘早剥(Placental abruption)

释义　指妊娠 20 周后正常位置的胎盘在胎儿娩出前,部分或全部从子宫壁剥离,称为胎盘早剥。临床表现为突发性、持续性腹痛,伴阴道出血。有妊娠期高血压疾病、高血压或外伤史的孕妇,于妊娠末期或临产时忽然发生腹部剧痛,继之发生少量阴道出血、急性贫血及休克,休克程度与阴道外出血不成比例。根据病理可分为显性剥离、隐性剥离和混合性出血。胎盘早剥为妊娠晚期的一种严重并发症,发病率约为 1%,往往起病急,进展快,如处理不及时,可威胁母儿生命。治疗原则为早期识别、积极处理休克、及时终止妊娠、控制弥散性血管内凝血(DIC)、减少并发症。
是否是 MeSH 词汇　是,MeSH ID:D000037
释义来源　全国科学技术名词审定委员会.计划生育名词:2019[M].北京:科学出版社,2019.

胎儿期(Fetal period)

释义　指从受精卵形成到胎儿出生为止,

共 40 周。这段时期,胎儿在母亲体内迅速成长,从微小的受精卵长成约长 50cm、重 3 000~3 500g 的新生儿。其特点:胎儿完全依靠母体而生存。胎儿期的前 3 个月是胚胎发育的关键时期,在此时期内如果受到各种有害因素如病毒感染、药物、放射性因素等影响,可能导致胚胎或胎儿的发育异常而出现流产、死胎、胎儿发育畸形等异常妊娠结局。

是否是 MeSH 词汇 否

释义来源 杨志寅.诊断学大辞典[M].2 版.北京:华夏出版社,2004.

脐带血穿刺取样(Cordocentesis percutaneous umbilical blood sampling)

释义 是在孕 18 周后,多选择在孕 26~30 周,在 B 超监视下用穿刺针经腹部进入宫腔抽取脐带静脉血的技术,穿刺点一般在脐带的胎盘附着处附近,术时及术后的胎儿丢失率约为 1%。通过对脐血的实验室检查可以鉴定胎儿的染色体核型,除此之外,还可评估胎儿宫内感染、溶血性贫血的严重程度、血小板减少症、血型等胎儿健康指标。

是否是 MeSH 词汇 是,MeSH ID:D017218

释义来源 张斌,严英榴,张月萍.胎儿疾病多科会诊指导手册[M].上海:上海科技教育出版社,2018.

子宫内输血(Intrauterine blood transfusion)

释义 在 B 超引导下,用穿刺针经母体腹壁穿刺,通过胎儿脐静脉建立通道而直接向胎儿体内输血。适用于有严重溶血现象且肺发育不成熟的胎儿,不仅能纠正胎儿严重的免疫性溶血性贫血,而且能消除胎儿水肿,提高胎儿存活率,从而提高新生儿质量。

是否是 MeSH 词汇 是,MeSH ID:D001805

释义来源 柯天华,谭长强.临床医学多用辞典[M].南京:江苏科学技术出版社,2006.

子宫外产时处理(Ex utero intrapartum treatment,EXIT)

释义 在不切断脐带保持胎儿 - 胎盘循环的情况下去除胎儿呼吸阻碍诱因,解除呼吸道梗阻,然后切断脐带,在产房对出生缺陷新生儿进行的手术。子宫外产时处理的开展能够极大改善出生缺陷儿的预后。

是否是 MeSH 词汇 否

释义来源 李欢,刘彩霞,乔宠,等.子宫外产时处理技术规范(2017)[J].中国实用妇科与产科杂志,2017,033(007):702-704.

妊娠并发症(Pregnancy complications)

释义 妊娠时,若胚胎种植在宫腔以外,或胚胎或胎儿在宫内生长发育的时间过短或过长,或母体出现各种特有的脏器损害,即为妊娠并发症。妊娠期并发症是因为妊娠本身引起的疾病,分为早期妊娠并发症和晚期妊娠并发症。早期并发症包括自然流产、异位妊娠、妊娠剧吐等。晚期并发症有妊娠期高血压疾病、妊娠肝内胆汁淤积综合征、早产、过期妊娠等。

是否是 MeSH 词汇 是,MeSH ID:D011248

释义来源 谢幸,孔北华,段涛.妇产科学[M].9 版.北京:人民卫生出版社,2018.

高危妊娠(High-risk pregnancy)

释义 凡可能危害母婴或导致难产的妊娠均称为高危妊娠。高危妊娠又有广义和狭义之分。从广义上说,高危妊娠所指范围甚广,几乎包括了所有病理产科,约占分娩总数的 20%。而狭义的高危妊娠则系指妊娠后期即满 28 孕周之后,伴有某些危及母儿尤其是危及胎儿的情况者，一般所说的高危妊娠是指狭义者而言。被认定为高危妊娠的孕妇称高危孕妇，其所孕育的胎儿则称高危儿。

是否是 MeSH 词汇　是，MeSH ID：D018566

释义来源　陈彩霞，徐振平．生殖系统病学与遗传学词典［M］．郑州：河南科学技术出版社，2007．

胎儿缺氧（Fetal hypoxia）

释义　胎儿缺氧是临床上常见的一种综合征状，发病时间主要是围产期，可引起新生儿窒息、围产儿死亡、胎儿窘迫以及胎儿生长受限，部分胎儿存活下来仍有智力、精神障碍等疾病，严重影响了胎儿的生活质量。需要对胎儿缺氧进行早期有效的治疗，诊断主要以胎心、羊水检测以及胎动、胎心监护、胎儿超声多普勒检查为主。胎儿缺氧分为胎儿急性缺氧和慢性缺氧。

胎儿急性缺氧系因母胎间血氧运输及交换障碍或脐带血液循环障碍所致。常见因素有：①前置胎盘、胎盘早剥；②脐带异常，如脐带绕颈、脐带真结、脐带扭转、脐带脱垂、脐带血肿、脐带过长或过短、脐带附着于胎膜等；③母体严重血液循环障碍致胎盘灌注急剧减少，如各种原因导致休克等；④缩宫素使用不当，造成过强及不协调宫缩，宫内压长时间超过母血进入绒毛间隙的平均动脉压；⑤孕妇应用麻醉药及镇静剂过量，抑制呼吸。

胎儿慢性缺氧：①母体血液含氧量不足，如合并先天性心脏病或伴心功能不全、肺部感染、慢性肺功能不全、哮喘反复发作及重度贫血等；②子宫胎盘血管硬化、狭窄、梗死，使绒毛间隙血液灌注不足，如妊娠期高血压疾病、慢性肾炎、糖尿病、过期妊娠等；③胎儿严重的心血管疾病、呼吸系统疾病，胎儿畸形，母儿血型不合，胎儿宫内感染、颅内出血及颅脑损伤，致胎儿运输及利用氧能力下降等。

是否是 MeSH 词汇　是，MeSH ID：D005311

释义来源　谢幸，孔北华，段涛．妇产科学［M］．9版．北京：人民卫生出版社，2018．

胎儿生长迟缓（Fetal growth retardation，FGR）

释义　胎儿生长迟缓是指胎儿的体重低于同龄平均体重的两个标准差，或低于其孕龄应有体重的第10个百分位数，胎儿有生长潜力受损，不良妊娠结局的风险增加。为妊娠期重要并发症之一。FGR 患儿围产期发病率和死亡率比正常儿高6~8倍。可因：①孕妇的遗传、营养、生活因素、妊娠期合并症、多胎妊娠、宫内病毒感染；②胎儿发育缺陷、生长因子缺乏；③胎盘形态异常（过小）、功能不全，脐带过长或过短、真结及附着异常导致胎盘供血、血运减少，影响胎儿 - 母体物质交换所致。在诊断 FGR 时，首先了解有无引起疾病的高危因素如过去不良生产史、先天性畸形和 FGR 分娩史、孕妇营养情况、不良嗜好等。进一步观察孕妇体重增长情况（<0.5kg/ 周）；宫高增加是否停滞不变或增长缓慢；B 超测量胎儿各径线如双顶径、胸围、小脑横径等值小于一般的均值1~2个标准差。分娩后确诊排除早产儿。37孕周体重 <2 413g；40孕周体重 <2 862g。孕期和产时都应针对具体情况积极处理，产后按高危儿特别护理和治疗。

是否是 MeSH 词汇　是，MeSH ID：D005317

释义来源　谢幸，孔北华，段涛．妇产科学［M］．9版．北京：人民卫生出版社，2018．

胎儿窘迫（Fetal distress）

释义　指胎儿在子宫内因急性或慢性缺氧危及其健康和生命的综合症状，发病率为2.7%~38.5%。急性胎儿窘迫多发生在分娩期，慢性胎儿窘迫常发生在妊娠晚期，但在临产后常表现为急性胎儿窘迫。母体血液含氧量不足，母胎间血氧运输及交换障碍、胎儿自身因素异常，均可导致胎儿窘迫。胎儿窘迫是胎儿围产期死亡及新生儿神经系统后遗症的常见原因，占围产儿死亡原因的首位。

是否是 MeSH 词汇 是，MeSH ID：D005316

释义来源 谢幸，孔北华，段涛.妇产科学[M].9 版.北京：人民卫生出版社，2018.

胎盘功能不全（Placental insufficiency）

释义 胎盘未能向胎儿提供足够的营养和氧气。胎盘在胚胎学上为胎儿的附属物，胎儿借胎盘与母体紧密连接，并以此进行呼吸作用、排泄作用及吸取营养等以维持生命及发育。因此，若胎盘功能异常，可造成胎儿发育不良乃至异常，出现死胎及围产期死亡。

是否是 MeSH 词汇 是，MeSH ID：D010927

释义来源 谢幸，孔北华，段涛.妇产科学[M].9 版.北京：人民卫生出版社，2018.

羊水甲胎蛋白测定（Determination of alpha-fetoprotein in amniotic fluid）

释义 甲胎蛋白（alpha-fetoprotein，AFP）是由胚胎肝细胞及卵黄囊产生的一种糖蛋白，是属于胚胎期的蛋白产物。羊水甲胎蛋白测定用于诊断胎儿畸形，不同实验室检查方法正常值可不同，当羊水甲胎蛋白含量比正常值高 10 倍时，应考虑胎儿有开放性神经管缺陷（如无脑儿、脊柱裂）。

是否是 MeSH 词汇 否

释义来源 柯天华，谭长强.临床医学多用辞典[M].南京：江苏科学技术出版社，2006.

胎儿镜（Fetoscopy）

释义 胎儿镜是用直径 2mm 左右的光纤内镜，以套管针从孕妇腹壁穿刺，经过子宫壁进入羊膜腔，观察胎儿形态或行胎儿活组织检查以及对胎儿进行宫内治疗的方法。为有创性操作，目前主要用于以下疾病的治疗：双胎输血综合征、胎儿严重先天性膈疝、后尿道瓣膜的宫内治疗及羊膜束带的松解等，部分单基因疾病利用胎儿镜检查或活检进行产前诊断，如进行性退行性肌营养不良或白化病。有时术后可并发羊膜炎或致胎儿流产等，可用解痉和镇静药防止宫缩，抗生素预防感染，注意听胎心，以监测胎儿情况。

是否是 MeSH 词汇 是，MeSH ID：D005332

释义来源 谢幸，孔北华，段涛.妇产科学[M].9 版.北京：人民卫生出版社，2018.

围产儿死亡（Perinatal death）

释义 围产期是指胎儿体重达到 1 000g，或孕期满 28 周至出生后 7 天以内的时期。在此期间内的死亡称为围产儿死亡。

是否是 MeSH 词汇 是，MeSH ID：D066087

释义来源 王翔朴.卫生学大辞典[M].北京：华夏出版社，1999.

宫内感染（Intrauterine infection）

释义 系较常见的一组妇产科感染。病原体可为病毒、细菌、立克次氏体、螺旋体、原虫等。感染途径：可经生殖细胞感染，受精以前卵细胞可由腮腺炎病毒等感染，或精细胞受巨细胞病毒感染；在孕期母体感染风疹、乙肝、支原体病、弓形虫病、梅毒等可经胎盘侵害胎儿；阴道、宫颈感染可上行造成宫内感染，腹膜炎等亦可经输卵管造成宫腔感染。孕期宫内感染可使胎儿早期死亡、畸形、重要器官损害，可发生流产、早产、死产，亦可致孕妇出现各种症状。

是否是 MeSH 词汇 否

释义来源 王卫平,孙锟,常立文 . 儿科学[M].
9 版 . 北京:人民卫生出版社,2018.

早产(Premature birth)

释义 早产指妊娠在 28~37 周之间终止者。
早产一般对孕妇无大的影响,但却是引起新
生儿死亡的最主要的原因。早产的原因:
①孕妇方面的原因,如子宫畸形;妊娠合并
急性传染病如流感、传染性肝炎等;孕妇合
并妊娠期高血压疾病、心脏病、严重贫血等。
②胎儿和胎盘方面的原因,如前置胎盘,胎
盘早期剥离,胎死宫内,胎儿畸形,胎膜早
破,子宫张力过大,如多胎、羊水过多等。
③原因不明,约占 30% 左右。早产临床表现
是阴道流水、腹坠胀、不规则宫缩及少量阴
道流血等。

是否是 MeSH 词汇 是,MeSH ID:D047928

释义来源 谢幸,孔北华,段涛 . 妇产科学
[M]. 9 版 . 北京:人民卫生出版社,2018.

胎膜早破(Premature rupture of membranes)

释义 在临产前胎膜破裂称胎膜早破。引
起胎膜早破的常见原因有创伤、宫颈内口
松弛、妊娠后期性交产生机械性刺激或引起
的胎膜炎、下生殖道上行性感染、羊膜腔压
力过高(双胎、羊水过多)、头盆不称、胎位异
常等。

是否是 MeSH 词汇 是,MeSH ID:D005322

释义来源 谢幸,孔北华,段涛 . 妇产科学[M].
9 版 . 北京:人民卫生出版社,2018.

TORCH 感染(TORCH infection)

释义 TORCH 是由一组病原微生物英文
名称的首字母组合而成,其中 T 指弓形虫
(toxoplasma,TOX)、O 指其他病毒(others)、R

指风疹病毒(rubella virus,RV)、C 指巨细胞
病毒(cytomegalovirus,CMV)、H 主要指单
纯疱疹病毒(herpes simplex virus,HSV),属
于胎儿宫内致畸病原体。TORCH 感染是导
致产前、围产期和产后发病率和死亡率增高
的主要原因。出生时、婴儿期或数年后可能
会出现感染的证据。对于许多这些病原体,
早期识别(包括产前筛查)是治疗和预防的
关键。

是否是 MeSH 词汇 否

释义来源 谢幸,孔北华,段涛 . 妇产科学[M].
9 版 . 北京:人民卫生出版社,2018.

阿普加评分(Apgar score)

释义 阿普加评分是 Virginia Apgar 博士设
计的一种评分系统,是用于快速评估新生儿
出生后一般状况的快速方法,及时判断是否
需要干预以建立呼吸。Apgar 评分包括 5 个
部分:①皮肤颜色;②心率;③反应;④肌肉
张力;⑤呼吸。这些成分中的每一个都给出
0、1 或 2 的分数。0~3 的分数表示重度窒息,
4~7 表示轻度窒息,7~10 表示呼吸正常,在适
应宫外生活方面没有困难。

是否是 MeSH 词汇 是,MeSH ID:D001034

释义来源 谢幸,孔北华,段涛 . 妇产科学[M].
9 版 . 北京:人民卫生出版社,2018.

产后出血(Postpartum hemorrhage)

释义 女性生殖道分娩胎儿后失血超过
500ml(或剖宫产后 >1 000ml)称为产后出
血。原发性产后出血发生在分娩后 24 小时
内,而继发性产后出血发生在分娩后 24 小
时 ~12 周之间,且较少见。

是否是 MeSH 词汇 是,MeSH ID:D006473

释义来源 谢幸,孔北华,段涛 . 妇产科学
[M]. 9 版 . 北京:人民卫生出版社,2018.

产科分娩并发症（Obstetric labor complications）

释义 指分娩过程中出现的一些严重威胁母婴生命安全的并发症，如产后出血、羊水栓塞、子宫破裂等，是导致孕产妇死亡的主要原因。

是否是 MeSH 词汇 是，MeSH ID：D007744

释义来源 谢幸，孔北华，段涛.妇产科学[M].9版.北京：人民卫生出版社，2018.

子宫收缩乏力（Uterine inertia）

释义 分娩期间子宫不能以正常力量、持续时间和间歇复来收缩，也称之为子宫收缩乏力。表现为宫口扩张及胎先露下降缓慢、产程延长，对母婴均可造成危害。可分为协调性子宫收缩乏力和不协调性子宫收缩乏力。

是否是 MeSH 词汇 是，MeSH ID：D014593

释义来源 谢幸，孔北华，段涛.妇产科学[M].9版.北京：人民卫生出版社，2018.

治疗性流产（Therapeutic abortion）

释义 为维持孕妇生命或健康而实施的流产。由于意图不是杀死胎儿，这一行为应该命名为"治疗性中断妊娠"。

是否是 MeSH 词汇 是，MeSH ID：D000032

释义来源 谢幸，孔北华，段涛.妇产科学[M].9版.北京：人民卫生出版社，2018.

脐带绕颈（Nuchal cord）

释义 指脐带缠绕胎儿颈部一圈或多圈的妊娠并发症。发生原因与脐带过长、胎儿小、羊水过多及胎动频繁等有关。脐带绕颈对胎儿影响与脐带缠绕松紧、缠绕周数及脐带长度有关。

是否是 MeSH 词汇 是，MeSH ID：D053589

释义来源 谢幸，孔北华，段涛.妇产科学[M].9版.北京：人民卫生出版社，2018.

前置胎盘（Placenta previa）

释义 妊娠 28 周以后，胎盘位置低于胎先露部，附着在子宫下段、下缘达到或覆盖宫颈内口称为前置胎盘。为妊娠晚期阴道流血最常见的原因，也是妊娠期严重并发症之一。国外发病率为 0.3%~0.5%，国内报道为0.24%~1.57%。

是否是 MeSH 词汇 是，MeSH ID：D010923

释义来源 谢幸，孔北华，段涛.妇产科学[M].9版.北京：人民卫生出版社，2018.

妊娠合并肿瘤（pregnancy with tumor）

释义 妊娠合并肿瘤。肿瘤可发生于孕前或者妊娠后。妊娠合并肿瘤患者的诊断和治疗管理困难，因为它涉及两个个体，即母亲和胎儿。

是否是 MeSH 词汇 是，MeSH ID：D011252

释义来源 狄文，吴珈悦.妊娠期妇科恶性肿瘤治疗策略[J].中国实用妇科与产科杂志，2018，34（10）：1073-1075.

妊娠合并感染（Pregnancy with infection）

释义 妊娠合并感染是一大类疾病，主要包括妊娠合并淋病、妊娠合并梅毒、妊娠合并巨细胞病毒感染、妊娠合并生殖器疱疹、妊娠合并生殖道衣原体感染、妊娠合并支原体感染、妊娠合并获得性免疫缺陷综合征等。会对母婴产生较为严重的影响，常会导致早产、流产、胎儿生长不正常，严重可以导致死胎的发生，如果处理不当将导致新生儿感染以及脑瘫等并发症。

是否是 MeSH 词汇 是,MeSH ID:D011251
释义来源 徐峰,冯泽蛟,陈文殊,等.妊娠合并感染性疾病的诊治对策分析[J].中华全科医学,2013,11(10):1528-1529.

妊娠早期(First pregnancy trimester)

释义 妊娠未达 14 周称为妊娠早期。妊娠早期是胚胎形成、胎儿器官分化的重要时期,诊断早期妊娠主要是确定妊娠、胎数、孕龄,并排除异位妊娠等病理情况。这个时期主要特征是胎儿易于受药物、X 线、病毒、化学药物等不良因素的影响,而发生畸形。
是否是 MeSH 词汇 是,MeSH ID:D011261
释义来源 谢幸,孔北华,段涛.妇产科学[M].9 版.北京:人民卫生出版社,2018.

妊娠中期(Second pregnancy trimester)

释义 第 14~27 周$^{+6}$ 称为妊娠中期。是胎儿生长和各器官发育成熟的重要时期,这个时期的诊断主要是判断胎儿生长发育情况、宫内情况和发现胎儿畸形。
是否是 MeSH 词汇 是,MeSH ID:D011262
释义来源 谢幸,孔北华,段涛.妇产科学[M].9 版.北京:人民卫生出版社,2018.

妊娠末期(Third pregnancy trimester)

释义 妊娠 28 周以后至分娩的一段时间。此期除可明确感觉到胎动、听到胎心外,还可由腹壁触到胎体,并能区分胎头、胎臀、胎背及肢体。妊娠晚期正常胎动次数 ≥ 10 次/2h。妊娠达 24 周及以上,四步触诊法能区分胎头、胎背、胎臀和胎儿肢体。由于妊娠子宫增大,孕妇可有腰背痛、胃部不适。
是否是 MeSH 词汇 是,MeSH ID:D011263
释义来源 谢幸,孔北华,段涛.妇产科学[M].

9 版.北京:人民卫生出版社,2018.

妊娠结局(Pregnancy outcome)

释义 即妊娠的结果,妊娠结果包括产妇及胎儿两方面。良好的妊娠结局表示母子健康、分娩顺利、胎儿发育良好,产褥期正常。不良的妊娠结局包括妊娠期并发症、流产、早产、死胎、低体重儿、巨大儿、先天性异常、新生儿死亡等。妊娠结局包括自然受孕或各种辅助生殖技术受孕的结局,如胚胎移植或体外受精。
是否是 MeSH 词汇 是,MeSH ID:D011256
释义来源 柯天华,谭长强.临床医学多用辞典[M].南京:江苏科学技术出版社,2006.

死胎(Fetal death)

释义 妊娠 20 周后,胎儿在子宫内死亡,称为死胎。胎儿在分娩过程中死亡,称为死产,也是死胎的一种。临床表现:子宫停止增长,检查时听不到胎心,子宫大小与停经周数不符,超声检查可确诊。约 80% 的胎儿在死亡后 2~3 周自然娩出。胎死宫内 4 周以上,可能出现弥散性血管内凝血。一经确诊,尽早引产。
是否是 MeSH 词汇 是,MeSH ID:D005313
释义来源 谢幸,孔北华,段涛.妇产科学[M].9 版.北京:人民卫生出版社,2018.

胎儿(Fetus)

释义 自妊娠 11 周(受精第 9 周)起称为胎儿,是生长、成熟的时期。
是否是 MeSH 词汇 是,MeSH ID:D005333
释义来源 谢幸,孔北华,段涛.妇产科学[M].9 版.北京:人民卫生出版社,2018.

妊娠期糖尿病（Gestational diabetes）

释义　妊娠合并糖尿病有两种情况，一种为孕前糖尿病的基础上合并妊娠，又称糖尿病合并妊娠；另一种为妊娠前糖代谢正常，妊娠期才出现的糖尿病，称为妊娠期糖尿病。妊娠合并糖尿病孕妇中 90% 以上为妊娠期糖尿病，孕前糖尿病者不足 10%。妊娠期糖尿病患者的糖代谢异常大多于产后能恢复正常，但将来患 2 型糖尿病机会增加。妊娠合并糖尿病对母儿均有较大危害，需引起重视。

是否是 MeSH 词汇　是，MeSH ID：D016640
释义来源　谢幸，孔北华，段涛．妇产科学［M］.9 版．北京：人民卫生出版社，2018.

绒毛膜羊膜炎（Chorioamnionitis）

释义　绒毛膜羊膜炎是指细菌直接侵入绒毛膜羊膜或脐带胎盘导致子宫内出现炎性症状的疾病，其主要临床特征是急性粒细胞浸润母体绒毛膜、蜕膜或胎儿组织绒毛膜、脐带等，从而导致母儿感染、胎儿早产、胎膜早破、胎儿窘迫等。一般发病比较隐匿，早期一般无明显症状，待确诊时病情发展通常已经较为严重，是严重威胁母婴健康的一种疾病。一般与破膜时间过久或产程过长发生宫腔内感染相关。病原菌多来自阴道或粪便。

是否是 MeSH 词汇　是，MeSH ID：D002821
释义来源　谢幸，孔北华，段涛．妇产科学［M］.9 版．北京：人民卫生出版社，2018.

羊水过少（Oligohydramnios）

释义　妊娠晚期羊水量少于 300ml 者，称为羊水过少，B 超诊断羊水过少的标准是羊水指数（AFI）<5cm 或最大羊水池深度 <2cm。羊水过少的发生率为 0.4%~4%。许多先天畸形特别是泌尿系统畸形与羊水过少有关；其次，胎盘功能降低可以导致胎儿血容量下降，胎儿肾脏血供下降，最后导致胎尿生成减少。羊水过少严重影响围产儿预后，羊水量少于 50ml，围产儿病死率高达 88%。

是否是 MeSH 词汇　是，MeSH ID：D016104
释义来源　谢幸，孔北华，段涛．妇产科学［M］.9 版．北京：人民卫生出版社，2018.

子宫疾病（Uterine diseases）

释义　子宫疾病是指子宫区域发生的各种病变，如炎症、损伤、肿瘤、畸形以及癌前病变等，是女性最常见的疾患之一。子宫疾病包括急慢性子宫内膜炎、急慢性宫颈炎、子宫内膜异位症、子宫腺肌病、子宫内膜息肉、子宫肌瘤、子宫囊肿、子宫脱垂、子宫内膜癌、宫颈癌、子宫畸形（如单角子宫、残角子宫、双子宫双宫颈等）等。子宫疾病的原因有先天性因素，遗传因素，清宫操作，放、取环，性生活过早、过频，多产以及感染等。

是否是 MeSH 词汇　是，MeSH ID：D014591
释义来源　谢幸，孔北华，段涛．妇产科学［M］.9 版．北京：人民卫生出版社，2018.

胎位不正（Malposition of fetus）

释义　胎位不正是指妊娠 30 周后，胎儿在子宫内的位置不正而言，又称胎位异常。正常胎位为枕前位，即胎头向下、后枕部向前，除此之外均为异常胎位，如臀位、横位、斜位等。本病是引起难产的一个重要因素，应及时治疗，以保证临产时的母婴安全。本病原因复杂，可能与子宫腔大或子宫畸形、骨盆狭窄、羊水过多、腹壁松弛、胎儿因素等有关。

是否是 MeSH 词汇　否
释义来源　刘典芳．妇产科常见疾病诊断与治疗［M］.长春：吉林科学技术出版社，2019.

胎儿生长受限（Fetal growth restriction）

释义 胎儿生长受限亦称胎儿宫内生长迟缓、胎盘功能不良综合征或称胎儿营养不良综合征,系指胎儿体重低于其孕龄平均体重第 10 百分位数或低于其平均体重的 2 个标准差。胎儿生长发育与多种因素有密切关系,如孕妇外环境、孕妇身体的病理生理条件、胎盘和脐带、胎儿本身的内环境等,还与妊娠前的精子情况有关。这些因素如影响胎儿细胞数目减少或细胞大小异常者,则可导致小样儿或巨大儿等。

是否是 MeSH 词汇 是,MeSH ID:D005317

释义来源 孙延霞.新编妇产科疾病诊疗与护理精要[M].长春:吉林科学技术出版社,2019.

双卵双胎（Dizygotic twin）

释义 两个卵子分别受精形成的双胎妊娠,两个卵子分别受精形成两个受精卵,各自的遗传基因不完全相同,故形成的两个胎儿有区别。

是否是 MeSH 词汇 是,MeSH ID:D014429

释义来源 谢幸,孔北华,段涛.妇产科学[M].9 版.北京:人民卫生出版社,2018.

第八章　生殖相关泌尿外科学

视听刺激勃起检测（Audiovisual sexual stimulation，AVSS）

释义　在安静的环境下给予受试者以视听性性刺激，同时应用专业仪器连接阴茎，记录勃起现象包括硬度和胀大程度，是评估男性阴茎勃起功能的常用方法。相较于夜间勃起功能检测，视听刺激勃起检测优点是省时、经济和方便，缺点是可能受性欲程度、环境和心理等因素影响。

是否是 MeSH 词汇　否

释义来源　张炎，张海涛，王忠，等.RigiScan勃起功能障碍诊治临床应用中国专家共识[J].中国性科学，2019，28（12）：5-10.

阴囊托高试验（Prehn's test）

释义　阴囊托高试验是指检查男性睾丸时有触痛，托起阴囊或移动睾丸时因扭转程度加重可使疼痛明显加剧，也叫 Prehn 征阳性，是睾丸扭转重要的阳性体征。

是否是 MeSH 词汇　否

释义来源　郭应禄，胡礼泉.男科学[M].北京：人民卫生出版社，2005.

包皮环切术（Circumcision of prepuce）

释义　包皮环切术是指通过手术的方式将冗余的包皮切除。术式较多，包括剪刀法、钳夹法、袖套式切除法、阴茎根部皮肤环切法、Gomco 钳包皮环切术、Mogen 钳包皮环切术、Plastibell 钳包皮环切术、一次性包皮环切缝合器包皮环切术等。

是否是 MeSH 词汇　是，MeSH ID：D002944

释义来源　刘继红.男科手术学[M].北京：北京科学技术出版社，2006.

睾丸显微取精术（Microdissection testicular sperm extraction，micro-TESE）

释义　睾丸显微取精术指通过睾丸显微操作获得精子的手术。手术方法为：麻醉完成后，左手固定待术睾丸，尖刀于阴囊前中部作横切口，挤出睾丸，切开肉膜及其下组织，显露白膜。显微镜 6 倍镜下，于睾丸前中部无血管区作 5~10mm 横切口，暴露睾丸组织，术中按睾丸分区充分翻找，在 25 倍下，选取饱满充盈的生精小管，交由实验室检查及寻找精子，可适当延长切口或作其他小切口，直至找到足够精子或搜寻完整个睾丸，术中用双极电凝充分止血，以 5-0 缝线缝合白膜及皮肤切口。

是否是 MeSH 词汇　否

释义来源　涂响安，孙祥宙，邓春华.显微男科手术学[M].北京：人民卫生出版社，2014.

自体睾丸移植术（Testicular autotransplantation）

释义　自体睾丸移植术用于治疗经血管松解无法将睾丸降入阴囊的高位隐睾患者，若隐睾已萎缩，则无自体移植必要。术前应行影像学定位，如未发现，需术中探查睾丸位置。常规备皮消毒，麻醉完成后取腹直肌旁切口和腹股沟管切口，自外环口向肾下极探查隐睾。寻及并游离腹壁下动静脉，近心端阻断，远心端结扎，覆以盐水纱布以备吻合。充分游离待移植睾丸的输精管,将精索内动静脉近睾端夹闭,远睾端结扎并离断,显微镜下修剪血管吻合断面,以 10-0 尼龙线完成腹壁下动静脉与精索内动静脉的端端吻合,先开放静脉,再开放动脉,恢复睾丸血运。人工建立经内环直达阴囊底部的通道,将睾丸牵引并固定于阴囊底部,充分止血后逐层关闭切口。术后需卧床 1 周并垫高阴囊,缓解阴囊皮肤水肿,严密监测移植睾丸血供,抗生素预防感染。

是否是 MeSH 词汇　否

释义来源　刘继红.男科手术学[M].北京:北京科学技术出版社,2006.

经皮附睾穿刺取精术(Percutaneous epididymal sperm aspiration,PESA)

释义　经皮附睾穿刺取精术指通过附睾穿刺获得精子的手术。手术方法为:麻醉完成后,用左手拇指及示指夹持固定待附睾,右手拇指及示指捏住 21 号蝶形针穿过阴囊皮肤进入附睾头实质,将 20ml 的注射器连接到蝶形针上抽吸提供并维持负压,左手挤压附睾头,见到乳白色液体进入蝶形针,夹闭后更换 1ml 注射器抽吸附睾液,可更换穿刺点,获取足够的附睾液后,交由实验室检查及寻找精子。

是否是 MeSH 词汇　否

释义来源　刘继红.男科手术学[M].北京:北京科学技术出版社,2006.

显微附睾取精术(Microsurgical epididymal sperm aspiration,MESA)

释义　显微附睾取精术指通过附睾显微操作获得精子的手术。手术方法为:麻醉完成后,取阴囊中线切口或双侧阴囊横切口,逐层切开阴囊皮肤、肉膜、鞘膜,暴露附睾,左手拇指与示指固定附睾,在显微镜 10~15 倍镜下,自附睾尾向附睾头逐步检查,选择扩张、金黄色、半透明的附睾管;在 15~20 倍镜下,切开附睾被膜,切开附睾管 0.3~0.5mm,用微量吸液管吸取附睾液,交由实验室检查及寻找精子,可向近睾丸侧更换切开点,直至获得足够的精子或完成所有的附睾管检查,用 9-0 尼龙线缝合附睾管切口或用双极电凝烧灼,充分止血后,逐层缝合切口。

是否是 MeSH 词汇　否

释义来源　涂响安,孙祥宙,邓春华.显微男科手术学[M].北京:人民卫生出版社,2014.

输精管造影术(Vasography)

释义　输精管造影术是指通过造影的方法了解输精管通畅情况的检查方案。输精管造影术可有两种造影途径,顺行造影在全麻下,经尿道膀胱镜或输尿管镜在后尿道寻找射精管开口,直视下插管进入射精管,推注造影剂,在 CT 或 X 线平片下显影,现已少用。逆行造影可在局部麻醉下完成,完成精索阻滞后,左手以三指法固定待穿刺输精管,右手以输精管钳钳夹固定输精管,破皮针穿破皮肤进入输精管腔,换针置入 6 号钝头针,推注造影剂,在 CT 或 X 线平片下显影。不建议行输精管吻合手术前行输精管造影术。

是否是 MeSH 词汇　否

释义来源　中华医学会.临床诊疗指南:辅助生殖技术与精子库分册[M].北京:人民卫生出版社,2009.

输精管吻合术(Vasovasostomy,VV)

释义　输精管吻合术是指对输精管绝育术后的患者复通输精管的手术。手术方法为:麻醉满意后,左手固定待术输精管于皮下,切开阴囊皮肤,暴露并钳夹输精管断端或结节两

端，游离至无张力后，切除结节或断端，暴露
输精管腔，远睾端注射生理盐水判断通畅性，
挤压附睾，观察近睾端有无乳白色液体，在钝
头针引导下置入 2-0 尼龙线支架进入双侧输
精管腔，经皮肤穿出，5-0 丝线无张力间断缝
合两侧断端 6~8 针，周围组织减张缝合 2~3
针，充分止血，关闭切口，支架尼龙线于皮肤
外打结固定。

是否是 MeSH 词汇   是，MeSH ID：D014669

释义来源   刘继红 . 男科手术学 [M]. 北京：
北京科学技术出版社，2006.

显微输精管吻合术（Microsurgical vasovasostomy）

释义   显微输精管吻合术是指通过显微操作
对输精管绝育术后的患者复通输精管的手
术。手术方法为：麻醉满意后，左手固定待
术输精管于皮下，切开阴囊皮肤，暴露并钳夹
输精管断端或结节两端，游离至无张力后，切
除结节或断端，显微镜下修剪断端，暴露输精
管腔，远睾端注射生理盐水判断通畅性，挤压
附睾，观察近睾端有无乳白色液体。两侧断
端直径差异较小，可选择一层法，显微镜下以
9-0 尼龙缝线间断全层缝合黏膜层与肌层 4~6
针，针间以 8-0 尼龙线肌层加固 1~2 针，4-0 可
吸收线 /6-0 尼龙线缝合输精管外膜。若差异
较大可选择两层法，先用 10-0 尼龙线间断缝
合黏膜层 5 针，再用 8-0 尼龙线间断缝合肌
层 8~12 针。也可采用精确定点法，用 10-0 尼
龙线间断缝合黏膜层 +1/2 肌层 6 针，再用 9-0
尼龙线间断缝合肌层 8~12 针。术中可通过
标记笔做微点标记，有利于针间距的控制，双
极电凝术中充分止血，逐层关闭切口。

是否是 MeSH 词汇   否

释义来源   涂响安，孙祥宙，邓春华 . 显微男

科手术学 [M]. 北京：人民卫生出版社，2014.

经腹膜后精索静脉高位结扎术（Palomo varicocelectomy）

释义   经腹膜后精索静脉高位结扎术是治疗
精索静脉曲张的一种手术。手术方法为：麻
醉满意后，与腹股沟韧带平行，自内环斜向上
做 4~5cm 长切口，依次切开皮肤、皮下及腹
外斜肌腱膜，钝性分离腹内斜肌、腹横肌及腹
横筋膜，在侧腹膜外推开腹膜，显露精索血
管。分离所有精索内静脉，以 4-0 丝线分别
结扎静脉两端后切断，术区充分止血，逐层缝
合切口。

是否是 MeSH 词汇   否

释义来源   刘继红 . 男科手术学 [M]. 北京：
北京科学技术出版社，2006.

经腹股沟管精索静脉结扎术（Inguinal varicocelectomy）

释义   经腹股沟管精索静脉结扎术是治疗精
索静脉曲张的一种手术。手术方法为：麻醉
满意后，于腹股沟上方，自内环到外环斜行切
口，依次切开皮肤、皮下及腹外斜肌腱膜，向
上牵开腹内斜肌、腹横肌，切开提睾肌及精索
内筋膜，显露精索内静脉，向上向下游离精索
内静脉约 5cm，于内环口钳夹、结扎并切断精
索内静脉，切除游离段，两断端均双重结扎，
保留线尾，拉拢两线尾，并将线尾悬吊缝合于
腹内斜肌和腹横肌游离缘，缩短精索。充分
止血，间断缝合提睾肌和腹外斜肌腱膜，逐层
关闭切口。

是否是 MeSH 词汇   否

释义来源   刘继红 . 男科手术学 [M]. 北京：
北京科学技术出版社，2006.

腹腔镜下精索静脉高位结扎术（Laparoscopic varicocelectomy）

释义 腹腔镜下精索静脉高位结扎术是治疗精索静脉曲张的一种手术。手术方法为：麻醉完成后，取平卧位，于脐下缘置入 10mm 套管针，建立气腹，麦氏点及反麦氏点插入 5mm 套管针。寻及患侧内环口，辨认精索血管及输精管，于近内环口 2cm 处剪开腹膜，顺血管束剥离腹膜，完全游离血管束，再次分离游离的血管束中部，撕开精索外膜，暴露精索静脉，用 7 号丝线包绕静脉束并结扎两道或用 Hem-o-lok 夹结扎 2 次。降低气腹，检查无出血，拔除 Trocar，缝合切口。

是否是 MeSH 词汇 否

释义来源 梅骅，陈凌武，高新 . 泌尿外科手术学［M］. 3 版 . 北京：人民卫生出版社，2008.

显微镜下经腹股沟管下精索静脉结扎术（Subinguinal microsurgical varicocelectomy，SMV）

释义 显微镜下经腹股沟管下精索静脉结扎术是治疗精索静脉曲张的一种手术。手术方法为：麻醉完成后，取平卧位，做腹股沟下切口，长约 2~2.5cm，逐层切开皮肤、皮下、腹壁浅筋膜，暴露精索。用橡胶片牵引并固定精索，在 10~15 倍显微镜下逐层切开精索外筋膜、提睾肌，分离并结扎精索外静脉，在显微镜下继续游离出精索内筋膜并切开，细致分离所有精索内静脉及属支，以 5-0 丝线结扎或显微钛夹夹闭并切断，避免损伤精索内动脉及淋巴管，术中充分止血，逐层关闭切口。

是否是 MeSH 词汇 否

释义来源 涂响安，孙祥宙，邓春华 . 显微男科手术学［M］. 北京：人民卫生出版社，2014.

精索静脉栓塞术（Selective internal spermatic vein embolization）

释义 精索静脉栓塞术是治疗精索静脉曲张的一种方法。术式常用的有 2 种：精索静脉顺行栓塞术和精索静脉逆行栓塞术。顺行栓塞术操作较为简单，无需特殊器械，手术时间较短，可在门诊进行，取轻度头低脚高位，常规消毒、铺巾，局部麻醉完成后，腹股沟外环下方作长约 2cm 斜切口，显露精索并切开精索筋膜，寻及一支较粗直的曲张静脉，结扎远端，近端切开并插入导管，夹闭远端精索，嘱患者做 Valsalva 动作同时注入硬化剂，完成注射后，拔出导管并结扎该静脉近心端，逐层关闭切口。术前可先行精索静脉造影了解反流及侧支情况，术中夹闭精索约 5 分钟，避免硬化剂进入睾丸。逆行栓塞术无需切开皮肤，通过介入栓塞的方式完成手术，术前需肠道准备，禁食 12 小时，穿刺通道可选择颈静脉或股静脉，经颈静脉取半坐卧位，经股静脉取平卧位，常规消毒、铺巾，局部麻醉完成后穿刺插管，术中注入造影剂，引导导丝经肾静脉或下腔静脉进入精索静脉，再次造影显影静脉曲张程度及侧支情况，经导管注入栓塞物，15 分钟后再次造影确认栓塞成功，拔除导管，穿刺部位压迫 15 分钟，术后需平卧 6 小时。术中操作应精细准确，可让患者行 Valsalva 动作协助术者确认精索静脉开口，术后有发生穿刺部位血肿、栓塞物脱落、栓塞性静脉炎等并发症的风险。

是否是 MeSH 词汇 否

释义来源 刘继红 . 男科手术学［M］. 北京：北京科学技术出版社，2006.

经尿道射精管切开术（Transurethral resection of ejaculatory duct，TURED）

释义 经尿道射精管切开术是治疗射精管梗

阻的一种手术。术前或同期行输精管造影，明确梗阻部位位于精道远端射精管口，同时行输精管液检查，明确该侧睾丸生精功能正常。麻醉完成后，取截石位，置入电切镜进入尿道，进镜至精阜。若中线处查见前列腺囊肿，则切开囊肿，寻找射精管开口，常可见乳白色或黄褐色液体流出，如同期行输精管造影，可见亚甲蓝溶液流出，继续将囊肿顶部切平，扩大射精管开口。若未查见前列腺囊肿，可直接切除中线处精阜，暴露射精管口。充分止血后，留置导尿管。

是否是 MeSH 词汇 否

释义来源 刘继红 . 男科手术学 [M]. 北京：北京科学技术出版社，2006.

甲基睾酮（Methyltestosterone）

释义 甲基睾酮为天然雄激素睾酮的 17α 位甲基衍生物，口服可吸收，舌下含服效果更好。具有雄激素和蛋白同化作用，促进蛋白合成及骨质形成，刺激骨髓造血功能，还有抗雌激素作用，抑制卵巢功能及子宫内膜生长。是性激素替代疗法常用药物，具有明显疗效，但作用时间短，每天要多次用药。适用于先天缺失或后天缺损的无睾症及睾丸功能不全的类无睾症者、女性月经过多、子宫内膜异位、子宫肌瘤、晚期乳腺癌、老年人骨质疏松、小儿再生障碍性贫血、原发性或继发性男性性功能减低等。

是否是 MeSH 词汇 是，MeSH ID：D008777

释义来源 国家药典委员会 . 中华人民共和国药典（2020 年版二部）[M]. 北京：中国医药科技出版社，2020.

精液液化（Semen liquefaction）

释义 精液射到收集容器后很快呈现典型的半固体凝胶的团块。通常在室温下几分钟

内，精液开始液化（变得稀薄），此时精液中可见异质性混合团块。随着继续液化，精液变得更加均质和十分稀薄，在液化最后阶段仅存留少量小凝团。在室温下，通常在 15 分钟内，精液标本完全液化。超过 60 分钟仍然不液化，则属于病理情况，称为精液不液化。正常液化的精液标本可能含有不液化的胶冻状颗粒（凝胶状团块），这不表明任何临床意义。然而，黏液丝的存在可能干扰精液分析。

是否是 MeSH 词汇 否

释义来源 世界卫生组织 . 世界卫生组织人类精液检查与处理实验室手册 [J]. 国家人口和计划生育委员会科学技术研究所，中华医学会男科学分会，中华医学会生殖医学分会精子库管理学组，译 .5 版 . 北京：人民卫生出版社，2011.

精液外观（Appearance of the ejaculate）

释义 正常液化精液标本呈现均质性、灰白色的外观。如果精子浓度非常低，精液可显得透明些；精液颜色也可以不同，例如：有红细胞时（血精）精液呈红褐色，黄疸患者的精液和服用维生素或药物者的精液可呈黄色。

是否是 MeSH 词汇 否

释义来源 世界卫生组织 . 世界卫生组织人类精液检查与处理实验室手册 [J]. 国家人口和计划生育委员会科学技术研究所，中华医学会男科学分会，中华医学会生殖医学分会精子库管理学组，译 .5 版 . 北京：人民卫生出版社，2011.

精液体积（Semen volume）

释义 精液体积主要由精囊腺和前列腺的分泌液构成，包括少量来自尿道球腺和附睾分泌的液体。由于要计算精液中的精子总数和非精子细胞，所以，精确测量精液体积是精液

评价的基础。最好通过称重收集量器中的精液来测量精液体积。精液体积小是射精管阻塞或先天性双侧输精管缺如（CBAVD），以及精囊腺发育不良的特征，精液体积小也可能是采集问题（丢失了一部分射精液）、不完全逆行射精，或者雄激素缺乏所致。精液体积大可能反映附性腺活动性炎症情况下的活跃分泌。精液体积参考值下限是 1.5ml（第 5 个百分位数，95% 置信区间为 1.4~1.7）。

是否是 MeSH 词汇　否

释义来源　世界卫生组织 . 世界卫生组织人类精液检查与处理实验室手册 [J]. 国家人口和计划生育委员会科学技术研究所，中华医学会男科学分会，中华医学会生殖医学分会精子库管理学组，译 .5 版 . 北京：人民卫生出版社，2011.

精液黏稠度（Semen viscosity）

释义　精液液化后，通过轻轻地将精液吸入一支广口径（直径约 1.5mm）一次性的塑料吸液管，评估标本的黏稠度，使精液借助重力滴下，观察拉丝的长度。正常精液形成不连续的小滴从吸液管口滴下。如果黏稠度异常，液滴会形成超过 2cm 的拉丝。

是否是 MeSH 词汇　否

释义来源　世界卫生组织 . 世界卫生组织人类精液检查与处理实验室手册 [J]. 国家人口和计划生育委员会科学技术研究所，中华医学会男科学分会，中华医学会生殖医学分会精子库管理学组，译 .5 版 . 北京：人民卫生出版社，2011.

精液 pH（Semen pH）

释义　精液 pH 反映了不同附性腺分泌液 pH 之间的平衡，主要是碱性的精囊腺分泌液和酸性的前列腺分泌液之间的平衡。有关健康男性精液 pH 的参考范围，在之前出版的 WHO 手册中均有所不同，第 2 版为 7.2~7.8，第 3 版为 7.2~7.8，第 4 版和第 5 版为 7.2。pH 应在液化后的同一时间测量，最好在 30 分钟后，但无论如何要在射精后 1 小时内测量，因为精液 pH 会受射精后精液中 CO_2 逸出的影响。精液 pH 测量的结果受多种因素的影响。

是否是 MeSH 词汇　否

释义来源　世界卫生组织 . 世界卫生组织人类精液检查与处理实验室手册 [J]. 国家人口和计划生育委员会科学技术研究所，中华医学会男科学分会，中华医学会生殖医学分会精子库管理学组，译 .5 版 . 北京：人民卫生出版社，2011.

精子活力（Sperm motility）

释义　精子活力是指精子的运动能力。可分为前向运动（progressive，PR）、非前向运动（non-progressive，NP）和不活动精子。前向运动（PR）：精子主动地呈直线或沿一大圆周运动，不管其速度如何。非前向运动（NP）：所有其他非前向运动的形式，如以小圆周泳动，尾部动力几乎不能驱使头部移动，或者只能观察到尾部摆动。不活动（immobility，IM）：没有运动。精子总活力（PR+NP）的参考值下限是 40%（第 5 个百分位数，95% 置信区间是 38~42）。前向运动精子（PR）的参考值下限是 32%（第 5 个百分位数，95% 置信区间为 31~34）。

是否是 MeSH 词汇　否

释义来源　世界卫生组织 . 世界卫生组织人类精液检查与处理实验室手册 [J]. 国家人口和计划生育委员会科学技术研究所，中华医学会男科学分会，中华医学会生殖医学分会精子库管理学组，译 .5 版 . 北京：人民卫生出版社，2011.

精子存活率（Sperm vitality）

释义　活精子占所有精子的百分率,通过检测精子膜的完整性来评价,可以常规检测所有标本的存活率,但对于活动精子少于40%的精液标本特别重要。这个试验能够核查活力评估的准确性,因为死精子的百分数不应超过(在取样误差中)不活动精子的百分数。活精子百分率正常是超过活动精子百分率的。

是否是 MeSH 词汇　否

释义来源　世界卫生组织.世界卫生组织人类精液检查与处理实验室手册[J].国家人口和计划生育委员会科学技术研究所,中华医学会男科学分会,中华医学会生殖医学分会精子库管理学组,译.5版.北京:人民卫生出版社,2011.

正常精子形态（Normal spermatozoa）

释义　精子包括头、颈、中段、主段和末段。由于通过光学显微镜很难观察到精子末段,因此可以认为精子是由头(和颈)和尾(中段和主段)组成。只有头和尾都正常的精子才认为是正常的。所有处于临界形态的精子都应该认为是异常。精子头外形应该光滑、轮廓规则,大体上呈椭圆形。顶体区可清晰分辨,占头部的40%~70%。顶体区没有大空泡,并且不超过2个小空泡,空泡大小不超过头部的20%。顶体后区不含任何空泡。中段应该细长、规则,大约与头部长度相等。中段主轴应与头部长轴呈一条直线。残留胞质只有在过量时才被认为是异常的,即胞质超过了精子头大小的1/3时被认为过量残留胞质。主段应该比中段细、均一,其长约45μm(约为头部长度的10倍)。尾部应没有显示鞭毛折断的锐利折角。主段可以自身卷曲成环状。

是否是 MeSH 词汇　否

释义来源　世界卫生组织.世界卫生组织人类精液检查与处理实验室手册[J].国家人口和计划生育委员会科学技术研究所,中华医学会男科学分会,中华医学会生殖医学分会精子库管理学组,译.5版.北京:人民卫生出版社,2011.

圆头精子症（Globozoospermia）

释义　圆头精子症是一种发生率较低的精子缺陷(发病率大概占不孕患者的0.1%),是一种导致男性不育的严重畸形精子症。圆头精子症的特征是精子头部呈圆形并且没有顶体,常常导致完全无法使卵母细胞受精,根据精液中圆头精子的比例,可分为部分圆头精子症(圆头精子比例<100%)和完全圆头精子症(100%圆头精子)。

是否是 MeSH 词汇　否

释义来源　李宏军,黄宇烽.实用男科学[M].2版.北京:科学出版社,2015.

人类精子核成熟度检测（Assessment of human sperm nuclear maturity）

释义　精子核蛋白组型转化,组蛋白被鱼精蛋白替代,DNA与鱼精蛋白紧密结合,高度浓缩,使精子头部体积缩小,有利于精子在女性生殖道内游动并穿透卵母细胞,同时又抑制了基因的表达,使遗传物质保持稳定,精子核蛋白组型正常转换是评价精子成熟度的重要标志。精子核成熟度检查中的苯胺蓝染色是目前应用最广泛的检测方法,其他方法还有吖啶橙诱发荧光试验、精子核总碱性蛋白提取。苯胺蓝染料是一种可以特异性与人类精子核内组蛋白相结合的特殊物质,当人类精子发育不成熟的时候,苯胺蓝染料可直接与组蛋白中的赖氨酸特异性结合,直接反映核成熟度,特异性高。简单,低成本,且易于操作,需要的细胞数量少。结果观察:深蓝色,异常的精子(未成熟的染色质);未着色或浅蓝色,正常的精子(成熟染色质);正常情况下,深蓝色核精子比率低于20%。

是否是 MeSH 词汇　否

释义来源　李宏军,黄宇烽.实用男科学[M].2版.北京:科学出版社,2015.

附属性器官功能的生化测试(Biochemical assays for accessory sex organ function)

释义　质量差的精子可以由于睾丸生成异常精子,或在附睾的睾丸后精子损伤,或异常附性腺分泌物所致。附性腺的分泌物可以用来检验腺体功能,例如,柠檬酸、锌、γ-谷氨酰转移酶和酸性磷酸酶反映前列腺功能;果糖和前列腺素反映精囊腺功能;游离左旋卡尼汀、甘油磷酸胆碱(GPC)、中性 α-葡糖苷酶反映附睾功能。虽然有时感染能引起这些标志物的分泌减少,但标志物的总量仍可以在正常值范围内。感染也能造成分泌上皮不可逆的损伤,以致治疗后分泌能力仍然低。

是否是 MeSH 词汇　否

释义来源　世界卫生组织.世界卫生组织人类精液检查与处理实验室手册[J].国家人口和计划生育委员会科学技术研究所,中华医学会男科学分会,中华医学会生殖医学分会精子库管理学组,译.5版.北京:人民卫生出版社,2011.

精浆果糖检测(Assessment of fructose in seminal plasma)

释义　精浆果糖由精囊腺分泌,是精子活动的主要能量来源,直接参与精子获能和受精。精子轴丝收缩依赖 ATP 供给能量,而 ATP 可由果糖分解代谢产生,因此精浆果糖浓度减低将使精子活动力减弱,影响受精率。精子运动与果糖酵解呈正相关,果糖分解率越高,精子活动也越强,所以精浆果糖含量与男性生育力密切相关。有多项研究发现,精浆果糖与精子密度呈显著负相关。精液中低果糖浓度是射精管阻塞、双侧输精管先天性缺如、不完全逆行射精和雄激素缺乏的特征之一。精液中果糖反映精囊腺功能和精囊腺的分泌能力。

是否是 MeSH 词汇　否

释义来源　熊承良,商学军,刘继红.人类精子学[M].北京:人民卫生出版社,2013.

精浆锌检测(Assessment of zinc in seminal plasma)

释义　人精浆中含有丰富的锌,其浓度远高于血浆。锌不仅在正常睾丸发育中起重要作用,而且在精子发生和维持精子活力上起作用。精浆中的锌主要来自前列腺,其被认为是评价前列腺分泌功能的重要指标之一。研究显示,自身免疫性前列腺炎、慢性前列腺炎、男性生殖道感染、精索静脉曲张、吸烟等均可导致精浆锌降低,从而导致精子参数异常。

是否是 MeSH 词汇　否

释义来源　熊承良,商学军,刘继红.人类精子学[M].北京:人民卫生出版社,2013.

精子线粒体膜电位检测(Assessment of sperm mitochondrial membrane potential)

释义　在正常的细胞能量代谢中,线粒体内由三羧酸循环产生的能量传递给电子,电子经呼吸链传递的同时,将质子从线粒体内膜的基质侧泵到内膜外,形成跨膜电位差,即为线粒体膜电位(mitochondrial membrane potential,MMP)。正常线粒体膜电位对于维持线粒体功能是必要条件,当膜电位下降则表示线粒体功能也下降,MMP 是反映线粒体功能的主要参数,参考值为 50.22%+18.36%,精子 MMP 降低会引起精子活力、顶体功能等方面异常。

是否是 MeSH 词汇 否

释义来源 MARCHETTI C,JOUY N,LEROY-MARTIN B,et al. Comparison of four fluorochromes for the detection of the inner mitochondrial membrane potential in human spermatozoa and their correlation with sperm motility [J].Human Reproduction,2004,19：2267-2276.

白细胞精液症 / 脓性精液症[Leukospermia (pyospermia)]

释义 白细胞精液症是指精液中的白细胞数超出临界值(1×10^6/ml)。白细胞精液症是导致男性不育的病因之一,可常由感染、自身免疫性疾病、吸烟、酗酒以及精索损伤等因素引起,其最常见的原因是生殖道感染,如前列腺炎、精囊腺炎、附睾炎、睾丸炎等。

是否是 MeSH 词汇 否

释义来源 世界卫生组织.世界卫生组织人类精液检查与处理实验室手册[J].国家人口和计划生育委员会科学技术研究所,中华医学会男科学分会,中华医学会生殖医学分会精子库管理学组,译.5 版.北京:人民卫生出版社,2011.

精子顶体完整性检测(Assessment of rate of acrosome intactness)

释义 精子顶体是高尔基复合体衍生而来的帽状细胞器,覆盖在精子核的前 2/3 区。精子顶体反应是受精的必经步骤,只有发生顶体反应的精子才能穿过透明带与卵细胞膜融合完成受精。完整的顶体是顶体反应的前提,因此对顶体状态——顶体完整性的检测可以从一定程度上反映顶体的功能。检测方法主要为根据豌豆凝集素能与精子顶体膜糖蛋白特异性结合的特点,将异硫氰酸荧光素(FITC)标记于豌豆凝集素(PSA),通过流式细胞仪 / 荧光显微镜检测精子荧光强度,分析精子顶体结构的完整率。荧光显微镜下顶体完整精子判断标准为(acrosome-intact,AI):精子头部 1/2 以上荧光染色明亮且均匀。已发生顶体反应(acrosome-reacted,AR):精子仅在赤道带出现荧光带,或者顶体区根本没有荧光染色。顶体异常:除上述两类精子外的所有其他精子。顶体完整率 = 顶体完整(AI)/(AR+AI)× 100%。

是否是 MeSH 词汇 否

释义来源 世界卫生组织.世界卫生组织人类精液检查与处理实验室手册[J].国家人口和计划生育委员会科学技术研究所,中华医学会男科学分会,中华医学会生殖医学分会精子库管理学组,译.5 版.北京:人民卫生出版社,2011.

精子顶体酶活性检测(Assessment of sperm acrosome enzyme activity)

释义 精子顶体含有多种蛋白水解酶,顶体酶是精子顶体蛋白水解酶的总称,存在于精子头部顶体内膜和赤道膜之间。当精子头部与卵透明带结合时,精子顶体内的顶体酶原被激活为顶体酶,通过顶体反应被释放,从而水解卵透明带,使精子穿过卵透明带最终实现与卵子的融合。顶体酶含量或活性的降低必然影响精子穿透卵放射冠和透明带,因此精子顶体酶的检测是目前临床上检测精子受精能力的指标之一。目前精子顶体酶的检测方法虽然在名称上有多种表述,如 BAPNA 法、底物酶法、Kennedy 法、改良 Kennedy 法等,但基本检测原理都是基于精子顶体中存在精氨酸酰胺酶可水解底物 BAPNA(Na- 苯甲酰 -DL- 精氨酸 - 对硝基酰胺盐酸盐)产生硝酰基苯胺,通过检测硝酰基苯胺产生量即可推算出精氨酸酰胺酶的活性,而精子精氨酸酰胺酶的活性可代表精子顶体酶活性。精子顶体酶活性降低提示精子的受精功能较差,精子难以穿透卵母细胞完成受精全过程,但当精子顶体酶活性正常时,精子的受精功能却不能被完全肯定,原因是受精生理过程较为复杂,顶体酶溶解卵细胞透明带只是环节之一,活力和质量较差的精子也可能含有足量的顶体酶。

是否是 MeSH 词汇　否

释义来源　熊承良,商学军,刘继红.人类精子学[M].北京:人民卫生出版社,2013.

男性生殖系统病原微生物检查(Examination of pathogenic microorganisms in the male reproductive system)

释义　与精液的生成或运输有关的器官和部位发生感染时均可造成精液感染。可造成泌尿、生殖道感染的常见微生物有葡萄球菌、链球菌、肠球菌、肠杆菌科细菌、不动杆菌、棒状杆菌、乳杆菌、支原体、衣原体、淋病奈瑟球菌、拟杆菌、念珠菌、阴道加德纳菌、腺病毒等。精液染菌可直接影响精子功能。而对于男性生殖系统的病原微生物检查可以通过患者的体征与症状,精液标本的采集、显微镜检查,微生物的培养与鉴定以及分子生物学检查等检测手段明确病因微生物种类,从而辅助男性生殖系统感染的诊断与治疗。

是否是 MeSH 词汇　否

释义来源　熊承良,商学军,刘继红.人类精子学[M].北京:人民卫生出版社,2013.

男性生殖系统结核分枝杆菌检查(Examination of mycobacterium tuberculosis in the male reproductive system)

释义　分枝杆菌的绝大多数菌种对人类不

致病或条件致病,仅有结核分枝杆菌等少数菌种对人类具有较强的致病性。男性生殖系统的结核感染主要是机体抵抗力下降,分枝杆菌进入生殖系统引起。为了快速查找病原菌,可留取晨尿或 24 小时尿的沉淀部分,取 10~15ml 送检用于直接涂片镜检。若要准确诊断则需要做结核菌培养,患者应停药 1~2 天(避免抗结核药物影响)后采集尿液送检。①直接涂片镜检或做培养:收集前列腺液、精液等分泌物直接涂片镜检或做培养或分子生物学检测。②活检标本:先用生理盐水浸湿的纱布清洁病损中的一处红色肉芽肿组织及周围(最好在近损害的边缘处),然后用干纱布吸干。用一薄手术刀或钻孔活检钳取一小块肉芽肿组织,然后压碎,如果有脓液可以用注射器提取,也可直接涂片镜检或做培养或分子生物学检测。结核分枝杆菌可引起人体各组织或器官的结核病。分枝杆菌的其他菌种,常见如胞内分枝杆菌、鸟分枝杆菌等也可引起人的生殖系统的感染,发生结核样病。

是否是 MeSH 词汇　否

释义来源　潘天明,朱积川,李江源.男科实验室诊断技术[M].北京:人民军医出版社,2006.

精子低渗膨胀试验(Sperm hypo-osmotic swelling test)

释义　精子低渗膨胀试验是指根据人精子在低渗溶液中,尾部呈现出不同类型的肿胀而创立的试验方法。临床上可通过检测精子膜的完整性来评价精子的存活率,当精子处于低渗溶液时,水分子可通过精子膜进入精子,使精子体积增大而膨胀,尤以正常精子尾部的膨胀比较明显,而膜不完整或死精子一般表现为不膨胀。低渗膨胀试验的参考值下限为58%。精子存活率低可直接影响男性的生育能力。

是否是 MeSH 词汇　否

释义来源　世界卫生组织.世界卫生组织人类精液检查与处理实验室手册[J].国家人口和计划生育委员会科学技术研究所,中华医学会男科学分会,中华医学会生殖医学分会精子库管理学组,译.5版.北京:人民卫生出版社,2011.

精子毛细管穿透试验(Capillary tube sperm penetration test)

释义　精子毛细管穿透试验是指将含有宫颈黏液的毛细玻管插入精液池中,在一定时间内观察精子穿透介质中向前运动的距离及该距离的活动精子数目,用以判断精子的穿透能力。根据精子的移动距离、穿透密度、移动速度和前向运动精子的存在情况,将试验结果分为阴性、差或好3个等级。

是否是 MeSH 词汇　否

释义来源　世界卫生组织.世界卫生组织人类精液检查与处理实验室手册[J].国家人口和计划生育委员会科学技术研究所,中华医学会男科学分会,中华医学会生殖医学分会精子库管理学组,译.5版.北京:人民卫生出版社,2011.

精子穿透试验(Sperm penetration asssay,SPA)

释义　精子穿透试验是通过体内试验或者体外试验评估精子-宫颈黏液相互作用,可作为免疫性不育的筛查试验,也被认为是评估男性生育力的试验之一。体内试验又称为性交后试验,体外试验包括体外简化玻片试验和毛细管试验。

是否是 MeSH 词汇　否

释义来源　世界卫生组织.世界卫生组织人类精液检查与处理实验室手册[J].国家人口和计

划生育委员会科学技术研究所,中华医学会男科学分会,中华医学会生殖医学分会精子库管理学组,译.5版.北京:人民卫生出版社,2011.

精液活性氧检测(Semen reactive oxygen species asssay)

释义　精液活性氧检测是通过对活性氧类物质的测定,反映精子的氧化应激状态。活性氧是氧的代谢物,包括超氧阴离子、过氧化氢、氢氧基、过氧羟自由基、氧化亚氮等。过多的活性氧产生可导致氧化损伤和人精子功能受损,以及核和线粒体 DNA 的损伤。采用鲁米诺(luminol)或光泽精(lucigenin)为探针的化学发光法,可用于检测人精子的活性氧生成量及氧化还原活性。

是否是 MeSH 词汇　是,MeSH ID:D017382

释义来源　世界卫生组织.世界卫生组织人类精液检查与处理实验室手册[J].国家人口和计划生育委员会科学技术研究所,中华医学会男科学分会,中华医学会生殖医学分会精子库管理学组,译.5版.北京:人民卫生出版社,2011.

直线速率(Straight-line velocity,VSL)

释义　直线速率是指精子头在开始检测时的位置与最后所处位置之间的直线运动的时均速率,是反映精子活动能力的指标之一。直线速率依靠计算机辅助精子分析设备(computer-aided sperm analysis,CASA)检测获得。

是否是 MeSH 词汇　否

释义来源　世界卫生组织.世界卫生组织人类精液检查与处理实验室手册[J].国家人口和计划生育委员会科学技术研究所,中华医学会男科学分会,中华医学会生殖医学分会精子库管理学组,译.5版.北京:人民卫生出版社,2011.

平均路径速率（Average path velocity, VAP）

释义　平均路径速率是指精子头沿其平均路径移动的时均速率。平均路径是根据计算机辅助精子分析设备（CASA）的算法将实际的曲线轨迹平滑化后计算出来，是反映精子活动能力的指标之一。平均路径速率依靠计算机辅助精子分析设备（CASA）检测获得，不同的仪器设备有不同的算法。

是否是 MeSH 词汇　否

释义来源　世界卫生组织．世界卫生组织人类精液检查与处理实验室手册[J]．国家人口和计划生育委员会科学技术研究所，中华医学会男科学分会，中华医学会生殖医学分会精子库管理学组，译．5 版．北京：人民卫生出版社，2011.

精子头侧摆幅度（Amplitude of lateral head displacement, ALH）

释义　精子头侧摆幅度指精子头关于其平均路径的侧向位移幅度，以侧摆的最大值或平均值表示。直线速率依靠计算机辅助精子分析设备（CASA）检测获得，不同的 CASA 分析仪采用不同的算法计算 ALH。

是否是 MeSH 词汇　否

释义来源　世界卫生组织．世界卫生组织人类精液检查与处理实验室手册[J]．国家人口和计划生育委员会科学技术研究所，中华医学会男科学分会，中华医学会生殖医学分会精子库管理学组，译．5 版．北京：人民卫生出版社，2011.

前列腺液检查（Examination of prostatic secretion, EPS）

释义　前列腺液检查是通过对前列腺液进行显微镜检，是对前列腺疾病的诊断很有价值的检测项目。一般通过前列腺按摩法获取前列腺液，然后对前列腺液外观检查和做显微镜检查，前列腺液显微镜检查的主要目的是看有无白/红细胞、磷脂小体数量和滴虫、精子、淀粉样体以及有无细菌等。

是否是 MeSH 词汇　否

释义来源　曹兴午．前列腺液检查与临床意义[J]．中华检验医学杂志，2006，29（12）：1152-1154.

男性血清卵泡刺激素检测（Male serum follicle-stimulating hormone test）

释义　卵泡刺激素是由垂体前叶分泌的糖蛋白类促性腺激素。主要作用于睾丸生精小管生精上皮的支持细胞，使其分泌雄激素结合蛋白和各种生长因子，诱导精原细胞生长，加快精子形成，且生精上皮一旦出现损伤，该指标水平即会上升。在性腺功能减退的患者，促性腺激素水平增高（高促性腺激素性腺功能减退症），而促性腺激素水平降低，则会发生继发性性腺功能不足（低促性腺激素功能低下症）。

是否是 MeSH 词汇　是，MeSH ID：D043373

释义来源　熊承良，商学军，刘继红．人类精子学[M]．北京：人民卫生出版社，2013.

男性黄体生成素检测（Male serum luteinizing hormone test）

释义　黄体生成素是垂体前叶分泌的糖蛋白类促性腺激素。主要作用于睾丸间质细胞，引起睾酮的产生和分泌。在性腺功能减退的患者，促性腺激素水平增高（高促性腺激素性腺功能减退症），而促性腺激素水平降低，则会发生继发性性腺功能不足（低促性腺激素功能低下症）。

是否是 MeSH 词汇　是，MeSH ID：D007986

释义来源 熊承良,商学军,刘继红.人类精子学[M].北京:人民卫生出版社,2013.

男性血清睾酮检测(Male serum testosterone test)

释义 睾酮是一种甾体激素,男性体95%的睾酮由睾丸间质细胞合成,肾上腺分泌少量睾酮。睾酮的分泌受黄体生成素的调节,并负反馈影响垂体-下丘脑的调节机制。睾酮促进男性第二性征的形成,维持前列腺和精囊的功能。检测男性血清睾酮可用于诊断睾酮产生不足的疾病,如性腺发育不足、雌激素治疗、染色体异常(如Klinefelter综合征)。

是否是MeSH词汇 是,MeSH ID:D013739

释义来源 熊承良,商学军,刘继红.人类精子学[M].北京:人民卫生出版社,2013.

男性血清催乳素(Male serum prolactin test)

释义 催乳素是由垂体前叶产生的蛋白激素。PRL主要产生于垂体前叶中的泌乳滋养细胞,其分泌受到下丘脑的控制,能够影响FSH、LH的合成。PRL的测定,对诊断垂体肿瘤和泌乳综合征有特别重要的价值,对男性不育如无精症、少精症等的诊断也有重要的意义。PRL水平的变化以增高为多数,只有少数病如垂体前叶功能减退、单纯性PRL分泌缺乏症等,表现为PRL水平降低。

是否是MeSH词汇 是,MeSH ID:D015175

释义来源 熊承良,商学军,刘继红.人类精子学[M].北京:人民卫生出版社,2013.

男性血清抑制素B检测(Male serum inhibin B test)

释义 抑制素B是由睾丸Sertoil细胞分泌的二聚体糖蛋白激素,参与下丘脑-垂体-性腺轴的反馈调节,是男性性腺轴局部调节因子,在精子的发生中发挥作用。其水平与精子发生或损害有良好的相关性,直接反映睾丸功能和生精上皮状态,被认为是评价精子发生最佳的内分泌标志物。近年来,抑制素B在男性不育诊断和辅助生殖领域得到了广泛应用。

是否是MeSH词汇 是,MeSH ID:C422364

释义来源 熊承良,商学军,刘继红.人类精子学[M].北京:人民卫生出版社,2013.

男性GnRH激发试验(Male GnRH stimulation test)

释义 GnRH兴奋试验也叫垂体兴奋试验,是用来检查垂体和睾丸功能的试验。通常是在早晨,空腹,GnRH 100μg一次性静脉注射,0分钟和60分钟时测定LH水平,可反映垂体促性腺激素的储备量。垂体功能受损者本试验呈低弱反应,LH及FSH不升高;下丘脑病变本试验呈延迟反应;原发性睾丸病,LH及FSH分泌高反应。用于鉴别IHH和暂时性青春发育延迟,对男性,60分钟LH≥12U/L提示下丘脑-垂体-性腺轴完全启动或青春发育延迟;60分钟LH≤4U/L提示性腺轴未启动,可诊断IHH。60分钟LH在4~12U/L,提示性腺轴功能部分受损,需随访其变化。

是否是MeSH词汇 否

释义来源 林果为,王吉耀,葛均波.实用内科学[M].15版.北京:人民卫生出版社,2017.

男性人绒毛膜促性腺激素刺激试验(Male hCG stimulation test)

释义 男性不育人绒毛膜促性腺激素刺激试验用以测定睾丸间质细胞功能。方法为:肌内注射hCG 2 000U,注射前15分钟和0分钟以及注射后24、48、72小时分别抽血测睾酮,正常反应为血睾酮峰值比基础值增加 2 倍以上,反应高峰多数出现于 48 或 72 小时,基础值很低者应计算增加的绝对数。原发性性腺功能减退者,刺激后血睾酮无明显增高,而继发于垂体功能低下的睾丸间质细胞功能减退者,血睾酮 $\geq 10.41\text{nmol/L}$,提示间质细胞功能良好。该试验可能存在假阴性,必要时重复试验或试验性促性腺激素治疗 3 个月,观察睾酮水平变化。

是否是 MeSH 词汇 否

释义来源 林果为,王吉耀,葛均波. 实用内科学 [M]. 15 版. 北京:人民卫生出版社,2017.

男性 *CFTR* 基因突变(Male mystic fibrosis conductance regulator gene mutation)

释义 囊性纤维化跨膜传导调节蛋白可以调节多种上皮细胞的氯离子通道,60%~90% 先天性双侧输精管缺如(CBAVD)患者存在 *CFTR* 基因突变。目前已发现突变有接近 2 000 种,最严重的突变是 p. F508del,60%~70%CBAVD 患者携带此突变。美国泌尿外科协会(American Urological Association)、欧洲指南推荐对先天性双侧输精管缺如男性进行 *CFTR* 基因突变检测。

是否是 MeSH 词汇 否

释义来源 JUNGWIRTH A,GIWERCMAN A,TOURNAYE H,et al. European Association of Urology guidelines on male infertility:the 2012 update. [J].European Urology,2012,62 (2):324-332.

精浆柠檬酸检测(Assessment of citrate in seminal plasma)

释义 精浆柠檬酸含量较高,且几乎全部产生于前列腺。精液中的柠檬酸具有如下功能:①可通过与 Ca^{2+} 结合而影响精液的液

化;②可通过与 Ca^{2+} 结合调节精液中 Ca^{2+} 浓度而有助于防止前列腺中形成结石;③柠檬酸有维持透明质酸酶的活性;④柠檬酸与 K^+ 和 Na^+ 结合,可维持精液内渗透压的平衡;⑤柠檬酸可起前列腺酸性磷酸酶激活剂的作用,从而影响精子活力。因此认为,柠檬酸可能在细胞外环境的稳定上起重要作用,因而能维持正常的生育能力和精子功能。在患急性或慢性前列腺炎时,精浆柠檬酸含量显著降低,精浆柠檬酸含量的测定可作为了解前列腺功能的重要指标。另外,研究显示,血浆睾酮浓度与精浆柠檬酸含量呈正相关,柠檬酸的生成和分泌是在睾酮刺激下进行的,因此,精浆中柠檬酸含量可间接反映睾丸分泌的雄激素水平。精浆中柠檬酸的测定方法有化学比色法、荧光分析法及气相色谱法等,以化学比色法更为常用。化学比色法检测原理:精浆柠檬酸可与乙酸酐和吡啶反应(Furth-Hermann 反应)生成有色产物,颜色深浅与柠檬酸含量呈正比,故可根据标准曲线求得相应的精浆柠檬酸含量。

是否是 MeSH 词汇 否

释义来源 熊承良,商学军,刘继红. 人类精子学 [M]. 北京:人民卫生出版社,2013.

精浆转铁蛋白检测(Assessment of transferin in seminal plasma)

释义 精浆转铁蛋白是反映睾丸支持细胞功能的重要标志物。是一种糖蛋白,由支持细胞合成、分泌,并将血中的铁转移到生殖细胞内,促进其发育与成熟,其含量的高低影响精子的生成。不育患者精浆含量与精子密度有关,正常精子密度的不育患者精浆含量与精子顶体完整率有关,低浓度的精浆可引起精子顶体完整率下降,从而影响精子的受精功能,导致不育。因此,精浆转铁蛋白可作为评价睾丸支持细胞或生精小管功能以及精子受

精功能的一项重要指标。

是否是 MeSH 词汇　否

释义来源　熊承良,商学军,刘继红.人类精子学[M].北京:人民卫生出版社,2013.

精子非整倍性染色体检查(Assessment of aneuploidy in human sperm)

释义　人正常精子为单倍体细胞,含22条常染色体和一个 X 染色体或 Y 染色体。若精子染色体数目发生了增多或减少,则被称为非整倍体精子。利用荧光原位杂交技术,即使用带荧光素标记的特异性 DNA 探针,与靶染色体杂交,在荧光显微镜下观察荧光信号的数目,可判断所检测精子中靶染色体的数目。

是否是 MeSH 词汇　否

释义来源　熊承良,商学军,刘继红.人类精子学[M].北京:人民卫生出版社,2013.

男性睾丸组织病理检查(Histopathologic examination of testis tissue)

释义　在男性生殖疾病诊断中,男性睾丸组织病理检查为重要的检查方法,在男性不育及睾丸的其他疾病的诊断、治疗、预后判断中发挥了重要的作用。睾丸组织病理的生精功能有多个评价标准,根据所能观察到最成熟的生精细胞分类是目前使用较多的定性分析方法之一。采用该方法把病理结果分为正常生精功能、生精功能低下(hypospermatogenesis,HS)、精子成熟停滞(maturation arrest,MA)和唯支持细胞综合征(sertoli cell only syndrome,SCOS)。HS 表现为正常的精子发生、各阶段的生精细胞数量不同程度地减少。MA 表现为精子发生停滞于生精细胞的某一阶段,不存在更成熟的生精细胞。SCOS 指生精小管中无生精细胞,只存在支持细胞。

是否是 MeSH 词汇　否

释义来源　杨慎敏,陈冰,史轶超,等.睾丸穿刺取精术睾丸标本病理学检查的价值[J].中华男科学杂志,2013,19(10):899-901.

原发性睾丸功能低下(Primary testicular dysfunction)

释义　表现为促性腺激素水平偏高,故又称为促性腺激素分泌增多型性腺功能低下症,如 Klinefelter 综合征所致的睾丸萎缩、射线或细胞毒素等引起的睾丸损害、肌营养不良等。

是否属于 MeSH 词汇　否

释义来源　李宏军,黄宇烽.实用男科学[M].2版.北京:科学出版社,2015.

继发性性腺功能低下(Secondary hypogonadism)

释义　主要病变在下丘脑-垂体,表现为促性腺激素水平偏低,故又称促性腺激素分泌不足型性腺功能低下症,如 Kallmann 综合征以及各种可致垂体功能低下,进而引起性腺功能低下的疾病。

是否属于 MeSH 词汇　是,MeSH ID:D007006

释义来源　李宏军,黄宇烽.实用男科学[M].2版.北京:科学出版社,2015.

垂体功能亢进(Hyperpituitarism)

释义　因垂体肿瘤或下丘脑功能紊乱,导致分泌过多的 ACTH 或下丘脑分泌促肾上腺皮质激素释放因子过多,血清中 ACTH 增高。早期可能有性欲增强的表现,继而发生性欲减退而导致不育。

是否属于 MeSH 词汇　是,MeSH ID:D006964

释义来源　李宏军,黄宇烽.实用男科学[M].

2 版 . 北京：科学出版社，2015.

艾迪生病（Addison disease）

释义 又称为原发性慢性肾上腺皮质功能减退症，是由于肾上腺皮质激素分泌不足所致的一类全身性疾病，可导致精子生成障碍。

是否属于 MeSH 词汇 是，MeSH ID：D000224

释义来源 李宏军，黄宇烽 . 实用男科学［M］. 2 版 . 北京：科学出版社，2015.

女性化肾上腺皮质肿瘤（Feminine adrenal cortex neoplasms）

释义 实质为功能性肾上腺皮质肿瘤，由于分泌过量雌激素而使男性出现女性化表现，睾丸萎缩，性功能低下，精子生成障碍。

是否属于 MeSH 词汇 是，MeSH ID：D000306

释义来源 李宏军，黄宇烽 . 实用男科学［M］. 2 版 . 北京：科学出版社，2015.

原发性醛固酮增多症（Primary hyperaldosteronism）

释义 肾上腺皮质分泌过量醛固酮，导致体内潴钠、排钾、血容量增多、肾素 - 血管紧张素系统活性受抑。临床主要表现为高血压伴低血钾，亦可导致性功能障碍。

是否属于 MeSH 词汇 是，MeSH ID：D006929

释义来源 郭应禄，周利群，金杰，等 . 泌尿外科学［M］. 北京：北京大学医学出版社，2019.

迟发性性腺功能减退症（Late-onset hypogonadism，LOH）

释义 又称为男性更年期综合征（male climacteric syndrome），是男性在从中老年向老年期过渡阶段时，由于机体逐渐衰老，内分泌功能尤其是性腺功能减退，男性激素调节紊乱而出现的一组临床综合征。

是否属于 MeSH 词汇 否

释义来源 张丽珠 . 临床生殖内分泌与不育症［M］. 2 版 . 北京：科学出版社，2006.

鳏夫综合征（Widower's syndrome）

释义 由于妻子长期患病或死亡，长期抑制性活动，再婚后可失去性欲，常发生于 50 岁左右的男性。

是否属于 MeSH 词汇 否

释义来源 张丽珠 . 临床生殖内分泌与不育症［M］. 2 版 . 北京：科学出版社，2006.

雄激素抵抗综合征（Androgen resistance syndrome）

释义 指由于雄激素受体和配体结合异常或受体后信号转导的异常导致雄激素的作用得不到充分发挥所引起的一组临床综合征。

是否属于 MeSH 词汇 是，MeSH ID：D013734

释义来源 张丽珠 . 临床生殖内分泌与不育症［M］. 2 版 . 北京：科学出版社，2006.

Reifenstein 综合征（Reifenstein syndrome）

释义 又称为家族性不完全性男性假两性畸形，本病为 X 连锁的隐性遗传，是由于体内睾酮合成障碍或组织对睾酮不敏感引起的。患者外生殖器为男性，并合并有严重尿道下裂、小睾丸、小阴囊，男性第二性征发育不良，染色体核型为 46，XY，生殖能力明显减退。

是否属于 MeSH 词汇 是，MeSH ID：D013734

释义来源 张丽珠 . 临床生殖内分泌与不育症［M］. 2 版 . 北京：科学出版社，2006.

选择性卵泡刺激素缺乏综合征（Selective follicle-stimulating hormone deficiency syndrome）

释义　本征患者的血清黄体生成素（LH）正常，血清睾酮（T）大多正常，而卵泡刺激素（FSH）降低或缺如，男性睾丸活检显示生精小管发育不良，而间质细胞大多正常，女性卵巢病理学检查呈原始卵泡。

是否属于 MeSH 词汇　是，MeSH ID：C537070

释义来源　张丽珠. 临床生殖内分泌与不育症［M］. 2 版. 北京：科学出版社，2006.

选择性黄体生成素缺乏综合征（Selective luteinizing hormone deficiency syndrome）

释义　由于先天性黄体生成素（LH）缺乏或不足而引起的男性性发育障碍，表现为男性第二性征发育不良，由于患者卵泡刺激素（FSH）分泌正常，睾丸大小正常或稍小，精子形成正常，而可有生育能力。

是否属于 MeSH 词汇　否

释义来源　张丽珠. 临床生殖内分泌与不育症［M］. 2 版. 北京：科学出版社，2006.

5α- 还原酶缺乏症（5-alpha reductase deficiency）

释义　5α- 还原酶的作用是催化睾酮不可逆地转化变成双氢睾酮（DHT），后者促进男性外生殖器和附属性腺生长发育，由于 5α- 还原酶的缺乏导致的双氢睾酮水平下降，临床上会出现男性假两性畸形，出现患者外生殖器官女性化表现。

是否属于 MeSH 词汇　是，MeSH ID：D006966

释义来源　李宏军，黄宇烽. 实用男科学［M］. 2 版. 北京：科学出版社，2015.

肥胖性生殖无能综合征（Dystrophia adiposogenitalis/Frohlich's syndrome）

释义　由 Frohlich 于 1901 年首次报告，由于下丘脑 - 垂体的功能性或器质性病变所引起，出现肥胖、性发育异常或性功能衰退的综合征，常见于幼儿、学龄期男孩。

是否属于 MeSH 词汇　是，MeSH ID：D007027

释义来源　李宏军，黄宇烽. 实用男科学［M］. 2 版. 北京：科学出版社，2015.

输精管结扎手术（Vasoligation）

释义　一种永久性的男性绝育方式。避孕原理是把由睾丸运送精子往阴茎的输精管切断，使精子无法进入精液内而排出体外。

是否属于 MeSH 词汇　是，MeSH ID：D008026

释义来源　夏术阶，吕福泰，辛钟成，等. 郭应禄男科学［M］. 2 版. 北京：人民卫生出版社，2019.

痛性结节（Painful node）

释义　有些患者行男性结扎术后在结扎局部出现痛性结节，术后一个月以上在结扎部位仍有局部疼痛、压痛和结节，可诊断为痛性结节。这是创伤引起的组织反应，多数无自觉症状，主要原因是结扎线头和感染所致的慢性炎症，精液肉芽肿和神经纤维瘤样增生性结节。

是否属于 MeSH 词汇　否

释义来源　夏术阶，吕福泰，辛钟成，等. 郭应禄男科学［M］. 2 版. 北京：人民卫生出版社，2019.

附睾淤积症（Epididymal stasis）

释义　因输精管阻断后，睾丸中生精小管虽可连续产生精子,但呈抑制状态,产生的精子因不能及时排出,淤积在附睾内,引起附睾的阻塞症状。

是否属于 MeSH 词汇 否

释义来源 夏术阶,吕福泰,辛钟成,等.郭应禄男科学[M].2版.北京:人民卫生出版社,2019.

激素类男性避孕药(Male hormonal contraceptives)

释义 通过给予外源性性激素药物,影响或阻断精子发生过程,从而降低精液中精子数量,起到避孕的作用。

是否属于 MeSH 词汇 是,MeSH ID:D003278

释义来源 李宏军,黄宇烽.实用男科学[M].2版.北京:科学出版社,2015.

雄激素单方制剂(A single preparation of androgen)

释义 给予超生理剂量的外源性雄激素,能够抑制下丘脑-垂体系统的促性腺激素分泌或功能障碍,抑制并耗尽睾丸内睾酮,从而引发精子发生障碍或完全停滞,达到避孕目的。

是否属于 MeSH 词汇 否

释义来源 李宏军,黄宇烽.实用男科学[M].2版.北京:科学出版社,2015.

屏障避孕法(Barrier contraception)

释义 采用物理的、化学的或者生物的方法,以阻止精子与可受精的卵子相遇的避孕方法。

是否属于 MeSH 词汇 是,MeSH ID:D042121

释义来源 李宏军,黄宇烽.实用男科学[M].2版.北京:科学出版社,2015.

阴茎套(Condom)

释义 阴茎套也称避孕套,是男性使用的避孕工具。作为屏障阻止精子进入阴道而达到避孕目的。其为筒状优质薄型乳胶制品,顶端呈小囊状,排精时精液潴留在囊内,容量为1.8ml。每次性交时均应全程使用,不能反复使用。正确使用避孕率高,达93%~95%。阴茎套还具有防止性传播疾病的作用。

是否属于 MeSH 词汇 是,MeSH ID:D017280

释义来源 谢幸,孔北华,段涛.妇产科学[M].9版.北京:人民卫生出版社,2018.

男用避孕套(Male condom)

释义 是避孕工具的一种,性交时套在勃起的阴茎上,使射出的精液阻隔并储存在避孕套内,从而阻断精卵结合的机会而达到避孕目的。

是否属于 MeSH 词汇 是,MeSH ID:D017280

释义来源 李宏军,黄宇烽.实用男科学[M].2版.北京:科学出版社,2015.

抗精子疫苗(Antisperm vaccine)

释义 利用机体自身的免疫防御机制,选择精子成分构建成疫苗,进行人工主动免疫,调动免疫系统通过抗体介导,对相应的生殖靶进行抗原免疫攻击,从而阻断正常生殖生理的某一环节,达到避孕的目的,目前尚处在研究阶段。

是否属于 MeSH 词汇 否

释义来源 李宏军,黄宇烽.实用男科学[M].2版.北京:科学出版社,2015.

棉酚（Gossypol）

释义　从棉花的根或种子中提取的一种多酚化合物,它作用的靶细胞器之一是精子细胞和精母细胞的线粒体,抑制其氧化磷酸化、促进前列腺素 E 的合成、影响核苷酸代谢,从而影响精子生成,导致少精子症甚至无精子症,引起不育。针对棉酚及其衍生物的研究,有望使其成为一种男性口服避孕药。

是否属于 MeSH 词汇　是,MeSH ID:D006072

释义来源　李宏军,黄宇烽.实用男科学[M].2 版.北京:科学出版社,2015.

雷公藤（Tripterygium wilfordii）

释义　是一种中草药,认为其具有生殖毒性,可以抑制睾丸生精上皮的生精过程,并影响附睾内精子的成熟。通过对雷公藤生物活性物质的研究,有望使其成为一种男性口服避孕药。

是否属于 MeSH 词汇　是,MeSH ID:D006072

释义来源　李宏军,黄宇烽.实用男科学[M].2 版.北京:科学出版社,2015.

会阴尿道压迫法（Perineal urethral compression）

释义　在即将射精时,用手指强力压迫会阴部尿道,射精时精液逆流入膀胱,排尿时随尿液一起排出。

是否属于 MeSH 词汇　否

释义来源　李宏军,黄宇烽.实用男科学[M].2 版.北京:科学出版社,2015.

特发性不育症（Idiopathic infertility）

释义　有部分男性不育,根据目前检测技术,其结果都在正常值范围内,无法准确诊断病因的不育症即是特发性不育症。

是否属于 MeSH 词汇　否

释义来源　李宏军,黄宇烽.实用男科学[M].2 版.北京:科学出版社,2015.

男性免疫性不育（Immunological infertility of male）

释义　由于血 - 睾屏障破坏产生抗精子抗体,导致的男性不育。

是否属于 MeSH 词汇　否

释义来源　李宏军,黄宇烽.实用男科学[M].2 版.北京:科学出版社,2015.

原发性性腺功能低下（Primary hypogonadism）

释义　男性性腺睾丸功能损害导致精子生成和 / 或雄激素分泌障碍的综合征。睾丸自身有病变时,睾酮对下丘脑和垂体的反馈抑制作用减弱,由于下丘脑和垂体功能正常,从而表现为促性腺激素分泌增高的性腺功能低下症。

是否属于 MeSH 词汇　是,MeSH ID:D007006

释义来源　李宏军,黄宇烽.实用男科学[M].2 版.北京:科学出版社,2015.

附属性腺（Accessory sex glands）

释义　包括前列腺、精囊及尿道球腺,附属性腺的分泌物组成精浆。

是否属于 MeSH 词汇　否

释义来源　郭应禄,周利群,金杰,等.泌尿外科学[M].北京:北京大学医学出版社,2019.

无精子症（Azoospermia）

释义　射出的精液标本经离心后,取沉淀物经显微镜检查,没有发现精子。

是否属于 MeSH 词汇　是,MeSH ID:D053713

释义来源　COOPER TG,AITKEN J,AUGER J,等.WHO 人类精液检查与处理实验室手册[M].谷翾群,陈振文,卢文红,等译.5 版.北京:人民卫生出版社,2011.

梗阻性无精子症(Obstructive azoospermia)

释义　睾丸有正常生精功能,由于输精管道梗阻,使睾丸生成的精子不能排出体外。

是否属于 MeSH 词汇　否

释义来源　夏术阶,吕福泰,辛钟成,等.郭应禄男科学[M].2 版.北京:人民卫生出版社,2019.

先天性输精管缺如(Congenital absence of vas deferens)

释义　指输精管的节段性或全部缺失,有单侧也有双侧,以单侧多见,为输精管先天性异常发生率最高的疾病,发生原因与纤维囊性样变有关,先天性双侧输精管缺如主要由于囊性显微化跨膜转运调节物基因突变引起。

是否属于 MeSH 词汇　是,MeSH ID:D014649

释义来源　夏术阶,吕福泰,辛钟成,等.郭应禄男科学[M].2 版.北京:人民卫生出版社,2019.

输精管发育不全(Vas deferens hypoplasia)

释义　输精管存在,但全部或部分发育不良,输精管纤细,管腔通而不畅或闭锁不通,通常表现为梗阻性无精子症。

是否属于 MeSH 词汇　否

释义来源　李宏军,黄宇烽.实用男科学[M].2 版.北京:科学出版社,2015.

非梗阻性无精子症(Non-obstructive azoospermia)

释义　输精管存在且通畅,睾丸本身生精功能障碍,导致精液中没有精子。

是否属于 MeSH 词汇　否

释义来源　李宏军,黄宇烽.实用男科学[M].2 版.北京:科学出版社,2015.

Klinefelter 综合征(Klinefelter syndrome)

释义　克氏综合征又称为原发性小睾丸症或生精小管发育不良,是一种较常见的性染色体畸变的疾病。本病患者特征是性染色体比正常男性多了一条及以上 X 染色体,因此本病又称为 47,XXY 综合征。临床表现为无精子症、类无睾身材、男性乳房发育、小睾丸及尿中促性腺激素增高等。

是否属于 MeSH 词汇　是,MeSH ID:D007713

释义来源　李宏军,黄宇烽.实用男科学[M].2 版.北京:科学出版社,2015.

XYY 综合征(XYY syndrome)

释义　又称为超雄综合征,核型为 47,XYY,多余的 Y 染色体来自父亲精子形成过程中第二次减数分裂时 Y 染色体的不分离。XYY 个体易于兴奋,易感到欲望不满足,厌学,自我克制力差,易产生攻击性行为。

是否属于 MeSH 词汇　否

释义来源　傅松滨.医学遗传学[M].4 版.北京:北京大学医学出版社,2020.

混合性腺发育不全(Mixed gonad hypoplasia)

释义　该病患者核型一般为 45,X0/46,XY,系指一侧为发育不全睾丸,另一侧为条索状性腺。

是否属于 MeSH 词汇　否

释义来源　李宏军,黄宇烽.实用男科学[M].
2版.北京:科学出版社,2015.

纤毛不动综合征(Immobile cilia syndrome)

释义　纤毛不动综合征是一种由纤毛结构缺
陷引起的具有多种异常的常染色体隐性遗传
性疾病,临床检查发现精子数量在正常范围,
但精子活力低下,主要由于精子尾部纤毛运
动失常所致。除了会导致男性不育外,还会
引起下列疾病:慢性支气管炎、支气管扩张、
慢性鼻窦炎、中耳炎、内脏逆位等。

是否属于 MeSH 词汇　否

释义来源　李宏军,黄宇烽.实用男科学[M].
2版.北京:科学出版社,2015.

Young 综合征(Young syndrome)

释义　一种与慢性呼吸道感染有关的男性
不育症,1970年由 Young 首次报道,其特征
为幼年反复发作的鼻窦炎及肺部感染合并
双侧附睾渐进性梗阻所致无精子症。目前
病因尚不清楚,可能与常染色体隐性遗传
有关。

是否属于 MeSH 词汇　是,MeSH ID:C536718

释义来源　李宏军,黄宇烽.实用男科学[M].
2版.北京:科学出版社,2015.

唯支持细胞综合征(Sertoli cell-only syndrome)

释义　指睾丸的生精小管没有生精细胞,仅
有支持细胞为主要病理改变的综合征,临床
表现为无精子症。

是否属于 MeSH 词汇　是,MeSH ID:D054331

释义来源　李宏军,黄宇烽.实用男科学[M].

2版.北京:科学出版社,2015.

无睾症(Anorchia)

释义　又称先天性睾丸缺如,患儿出生时单
侧或双侧单纯性无睾丸,外生殖器表现为男
性,性染色体无异常。

是否属于 MeSH 词汇　是,MeSH ID:C537770

释义来源　李宏军,黄宇烽.实用男科学[M].
2版.北京:科学出版社,2015.

异位睾丸(Ectopic testicle)

释义　睾丸从腹股沟管下降时,可能并未降
入阴囊内的正常位置,而引起异位睾丸。

是否属于 MeSH 词汇　否

释义来源　李宏军,黄宇烽.实用男科学[M].
2版.北京:科学出版社,2015.

多睾症(Polyorchidism)

释义　系指睾丸数目超过2个,一般不超过
3个,左侧多于右侧。多数患者没有任何的
症状,只是偶然被发现。生育力一般正常,然
而第3个睾丸发生恶变或是扭转时,则需要
及时处理。多数情况下会同时伴有疝或下
降不全,有附睾和输精管的第3个睾丸也可
能成为输精管结扎术后保持生育力的一个
原因。

是否属于 MeSH 词汇　否

释义来源　李宏军,黄宇烽.实用男科学[M].
2版.北京:科学出版社,2015.

睾丸炎(Orchitis)

释义　可由多种因素(通常为细菌或病毒)引
起,临床分为急性睾丸炎和慢性睾丸炎。细
菌性睾丸炎多由附睾炎迁延而来,病毒性睾

丸炎常源于流行性腮腺炎病毒。

是否属于 MeSH 词汇 是,MeSH ID:D009920

释义来源 李宏军,黄宇烽.实用男科学［M］.2 版.北京:科学出版社,2015.

睾丸发育不全(Hypoplasia of testis)

释义 胚胎时期由于血液供应障碍或于睾丸下降时发生精索扭转,而引起睾丸发育不全。隐睾、性幼稚型及有脑垂体功能减退时可导致睾丸发育不全。

是否属于 MeSH 词汇 否

释义来源 李宏军,黄宇烽.实用男科学［M］.2 版.北京:科学出版社,2015.

肾胡桃夹综合征(Renal nutcracker syndrome)

释义 是指左肾静脉回流入下腔静脉过程中在穿经由腹主动脉和肠系膜上动脉形成的夹角或腹主动脉与脊柱之间的间隙内时受到挤压,常伴有左肾静脉血流速度的下降、受压处远端静脉的扩张。当胡桃夹现象引起血尿、蛋白尿和左腰腹痛等一系列临床症状时,称为胡桃夹综合征。有时以精索静脉曲张为首发表现。

是否属于 MeSH 词汇 是,MeSH ID:D059228

释义来源 李宏军,黄宇烽.实用男科学［M］.2 版.北京:科学出版社,2015.

睾丸扭转(Testicular torsion)

释义 又称精索扭转,是由于精索顺其纵轴旋转导致睾丸的血液供应突然受阻而造成的睾丸畸形缺血、坏死的病变。

是否属于 MeSH 词汇 是,MeSH ID:D013086

释义来源 李宏军,黄宇烽.实用男科学［M］.2 版.北京:科学出版社,2015.

睾丸压迫性萎缩(Compression atrophy of the testis)

释义 指因受到长期的压迫,例如巨大疝、厚壁鞘膜积液等,而导致睾丸萎缩,严重者会引起生精功能障碍。

是否属于 MeSH 词汇 否

释义来源 李宏军,黄宇烽.实用男科学［M］.2 版.北京:科学出版社,2015.

逆行射精症(Retrograde ejaculation)

释义 指性交时能达到性高潮且有射精感,但无精液从尿道排出,性交后尿液中有精子和果糖,即精液逆行流入膀胱内。主要是由于膀胱颈部括约肌功能障碍,射精时不能关闭或膜部尿道阻力过大所致。

是否属于 MeSH 词汇 否

释义来源 李宏军,黄宇烽.实用男科学［M］.2 版.北京:科学出版社,2015.

精神性不射精(Psychogenic anejaculation)

释义 又称心因性不射精,表现为无法阴道内射精,但在非性交性刺激情况(如手淫等)下可以射精,可遗精,少数患者有选择性不射精。多由于性知识缺乏、性畏惧、性刺激不足等或者受到过精神或心理的创伤。

是否属于 MeSH 词汇 否

释义来源 李宏军,黄宇烽.实用男科学［M］.2 版.北京:科学出版社,2015.

器质性不射精症(Organic anejaculation)

释义 由于先天性性腺发育异常或生殖器解剖异常、神经系统病变、手术或外伤引起神经传导障碍或某些药物引起在任何情况下都不能排精。

是否属于 MeSH 词汇　否

释义来源　李宏军,黄宇烽.实用男科学[M].2 版.北京:科学出版社,2015.

隐匿性阴茎 (Concealed penis)

释义　广义的隐匿阴茎是指由于阴茎根部皮肤固定不良、阴茎手术后瘢痕形成或肥胖等原因造成发育正常的阴茎隐匿于耻骨前皮下组织中,表现为外观上阴茎短小的一种状态。

是否属于 MeSH 词汇　否

释义来源　李宏军,黄宇烽.实用男科学[M].2 版.北京:科学出版社,2015.

小阴茎 (Micropenis)

释义　通常指外观正常的阴茎长度小于正常阴茎体长度平均值 2.5 个标准差,其长度与直径比值正常。

是否属于 MeSH 词汇　是 MeSH ID:C536649

释义来源　李宏军,黄宇烽.实用男科学[M].2 版.北京:科学出版社,2015.

急性精囊炎 (Acute seminal vesiculitis)

释义　由大肠埃希菌、克雷伯菌、变形杆菌、铜绿假单胞菌及葡萄球菌等致病菌经尿道逆行感染或血性感染途径感染精囊引起精囊炎症,常继发于泌尿生殖系统其他器官的炎症,且常与前列腺炎同时发生,常见症状有血精、尿路刺激症、生殖器疼痛、射精痛、射精痛等。

是否属于 MeSH 词汇　否

释义来源　李宏军,黄宇烽.实用男科学[M].2 版.北京:科学出版社,2015.

慢性精囊炎 (Chronic seminal vesiculitis)

释义　多系急性精囊炎较严重或未彻底治疗

而演变而来,或由酗酒、过度性生活、频繁手淫、受寒、会阴部损伤、骑马或自行车等可引起前列腺精囊慢性充血、水肿,易继发感染而引起慢性精囊炎症。

是否属于 MeSH 词汇　否

释义来源　李宏军,黄宇烽.实用男科学[M].2 版.北京:科学出版社,2015.

特异性精囊炎 (Specific seminal vesiculitis)

释义　由泌尿系结核、淋球病等特异性微生物引起的精囊炎症。

是否属于 MeSH 词汇　否

释义来源　李宏军,黄宇烽.实用男科学[M].2 版.北京:科学出版社,2015.

精液液化异常 (Abnormal semen liquefaction)

释义　精液射到收集容器后很快呈现典型的半固体凝胶的团块。通常在室温下几分钟内,精液开始液化(变得稀薄),此时精液中可见异质性混合团块。随着继续液化,精液变得更加均质和十分稀薄,在液化最后阶段仅存留少量小凝团。在室温下,通常在 15 分钟内,精液标本完全液化。超过 60 分钟仍然不液化,则属于病理情况,称为精液液化异常。

是否属于 MeSH 词汇　否

释义来源　COOPER TG,AITKEN J,AUGER J,等.WHO 人类精液检查与处理实验室手册[M].谷翊群,陈振文,卢文红,等译.5 版.北京:人民卫生出版社,2011.

无精液症 (Aspermia)

释义　指有射精感但无精液射出(包括逆行射精),是精液完全缺乏的一种症状。

是否属于 MeSH 词汇　是,MeSH ID:D053714

释义来源　COOPER TG, AITKEN J, AUGER J, 等. WHO人类精液检查与处理实验室手册[M]. 谷翊群, 陈振文, 卢文红, 等译. 5版. 北京: 人民卫生出版社, 2011.

血精症(Hemospermia)

释义　指精液中有红细胞, 精液输送途径的各个部位、组织病变均可引起血精, 但主要来源于精囊、前列腺和后尿道。可分为功能性和器质性。功能性血精是男性在达到性高潮时的收缩和射精完毕后的松弛性改变, 使精囊腺的压力急速变化, 囊壁上的毛细血管受到损伤造成出血或毛细血管通透性改变而渗血。器质性血精是由某些疾病引起, 如炎症、梗阻或囊肿、肿瘤、血管异常、损伤及全身性疾病等。

是否属于 MeSH 词汇　是, MeSH ID: D051516
释义来源　COOPER TG, AITKEN J, AUGER J, 等. WHO人类精液检查与处理实验室手册[M]. 谷翊群, 陈振文, 卢文红, 等译. 5版. 北京: 人民卫生出版社, 2011.

少精子症(Oligospermia)

释义　多次精液分析提示, 精子总数(或浓度, 总数优先于浓度)低于参考值下限(总数: $39 \times 10^6/ml$, 浓度: $15 \times 10^6/ml$)。

是否属于 MeSH 词汇　是, MeSH ID: D009845
释义来源　COOPER TG, AITKEN J, AUGER J, 等. WHO人类精液检查与处理实验室手册[M]. 谷翊群, 陈振文, 卢文红, 等译. 5版. 北京: 人民卫生出版社, 2011.

多精子症(Polyzoospermia)

释义　指每次射精的精子总数或精子浓度明显高于正常(通常以精子浓度 $>125 \times 10^6/ml$ 或 $250 \times 10^6/ml$ 为标准)。

是否属于 MeSH 词汇　否
释义来源　熊承良, 商学军, 刘继红. 人类精子学[M]. 北京: 人民卫生出版社, 2013.

畸形精子症(Teratozoospermia)

释义　正常形态精子百分率低于参考值下限(4%)。

是否属于 MeSH 词汇　是, MeSH ID: D000072660
释义来源　COOPER TG, AITKEN J, AUGER J, 等. WHO人类精液检查与处理实验室手册[M]. 谷翊群, 陈振文, 卢文红, 等译. 5版. 北京: 人民卫生出版社, 2011.

弱畸精子症(Asthenospermia)

释义　前向运动(PR)精子百分率和正常形态精子百分率均低于参考值下限。

是否属于 MeSH 词汇　是, MeSH ID: D053627
释义来源　COOPER TG, AITKEN J, AUGER J, 等. WHO人类精液检查与处理实验室手册[M]. 谷翊群, 陈振文, 卢文红, 等译. 5版. 北京: 人民卫生出版社, 2011.

少弱精子症(Oligoasthenozoospermia)

释义　精子总数(或浓度, 总数优先于浓度)和前向运动(PR)精子百分率低于参考值下限。

是否属于 MeSH 词汇　否
释义来源　COOPER TG, AITKEN J, AUGER J, 等. WHO人类精液检查与处理实验室手册[M]. 谷翊群, 陈振文, 卢文红, 等译. 5版. 北京: 人民卫生出版社, 2011.

游离睾酮（Free testosterone）

释义　睾酮在血液中的一种存在方式，约占总睾酮的 1%~3%。

是否属于 MeSH 词汇　否

释义来源　王庭槐 . 生理学 [M]. 9 版 . 北京：人民卫生出版社，2018.

双氢睾酮（Dihydrotestosterone）

释义　是雄激素活性最高的一种，主要由睾酮在外周组织通过 5α- 还原酶转化而来。

是否属于 MeSH 词汇　是，MeSH ID：D013196

释义来源　王庭槐 . 生理学 [M]. 9 版 . 北京：人民卫生出版社，2018.

GnRH 兴奋试验（GnRH stimulating test）

释义　用于检查垂体的储备功能，包括单次静脉推注法和脉冲式给药法。正常人在注射后 LH 迅速升高，而 FSH 反应较迟缓。促性腺激素分泌减少型性腺功能减退患者无反应或反应差。

是否属于 MeSH 词汇　否

释义来源　熊承良，商学军，刘继红 . 人类精子学 [M]. 北京：人民卫生出版社，2013.

hCG 兴奋试验（hCG stimulating test）

释义　给予 hCG 后，能兴奋睾丸间质细胞分泌睾酮，因此可观察睾酮的储备能力。正常成年男性每天早晨肌内注射 hCG 4 000U，共 4 天后，在第 3 天和第 4 天血清睾酮明显上升，而促性腺激素分泌减少型性腺功能减退患者无反应或反应差；隐睾患者有一定反应或反应迟缓。

是否属于 MeSH 词汇　否

释义来源　熊承良，商学军，刘继红 . 人类精子学 [M]. 北京：人民卫生出版社，2013.

内分泌干扰物（Endocrine disrupting chemicals，EDCs）

释义　某些环境化合物能干扰体内激素的产生、分泌、运输、代谢等过程，还能直接或间接地损害睾丸的精子发生，包括对不同生精细胞的细胞毒性或基因毒性作用，称为内分泌干扰物。

是否属于 MeSH 词汇　是，MeSH ID：D052244

释义来源　李力，乔杰 . 实用生殖医学 [M]. 北京：人民卫生出版社，2012.

精子形态学分析（Sperm morphology analysis）

释义　精子形态学分析是通过涂片染色的方法了解正常形态的精子所占的比例，是反映男性生育能力的一个重要指标。精子形态的评估程序包括：精液涂片的制备；涂片的空气干燥、固定和染色；在 1 000 倍油镜亮视野下检查；确定正常形态精子百分率或正常与异常形态精子百分率。遵循 WHO 推荐标准，正常形态精子的参考值下限为 4%（第 5 个百分位数，95% 置信区间为 3.0~4.0）。

是否属于 MeSH 词汇　否

释义来源　陈振文 . 辅助生殖男性技术 [M]. 北京：人民卫生出版社，2016.

精子 DNA 完整性（Sperm DNA integrity）

释义　精子 DNA 的完整性是父系遗传信息传递给子代的前提。精子 DNA 完整性异常会严重影响到精子受精、受精后原核形成，并可能导致流产。临床常用精子 DNA 碎片指数（DNA fragment index，DFI）来评价精子 DNA 的完整性。精子 DFI 升高可造成配偶不孕、反复流产、胎停育等，也是宫腔内人工授精（intrauterus insemination，IUI）、体外受精（in vitro fertilization，IVF）/ 卵质内单精子注射（intracytoplasmic sperm injection，ICSI）成功率的影响因素。目前常用的检测方法包括精子染色质结构分析试验（sperm chromatin structure analysis，SCSA）、彗星试验 / 单细胞凝胶电泳（single cell gelel etrophoresis SCGE）和精子染色质扩散试验（sperm chromatin diffusion，SCD）、荧光原位杂交技术（fluorescence in situ hybridization，FISH）等。

是否属于 MeSH 词汇　否

释义来源　陈振文 . 辅助生殖男性技术 [M]. 北京：人民卫生出版社，2016.

精浆生化检测（Seminal plasma biochemical testing）

释义　精浆主要由附属性腺（前列腺、精囊腺、尿道球腺）和附睾的分泌物组成，因此对精浆进行生物化学检测对评估附属性腺的功能以及研究附属性腺对男性生育的影响有重要意义。精浆生化常用的指标包括果糖、中性 α- 葡糖苷酶、酸性磷酸酶、锌和弹性蛋白酶等，重点了解果糖、中性 α- 葡糖苷酶的含量，对不育的诊断及外科治疗有指导意义。果糖浓度的测定可以反映精囊腺的分泌功能，果糖浓度降低时亦可见于射精管梗阻、双侧输精管先天性缺如、精囊发育不全、不完全逆行射精和雄激素缺乏等。中性 α- 葡糖苷酶活性高低可反映附睾分泌功能，附睾管梗阻时可出现降低。

是否属于 MeSH 词汇　否

释义来源　陈振文 . 辅助生殖男性技术 [M]. 北京：人民卫生出版社，2016.

Y 染色体微缺失（Y chromosomal microdeletion）

释义　Y 染色体长臂上存在控制着精子发生的基因，称为无精子因子（azoospermia factor，AZF）。1996 年，Vogot 等将 AZF 分为 AZFa、AZFb、AZFc 三个区域；1999 年，Kent 等认为在 AZFb 区与 c 区之间还存在 AZFd 区。AZF 的缺失或突变可能导致精子发生障碍，引起少精子症或无精子症。Y 染色体微缺失目前主要指 AZF 缺失，检测方法包括实时荧光定量 PCR 法、多重 PCR 电泳等。

是否属于 MeSH 词汇　否

释义来源　李宏军，黄宇烽 . 实用男科学 [M]. 2 版 . 北京：科学出版社，2015.

Valsalva 试验（Valsalva test）

释义　Valsalva 试验是检查精索静脉曲张的常用方法。令患者行深吸气后紧闭声门，再用力做呼气动作，呼气时对抗紧闭的会厌，通过增加胸内压、腹压来影响血液循环和自主神经功能状态，进而达到诊疗目的的一种临床生理试验。具体到精索静脉曲张的体格检查，主要是通过增加腹压来达到明确诊疗的作用。方法：患者取站立位，深吸气后屏住呼吸，再用力做呼气动作，必要时可以辅以用手压患者腹部，以增加腹压，达到更好的检查效果。

是否属于 MeSH 词汇　是，MeSH ID：D014636

释义来源　中华医学会男科学分会 . 中国男科疾病诊断治疗指南与专家共识（2016 版）[M]. 北京：人民卫生出版社，2017.

睾丸活检术（Testicular biopsy）

释义　睾丸活检术通过手术获取睾丸组织来了解睾丸的组织病理学改变，包括炎症、肿瘤和生精能力等。在辅助生殖技术中,睾丸活检术可以了解睾丸的生精情况,主要用于无精子症的诊断和获取精子,常用方法包括睾丸精子提取(testicular sperm extraction,TESE)、睾丸精子抽吸术(testicular sperm aspiration,TESA)和细针精子抽吸术(fine-needle aspiration,FNA)。

是否属于 MeSH 词汇 否

释义来源 陈振文.辅助生殖男性技术[M].北京:人民卫生出版社,2016.

射精后尿液离心检查(Urine centrifugation after ejaculation)

释义 主要针对无精液或精液量少者,根据射精后尿液离心检查是否找到精子,可以辅助诊断有无逆行射精或部分逆行射精。

是否属于 MeSH 词汇 否

释义来源 梁晓燕.辅助生殖临床技术实践与提高[M].北京:人民卫生出版社,2018.

夜间勃起功能检测(Nocturnal penile tumescence and rigidity,NPTR)

释义 夜间勃起功能检测是鉴别心理性和器质性 ED 的方法之一。其判断标准为:在间隔的两个晚上分别检测,单次阴茎头部勃起硬度超过 60% 的时间 ≥ 10 分钟,即认为是正常勃起。

是否属于 MeSH 词汇 否

释义来源 杨冬梓.生殖内分泌疾病检查项目选择及应用[M].2 版.北京:人民卫生出版社,2016.

阴道内射精潜伏时间(Intravaginal ejaculatory latency time,IELT)

释义 阴茎插入阴道到射精开始的时间,可

以通过秒表测量。它是定义和区分各种早泄类型的关键因素和客观工具。

是否属于 MeSH 词汇 否

释义来源 杨冬梓.生殖内分泌疾病检查项目选择及应用[M].2 版.北京:人民卫生出版社,2016.

部分型雄激素不敏感综合征(Partial androgen insensitivity syndrome,PAIS)

释义 雄激素不敏感综合征(AIS)为 X 连锁隐性遗传,患者染色体核型为 46,XY,性腺为睾丸且有正常功能,但由于雄激素受体基因变异使雄激素效应无法表达,表现为“无毛”的女性外形。根据患者有无男性化表现,分为无男性化表现的完全型和有男性化表现的不完全型两大类。部分型(不完全性)PAIS 的表型差异很大,不同程度的男性化主要取决于外生殖器对于雄激素的反应程度,隐睾、小阴茎、单纯尿道下裂、小阴唇融合都有可能发生,有些患者在青春期可以合并乳房女性化。Quigley 评分和男性化评分是用于评价 PAIS 男性化程度的常用指标。PAIS 患者性别养成存在差异,社会性别可能为男性,也可能是女性。

是否属于 MeSH 词汇 是,MeSH ID:D013734

释义来源 李宏军,黄宇烽.实用男科学[M].2 版.北京:科学出版社,2015.

精子凝集(Sperm agglutination)

释义 精子凝集特指活动精子以头对头、尾对尾或混合型相互黏附在一起的现象,凝集提示免疫性因素存在可能。

是否属于 MeSH 词汇 是,MeSH ID:D013073

释义来源 熊承良,商学军,刘继红.人类精子学[M].北京:人民卫生出版社,2013.

前向运动(Progressive, PR)

释义 指精子主动地呈直线或沿一大圆周运动,不管其速度如何。

是否属于 MeSH 词汇 否

释义来源 COOPER TG, AITKEN J, AUGER J, 等.WHO 人类精液检查与处理实验室手册[M].谷翊群,陈振文,卢文红,等译.5 版.北京:人民卫生出版社,2011.

非前向运动精子(Non-progressive, NP)

释义 指精子运动但不活跃,如精子在较小的范围内运动,精子头部轻微移位或仅有鞭毛摆动,小圆周游动等。

是否属于 MeSH 词汇 否

释义来源 COOPER TG, AITKEN J, AUGER J, 等.WHO 人类精液检查与处理实验室手册[M].谷翊群,陈振文,卢文红,等译.5 版.北京:人民卫生出版社,2011.

精子计数(Sperm count)

释义 一次射精时全部精液中的精子总数,由精子浓度乘以精液体积获得。

是否属于 MeSH 词汇 否

释义来源 COOPER TG, AITKEN J, AUGER J, 等.WHO 人类精液检查与处理实验室手册[M].谷翊群,陈振文,卢文红,等译.5 版.北京:人民卫生出版社,2011.

异常精子形态(Abnormal sperm morphology)

释义 即为畸形精子。人类精子有各种不同的畸形类别。生精功能缺陷和某些附睾病变通常会导致精子异常形态率的增高。形态异常通常是混合型的,并可能携带异常DNA。异常精子通常受精潜能低,取决于何

种异常。

是否属于 MeSH 词汇 是 MeSH:D000072660

释义来源 COOPER TG, AITKEN J, AUGER J, 等.WHO 人类精液检查与处理实验室手册[M].谷翊群,陈振文,卢文红,等译.5 版.北京:人民卫生出版社,2011.

精子中段(Sperm midpiece)

释义 亦称精子体部,位于精子尾部的颈段和主段之间。呈圆柱状,长 5~7μm,直径约 1μm,由内到外,主要由轴丝、外周致密纤维、线粒体鞘和细胞膜组成。功能为提供精子运动所需的能量。

是否是 MeSH 词汇 是,MeSH ID:D032961

释义来源 樊友平,王大鹏,朱世增.中华性医学辞典[M].北京:北京科学技术出版社,1997.

精子头部畸形(Sperm head defects)

释义 指精子头部形态学异常,主要包括以下类型:大或者小,锥形的,梨形的,圆形的,无定形的,有空泡的(> 2 个空泡或者 > 20% 头部区域为未染色的空泡),顶体后区有空泡,顶体区域过大或者过小(< 40% 或者 > 70% 的头部区域),双头,或者以上类别任意组合。

是否属于 MeSH 词汇 否

释义来源 COOPER TG, AITKEN J, AUGER J, 等.WHO 人类精液检查与处理实验室手册[M].谷翊群,陈振文,卢文红,等译.5 版.北京:人民卫生出版社,2011.

精子颈部和中段畸形(Sperm neck and midpiece defects)

释义 指精子颈部和中段形态学异常,主要

包括以下类型：大中段和头部连接点非中点、粗或者不规则、成角弯折、异常纤细，或者以上类别任意组合。

是否属于 MeSH 词汇　否

释义来源　COOPER TG, AITKEN J, AUGER J, 等 . WHO 人类精液检查与处理实验室手册 [M]. 谷翊群，陈振文，卢文红，等译 . 5 版 . 北京：人民卫生出版社，2011.

精子主段畸形（Sperm principal piece defects）

释义　指精子尾部主段形态学异常，主要包括以下类型：短、多尾、断裂、光滑的发夹样弯曲、成角弯折、宽度不规则、卷曲，或者以上类别任意组合。

是否属于 MeSH 词汇　否

释义来源　COOPER TG, AITKEN J, AUGER J, 等 . WHO 人类精液检查与处理实验室手册 [M]. 谷翊群，陈振文，卢文红，等译 . 5 版 . 北京：人民卫生出版社，2011.

过量残留胞质（Excess residual cytoplasm）

释义　胞质的大小超过精子头部的 1/3 称为过量残留胞质。

是否属于 MeSH 词汇　否

释义来源　COOPER TG, AITKEN J, AUGER J, 等 . WHO 人类精液检查与处理实验室手册 [M]. 谷翊群，陈振文，卢文红，等译 . 5 版 . 北京：人民卫生出版社，2011.

多重精子缺陷（Multiple sperm defect）

释义　形态学异常的精子通常有多种缺陷，通过记录并计算发生在头部、颈部、尾部的精子畸形，可以更为详细地评估精子的形态学异常，包括三种指标：多重异常指数（the multiple anomalies index, MAI）、畸形精子指数（the teratozoospermia index, TZI）、精子畸形指数（the sperm deformity index, SDI）。其中 MAI 和 TZI 与体内受精相关，SDI 与体外受精相关。

是否属于 MeSH 词汇　否

释义来源　COOPER TG, AITKEN J, AUGER J, 等 . WHO 人类精液检查与处理实验室手册 [M]. 谷翊群，陈振文，卢文红，等译 . 5 版 . 北京：人民卫生出版社，2011.

多重异常指数（Multiple anomalies index, MAI）

释义　是每个精子出现异常数的平均值。所有的头部、颈部和尾部的畸形都应计算在内。

是否属于 MeSH 词汇　否

释义来源　COOPER TG, AITKEN J, AUGER J, 等 . WHO 人类精液检查与处理实验室手册 [M]. 谷翊群，陈振文，卢文红，等译 . 5 版 . 北京：人民卫生出版社，2011.

畸形精子指数（Teratozoospermia index, TZI）

释义　每个异常精子缺陷的平均数，即缺陷总数除以缺陷精子数。TZI 只记录每个精子的四种缺陷：头部、颈部、尾部及是否含有过大的残留胞质小滴，而不去记录是否还存在其他方面的异常。

是否属于 MeSH 词汇　否

释义来源　COOPER TG, AITKEN J, AUGER J, 等 . WHO 人类精液检查与处理实验室手册 [M]. 谷翊群，陈振文，卢文红，等译 . 5 版 . 北京：人民卫生出版社，2011.

精子畸形指数（Sperm deformity index, SDI）

释义　缺陷的精子数目除以总精子数（而非

只是异常精子数）。

是否属于 MeSH 词汇　否

释义来源　COOPER TG, AITKEN J, AUGER J, 等 . WHO 人类精液检查与处理实验室手册 [M]. 谷翊群, 陈振文, 卢文红, 等译 . 5 版 . 北京: 人民卫生出版社, 2011.

圆细胞（Round cells）

释义　精液中包含的部分非精子细胞成分, 主要包括白细胞和不成熟的生精细胞。

是否属于 MeSH 词汇　否

释义来源　COOPER TG, AITKEN J, AUGER J, 等 . WHO 人类精液检查与处理实验室手册 [M]. 谷翊群, 陈振文, 卢文红, 等译 . 5 版 . 北京: 人民卫生出版社, 2011.

计算机辅助精子分析（Computer-aided sperm analysis, CASA）

释义　指通过摄像机与显微镜相连, 确定和跟踪精子的活动, 将其信号输入计算机, 从而给出相应参数, 用以评估精子浓度及精子活力等。

是否属于 MeSH 词汇　否

释义来源　COOPER TG, AITKEN J, AUGER J, 等 . WHO 人类精液检查与处理实验室手册 [M]. 谷翊群, 陈振文, 卢文红, 等译 . 5 版 . 北京: 人民卫生出版社, 2011.

曲线速率（Curvilinear velocity, VCL）

释义　精子头沿其实际的曲线, 即在显微镜下见到的二维方式运动轨迹的时均速率（μm/s）。反映精子活动能力。

是否属于 MeSH 词汇　否

释义来源　COOPER TG, AITKEN J, AUGER J, 等 . WHO 人类精液检查与处理实验室

直线性（Linearity, LIN）

释义　曲线路径的直线性。等于直线速度比曲线速度: VSL [straight-line (rectilinear) velocity, VSL]/VCL (curvilinear velocity, VCL)

是否属于 MeSH 词汇　否

释义来源　COOPER TG, AITKEN J, AUGER J, 等 . WHO 人类精液检查与处理实验室手册 [M]. 谷翊群, 陈振文, 卢文红, 等译 . 5 版 . 北京: 人民卫生出版社, 2011.

精子摆动（Sperm wobble）

释义　实际曲线路径关于平均路径的摆动值。等于平均路径速度比曲线速度: VAP (average path velocity, VAP)/VCL (curvilinear velocity, VCL)。

是否属于 MeSH 词汇　否

释义来源　COOPER TG, AITKEN J, AUGER J, 等 . WHO 人类精液检查与处理实验室手册 [M]. 谷翊群, 陈振文, 卢文红, 等译 . 5 版 . 北京: 人民卫生出版社, 2011.

前向性（Straightness, STR）

释义　平均路径的直线性。等于直线速度比平均路径速度: VSL [straight-line (rectilinear) velocity, VSL]/VAP (average path velocity, VAP)。

是否属于 MeSH 词汇　否

释义来源　COOPER TG, AITKEN J, AUGER J, 等 . WHO 人类精液检查与处理实验室手册 [M]. 谷翊群, 陈振文, 卢文红, 等译 . 5 版 . 北京: 人民卫生出版社, 2011.

鞭打频率（Beat-cross frequency，BCF）

释义　鞭打频率（单位：Hz）是指精子曲线轨迹越过其平均路径轨迹的时间平均速率。
是否属于 MeSH 词汇　否
释义来源　COOPER TG，AITKEN J，AUGER J，等．WHO 人类精液检查与处理实验室手册［M］．谷翊群，陈振文，卢文红，等译．5 版．北京：人民卫生出版社，2011.

平均移动角度（Mean angular displacement，MAD）

释义　平均移动角度（单位：度）是指精子头沿其曲线轨迹瞬间转折角度的时间平均绝对值。
是否属于 MeSH 词汇　否
释义来源　COOPER TG，AITKEN J，AUGER J，等．WHO 人类精液检查与处理实验室手册［M］．谷翊群，陈振文，卢文红，等译．5 版．北京：人民卫生出版社，2011.

性交后试验（Post-coital test，PCT）

释义　用于评估宫颈黏液和精子的相互关系以及有无抗精子抗体。试验前两天避免性交，于排卵前期性交后 8~12 小时内取宫颈黏液，在高倍镜下观察每个高倍视野中能见到 20 条活动精子为阳性结果。
是否属于 MeSH 词汇　否
释义来源　熊承良，商学军，刘继红．人类精子学［M］．北京：人民卫生出版社，2013.

精液宫颈黏液交叉试验（Semen cervical mucus cross test）

释义　采集不孕夫妇的精液与宫颈黏液，分别与正常男女的宫颈黏液和精液进行体外精子穿透试验，以了解阻碍精子穿过宫颈黏液的原因在于精液还是宫颈黏液。
是否属于 MeSH 词汇　否
释义来源　李力，乔杰．实用生殖医学［M］．北京：人民卫生出版社，2012.

毛细管试验（Capillary tube test）

释义　毛细管试验最初是由 Kremer 设计的（1965），本法是在一毛细管内测量精子穿透宫颈黏液柱的能力。现已提出多种改良的毛细管试验。
是否属于 MeSH 词汇　否
释义来源　COOPER TG，AITKEN J，AUGER J，等．WHO 人类精液检查与处理实验室手册［M］．谷翊群，陈振文，卢文红，等译．5 版．北京：人民卫生出版社，2011.

附属性腺功能（Accessory gonadal function）

释义　现有多种反映附属性腺功能的生化指标，如前列腺分泌的柠檬酸、锌、γ- 谷氨酰基转肽酶和酸性磷酸酶，精囊分泌的果糖和前列腺素，附睾分泌的游离 L- 卡尼汀、甘油磷酸胆碱（GPC）和中性葡糖苷酶。
是否属于 MeSH 词汇　否
释义来源　COOPER TG，AITKEN J，AUGER J，等．WHO 人类精液检查与处理实验室手册［M］．谷翊群，陈振文，卢文红，等译．5 版．北京：人民卫生出版社，2011.

中性 α- 葡萄糖苷酶（Neutral α-glucosidase）

释义　精液中含有两种 α- 葡萄糖苷酶同工酶，其中一种产生自附睾，另一种酸性的同工酶由前列腺产生。后者可以由钠十二烷基的硫酸盐选择性地抑制，从而保证对中性葡糖苷酶的测量，以反映附睾的功能。

是否属于 MeSH 词汇　是,MeSH ID:D000520
释义来源　COOPER TG,AITKEN J,AUGER J,等.WHO 人类精液检查与处理实验室手册[M].谷翊群,陈振文,卢文红,等译.5版.北京:人民卫生出版社,2011.

精子 DNA 碎片指数（DNA fragmentation index,DFI）

释义　又称 DNA 断裂指数,是评估精子 DNA 损伤程度的一种方法,常用的检测方法包括彗星实验(COMET assay)、精子染色质扩散实验(sperm chromatin dispersion test,SCD)、染色质结构分析法(sperm chromatin structure assay,SCSA)等。DFI 越高,提示精子 DNA 损伤程度越大。
是否属于 MeSH 词汇　否
释义来源　熊承良,商学军,刘继红.人类精子学[M].北京:人民卫生出版社,2013.

彗星实验（COMET assay）

释义　当精子 DNA 受到氧化损伤发生断裂后,受损部分的 DNA 可在凝胶电泳时伸展开来,用荧光染料标记精子 DNA 后,在荧光显微镜下可呈现具有头尾的"彗星"形状,随着精子 DNA 损伤的加重,会有更多的物质从彗星头部移出。通过测定彗星头尾部的相对荧光强度,可对精子 DNA 损伤程度进行定量分析。
是否属于 MeSH 词汇　是,MeSH ID:D020552
释义来源　熊承良,商学军,刘继红.人类精子学[M].北京:人民卫生出版社,2013.

精子染色质结构分析法（Sperm chromatin structure assay,SCSA）

释义　通过吖啶橙(AO)荧光染料对精子染

色质进行染色,通过流式细胞仪检测荧光显色为绿色(正常的双链 DNA)或红色(受损的单链 DNA),以红色荧光占全部荧光信号的比值来评估结果。
是否属于 MeSH 词汇　否
释义来源　熊承良,商学军,刘继红.人类精子学[M].北京:人民卫生出版社,2013.

精子高 DNA 可染性（High DNA stainability,HDS）

释义　HDS 反映的是通过 SCSA 法检测的精子染色质具有较高绿色荧光的比例。和组蛋白结合的 DNA 与和鱼精蛋白结合的 DNA 相比,其染色程度较深,因此 HDS 数值较高时,提示精子不成熟度较高。
是否属于 MeSH 词汇　否
释义来源　熊承良,商学军,刘继红.人类精子学[M].北京:人民卫生出版社,2013.

低渗肿胀试验（Hypoosmotic swelling test）

释义　将正常的精子置入低渗溶液中,渗透压的作用使精子尾部发生肿胀,而精子膜完整性差的精子则不发生肿胀。用该试验可以评估精子膜的生理完整性。
释义来源　熊承良,商学军,刘继红.人类精子学[M].北京:人民卫生出版社,2013.

混合抗球蛋白反应试验（Mixed antiglobulin reaction,MAR）

释义　检测抗精子抗体的方法之一,将抗红细胞抗体致敏的红细胞与待检精液和抗人免疫球蛋白混合,如果有抗精子抗体的存在,则致敏红细胞黏附于精子上,并一同移动。
是否属于 MeSH 词汇　否

释义来源 熊承良,商学军,刘继红.人类精子学[M].北京:人民卫生出版社,2013.

免疫珠试验(Immunobead test,IBT)

释义 免疫珠试验是检测抗精子抗体的方法之一,用抗人免疫球蛋白抗体包被的聚丙烯酰胺微球,能够结合于结合了精子抗体的精子表面,在显微镜下可见到该免疫珠随精子移动。

是否属于 MeSH 词汇 否

释义来源 熊承良,商学军,刘继红.人类精子学[M].北京:人民卫生出版社,2013.

精子染色质分析(Assessment of sperm chromatin)

释义 检测精子染色质或 DNA 的正常性有几种方法。它们均使用可与组蛋白(苯胺蓝)或核酸(吖啶橙,色霉素)结合的染料,之后用组织学或流式细胞学方法进行评估。新方法包括一些可以评估 DNA 断裂程度的试验。这些试验的检测结果间存在相互关联,同时也与精子形态、活力和活率相关。这些试验可为预测标准 IVF 的受精率提供补充信息,甚至可能预测自然妊娠率。精子染色质结构分析(SCSA)能够预测体内、体外受精失败的发生。

是否属于 MeSH 词汇 否

释义来源 COOPER TG,AITKEN J,AUGER J,等.WHO 人类精液检查与处理实验室手册[M].谷翊群,陈振文,卢文红,等译.5 版.北京:人民卫生出版社,2011.

男科实验室质控(Controlling for quality in the andrology laboratory)

释义 由于精液分析规范化的程序非常复杂和困难,所以质量控制对于纠正结果的系

统性误差和高变异性必不可少。在不同的实验室之间,精子浓度和形态学检测有很大差别,所以改进质量管理和标准化非常有必要。

是否属于 MeSH 词汇 否

释义来源 COOPER TG,AITKEN J,AUGER J,等.WHO 人类精液检查与处理实验室手册[M].谷翊群,陈振文,卢文红,等译.5 版.北京:人民卫生出版社,2011.

内部质量控制(Internal quality control,IQC)

释义 质量控制在实验室内部进行的活动,被称为内部质量控制。内部质量控制可监测检测的精确度。

是否属于 MeSH 词汇 否

释义来源 COOPER TG,AITKEN J,AUGER J,等.WHO 人类精液检查与处理实验室手册[M].谷翊群,陈振文,卢文红,等译.5 版.北京:人民卫生出版社,2011.

外部质量控制(External quality control,EQC)

释义 外部质量控制是几个实验室对同一样品的评价结果。EQC 允许和其他实验室比较检测结果,并且允许在多个实验室进行不同方法间的大规模评估。

是否属于 MeSH 词汇 否

释义来源 COOPER TG,AITKEN J,AUGER J,等.WHO 人类精液检查与处理实验室手册[M].谷翊群,陈振文,卢文红,等译.5 版.北京:人民卫生出版社,2011.

无精子因子(Azoospermia factor,AZF)

释义 在部分无精子症男性患者中,发现在细胞遗传学水平上可见的大片段 Y 染色体缺失或重排,认为在 Yq11 这一区域上存在与

精子发生相关的基因,称为无精子因子。

是否属于 MeSH 词汇 否

释义来源 熊承良,商学军,刘继红.人类精子学[M].北京:人民卫生出版社,2013.

囊性纤维跨膜转导调节蛋白(Cystic fibrosis transmembrane regulator,CFTR)

释义 囊性纤维跨膜转导调节蛋白是位于细胞膜上的一个氯离子通道。*CFTR* 基因突变是造成先天性双侧输精管缺如(congenital absence of bilateral vas deferens)的重要原因之一。

是否属于 MeSH 词汇 是,MeSH ID:D019005

释义来源 熊承良,商学军,刘继红.人类精子学[M].北京:人民卫生出版社,2013.

芳香化酶抑制剂(Aromatase inhibitors)

释义 芳香化酶抑制剂能特异性地导致芳香化酶失活,阻断芳构化反应,抑制雌激素生成,降低血液中雌激素水平,从而改善精子的发生。常用的药物有来曲唑等。

是否属于 MeSH 词汇 是,MeSH ID:D047072

释义来源 熊承良,商学军,刘继红.人类精子学[M].北京:人民卫生出版社,2013.

抗雌激素药物(Estrogen antagonists)

释义 抗雌激素药物可以作用于下丘脑,与雌激素竞争受体,解除雌激素反馈作用,刺激内源性 GnRH 释放,促进脑垂体分泌 FSH 及LH,从而激发睾丸的生精功能。一般用于治疗少精子症,常用的药物包括氯米芬、他莫昔芬等。

是否属于 MeSH 词汇 是,MeSH ID:D004965

释义来源 熊承良,商学军,刘继红.人类精子学[M].北京:人民卫生出版社,2013.

选择性 5- 羟色胺再摄取抑制剂(Selective serotonin reuptake inhibitors,SSRIs)

释义 一种原用于治疗抑郁症的药物,但是有研究显示,SSRIs 可以选择性地阻断 5- 羟色胺再摄取,提高中枢神经系统 5- 羟色胺浓度,从而延长射精潜伏期,起到治疗早泄的作用。常用的药物包括达泊西汀、帕罗西汀等。

是否属于 MeSH 词汇 是,MeSH ID:D017367

释义来源 郭应禄,夏术阶.男科学[M].2 版.北京:人民卫生出版社,2019.

5 型磷酸二酯酶抑制剂(Phosphodiesterase 5 inhibitors,PDE5i)

释义 PDE5i 通过抑制降解 cGMP 的 5 型磷酸二酯酶活性而增高细胞内 cGMP 浓度,导致平滑肌松弛,使阴茎海绵体内动脉血流增加,产生勃起,可用于治疗男性勃起功能障碍。常用的药物包括西地那非、他达拉非等。

是否属于 MeSH 词汇 是,MeSH ID:D058986

释义来源 郭应禄,夏术阶.男科学[M].2 版.北京:人民卫生出版社,2019.

人工下丘脑(Artificial hypothalamus)

释义 运用微量泵输注技术,模拟人体 GnRH 的脉冲式分泌,皮下持续脉冲输注 LHRH,以刺激脑垂体分泌 FSH 和 LH,从而恢复患者正常的性腺功能。是治疗 IHH 的一种方法。

是否属于 MeSH 词汇 否

释义来源 郭应禄,夏术阶.男科学[M].2 版.北京:人民卫生出版社,2019.

左卡尼汀(L-carnitine)

释义 左卡尼汀即左旋肉碱,是哺乳动物能量代谢中必需的体内天然物质,其主要功能是促进脂类代谢。在附睾内的浓度较高,在启动精子运动、促进精子成熟和提高精子受精能力方面具有重要作用。

是否属于 MeSH 词汇 否

释义来源 熊承良,商学军,刘继红.人类精子学[M].北京:人民卫生出版社,2013.

显微外科(Microsurgery)

释义 显微外科技术是外科医师借助于手术显微镜的放大,使用精细的显微手术器械及缝合材料,对细小的组织进行精细手术。

是否属于 MeSH 词汇 是,MeSH ID:D008866

释义来源 涂响安,孙祥宙,邓春华.显微男科手术学[M].北京:人民卫生出版社,2014.

精索静脉高位结扎术(High ligation of spermatic vein)

释义 是治疗精索静脉曲张的手术方式之一,通过结扎全部精索内静脉并保留动脉,阻断了肾静脉内代谢产物的反流,使得睾丸血液由精索外静脉回流,恢复了睾丸正常的血液供应,从而恢复睾丸功能。常用的手术方式包括开放高位结扎、腹腔镜及显微镜下手术等。

是否属于 MeSH 词汇 否

释义来源 涂响安,孙祥宙,邓春华.显微男科手术学[M].北京:人民卫生出版社,2014.

显微精索去神经术(Microsurgical denervation of the spermatic cord)

释义 是近年来较为公认的治疗特发性慢性睾丸痛的手术方法,进行通过分离切断精索内所有可能含神经纤维的结构,同时保留动脉、一些淋巴管及输精管。

是否属于 MeSH 词汇 否

释义来源 涂响安,孙祥宙,邓春华.显微男科手术学[M].北京:人民卫生出版社,2014.

隐睾下降固定术(Orchidopexy)

释义 为治疗隐睾的手术方式之一,将隐睾由原位下降并固定于阴囊内,恢复睾丸的解剖位置。

是否属于 MeSH 词汇 是,MeSH ID:D056126

释义来源 郭应禄,夏术阶.男科学[M].2版.北京:人民卫生出版社,2019.

输精管附睾吻合术(Vasoepididymostomy)

释义 针对部分梗阻性无精子症的患者,将附睾管套入输精管内,从而重建精子输出管道。目前常用的是显微输精管附睾吻合术。

释义来源 涂响安,孙祥宙,邓春华.显微男科手术学[M].北京:人民卫生出版社,2014.

显微输精管附睾吻合术(Microvasoepididymostomy)

释义 治疗附睾水平的梗阻性无精子症患者,常用的术式有:三针套入法、横形两针套入法、纵行两针套入法、单针纵行套入法等。

是否属于 MeSH 词汇 否

释义来源 涂响安,孙祥宙,邓春华.显微男科手术学[M].北京:人民卫生出版社,2014.

附睾囊肿切除术(Excision of epididymal cyst)

释义 对于部分附睾囊肿较大、伴有疼痛等不适症状的患者,可以通过手术切除治疗附睾囊肿。目前常用显微手术进行治疗。

是否属于 MeSH 词汇 否

释义来源 涂响安,孙祥宙,邓春华.显微男科手术学[M].北京:人民卫生出版社,2014.

经皮睾丸精子获取术（Testicular sperm extraction，TESE）

释义 是指切取小块睾丸活组织，然后将精子从睾丸活组织里分离出来，用于 ICSI。

是否属于 MeSH 词汇 否

释义来源 涂响安，孙祥宙，邓春华．显微男科手术学［M］．北京：人民卫生出版社，2014.

显微睾丸精子提取术（Micro-surgical testicular sperm extraction，micro-TESE）

释义 对于非梗阻性无精子症患者，通过显微技术，在睾丸内寻找较粗大的、饱满的、白色的生精小管从而获取睾丸精子的手术。与传统睾丸取精手术相比，其精子获取率较高，并能最大限度地降低睾丸血供损伤。

是否属于 MeSH 词汇 否

释义来源 涂响安，孙祥宙，邓春华．显微男科手术学［M］．北京：人民卫生出版社，2014.

精囊镜（Seminal vesiculoscopy）

释义 精囊镜可以通过人体的自然腔道进入精囊，沿正常的解剖途径检查精囊，发现病变可同时在腔镜下处理。

是否属于 MeSH 词汇 否

释义来源 郭应禄，夏术阶．男科学［M］．2 版．北京：人民卫生出版社，2019.

阴茎背神经选择性切断术（Selective neurectomy of the dorsal penile nerve）

释义 是一种治疗早泄的手术，行阴茎背神经选择性切断后，可以降低阴茎头的敏感性，提高射精刺激阈，延长射精潜伏期，改善患者的性生活质量。但该手术的有效性和安全性还需要进一步研究。

是否属于 MeSH 词汇 否

释义来源 郭应禄，夏术阶．男科学［M］．2 版．北京：人民卫生出版社，2019.

振动刺激诱发射精（Penile vibratory stimulation，PVS）

释义 对于射精障碍的患者，PVS 能够有助于优化生殖器触觉刺激输入，并激发排精反射。是治疗不射精症的一种方法。

是否属于 MeSH 词汇 否

释义来源 郭应禄，夏术阶．男科学［M］．2 版．北京：人民卫生出版社，2019.

电刺激诱发射精（Electroejaculation，EEJ）

释义 是用电刺激前列腺、精囊、输精管膨大部位的神经，从而诱导射精来收集精液，以便用于人工授精的一种方法。

是否属于 MeSH 词汇 否

释义来源 郭应禄，夏术阶．男科学［M］．2 版．北京：人民卫生出版社，2019.

上游法（Swim-up）

释义 利用精子从精液上游到培养液中的能力来优选精子，这种方法称为"上游法"。

是否属于 MeSH 词汇 否

释义来源 COOPER TG，AITKEN J，AUGER J，等．WHO 人类精液检查与处理实验室手册［M］．谷翊群，陈振文，卢文红，等译．5 版．北京：人民卫生出版社，2011.

非连续密度梯度离心法（Discontinuous density gradients）

释义 非连续密度梯度离心法能分离出优质的精子，特别是从其他细胞成分和碎片中分离出优质的精子。它比直接上游法更易标准化，结果也较稳定。这个方法制备和回收的精子常用于 IVF 和 ICSI 中。该方法是将精液放置在由表面涂以硅烷的胶质制剂组成的密度梯度介质上，然后根据细胞密度的大小不同通过离心分离获得精子。

是否属于 MeSH 词汇 否

释义来源 COOPER TG，AITKEN J，AUGER J，等 .WHO 人类精液检查与处理实验室手册 [M] . 谷翊群，陈振文，卢文红，等译 . 5 版 . 北京：人民卫生出版社，2011.

心理治疗（Psychotherapy）

释义 是医务人员运用心理学的理论和技术，通过其言语、表情、举止行为并结合其他特殊的手段来改变患者不成熟的认知活动、不愉快的情绪状态和不正常的行为举止的一种治疗方法。对于一些存在心理障碍的不育症患者，可以通过心理治疗来改善他们的心理状态。

是否属于 MeSH 词汇 是，MeSH ID：D011613

释义来源 李力，乔杰 . 实用生殖医学 [M] . 北京：人民卫生出版社，2012.

精子冷冻（Sperm cryopreservation）

释义 在冷冻保护剂的作用下，将精子应用特定的程序进行冷冻保存，从而有效保存精子，保存男性生育力。

是否属于 MeSH 词汇 是，MeSH ID：D015925

释义来源 杨增明，孙青原，夏国良 . 生殖生物 [M] . 2 版 . 北京：科学出版社，2019.

冷冻保护剂（Cryoprotectant or cryoprotective agents）

释义 与精液混合后进行冷冻，可以起到减轻精子冷冻及复温过程中细胞的损伤，提高冷冻复苏率。现常用的冷冻保护剂以甘油 - 卵黄 - 枸橼酸钠复合剂为基础改良配制而成。

是否属于 MeSH 词汇 是，MeSH ID：D003451

释义来源 熊承良，商学军，刘继红 . 人类精子学 [M] . 北京：人民卫生出版社，2013.

置冰（Seeding）

释义 是指在冷冻过程中，当温度降至一定程度时，人为地在细胞外的冷冻液中诱导细胞外冰结晶形成，以提高细胞外渗透压，帮助细胞进一步脱水，避免细胞内冰结晶形成，并缓冲细胞内高渗透压对细胞膜的压力。

是否属于 MeSH 词汇 否

释义来源 熊承良，商学军，刘继红 . 人类精子学 [M] . 北京：人民卫生出版社，2013.

超冷效应（Supercooling effect）

释义 指细胞冷冻过程中，如降温速度过快，细胞来不及充分脱水，在冰点下细胞内液暂无冰晶形成，但随着温度的持续降低，则会在细胞内大量形成冰晶，造成细胞器和细胞膜结构损伤，引起细胞死亡。

是否属于 MeSH 词汇 否

释义来源 熊承良，商学军，刘继红 . 人类精子学 [M] . 北京：人民卫生出版社，2013.

温度休克（Temperature shock）

释义 由于温度的急剧变化而对细胞造成的损伤称为温度休克。

是否属于 MeSH 词汇 否

释义来源 熊承良，商学军，刘继红 . 人类精子学 [M] . 北京：人民卫生出版社，2013.

冰晶潜热（Latent heat of ice crystal）

释义 是指在冷冻过程中，温度保持不变的情况下，单位质量的物质由液态转变为固态所释放出热量。在温度下降到 5 到 −5℃时，精浆内形成冰晶，释放出大量热量，会对精子造成损伤。

是否属于 MeSH 词汇 否

释义来源 熊承良，商学军，刘继红．人类精子学 [M]．北京：人民卫生出版社，2013.

慢速冷冻法（Slow freezing）

释义 是依靠冷冻保护剂、慢速降温速率以及置冰来减少和避免细胞内冰结晶的形成，以及渗透压变化和温度变化对精子的打击。

是否属于 MeSH 词汇 否

释义来源 熊承良，商学军，刘继红．人类精子学 [M]．北京：人民卫生出版社，2013.

微量精子冷冻（Trace sperm freezing）

释义 对于少弱精子症、无精子症患者，他们的精子数量相对较为稀少，常规方法进行精子冷冻效果较差，可以通过微量精子冷冻技术将这些微量精子进行冷冻保存。

是否属于 MeSH 词汇 否

释义来源 熊承良，商学军，刘继红．人类精子学 [M]．北京：人民卫生出版社，2013.

精子复苏（Sperm revival）

释义 是精子冷冻的逆过程，将精子恢复到室温或 37℃，以备后续使用。

是否属于 MeSH 词汇 否

释义来源 熊承良，商学军，刘继红．人类精子学 [M]．北京：人民卫生出版社，2013.

精子库（Sperm bank）

释义 精子库是以辅助生殖临床应用为目的而获得 / 储存精液或精子并描述其特征的中心。按照规定，人类精子库包括用于不育症治疗的供精者精液冷冻保存和用于生殖或优生保险的自精冷冻保存。

是否属于 MeSH 词汇 是，MeSH ID：D013074

释义来源 熊承良，商学军，刘继红．人类精子学 [M]．北京：人民卫生出版社，2013.

第九章　优生医学与先天异常

优生（Eugenics）

释义　起源于英国,意思为"健康遗传"。主要是研究如何用有效手段降低胎儿缺陷发生率。现在优生已经成为一项重要医疗技术、国家政策,其主要的内容是利用 B 超、染色体、基因诊断技术控制先天性疾病新生儿的出生,以达到逐步改善和提高人群遗传素质的目的。目前可以通过科技手段,来确保胎儿健康。

是否属于 MeSH 词汇　是,MeSH ID:D005053

释义来源　中华人民共和国全国人民代表大会.中华人民共和国民法典[M].北京:人民出版社,2020.

罗伯逊易位（Robertsonian translocation）

释义　又称罗氏易位,指发生在 D、G 组近端着丝粒染色体之间的易位,通常由两条近端着丝粒染色体在着丝粒区发生断裂,两者的长臂在着丝粒区附近彼此连接,形成一条新染色体;两者的短臂也可能彼此连接形成一条小染色体,一般在以后的细胞分裂中消失。罗伯逊易位通常又称着丝粒融合,由于短臂小,含基因不多,因此这类罗伯逊易位携带者一般外表正常,但在后代中可能形成单体型和三体型,引发流产。

是否属于 MeSH 词汇　是,MeSH ID:D014178

释义来源　傅松滨.医学遗传学[M].4 版.北京:北京大学医学出版社,2020.

产前诊断（Prenatal diagnosis）

释义　是以羊膜穿刺术和绒毛膜取样等技术为主要手段,对羊水细胞、绒毛膜及脐血中胎儿细胞的染色体或基因进行遗传学分析,以判断胎儿的染色体或基因等是否正常。目前主要从以下几方面进行:遗传学检查,如染色体检查、基因诊断等;生化检查,如检测特殊蛋白质、酶、代谢底物、中间产物和终产物等,主要针对生化遗传病;物理诊断,如 B 超、X 线等,主要针对胎儿外部形态和内部结构。产前诊断是预防遗传病患儿出生的有效手段。

是否属于 MeSH 词汇　是,MeSH ID:D011296

释义来源　陈竺.医学遗传学[M].3 版.北京:人民卫生出版社,2015.

产妇血清筛查试验（Maternal serum screening tests）

释义　分析孕妇血清中特定生物标志物的水平,以识别有妊娠并发症或出生缺陷风险的患者。如通过分析孕妇血清中胎儿和胎盘产生的蛋白和激素水平结合孕妇的年龄、体重和孕周评估胎儿患 21- 三体、18- 三体以及神经管缺陷的风险性,这种方法的特点是廉价,适合对大规模的人群进行筛查,可筛出 50%~70% 的唐氏综合征,如果结合孕早期和孕中期超声检查,可在产前筛出 90% 左右的唐氏综合征。根据筛查孕周分为孕早期和孕中期血清生化筛查。孕早期血清生化筛查指标有两项,即妊娠相关血浆蛋白 -A(PAPP-A)、β- 人绒毛膜促性腺激素(β-hCG)。孕中期血清生化筛查指标主要包括甲胎蛋白(AFP)、β- 人绒毛膜促性腺激素(β-hCG)、游离雌三醇(FE₃)和抑制素 A。

是否属于 MeSH 词汇　是,MeSH ID:D062145

释义来源　谢幸,孔北华,段涛.妇产科学[M].9 版.北京:人民卫生出版社,2018.

羊膜腔穿刺术(Amniocentesis)

释义　羊膜腔穿刺术是用穿刺针经孕妇腹壁、子宫到羊膜腔抽取羊水用于诊断的技术。羊水中有一定数量的胎儿脱落细胞,多为成纤维细胞和上皮细胞,可以通过体外培养增殖,进行胎儿的染色体分析、生化检查和DNA 诊断。一般在妊娠 16~22 周时进行。其他也可用于评估胎儿感染、溶血性贫血的严重程度、血型或血小板情况、异常血红蛋白病以及神经管缺陷等。评估胎儿肺成熟度以前是羊膜穿刺术的常见指征,现在极少进行。羊膜穿刺术的主要并发症是胎膜破裂、直接和间接的胎儿损伤、感染和胎儿丢失。操作相关的孕妇并发症如羊膜炎等很少见,发生率低于 1/1 000。

是否属于 MeSH 词汇　是,MeSH ID:D000649

释义来源　谢幸,孔北华,段涛.妇产科学[M].9 版.北京:人民卫生出版社,2018.

无创产前筛查(Noninvasive prenatal test, NIPT)

释义　也称无创产前 DNA 检测,是指通过扩增孕妇血中游离胎儿 DNA 片段,采用高通量测序技术对其进行测序和计数,通过生物信息技术的处理,来判断胎儿是否存在染色体异常的方法。与传统侵入性产前诊断技术相比,无流产风险,操作简单易于患者接受,且可应用于有感染性疾病或前置胎盘无法行侵入性产前诊断技术的孕妇。

是否属于 MeSH 词汇　否

释义来源　谢幸,孔北华,段涛.妇产科学[M].9 版.北京:人民卫生出版社,2018.

先天性女性尿道下裂(Female hypospadias)

释义　先天性女性尿道下裂较为罕见,其发生原因尚不清楚。Blum 将女性先天性尿道下裂分成三型:Ⅰ型,尿道与阴道之间隔膜完全缺损;Ⅱ型,尿道开口于处女膜的外侧,但处女膜的位置较深;Ⅲ型,尿道开口于处女膜的内侧,处女膜位置正常。

是否属于 MeSH 词汇　否

释义来源　曹泽毅.中华妇产科学[M].3 版.北京:人民卫生出版社,2014.

家族性男性性腺功能低下症(Familial male hypogonadism)

释义　家族性男性性腺功能低下症是由于睾丸功能不全所导致的,主要表现为精子发生障碍和激素(睾酮)合成与分泌障碍。睾酮的缺乏可导致男性小阴茎、尿道下裂及女性外生殖器等不同程度的表型,患者一般是不育的。评估方法主要为血清睾酮、FSH 和 LH激素水平的测定。主要的病因有染色体异常导致的 Klinefelter 综合征和基因突变导致的Kallmann 综合征等。

是否是 MeSH 词汇　否

释义来源　罗丽兰.不孕与不育[M].2 版.北京:人民卫生出版社,2009.

先天性并指多指畸形（Congenital multi-finger malformation）

释义 主要是由于遗传因素或胚胎在发育过程中受到一定刺激而导致的手指畸形，是临床上比较常见的一种先天性手部畸形，多指多存在于小指和拇指部位，并指则多发于环指和中指或者环指与小指，多为双侧发病。

是否是 MeSH 词汇 否

释义来源 王培林.遗传病学[M].北京：人民卫生出版社,2000.

运动功能障碍（Movement disorders）

释义 是指随意运动兴奋、抑制或不能由意志控制的现象，分为先天性运动功能障碍和后天性运动功能障碍，包括退行性、遗传性、感染后、药物诱导、炎症后或创伤后的病症。

是否是 MeSH 词汇 是,MeSH ID:D009069

释义来源 陈孝平,汪建平,赵继宗.外科学[M].9版.北京：人民卫生出版社,2018.

先天性耳聋（Congenital deafness）

释义 是指在母体妊娠或分娩过程中的异常或遗传因素造成的耳聋，内、中、外耳的发育异常均可导致先天性耳聋，可分为遗传性和非遗传性两大类。

是否是 MeSH 词汇 否

释义来源 王培林.遗传病学[M].北京：人民卫生出版社,2000.

语言障碍（Language disability）

释义 指语言理解或语言表达能力与同年龄者相较，有显著偏差或迟缓现象，而造成沟通困难。分为原发性语言障碍和继发性语言障碍。

是否是 MeSH 词汇 是,MeSH ID:D007806

释义来源 王培林.遗传病学[M].北京：人民卫生出版社,2000.

注意缺陷多动障碍（Attention deficit hyper-activity disorder,ADHD）

释义 一种源于儿童期的行为障碍，其基本特征表现为与年龄和发育水平不相称的注意力不集中和注意时间短暂、活动过度和冲动，常伴有学习困难和适应不良，是儿童期常见的一类心理障碍。这种疾病在男性中比女性更常见。发病是在童年时代，症状往往在青春期后期减弱。

是否是 MeSH 词汇 是,MeSH ID:D001289

释义来源 李凌江,陆林.精神病学[M].3版.北京：人民卫生出版社,2015.

精神发育不全（Mental retardation,MR）

释义 主要表现在社会适应能力、学习能力和生活自理能力低下，其言语、注意、记忆、理解、洞察、抽象思维、想象等心理活动能力都明显落后于同龄人。

是否是 MeSH 词汇 否

释义来源 李凌江,陆林.精神病学[M].3版.北京：人民卫生出版社,2015.

孤独症谱系障碍（Autism spectrum disorder,ASD）

释义 为孤独症、阿斯佩格综合征和非典型孤独症三种广泛性发育障碍的总称。按临床表现，由典型的孤独症到非典型的广泛性发育障碍未特定型可以看做一个连续谱。

是否是 MeSH 词汇 是,MeSH ID:D000067877

释义来源 李凌江,陆林.精神病学[M].3版.北京：人民卫生出版社,2015.

先天性马蹄内翻足（Congenital talipes equinovarus）

释义　是常见的先天性足畸形。由于距骨内的原始胚浆缺陷引起距骨持续性跖屈和内翻，并继发多个关节及肌肉、肌腱等软组织改变，由足下垂、内翻、内收三个主要畸形综合而成。

是否是 MeSH 词汇　否

释义来源　王培林.遗传病学［M］.北京：人民卫生出版社,2000.

先天性唇裂和腭裂（Congenital lip and palate cleft）

释义　是颜面部常见的先天性畸形,唇裂是由于中鼻突下端的球状突与上颌突未能按时（在胎儿第 7 周时）融合的结果,而腭裂是由于两侧腭突未能按时（在胎儿第 10 周时）相互并与鼻中隔融合所致,唇裂和腭裂是遗传因素和环境因素共同作用引起的多基因遗传病。

是否是 MeSH 词汇　否

释义来源　王培林.遗传病学［M］.北京：人民卫生出版社,2000.

先天性双侧输精管缺如（Congenital bilateral aplasia of vas deferens,CBAVD）

释义　由于双侧中肾管均未发育或发育不全,可伴有附睾,精囊缺如或发育不全,很少伴发双肾畸形或缺如。先天性双侧输精管缺如导致梗阻性无精子症,与囊性纤维化基因（CFTR）缺失有关。可通过睾丸穿刺以获取精子进行人工助孕达到生育目的。

是否是 MeSH 词汇　是,MeSH ID:C535984

释义来源　RIZK B,GARCIA-VELASCO J,SALLAM H,et al. 不孕症与辅助生殖［M］.孙鲲,译.北京：人民卫生出版社,2013.

先天性肌营养不良（Congenital muscular dystrophy,CMD）

释义　属结构蛋白缺陷病,是 X 连锁隐性遗传病,包括出生时或出生几个月内出现肌无力或肌张力低,可伴有不同程度中枢神经系统受累的一大组疾病。比较常见的肌营养不良有 Duchenne 型（DMD）和 Becker 型（BMD）肌营养不良症。

是否是 MeSH 词汇　是,MeSH ID:D058494

释义来源　左伋.医学遗传学［M］.7 版.北京：人民卫生出版社,2018.

肢带型肌营养不良（Limb-girdle type muscular dystrophy,LGMD）

释义　是以累及骨盆带和肩胛带肌为主要临床特点的一组遗传性肌肉病,是进行性肌营养不良的一种,临床上以骨盆带和肩胛带肌不同程度的无力或萎缩为特点。可于儿童、青春期或成年期发病,男女发病概率相等。LGMD 有多个亚型,根据遗传方式,可分为 LGMD 1 型（常染色体显性遗传）和 LGMD 2 型（常染色体隐性遗传）两类。

是否是 MeSH 词汇　否

释义来源　林果为,王吉耀,葛均波.实用内科学［M］.15 版.北京：人民卫生出版社,2017.

强直性肌营养不良（Myotonic dystrophy,DM）

释义　是一种以进行性肌无力、肌萎缩和肌强直为主要特点的常染色体显性遗传性多系统疾病。DM 包括由于 DM 激酶（myotonin-protein kinase,DM-PK）基因变异引起的 DM 1 型和由细胞核酸结合蛋白（cellular nucleic acid-binding protein,CNBP）基因变异引起的

DM 2 型。DM1 型根据临床表型可分为：成人型、先天型和儿童型，其中以成人型最为常见。DM 2 型没有明显的临床亚型，多数为成人型。

是否是 MeSH 词汇 是，MeSH ID：D009223
释义来源 左伋．医学遗传学［M］．7 版．北京：人民卫生出版社，2018．

脆性 X 综合征（Fragile X syndrome）

释义 是一种由 *FMR1* 基因前突变导致的退行性神经疾病，主要临床表现为迟发的进行性小脑共济失调、意向震颤及认知能力衰退，特别是执行功能衰退，包括焦虑、孤僻、记忆丧失、痴呆、震颤性麻痹、周围神经病变、下肢近端肌无力和自主机能障碍等。此病呈 X 连锁不完全显性遗传，主要影响男性，且男性前突变携带者患病风险随年龄增加而增加。

是否是 MeSH 词汇 是，MeSH ID：C564105
释义来源 左伋．医学遗传学［M］．7 版．北京：人民卫生出版社，2018．

亨廷顿病（Huntington disease，HD）

释义 又称亨廷顿舞蹈症（Huntington chorea）是一种罕见的常染色体显性遗传病。由 4 号染色体 *IT15* 基因的异常拷贝导致。患者一般在中年发病，临床上以隐匿起病、缓慢进展的舞蹈症、精神异常和痴呆为主要表现特征。

是否是 MeSH 词汇 是，MeSH ID：D006816
释义来源 郭艳芹，郭晓玲．神经病学［M］．北京：中国医药科技出版社，2016．

卡恩斯 - 塞尔综合征（Kearns-Sayre syndrome，KSS）

释义 是线粒体脑肌病的一个主要代表性疾病。由线粒体 DNA 缺失或者发生点突变导致。主要的临床症状为慢性进行性眼外肌麻痹、视网膜色素变性和心脏传导阻滞。此病一般在 20 岁前发病，病程进展较快，多数患者在确诊后几年内死亡。

是否是 MeSH 词汇 是，MeSH ID：D007625
释义来源 左伋．医学遗传学［M］．7 版．北京：人民卫生出版社，2018．

Leber 视神经萎缩（Leber optic atrophy）

释义 又称 Leber 遗传性视神经病（Leber hereditary optic neuropathy，LHON），是最早确诊的人类线粒体病，主要由线粒体 DNA 突变导致，呈母系遗传，好发于青壮年且男性患者居多。其最显著的临床症状为双侧视神经严重萎缩引起的无痛性急性或亚急性双侧中心视力丧失。双侧视力可同时或先后出现减退。眼底检查通常发现有外周乳头状的毛细血管扩张、微血管病、假性视盘水肿和血管扭曲。此外，患者可伴有神经、心血管、骨骼肌系统的异常。

是否是 MeSH 词汇 是，MeSH ID：D029242
释义来源 左伋．医学遗传学［M］．7 版．北京：人民卫生出版社，2018．

利 - 弗劳梅尼综合征（Li-Fraumeni syndrome，LFS）

释义 是一种由抑癌基因 *P53* 胚系突变引起的家族聚集性恶性肿瘤易感综合征，包括乳腺癌、软组织肉瘤、骨肉瘤、脑瘤、白血病等，其中乳腺癌和肉瘤（包括软组织肉瘤和骨肉瘤）最为常见。此病为常染色体显性遗传病。

是否是 MeSH 词汇 是，MeSH ID：D016864
释义来源 邵志敏，沈镇宙，徐兵河．乳腺肿瘤学［M］．2 版．上海：复旦大学出版社，2018．

遗传性非息肉病性结直肠癌（Hereditary nonpolyposis colorectal cancer，HNPCC）

释义 又称 Lynch 综合征，是由于 DNA 错配修复基因（包括 *MLH1*、*MSH2*、*MSH6* 及 *PMS2* 等）突变所导致的一种综合征。常发生在直肠和结肠近端，以右半结肠癌为主，此外，常伴发肠道外癌症，如子宫内膜癌、肾脏肿瘤、胃癌和卵巢囊肿等，其中子宫内膜癌最为常见。此病为常染色体显性遗传病，发生较早且有家族聚集性倾向。

是否是 MeSH 词汇 是，MeSH ID：D003123

释义来源 傅松滨. 医学遗传学［M］. 4 版. 北京：北京大学医学出版社，2020.

中链酰基辅酶 A 脱氢酶缺乏症（Medium chain acyl-coA dehydrogenase deficiency，MCADD）

释义 是由于中链酰基辅酶 A 脱氢酶的功能缺陷，导致中链脂肪酸 β 氧化不能正常进行，从而造成能量代谢障碍所引发的常染色体隐性遗传病，可引起低血糖、脑病、心肌病、脂肪肝等多脏器损伤。最常见的临床症状为呕吐、抽搐、嗜睡、昏迷，体征表现为肝脏增大、肌张力低下。

是否是 MeSH 词汇 是，MeSH ID：C536038

释义来源 顾学范. 临床遗传代谢病［M］. 北京：人民卫生出版社，2015.

短链酰基辅酶 A 脱氢酶缺乏症（Short chain acyl-coA dehydrogenase deficiency，SCADD）

释义 是一种常染色体隐性遗传病，是由于 *ACADS* 基因缺陷，导致短链酰基肉碱异常升高的一种常染色体隐性遗传代谢病。临床表现多变，最常见的特征是新生儿发育迟缓、肌肉张力减退、喂养困难、癫痫、发育不良、发育畸形等。

是否是 MeSH 词汇 是，MeSH ID：C537596

释义来源 顾学范. 临床遗传代谢病［M］. 北京：人民卫生出版社，2015.

线粒体脑肌病伴高乳酸血症和卒中样发作（Mitochondrial encephalomyopathy with lactic acidosis and stroke-like episode，MELAS）

释义 是线粒体疾病中最常见的类型之一，以脑病、脑卒中样发作、乳酸血症为主要症状。患者主要以母系遗传为主，也可成散发性。发病年龄从婴儿到成人期，以儿童期和青少年期发病居多。临床特点包括：40 岁以前开始的复发性休克、肌病、共济失调、肌阵挛、痴呆和耳聋。

是否是 MeSH 词汇 是，MeSH ID：D017241

释义来源 付四清. 医学遗传学［M］. 2 版. 武汉：华中科技大学出版社，2014.

肌阵挛性癫痫伴碎红纤维病（Myoclonic epilepsy with ragged red fibers，MERRF）

释义 是一种罕见的异质性线粒体肌病，有明显的母系遗传特点，具有肌阵挛性癫痫的短暂发作、不能够协调肌肉运动（共济失调）、肌细胞减少（肌病）、轻度痴呆、耳聋、脊髓神经退化等多系统紊乱的症状。碎红纤维是指大量的团块状异常线粒体主要聚集在肌细胞中，电子传导链中复合物 II 的特异性染料能将其染成红色。

是否是 MeSH 词汇 否

释义来源 林果为，王吉耀，葛均波. 实用内科学［M］. 15 版. 北京：人民卫生出版社，2017.

异染性脑白质营养不良（Metachromatic leukodystrophy，MLD）

释义 是脑白质营养不良中的常见类型，又称异染性白质脑病,是一种严重的神经退化性代谢病,为常染色体隐性遗传。由于脑硫脂激活蛋白的缺陷,使溶酶体内脑硫脂水解受阻,进而沉积在中枢神经系统的白质、周围神经、肾、胆囊、肝等内脏组织,引起脑白质、周围神经脱髓鞘形成的严重的退化性神经系统疾病。

是否是 MeSH 词汇 是,MeSH ID:D007966

释义来源 施惠平.异染性脑白质营养不良[J].中国实用儿科杂志,2009,24(7):507-510.

重症联合免疫缺陷(Severe combined immunodeficiency,SCID)

释义 是一种因机体体液免疫、细胞免疫同时严重缺陷导致的免疫缺陷综合征。通常由 T 淋巴细胞缺乏或功能异常、伴或不伴 B 淋巴细胞和自然杀伤(NK)细胞数量减少或功能缺陷造成的。主要遗传方式包括 X 连锁隐性遗传和常染色体隐性遗传。该病在婴幼儿出生 3 个月开始发病,常表现为反复或持续的呼吸道和消化道细菌、病毒及致病菌的感染,同时可伴有母源性 T 细胞的植入,常导致移植物抗宿主病,如皮肤红色斑疹、溶血性贫血等。

是否是 MeSH 词汇 是,MeSH ID:D016511

释义来源 段晓明.消化疾病防治专家讲座[M].北京:科学技术文献出版社,2013.

扩张型心肌病(Dilated cardiomyopathy,DCM)

释义 是一类以左心室或双室扩大、同时伴有收缩功能障碍为特征的原发性心肌病。临床主要表现为心脏扩大、进行性心力衰竭、心律失常、血栓栓塞及心源性猝死。患病的危险因素有:吸烟、饮酒、高血压、感染、妊娠和基因突变。25%~50% 的DCM 病例有基因突变或家族遗传背景,

遗传方式主要为常染色体显性遗传,X 染色体连锁隐性遗传及线粒体遗传则较为少见。

是否是 MeSH 词汇 是,MeSH ID:D002311

释义来源 乔树宾,宋云虎.肥厚型心肌病[M].北京:人民卫生出版社,2012.

肥厚型心肌病(Hypertrophic cardiomyopathy,HCM)

释义 是一种以左心室和 / 或右心室肥厚为特征的心肌病,常侵及室间隔,心室内腔变小,左心室血液充盈受阻,左心室舒张期顺应性下降。为常染色体显性遗传性心血管疾病,发病率约为 2‰。HCM 由发生在编码心肌肌节蛋白质的至少 11 个基因上超过 1 440 种突变引起的。突变最常发生于肌球蛋白重链(MYH7)和肌球结合蛋白 C3。HCM 主要结构异常是:①同正常平行排列的心肌细胞相反,HCM 的患者心肌细胞排列杂乱无序;②增加的壁腔比值导致的冠状动脉微血管功能障碍;③心肌重构。HCM 患者最常见的临床症状为不能耐受运动、呼吸困难、心绞痛、头痛、晕厥、猝死。

是否是 MeSH 词汇 是,MeSH ID:D002312

释义来源 乔树宾,宋云虎.肥厚型心肌病[M].北京:人民卫生出版社,2012.

奥尔波特综合征(Alport syndrome,AS)

释义 亦称为遗传性性肾炎,是原发性肾小球基底膜疾病。奥尔波特综合征由 COL4A3、COL4A4、COL4A5 基因突变引起,分别编码肾脏中肾小球基底膜中Ⅳ型胶原的 α3、α4 和 α5 链。基因突变导致肾小球基底膜进行性不规则增厚、变薄及分裂,从而导致终末期肾衰竭。主要临床表现为血尿或伴蛋白尿、肾功能进行性减退、高频性感音神经性

聋和眼部异常。

是否是 MeSH 词汇 是,MeSH ID:D009394
释义来源 林果为,王吉耀,葛均波.实用内科学[M].15版.北京:人民卫生出版社,2017.

遗传性球形红细胞增多症(Hereditary spherocytosis,HS)

释义 是一种以外周血涂片中出现球形红细胞为特点的家族性先天性溶血性贫血。是由于组成红细胞膜骨架蛋白基因突变,导致红细胞膜网状结构的竖向结构发生改变,使红细胞形状异常,变为球形。球形化的红细胞渗透脆性增加,对钠离子具有异常渗透性。该病临床表现为不同程度贫血、黄疸、脾大、外周血球形红细胞增多。脾切除是目前控制该病的有效治疗方法。目前的诊断方法包括EMA结合试验、流式细胞渗透脆性试验、激光衍射法及二代测序技术。

是否是 MeSH 词汇 否
释义来源 林果为,王吉耀,葛均波.实用内科学[M].15版.北京:人民卫生出版社,2017.

葡糖 -6- 磷酸脱氢酶缺乏症(Glucose-6-phosphate dehydrogenase deficiency,G6PD)

释义 是临床常见的遗传性酶缺陷疾病,遗传方式为伴X染色体不完全显性遗传。其发病已知与摄入氧化性食物、药物或感染有关,同个体的酶活性及临床表现有极大差异,可由无症状至严重的急性溶血性贫血,新生儿可能因高胆红素血症诱发神经系统的永久性损伤。

是否是 MeSH 词汇 是,MeSH ID:D005955
释义来源 陶子馨,朱安娜,杨芳.葡糖 -6- 磷酸脱氢酶缺乏症研究进展[J].中国产前诊断杂志(电子版),2019,11(03):49-53.

血友病(Hemophilia)

释义 血友病是一组因遗传性凝血活酶生成障碍引起的出血性疾病,包括血友病A(即因子Ⅷ缺乏症)、血友病B(即因子Ⅸ缺乏症)和血友病C(即因子Ⅺ缺乏症),其中血友病A/B为X染色体连锁的隐性单基因遗传病,血友病C为常染色体不完全隐性遗传,男女均可患病,较为罕见。血友病A与血友病B症状类似,临床上多表现为肌肉出血、关节出血、消化道出血及创伤后异常出血;血友病C症状轻,一般无临床症状,有时仅在手术、拔牙或损伤后出血。

是否是 MeSH 词汇 是,MeSH ID:D006467/D002836
释义来源 葛均波,徐永健,王辰.内科学[M].9版.北京:人民卫生出版社,2018.

血管性血友病(Von Willebrand disease,VWD)

释义 血管性血友病是一种由于血管性血友病因子缺陷所致的遗传性出血性疾病,通常是常染色体显性遗传,少数呈常染色体隐性遗传。可分为遗传性血管性血友病(包括Ⅰ型、Ⅱ型、ⅡA型、ⅡB型、ⅡM型、ⅡN和Ⅲ型)和非遗传性血管性血友病(也称获得性血管性血友病)。临床典型症状为自幼发生的出血倾向和出血时间延长。血管性血友病一般不能根治,需长期持续性治疗。

是否是 MeSH 词汇 是,MeSH ID:D014842
释义来源 戴云鹏.实用儿童血液病学[M].长春:吉林科学技术出版社,2019.

先天性肥大性幽门狭窄(Congenital hypertrophic pyloric stenosis,CHPS)

释义 先天性肥大性幽门狭窄是由于幽门

环肌肥大增厚而导致的幽门机械性梗阻，是新生儿常见的消化道畸形现象。其病因至今尚未完全清楚，一般认为与遗传因素、胃肠激素紊乱、幽门的神经支配异常等有关。典型的临床表现为胃蠕动波、扪及幽门肿块和喷射性呕吐，少部分患儿还出现黄疸。

是否是 MeSH 词汇 是，MeSH ID：D046248
释义来源 王卫平，孙锟，常立文．儿科学［M］．9 版．北京：人民卫生出版社，2018.

先天性肠闭锁与狭窄（Congenital intestinal atresia and stenosis）

释义 先天性肠闭锁是多因素导致的一种消化道先天性发育畸形，为新生儿时期肠梗阻的常见原因之一。胚胎学因素、基因因素以及免疫学因素均可导致先天性肠闭锁的发生，发生部位以空回肠多见，十二指肠次之，结肠罕见。肠腔的完全阻塞为闭锁，部分阻塞则为肠狭窄，肠狭窄多发于新生儿。两者临床主要表现均有呕吐、腹胀、患儿出生后不排或者仅排少量胎粪等。

是否是 MeSH 词汇 是，MeSH ID：D007409
释义来源 陈孝平，汪建平，赵继宗．外科学［M］．9 版．北京：人民卫生出版社，2018.

先天性肠旋转不良（Congenital malrotation of intestine）

释义 先天性肠旋转不良是由于胎儿发育中肠旋转及固定发生障碍，形成异常索带或小肠系膜根部缩短，从而引起肠梗阻或肠扭转，是常见的先天性消化道畸形。临床典型症状是中肠出现突发性扭转、十二指肠不全梗阻、间歇性发作的腹痛或呕吐，同时也有极少数的无症状病例。

是否是 MeSH 词汇 否

释义来源 陈孝平，汪建平，赵继宗．外科学［M］．9 版．北京：人民卫生出版社，2018.

结直肠家族性腺瘤性息肉病（Colorectal familial adenomatous polyposis，CFAP）

释义 是一种少见的常染色体显性遗传疾病。由于 5 号染色体长臂上的 *APC* 基因突变致病，其特点是青年时期开始出现直肠及结肠多发性腺瘤性息肉，癌变倾向性很大。

是否是 MeSH 词汇 是，MeSH ID：D011125
释义来源 陈孝平，汪建平，赵继宗．外科学［M］．9 版．北京：人民卫生出版社，2018.

波伊茨 - 耶格综合征（Peutz-Jeghers syndrome，PJS）

释义 又称家族性黏膜皮肤色素沉着胃肠道息肉病，因 *STK11* 基因突变导致的常染色体显性遗传病。主要表现为多发性消化道息肉，以小肠为最多见，在口唇及其周围、口腔黏膜、手掌、足趾或者手指上有色素沉着，呈黑斑或棕黄色斑。以青少年多见，常有家族史，可癌变，属于错构瘤一类。

是否是 MeSH 词汇 是，MeSH ID：D010580
释义来源 冯福才，徐智民．Peutz-Jeghers 综合征［J］．中国实用内科杂志（临床版），2000（2）：76-78.

Laron 综合征（Laron syndrome，LS）

释义 又称侏儒综合征、生长激素迟钝综合征，由于生长激素受体或受体后机制多基因缺损的常染色体隐性遗传病。主要临床特征为生后严重的生长落后伴特殊面容，血生化特点为高生长激素（GH）、低胰岛素样生长因子 -1（IGFI-1）和低胰岛素样生长因子结合蛋

白 -3（IGFBP-3），常伴有促性腺激素水平低下和性腺不发育。

是否属于 MeSH 词汇　是，MeSH ID：D046150
释义来源　桂永浩，薛辛东．儿科学［M］．3 版．北京：人民卫生出版社，2015.

Turner 综合征（Turner syndrome，TS）

释义　又称先天性卵巢发育不全，是最常见的染色体异常疾病之一，也是人类唯一能生存的单体综合征，染色体核型为 45，XO。由全部或者部分体细胞中的一条 X 染色体完全或者部分缺失所致，或 X 染色体存在其他结构异常。患者卵巢被条索状纤维组织所取代，雌激素分泌不足，导致第二性征不发育和原发闭经，临床主要表现为生长落后和性腺发育不良，此外还有身材矮小、内分泌异常及躯体畸形（如蹼颈、面痣多、桶状胸、肘外翻等以及内脏多发畸形）等多种临床表现。还可有其他器官的受累，如骨骼异常（脊柱侧弯、第四掌骨短等）、先天性心血管畸形（如左心异常、主动脉瓣异常等）、肾脏畸形、早期感应神经性听力丧失、传导性耳聋或特殊类型神经发育异常以及自身免疫性甲状腺炎、乳糜泻等其他 Turner 综合征常见的自身免疫性疾病。

是否属于 MeSH 词汇　是，MeSH ID：D014424
释义来源　曹泽毅．中华妇产科学［M］．3 版．北京：人民卫生出版社，2014.

超雌综合征（Triple X syndrome）

释义　超雌是一种性染色体异常的疾病，指细胞核内有三条或三条以上的 X 染色体，以 47，XXX 最为常见（少数 48，XXXX、49，XXXXX），在女性中的发生率为（0.73~1.00）/1 000。发生原因是由于生殖细胞减数分裂中发生不分离，大约 90% 由于卵子的不分离，其中 70% 发生在减数分裂 I 期，与母亲年龄的增加有关。大多数患者表型正常，只是有时可能有轻微的出生缺陷。超雌患者可有正常月经、月经减少、继发性闭经或卵巢功能早衰等现象，部分患者生育功能正常。可伴有智力低下，而且 X 染色体数目愈多，智力低下愈严重。

是否属于 MeSH 词汇　是，MeSH ID：C535318
释义来源　曹泽毅．中华妇产科学［M］．3 版．北京：人民卫生出版社，2014.

马方综合征（Marfan syndrome）

释义　一种常染色体显性遗传的结缔组织疾病，男性多于女性，有心脏、眼部和骨骼异常表型。外观有四肢细长，双臂平伸指距大于身长，上半身比下半身长等特点；皮下脂肪少，肌肉不发达，肌张力低，呈无力型体质；心血管表现包括二尖瓣脱垂、主动脉扩张和主动脉夹层；眼部特征包括晶状体脱位、高度近视、白内障、视网膜剥离和虹膜震颤等。马方综合征与编码纤维蛋白的基因突变有关，而纤维蛋白是结缔组织胞外微纤维的主要成分。

是否是 MeSH 词汇　是，MeSH ID：D008382
释义来源　傅松滨．医学遗传学［M］．4 版．北京：北京大学出版社，2020.

46，XY 单纯性腺发育不全（Pure gonadal dysgenesis，46，XY）

释义　又名 Swyer 综合征，本病患者表现为女性，具有条索状性腺，没有除性腺外的躯体异常，其染色体核型为 46，XY 或 46，XX。其临床特征为幼稚的女性内外生殖器，有输卵管、子宫与阴道，双侧性腺呈条索状，均按女性性别生活，青春期无女性第二性征的发育,阴毛、腋毛缺无或稀少,乳房不发育,用人工周期可来月经。成年后的血清促性腺激素水平显著升高,雌激素水平低下。XY 单纯性腺发育不全是性分化疾病(disorders of sex differentation,DSD)患者中最常发生肿瘤的类型,发生率达 23.33%,恶变率也最高,达 61.9%。因此对所有的 XY 单纯性腺发育不全患者应切除条索状性腺以避免肿瘤的发生。XX 单纯性腺发育不全的性腺发生肿瘤甚少,因此不需要手术。

是否属于 MeSH 词汇 是,MeSH ID:D006061
释义来源 曹泽毅.中华妇产科学[M].3 版.北京:人民卫生出版社,2014.

先天性无神经节性巨结肠(Congenital aganglionic megacolon)

释义 又称希尔施普龙病(Hirschsprung disease),由于神经嵴细胞分化障碍引起的家族性疾病。由于结肠缺乏神经节细胞导致肠管持续痉挛,粪便淤滞于近端结肠,近端结肠肥厚、扩张,是小儿常见的先天性肠道疾病之一。

是否是 MeSH 词汇 是,MeSH ID:D006627
释义来源 王培林.遗传病学[M].北京:人民卫生出版社,2000.

多囊肾(Polycystic kidney disease,PKD)

释义 主要特征是双侧肾脏形成多个液性囊肿。可以分为遗传型和非遗传型两类,遗传型又可分为 4 类:①成人型多囊肾病,为显性遗传,致病基因位于 16pl3.3-pl3.12 区;②I 型多囊肾病,即婴儿型,为隐性遗传,是囊肿纤维蛋白(fibrocystin)基因(6p21-pl2)发生突变所致;③II 型多囊肾病,为显性遗传,致病基因定位于 4q21-q23 区;④III 型多囊肾病,为显性遗传,致病基因定位于 8q23-q24 区。

是否是 MeSH 词汇 是,MeSH ID:D007690
释义来源 王培林.遗传病学[M].北京:人民卫生出版社,2000.

先天性心脏病(Congenital heart disease)

释义 指在胚胎发育时期由于心脏及大血管的形成障碍或发育异常而引起的解剖结构异常,或出生后应自动关闭的通道未能闭合的情形,是先天性畸形中最常见的一类。

是否是 MeSH 词汇 否
释义来源 王培林.遗传病学[M].北京:人民卫生出版社,2000.

神经管缺陷(Neural tube defects)

释义 在胚胎早期发育时神经管闭合过程受到影响导致神经管畸形。胎儿神经管畸形主要表现为无脑儿、脑膨出、脑脊髓膜膨出、脊柱裂/隐性脊柱裂、唇裂及腭裂等。

是否是 MeSH 词汇 是,MeSH ID:D009436
释义来源 王培林.遗传病学[M].北京:人民卫生出版社,2000.

先天性脑积水(Congenital hydrocephalus)

释义 由于颅内脑脊液产生过多、吸收障碍、回流不畅等原因导致脑室系统或/和蛛网膜下腔将积聚大量脑脊液,以先天性畸形(如中脑导水管狭窄及闭塞、小脑扁桃体下疝及第四脑室中孔或侧孔闭锁)为主要病因。

是否是 MeSH 词汇 是,MeSH ID:D006849

释义来源 王培林.遗传病学[M].北京:人民卫生出版社,2000.

眼部畸形(Eye deformity)

释义 眼的各个部分由视杯、视柄、晶状体泡及其周围间充质分化而成,出现异常时可以表现为虹膜缺损、无眼、独眼、白内障、青光眼等先天畸形。

是否是 MeSH 词汇 否

释义来源 王培林.遗传病学[M].北京:人民卫生出版社,2000.

先天性白内障(Congenital cataract)

释义 是指由于胚胎期晶状体代谢异常而导致晶状体透明度下降的严重的致盲性晶状体疾病。

是否是 MeSH 词汇 是,MeSH ID:C535338

释义来源 王培林.遗传病学[M].北京:人民卫生出版社,2000.

虹膜缺损(Iris coloboma)

释义 是由于脉络膜裂在虹膜处未完全闭合,造成虹膜下方缺损,致使圆形的瞳孔呈钥匙孔样,称虹膜缺损。

是否是 MeSH 词汇 否

释义来源 王培林.遗传病学[M].北京:人民卫生出版社,2000.

视泡(Optic vesicle)

释义 在胚胎发育过程中,前脑向左右两侧各突出一个囊泡即为视泡。

是否是 MeSH 词汇 否

释义来源 王培林.遗传病学[M].北京:人民卫生出版社,2000.

无眼(Anophthalmos)

释义 胚胎发育过程中未形成视泡。

是否是 MeSH 词汇 是,MeSH ID:D000853

释义来源 王培林.遗传病学[M].北京:人民卫生出版社,2000.

独眼(Cyclopia sequence)

释义 胚胎发育过程中,两个视泡在中线合并,产生独眼,并常在其上有一管状鼻。

是否是 MeSH 词汇 是,MeSH ID:C562573

释义来源 王培林.遗传病学[M].北京:人民卫生出版社,2000.

隐眼(Cryptophthalmos)

释义 是由于上下眼睑未能分开所致。

是否是 MeSH 词汇 是,MeSH ID:C565138

释义来源 王培林.遗传病学[M].北京:人民卫生出版社,2000.

46,XY 单纯性腺发育不全综合征(Simple 46,XY gonadal digenesis syndrome)

释义 又称 Swyer 综合征,青春期后出现原发闭经及第二性征不发育,染色体核型以46,XY 为主,嵌合体 45,X/46,XY 极少见,性腺为条索状结缔组织,青春期后易发生性腺肿瘤。

是否是 MeSH 词汇 是,MeSH ID:D006061

释义来源 谢幸,孔北华,段涛.妇产科学[M].9 版.北京:人民卫生出版社,2018.

46,XY 男性假两性畸形(46XY male pseudo-hermaphroditism)

释义 是指由于雄激素受体和配体结合异常

或受体后信号转导的异常导致雄激素的作用得不到充分发挥所引起的一组临床综合征，这些患者具有 46,XY 的核型，属于 X 连锁隐性遗传。受体数量或质量缺陷的严重程度与其表型相关。

是否是 MeSH 词汇　否

释义来源　左伋 . 医学遗传学 [M]. 7 版 . 北京 : 人民卫生出版社,2018.

尿道下裂（Hypospadias）

释义　尿道下裂是一种比较常见的男性先天性泌尿系统畸形，也可发生于女性，但女性极为少见。在胚胎发育第八周时，尿道沟两侧的尿道褶逐渐从基部向游离端闭合，最后形成男性的尿道海绵体，若发育过程中有障碍，尿道沟的闭合受阻则形成尿道下裂畸形。尿道下裂根据尿道口所在的不同部位可分为四种类型：阴茎头型、阴茎型、阴茎阴囊型和会阴型。

是否是 MeSH 词汇　是,MeSH ID : D007021

释义来源　郭应禄,胡礼泉 . 男科学 [M]. 北京 : 人民卫生出版社,2005.

性反转综合征（Sex reversal syndrome）

释义　是指性染色体核型和性表型相反，分为 46,XX 男性和 46,XY 女性两型。

是否是 MeSH 词汇　否

释义来源　谢幸,孔北华,段涛 . 妇产科学 [M]. 9 版 . 北京 : 人民卫生出版社,2018.

先天性无阴道（Congenital absence of vagina）

释义　胚胎在发育期间由内、外界因素影响，发生基因突变等引起副中肾管发育异常所致。以正常女性染色体核型，全身生长及女性第二性征发育正常，外阴正常，阴道缺失，子宫发育(仅有双角残余)，输卵管细小，卵巢发育及功能正常。

是否是 MeSH 词汇　否

释义来源　谢幸,孔北华,段涛 . 妇产科学 [M]. 9 版 . 北京 : 人民卫生出版社,2018.

阴道闭锁（Atresia of vagina）

释义　胚胎发育过程中，尿生殖窦的窦结节未发育成阴道板，或阴道板未形成管腔，或管腔不通，导致阴道闭锁。

是否是 MeSH 词汇　否

释义来源　谢幸,孔北华,段涛 . 妇产科学 [M]. 9 版 . 北京 : 人民卫生出版社,2018.

阴道纵隔（Vaginal mediastinum）

释义　胚胎发育过程中，两侧中肾旁管融合后，其中隔未消失或者未完全消失，导致部分性及完全性阴道纵隔。

是否是 MeSH 词汇　否

释义来源　谢幸,孔北华,段涛 . 妇产科学 [M]. 9 版 . 北京 : 人民卫生出版社,2018.

先天性无子宫（Congenital absence of uterus）

释义　胚胎发育过程中，两侧副中肾旁管中段及尾端未发育或会合所致，常合并无阴道，但卵巢和输卵管发育正常，第二性征不受影响。

是否是 MeSH 词汇　否

释义来源　谢幸,孔北华,段涛 . 妇产科学 [M]. 9 版 . 北京 : 人民卫生出版社,2018.

20,22- 碳链裂解酶缺乏症（20,22-desmolase deficiency）

释义　20,22- 碳链裂解酶是合成氢化可的松和睾酮的开始阶段必需的一种酶,该酶的缺乏在肾上腺可造成皮质激素合成障碍,在男性引起睾酮合成障碍。主要临床表型包括男性假两性畸形,如女性化的外生殖器和女性生殖道,但性腺为睾丸,男性内生殖器发育不良。本病由 *CYP11A1* 基因突变所导致。实验室检测显示糖皮质激素、盐皮质激素、性激素均低下,血液 FSH、LH 和 ACTH 高水平。

是否是 MeSH 词汇　否

释义来源　罗丽兰.不孕与不育[M].2版.北京:人民卫生出版社,2009.

17- 酮类固醇还原酶缺陷(17-ketosteroid reductase deficiency)

释义　17- 酮类固醇还原酶催化雄烯二酮向睾酮的转化,该酶缺陷导致睾酮合成障碍,患儿出现男性假两性畸形,表现为完全或接近完全的女性表型,青春期常有乳房发育。该病的致病基因为 *HSD17B3*,呈常染色体隐性遗传。实验室检测显示睾酮水平降低,雄烯二酮水平升高、雌激素升高。

是否是 MeSH 词汇　否

释义来源　罗丽兰.不孕与不育[M].2版.北京:人民卫生出版社,2009.

5α- 还原酶 2 型缺陷症(5α-reductase deficiency)

释义　5α- 还原酶 2 型缺陷症是一种常染色体隐性遗传疾病,是导致 46,XY 性发育异常的重要病因之一,其致病基因为 *SRD5A2*。主要临床症状包括外生殖器两性畸形、小阴茎和尿道下裂等。诊断评估方法包括:染色体核型为 46,XY、睾酮水平正常或升高、二氢睾酮水平降低,睾酮/双氢睾酮显著升高,患者一般无精子或者严重少弱精子。

是否是 MeSH 词汇　否

释义来源　邬玲仟,张学.医学遗传学[M].北京:人民卫生出版社,2016.

Smith-Lemli-Opitz 综合征(Smith-Lemli-Opitz syndrome)

释义　Smith-Lemli-Opitz 综合征是一种病因未明的遗传性疾病,可能为常染色体隐性遗传。病理所见为肾上腺发育小、骨盆旋转不良和重叠、肾皮质囊肿、先天性幽门狭窄等。胎儿期发病。表现为婴幼期生长迟缓,精神发育不全,呕吐。还有几种特征组合,如身材矮小、中度肌张力增强、小头畸形、眼眦赘皮、睑下垂、斜视、鼻宽、鼻孔轻上翻、颌小畸形、弓形腭、腭裂、耳低位、耳形态异常、外耳道小、尿道下裂、隐睾等。

是否是 MeSH 词汇　是,MeSH ID:D019082

释义来源　李建提,劳玉玲,谢国均.英汉外科与妇产科临床综合征词典[M].北京:中国协和医科大学出版社,2001.

Aarskog 综合征(Aarskog syndrome)

释义　Aarskog 综合征是一种 X 连锁遗传病,主要临床表现为眼眶宽、指短、围巾形阴囊、隐睾、轻至中度身材矮小等。偶见异常表现为胸椎异常,如侧弯,肘外翻,趾倾斜,趾尖呈球形,阴囊裂、包茎,智力障碍等。

是否是 MeSH 词汇　是,MeSH ID:C535331

释义来源　韩韬,陈一戎.阿斯科格综合征(Aarskog syndrome)的研究进展[J].中国优生与遗传杂志,2007,02:120-121.

Opitz-Frias 综合征(Opitz-Frias syndrome)

释义　Opitz-Frias 综合征的主要临床表现包括吞咽障碍、反复性异物气管吸入、眼距宽、外眼角下斜、尿道下裂、唇裂和腭裂等。Opitz-Frias 综合征根据致病基因的不同分为 Ⅰ 型和 Ⅱ 型，Ⅰ 型致病基因为 *MID1*，呈 X 连锁隐性遗传；Ⅱ 的致病基因为 *SPECC1L*，呈常染色体显性遗传。诊断评估方法包括：特征性的临床表现（宽眼距、吞咽困难和尿道下裂）和基因检测。

是否是 MeSH 词汇 是，MeSH ID：C538387

释义来源 延会芳，冀浩然，杨晓平，等. 原发性智力障碍 / 发育迟缓患儿临床及遗传学分析 [J]. 中华实用儿科临床杂志，2016，19：1475-1479.

胎儿面容综合征（Fetal face syndrome）

释义 胎儿面容综合征，又称为 Robinow 综合征，是一种极其罕见的遗传性疾病，主要临床表现包括面部与胎儿相似（小脸、大眼、突出的前额等）、短肢侏儒和外生殖器发育不良等。该病分为常染色体显性遗传 Robinow 综合征 Ⅰ 型、常染色体显性遗传 Robinow 综合征 Ⅱ 型、常染色体显性遗传 Robinow 综合征 Ⅲ 型和常染色体隐性遗传 Robinow 综合征 Ⅰ 型，致病基因分别为 *WNT5A*、*DVL1*、*DVL3* 和 *ROR2*。

是否是 MeSH 词汇 是，MeSH ID：C562492

释义来源 唐晓军，尹琳，张智勇. Robinow 综合征 [J]. 中华整形外科杂志，2010，05：391-393.

BLM 基因（*BLM* gene）

释义 *BLM* 基因编码 RECQ 螺旋酶家族蛋白。BLM 蛋白有助于防止过多的姐妹染色单体交换，并维持复制过程中 DNA 稳定性。布卢姆综合征是一种以身材矮小为特征的遗传性疾病，在阳光照射下会出现皮疹，癌症风险大大增加。几乎所有中欧和东欧犹太人（德系犹太人）的布卢姆综合

征都是因为一个特定的 *BLM* 基因突变导致的。这个突变导致 6 个碱基对缺失，并在 2 281 位插入另外 7 个碱基对，导致翻译出异常短、无功能的 BLM 蛋白。由于缺乏功能性 BLM 蛋白，姐妹染色单体交换的频率比平均值高 10 倍左右。携带 *BLM* 基因突变的人，来自父母的同源染色体之间的 DNA 交换增加，还会造成染色体断裂。BLM 蛋白的缺失导致细胞无法修复紫外线造成的 DNA 损伤，从而增加了对阳光的敏感性。细胞分裂不受控制，导致患者发生癌症的概率增加。

是否是 MeSH 词汇 否

释义来源 张永娟，沈佐君. BLM 基因的研究进展 [J]. 分子诊断与治疗杂志，2012，04：262-266.

Melnick-Fraser 综合征（Melnick-Fraser syndrome）

释义 Melnick-Fraser 综合征又称为鳃 - 耳 - 肾综合征，主要以鳃弓相关的畸形（耳前窝、鳃瘘）、耳聋和肾发育不良或者畸形为特征，是由 *EYA1* 基因杂合突变所导致。

是否是 MeSH 词汇 是，MeSH ID：D019280

释义来源 邓丽莎，胡炯炯，马兆鑫. 鳃耳肾综合征临床特点与遗传学的研究进展 [J]. 中国眼耳鼻喉科杂志，2018，05：359-362.

Meckel-Gruber 综合征（Meckel-Gruber syndrome）

释义 Meckel-Gruber 综合征属常染色体隐性遗传病，主要以脑膨出、多指 / 趾畸形及肾多囊性病变为特征。

是否是 MeSH 词汇 是，MeSH ID：C536133

释义来源 严恺，金帆. 应用新一代测序技术进行 Meckel-Gruber 综合征家系突变分析研究 [J]. 生殖与避孕，2015，11：767-771.

女性不孕（Female infertility）

释义　不孕（育）症是一种由多种病因导致的生育障碍状态，是生育期夫妇的生殖健康不良事件，女性无避孕性生活至少 12 个月而未孕称为不孕（育）症。导致女性不孕的原因有遗传性，也有非遗传性的，除与卵巢功能早衰有关的遗传因素外，其他导致女性不孕的遗传因素主要包括染色体数目和结构异常及基因突变，如 *FOXL2* 基因、*PPAR* 基因和 *FMN2* 基因等。诊断评估方法包括：核型分析、卵巢功能检查、输卵管通畅试验、性交后精子穿透力试验、宫颈黏液及精液相合试验、宫腔镜检查、腹腔镜检查等。

是否是 MeSH 词汇　是，MeSH ID：D007247
释义来源　谢幸，孔北华，段涛 . 妇产科学 [M] . 9 版 . 北京：人民卫生出版社，2018.

Denys-Drash 综合征（Denys-Drash syndrome）

释义　Denys-Drash 综合征是一种罕见的人类疾病，表现为严重的泌尿生殖系统异常导致的肾衰竭、两性畸形和 Wilms 肿瘤（肾母细胞瘤）。主要由 Wilms 瘤抑制基因（*WT1*）突变所致。

是否是 MeSH 词汇　是，MeSH ID：D030321
释义来源　王伟铭，郝旭，谢静远，等 . Denys-Drash 综合征 1 例报告 [J] . 中国实用内科杂志，2014，03：308-310.

Russell-Silver 综合征（Russell-Silver syndrome，RSS）

释义　病因不明。主要表现为自出生时就存在的矮小，肢体不对称（常见下肢），第五小指弯曲，小三角形面孔，嘴角朝下，皮肤可见圆形咖啡斑（直径 1~30cm），婴儿期易出汗，10 个月 ~3 岁间易有空腹低血糖发生。随

年龄增长，矮小和体重逐渐改善，至成人期可接近正常，最终身高达 5 英尺（1 英尺 = 0.304 8m）。应与一侧肢体肥大、神经纤维瘤病、多发性纤维性骨发育不良鉴别。

是否是 MeSH 词汇　是，MeSH ID：D056730
释义来源　刘新民 . 中华医学百科大辞海：内科学（第二卷）[M] . 北京：军事医学科学出版社，2008.

手 - 足 - 生殖器综合征（Hand-foot-genital syndrome，HFGS）

释义　手 - 足 - 生殖器综合征是常染色体显性遗传性疾病，该病的致病基因为 *HOXA13*，其特征是手与足畸形和泌尿生殖系统发育缺陷。异常短的大拇指和大脚趾是患者最常见的肢体畸形，泌尿生殖系统发育异常包括女性尿路畸形以及不同程度的米勒管融合缺陷，男性可能罹患不同程度的尿道下裂。

是否是 MeSH 词汇　是，MeSH ID：C535627
释义来源　白永权，朱壮涌，张登峰，等 . 世界最新英汉医学缩略语词典 [M] . 西安：世界图书出版公司，2001.

生长激素缺乏症（Growth hormone deficiency）

释义　生长激素缺乏症是由于垂体前叶合成和分泌生长激素部分或完全缺乏，或由于结构异常、受体缺陷等所致的生长发育障碍性疾病。生长激素缺乏症可分为单纯性生长激素缺乏症和复合垂体激素缺乏症。单纯性生长激素缺乏症的致病基因有 *GH1* 和 *BTK*，分别呈常染色体隐性遗传和 X 连锁隐性遗传。生长激素缺乏症诊断标准为：①身高低于正常同种族、同年龄、同性别儿童平均身高 2 个标准差以下；②骨龄落后实际年龄 2 年以上；③每年身高增长 <4cm；④两项药物刺激试验生长激素分泌峰值均

<10μg/L；⑤匀称性矮小，腹部皮下脂肪较多，智力正常。

是否是 MeSH 词汇 是，MeSH ID：D004393

释义来源 杨保胜．遗传病分子生物学［M］．北京：科学出版社，2015．

儿童早老症（Progeria）

释义 儿童早老症又称 Hutchinson-Gilford 早老综合征，是一种以进行性衰老为特征的疾病，主要临床表现有：①身材矮小；②特征性早老容貌；③老年人面貌；④关节僵硬；⑤早发动脉硬化；⑥智力障碍；⑦其他，如营养不良等。大动脉粥样硬化为本病的特征性病变，典型的临床特征即可诊断。该病的致病基因为 *LMNA*，呈常染色体显性遗传。

是否是 MeSH 词汇 是，MeSH ID：D011371

释义来源 杨保胜．遗传病分子生物学［M］．北京：科学出版社，2015．

中枢性尿崩症（Central diabetes insipidus）

释义 中枢性尿崩症是一种神经垂体性疾病，由于缺乏加压素（抗利尿激素）引起人体内水代谢的紊乱，导致多饮、多尿，可影响儿童青少年期的生长发育，甚至危及生命，其致病基因为 *AVP*，呈常染色体显性遗传。诊断评估方法包括：典型的临床特征（烦渴、多饮、多尿和尿比重低）、禁水试验、高渗盐水试验、烟碱试验及血浆加压素测定等。

是否是 MeSH 词汇 否

释义来源 杨保胜．遗传病分子生物学［M］．北京：科学出版社，2015．

遗传性肾性尿崩症（Nephrogenic diabetes insipidus）

释义 遗传性肾性尿崩症源于肾脏尿浓缩

功能缺陷，患者表现为多尿和极度烦渴，并有生长发育迟缓。目前 90% 的遗传性肾性尿崩症以 X 染色体连锁方式遗传，由 *AVPR2* 突变所导致，10% 以常染色体显性遗传（autosomal dominant inheritance，AD）或常染色体隐性遗传（autosomal recessive inheritance，AR）方式遗传，主要是由 *AQP2* 突变所导致。遗传性肾性尿崩症的诊断评估方法包括：禁水加压素联合刺激试验、限水试验和高渗盐水试验尿比重不升高、精氨酸加压素（AVP）试验无反应，尿量不减少，尿比重不升高。

是否是 MeSH 词汇 是，MeSH ID：D018500

释义来源 杨保胜．遗传病分子生物学［M］．北京：科学出版社，2015．

Wilms 瘤（Wilms tumor）

释义 Wilms 瘤又称肾母细胞瘤，是一组最常见的儿童肾脏恶性肿瘤，占全部儿科肿瘤的 5%~6%。该病最常见的症状是"虚弱婴幼儿腹部有巨大包块"，其他症状包括泌尿生殖系统畸形（肾发育不良、先天性虹膜脉络膜缺损等），半侧肢体肥大症等。绝大多数 Wilms 瘤属非遗传性或散发性，且通常是单侧，约 10% 的病例呈双侧性肿瘤。部分 Wilms 瘤存在 *WT1*、*WT2* 和 *WT6* 等基因突变。诊断评估方法包括：特征性的临床表现（出生时有假两性畸形，如尿道下裂、隐睾等，无虹膜，婴幼儿期发现腹部进行性增大的肿物）和基因检测等。

是否是 MeSH 词汇 是，MeSH ID：D009396

释义来源 杨保胜．遗传病分子生物学［M］．北京：科学出版社，2015．

良性家族性血尿（Benign familial hematuria）

释义 良性家族性血尿，又称良性再发性血尿或薄基底膜肾病,是以持续性镜下血尿为主要表现的一种遗传性肾病,预后一般较良好,但是也有进展至慢性肾衰竭病例的报道。该病主要由 *COL4A3* 或者 *COL4A4* 基因杂合突变所导致。良性家族性血尿可发生于任何年龄,但以青中年最为常见。诊断评估方法包括:典型的临床症状(单纯性血尿伴或不伴轻度蛋白尿,正常肾功能和正常血压)、肾活检免疫荧光阴性或 C3、IgM 在系膜区呈较弱阳性,电子显微镜下可见弥漫性肾小球基底膜(GBM)变薄而无电子致密物沉积。

是否是 MeSH 词汇　否

释义来源　杨保胜. 遗传病分子生物学[M]. 北京:科学出版社,2015.

Fabry 病(Fabry disease)

释义　Fabry 病也称弥漫性血管角质瘤。患者主要表现为肾脏损害和蛋白尿。Fabry 病是鞘脂贮积症中唯一的一种 X 连锁遗传病,位于 Xq22.1 的 α- 半乳糖苷酶基因突变是该病的遗传基础。诊断评估方法包括:血浆胰高血糖素活性(GLA)检测,血、尿神经酰胺三己糖苷测定,病理学检查检测肾小球上皮细胞的空泡变性及电子显微镜下嗜锇环层小体的堆积。

是否是 MeSH 词汇　是,MeSH ID:D000795

释义来源 杨保胜. 遗传病分子生物学[M]. 北京:科学出版社,2015.

指甲 - 髌骨综合征(Nail-patella syndrome)

释义　指甲 - 髌骨综合征是一种以髂骨角、肘、膝和指甲四联畸形为主要特征,还可累及肾脏等其他组织器官的家族性遗传性疾病。该病的致病基因为 *LMX1B*,呈常染色体显性遗传。诊断评估方法包括:X 线片显示

的骨骼畸形、尿常规、肾脏穿刺活组织病理检查等。

是否是 MeSH 词汇　是,MeSH ID:D009261

释义来源　杨保胜. 遗传病分子生物学[M]. 北京:科学出版社,2015.

MLC1 基因(*MLC1* gene)

释义　*MLC1* 基因编码的 MLC1 蛋白高表达于脑部,也表达于脾脏和白细胞中。巨脑性白质脑病伴皮层下囊肿(MLC)是一种常染色体隐性遗传疾病,主要是由于 *MLC1* 基因突变所导致。其特征是大头畸形,运动功能衰退,共济失调和痉挛,最终导致智力下降。磁共振成像显示大脑肿胀,伴有弥漫性白质异常和皮层下囊肿的存在。

是否是 MeSH 词汇　否

释义来源　朱丽娜,马秀伟,郑天,等. 伴皮层下囊肿的巨脑性白质脑病一家系 MLC1 基因突变分析[J]. 中国当代儿科杂志,2015,04:367-370.

抗维生素 D 佝偻病(Vitamin D resistant rickets)

释义　抗维生素 D 佝偻病有低血磷性和低血钙性两种。比较常见的是低血磷性抗维生素 D 佝偻病,又称肾性低血磷性佝偻病或家族性低磷酸血症性佝偻病,是一种因维生素 D 的吸收利用缺陷而导致骨发育障碍为特征的遗传病。低血磷性抗维生素 D 佝偻病主要由 *PHEX* 基因突变所致,呈 X 连锁显性遗传,由 *FGF23* 基因突变导致的常染色体显性遗传性低血磷性抗维生素 D 佝偻病较罕见。诊断评估方法包括:类似佝偻病的临床症状、骨 X 线检查、血磷检测、常规维生素 D 及钙剂治疗无效等。

是否是 MeSH 词汇　是,MeSH ID:D008382

释义来源　杨保胜. 遗传病分子生物学[M].

北京：科学出版社，2015.

遗传性 SPB 缺乏（Hereditary SPB deficiency）

释义　表面活性蛋白 B（surfactant protein B，SPB）缺乏属于一种肺表面活性物质代谢功能障碍性疾病，SPB 缺乏的足月产儿在出生后即发生致命的呼吸窘迫。本病属常染色体隐性遗传（AR），患儿通常有 2 个功能缺陷的 *SFTPB* 等位基因。肺活检通常显示弥散的肺部病变，是肺泡腔内表面活性物质关联蛋白 C（surfactant associated protein C，SPC）前体片段积聚的表现。

是否是 MeSH 词汇　否

释义来源　杨保胜. 遗传病分子生物学［M］. 北京：科学出版社，2015.

HEPACAM 基因（*HEPACAM* gene）

释义　*HEPACAM* 基因编码 GlialCAM 蛋白，是肝细胞和神经胶质细胞中介导细胞间黏附的分子。*HEPACAM* 突变是隐性或显性。隐性突变会导致进行性脑白质营养不良，临床上和 MRI 均无法将其与隐性 *MLC1* 突变引起的疾病区分开。显性突变可导致 MLC（巨脑性白质脑病伴皮层下囊肿）的短暂临床和 MRI 特征，良性家族性大头畸形以及患有或不患有孤独症的大头畸形和智力低下的临床综合征。

是否是 MeSH 词汇　否

释义来源　郭芒芒，姜玉武，谢涵，等. 伴皮层下囊肿的巨脑性白质脑病一家系 HEPACAM 基因突变分析［J］. 中华儿科杂志，2012，12：895-898.

22q11.2 微缺失综合征（22q11.2 deletion syndrome）

释义　22q11.2 微缺失综合征是指由人类染色体 22q11.21-22q11.23 区域杂合性缺失或关键基因突变而引起的一类临床综合征，是人类最常见的一种微缺失综合征。诊断评估方法包括：体格检查、分子遗传学检测（如 SNP、FISH、MLPA 和测序等）、心脏超声检查和胸部 X 线检查等。

是否是 MeSH 词汇　否

释义来源　邬玲仟，张学. 医学遗传学［M］. 北京：人民卫生出版社，2016.

1p36 微缺失综合征（1p36 deletion syndrome）

释义　1p36 微缺失综合征是由 1 号染色体短臂末端，即 1p36.13-p36.33 区域杂合性缺失而引起的一类临床综合征，其特征性表型包括严重智力低下、小头畸形和特殊面容，典型面容表现为一字眉、眼和中面部凹陷、宽扁鼻、长人中、尖下巴和外耳异常。诊断评估方法包括：体格检查、分子遗传学检测（如 FISH、定量 PCR、SNP 和高通量测序技术等）、头颅磁共振、心脏彩超和骨骼系统 X 线检查等。

是否是 MeSH 词汇　是，MeSH ID：C535362

释义来源　邬玲仟，张学. 医学遗传学［M］. 北京：人民卫生出版社，2016.

PLP1 基因（*PLP1* gene）

释义　*PLP1* 基因编码髓磷脂的主要成分跨膜脂质蛋白，该基因突变造成中枢神经系统髓磷脂形成障碍，引起 Pelizaeus-Merzbacher 病（PMD）和痉挛性截瘫 2（SPG2）的一系列表型。PMD 通常在婴儿期或幼儿期出现眼球震颤，肌张力低下和认知障碍。可以进展为严重的痉挛和共济失调，寿命缩短。SPG2 表现为痉挛性轻瘫，伴有或不伴有中枢神经系统疾病，通常寿命正常。

是否是 MeSH 词汇　否

释义来源　李东晓,王静敏,李礼,等.遗传性痉挛性截瘫 2 型一家系 PLP1 基因突变分析[J].山西医科大学学报,2014,05 :353-356.

ABCD1 基因（ABCD1 gene）

释义　该基因编码过氧化物酶体 ABC 半转运蛋白（ALDP）,参与将超长链脂肪酸（VLCFA）转运入过氧化物酶体。X 连锁肾上腺白质营养不良（X-ALD）由 ABCD1 基因突变引起,表型主要包括快速发展的儿童脑型（CCALD）、温和的成人脑型、肾上腺脊髓神经病型和无神经系统受累型。

是否是 MeSH 词汇　否

释义来源　赵晓蒙,何文斌,钟娟芳,等.ABCD1 基因突变女性嵌合体的遗传学研究及生育指导 [C]// 第十一届全国遗传病诊断与产前诊断学术交流会暨第二届海峡两岸医药卫生交流协会遗传与生殖专业委员会年会论文集 .2018.

Rett 综合征（Rett syndrome）

释义　Rett 综合征是一种 X 连锁显性遗传疾病,呈非进展性的神经系统发育障碍,其典型的临床表型以女性患儿在 6~18 个月逐渐出现语言运动发育落后伴倒退、丧失手部已获得的功能及出现手部刻板动作为特征。99% Rett 综合征为散发病例,无明显家族史。其发病机制主要是 MECP2 基因突变所致,该基因定位于 Xq28,编码甲基化 CpG 结合蛋白 2。诊断评估方法包括:典型的临床特征及其他辅助检查,如智力测评、脑电图、头颅部影像学检查、脊柱正侧位 X 线、血尿遗传代谢病筛查和染色体核型分析等。

是否是 MeSH 词汇　是,MeSH ID:D015518

释义来源　邬玲仟,张学 . 医学遗传学 [M].

北京 : 人民卫生出版社 ,2016.

MECP2 重复综合征（MECP2 duplication syndrome）

释义　MECP2 重复综合征是一种 X 连锁遗传病,主要症状有婴幼儿肌张力减退、精神运动发育迟滞、轻度至重度的智力低下、语言障碍、神经系统症状（异常步态、癫痫等）、反复感染、脑结构性和进行性异常、常见先天畸形,严重的患者面部异常。本病致病原因是 MECP2 基因重复。MECP2 基因定位于 Xq28,编码甲基化 CpG 结合蛋白 2。诊断评估方法包括:询问家族遗传史、体格检查、分子遗传学检查和辅助检查,如智力测试、代谢筛查、脑成像和脑电图检查等。

是否是 MeSH 词汇　是,MeSH ID:C537723

释义来源　邬玲仟,张学 . 医学遗传学 [M].北京 : 人民卫生出版社 ,2016.

Frasier 综合征（Frasier syndrome）

释义　Frasier 综合征是一种影响生殖器和肾脏的疾病,特征性临床表现为慢性进展性肾病综合征、男性假两性畸形以及性腺细胞瘤高发倾向,该病多由 WT1 基因突变引起,呈常染色体显性遗传。诊断评估方法包括:典型的临床特征（男性假两性畸形和进行性肾功能异常）、肾穿刺活检和基因检测等。

是否是 MeSH 词汇　是,MeSH ID:D052159

释义来源　邬玲仟,张学 . 医学遗传学 [M].北京 : 人民卫生出版社 ,2016.

米勒管永存综合征（Persistent Müllerian duct syndrome）

释义　米勒管永存综合征是一种少见的男性假两性畸形,其特点是存在米勒管结构或米勒管退化不全。该病可以分为米勒管永存综合征Ⅰ型和米勒管永存综合征Ⅱ型,其致病基因分别为定位于19p13.3的编码抗米勒管激素基因 *AMH* 和定位于12q13.13上的 *AMHR2* 基因,均呈常染色体隐性遗传。患者主要表现为一侧或两侧隐睾、腹股沟疝、内生殖器常常有两套性腺,即可见睾丸、子宫和输卵管。诊断评估方法包括:血清AMH检测、腹部及盆腔超声检查和基因检测等。

是否是MeSH词汇　是,MeSH ID:C536665
释义来源　邬玲仟,张学.医学遗传学[M].北京:人民卫生出版社,2016.

醛固酮减少症(Hypoaldosteronism)

释义　醛固酮减少症是一种罕见的常染色体隐性遗传病,是由于 *CYP11B2* 基因突变造成醛固酮合成酶缺乏导致体内醛固酮合成障碍。本病患者体内醛固酮减少,导致患者钠离子重吸收障碍和钾离子潴留,从而造成低钠血症、高钾血症和代谢性酸中毒。诊断评估方法包括:常见临床症状(如呕吐、脱水、喂养困难、体格发育落后、不明原因酸中毒等)、血液生化检查、血气分析、类固醇激素检测和分子遗传检测等。

是否是MeSH词汇　是,MeSH ID:D006994
释义来源　邬玲仟,张学.医学遗传学[M].北京:人民卫生出版社,2016.

假性醛固酮减少症(Pseudohypoaldosteronism)

释义　假性醛固酮减少症包括假性醛固酮减少症Ⅰ型和假性醛固酮减少症Ⅱ型。假性醛固酮减少症Ⅰ型为常染色体显性或隐性遗传,呈常染色体显性遗传的致病基因为 *NR3C2*,呈常染色体隐性遗传的致病基因包括 *SCNN1A*、*SCNN1B* 和 *SCNN1G*。假性醛固酮减少症Ⅱ型也称为家族性高血钾高血

压或Gordon综合征,呈常染色体显性遗传,*WNK1* 和 *WNK4* 基因可能为致病基因。诊断评估方法包括:临床表现(呕吐、喂养困难、体格发育落后、心律失常等)、实验室检查(血液生化检查、血气分析、类固醇激素检测等)和分子遗传检测等。

是否是MeSH词汇　是,MeSH ID:D011546
释义来源　邬玲仟,张学.医学遗传学[M].北京:人民卫生出版社,2016.

高苯丙氨酸血症(Hyperphenylalaninemia)

释义　高苯丙氨酸血症是由于苯丙氨酸羟化酶缺乏或其辅酶四氢生物蝶呤缺乏,导致血苯丙氨酸增高的一组氨基酸代谢病。苯丙氨酸羟化酶缺乏或其辅酶四氢生物蝶呤缺乏使苯丙氨酸不能转变为酪氨酸,导致苯丙氨酸及其酮酸在体内蓄积,并从尿中大量排出而产生苯丙酮尿症,临床表现为智能低下、尿液和汗液鼠臭味、头发和皮肤颜色浅淡。诊断治疗方法包括:典型的临床特征、实验室检查(血苯丙氨酸浓度及苯丙氨酸/酪氨酸检测、尿蝶呤谱分析、血二氢蝶啶还原酶活性测定)、BH4负荷试验和基因检测等。

是否是MeSH词汇　是,MeSH ID:D010661
释义来源　邬玲仟,张学.医学遗传学[M].北京:人民卫生出版社,2016.

酪氨酸血症(Tyrosinemia)

释义　酪氨酸血症是由于酪氨酸分解代谢途径中先天性酶缺陷所导致的血浆酪氨酸明显增高的遗传性疾病。根据酶缺陷种类不同可分为三型:酪氨酸血症Ⅰ型、酪氨酸血症Ⅱ型和酪氨酸血症Ⅲ型。诊断评估方法包括:临床体征(肝、肾和周围神经病变)、实验室检查(血浆氨基酸和尿有机酸分析、酶活性检

测)和基因检测等。

是否是 MeSH 词汇 是,MeSH ID:D020176
释义来源 邬玲仟,张学.医学遗传学[M].
北京:人民卫生出版社,2016.

异戊酸血症(Isovaleric acidemia)

释义 异戊酸血症是由于亮氨酸分解代谢中异戊酰辅酶 A 脱氢酶缺陷而导致异戊酸、异戊酰甘氨酸和异戊酰肉碱体内蓄积所致的常染色体隐性遗传病。有机酸蓄积及酮体产生引起严重的代谢性酸中毒、低血糖、高血氨,从而引起脑损伤等多脏器损害。由于急性发病特点、特殊气味以及串联质谱等诊断技术的出现,使其成为最早明确诊断的一种有机酸血症。诊断评估方法包括:体格检查、询问遗传家族史、实验室检查(血串联质谱、尿有机酸分析和酶活性检测)和基因检测等。

是否是 MeSH 词汇 是,MeSH ID:C538167
释义来源 邬玲仟,张学.医学遗传学[M].
北京:人民卫生出版社,2016.

甲基丙二酸血症(Methylmalonic acidemia)

释义 甲基丙二酸血症是一种常染色体隐性遗传病,主要由于甲基丙二酰辅酶 A 变位酶自身缺陷或其辅酶钴胺素代谢障碍,导致甲基丙二酸及其相关代谢物异常蓄积,引起脑、肝、肾、骨髓及心脏等多脏器损伤。根据酶缺陷类型分为 MCM 缺陷型和维生素 B_{12} 代谢障碍型两大类。诊断评估方法包括:体格检查、实验室检查(血、尿串联质谱及气相色谱质谱筛查,血同型半胱氨酸检测和酶学分析)和分子遗传学检测等。

是否是 MeSH 词汇 是,MeSH ID:C537358
释义来源 邬玲仟,张学.医学遗传学[M].
北京:人民卫生出版社,2016.

丙酸血症(Propionic acidemia)

释义 丙酸血症属于常染色体隐性遗传病,是由于丙酰辅酶 A 羧化酶缺陷,导致体内丙酰辅酶 A 转化为甲基丙二酰辅酶 A 异常,丙酸及其相关代谢物异常蓄积,出现一系列生化异常、神经系统和其他脏器损害症状。致病基因包括 *PCCA* 和 *PCCB*。诊断评估方法包括:体格检查、询问遗传家族史、实验室检查(血、尿串联质谱及气相色谱质谱检测和酶活性分析)和分子遗传学检测等。

是否是 MeSH 词汇 是,MeSH ID:D056693
释义来源 邬玲仟,张学.医学遗传学[M].
北京:人民卫生出版社,2016.

戊二酸血症Ⅰ型(Glutaric academia Ⅰ)

释义 戊二酸血症Ⅰ型是一种常染色体隐性遗传病,由于戊二酰辅酶 A 脱氢酶缺陷导致赖氨酸、羟赖氨酸及色氨酸代谢异常,致使大量异常代谢产物如戊二酸、3-羟基戊二酸等在组织及血液中蓄积而致病。诊断评估方法包括:体格检查、实验室检查(血戊二酰肉碱及其与辛酰肉碱的比值增高,尿中戊二酸、3-羟基戊二酸含量增多)和分子遗传学检测等。

是否是 MeSH 词汇 是,MeSH ID:C536833
释义来源 邬玲仟,张学.医学遗传学[M].
北京:人民卫生出版社,2016.

黏多糖贮积症Ⅱ型(Mucopolysaccharidosis Ⅱ)

释义 黏多糖贮积症Ⅱ型是由于艾杜糖硫酸酯酶基因突变所致的 X 连锁隐性遗传性多系统受累性疾病。绝大多数患者为男性,极少数女性携带者发病。本病患者临床表现轻重不同,典型患者表现为出生后逐渐出现面容丑陋、进行性多发骨骼畸形伴身材矮小、智力落后和心脏病变等。诊断评估方法包括：病史采集、体格检查（重点关注特征性面容）、影像学检查（X 线骨骼评估、眼科检查、心脏彩超、腹部 B 超、尿黏多糖电泳分析等）、实验室检查（艾杜糖硫酸酯酶活性测定）和基因突变检测等。

是否是 MeSH 词汇　是，MeSH ID：D016532
释义来源　邬玲仟，张学. 医学遗传学 [M]. 北京：人民卫生出版社，2016.

戈谢病（Gaucher disease）

释义　戈谢病是由于 β- 葡萄糖脑苷脂酶基因突变所致的常染色体隐性遗传病，主要分为Ⅰ型、Ⅱ型和Ⅲ型。Ⅰ型的典型表现为出生后逐渐出现进行性肝脾大、贫血、血小板减少和骨骼病变等。Ⅱ型的典型表现为 2 岁之前出现进行性神经系统受累表现，查体可见肝脾大，多于 4 岁前死亡。Ⅲ型患者除肝脾大外，神经系统受累表现出现年龄可早可晚，且缓慢进展，多于 30~40 岁死亡。诊断评估方法包括：病史采集、体格检查（重点关注肝脾大小）、实验室检查（外周血白细胞中葡萄糖脑苷脂酶活性测定）和突变基因检测等。

是否是 MeSH 词汇　是，MeSH ID：D005776
释义来源　邬玲仟，张学. 医学遗传学 [M]. 北京：人民卫生出版社，2016.

α- 地中海贫血（α-thalassemia）

释义　α- 地中海贫血简称 α- 地贫，也称 α- 珠蛋白生成障碍性贫血，是 HBA 基因突变（缺失或缺陷）导致 α- 珠蛋白链合成减少或缺乏所引起的一种遗传性溶血性贫血病。临床上依据受累的 α- 基因数量不同可分为 4 种类型：Hb Bart 胎儿水肿综合征、血红蛋白 H 病、轻型 α- 地贫和静止型 α- 地贫。诊断

评估方法包括：临床表现、实验室检查（血红蛋白定量、血常规、红细胞形态检查等）、缺失或突变基因检测和胎儿超声检查等。

是否是 MeSH 词汇　是，MeSH ID：D017085
释义来源　邬玲仟，张学. 医学遗传学 [M]. 北京：人民卫生出版社，2016.

β- 地中海贫血（β-thalassemia）

释义　β- 地中海贫血是 β- 珠蛋白基因突变导致 β- 珠蛋白链合成减少或缺乏所引起的一种遗传性溶血性贫血病，简称 β- 地贫。典型临床表现为小细胞低色素性贫血伴 HbF（胎儿血红蛋白）或 / 和 HbA2（成人型血红蛋白 2）增高，根据临床表现严重程度分为 4 种类型：重型 β- 地中海贫血、轻型 β- 地中海贫血、中间型 β- 地中海贫血和遗传性血红蛋白持存症。诊断评估方法包括：临床表现、实验室检查（血红蛋白定量、血常规、红细胞形态检查等）和突变基因检测等。

是否是 MeSH 词汇　是，MeSH ID：D017086
释义来源　邬玲仟，张学. 医学遗传学 [M]. 北京：人民卫生出版社，2016.

ARSA 基因（ARSA gene）

释义　ARSA 基因编码芳基硫酸酯酶 A，这种酶位于溶酶体内，分解大量存在于神经系统白质中的硫酸酯类物质。ARSA 基因突变引起芳基硫酸酯酶 A 活性下降，干扰硫酸酯分解，硫酸酯在神经系统中积累到有毒水平，进而破坏产生髓鞘的细胞，髓鞘的缺失导致白质营养不良和神经系统功能的损害。目前已经鉴定出 110 多种 ARSA 基因突变引起异染性脑白质营养不良。在某些情况下，芳基硫酸酯酶 A 活性极低的个体不会出现异染性脑白质营养不良的症状，被称为假芳基硫酸酯酶缺乏症，这可能是由 ARSA 基因的特殊

变异引起的。这些变异在欧洲和北美地区的比例高达 5%~10%。

是否是 MeSH 词汇　否

释义来源　左伋 . 医学遗传学 [M] . 7 版 . 北京：人民卫生出版社,2018.

NF1 基因（NF1 gene）

释义　NF1 基因编码神经纤维蛋白,这种蛋白质存在于神经细胞、少突胶质细胞以及施万细胞中。神经纤维蛋白也是髓鞘的组成部分。神经纤维蛋白作为肿瘤抑制蛋白,阻止细胞生长和分裂过快。其功能可能是通过沉默另一种刺激细胞生长和分裂 RAS 蛋白来防止细胞过度生长。目前已经鉴定出 1 000 多种导致 I 型神经纤维瘤病的 NF1 突变。这些突变大多数是特定家族特有的。大部分 NF1 突变导致截短的神经纤维蛋白产生,这种截短的蛋白质不能正常抑制细胞分裂。

是否是 MeSH 词汇　是,MeSH ID：D016514

释义来源　左伋 . 医学遗传学 [M] . 7 版 . 北京：人民卫生出版社,2018.

血管性假血友病（Vascular pseudohemophilia）

释义　血管性假血友病也称为 von Willebrand 病,是由于血管性血友病因子（von Willebrand factor,VWF）缺乏所导致,是一组较常见的遗传性凝血障碍。本病患者的 VWF 量或质异常,同时伴有Ⅷ因子活性降低,导致临床上以皮肤、黏膜出血为特征的出血性疾病。血管性假血友病分为 I 型、Ⅱ型和Ⅲ型,致病基因均为 VWF,呈常染色体显性或者隐性遗传。诊断评估方法包括：特征性的临床表现（自发性出血或手术后出血,以皮肤淤血、鼻出血、黏膜出血为主）、VWF 抗原检测、VWF 功能检测、Ⅷ因子活性检测、血

小板功能检测、凝血因子检测、凝血时间测定等。

是否是 MeSH 词汇　是,MeSH ID：D014842

释义来源　杨保胜 . 遗传病分子生物学 [M]. 北京：科学出版社,2015.

G6PD 缺乏症（G6PD deficiency）

释义　葡糖 -6- 磷酸脱氢酶（G6PD）缺乏症是人类最常见的遗传病之一,本病的发病率具有明显的地区性差异。G6PD 基因突变是 G6PD 缺乏症发病的分子遗传学基础。G6PD 缺乏症常见有 5 种临床类型：伯氨喹类药物性溶血、蚕豆病、新生儿黄疸、感染性溶血性贫血和非球形细胞溶血性贫血。诊断评估方法包括：G6PD 酶活性检测和 G6PD 基因检测。

是否是 MeSH 词汇　是,MeSH ID：D005955

释义来源　杨保胜 . 遗传病分子生物学 [M]. 北京：科学出版社,2015.

丙酮酸激酶缺乏症（Pyruvate kinase deficiency）

释义　丙酮酸激酶缺乏症是一种常染色体隐性遗传（AR）病,占糖酵解途径中酶缺陷症的 95%。慢性溶血性贫血是此症的典型特征,但溶血程度差异较大。诊断评估方法包括：临床表现、红细胞丙酮酸激酶活性测定和基因检测等。

是否是 MeSH 词汇　是,MeSH ID：C564858

释义来源　杨保胜 . 遗传病分子生物学 [M]. 北京：科学出版社,2015.

先天性红细胞生成性卟啉症（Congenital erythropoietic porphyria）

释义　先天性红细胞生成性卟啉症（CEP）又称 Gunther 病、先天性光敏性卟啉症和先天

性卟啉症等,是因尿卟啉原Ⅲ合成酶缺乏所引起的罕见常染色体隐性遗传(AR)病,致病基因为 UROS 基因。CEP 主要表现为严重的残毁性光敏皮损、红色尿、红色牙齿、溶血性贫血和脾大等。诊断评估方法包括:红色尿、红色牙齿、尿卟啉Ⅰ水平升高、红细胞和骨髓幼红细胞出现荧光反应以及基因检测等。

是否是 MeSH 词汇 是,MeSH ID:D017092

释义来源 杨保胜.遗传病分子生物学[M].北京:科学出版社,2015.

红细胞生成性原卟啉症(Erythropoietic protoporphyria)

释义 红细胞生成性原卟啉症也称红细胞肝性原卟啉症,是由于血红素合成酶缺陷使红细胞及血浆内有大量原卟啉所致的遗传性卟啉病。本病由定位于 18q21.3 的 FECH 基因突变所引起,呈常染色体显性遗传(AD)。诊断评估方法包括:红细胞内和血浆中游离原卟啉均升高、尿中原卟啉正常和 FECH 突变基因检测等。

是否是 MeSH 词汇 是,MeSH ID:D046351

释义来源 杨保胜.遗传病分子生物学[M].北京:科学出版社,2015.

急性间歇性卟啉症(Acute intermittent porphyria)

释义 急性间歇性卟啉症是一种因血红素生物合成中羟甲基胆素合成酶(HMBS)的缺乏而引起的肝性卟啉症,致病基因为 PBGD 基因,呈常染色体显性遗传。典型临床症状包括:①无固定部位腹部剧(绞)痛;②中枢神经受累可出现脑神经临床症状,自主神经受累可出现窦性心动过速和暂时性血压过高,外周神经受累则类似于末梢神经炎的表现;

③存在精神紧张、神经衰弱、烦躁不安、忧郁焦虑、幻视幻听以及癔症发作等;④发作时尿呈咖啡色;⑤尿卟啉的前体物如 δ-氨基酮戊酸和胆素原排泄增加。诊断评估方法包括:典型的临床症状、尿卟胆原检测、红细胞 HMBS 酶活性检测和基因检测等。

是否是 MeSH 词汇 是,MeSH ID:D017118

释义来源 杨保胜.遗传病分子生物学[M].北京:科学出版社,2015.

迟发性皮肤性卟啉病(Porphyrin cutanea tarda,PCT)

释义 迟发性皮肤性卟啉病是由于尿卟啉原脱羧酶(UROD)缺乏所致,可分为获得性(PCT Ⅰ型)和遗传性(PCT Ⅱ型)两类,临床上以光敏性皮炎,面部多毛,皮肤瘢痕、粗糙、增厚和色素改变为特征,好发于成人皮肤的曝光部位。遗传性迟发性皮肤性卟啉病的致病基因为 UROD 基因,呈常染色体隐性或常染色体显性遗传。诊断评估方法包括:尿颜色观察、尿中尿卟啉显著升高和基因检测等。

是否是 MeSH 词汇 否

释义来源 杨保胜.遗传病分子生物学[M].北京:科学出版社,2015.

阵发性睡眠性血红蛋白尿(Paroxysmal nocturnal hemoglobinuria)

释义 阵发性睡眠性血红蛋白尿是一种获得性造血干细胞克隆性疾病,是由于不能生成糖基-磷酯酰肌醇(GPI)锚蛋白,导致 GPI 锚连在血细胞膜上的锚连蛋白缺失,其致病基因为 PIGA,呈 X 连锁隐性遗传。临床上主要表现为血管内溶血发作,溶血重时有血红蛋白尿、全血细胞减少和血栓形成倾向等三大特征。诊断评估方法包括:血红蛋白尿、网织红细胞增高、血清乳酸脱氢酶升高、

Hams 试验阳性、流式细胞术检测 CD55 与 CD59 是否缺失和基因检测等。

是否是 MeSH 词汇　是,MeSH ID:D006457

释义来源　杨保胜 . 遗传病分子生物学 [M]. 北京:科学出版社,2015.

Wolman 病(Wolman disease)

释义　Wolman 病是由于溶酶体酸性脂肪酶缺乏所引起的全身性胆固醇酯贮积病,属溶酶体贮积病的一种,又称酸性胆固醇酯水解酶缺乏症,呈常染色体隐性遗传。其特征为全身性黄瘤病。诊断评估方法包括组织中溶酶体 LIPA 酶活性检测等。

是否是 MeSH 词汇　是,MeSH ID:D015223

释义来源　杨保胜 . 遗传病分子生物学 [M]. 北京:科学出版社,2015.

家族性结肠息肉病(Familial polyposis of the colon)

释义　家族性结肠息肉病又称腺瘤性结肠息肉病,主要是由于 *APC* 基因发生胚系突变导致的常染色体显性遗传病,以结直肠超过 100 枚腺瘤性息肉为主要特点。诊断评估方法包括内镜与视网膜检查相结合和基因检查等。

是否是 MeSH 词汇　是,MeSH ID:D011125

释义来源　杨保胜 . 遗传病分子生物学 [M]. 北京:科学出版社,2015.

腓骨肌萎缩症(Charcot-Marie-Tooth disease)

释义　腓骨肌萎缩症又称为遗传性运动感觉性周围神经病,是一组最常见的具有高度临床和遗传异质性的周围神经单基因遗传病。主要的临床表现为儿童或青少年起病,慢性进行性四肢远端肌无力及肌萎缩,常伴有感觉异常、弓形足、腱反射消失等。诊断评估方法包括:病史采集、体格检查、神经肌电图检查、实验室检查(如脑脊液常规、生化、免疫学检查)和基因检测等。

是否是 MeSH 词汇　是,MeSH ID:D002607

释义来源　邬玲仟,张学 . 医学遗传学 [M]. 北京:人民卫生出版社,2016.

脊肌萎缩症(Spinal muscular atrophy)

释义　脊肌萎缩症是一种常染色体隐性遗传性进行性运动神经元病,以脊髓前角 α- 运动神经元退化变性为主要特征。临床主要表现为进行性、对称性肌无力和肌萎缩,近端重于远端,下肢重于上肢。根据发病年龄和临床表现可分为 4 型:<6 个月起病的脊肌萎缩症Ⅰ型、6~18 个月起病的脊肌萎缩症Ⅱ型、儿童期或青少年起病的脊肌萎缩症Ⅲ型和成年起病的脊肌萎缩症Ⅳ型。4 种类型的致病基因相同,为运动神经元存活基因 1(*SMN1*)。诊断评估方法包括:体格检查、肌酶谱检测、神经肌电图检查和基因检测等。

是否是 MeSH 词汇　是,MeSH ID:D009134

释义来源　邬玲仟,张学 . 医学遗传学 [M]. 北京:人民卫生出版社,2016.

肌萎缩侧索硬化症(Amyotrophic lateral sclerosis)

释义　肌萎缩侧索硬化症是一种主要累及脊髓前角细胞、脑干运动神经核及锥体束的进行性神经系统变性疾病。临床特征为上、下运动神经元同时受损的症状和体征。诊断评估方法包括:病史采集、体格检查、神经电生理检查、神经影像学检查和基因检测等。

是否是 MeSH 词汇　是,MeSH ID:D000690

释义来源　邬玲仟,张学 . 医学遗传学 [M].

北京：人民卫生出版社，2016.

遗传性痉挛性截瘫（Hereditary spastic paraplegia）

释义 遗传性痉挛性截瘫又名家族性痉挛性截瘫或 Strumpell-Lorrain 病，是一类主要由皮质脊髓束受损所引起的遗传性神经退行性疾病，具有显著的遗传及临床异质性。主要临床表现为进行性痉挛状态、双下肢无力和步态异常，部分可出现感觉异常和膀胱功能障碍，也可合并直肠功能紊乱，其中女性患者膀胱功能障碍表现尤为明显。诊断评估方法包括：病史采集、体格检查、神经影像学检查、肌电图检查和基因检测等。

是否是 MeSH 词汇 是，MeSH ID：D015419

释义来源 邬玲仟，张学 . 医学遗传学［M］. 北京：人民卫生出版社，2016.

GCH1 基因（GCH1 gene）

释义 GCH1 基因编码 GTP 环化水解酶 I，该酶是合成四氢生物蝶呤（BH4）的关键酶。四氢生物蝶呤与苯丙氨酸羟化酶一起将苯丙氨酸转化为酪氨酸，同时也参与了神经递质（多巴胺和血清素）的产生。GCH1 基因双等位基因突变会导致功能性 GTP 环化水解酶 I 的减少，其产生的多巴胺和血清素也随之减少，最终引起多巴反应性肌张力障碍。

是否是 MeSH 词汇 否

释义来源 左伋 . 医学遗传学［M］. 7 版 . 北京：人民卫生出版社，2018.

发作性运动诱发性运动障碍（Paroxysmal kinesigenic dyskinesia）

释义 发作性运动诱发性运动障碍为发作性

运动障碍疾病中最常见的一类疾病，根据病因可分为原发性和继发性。特征性临床表现为突发运动诱发肢体异常活动，如在起身、加速、改变方向时，出现四肢或躯干肌张力障碍、舞蹈样动作、手足徐动等锥体外系症状，每次发作持续时间由数秒钟至数分钟不等，多数少于 1 分钟，最长一般不超过 5 分钟，发作时无意识丧失。大部分患者对抗癫痫药物治疗有效。原发性发作性运动诱发性运动障碍是由于 PRRT2 基因杂合突变所导致。诊断评估方法包括：特征性临床表现（由运动诱发、抗癫痫药物有效）、神经系统检查和基因检测等。

是否是 MeSH 词汇 是，MeSH ID：C537180

释义来源 邬玲仟，张学 . 医学遗传学［M］. 北京：人民卫生出版社，2016.

多巴反应性肌张力障碍（Dopa-responsive dystonia）

释义 多巴反应性肌张力障碍是一种遗传性运动障碍疾病，以姿势步态异常、轻度帕金森症状为主要临床表现，具有晨轻暮重的特点，对小剂量多巴制剂治疗反应迅速，疗效明显。该病是主要由于 GCH1 双等位基因突变所导致。诊断评估方法包括：肌张力检查、临床症状、头颅 MRI 与脑电图检测和基因检测等。

是否是 MeSH 词汇 是，MeSH ID：C538007

释义来源 邬玲仟，张学 . 医学遗传学［M］. 北京：人民卫生出版社，2016.

面肩肱型肌营养不良（Facioscapulohumeral muscular dystrophy）

释义 面肩肱型肌营养不良为常染色体显性遗传（AD）病，是由 4q35 染色体上的 D4Z4 串联重复序列异常缩短引起，特征性临床表现为面肌、肩带肌及上臂肌群进行性萎缩和无力。诊断评估方法包括：特征性临床表现（首发症状为面肌或肩带肌无力、不对称性肌肉受累）、肌酸激酶、肌活检、肌电图检查和基因检测等。

是否是 MeSH 词汇　是，MeSH ID：D020391

释义来源　邬玲仟，张学．医学遗传学［M］．北京：人民卫生出版社，2016.

X 连锁肾上腺脑白质营养不良（X-linked adrenoleukodystrophy）

释义　X 连锁肾上腺脑白质营养不良是一种罕见的 X 连锁遗传性白质脑病，致病基因为 *ABCD1*，位于 Xq28。本病临床表现多样，包括儿童脑型、青少年脑型、肾上腺脊髓神经病型、成年脑型、橄榄 - 脑桥 - 小脑型、单纯艾迪生病以及无症状型。特征性临床表现为视听功能障碍、智力运动发育倒退、皮肤颜色深。诊断评估方法包括：特征性临床表现、头颅磁共振检测和基因检测等。

是否是 MeSH 词汇　是，MeSH ID：D000326

释义来源　邬玲仟，张学．医学遗传学［M］．北京：人民卫生出版社，2016.

佩梅病（Pelizaeus-Merzbacher disease）

释义　佩梅病是一种罕见的弥漫性脑白质髓鞘形成障碍的 X 连锁隐性遗传性疾病，致病基因为定位于 Xq22.2 的 *PLP1* 基因。特征性病理改变为神经髓鞘形成障碍。主要临床症状为眼球震颤、智力运动发育迟缓、共济失调、肌张力低下等。诊断评估方法包括：特征性临床表现（以眼球震颤起病、肌张力低下等）、头颅磁共振检测和基因检测等。

是否是 MeSH 词汇　是，MeSH ID：D020371

释义来源　邬玲仟，张学．医学遗传学［M］．北京：人民卫生出版社，2016.

伴皮层下囊肿的巨脑性白质脑病（Megalencephalic leukoencephalopathy with subcortical cysts）

释义　伴皮层下囊肿的巨脑性白质脑病又称 Van der Knaap 病，是儿童遗传性白质脑病中常见的类型之一，呈常染色体隐性遗传。本病致病基因为 *MLC1* 和 *HEPACAM*。诊断评估方法包括：特征性临床表现（头大、发育迟缓）、头颅磁共振检测和基因检测等。

是否是 MeSH 词汇　是，MeSH ID：C536141

释义来源　邬玲仟，张学．医学遗传学［M］．北京：人民卫生出版社，2016.

布卢姆综合征（Bloom syndrome）

释义　布卢姆综合征是一种罕见的常染色体隐性遗传病，又称为 Bloom-Torre-Machacek 综合征，也称"面部红斑侏儒综合征"，引起布卢姆综合征的分子基础是定位于 15q26.1 的 *BLM* 基因发生突变。诊断评估方法包括：典型临床特征（典型面容、身材矮小）、实验室检查（抗核抗体、抗 ds-DNA 抗体、C3、C4、C 反应蛋白等）、染色体核型和基因检测等。

是否是 MeSH 词汇　是，MeSH ID：D001816

释义来源　邬玲仟，张学．医学遗传学［M］．北京：人民卫生出版社，2016.

Waardenburg 综合征（Waardenburg syndrome）

释义　Waardenburg 综合征又称听力 - 色素综合征，是一种较常见的综合征型遗传性耳聋。临床表现为皮肤、毛发、眼睛以及耳蜗血管纹等处黑色素细胞缺如而产生的一组表型特征，以感音性耳聋、皮肤低色素白化病、白额发或早白发、虹膜异色为主要临床症状。其主要遗传方式为常染色体显性遗传伴不完全外显。诊断评估方法包括：家史采集、临床症状、体格检查、听力检查和基因检测等。

是否是 MeSH 词汇 是,MeSH ID:D014849

释义来源 邬玲仟,张学.医学遗传学[M].北京:人民卫生出版社,2016.

HTT 基因(HTT gene)

释义 HTT 基因编码亨廷顿蛋白,在脑神经细胞中起着重要作用,对出生前脑部的正常发育至关重要。该蛋白可能参与化学信号传递、物质运输、蛋白质连接,以及保护细胞免受凋亡。HTT 基因序列中包含一个 CAG 三核苷酸重复序列。正常情况下,CAG 重复数是 10~35 次。CAG 重复数异常增加导致亨廷顿病,患者的 CAG 重复数为 36~120 个。多余的 CAG 重复片段导致亨廷顿蛋白异常增长,增长的蛋白质被切割成更小的有细胞毒性的片段,这些蛋白片段结合在一起并积聚在神经元中,破坏了神经元的正常功能,特别影响大脑中帮助协调运动和控制思维和情绪的区域(纹状体和大脑皮质)。

是否是 MeSH 词汇 否

释义来源 左伋.医学遗传学[M].7 版.北京:人民卫生出版社,2018.

基底细胞痣综合征(Basal cell nevus syndrome)

释义 基底细胞痣综合征又称痣样基底细胞癌综合征或 Gorlin 综合征,是一种罕见的常染色体隐性遗传病。该病表现复杂,可累及多种组织或器官,症状群主要包括:多发性基底细胞癌、颌骨多发性牙源性角化囊性瘤、骨骼异常、特征性面部表现、钙磷代谢异常、易早期发生良性肿瘤。疾病存在不全外显现象。主要诊断依据有皮肤多发痣、掌跖小凹、颌骨多发性囊肿、脊柱肋骨畸形和颅内钙化。其他辅助诊断方法包括 X 线、CT 等影像学检查,家系调查和遗传学检查等。

是否是 MeSH 词汇 是,MeSH ID:D001478

释义来源 杨保胜.遗传病分子生物学[M].北京:科学出版社,2015.

Duchenne 型肌营养不良(Duchenne muscular dystrophy,DMD)

释义 DMD 是发病年龄较早的假肥大型进行性肌营养不良症,起病年龄 3~5 岁,是一种 X 连锁隐性半致死性遗传病,其致病基因是抗肌萎缩蛋白基因 DMD。该病最具特征性的症状和体征是四肢近端的肌无力、进行性肌萎缩和腓肠肌的假性肥大,多数患者有心肌受累。诊断根据临床症状与体征、家族史、发病年龄、受侵的肌肉群、肌电图、生化检查、肌肉活检和病理检查以及分子诊断等。

是否是 MeSH 词汇 是,MeSH ID:D020388

释义来源 杨保胜.遗传病分子生物学[M].北京:科学出版社,2015.

Becker 型肌营养不良(Becker muscular dystrophy,BMD)

释义 BMD 是起病年龄较迟的假肥大型进行性肌营养不良症,呈 X 连锁隐性遗传,致病基因是抗肌萎缩蛋白基因 DMD。本病起病年龄 5~25 岁,病情较 Duchenne 型肌营养不良轻,病情进展缓慢,病程较长,行走能力可保留到 12 岁以后,13 岁前很少表现有心脏体征,生存期限基本与正常人相当,少数患者可结婚生育。区分 DMD 和 BMD 的标准为患者在 12 岁前能否行走,如在 12 岁前已丧失行走能力,需要轮椅代步者为 DMD;如在 16 岁后仍能行走则为 BMD。利用免疫荧光组化的方法检测肌细胞有无肌养蛋白,无则为 DMD;若只是肌养蛋白的相对分子质量减少或肌养蛋白量下降,则为 BMD。

是否是 MeSH 词汇 否

释义来源　杨保胜.遗传病分子生物学[M].
北京:科学出版社,2015.

常染色体显性多囊肾病(Autosomal dominant polycystic kidney disease,ADPKD)

释义　常染色体显性多囊肾病遗传特征为常
染色体显性遗传,通常是一种迟发性多系统疾
病,以双侧肾囊肿、肝囊肿和颅内动脉瘤风险
增加为特征。其他表现包括:胰腺、精囊和蛛
网膜囊肿;主动脉根部扩张和胸主动脉夹层;
二尖瓣脱垂;腹壁疝气。肾表现包括高血压、
肾痛和肾功能不全。大约 50% 的 ADPKD 患
者在 60 岁时患有终末期肾病(ESRD)。肝囊
肿的患病率随着年龄的增长而增加,偶尔会导
致临床上显著的严重多囊性肝病(PLD)。总
的来说,颅内动脉瘤的患病率比一般人群高 5
倍,并且在有动脉瘤或蛛网膜下腔出血家族病
史的人群中进一步增加。即使在同一个家族
中,肾脏疾病和其他肾外表现的严重程度也存
在显著差异。ADPKD 的诊断是建立在具有特
定年龄肾成像标准的先证者和与 ADPKD 相
关的一级受影响患者的基础上,或在 *PKD1*、
PKD2、*GANAB* 或 *DNAJB11* 中鉴定出杂合子致
病性变体的基础上。
是否是 MeSH 词汇　是,MeSH ID:D016891
释义来源　傅松滨.医学遗传学[M].4 版.
北京:北京大学医学出版社,2020.

常染色体隐性多囊肾病(Autosomal recessive polycystic kidney disease,ARPKD)

释义　常染色体隐性多囊肾病遗传特征为常
染色体隐性遗传,属于一组先天性肝肾纤维囊
性综合征,是儿童肾脏和肝脏相关发病和死亡
的重要原因。绝大多数 ARPKD 患者在新生
儿期出现症状,肾脏疾病的特点是肾肿大、高
血压和不同程度的肾功能不全。影像学表现

为肾脏回声增强。50% 以上 ARPKD 患者出
生后 10 年内发展为终末期肾病(ESRD),可能
需要肾移植。对于 ARPKD 的诊断,需要确定
是否具有基于先证者的临床发现和先证者父
母有无多囊肾改变。确定受影响个体 PKHD1
中的双等位基因致病性变异体可有助于诊断
ARPKD。最近研究表明,DZIP1L 可能是与
ARPKD 相关的第二个基因。
是否是 MeSH 词汇　是,MeSH ID:D017044
释义来源　傅松滨.医学遗传学[M].4 版.
北京:北京大学医学出版社,2020.

原发性肉碱缺乏症(Systemic primary carnitine deficiency)

释义　原发性肉碱缺乏症是一种罕见的常
染色体隐性遗传(AR)病,主要是由于肉碱
循环的紊乱,导致的脂肪酸氧化缺陷。常
见临床表现为无力、心肌病、脂质沉积性肌
病、脂肪肝,急性期易发生低酮型低血糖、
代谢性酸中毒,是一种潜在的致死性代谢
病。诊断标准:血液游离肉碱水平显著降
低,检测出 *SLC22A5* 中的双等位基因致病性
突变。
是否是 MeSH 词汇　是,MeSH ID:C536778
释义来源　傅松滨.医学遗传学[M].4 版.
北京:北京大学医学出版社,2020.

先天性肾上腺发育不良(Congenital adrenal hypoplasia)

释义　先天性肾上腺发育不良又称先天性 X
连锁肾上腺发育不良,由于 *NR0B1* 基因突变
或包括 *NR0B1* 基因在内的 Xp21 连续基因
缺失,导致的一种罕见的家族性肾上腺皮质
发育不良。患者出生后即出现明显的肾上
腺功能不全和低促性腺激素性性腺功能减
退症表现。本病为 X 连锁遗传病,一些患者

有家族史,男女均可患病,发病概率男性高于女性。60% 的患者于出生后 2 个月内发病,40% 在 1~9 岁时出现肾上腺皮质功能不全,表现为喂养困难、体重不增、呕吐、脱水,甚至休克等。如未及时治疗,还可出现肌无力、易怒、抑郁、色素沉着、低温不耐受等表现,常因发热、腹泻、饥饿、疲劳等应激状态诱发急性代谢危象发作。诊断依据:通过检测 *NR0B1* 中的半合子致病性突变体或包括 *NR0B1* 基因在内的 Xp21 连续基因缺失来确诊。

是否是 MeSH 词汇 否

释义来源 傅松滨 . 医学遗传学 [M]. 4 版 . 北京 : 北京大学医学出版社,2020.

先天性肌无力综合征(Congenital myasthenic syndrome)

释义 先天性肌无力综合征是由于神经 - 肌肉接头处的突触前、突触、突触后缺陷,导致神经 - 肌肉传递障碍,而产生的一组临床表现相似的肌无力遗传性疾病。其特征是骨骼肌(如眼、延髓、肢体肌肉)的疲劳性无力,在出生时及出生后不久或儿童期发病,通常不涉及心脏和平滑肌。婴儿期的口臭可能是诊断的重要线索,眼睑下垂波动和固定或波动性眼外肌无力是其常见临床表现。临床诊断:①婴儿期或儿童期出现肌无力;②血清乙酰胆碱受体抗体和骨骼肌特异性酪氨酸受体激酶抗体阴性;③免疫抑制疗法无法改善临床症状;④有家族史或者父母近亲患病;⑤低频(2~3Hz)刺激下复合肌肉动作电位(CMAP)的肌电图反应减弱;⑥出现明显的近端无力;⑦先天性肌病样表现,血清肌酸激酶升高。

是否是 MeSH 词汇 是,MeSH ID:D020294

释义来源 杨保胜 . 遗传病分子生物学 [M]. 北京 : 科学出版社,2015.

先天性肌强直(Congenital myotonia)

释义 先天性肌强直是以骨骼肌强直和肥大为主要临床表现的一种遗传性肌病。依遗传方式不同分为 Thomsen 病(常染色体显性遗传)和 Becker 病(常染色体隐性遗传),均由骨骼肌氯离子通道(CLC-1)异常引起。其特点是儿童时期出现的肌肉僵硬,可能涉及所有横纹肌群,包括眼外肌、面部肌肉和舌头,全身骨骼肌普遍肥大。诊断依据:儿童早期出现肌强直,肌电图发现肌强直放电,血清肌酸激酶浓度升高,基因检测可进一步确诊。

是否是 MeSH 词汇 是,MeSH ID:D009224

释义来源 杨保胜 . 遗传病分子生物学 [M]. 北京 : 科学出版社,2015.

结节性硬化症(Tuberous sclerosis)

释义 结节性硬化症是一种累及多系统的常染色体显性遗传(AD)性神经皮肤综合征。以全身多种组织器官出现错构瘤样增生,好发于皮肤、心脏、脑部和肾脏为特征。临床特征是面部血管纤维瘤、色素减退斑、腰骶区鲨鱼皮斑、心脏横纹肌瘤、智力发育迟缓、癫痫、行为异常、肾血管肌脂瘤、肾囊肿等。突变的 *TSC1* 或 *TSC2* 基因是其主要病因。TSC 的诊断应基于具有以下情况之一的先证者:①两项主要临床指征;②一项主要临床指征加两项或两项以上次要临床指征;③分子遗传学检测。

是否是 MeSH 词汇 是,MeSH ID:D014402

释义来源 傅松滨 . 医学遗传学 [M]. 4 版 . 北京 : 北京大学医学出版社,2020.

X 连锁无丙种球蛋白血症(X-linked agamm-aglobulinemia)

释义 该病是 X 连锁隐性遗传(AR)疾病,

致病基因为 *BTK*（Bruton 酪氨酸激酶）缺陷。大多数情况为男性发病，女性携带。患者常在出生后 6 个月左右出现反复细菌感染，原因是体内缺乏成熟 B 细胞，导致免疫球蛋白合成不足。常见的感染有复发性中耳炎、结膜炎、肺感染、腹泻和皮肤感染。诊断依据：血清免疫球蛋白显著减少，B 细胞数量减少，腺样体和扁桃体不发育，淋巴结变小，结合基因检测可确诊。

是否是 MeSH 词汇　否

释义来源　傅松滨. 医学遗传学［M］. 4 版. 北京：北京大学医学出版社，2020.

单纯型大疱性表皮松解症（Epidermolysis bullosa simplex）

释义　该病是一种典型的遗传异质性疾病，有常染色体显性遗传和常染色体隐性遗传。主要是由于角蛋白基因 *K5*（Keratin 5）或 *K14*（Keratin 14）突变导致角蛋白结构缺陷所致。患者皮肤或黏膜上皮脆性增加，手部关节、肘部、膝部、足部和其他易反复损伤的部位发生水疱、大疱及粟丘疹。尼科利斯基征（又称棘层细胞松解现象检查法）阴性。很少累及指甲与黏膜。儿童通常在出生后不久患病，几个月内有所改善，但在开始爬行时和儿童期可能复发，部分患者的水疱可较长期存在和泛发。夏季严重，冬季有所缓解。损害稀少，不会引起严重萎缩。随病程发展可消退，患者一般发育和健康状况正常。

是否是 MeSH 词汇　是，MeSH ID：D016110

释义来源　傅松滨. 医学遗传学［M］. 4 版. 北京：北京大学医学出版社，2020.

营养不良型大疱性表皮松解症（Dystrophic epidermolysis bullosa）

释义　该病是一种影响皮肤和指甲的遗传性皮肤病，通常在出生时出现。根据遗传模式，可分为两种主要类型：隐性营养不良型大疱性表皮松解症（recessive dystrophic epidermolysis bullosa，RDEB）和显性营养不良型大疱性表皮松解症（dominant dystrophic epidermolysis bullosa，DDEB）。前者病变广泛而严重，发育受阻而常致早夭，而后者则症状相对较轻。严重全身性 RDEB 的临床表现包括皮肤脆性，表现为起疱，伴有轻微创伤，治愈后呈粟粒和瘢痕。新生儿期可能出现影响全身的水疱和糜烂。口腔受累可能导致口腔起疱，舌与口腔底部融合，并逐渐缩小口腔大小。食管糜烂可导致严重吞咽困难。因此，营养不良、维生素和矿物质缺乏可能导致幼儿生长受限。角膜糜烂可导致瘢痕和视力丧失。手和脚的水疱，接着是伤疤，把手指融合成手脚的"手套"，出现挛缩和并指。侵袭性鳞状细胞癌的生存风险高于 90%。而较不严重的 RDEB 水疱可能局限于手、脚、膝盖和肘部，没有损伤瘢痕。在 DDEB 中，水疱情况较轻，仅限于手、脚、膝盖和肘部，但仍然会愈合并留下瘢痕。常见营养不良性指甲，尤其是脚趾甲。诊断依据：分子遗传学检测确定，col7a1 中的双等位致病性变异体（RDEB）或杂合子致病性变异体（DDEB），结合免疫荧光（IF）皮肤活检可确诊。

是否是 MeSH 词汇　是，MeSH ID：D016108

释义来源　傅松滨. 医学遗传学［M］. 4 版. 北京：北京大学医学出版社，2020.

少汗性／无汗性外胚层发育不良（Anhidrotic/hypohidrotic ectodermal dysplasia）

释义　外胚层发育不良是在胚胎发育中有一个或者多个皮肤附属器或牙齿、眼睛，抑或有中枢神经系统的发育异常、缺如、不完善或者延迟发育而导致的一组遗传性的疾病。一般

临床上分为少汗性 / 无汗性外胚层发育不良和有汗性外胚层发育不良。少汗性 / 无汗性外胚层发育不良为性连锁隐性遗传病,临床特征包括无汗或少汗,头皮和体毛稀疏、发育不全(先天性缺牙)。症状在儿童时期变得明显,头皮很薄,颜色很浅,生长缓慢。出汗严重不足,导致体温过高,需要个人或家庭积累环境调节的经验以便控制温度。只有少数异常的牙齿会长出,并且比平均年龄晚。身体发育和精神运动发育在正常范围内。依据大多数受累个体的身体特征可以进行诊断。如在男性患者或双等位基因 *edar*、*edaradd* 或 *wnt10a* 中发现半合子 eda 致病性突变体,可确诊。

是否是 MeSH 词汇　是,MeSH ID:D053358

释义来源　傅松滨 . 医学遗传学 [M] . 4 版 . 北京:北京大学医学出版社,2020.

有汗性外胚层发育不良(Hidrotic ectodermal dysplasia)

释义　又称 Clouston 综合征,特征是部分或全部脱发、指甲营养不良、皮肤色素沉着过多(尤其是关节),以及手指鼓包。在婴儿期,头皮毛发斑驳苍白,硬而易碎;进入青春期进行性脱发可能导致完全无发。幼儿时期,指甲为乳白色,后因营养不良逐渐变厚,并与甲床远隔。掌跖角化病易发于儿童时期,并随着年龄的增长而加重。*GJB6* 是该病的致病基因。

是否是 MeSH 词汇　是,MeSH ID:D004476

释义来源　傅松滨 . 医学遗传学 [M] . 4 版 . 北京:北京大学医学出版社,2020.

遗传性乳腺癌 - 卵巢癌综合征(Hereditary breast-ovarian cancer syndrome)

释义　该病是遗传性卵巢癌综合征的一种常见临床类型,具有遗传倾向,通常指 1 个家庭中有 2 个一级亲属或 1 个一级、2 个二级亲属患卵巢癌或乳腺癌。临床表现为:患者两侧乳房不对称;乳头回缩,有异常分泌物和排液;乳房皮肤呈橘皮样改变;乳头或乳晕处出现表皮糜烂,或湿疹样改变;乳房显著增大。*BRCA1* 和 *BRCA2* 基因突变是其主要病因。对先证者进行分子遗传学检测可确诊。

是否是 MeSH 词汇　是,MeSH ID:D061325

释义来源　傅松滨 . 医学遗传学 [M] . 4 版 . 北京:北京大学医学出版社,2020.

Hemoglobin beta 基因(Hemoglobin beta gene, HBB)

释义　*HBB* 基因编码 β- 珠蛋白。β- 珠蛋白是血红蛋白组成的亚单位,位于红细胞内。成人血红蛋白通常由四个蛋白质亚单位组成:两个 β- 珠蛋白亚单位和两个 α- 珠蛋白亚单位。这些蛋白质亚单位中的每一个都与一个血红素的含铁分子相结合;每个血红素的中心都含有一个能与一个氧分子结合的铁分子。红细胞内的血红蛋白与肺中的氧分子结合。然后,这些细胞通过血流向全身组织输送氧气。*HBB* 基因中有近 400 个突变可导致 β- 地中海贫血。大多数突变涉及 *HBB* 基因内或附近单个核苷酸的变化。其他突变在 *HBB* 基因中插入或删除少量核苷酸。降低 β- 珠蛋白产生的 *HBB* 基因突变导致 β- 地中海贫血的疾病。使细胞无法生成 β- 珠蛋白的突变导致 β0 地中海贫血。血红蛋白缺乏会破坏红细胞的正常发育。缺乏成熟的红细胞导致输送到组织的氧气量减少,体内组织缺氧会引起发育不良、器官损伤和其他与 β- 地中海贫血有关的健康问题。

是否是 MeSH 词汇　否

释义来源　左伋 . 医学遗传学 [M] . 7 版 . 北京:人民卫生出版社,2018.

STAR 基因 (STAR gene)

释义 该基因编码的蛋白质通过促进胆固醇转化为孕烯醇酮，在类固醇激素合成的急性调节中起着关键作用。这种蛋白通过调节胆固醇从线粒体外膜到线粒体内膜的转运，使胆固醇分解为孕烯醇酮。这种基因的突变导致先天性类脂性肾上腺增生 (congenital lipoid adrenal hyperplasia，CLAH)。该基因的一个假基因位于 13 号染色体上。

是否是 MeSH 词汇 否

释义来源 左伋 . 医学遗传学 [M] . 7 版 . 北京：人民卫生出版社，2018.

GJB6 基因 (GJB6 gene)

释义 该基因编码 β6 的缝隙连接蛋白质，这种蛋白质通常被称为连接蛋白 30。连接蛋白 30 是连接蛋白家族的成员。连接蛋白形成一种叫作缝隙连接的通道，允许营养物质、带电原子 (离子) 和信号分子在相邻的细胞之间传递。缝隙连接的大小和穿过缝隙连接的颗粒类型由构成通道的特殊连接蛋白决定。由连接蛋白 30 构成的缝隙连接运输钾离子和某些小分子。目前已有 4 种 GJB6 基因突变被证明会导致 Clouston 综合征。Clouston 综合征的特征包括指甲异常、脱发和手掌和脚底皮肤增厚。引起 Clouston 综合征的 GJB6 基因突变改变了连接蛋白 30 蛋白中的单个氨基酸。突变会导致毛囊、指甲和皮肤细胞的生长、分裂和成熟异常。

是否是 MeSH 词汇 否

释义来源 左伋 . 医学遗传学 [M] . 7 版 . 北京：人民卫生出版社，2018.

G6PD 基因 (G6PD gene)

释义 G6PD 基因编码葡糖 -6- 磷酸脱氢酶。这种酶在几乎所有类型的细胞中都有活性，参与碳水化合物的正常加工，在红细胞中起着关键作用，红细胞将氧气从肺部输送到全身组织。这种酶有助于保护红细胞免受损害和过早破坏。葡糖 -6- 磷酸脱氢酶负责磷酸戊糖途径的第一步，这是一系列将葡萄糖转化为核糖 -5- 磷酸的化学反应。核糖 -5- 磷酸是核苷酸的重要组成部分，是 DNA 及 RNA 的组成部分。这种化学反应产生 NADPH，能保护细胞免受活性氧分子的潜在危害。涉及 NADPH 反应产生的化合物能阻止活性氧在细胞内积累到毒性水平。葡糖 -6- 磷酸脱氢酶产生 NADPH 在红细胞中是必不可少的，红细胞特别容易受到活性氧的损害，因为其缺乏其他的 NADPH 酶。目前已发现 G6PD 基因有 200 多种导致葡糖 -6- 磷酸脱氢酶缺乏的突变。几乎所有这些突变都会导致葡糖 -6- 磷酸脱氢酶的氨基酸组成发生变化。这些变化破坏了酶的正常结构和功能，或者减少了细胞中产生的酶的数量。如果没有足够的功能性葡糖 -6- 磷酸脱氢酶，红细胞就无法保护自己免受活性氧的破坏。受损的红细胞可能会过早破裂发生溶血，红细胞缺乏导致溶血性贫血的体征和症状。

是否是 MeSH 词汇 否

释义来源 左伋 . 医学遗传学 [M] . 7 版 . 北京：人民卫生出版社，2018.

WAS 基因 (WAS gene)

释义 WAS 基因编码 WASP 蛋白。这种蛋白质存在于所有的血细胞中。WASP 蛋白参与将信号从血细胞表面传递到肌动蛋白细胞骨架，肌动蛋白细胞骨架是构成细胞结构框架的纤维网络。WASP 信号触发细胞移动并附着到其他细胞和组织上。在保护身体不受感染的白细胞中，这种信号使肌动蛋白细胞骨架建立细胞与外来物质的免疫突触。目前已发现,*WAS* 基因的 350 多个突变可导致 Wiskott-Aldrich 综合征,超过 60 个 *WAS* 基因突变可导致 X 连锁血小板减少症。这是一类以免疫系统功能异常(免疫缺陷)和凝血功能下降为特征的疾病,可导致长期出血。白细胞的免疫应答变弱和血小板发育受到影响是主要病因。目前尚不清楚 *WAS* 基因突变的患者一部分表现为相对较轻的 X 连锁血小板减少症,而另一部分患者表现 Wiskott-Aldrich 综合征的严重症状。由于它们具有类似的特征和相同的遗传原因,Wiskott-Aldrich 综合征、X 连锁血小板减少症和严重的先天性中性粒细胞减少症统称为 WAS 相关疾病。

是否是 MeSH 词汇 否

释义来源 左伋.医学遗传学[M].7 版.北京:人民卫生出版社,2018.

BTK 基因(*BTK* gene)

释义 该基因编码 bruton 酪氨酸激酶(BTK),这种激酶对 B 细胞的发育和成熟至关重要,能够促进 B 细胞成熟并产生抗体。已发现 *BTK* 基因中有 600 多种不同的突变可导致 X 连锁无丙种球蛋白血症(XLA)。大多数突变导致 BTK 蛋白缺失,其他的突变改变了蛋白质的氨基酸组成,使生成的蛋白在细胞中迅速分解。功能性 BTK 蛋白的缺乏阻碍了 B 细胞的发育,导致缺乏抗体,引起 XLA 患者对感染的易感性增加。

是否是 MeSH 词汇 否

释义来源 左伋.医学遗传学[M].7 版.北京:人民卫生出版社,2018.

CLCN1 基因(*CLCN1* gene)

释义 *CLCN1* 基因属于 *CLC* 基因家族,参与氯离子通道的形成。CLC 通道调节氯离子进出细胞膜,以及在细胞内的运输。*CLCN1* 基因编码 CLC-1 的氯离子通道蛋白。这些离子通道在骨骼肌中非常丰富。跨细胞膜的 CLC-1 通道通过控制氯离子流动稳定细胞的电荷,从而防止肌肉异常收缩。目前已检测出超过 80 种 *CLCN1* 基因突变可导致先天性肌强直。突变导致通道蛋白的改变,极大地降低了氯离子进入骨骼肌细胞的流量,从而引起长时间的肌肉收缩。异常持续的肌肉收缩是肌强直的标志。

是否是 MeSH 词汇 否

释义来源 左伋.医学遗传学[M].7 版.北京:人民卫生出版社,2018.

TSC1、*TSC2* 基因(*TSC1*、*TSC2* gene)

释义 *TSC1* 基因编码 hamartin 蛋白。在细胞内,hamartin 与 tuberin 蛋白质相互作用,tuberin 由 *TSC2* 基因编码。这两种蛋白有助于控制细胞的生长速度,防止细胞生长和分裂过快或增殖失控,被称为肿瘤抑制因子。并通过与多种其他蛋白质相互作用和调节来实现其肿瘤抑制功能。*TSC1*、*TSC2* 基因突变可引起淋巴管肌瘤病(LAM)。患者肺部平滑肌样组织的异常过度生长,引起咳嗽、呼吸短促、胸痛和肺萎陷。另外目前已检测出 400 个 *TSC1* 基因突变,1 100 个 *TSC2* 基因突变可导致结节性硬化症,是一种以发育问题和身体许多部位非肿瘤生长为特征的疾病。*TSC1* 基因的体细胞突变与癌性肿瘤的发生有关。目前已发现膀胱细胞中 *TSC1* 基因的体细胞突变与一些膀胱癌病例有关。*TSC1* 基因突变还可导致泰勒球囊细胞型局灶性脑皮质发育不良。患者大脑畸形,以额叶及颞叶最为多见。局灶性皮质发育不良导致严重复发性癫痫。

是否是 MeSH 词汇 否

释义来源 左伋.医学遗传学[M].7 版.北京:人民卫生出版社,2018.

NR0B1 基因（NR0B1 gene）

释义 NR0B1 基因编码 DAX1 蛋白。这种蛋白质在内分泌组织的发育和功能中起着重要作用。这些组织包括位于每个肾脏顶部的小腺体（肾上腺）、大脑中的两个分泌激素的腺体（下丘脑和垂体）和性腺（女性的卵巢和男性的睾丸）。在出生前，DAX1 蛋白有助于调节基因，引导这些组织的形成。DAX1 也有助于调节内分泌组织形成后的激素分泌。现已鉴定出 110 多个 NR0B1 突变可引起先天性 X 连锁肾上腺发育不良症。致病突变导致非功能性 DAX1 蛋白的产生，DAX1 的功能丧失破坏了体内内分泌组织的正常发育和功能，影响激素的分泌。

是否是 MeSH 词汇 否

释义来源 左伋．医学遗传学［M］．7 版．北京：人民卫生出版社，2018.

SLC22A5 基因（SLC22A5 gene）

释义 SLC22A5 基因编码蛋白质 OCTN2。OCTN2 存在于心脏、肝脏、肌肉、肾脏和其他组织中。这种蛋白质位于细胞膜内，将肉碱运输到细胞中。肉碱主要从饮食中获取，将脂肪酸带入细胞内的能量产生中心线粒体。已发现 SLC22A5 基因中有 60 多个突变可导致原发性肉碱缺乏。其中一些突变会在造成 OCTN2 蛋白翻译过程中终止信号提前，导致异常短的、无功能的蛋白质生成。其他突变改变了 OCTN2 蛋白中的氨基酸组成。没有肉碱，用来制造能量的脂肪酸就不能进入线粒体，能量产生减少，导致肌肉无力和低血糖。而脂肪酸在细胞中积聚，损害心脏、肝脏和肌肉。

是否是 MeSH 词汇 否

释义来源 左伋．医学遗传学［M］．7 版．北京：人民卫生出版社，2018.

PKHD1 基因（PKHD1 gene）

释义 PKHD1 基因编码纤维胱氨酸蛋白。这种蛋白主要存在于胎儿和成人肾细胞中。纤维胱氨酸跨越肾细胞的细胞膜，它可以作为受体，与细胞外的分子相互作用，并接收信号。这种蛋白也可能参与细胞黏附，细胞排斥，促进细胞的生长和增殖。纤维胱氨酸也存在于被称为原发性纤毛的细胞结构中。原发性纤毛是微小的指状突起，排列在肾小管上。研究人员认为，原发性纤毛在维持这些小管的大小和结构方面起着重要作用。现已发现，超过 270 种 PKHD1 基因突变可导致多囊肾病。这些突变导致常染色体隐性多囊肾病（ARPKD）。PKHD1 突变包括单个 DNA 碱基突变、插入突变或缺失突变。这些突变破坏了纤维胱氨酸蛋白的正常结构和功能，导致异常小的、无功能的蛋白产生。

是否是 MeSH 词汇 否

释义来源 左伋．医学遗传学［M］．7 版．北京：人民卫生出版社，2018.

APC 基因（APC gene）

释义 APC 基因编码 APC 蛋白，该蛋白是一种肿瘤抑制因子。它有助于控制细胞分裂的速度、与组织内其他细胞的连接方式以及细胞是否在组织内移动。这种蛋白质也有助于确保细胞分裂后的染色体数目正确。APC 蛋白主要通过与其他蛋白，特别是参与细胞连接和信号转导的蛋白结合来完成这些任务。APC 基因突变通常导致腹部形成硬纤维瘤，但这些肿瘤也可能发生在身体的其他部位。现已发现超过 700 种 APC 基因突变会导致家族性腺瘤性息肉病（familial adenomatous polyposis，FAP）。FAP 中最常见的突变是 APC 基因中 5 个碱基的缺失。这种突变改变了 APC 蛋白的氨基酸序列。

是否是 MeSH 词汇 否

释义来源 左伋．医学遗传学［M］．7 版．北京：人民卫生出版社，2018．

Caroli 病（Caroli disease）

释义 Caroli 病又称为先天性肝内胆管囊性扩张症，是一种罕见的先天性疾病，以无阻塞、囊状或梭形的肝内胆管扩张为特征。大体上，肝内囊状扩张的胆管呈圆形或柳叶刀形，大小从几毫米到 5cm 不等，可以被基本正常的胆管分支分离。在镜下，扩张的胆管常表现为慢性炎症、不同程度的纤维化和增生。临床症状主要有腹痛、畏寒、发热及黄疸。常染色体隐性遗传引起的胚胎发育过程胆管发育异常所致先天性结构薄弱或交感神经缺如是本病的最主要病因。

是否是 MeSH 词汇 是，MeSH ID：D016767

释义来源 刘兴第，边杰，程绍玲．全科腺体 CT/MRI 影像诊断学［M］．沈阳：辽宁科学技术出版社，2013．

巴德特 - 别德尔综合征（Bardet-Biedl syndrome）

释义 本病是以视网膜色素变性、肥胖、多指/趾或并指/趾畸形、智力低下、肾功能不全、性器官发育不良等为特征的一类综合征，是一种罕见的常染色体隐性遗传（AR）病，可通过基因检测明确分子诊断。肾衰竭是婴幼儿及青少年本病致死的常见原因。

是否是 MeSH 词汇 是，MeSH ID：D020788

释义来源 王超廷，崔国义．眼科大词典［M］．郑州：河南科学技术出版社，1991．

Alstrom 综合征（Alstrom syndrome）

释义 又被称为先天性黑矇或肥胖 - 视网膜变性 - 糖尿病综合征，该病是一种罕见的常染色体隐性遗传（AR）病，其临床表现复杂多样，以幼年期发病的视网膜锥 - 杆细胞营养不良性萎缩、眼盲、感音神经性聋、儿童时期肥胖、成年后身材矮小、胰岛素抵抗、高甘油三酯血症、2 型糖尿病、高血压、扩张型心肌病、多器官纤维化、进行性多系统衰竭等为主要临床症状，视力呈进行性减退是本病征恒定症状。

是否是 MeSH 词汇 是，MeSH ID：D056769

释义来源 左伋．医学遗传学［M］．7 版．北京：人民卫生出版社，2018．

肛门直肠畸形（Anorectal malformations）

释义 肛门直肠畸形又称肛门闭锁，表现为直肠和肛门发育异常，闭锁或狭窄，伴或不伴瘘管形成。临床上可表现为，从最轻症的膜状肛门到严重的泄殖腔畸形。国际分类主要以直肠盲端与肛提肌，特别是耻骨直肠肌的关系，分为高位、中间位、低位三种类型。病因尚不明确。

是否是 MeSH 词汇 是，MeSH ID：D000071056

释义来源 傅松滨．医学遗传学［M］．4 版．北京：北京大学医学出版社，2020．

胆道闭锁（Biliary atresia）

释义 胆道闭锁是一种病因不明的波及肝内、外胆管闭塞性病变，导致胆汁淤积及进行性肝纤维化并危及患儿生命的疾病。是婴儿期持续性黄疸的原因之一。临床表现为生后黄疸延迟或消退后再次出现，并持续加重；粪便颜色逐渐变浅至白陶土色，尿色加深至浓茶色；腹部膨隆，肝脾大，腹壁静脉曲张等；由于脂溶性维生素缺乏导致营养不良或生长发育迟缓。临床上可分为 3 型：Ⅰ型（胆总管闭锁）、Ⅱ型（肝管闭锁）、Ⅲ型（肝门部闭锁）。

是否是 MeSH 词汇 是,MeSH ID:D001656
释义来源 胡皓夫.儿科学辞典[M].北京:北京科学技术出版社,2003.

膈膨出 (Diaphragmatic eventration)

释义 又称膈膨升,是由于先天性发育不良、膈肌肌纤维麻痹、再生或萎缩,胸腹膜不肌化或肌化不全等原因出现不同程度的膈肌薄弱,最后导致部分或者整个膈肌位置的异常升高。从病因上可分为先天性(非麻痹性)和后天性(麻痹性)两类。部分患者可以多年或终生无症状,也可表现为呼吸道症状(气短、咳嗽、喘鸣、胸痛等)或胃肠道症状(食欲不佳、上腹部不适感、烧灼感和嗳气打嗝),随着病情进展,可出现危及生命的呼吸窘迫。

是否是 MeSH 词汇 是,MeSH ID:D003965
释义来源 姜宗来,于伟勇,张炎.胸心外科临床解剖学[M].济南:山东科学技术出版社,2010.

肠闭锁 (Intestinal atresia)

释义 肠闭锁是指胚胎期肠管发育,在再管化过程中部分肠道终止发育造成肠腔完全或者部分阻塞。完全阻塞为闭锁,部分阻塞则为狭窄。可发生于肠道任何部位,但以回肠最多见,十二指肠次之,结肠罕见。是新生儿常见的肠梗阻原因之一。
临床表现:①呕吐——高位闭锁的患儿,出生后首次喂奶即有呕吐,逐渐加重且频繁,呕吐物含哺喂的水、奶和胆汁,回肠和结肠闭锁则呕吐多在生后 2~3 天出现,呕吐物含有胆汁和粪汁,呕吐次数不如高位闭锁频繁。呕吐频繁可以出现脱水、吸入性肺炎,延误时间长必然造成肠穿孔、腹膜炎、败血症,病情会迅速恶化,最终死亡。②腹胀——高位闭锁

者上腹膨隆,可见胃型,剧烈呕吐后膨隆消失,低位闭锁则表现全腹膨胀,肠鸣音亢进,或可见肠型胎便排出异常。③肠闭锁患儿生后多无正常胎粪排出,肛门指诊后可见灰白或青灰色黏液性大便。

是否是 MeSH 词汇 是,MeSH ID:D007409
释义来源 蔡新华,李艳萍.消化系统病学词典[M].郑州:河南科学技术出版社,2007.

梅克尔憩室 (Meckel diverticulum)

释义 梅克尔憩室是最常见的先天性消化道畸形,其形成是由卵黄管的退化不全所致,常发生于回肠末端的对系膜缘,属于真性憩室,其内常含有异位组织,最常见的是胃黏膜,其次为胰腺组织。发生率约为 2%,男女发病比例为 2:1 至 7.5:1,仅 4%~6% 的患儿可出现症状,5 岁以下儿童约占 56.4%。病因为卵黄管吸收退化不全或不退化所致;本病为先天性疾病,尚不清楚危险因素。本病本身常无症状,多在发生并发症时才出现相应表现。当发生消化道出血时,表现血便、贫血(皮肤黏膜苍白);当发生肠梗阻时,表现为腹痛、呕吐、腹胀、便血等;当发生梅克尔憩室炎时,表现为发热、呕吐、腹痛不适等。对于偶尔发现的无症状憩室,只要全身及局部情况允许,应当手术切除。有并发症者必须手术治疗,且大多需急症手术;治疗关键时手术切除;治疗难点是难以明确诊断。

是否是 MeSH 词汇 是,MeSH ID:D008467
释义来源 蔡新华,李艳萍.消化系统病学词典[M].郑州:河南科学技术出版社,2007.

晶状体异位 (Ectopia lentis)

释义 又称晶状体先天异位或马方综合征,系全身中胚叶组织的广泛紊乱导致晶体异位、骨骼细长、四肢呈蜘蛛状指 / 趾及先天性

心脏病等。本病常为染色体显性遗传。晶状体脱位或半脱位是本病的主要特征之一,常双眼对称发生。

是否是 MeSH 词汇　是,MeSH ID:D004479
释义来源　杨光.中老年眼病中西医结合治疗学[M].武汉:华中科技大学出版社,2009.

水眼(Hydrophthalmos)

释义　系由于胚胎期眼发育异常而引起的一种先天性青光眼,是胎儿发育过程中前房角发育异常或残留胚胎组织,使小梁网-Schlemm 管系统不能发挥有效的房水引流功能而使眼压升高的眼部疾病。严重者可引起视神经损害和视野缺损,最终致盲。大多数婴儿型青光眼为常染色体隐性遗传。主要临床症状包括畏光、流泪、眼睑痉挛、角膜浑浊。

是否是 MeSH 词汇　是,MeSH ID:D006871
释义来源　张俊武.新编实用医学词典[M].北京:北京医科大学中国协和医科大学联合出版社,1994.

永存原始玻璃体增生症(Persistent hyperplastic primary vitreous)

释义　该病也称为"永存胚胎血管综合征",是一种罕见的先天性眼发育畸形,由胚胎血管退化过程异常所致。该病无明确病因,可能是基因突变导致原始玻璃体和玻璃体样血管系统发育障碍。本病多在婴幼儿时即被发现,通常是家长发现患儿"瞳孔发白",即白瞳征而就诊。如果未能及时发现,患儿会出现视力差、斜视、眼球震颤等表现。

是否是 MeSH 词汇　是,MeSH ID:D054514
释义来源　张红,王晓红.儿童白内障[M].天津:天津科技翻译出版公司,2015.

连体双胎(Conjoined twins)

释义　连体双胎是指两个未完全分离的单卵双胎。是一种十分罕见的先天性畸形,指双胞胎身上的某一部分相连的现象。在妊娠中发生率为 1/100 000~1/50 000,在活产中发生率约为 1/200 000 次。大部分研究表明,女性连体婴儿明显高于男性,男女比例为 1:3,最常见的是胸部或腹部相连的连体婴儿。遗传物质异常是本病最主要的病因。孕妇接触各种物理、生物、化学等致畸因素,是常见的危险因素。连体婴类型根据相连的部位,分为以下类型:头部连胎,指双胞胎头部相连。除身体某一部位相连之外,部分连体婴儿还可能出现智力障碍,或者发育异常。而怀有连体婴儿的孕妇,在生产时常有难产、阴道撕裂等症状。

是否是 MeSH 词汇　是,MeSH ID:D014428
释义来源　金晓梅,汤美蓉.组织学与胚胎学[M].2 版.合肥:中国科学技术大学出版社,2012.

颈肋综合征(Cervical rib syndrome)

释义　是指由于颈肋的存在,使臂丛神经、锁骨下动静脉受压而引起上肢运动、感觉功能障碍或血液循环障碍的一系列临床综合征。常见症状为上肢疼痛、麻木、无力、发凉、皮肤苍白、脉搏减弱。

是否是 MeSH 词汇　是,MeSH ID:D002573
释义来源　朱家恺,黄洁夫,陈积圣.外科学辞典[M].北京:北京科学技术出版社,2003.

先天性髋脱位(Congenital hip dislocation)

释义　又称先天性髋关节脱位,主要是髋臼、股骨近端和关节囊等存在结构畸形,导致关节的不稳定,直至发展为髋关节的脱位。主要分为髋关节脱位、髋关节半脱位,以及髋臼发育不良。发生原因不明,发生率为 3/1 000~5/1 000,女孩的发生率是男孩的 3~8 倍,具有遗传因素,但遗传发生率不清楚,左侧高发于右侧。临床表现是双腿不一样长,可以通过 X 线片诊断。生后 6 个月内发现可以戴矫治器,80%~95% 可以治愈,少数患者需要手术。生后 18 个月发现需要手术矫治。治疗效果较好。

是否是 MeSH 词汇　是,MeSH ID:D006618

释义来源　胡皓夫 . 儿科学辞典 [M]. 北京:北京科学技术出版社,2003.

Klippel-Feil 综合征(Klippel-Feil syndrome)

释义　Klippel-Feil 综合征又称为颈椎融合畸形、短颈综合征、蹼状颈综合征、颈胸椎体先天性骨结合综合征、先天性骨性斜颈综合征。本征为两个或两个以上颈椎融合畸形,表现为颈椎数目减少、颈项缩短(后发际线低平),头颈部运动受限,并常伴有颈椎以外其他脊椎融合或身体其他部位的畸形,少数可伴有神经系统障碍。

是否是 MeSH 词汇　是,MeSH ID:D007714

释义来源　王华 . 儿科神经综合征 [M]. 沈阳:辽宁科学技术出版社,2014.

跗骨联合(Tarsal coalition)

释义　跗骨联合是指两个或两个以上跗骨间的骨性的 / 软骨性的 / 纤维性的连接,多为先天性。可以是完全性或部分性连接,最为常见的部位是跟骨与舟骨间联合或跟骨与距骨间联合。跗骨联合如果以骨性连接,则等同于关节融合,足部会以受累关节为中心产生僵硬性改变;而如果以软骨性或纤维性连接,则表现为微动关节,足部会出现受累关节

周围的疼痛表现。

是否是 MeSH 词汇　是,MeSH ID:D000070604

释义来源　马强,杨杰,梁晓军 . 跗骨联合的手术治疗选择及疗效分析 [C]// 云南省骨科年会 .2014.

Goldenhar 综合征(Goldenhar syndrome)

释义　又名眼耳椎骨发育异常综合征或耳椎骨综合征,该病是一种在胚胎早期以眼、耳、颜面和脊柱发育异常为主要特征表现的先天缺陷,包括面部异常、耳异常、眼异常、脊柱发育缺陷和先天性心脏病,部分病例存在内分泌激素水平的异常。临床表现为出生后即有不同程度的听力障碍,眼部表现包括皮样瘤、视力障碍与畸形,还有脊椎骨及颅骨的发育畸形,也可合并下颌发育不良、口腔牙列不整齐、上腭高拱、悬雍垂裂等。病因尚不明确,病例为散发,偶见染色体异常。

是否是 MeSH 词汇　是,MeSH ID:D006053

释义来源　傅松滨 . 医学遗传学 [M]. 4 版 . 北京:北京大学医学出版社,2020.

弓形足(Talipes cavus)

释义　弓形足又称高弓足、爪形足,指以足纵弓异常增高为主要改变的足部畸形。表现为足弓比生理状态明显加深,足前后弯曲由于腓骨长肌与趾长屈肌挛缩或小腿三头肌萎缩引起。大多数主要是因为神经肌肉疾病导致的,其中遗传性运动感觉性神经病最常见,其他的还包括脊髓灰质炎、大脑麻痹、脊髓小脑束变性、脊髓性肌萎缩、脊髓脊膜突出等。常合并一个或多个部位的复合畸形。临床上最常见的是高弓内翻畸形或马蹄高弓内翻畸形,其特征是高弓伴有后足内翻及 / 或后足马蹄畸形。

是否是 MeSH 词汇　是,MeSH ID:D000070589

释义来源 万学红,卢雪峰.诊断学[M].9版.北京:人民卫生出版社,2018.

半侧巨脑综合征(Hemimegalencephaly)

释义 半侧巨脑综合征是1835年由Sims命名的一种罕见的脑发育畸形,为一侧半球或其中的几个脑叶的发育畸形,以精神运动发育迟滞、偏瘫、偏盲及顽固性癫痫为特征,与结节性硬化、局部皮质发育异常同属于神经元、胶质细胞异常增生性畸形,可以分为单独型、综合征型、完全型。

是否是MeSH词汇 是,MeSH ID:D065705

释义来源 傅松滨.医学遗传学[M].4版.北京:北京大学医学出版社,2020.

右位心(Dextrocardia)

释义 右位心是指心脏的主要部分位于右侧胸腔,心脏长轴指向右下方的一种先天性心脏位置异常疾病。右位心是先天性因素所致,主要是在胚胎早期,原始心血管发育障碍和旋转异常所致。患者如果不伴有其他的心血管畸形,一般无不适症状。如果合并其他心血管畸形,则会出现相应的临床症状,如胸闷、憋气、发绀等。

是否是MeSH词汇 是,MeSH ID:D003914

释义来源 万学红,卢雪峰.诊断学[M].9版.北京:人民卫生出版社,2018.

弹性假黄瘤(Pseudoxanthoma elasticum)

释义 该病是一种弹性纤维先天缺陷性疾病,可侵犯人体的多个器官和系统而产生各种不同的临床症状,为常染色体显性或隐性遗传。本病主要累及皮肤、眼及血管,主要症状包括皮肤损害、血管损害以及血管征象。

是否是MeSH词汇 是,MeSH ID:D011561

释义来源 王丽.皮肤病学[M].北京:军事医学科学出版社,2003.

着色性干皮病(Xeroderma pigmentosum)

释义 该病是以暴露部位皮肤色素沉着、萎缩、角化为特征的遗传性皮肤病。病因是由基因引起的核酸内切酶缺乏,进而导致身体不能正常修复日光损伤,从而引起面、唇、结膜等处出现雀斑和皮肤发干发红等症状。绝大部分病例属于染色体隐性遗传。

是否是MeSH词汇 是,MeSH ID:D014983

释义来源 刘新民.中华医学百科大辞海·内科学(第二卷)[M].北京:军事医学科学出版社,2008.

氨酰基脯氨酸酶缺陷(Prolidase deficiency)

释义 一种遗传性氨基酸病,常染色隐性遗传病。由于含有亚氨酸的肽不能裂解而引起,可导致尿中排泄亚氨二肽(X-脯氨酸),临床症状为慢性皮炎、畸变、精神迟钝和反复感染。常累及皮肤、眼、耳、鼻咽、骨关节及中枢神经系统。大部分患者有皮肤损害,主要表现为斑丘疹慢性难治性下肢溃疡、紫癜、皮肤变薄、类人猿掌纹及毛周角化等。

是否是MeSH词汇 是,MeSH ID:D056732

释义来源 SPODENKIEWICZ M,CLEARY M,MASSIER M,et al. Clinical genetics of prolidase deficiency:an updated review. Biology(Basel),2020,9(5):108.

融合肾(Fused kidney)

释义 左右两肾部分或完全融合为一体称为融合肾。两肾下极融合称为马蹄肾。两肾上极融合称为倒马蹄肾。两肾上下极均融合称为盘状肾。一肾上极与另一肾下极融合称乙状肾。融合部分称峡部。大多数无症状，部分表现肾绞痛、发热、血尿等。融合肾无症状者一般无需治疗，有症状者以手术治疗为主。

是否是 MeSH 词汇 是，MeSH ID：D000069337

释义来源 杨志寅.诊断学大辞典[M].2版.北京：华夏出版社，2004.

遗传性肾炎（Hereditary nephritis）

释义 该病又称 Alport 综合征、眼 - 耳 - 肾综合征。本病为常染色体显性遗传的慢性肾炎。主要特征为血尿、蛋白尿、进行性肾功能减退，伴感音性耳聋、眼病变。遗传性肾炎的发生与基因突变有关，肾脏是最为常见的受累器官。诊断需结合临床表现、详细家系调查、肾脏病理、Ⅳ型胶原检测综合判断。

是否是 MeSH 词汇 是，MeSH ID：D009394

释义来源 罗慰慈.协和医学词典[M].北京：北京医科大学中国协和医科大学联合出版社，1998.

支气管源性囊肿（Bronchogenic cyst）

释义 又称支气管囊肿，是一种先天性发育异常性疾病，该病是在胚胎发育过程中，若有一部分细胞脱离了喉气管沟，则可形成支气管囊肿。按发病部位分为肺内型、纵隔型和异位型。

是否是 MeSH 词汇 是，MeSH ID：D001994

释义来源 郭萍，郭志坤.呼吸系统病学词典[M].郑州：河南科学技术出版社，2007.

鼻后孔闭锁（Choanal atresia）

释义 是一种少见的发育异常（鼻部畸形），属于家族遗传病，由膜性物封闭鼻后孔亦可由骨组织闭塞或由混合性所致，可完全闭锁

亦可为不完全性，可为单侧亦可为双侧。常见症状包括鼻塞、流鼻涕、呼吸困难（或是哺乳时呼吸困难）、因嘴部呼吸导致咽部干燥、嗅觉功能障碍等。

是否是 MeSH 词汇 是，MeSH ID：D002754

释义来源 张晶晶，张庆丰，刘得龙.先天性鼻后孔闭锁的治疗进展[J].临床耳鼻咽喉头颈外科杂志，2016，30（04）：342-344.

弯刀综合征（Scimitar syndrome）

释义 又称军刀综合征，是一种先天性肺血管畸形疾病，由于右肺静脉干下降连接下腔静脉，形成"军刀状"而命名，十分罕见且复杂。属于肺静脉畸形引流的一种类型。发病率约 1/50 000，主要临床症状为不同程度的呼吸困难、反复发作的呼吸道感染症状。

是否是 MeSH 词汇 是，MeSH ID：D012587

释义来源 林果为，王吉耀，葛均波.实用内科学[M].15版.北京：人民卫生出版社，2017.

肺隔离症（Pulmonary sequestration）

释义 是一种少见的先天性肺发育畸形，在肺胚胎期肺发育过程中，部分肺芽组织与支气管树分离产生的先天性肺发育异常。本病特点为病变肺组织为异常体循环供血，如果这部分肺组织与支气管不相通，不会出现任何呼吸道症状，而这部分肺组织与支气管相通的话，则会造成反复发作的局限性感染。

是否是 MeSH 词汇 是，MeSH ID：D001998

释义来源 朱家恺，黄洁夫，陈积圣.外科学辞典[M].北京：北京科学技术出版社，2003.

三房心（Cor triatriatum）

释义 是一种少见的先天性心脏畸形，左心

房因胚胎发育障碍,被分隔成真正左心房和
副房两部分,加上右心房共有 3 个心房腔。
由原发隔异常发育所导致,形成了左心房的
畸形隔膜,把左心房分为副房和真正的左心
房两部分,也可以是肺静脉总干与左心房融
合不良,由肺静脉总干形成副房。临床表现
主要为心脏排血量降低、面色苍白、心动过
速、脉小、生长发育延迟等。

是否是 MeSH 词汇 是,MeSH ID:D003310

释义来源 朱家恺,黄洁夫,陈积圣.外科
学辞典[M].北京:北京科学技术出版社,
2003.

十字交叉心(Crisscross heart)

释义 是一类复杂性先天性心脏畸形,其病
理特征为体、肺静脉血流轴在房室水平发生
空间位置上的左右交叉,在心脏平面上呈十
字,并常伴有房室连接或心室大动脉连接异
常及其他心内畸形。由于心脏顺时针旋转
90°,使右室位于左室之上,形成上下心室,
体、肺血流在房室瓣的水平交叉流过。

是否是 MeSH 词汇 是,MeSH ID:D003420

释义来源 杨志寅.诊断学大辞典[M].2
版.北京:华夏出版社,2004.

22q11 缺失综合征(22q11 deletion syndrome)

释义 是指由染色体 22q11.21-22q11.23 区
域杂合性缺失引起的一类临床综合征,是
最常见的染色体微缺失疾病,也是仅次于
Down 综合征的第二大染色体疾病。患病率
约为 1/4 000,男女患病率无明显差异。它
的临床表现复杂多样,可表现为心脏、颅面、
四肢、免疫和内分泌等多系统的异常,主要
包括心脏畸形、异常面容、胸腺发育不良、腭
裂、低钙血症。根据临床特征不同分别包括
DiGeorge 综合征(DGS)、腭 - 心 - 面综合征

及圆锥动脉干 - 异常面容综合征等。

是否是 MeSH 词汇 是,MeSH ID:D058165

释义来源 杨保胜.遗传病分子生物学[M].
北京:科学出版社,2015.

三尖瓣闭锁(Tricuspid atresia)

释义 该病是指三尖瓣在形态学上缺如或闭
锁,右房与右室间无直接交通,右室发育不
良,常合并室间隔缺损或房间隔缺损。该病
是一种严重的先天性心脏疾病,预后差,死亡
率高。

是否是 MeSH 词汇 是,MeSH ID:D018785

释义来源 卢喜烈,宋小武,李白玉.临床疾
病心电图[M].天津:天津科学技术出版社,
2005.

法洛三联症(Trilogy of Fallot)

释义 该病是指肺动脉口狭窄、合并房间隔
缺损或卵圆孔未闭、右心室肥大,但无主动
脉骑跨或室间隔缺损的一种较少见的发绀型
先天性心脏病。发病率占先天性心脏病的
2%~3%。在发绀型先天性心脏病中,其发病
率仅低于法洛四联症,女性发病率高于男性。
其主要临床症状为活动后心悸、气急、易疲
劳,大多数患者有发绀。

是否是 MeSH 词汇 是,MeSH ID:D014286

释义来源 李继承,曾园山.组织学与胚胎
学[M].9 版.北京:人民卫生出版社,2018.

大血管错位(Transposition of great vessels)

释义 一种先天性心血管病,主要是由于胎
儿心血管发育畸形而引起的大血管间关系的
变化。包括完全性大血管错位、矫正型大血
管错位、右心室双出口、大血管错位伴单心
室等。

是否是 MeSH 词汇　是，MeSH ID：D014188
释义来源　胡皓夫．儿科学辞典［M］．北京：北京科学技术出版社，2003.

腭咽闭合不全（Velopharyngeal insufficiency）

释义　由于某种原因和缺陷，软腭和咽部肌肉协调运动时，将鼻咽腔与口咽腔之间的通路封闭过程中，腭咽闭合发生障碍，不能完全封闭，称为腭咽闭合不全。临床症状主要表现为发音、吞咽障碍。最主要病因有先天性原因（如腭裂）和继发性原因（如腭裂修复术后、腭咽部肿瘤切除术后）。
是否是 MeSH 词汇　是，MeSH ID：D014681
释义来源　朱家恺，黄洁夫，陈积圣．外科学辞典［M］．北京：北京科学技术出版社，2003.

淋巴管畸形（Lymphatic abnormalities）

释义　淋巴管畸形即过去所称的淋巴管瘤或囊性水瘤，由淋巴管扩张形成。根据其组织学结构，可分为大囊型、微囊型和两者兼有的混合型 3 种。淋巴管畸形的发病率为 1.2%~2.8%，男女发病相当。颈部是最常见的发病部位，其临床症状取决于病变类型、范围、深度以及周围纤维化的程度。
是否是 MeSH 词汇　是，MeSH ID：D044148
释义来源　张志愿．口腔颌面肿瘤学［M］．济南：山东科学技术出版社，2004.

舌甲状腺肿（Lingual goiter）

释义　舌甲状腺肿是由于中线的甲状腺原基移位失败所致，是最常见的异位甲状腺组织，按解剖位置划分有舌底、舌中、舌下 3 种类型，绝大多数位于舌底。
是否是 MeSH 词汇　是，MeSH ID：D047268
释义来源　刘新民．中华医学百科大辞海：

内科学（第二卷）［M］．北京：军事医学科学出版社，2008.

LEPARD 综合征（LEOPARD syndrome）

释义　LEPARD 综合征，即以多发性斑痣（1entigines）、心电图传导异常（electrocardiographic conduction defects）、眼距过宽（ocular hypertelorism）、肺动脉狭窄（pulmonary stenosis）、生殖器异常（abnormalities of genitalia）、生长迟缓（retardation）、耳聋（deafness）为主要临床表现的一种罕见的、可累及全身多系统的常染色体显性遗传病。
是否是 MeSH 词汇　是，MeSH ID：D044542
释义来源　杭霏，樊朝美．LEOPARD 综合征［J］．中华心血管病杂志，2016，44（12）：1006-1009.

肠淋巴管扩张（Intestinal lymphangiectasis）

释义　该病是一种少见的，以弥散或局限的小肠黏膜层、黏膜下层甚至浆膜层淋巴管扩张为主要特征的疾病。由于淋巴回流障碍，淋巴液淤滞在扩张的淋巴管内，如果淋巴管纡曲甚至破裂，就会形成黏膜淋巴瘘或浆膜淋巴瘘，淋巴液漏入肠腔或腹腔，淋巴液中含有的清蛋白、球蛋白、乳糜微粒、脂溶性维生素、淋巴细胞随之丢失，从而引起一系列临床症状，是蛋白丢失性肠病中最具代表性的疾病。
是否是 MeSH 词汇　是，MeSH ID：D008201
释义来源　李开荣．汉英医疗卫生词典［M］．北京：中国书籍出版社，2002.

Wolfram 综合征（Wolfram syndrome）

释义　Wolfram 综合征是一种少见的常染色体隐性遗传的神经变性疾病，主要表现为糖尿病、尿崩症、视神经萎缩、耳聋，又被称为 DIDMOAD 综合征，即尿崩症（diabets inspidious）、糖尿病（diabetes mellitus）、视神经萎缩（optic atrophy）和耳聋（deafness）。

是否是 MeSH 词汇　是，MeSH ID：D014929

释义来源　何侥，李浒，靳清汉. 神经精神科综合征学［M］. 海口：南海出版公司，2005.

Usher 综合征（Usher syndromes，USH）

释义　Usher 综合征是一种以耳聋和视网膜色素变性（retinitis pigmentosa，RP）为特征的常染色体隐性遗传疾病。临床上根据听力和前庭功能受累情况将其分为 1（USH1）、2（USH2）、3（USH3）等 3 种临床亚型。

是否是 MeSH 词汇　是，MeSH ID：D052245

释义来源　王轶，王直中，曹克利. Usher 综合征［J］. 听力学及言语疾病杂志，2000.

Loeys-Dietz 综合征（Loeys-Dietz syndrome，LDS）

释义　该病是一种以血管、骨骼病变为特征的常染色体显性遗传（autosomal dominant inheritance，AD）结缔组织病，最先于 2005 年被报道，它是以原始报道文章的作者 Loeys（第一作者）和 Dietz（通信作者）的名字命名的。按临床特点可将 LDS 大致分为两型，LDS Ⅰ型约占 75%，主要表现为类似于马方综合征的典型颅面部特征，如腭裂、颅骨早闭或眼距过宽等；LDS Ⅱ型约占 25%，颅面部特征并不显著，多表现为皮肤柔软透亮、容易擦伤及萎缩瘢痕等。*TGFBR1*、*TGFBR2*、*SMAD3* 及 *TGFB2* 基因突变是其致病原因。本综合征无特效疗法，主要运用外科手术进行对症治疗。

是否是 MeSH 词汇　是，MeSH ID：D055947

释义来源　马丽萍，秦永文，赵仙先. 现代心

血管疾病临床诊断与治疗［M］. 上海：第二军医大学出版社，2012.

Costello 综合征（Costello syndrome）

释义　该病是一种罕见的常染色体显性遗传（AD）病，临床特征为粗糙面容、皮肤和肌肉骨骼、心血管系统异常，体格与智力发育迟滞，易并发肿瘤；皮肤异常通常表现为皱缩、变软和增厚，常出现颈部、手足部皮肤松弛。该病由 *HRAS* 基因杂合错义突变引起。该病治疗以对症治疗为主。

是否是 MeSH 词汇　是，MeSH ID：D056685

释义来源　徐文严，王千秋. 英汉皮肤性病学词典［M］. 南京：江苏科学技术出版社，2007.

卡尼综合征（Carney complex，CNC）

释义　1985 年首次提出，该病是一种罕见的常染色体显性遗传（AD）病，主要临床特点是全身多发性黏液瘤（包括心脏和皮肤），皮肤色素病变和肾上腺皮质功能亢进、巨人症等内分泌系统功能亢进。CNC 通常认为是由位于 17q22-q24 处编码蛋白激酶 A（PKA）的 R Ⅰ α 调节亚基（*PRKAR1A*）基因的失活突变或大量缺失引起的，分子遗传学研究确定了 CNC 两个独立的突变基因位点，即 17q22-q24（CNC1）和 2p16（CNC2）。对于 CNC 尚无特异性治疗方法。有心脏黏液瘤者，应及早摘除，并定期随访。

是否是 MeSH 词汇　是，MeSH ID：D056733

释义来源　刘新民. 中华医学百科大辞海：内科学（第二卷）［M］. 北京：军事医学科学出版社，2008.

念珠状发（Monilethrix）

释义　该病是一种罕见的具有家族聚集倾

向的遗传性皮肤病,表现为特征性毛干发育不良,即正常厚度的椭圆节间有规则的营养不良收缩,呈念珠状外观,薄的节间区域有很高的断裂倾向。临床表现为脱发伴毛囊角化过度和毛囊周围红斑,可仅累及枕部,严重时可累及整个头皮、眉毛及睫毛。本病常染色体显性遗传(AD),是基因 *KRT81*、*KRT83*、*KRT86* 等杂合突变引起,常染色体隐性遗传(AR)是由桥粒芯糖蛋白4(*DSG4*)基因突变引起。临床上可用 0.05% 维甲酸治疗。

是否是 MeSH 词汇 是,MeSH ID:D056734

释义来源 赵辨.中国临床皮肤病学[M].2版.南京:江苏科学技术出版社,2017.

Netherton 综合征(Netherton syndrome,NS)

释义 又称竹节状毛发综合征,该病是一种罕见的常染色体隐性遗传(AR)的皮肤病。临床特征为典型三联症:先天性鱼鳞病样红皮病、套叠性脆发症(竹节状发)及特应性体质。主要由 Kazal5 型丝氨酸蛋白酶抑制剂(serine protease inhibitor of Kazal type 5,*SPINK5*)基因突变引起。原因可能为毛根角化的暂时性缺陷,内毛根鞘未完全角化。毛皮质角质形成障碍,与皮质纤维内巯基转化成二硫键有关。治疗毛发发育不良最有效的措施是防止损伤。PUVA 可使鳞屑性皮损得到部分缓解。此外,还可外用乳膏滋润保护皮肤,积极治疗特应性皮炎表现对于缓解病情有明显作用。

是否是 MeSH 词汇 是,MeSH ID:D056770

释义来源 赵辨.中国临床皮肤病学[M].2版.南京:江苏科学技术出版社,2017.

Weill-Marchesani 综合征(Weill-Marchesani syndrome)

释义 该病又称马方转化型综合征,表现为全身结缔组织受累的系统性疾病,眼部主要特征包括球形晶状体和晶状体脱位,继发青光眼的发生率很高,全身特征与马方综合征相反,包括身材矮小、短指/趾、关节僵硬等,遗传方式可为常染色体显性遗传或常染色体隐性遗传。目前尚无有效治疗方法,可以采取对症治疗。

是否是 MeSH 词汇 是,MeSH ID:D056846

释义来源 陈维益,张强华.英汉医学新词辞典[M].2版.北京:中国医药科技出版社,2000.

Cantrell 五联症(Pentalogy of Cantrell)

释义 1958 年被 Cantrell 首先描述而命名,又称 Cantrell 五联症,是一种极为罕见的先天性发育畸形疾病,其临床特点主要表现为胸骨缺损、心包部分缺损、膈肌前部缺损、脐上腹壁中线缺如伴心脏膨出、心血管畸形。由于外观可见心脏搏动,故又称"外心人"。因伴发畸形较多,临床表现各异,大部分患儿在出生后不久便死亡,少数可长至儿童甚至成年。

是否是 MeSH 词汇 是,MeSH ID:D058502

释义来源 赵迪,安海燕.Cantrell 五联症的诊治进展[J].中国全科医学,2016,19(14):127-129.

内脏异位综合征(Heterotaxy syndrome)

释义 内脏异位综合征是一组广泛累及心脏及众多心外器官的复合畸形。表现为胸腹部脏器沿身体左右轴非对称异常排列。遗传学研究表明其发生与胚胎早期发育异常密切相关。按照其排列形态被分为左侧异构及右侧异构。根据脾脏的状态又分为多脾综合征(左侧异构)和无脾综合征(右侧异构)。研究表明内脏异位患者存在原发纤毛运动障碍,表现为纤毛运动异常或纤毛无运动。目前大多数患者难以达到解剖矫正治疗,只能采取分阶段姑息和功能矫治手术。

是否是 MeSH 词汇 是,MeSH ID:D059446

释义来源 孙妍,王剑鹏,李慧,等.内脏异位综合征的研究进展[J].中国循环杂志,2016,31(2):203-205.

鸡胸(Pectus carinatum)

释义 前胸壁的前凸畸形,多是胸骨体和与之相连的下位肋软骨呈对称的向前凸出,少数呈不对称状,还有个别呈混合畸形,一侧凸起而另一侧凹陷,极少见的还包括胸骨柄和高位肋软骨的突起,同时胸骨体相对下陷,这就是所谓的"鸽状胸"。病因尚未明确,多与钙磷代谢异常有关,可能与遗传有关。一般认为是肋骨和肋骨软骨过度生长造成的。较轻的鸡胸畸形可以通过体育锻炼矫正,较明显的则需要手术治疗。

是否是 MeSH 词汇 是,MeSH ID:D066166

释义来源 姜宗来,于伟勇,张炎.胸心外科临床解剖学[M].济南:山东科学技术出版社,2010.

喉软骨软化症(Laryngomalacia)

释义 该病又称为喉软骨发育不良,是指喉部组织(会厌、勺状软骨和勺会厌皱裂)过度软弱、松弛,吸气时喉组织塌陷堵塞喉腔上口而发生喉鸣甚至呼吸困难,不能维持正常通气。本病多数预后良好,大多数病例无需进行任何治疗即可自愈。故对于轻度喉软化症患儿可保守观察,如观察期间患儿生长发育延缓,需进行手术干预,手术方式为声门上成形术。文献报道手术失败率为 2.0%~8.8%。

是否是 MeSH 词汇 是,MeSH ID:D055092

释义来源 赵宇,李兰,张德伦,等.180 例喉

骨软化症患儿临床分析[J].白求恩医学杂志,2015,013(004):421-422.

支气管软化症(Bronchomalacia)

释义 支气管软化症是指各种原因造成气管弹性纤维萎缩和减少或气管软骨完整性受到破坏导致的气道变软且易塌陷的疾病。临床表现不典型,多为咳嗽、喘息、呼吸困难等,纤维支气管检查是诊断的金标准,表现为气管膜部增宽、皱襞,用力呼气时明显塌陷,由于其临床表现的不典型及多样性,需与多种慢性疾病鉴别。

是否是 MeSH 词汇 是,MeSH ID:D055091

释义来源 刘新民.中华医学百科大辞海:内科学(第二卷)[M].北京:军事医学科学出版社,2008.

努南综合征(Noonan syndrome,NS)

释义 1968 年由 Jacqueline Noonan 首次报道。曾被认为是一种常染色体显性遗传(AD)病,但也有少数病例呈常染色体隐性遗传(AR)。男女均可发病,散发或有家族史。主要临床表现包括特殊面容、先天性心脏病、身材矮小、颈蹼、胸廓畸形、视力异常、听力损失、发育迟缓、喂养困难、隐睾等。本病特殊面容为眼距宽、内眦赘皮、眼睑下垂并下斜,招风耳、双耳位置低,短颈、颈蹼。NS 的发病与丝裂原活化蛋白激酶信号转导通路信号上调有关。2001 年,Tartaglia 等发现了 NS 的首个致病基因 *PTPN11*,定位于染色体 12q24.1 区。截至目前,研究者共发现 16 种基因的变异与 NS 的发病相关。

是否是 MeSH 词汇 是,MeSH ID:D009634

释义来源 中华医学会医学遗传学分会遗传病临床实践指南撰写组.Noonan 综合征的临床实践指南[J].中华医学遗传学杂志,

2020,37(3):324-328.

先天性痛觉缺失（Congenital pain insensitivity）

释义　先天性痛觉缺失又名先天性无痛无汗症，是一类极为罕见的常染色体隐性遗传（AR）病，患者主要表现为痛觉缺失，可伴自主神经功能障碍，以及智力发育障碍等。目前尚无明确治疗方法。

是否是 MeSH 词汇　是，MeSH ID：D000699

释义来源　胡军，周江南．先天性痛觉缺失［J］．中国现代医学杂志，2003,13(3):97-98.

先天性红细胞生成异常性贫血（Congenital dyserythropoietic anemia，CDA）

释义　该病为一种常染色体隐性或显性遗传病，病因尚不明确。根据血细胞骨髓形态和血清学检查可分为Ⅰ、Ⅱ、Ⅲ三型。各型 CDA 的造血异常主要在红细胞系本身，造血微环境及粒系、巨核系细胞无明显异常。主要表现为贫血、间断性黄疸、肝脾大，继发含铁血黄素沉着症，成人可有性发育障碍。本病的治疗铁剂、叶酸、维生素 B_{12} 及脾切除等对 CDA 均无明显疗效，输浓缩红细胞是唯一的纠正贫血疗法。

是否是 MeSH 词汇　是，MeSH ID：D000742

释义来源　王璐，刘罡，张倩，等．一个先天性红细胞生成异常性贫血家系 SEC23B 及 HFE2 基因突变研究［J］．中华血液学杂志，2013,34(008):704-708.

先天性非球形红细胞溶血性贫血（Congenital nonspherocytic hemolytic anemia）

释义　先天性非球形红细胞溶血性贫血是一组因红细胞内酶缺陷，葡萄糖降解障碍，不能提供足量的 ATP，以维持红细胞内的钠泵作用，而引发的溶血性贫血。此类疾病的共同特征是：慢性溶血过程；有黄疸、贫血、脾大三大特征。对于本病的治疗，丙酮酸激酶缺乏患者行脾切除能改善部分症状，但不能治愈。对 6- 磷酸葡萄糖脱氢酶缺乏的患者脾切除基本无效。

是否是 MeSH 词汇　是，MeSH ID：D000746

释义来源　刘新民．中华医学百科大辞海：内科学（第二卷）［M］．北京：军事医学科学出版社，2008.

镰状细胞性贫血（Sickle cell anemia）

释义　一种常染色体显性遗传（AD）血红蛋白病。因 β- 肽链第 6 位氨基酸谷氨酸被缬氨酸所代替，构成镰状血红蛋白，取代了正常血红蛋白。氧浓度降低时，血红蛋白 S 分子之间相互作用，成为螺旋形多聚体，使红细胞变形呈镰刀状，且脆性增加。患者因红细胞破坏过多可有慢性贫血、骨髓和肾脏变形以及小血管阻塞等症状。本病主要采取对症治疗，输血，药物治疗，预防疼痛危象，防止感染和缺氧等。

是否是 MeSH 词汇　是，MeSH ID：D000755

释义来源　葛均波，徐永健，王辰．内科学［M］.9 版．北京：人民卫生出版社，2018.

遗传性椭圆形红细胞增多症（Hereditary elliptocytosis，HE）

释义　一种较少见的红细胞膜缺陷溶血性贫血，为常染色体显性遗传（AD）。正常人外周血中椭圆形红细胞至多不超过 15%，本病患者外周血中椭圆形细胞增多至 25% 以上，有溶血性贫血和黄疸者，脾切除对消除贫血和黄疸有效，但血液中椭圆形红细胞依然增多。本病的缺陷在红细胞膜的支架蛋白。脾切除是唯一的治疗方法。由于婴幼儿中一部分可自行减轻或缓解，4 岁以下儿童一般不行脾切除。

是否是 MeSH 词汇 是，MeSH ID：D004612

释义来源 胡皓夫．儿科学辞典［M］．北京：北京科学技术出版社，2003.

家族性男性性早熟（Familial male-limited precocious puberty）

释义 家族性男性性早熟是一种由于黄体生成素／人绒毛膜促性腺激素受体（LHCGR）功能获得性突变而引起的非依赖黄体生成素释放激素的同性性早熟，仅男性发病，为常染色体显性遗传（AD）。诊断评估方法包括 *LHCGR* 基因突变类型、询问患者及家庭成员的性发育史等。

是否是 MeSH 词汇 是，MeSH ID：C536961

释义来源 杨保胜．遗传病分子生物学［M］．北京：科学出版社，2015.

巨颌症（Cherubism）

释义 又称家族性骨纤维异常增殖症，一种罕见的遗传性疾病。多由先天性因素引起，常伴有家族倾向。病变以下颌增大为多见，表现为颌骨呈不规则突出、膨大，牙齿不整，X 线显示颌骨呈弥漫性膨胀。发病年龄自 6 个月至 7 岁不等，到青春期发展逐渐缓慢或停止进行。对本病的治疗一致意见为尽可能延迟手术时间。

是否是 MeSH 词汇 是，MeSH ID：D002636

释义来源 朱家恺，黄洁夫，陈积圣．外科学辞典［M］．北京：北京科学技术出版社，2003.

进行性骨干发育不良（Progressive diaphyseal dysplasia，Camurati-Engelmann syndrome）

释义 该病是一种罕见常染色体显性遗传（AD）骨病，发病率约为百万分之一。多为儿

童时期发病，少数于婴儿期出现症状。男多女少，种族无差别。主要表现为四肢骨痛、肌肉萎缩，影像学特征为长骨骨皮质过度增生、硬化，常呈对称性，严重者也可出现颅底增厚、听力受损。致病基因位于染色体 19q13，由转化生长因子 -β1（transforming growth factor beta 1，*TGF-β1*）基因突变所致。

是否是 MeSH 词汇 是，MeSH ID：D003966

释义来源 夏玲娣，郝强，王飞．骨关节疾病影像诊断图谱［M］．上海：第二军医大学出版社，2014.

黑酸尿（Alcaptonuria）

释义 常染色体隐性遗传（AR）病。酪氨酸代谢障碍性疾病。本病是先天性鸟黑酸氧化酶缺乏，因而由酪氨分解而来的尿黑酸不能进一步分解为乙酰乙酸。过多的尿黑酸由尿排出，并在空气中氧化为黑色。本病尿中有大量尿黑酸，而血中尿黑酸不高。尿暴露于空气中变为黑色，加入碱性物则色更深，尿为强酸性时，则不易变为黑色。患儿尿加三氯化铁呈深紫色反应；尿的还原物质试验（斑氏试液）呈黑褐色；尿加入饱和硝酸银溶液（用氨溶解）变为黑色。上述筛查方法再经层析、分光光度测定，或尿黑酸氧化酶活性测定，即可确诊。对于早期诊断的患儿可试用饮食疗法，减少蛋白质摄入，或只减少苯丙氨酸及酪氨酸摄入。

是否是 MeSH 词汇 是，MeSH ID：D000474

释义来源 杨利，黄慧，杨玉，等．尿黑酸尿症一家系基因诊断及分析［J］．中华实用儿科临床杂志，2015，30（08）：608-610.

高胱氨酸尿（Homocystinuria）

释义 高胱氨酸尿症为常染色体遗传性代谢

性疾病,突变基因可能位于 2 号染色体短臂,伴有智力障碍、发育障碍、晶状体位置异常、四肢强直、头发稀疏、心血管系统异常等症状。其表现为在尿中出现过量的高胱氨酸。这是由于缺乏在半胱氨酸代谢中起作用的胱硫醚合成酶而引起的。严格限制食物中甲硫氨酸的摄入量,采用低甲硫氨酸膳食,可服用大剂量维生素 B_6 对缓解神经系统症状有一定作用。

是否是 MeSH 词汇　是,MeSH ID:D006712
释义来源　罗超权,余新炳,王昌才.英汉生物化学与分子医学词典[M].北京:中国医药科技出版社,2004.

非酮症性高甘氨酸血症(Nonketotic hyper-glycinemia)

释义　为常染色体隐性遗传(AR)病。甘氨酸是一种神经递质,对维持脑功能正常发育有重要作用。血中甘氨酸水平异常增高可引起中枢神经系统毒性反应。导致血甘氨酸升高有两种情况,其一为伴有酮症酸中毒的高甘氨酸血症,可由丙酸和甲基丙二酸血症引起,属于有机酸血症;另一种为甘氨酸分解过程障碍,由于基因突变使酶缺陷所致,其生化改变仅有高甘氨酸血症,不出现酮症酸中毒,故称为非酮症高氨血症。甘氨酸的正常代谢是经分解反应产生二氧化碳、甲烯四氢叶酸和氨。本病由于甘氨酸裂解酶先天缺陷,使甘氨酸分解代谢受阻,甘氨酸大量蓄积在血液和脑脊液中,导致中枢神经系统功能损害,患儿出现脑病样症状。

用低甘氨酸饮食和换血疗法,同时补充苯甲酸钠及叶酸,可降低血中甘氨酸含量。
是否是 MeSH 词汇　是,MeSH ID:D020158
释义来源　刘新民.中华医学百科大辞海:内科学(第二卷)[M].北京:军事医学科学出版社,2008.

瓜氨酸血症(Citrullinemia)

释义　常染色体隐性遗传(AR)病。本病又称精氨酸代琥珀酸合成酶缺乏症,简称 ASS 缺乏症,致病基因位于 9 号染色体上。本病是一种尿素循环障碍性疾病,由于患者精氨酸代琥珀酸合成酶(ASS)先天性缺乏或活性低下,致使血浆中瓜氨酸和氨浓度升高而产生的一种遗传性代谢性疾病。

是否是 MeSH 词汇　是,MeSH ID:D020159
释义来源　赵辨.中国临床皮肤病学[M].2版.南京:江苏科学技术出版社,2017.

高精氨酸血症(Hyperargininemia)

释义　又称精氨酸酶缺乏症(argininemia),为一种罕见的常染色体隐性遗传(AR)代谢缺陷,由于 *ARG1* 基因缺陷导致肝脏精氨酸酶缺乏,精氨酸降解障碍,其特征是血中和尿中的精氨酸水平升高,产生神经毒性作用。主要表现为智力和运动障碍、痉挛性瘫痪,生活质量极差,预后不良。限制精氨酸摄入,纠正高氨血症可缓解症状。肝移植可显著改善病情。

是否是 MeSH 词汇　是,MeSH ID:D020162
释义来源　罗超权,余新炳,王昌才.英汉生物化学与分子医学词典[M].北京:中国医药科技出版社,2004.

鸟氨酸氨甲酰转移酶缺乏症(Ornithine carbamyltransferase deficiency)

释义　又称高氨血症 2 型,是一种 X 连锁隐性遗传代谢病。由于编码鸟氨酸氨甲酰转移酶的 *OTC* 基因突变,导致鸟氨酸氨甲酰转移酶缺乏,鸟氨酸与氨甲酰磷酸盐不能有效结合生成瓜氨酸,尿素循环受阻,体内氨蓄积造成严重的脑损害及肝损害。是尿素循环酶缺陷中最常见的疾病。

是否是 MeSH 词汇　是,MeSH ID:D020163
释义来源周晓军,张丽华.肝脏诊断病理学[M].南京:江苏科学技术出版社,2006.

氨甲酰磷酸合酶Ⅰ缺乏症(Carbamoyl-phosphate synthase Ⅰ deficiency disease)

释义　一种常染色体隐性遗传(AR)病,体内催化氨基酰磷酸生成的酶有两种,一种是氨甲酰磷酸合酶Ⅰ,存在于肝线粒体中,最终产物是尿素;另一种是氨甲酰磷酸合酶Ⅱ,存在于各种细胞的细胞液中,最终产物是嘧啶。该病是由于先天性氨甲酰磷酸合酶Ⅰ(CPS-Ⅰ)缺乏导致的高氨血症,是先天性尿素循环障碍的一种类型。

是否是 MeSH 词汇　是,MeSH ID:D020165
释义来源　杨素艳,孙夫强,刘芳.氨甲酰磷酸合成酶1缺乏症1例临床及基因分析[J].临床儿科杂志,2019,37(12):902-904,908.

先天性糖基化障碍(Congenital disorders of glycosylation,CDG)

释义　先天性糖基化障碍,旧称为糖类缺陷性糖蛋白综合征,是一类由于糖蛋白和糖脂多糖合成和附着(糖基化)缺陷引起的常染色体隐性遗传(AR)病。CDG 患者主要表现为不同程度的智力障碍和生长发育迟缓,合并多系统和器官功能异常。CDG 可累及多个脏器,如神经系统、造血系统、消化系统等,婴幼儿早期病死率很高。

是否是 MeSH 词汇　是,MeSH ID:D018981
释义来源　库尔班江·阿布都西库尔,王建设.先天性糖基化障碍与肝脏疾病[J].临床肝胆病杂志,2019,35(08):1684-1689.

果糖不耐受(Fructose intolerance)

释义　该病系一种常染色体隐性遗传(AR)疾病。主要由于醛缩酶 B 基因突变导致果糖-磷酸-醛缩酶缺乏或活性降低而引起。临床表现:患者进食果糖后血中果糖水平升高,而葡萄糖水平降低,因此出现低血糖、黄疸、蛋白尿等症状。目前尚无根治方法,主要是饮食控制和对症治疗。

是否是 MeSH 词汇　是,MeSH ID:D005633
释义来源　迟贞旎,洪洁.遗传性果糖不耐受症[J].国际遗传学杂志,2008,31(5):381-384.

亚急性坏死性脑脊髓病(Subacute necrotizing encephalomyelopathy)

释义　一种侵犯中枢神经系统的遗传代谢性疾病。由线粒体呼吸链酶复合体Ⅳ即细胞色素氧化酶的功能缺陷所致。病理上可见弥漫性神经元坏死、髓鞘脱失、胶质细胞增生,病变主要集中在中脑导水管附近、脑桥和延髓近第四脑室部位。多在婴儿期发病,出生后数月出现呼吸、进食困难,哭声低微,四肢张力低下,随后出现视力下降、听力下降、共济失调、四肢力弱、智力减退和抽搐。几乎 25% 的父母有丙酮酸脱氢酶(PDH)缺陷,25% 有细胞色素 C 氧化酶缺陷,10%~15% 有三磷酸腺苷合成酶复合体 V 缺乏,复合体 I 缺乏和联合缺陷不常见。

是否是 MeSH 词汇　是,MeSH ID:D007888
释义来源　程焱.神经科手册[M].天津:天津科学技术出版社,2005.

岩藻糖苷贮积病(Fucosidosis)

释义　该病是一种十分少见的常染色体隐性遗传(AR)疾病,是指患者体内岩藻糖苷酶基因(*FUCA1*)存在缺陷导致溶酶体中降解糖蛋白和糖脂的 α-岩藻糖苷酶缺失,生物分子不能顺利完成降解而沉积导致的疾病。发病率极低,主要发生于婴幼儿(0~2 岁),严重者常于 10 岁内死亡。双亲为近亲结婚者发病率增高。该病的病因是由于遗传所致。近亲结婚、家庭成员中有人患病是本病的危险因素。根据症状出现的年龄不同,岩藻糖苷贮积症共分别为三型:Ⅰ、Ⅱ型,又称为幼儿型,多见于婴幼儿时期发病,症状重,多于 1 岁之内发病,Ⅰ型为轻型,多于 1~2 岁发病;Ⅲ型,又称成人型,在成人阶段发病,症状较轻。主要症状是智力和运动发育迟缓、反复呼吸道感染以及骨骼畸形等。

是否是 MeSH 词汇　是,MeSH ID:D005645
释义来源　赵辨.中国临床皮肤病学[M].2 版.南京:江苏科学技术出版社,2017.

原发性高草酸尿症(Primary hyperoxaluria)

释义　该病又称高草酸尿症,是一种常染色体隐性遗传(AR)病。遗传性乙醛酸代谢障碍性疾病,临床上以尿草酸排泄增加、反复草酸钙尿石形成、肾钙质沉着和全身不溶性草酸盐沉积为特征。多在 5 岁前发病。主要症状为反复发作的肾绞痛和血尿,常继发肾盂炎和肾盂积水。

是否是 MeSH 词汇　是,MeSH ID:D006960
释义来源　全国科学技术名词审定委员会.泌尿外科学名词:2013[M].北京:科学出版社,2014.

黏脂病(Mucolipidosis)

释义　又称黏脂质贮积症,由于磷酸转移酶缺乏,不能在相应酶的寡糖链上形成识别标志,致使糙面内质网形成的多种酸性水解酶不能到达溶酶体中,而分泌到细胞外,导致血清中多种溶酶体酶大量增加。沉积物比较复杂,有黏多糖、糖蛋白、寡糖和糖脂的异常沉积,是一种复合脂类代谢紊乱,可侵犯神经、网状内皮系统,引起骨关节改变。无特殊疗

法。畸形严重者应予手术矫形。对感染和心力衰竭的患者,应进行对症处理。

是否是 MeSH 词汇　是,MeSH ID:D009081
释义来源　《中国百科大辞典》编委会.中国百科大辞典[M].2 版.北京:中国大百科全书出版社,2019.

脑腱黄瘤病(Cerebrotendinous xanthomatosis)

释义　一种罕见的常染色体隐性遗传(AR)疾病,本病又称胆甾烷醇病,是由于胆甾烷醇和胆固醇广泛地沉积在眼的晶状体、脑、肌腱及其他各组织内,并导致组织损伤和功能障碍的一种脂质代谢异常性疾病。临床特征是进行性共济失调、痴呆、白内障和腱黄瘤。

是否是 MeSH 词汇　是,MeSH ID:D019294
释义来源　赵辨.中国临床皮肤病学[M].2 版.南京:江苏科学技术出版社,2017.

家族性复合高脂血症(Familial combined hyperlipidemia)

释义　该病属常染色体显性遗传(AD)疾病,与 LPL 及 apoA Ⅰ、apoC Ⅲ、apoA Ⅳ 的基因突变和多态性有关。本病以不同类型的高脂血症"混合"为特征,表现为多种不同脂质表型的血浆载脂蛋白水平升高,或同一患者不同时期其脂质异常的表现不相同,患者亲属中发现多种类型的异常血浆脂蛋白。

是否是 MeSH 词汇　是,MeSH ID:D006950
释义来源　刘新民.中华医学百科大辞海:内科学(第二卷)[M].北京:军事医学科学出版社,2008.

血红蛋白沉着症(Hemochromatosis)

释义　本病是由于高铁饮食、大量输血或全

身疾病造成体内铁质储积过多,以过量的实质性铁蓄积为特征的一种疾病。主要发生在面部、上肢、手背、腋窝、会阴部。由于铁质沉积于肝、胰腺等部位,除皮肤黏膜外还有肝功能异常和糖尿病的临床表现。

是否是 MeSH 词汇 是,MeSH ID:D006432

释义来源 刘兴第,边杰,程绍玲. 全科腺体 CT/MRI 影像诊断学[M]. 沈阳:辽宁科学技术出版社,2013.

Menkes 卷发综合征(Menkes kinky hair syndrome)

释义 本病为 X 连锁隐性遗传(XR)病,致病基因位于 *Xq13*。基本缺陷为细胞内和经细胞膜的铜转运障碍、铜蓝蛋白减少、小肠铜吸收障碍、血铜低。表现为毛干不规则卷曲,类似于扭曲发、念珠状毛发和结节性脆发症的结合,可伴有精神发育迟缓和运动功能紊乱。

是否是 MeSH 词汇 是,MeSH ID:D007706

释义来源 赵辨. 中国临床皮肤病学[M]. 2版. 南京:江苏科学技术出版社,2017.

假性甲状旁腺功能减退症(Pseudohypopa-crathyroidism)

释义 一种具有甲状旁腺功能减退症表现的遗传性疾病,又称 Albright 遗传性骨营养不良。发病原因主要是靶器官(骨和肾)对甲状旁腺激素敏感性丧失,甲状旁腺增生,血中甲状旁腺素增加,而临床表现为甲状旁腺功能减退,低钙性搐搦,实验室异常为低血钙伴高血磷、血 PTH 升高。

是否是 MeSH 词汇 是,MeSH ID:D011547

释义来源 郭志坤,殷国田. 泌尿系统病学词典[M]. 郑州:河南科学技术出版社,2007.

二氢嘧啶脱氢酶缺乏症(Dihydropyrimidine dehydrogenase deficiency)

释义 为常染色体隐性遗传(AR)病。二氢嘧啶脱氢酶可催化嘧啶形成相应的二氢嘧啶和胸腺嘧啶,这组患者可见不同的神经系统异常,可出现惊厥、意识障碍,并伴有代谢性酸中毒。

是否是 MeSH 词汇 是,MeSH ID:D054067

释义来源 刘新民. 中华医学百科大辞海:内科学(第二卷)[M]. 北京:军事医学科学出版社,2008.

假性醛固酮增多症(Pseudohyperaldosteronism, PHA)

释义 是一种常染色体显性遗传(AD)病,又名 Liddle 综合征、肾潴钠过多综合征、先天性肾小管失钾症、低肾素性高血压综合征、假性盐皮质激素过多症,是先天性肾小管遗传性缺陷造成的远端肾小管对钠的回吸收增加,导致低血钾、高血压、碱中毒及尿排钾量增高。

是否是 MeSH 词汇 是,MeSH ID:D056929

释义来源 刘新民. 中华医学百科大辞海:内科学(第二卷)[M]. 北京:军事医学科学出版社,2008.

眼脑肾综合征(Oculocerebrorenal syndrome)

释义 又称 Lowe 综合征,是一种罕见的 X 连锁隐性遗传(XR)病,基因定位于 Xp24-p26。临床表现有眼、脑、肾表现。眼症状:先天性双侧白内障(分娩时就有)、青光眼、严重视力障碍等。脑症状:智力发育迟缓、肌张力低下、腱反射减退或消失等。肾小管功能障碍:肾小管型蛋白尿,少数患者有肾性糖尿。

是否是 MeSH 词汇 是，MeSH ID：D009800
释义来源 史瑞明，卞旭华，李立敏，等．眼脑肾综合征一家系调查及 OCRL 基因突变分析［J］．中国当代儿科杂志，2014，16（04）：366-369.

范科尼综合征（Fanconi syndrome）

释义 该病是由近端肾小管功能受损导致的多种中小分子物质重吸收障碍综合征，临床主要表现为近端肾小管酸中毒、肾性糖尿、氨基酸尿、磷酸盐尿（低磷血症）、碳酸盐尿和尿酸尿（低尿酸血症）、低钾血症和低钙血症等。
是否是 MeSH 词汇 是，MeSH ID：D005198
释义来源 吴珮，傅秀兰．范科尼综合征的诊断和治疗［J］．新医学，2007（09）：572-574.

肾性糖尿（Renal glycosuria）

释义 为常染色体隐性遗传（AR）病，有些也呈显性遗传。先天或后天疾病引起近端肾小管吸收葡萄糖的功能减退可出现尿糖增多。先天性患者常有一种或多种肾小管功能缺陷，多呈家族性发病。
是否是 MeSH 词汇 是，MeSH ID：D006030
释义来源 杨志寅．诊断学大辞典［M］．2版．北京：华夏出版社，2004.

黄甲综合征（Yellow nail syndrome）

释义 又称之为慢性遗传性淋巴水肿或先天性淋巴水肿。该病是由于淋巴管的发育障碍或阻塞引起体液循环障碍，造成指甲处淋巴淤滞、变质，并易继发感染，引起淋巴管炎，从而致循环不良，使淋巴液滞留于皮下结缔组织，形成水肿或胸腔积液。最新研究显示，可以用维生素 E 治疗。

是否是 MeSH 词汇 是，MeSH ID：D056684
释义来源 李建提，劳玉玲，谢国均．英汉外科与妇产科临床综合征词典［M］．北京：中国协和医科大学出版社，2001.

致密性成骨不全症（Pycnodysostosis）

释义 一种罕见的骨密度增高的常染色体隐性遗传（AR）病，由组织蛋白酶 K（*CTSK*）基因突变引起，典型临床表现为：身材矮小、颜面畸形、骨硬化和成骨不全。此病是第 22 对常染色体短臂丢失所致的隐性遗传病。
是否是 MeSH 词汇 是，MeSH ID：D058631
释义来源 刘新民．中华医学百科大辞海：内科学（第二卷）［M］．北京：军事医学科学出版社，2008.

Donohue 综合征（Donohue syndrome）

释义 该病又称矮妖精貌综合征。常有家族性发病，为常染色体隐性遗传（AR），由于胰岛素相关基因发生突变而引起胰岛素受体功能受损，患者有空腹低血糖，极度胰岛素抵抗和显著的高胰岛素血症，皮下脂肪显著减少，与周围人在外观上有显著的差异。可伴有一种非常大的中着丝粒染色体，患儿出生后多数在婴儿期夭折，身材矮小、面容特殊似妖精样而得名。
是否是 MeSH 词汇 是，MeSH ID：D056731
释义来源 赵辨．中国临床皮肤病学［M］．2版．南京：江苏科学技术出版社，2017.

家族性地中海热（Familial mediterranean fever）

释义 常染色体隐性遗传（AR）病，大多数发生在地中海地区的人种，最早于 1947 年报道,分为1型和2型。1型表现为反复发作的、短暂的炎性反应和浆膜炎,包括发热、腹膜炎、滑膜炎、胸膜炎及较少见的心包炎和脑膜炎;症状轻重不一,即使是同一个家族中的不同患者,临床表现的轻重也不尽相同;最严重的并发症为淀粉样变,可导致肾衰竭。2型以淀粉样变为首发表现,常致终末期肾病,需要进行肾移植。

是否是 MeSH 词汇 是,MeSH ID:D010505

释义来源 宋红梅.家族性地中海热[J].中华实用儿科临床杂志,2016,31(09):650-652.

遗传性血管性水肿(Hereditary angioedema, HAE)

释义 该病是一种较为罕见的常染色体显性遗传(AD)病,1888年William Osler首先报道了此病。目前所知,HAE发病是由于*C1-INH*、*FX Ⅱ*、*ANGPT Ⅰ*、*PLG*基因突变,导致相应的蛋白质水平和/或功能异常,进而引起缓激肽等水平增高,毛细血管扩张,而最终导致的。以发作性、自限性、局限性全身皮肤黏膜下非凹陷性水肿为特征,临床上表现为反复发生的皮肤和黏膜水肿,当水肿发生于呼吸道时可窒息死亡。

是否是 MeSH 词汇 是,MeSH ID:D054179

释义来源 支玉香,安利新,赖荷,等.遗传学血管性水肿的诊断和治疗专家共识[J].中华临床免疫和变态反应杂志,2019,13(1):1-4.

CADASIL 综合征(Cerebral autosomal dominant arteriopathy with subcortical infarcts and leukoencephalopathy syndrome,CADASIL syndrome)

释义 CADASIL综合征是一种常染色体显性遗传(AD)病,又称之为遗传性多发梗死痴呆病,伴大脑皮质下梗死和脑白质病。成人

发病的遗传性条件性突发痴呆基因,定位于19号染色体,被认为是Notch 3(切迹-3蛋白)缺陷所致。临床表现为反复发作的卒中和后期进行性痴呆。

是否是 MeSH 词汇 是,MeSH ID:D046589

释义来源 罗超权,余新炳,王昌才.英汉生物化学与分子医学词典[M].北京:中国医药科技出版社,2004.

睾丸女性化(Testicular feminization)

释义 睾丸女性化是由于机体对雄激素不反应造成的一种男性假两性畸形。完全型者表现型为女性,有发育程度不同的乳腺,但闭经不育,盆腔内无女性的子宫及附件,并伴阴毛缺如。有的患者可在两侧大阴唇内发现发育不良的睾丸,血浆中睾丸激素水平升高。

是否是 MeSH 词汇 是,MeSH ID:D013734

释义来源 罗慰慈.协和医学词典[M].北京:北京医科大学中国协和医科大学联合出版社,1998.

无脉络膜(Choroideremia)

释义 遗传性原发性脉络膜变性,为X连锁隐性遗传(XR)病,在10岁前开始发病。男性患者最初临床症状常为夜盲,以后视野变窄,最终在视网膜色素上皮变性进展到完全萎缩时视觉丧失。女性为基因携带者,视觉一般正常,但常有非典型性色素性视网膜病。

是否是 MeSH 词汇 是,MeSH ID:D015794

释义来源 王贤才.英中医学辞海[M].青岛:青岛出版社,1999.

成人早衰症综合征(Werner syndrome)

释义 为常染色体隐性遗传(AR)病。本病

又称白内障并发硬皮病、成人早老症、成人早衰症、成人早衰化综合征、全老症或成人早老症综合征。主要累及皮肤、结缔组织、内分泌、代谢系统、免疫系统和神经系统,以过早衰老、皮肤、眼、骨及内分泌功能障碍为特征。

是否是 MeSH 词汇　是,MeSH ID:D014898

释义来源　刘新民.中华医学百科大辞海:内科学(第二卷)[M].北京:军事医学科学出版社,2008.

原发肥大性骨关节病(Primary hypertrophic osteoarthropathy,PHOA)

释义　常染色体隐性遗传(AR)病,本病又名厚皮性骨膜增生症(pachydermoperiostosis,PDP),1935 年,Touraine、Solente 和 Gole 首次将原发性肥大性骨关节病从继发性肥大性骨关节病中区分出来,因此本病又称为Touraine-Solente-Gole 综合征,是以四肢远端皮肤和骨关节过度增生为特征,不伴发心血管、肺、肝或内分泌疾病。根据致病基因不同分为:常隐 1 型,由 *HPGD* 基因突变导致;常隐 2 型,由 *SLCO2A1* 基因突变导致。

是否是 MeSH 词汇　是,MeSH ID:D010004

释义来源　夏玲娣,郝强,王飞.骨关节疾病影像诊断图谱[M].上海:第二军医大学出版社,2014.

畸形性肌紧张不全症(Dystonia musculorum deformans)

释义　痉挛性斜颈发作时颈部肌肉呈阵挛性(头呈抽动状)或强制性(头强直在一个方向)不随意收缩,强制性使头不断转向某一方向,转动方向根据受累颈肌的不同而异。受累肌肉常肥大、有痛感,严重病例可扩散至胸大肌、胸小肌、背部长肌及肩部肌群等,并有严重肌痛,即诊断为畸形性肌紧张不全症。病

因不明,部分病例有家族遗传史。

是否是 MeSH 词汇　是,MeSH ID:D004422

释义来源　朱家恺,黄洁夫,陈积圣.外科学辞典[M].北京:北京科学技术出版社,2003.

Alexander 病(Alexander disease)

释义　中文名称亚历山大病,本病是一种少见的病因不明的非家族性白质脑病,典型病例表现为以额叶为主的白质异常和巨脑。脑内存在 Rosenthal 纤维是确诊本病的组织学前提。

是否是 MeSH 词汇　是,MeSH ID:D038261

释义来源　刘新民.中华医学百科大辞海:内科学(第二卷)[M].北京:军事医学科学出版社,2008.

Muir-Torre 综合征(Muir-Torre syndrome,MTS)

释义　本病是一种罕见的常染色体显性遗传(AD)疾病,是 Lynch 综合征(遗传学非息肉性结直肠癌)的亚型。其发生与 DNA 错配修复的种系突变相关,突变基因主要包括 *MSH2*、*MLH1*、*MSH6* 和 *PSM2*。临床表现为皮脂腺肿瘤(以皮脂腺腺瘤多见)或角化棘皮瘤合并至少一种内脏恶性肿瘤(主要为结直肠腺癌)。免疫组化和基因检测是本病的常用诊断方法。确诊后需要进行手术治疗及化学治疗。

是否是 MeSH 词汇　是,MeSH ID:D055653

释义来源　赵辨.中国临床皮肤病学[M].2 版.南京:江苏科学技术出版社,2017.

多发性遗传性外生骨疣(Multiple hereditary exostoses)

释义　本病又名骨软骨瘤(multiple osteoch-ondromas,MO),是一类典型的常染色体显性

遗传（AD）病，以骨骼系统多发性外生性骨疣为主要特征，骨疣通常发生在肱骨（50%）、前臂（50%）、膝部（70%）及踝关节（25%）等部位，呈对称性分布。致病基因主要是两个抑癌基因：*EXT1*、*EXT2*。

是否是 MeSH 词汇　是，MeSH ID：D005097

释义来源　刘新民．中华医学百科大辞海：内科学（第二卷）[M]．北京：军事医学科学出版社，2008．

多发性错构瘤综合征（Multiple hamartoma syndrome）

释义　该病又称 Cowden 综合征，是一种少见的常染色体显性遗传（AD）疾病，因 *PTEN* 基因（一种抑癌基因）胚系突变所致。本病最常见的特征是巨头畸形、胃肠道错构瘤性息肉、皮肤良性肿瘤和小脑混合型神经节细胞瘤，在家族史不明的情况下，这些病变可以作为 Cowden 综合征的诊断线索。

是否是 MeSH 词汇　是，MeSH ID：D006223

释义来源　赵辨．中国临床皮肤病学 [M]．2 版．南京：江苏科学技术出版社，2017．

多发性内分泌瘤病（Multiple endocrine neoplasia，MEN）

释义　多发性内分泌瘤病于 1954 年由 Werner 首次报道，为常染色体显性遗传（AD）疾病，是指有两种或两种以上的内分泌腺体同时或先后出现增生或肿瘤，导致其相应激素分泌过多并引起临床症状的一种疾病。肿瘤可为良性或恶性，可为具功能性（分泌活性激素并造成特征性临床表现）或无功能性。MEN 可分为两种类型：MEN 1 及 MEN 2，后者又分为 2 种亚型——MEN 2A、MEN 2B。此外，还有不能归属于 MEN 1 或 MEN 2 的混合型 MEN。

是否是 MeSH 词汇　是，MeSH ID：D009377

释义来源　王秀问，王永刚．肿瘤内分泌学 [M]．上海：第二军医大学出版社，2009．

结肠腺瘤性息肉病（Adenomatous polyposis coli）

释义　本病是一种以大肠多发息肉样病变为主要特征的常染色体显性遗传（AD）的综合征，包括肠内表现和肠外表现：肠内表现主要为多发腺瘤样息肉，肠外表现主要为腹外、腹壁及腹内侵袭性纤维瘤病等。

是否是 MeSH 词汇　是，MeSH ID：D011125

释义来源　孙燕，俞萍，金帆．结肠腺瘤性息肉病基因的研究进展 [J]．国际遗传学杂志，2008，05：369-372，384．

加德纳综合征（Gardner syndrome）

释义　本病又称为加德纳综合征、家族性多发性结肠息肉 - 骨瘤 - 软组织瘤综合征、家族性结肠息肉症。系常染色体显性遗传（AD）疾病，为单一基因的多方面表现。临床典型表现为结肠息肉、软组织肿瘤和骨瘤三联症。具有高度恶变潜能。

是否是 MeSH 词汇　是，MeSH ID：D005736

释义来源　蔡新华，李艳萍．消化系统病学词典 [M]．郑州：河南科学技术出版社，2007．

神经纤维瘤病 1 型（Neurofibromatosis 1，NF1）

释义　一种常染色体显性遗传（AD）疾病，其致病基因位于常染色体 17q11.2。源于胚胎发育时期神经嵴细胞发育异常，是常见的神经皮肤综合征之一，在导致特征性皮肤、骨骼、外周神经系统等病变之外，以智力下降、视空间功能障碍等为代表的诸多认知域障碍是该疾病的重要特征。

是否是 MeSH 词汇　是，MeSH ID：D009456

释义来源　文剑明,李智.中枢神经系统肿瘤图谱[M].南京:东南大学出版社,2012.

神经纤维瘤病 2 型(Neurofibromatosis 2)

释义　本病是一种常染色体显性遗传(AD)病,由于染色体 22q12 上 Ⅱ 型神经纤维瘤病抑癌基因突变而引起,发病率约为1/33 000,主要临床表现为多种神经系统肿瘤,包括神经鞘瘤、脑(脊)膜瘤、星形细胞瘤和室管膜瘤等,其中双侧前庭神经鞘瘤是特征性病变。

是否是 MeSH 词汇　是,MeSH ID:D016518
释义来源　文剑明,李智.中枢神经系统肿瘤图谱[M].南京:东南大学出版社,2012.

遗传性全身性自身炎症性疾病(Hereditary systemic autoinflammatory diseases)

释义　全身性自身炎症性疾病是以先天免疫系统失调导致的严重炎症为特征,遗传性发热综合征,如 FMF、TNF 受体相关周期性综合征、冷吡啉相关周期性综合征和甲羟戊酸激酶缺乏症,是 1999—2001 年建立了遗传基础的第一类系统性自身炎症疾病。目前根据国际免疫学会联盟的最新报告,有 37 种单独的单基因疾病被归类为遗传性全身性自身炎症性疾病。

是否是 MeSH 词汇　是,MeSH ID:D056660
释义来源　李冀,宋红梅.自身炎症性疾病分类[J].协和医学杂志,2014,5(04):450-454.

冷吡啉相关周期性综合征(Cryopyrin-associated periodic syndromes,CAPS)

释义　本病为一种罕见的常染色体显性遗传(AD)病,由于白细胞介素 -1β(IL-1β)调节异常引起的一组自身炎症性疾病的统称。多数患者发病与冷吡啉蛋白编码基因 *NLRP3* 的功能区突变杂合突变有关。疾病主要侵犯神经系统、肾脏、关节等。根据临床表现不同可分为 3 种亚型:家族性冷性自身炎症综合征(familial cold autoinflammatory syndrome,FCAS)、Muckle-Wells 综合征和慢性婴儿神经皮肤关节综合征(chronic infantile neurological cutaneous articular syndrome,CINCA),即新生儿起病的多系统自身炎症性疾病(neonatal onset multisystem inflammatory disease,NOMID)。

是否是 MeSH 词汇　是,MeSH ID:D056587
释义来源　李彩凤,檀晓华,张俊梅,等.中国儿童冷吡啉相关周期性综合征基因型与临床表型特征研究[J].中国科学:生命科学,2018,48(09):986-994.

甲羟戊酸激酶缺乏症(Mevalonate kinase deficiency,MKD)

释义　本病属常染色体隐性遗传(AR)病,甲羟戊酸激酶(MVK)编码基因突变可引起MVK 活性降低,导致甲羟戊酸代谢途径障碍,引起甲羟戊酸堆积、胆固醇和类异戊二烯等下游产物合成减少,上述代谢异常可导致白细胞介素(IL)-1β 等炎症因子过度产生,继而引发自身炎性反应,是集遗传、代谢和免疫等多因素于一身的自身炎症性疾病。根据 MVK 酶活性下降严重程度和临床表现不同,MKD 又分为高 IgD 伴周期性发热综合征(hyperimmunoglobulinemia D with periodic fever syndrome,HIDS)和甲羟戊酸尿症(mevalonic aciduria,MA)两种临床亚型。HIDS 临床特征为反复性、周期性发热,常伴淋巴结肿大、脾大、关节痛或关节炎、腹痛和皮疹等,偶见内脏淀粉样变性;MA 则以严重的神经系统损伤、发育畸形并多数早期夭折为主要特征。

是否是 MeSH 词汇　是,MeSH ID:D054078

释义来源　杨军,翁若航.甲羟戊酸激酶缺乏症[J].中国实用儿科杂志,2018,33(01):18-22.

Dent 病(Dent disease)

释义　本病是一种 X 连锁遗传的肾小管疾病,致病基因为 *CLCN5*(Dent 病 1 型)或 *OCRL*(Dent 病 2 型),由于肾小管功能损伤,使经正常肾小球滤过的蛋白回吸收障碍所致。以低分子蛋白尿、高钙尿、肾钙化、肾结石为特征,但尿酸化功能正常。部分患者有佝偻病和进行性肾衰竭,同时尿生长激素排泄水平偏高。肾脏病理可见小球轻度系膜增生和小管间质轻微病变。男性发病,女性携带。女性携带者有低分子蛋白尿,半数有高钙尿但无明显症状。

是否是 MeSH 词汇　是,MeSH ID:D057973

释义来源　刘新民.中华医学百科大辞海:内科学(第二卷)[M].北京:军事医学科学出版社,2008.

孤立性心室肌致密化不全(Isolated noncompaction of the ventricular myocardium)

释义　属于罕见的先天性心肌病,本病形态学特点是左心室心肌小梁化,深陷的小梁隐窝与左心室腔相通,但与冠状动脉系统不相通。多数患者早期无症状,于青、中年时期发病,以左心功能下降、心律失常、系统性血栓栓塞为临床表现。

是否是 MeSH 词汇　是,MeSH ID:D056830

释义来源　陈清启.心电图学[M].2 版.济南:山东科学技术出版社,2012.

X 连锁延髓 - 脊髓肌萎缩症(X-linked bulbospinal atrophy)

释义　本病又称肯尼迪病(Kennedy's disease),

是 X 连锁隐性遗传(XR)病,是由染色体 Xq11-q12 上的雄激素受体基因的 1 号外显子中的 CAG 三联体重复(40~62 个)的不稳定扩增引起。主要累及脊髓及延髓下运动神经元、感觉系统和内分泌系统,神经系统首发症状多为双下肢近端萎缩、无力,逐渐进展至双上肢及舌肌,体检以腱反射减弱或消失等下运动神经元体征为主,病情进展缓慢。

是否是 MeSH 词汇　是,MeSH ID:D055534

释义来源　李书剑,王丽丽,秦灵芝,等.肯尼迪病的临床、电生理与分子遗传学特点分析[J].中华神经医学杂志,2019(02):166-169.

X 连锁隐性遗传重症联合免疫缺陷病(X-linked severe combined immunodeficiency diseases, X-SCID)

释义　为 X 连锁隐性遗传(XR)病,患者免疫系统异常表现为 $T^-B^+NK^-$,即 T 细胞、NK 细胞缺如或显著减少;B 细胞数量正常或增多,但功能异常,导致免疫球蛋白 Ig 产生减少和类别转换障碍。已经证实白细胞介素 2 受体(IL-2R)基因 *IL2RG* 突变是导致 X-SCID 的主要病因。突变基因位于 Xq13.1。患者外周血中 T 细胞明显减少,对抗原接种无抗体应答,表现为反复多种微生物感染。

是否是 MeSH 词汇　是,MeSH ID:D053632

释义来源　刘新民.中华医学百科大辞海:内科学(第二卷)[M].北京:军事医学科学出版社,2008.

丙酮酸脱氢酶复合物缺乏症(Pyruvate dehydrogenase complex deficiency disease)

释义　一种基因缺陷病,报道有常染色体隐性和 X 连锁遗传型。该病是一种线粒体能量代谢异常的遗传性疾病,基因突变引起丙酸脱氢酶复合物（pyruvate dehydrogenase complex, PDHc）活性下降，导致丙酮酸代谢障碍，造成机体能量生成不足和乳酸堆积，进而出现神经系统结构和功能损害。

是否是 MeSH 词汇　是，MeSH ID: D015325

释义来源　吴莫龄，刘丽. 丙酮酸脱氢酶复合物缺乏症的研究现状［J］. 国际儿科学杂志，2014，41（06）：610-613.

Coffin-Lowry 综合征（Coffin-Lowry syndrome）

释义　本病为 X 连锁隐性遗传（XR）病，核糖体 S6 激酶（*HQR2*）基因突变所致，定位于 Xp22，其主要临床表现为特殊面容（面容粗陋、前额凸出、眼距宽），轻、中度生长发育迟缓，身材矮小，智力障碍，骨骼发育迟缓，胸骨发育畸形以及脊柱侧弯，听力缺陷，精神运动迟缓，癫痫，精神异常等。男性发病较重，女性基因携带者有轻度临床表现。

是否是 MeSH 词汇　是，MeSH ID: D038921

释义来源　赵辨. 中国临床皮肤病学［M］. 2 版. 南京：江苏科学技术出版社，2017.

X 染色体连锁鱼鳞癣（X-linked ichthyosis）

释义　该病又称黑鱼鳞病（ichthyosis nigricans），X 连锁隐性遗传鱼鳞病（recessive X-linked ichthyosis）。主要表现为四肢伸侧或躯干部皮肤干燥、粗糙，伴有菱形或多角形鳞屑，外观如鱼鳞状或蛇皮状。寒冷干燥季节加重，温暖潮湿季节缓解，易复发。根据遗传规律分为常染色体显性遗传的鱼鳞病、常染色体隐性遗传的鱼鳞病、X 染色体隐性遗传的鱼鳞病、X 染色体连锁显性遗传。不同鱼鳞病对应的基因突变、染色体定位及遗传方式均有不同。X 连锁鱼鳞病发病原因与类固醇硫酸酯酶异常有关。类固醇硫酸酯酶缺失可发生点状软骨发育不良和 X 连锁鱼鳞病重叠综合征。该

病主要发生于男性，仅由异性合子的母亲传给男性胎儿，女性仅属携带者发病极少。

是否是 MeSH 词汇　是，MeSH ID: D016114

释义来源　赵辨. 中国临床皮肤病学［M］. 2 版. 南京：江苏科学技术出版社，2017.

雄激素不敏感综合征（Androgen-insensitivity syndrome）

释义　为 X 连锁隐性遗传（XR）病，又称睾丸女性化完全型。为男性假两性畸形，染色体核型为 46, XY，但 X 染色体上的雄激素受体基因缺陷。性腺为睾丸，位于腹腔内或腹股沟。睾酮水平在正常男性范围，靶细胞睾酮受体缺陷，不发挥生物学效应，睾酮能通过芳香化酶转化为雌激素，故表型为女型，致青春期乳房隆起丰满，但乳头发育不良，乳晕苍白，阴毛、腋毛稀少，阴道为盲端，较短浅，子宫及输卵管缺如。

是否是 MeSH 词汇　是，MeSH ID: D013734

释义来源　谢幸，孔北华，段涛. 妇产科学［M］. 9 版. 北京：人民卫生出版社，2018.

慢性肉芽肿病（Chronic granulomatous disease）

释义　是致死性遗传性白细胞功能缺陷，多为性连锁隐性遗传（XR），少数为常染色体隐性遗传（AR）。可引起常见吞噬细胞还原型烟酰胺腺嘌呤二核苷酸磷酸（NADPH）氧化酶复合物功能障碍，致使吞噬细胞杀菌能力减弱或丧失，不能产生超氧化物，失去杀伤过氧化物酶阳性细菌与真菌的能力，导致反复感染、炎症反应失调进而形成肉芽肿。临床表现为反复发生全身各部位的化脓性感染，可有皮肤肉芽肿，湿疹性皮炎，肝、脾大。在各受累器官中可见到含有色素脂类的组织细胞形成的肉芽肿。

是否是 MeSH 词汇　是，MeSH ID: D006105

释义来源 刘新民.中华医学百科大辞海:内科学(第二卷)[M].北京:军事医学科学出版社,2008.

局灶性皮肤发育不全(Focal dermal hypoplasia)

释义 又名 Goltz 综合征,为 X 连锁显性遗传(XD)病,是一种累及外胚层和中胚层的罕见皮肤病。在普通人群中的发病率为 1/150 000~1/50 000。其典型的皮肤表现为面部、躯干及四肢的局部皮肤非常薄、色素沉着、色素脱失或脂肪疝,常伴有骨骼、眼、耳、唇、腭、牙齿或指/趾畸形。

是否是 MeSH 词汇 是,MeSH ID:D005489

释义来源 赵辨.中国临床皮肤病学[M].2版.南京:江苏科学技术出版社,2017.

Hajdu-Cheney 综合征(Hajdu-Cheney syndrome)

释义 该病是一种非常罕见的先天性代谢性骨病,又称为原发性骨发育不良伴肢端溶骨症或Ⅳ型原发性肢端骨溶解症。由位于染色体 1p12 的 *NOTCH2* 基因外显子 34 杂合突变引起。最早分别由 1948 年 Hajdu 及 1965 年 Cheney 两位放射科医师进行了个案报道。此病可为家族聚集性,呈常染色体显性遗传(AD),但更多是散发病例。主要临床特点是进行性的局灶性骨质破坏,包括肢端骨溶解和全身骨质疏松。其他临床特点有体型短小,颅面骨骼发育不良,颅面部异常,听力丧失,先天性心脏病和肾囊肿等。诊断主要是结合临床症状和 X 线影像表现。其特征性的 X 线表现为:不同程度的指或趾末端的溶骨性表现,颅缝增宽,尤其是人字缝多发缝间骨。目前临床上常用双膦酸盐治疗,可以缓解骨痛症状,减缓肢端溶解的速度,提高骨密度。

是否是 MeSH 词汇 是,MeSH ID:D031845

释义来源 韩先卓,刘畅.Notch 信号通路相关的人类骨发育疾病[J].医学综述,2018,24(08):1606-1611.

DiGeorge 综合征(DiGeorge syndrome)

释义 一种多基因遗传性疾病,但染色体 22q11 区域缺失是主要原因。本综合征包括四项异常:先天性甲状旁腺不发育或发育不全、先天性心脏缺损、胸腺不发育或发育不全及特殊面容等。如具备上述中三项即可诊断。其病因多由于胎儿期第 3、4 咽弓发育缺陷造成,且可见染色体 22q11 有微小缺损;尚可因胎儿受酒精毒害、孕母患糖尿病及染色体 10p 单体所致。

是否是 MeSH 词汇 是,MeSH ID:D004062

释义来源 刘新民.中华医学百科大辞海:内科学(第二卷)[M].北京:军事医学科学出版社,2008.

Hartnup 病(Hartnup disease)

释义 Hartnup 病是一种常染色体隐性遗传病,其特征在于一组单胺 - 单羧酸氨基酸(中性氨基酸)的肾小管重吸收和肠运输缺陷。

是否是 MeSH 词汇 是,MeSH ID:D006250

释义来源 刘新民.中华医学百科大辞海:内科学(第二卷)[M].北京:军事医学科学出版社,2008.

Zellweger 综合征(Zellweger syndrome)

释义 该病又称脑肝肾综合征,是一大类过氧化物酶体疾病的原型,可分为两大类:①过氧化物酶体生物发生障碍;②单一过氧化物酶体酶缺乏症。主要发生在新生儿期,为常染色体隐性遗传,是 Zellweger 谱系障碍（Zellweger spectrum disorder，ZSD）中最严重类型。可由参与过氧化物酶体生物发生的多个基因（称为 *pexins*）中的任何一个突变引起。*PEX* 基因编码功能过氧化物酶体组装所必需的蛋白质。表现为严重肌张力低下、特殊面容、脑回畸形、惊厥、肝肾异常等，通常在出生后 1 年内死亡。

是否是 MeSH 词汇　是，MeSH ID：D015211

释义来源　刘新民．中华医学百科大辞海：内科学（第二卷）[M]．北京：军事医学科学出版社，2008.

MELAS 综合征（MELAS syndrome）

释义　该病又称线粒体肌病脑病伴乳酸中毒及脑卒中样发作，是最常见的母系遗传线粒体疾病。临床特点包括 40 岁以前就开始的复发性休克、肌病、共济失调、肌阵挛、智力低下和耳聋。少数患者出现反复呕吐、周期性的偏头痛、糖尿病、眼外肌无力或麻痹，从而使眼的水平运动受限（进行性眼外肌麻痹），并出现眼睑下垂、肌无力、身材矮小等。

是否是 MeSH 词汇　是，MeSH ID：D017241

释义来源　傅松滨．医学遗传学[M]．4 版．北京：北京大学医学出版社，2020.

Farber 脂肪肉芽肿病（Farber lipogranulomatosis）

释义　Farber 脂肪肉芽肿病，又称神经酰胺酶缺乏症，是一种常染色体隐性遗传的溶酶体贮存障碍，其特征是早期皮下结节，关节疼痛和进行性畸形，以及喉部受累引起的声音嘶哑。根据发病年龄、症状严重程度和受累脏器的不同，可分为 6 种神经酰胺酶缺乏症的临床亚型。最严重的是 4 型亚型，这是一种罕见的新生儿疾病，死亡发生在 1 岁之前。

是否是 MeSH 词汇　是，MeSH ID：D055577

释义来源　赵辨．中国临床皮肤病学[M]．2版．南京：江苏科学技术出版社，2017.

球样细胞脑白质营养不良（Globoid cell leukodystrophy）

释义　该病又称 Krabbe 病，是一种罕见的常染色体隐性遗传的溶酶体贮积病，影响中枢和外周神经系统的白质。是由于 β- 半乳糖脑苷脂酶（galactocerebrosidase，*GALC*）基因缺陷导致溶酶体内 GALC 缺乏，引起神经系统半乳糖脑苷脂沉积，继发产生鞘氨醇半乳糖苷毒性作用，造成中枢和周围神经广泛的髓鞘脱失、星形胶质细胞增生及大量多核巨噬细胞（球形细胞）浸润。大多数患者在出生后 6 个月内出现"婴儿特有的"或"典型"疾病，表现为极度易怒、痉挛和发育迟缓。有严重的运动和精神恶化，导致 2 岁时去大脑强直和死亡。大约 10%~15% 的患者起病较晚，通常分为婴幼儿组（6 个月 ~3 岁）、少年组（3~8 岁），甚至成人起病。晚发型的病情较轻，进展较慢。这些晚发患者在虚弱、视力丧失和智力衰退变得明显之前，临床上可以是正常的；那些成年患者的唯一症状可能是痉挛性截瘫。

是否是 MeSH 词汇　是，MeSH ID：D007965

释义来源　李大年．现代神经内科学[M]．济南：山东科学技术出版社，2004.

海蓝组织细胞综合征（Sea-blue histiocyte syndrome）

释义　该病系常染色体隐性遗传性疾病。由于神经鞘磷脂酶活性降低，受累组织中神经鞘磷脂和神经糖脂积聚，经组织化学染色呈海蓝色颗粒。本病起病年龄从婴儿到老年，多小于 40 岁。

是否是 MeSH 词汇 是，MeSH ID：D012618

释义来源 傅松滨．医学遗传学［M］．4 版．北京：北京大学医学出版社，2020.

尼曼 - 皮克病（Niemann-Pick disease）

释义 尼曼 - 皮克病 A 型和 B 型属于常染色体隐性遗传病，是由于鞘磷脂酶基因突变引起溶酶体内神经鞘磷脂异常贮积在单核巨噬细胞系统和其他系统所导致的一种罕见疾病。临床表现多样，以进行性肝脾大、中枢神经系统退行性变多见。临床表型范围可从严重的婴儿型和神经退行性变导致死亡（通常 3 岁，A 型）到晚发的非神经型（B 型）。

是否是 MeSH 词汇 是，MeSH ID：D009542

释义来源 赵辨．中国临床皮肤病学［M］．2 版．南京：江苏科学技术出版社，2017.

A 型尼曼 - 皮克病（Type A Niemann-Pick disease）

释义 该病又称婴儿型，最常见，发病早、起病急，患儿多于婴幼儿期死亡，主要表现为精神、运动发育迟缓，大量鞘磷脂沉积于神经系统和内脏，因此又称为急性神经型。该病是一种常染色体隐性遗传病，其特征是严重累及中枢神经系统。婴儿通常表现为肌肉无力、消瘦和进行性智力下降。耳聋、失明和肺部浸润也是常见的特征。

是否是 MeSH 词汇 是，MeSH ID：D052536

释义来源 赵辨．中国临床皮肤病学［M］．2 版．南京：江苏科学技术出版社，2017.

B 型尼曼 - 皮克病（Type B Niemann-Pick disease）

释义 该病是一种常染色体隐性遗传病，患者由于酸性鞘磷脂酶的缺失引起溶酶体功能异常，导致鞘磷脂在患者体内多个器官中异常累积。髓、肝脏、脾脏和肺是最常累及的器官。该病的临床表现差异较大，轻度患者可以存活到成年阶段，重度患者在婴幼儿期间便表现为肝脾大、间质性肺炎、血细胞三系（红细胞、白细胞、血小板）下降和视网膜红斑等。

是否是 MeSH 词汇 是，MeSH ID：D052537

释义来源 赵辨．中国临床皮肤病学［M］．2 版．南京：江苏科学技术出版社，2017.

C 型尼曼 - 皮克病（Type C Niemann-Pick disease）

释义 该病是一种极少见的常染色体隐性遗传病，临床常出现广泛的内脏器官和神经系统受累。NPC 在任意年龄均可发病，其病情进展速度与神经系统症状出现年龄有明显相关性，据此把 NPC 分为早期婴儿型（2 个月 ~2 岁）、晚期婴儿型（2~6 岁）、青少年型（6~15 岁）和成人型（>15 岁），此外尚有以内脏受累为主的新生儿型（0~3 个月）。

是否是 MeSH 词汇 是，MeSH ID：D052556

释义来源 赵辨．中国临床皮肤病学［M］．2 版．南京：江苏科学技术出版社，2017.

多种硫酸酯酶缺乏症（Multiple sulfatase deficiency，MSD）

释义 多种硫酸酯酶缺乏症是一种罕见的溶酶体贮积症，属常染色体隐性遗传病。新生儿发病率估计为 1:1 000 000。它是由于编码甲酰甘氨酸生成酶的硫酸酯酶修饰因子 1（SUMF1）基因发生突变，使尚未折叠的硫酸酯酶多肽的活性区域中的保守的半胱氨酸不能被氧化成甲酰甘氨酸（翻译后修饰），导致体内全部硫酸酯酶多肽因不能正确折叠而丧失活性或活性减低，继而引起它们各自所水解的硫酸酯类底物堆积在细胞的溶酶体和其他细胞中,损害细胞的正常功能,出现一系列复杂的临床表型。

是否是 MeSH 词汇　是,MeSH ID:D052517
释义来源　孟岩,黄尚志,魏珉.多种硫酸酯酶缺乏症研究进展[J].医学研究杂志,2006(06):68-69.

GM1 型神经节苷脂贮积病(GM1 gangliosidosis)

释义　该病又称全身性神经节苷脂贮积症,是由 β- 半乳糖苷酶缺乏而引起的一种遗传性溶酶体疾病,致病基因为定位于3号染色体的 β- 半乳糖苷酶 -1(*GLB1*)基因,遗传方式为常染色体隐性遗传。患者体内3种酸性 β- 半乳糖苷酶同工酶 A、B 和 C 在身体各组织中明显缺乏。临床特征为进行性中枢神经系统障碍及类似黏多糖贮积症 I 型的骨骼异常。于婴儿期或儿童期起病,临床表现包括智力运动发育迟缓伴倒退、肝脾大、眼底樱桃红斑、粗陋面容、多发性成骨不良,头颅磁共振成像(MRI)可见髓鞘化落后、丘脑及基底核异常信号,患儿酸性 β- 半乳糖苷酶(GLB)活性明显降低。

是否是 MeSH 词汇　是,MeSH ID:D016537
释义来源　BRUNETTI-PIERRI N,SCAGLIA F. GM1 gangliosidosis:review of clinical, molecular, and therapeutic aspects. Mol Genet Metab,2008,94(4):391-396.

GM2 型神经节苷脂贮积病(GM2 gangliosidosis)

释义　GM2 神经节苷脂贮积病是一种罕见的常染色体隐性遗传病,由溶酶体 β- 氨基己糖苷酶缺乏所致。

是否是 MeSH 词汇　是,MeSH ID:D020143
释义来源　侯琳.GM2 神经节苷脂沉积症发病的分子机理研究[J].中华医学遗传学杂志,2003(02):103-106.

Sandhoff 病(Sandhoff disease)

释义　Sandhoff 病是一种进行性神经退行性疾病,由于己糖胺酶 A、B 的缺乏,组织中沉积神经节苷脂 GM2 和红细胞糖苷脂,造成功能损害,临床表现类似于 Tay-Sachs 病,但不发生于小儿。

是否是 MeSH 词汇　是,MeSH ID:D012497
释义来源　刘新民.中华医学百科大辞海:内科学(第二卷)[M].北京:军事医学科学出版社,2008.

肢根点状软骨发育异常(Rhizomelic chondrodysplasia punctata)

释义　肢根点状软骨发育异常是一种过氧化物酶体疾病,其特征是身材异常矮小,主要累及四肢远端,典型的面部表现包括宽鼻梁、内眦赘皮、高弓腭、外耳发育不良、小颌畸形、先天性挛缩,特征性眼部受累,侏儒,严重精神发育迟滞伴痉挛。生化上,血浆中的激素合成和植酸 α 氧化都有缺陷。大多数患者在生命的前 10 年死亡。该病又称点状软骨发育不良,是新生儿或婴儿期以骨骺软骨的不规则钙盐沉着为病理特征的一大类骨发育异常性疾病。由于预后不佳,多数患者的平均寿命 <10 岁,并有相当多的病例在新生儿期死亡。

是否是 MeSH 词汇　是,MeSH ID:D018902
释义来源　刘新民.中华医学百科大辞海:内科学(第二卷)[M].北京:军事医学科学出版社,2008.

胱氨酸病(Cystinosis)

释义　胱氨酸病是一种罕见的溶酶体贮积

病,最早于 1903 年由 Taivassalo 等首次报道,随后不同文献先后报道该病的多器官受累表现,包括继发性范科尼综合征和眼部病变引起的角膜病、内分泌腺体病变、神经肌肉病变等。胱氨酸病为常染色体隐性遗传,文献报道发病率为 1/20 万 ~1/10 万,在北美儿童肾脏替代治疗人群中原发病因中胱氨酸病占 3.5%,其中在接受肾脏移植患儿人群中占 2.1%。目前胱氨酸病的流行病学统计数据多来自欧美国家,我国关于胱氨酸病的报道不多,仅有个例报道。

是否是 MeSH 词汇　是,MeSH ID:D003554
释义来源　周晓军,张丽华.肝脏诊断病理学[M].南京:江苏科学技术出版社,2006.

黏多糖贮积症(Mucopolysaccharidoses,MPS)

释义　该病是一组遗传性溶酶体贮积症,因降解各种黏多糖所需的溶酶体酶缺陷,造成不能完全降解的黏多糖在溶酶体中贮积,并有大量黏多糖从尿中排出。根据临床表现和酶缺陷,MPS 可以分为 Ⅰ~ Ⅶ等 6 型(其中 V 型已改称 IH/S 型)。

是否是 MeSH 词汇　是,MeSH ID:D009083
释义来源　杨保胜.遗传病分子生物学[M].北京:科学出版社,2015.

黏多糖贮积症Ⅰ型(Mucopolysaccharidosis Ⅰ)

释义　该病又称 Hurler 综合征、脂肪软骨营养不良、多发性骨发育障碍、多发性骨发育不良综合征。由于遗传代谢缺陷造成黏多糖降解过程中酶的缺乏,使患者各种组织细胞内有过多的酸性黏多糖贮积,其中主要成分为硫酸软骨素 B(CSA-B)和硫酸类肝素两种。

是否是 MeSH 词汇　是,MeSH ID:D008059
释义来源　戴阳丽,朱铭强,邹朝春.黏多糖

贮积症Ⅰ型的研究现状及进展[J].中华内分泌代谢杂志,2021,37(04):306-310.

黏多糖贮积症Ⅲ型(Mucopolysaccharidosis Ⅲ)

释义　又称为 Sanfilippo 综合征,或黏多糖病Ⅲ,是一种常染色体隐性溶酶体贮积病,其特征是进行性智力低下和行为问题。由于硫酸乙酰肝素降解受损,引起一系列临床症状,特别是中枢神经系统退化。该病是由于 4 种酶缺乏引起,根据酶的不同,分为 4 个亚型。A 型:乙酰肝素硫酸酯酶缺乏;B 型:N-乙酰 -α-D- 氨基糖苷酶缺乏;C 型:乙酰辅酶 A、α- 氨基糖苷酶、N- 乙酰氨基转移酶缺乏。D 型:N- 乙酰氨基葡糖 -6- 硫酸酯酶缺乏。但是 4 个亚型的临床表现差异不大。Ⅲ型患者表现为行为异常,包括:难治的多动症、睡眠和学习困难等,呼吸和心血管系统病变不严重。其中 A 型是最严重的,发病较早,症状进展迅速,生存期较短。

是否是 MeSH 词汇　是,MeSH ID:D009084
释义来源　刘新民.中华医学百科大辞海:内科学(第二卷)[M].北京:军事医学科学出版社,2008.

黏多糖贮积症Ⅳ型(Mucopolysaccharidosis Ⅳ)

释义　该病是一种常染色体隐性溶酶体贮积病,又称莫尔奎(Morquio)综合征、骨软骨营养不良、畸形性软骨营养不良、非典型性佝偻病。是一种以严重的神经和眼科异常为特征的溶酶体贮存障碍。是由于 N- 乙酰氨基半乳糖 -6- 硫酸酯酶改变引起。其特征性表现为躯干明显变短,矮小畸形,股骨头和髋臼呈进行性改变,关节肿大,肌肉韧带松弛,但智商正常。轻度角膜浑浊。

是否是 MeSH 词汇　是,MeSH ID:D009085
释义来源　陈荣华,陈树宝,朱启镕,等.儿

科查房手册［M］. 2 版. 南京：江苏科学技术出版社，2004.

黏多糖贮积症Ⅵ型（Mucopolysaccharidosis Ⅵ）

释义　该病是一种常染色体隐性遗传溶酶体贮存障碍，是由于葡糖醛酸 -4- 硫酸酯酶缺乏引起。临床特点：进行性角膜浑浊和水肿，进行性视神经水肿和萎缩，闭角型或开角型青光眼，继发于脑水肿的视神经盘水肿、上睑下垂等。其他器官病变：身材矮小、骨骼畸形、大头、短颈、关节运动障碍、猫爪样手、肝脾大、脐疝、腹股沟疝、腕管综合征、中耳疾病、神经性耳聋、龋齿、牙龈脓肿、上呼吸道阻塞、睡眠呼吸暂停综合征、心肌病、心脏瓣膜病、脑积水等。

是否是 MeSH 词汇　是，MeSH ID：D009087
释义来源　陈荣华，陈树宝，朱启镕，等. 儿科查房手册［M］. 2 版. 南京：江苏科学技术出版社，2004.

黏多糖贮积症Ⅶ型（Mucopolysaccharidosis Ⅶ）

释义　黏多糖贮积症Ⅶ型，又称为 Sly 综合征，是一种罕见的溶酶体贮积病，由于溶酶体 β- 葡糖醛酸苷酶缺乏，酸性黏多糖在体内不能完全降解，引起硫酸皮肤素、硫酸类肝素、硫酸软骨素在各种组织内沉积，导致精神运动发育迟缓，肝脾大、骨骼发育不良等。

是否是 MeSH 词汇　是，MeSH ID：D016538
释义来源　陈荣华，陈树宝，朱启镕，等. 儿科查房手册［M］. 2 版. 南京：江苏科学技术出版社，2004.

天冬氨酰葡糖胺尿症（Aspartylglucosaminuria，AGU）

释义　该病是一种严重的常染色体隐性溶酶体储存障碍，AGU 可表现为多器官功能受累，以脑细胞损害为著，缺乏特异性症状与体征，主要的神经系统表现有缓慢进展的智力倒退、语言发育迟缓或倒退、运动功能障碍伴轻微的躯干共济失调。这种疾病是由溶酶体中天冬氨酰氨基葡萄糖苷酶（AGA）活性缺陷引起的，它导致体液和组织中一系列天冬酰胺的积聚，即在还原端与天冬氨酰葡萄糖胺部分的糖缀合物。

是否是 MeSH 词汇　是，MeSH ID：D054880
释义来源　刘新民. 中华医学百科大辞海：内科学（第二卷）［M］. 北京：军事医学科学出版社，2008.

神经元蜡样质脂褐质沉积病（Neuronal ceroid-lipofuscinoses，NCL）

释义　神经元蜡样质脂褐质沉积病是与认知能力下降、进行性小脑萎缩、视网膜病变和肌阵挛性癫痫相关的神经退行性疾病。

是否是 MeSH 词汇　是，MeSH ID：D009472
释义来源　全国科学技术名词审定委员会. 神经病学名词：2020［M］. 北京：科学出版社，2020.

Sjogren-Larsson 综合征（Sjogren-Larsson syndrome）

释义　Sjogren-Larsson 综合征又称鱼鳞癣样红皮病、痉挛性两侧瘫，是一种罕见的常染色体隐性遗传神经皮肤病，瑞典北部发病率可高达 8.3/10 万，而在其他地方，预计发病率为 0.4/10 万或者更低，患病率无性别差异，已知该病由 ALDH3A2 基因突变所致，特征性临床表现为先天性鱼鳞癣样红皮病、痉挛性双瘫和智力障碍。

是否是 MeSH 词汇　是，MeSH ID：D016111
释义来源　徐文严，王千秋. 英汉皮肤性病学词典[M].南京:江苏科学技术出版社,2007.

McCune-Albright 综合征(McCune-Albright syndrome)

释义　McCune-Albright 综合征是一种促性腺激素非依赖性性早熟疾病,又称为多骨性纤维发育不全或多骨性纤维异常增生症,为常染色体显性遗传(AD)。McCune-Albright 综合征是一种较少见的伴有皮肤斑片状色素沉着和多发性囊性纤维性骨发育不良的先天性内分泌障碍临床综合征,其内分泌功能障碍可以表现为性早熟、甲状腺功能亢进症、生长激素分泌过多、皮质醇增多、抗维生素 D 性低磷血症和甲状旁腺增大。诊断评估方法为 *GNAS* 基因突变和典型的三联症:一个或多个内分泌腺增生或腺瘤引起的自主性功能亢进、多发性骨纤维异样增殖、边缘不规则的皮肤咖啡色素斑。
是否是 MeSH 词汇　是,MeSH ID:D005359
释义来源　杨保胜.遗传病分子生物学[M].北京:科学出版社,2015.

胎儿水肿(Hydrops fetalis)

释义　胎儿水肿是由于多种胎儿、胎盘和母体疾病引起的一种死亡率很高的病症,表现为胎儿广泛性软组织水肿和体腔液体积聚,其病因及病理生理机制复杂。
是否是 MeSH 词汇　是,MeSH ID:D015160
释义来源　陈倩.胎儿水肿综合征的超声诊断及临床处理[J].中国实用妇科与产科杂志,2007,23(5):351-353.

巨大胎儿(Fetal macrosomia)

释义　巨大胎儿的定义在国内外尚无统一标准,在我国,巨大胎儿指任何孕周胎儿体重超过 4 000g。巨大胎儿是多种因素综合作用的

结果,常见的有:孕妇患糖尿病、肥胖、经产妇、过期妊娠、羊水过多等。
是否是 MeSH 词汇　是,MeSH ID:D005320
释义来源　谢幸,孔北华,段涛.妇产科学[M].9 版.北京:人民卫生出版社,2018.

肾盂扩张(Pyelectasis)

释义　肾盂扩张指的是胎儿肾异常,主要由于输尿管的机械性或功能性阻塞或狭窄,大多数因输尿管的生理性扩张引起,少数是病理性因素,包括肾盂输尿管连接处的阻塞、先天性巨输尿管、多囊肾、膀胱输尿管反流、重复输尿管的输尿管囊肿以及后尿道瓣。
是否是 MeSH 词汇　是,MeSH ID:D058536
释义来源　刘新民.中华医学百科大辞海:内科学(第二卷)[M].北京:军事医学科学出版社,2008.

胎儿血红蛋白(Fetal hemoglobin,HbF)

释义　胎儿血红蛋白为胚胎及胎儿时期的主要正常血红蛋白,和成人的血红蛋白一样,都能起到运输氧气的作用。在胚胎 10 周左右形成,至 34~36 周时达 Hb 总量的 90%~95%。此后逐渐减少,被成人 Hb 代替。足月分娩的婴儿 HbF 占总 Hb 量的 53%~95%,6 个月时占 2%~3%。
是否是 MeSH 词汇　是,MeSH ID:D005319
释义来源　付美云,王晨虹.联合检测胎儿血红蛋白、α1 微球蛋白、sFlt-1 及 PlGF 对子痫前期的诊断价值[J].中国优生与遗传杂志,2013(10):59-62.

先天性弓形虫病(Congenital toxoplasmosis)

释义　弓形虫属原虫经胎盘传播的胎儿或新生儿疾病。孕妇感染弓形虫病后,40% 左右可

传给胎儿,如妊娠早期受到感染,则胚胎发育障碍,可能引起流产、早产等;如妊娠晚期受到感染,胎儿虽可正常发育,出生时或可存活,但多在出生后数月、数年临床表现严重,可有发热、充血性或出血性皮疹以及间质肺炎或脑膜炎、溶血等表现,也可有各种眼部症状。

是否是 MeSH 词汇　是,MeSH ID:D014125

释义来源　罗慰慈.协和医学词典[M].北京:北京医科大学中国协和医科大学联合出版社,1998.

甲胎蛋白(Alpha fetoprotein, AFP)

释义　甲胎蛋白胚胎肝细胞、肝细胞癌或某些异常肝细胞产生的癌胚蛋白,并可作为肝细胞癌的标志物,其相对分子质量为64 000~74 000。6 周龄正常胎儿血中即含有甲胎蛋白,12~16 周龄达最高浓度。出生时血液中的含量为 10mg/L,出生后几周内逐渐降低,正常成人含量为 20μg/L。甲胎蛋白在孕妇羊水或母体血浆中可用于胎儿产前监测,在成人,肝癌、生殖细胞肿瘤、胃肠道肿瘤等患者血清中 AFP 升高。

是否是 MeSH 词汇　是,MeSH ID:D000509

释义来源　胡皓夫.儿科学辞典[M].北京:北京科学技术出版社,2003.

持续性胎儿循环综合征(Persistent fetal circulation syndrome)

释义　又称为持续性肺动脉高压综合征,指出生后肺血管阻力持续性增高,表现为新生儿因缺氧、酸中毒使肺小动脉痉挛等。特点是右心血流可通过卵圆孔、肺动脉的血通过动脉导管向左分流,保持了胎儿时期的循环通道。临床表现持续发绀,吸氧不能使发绀消除。

是否是 MeSH 词汇　是,MeSH ID:D010547

释义来源　胡皓夫.儿科学辞典[M].北京:

北京科学技术出版社,2003.

脑膨出(Encephalocele)

释义　脑膨出是第三种神经管畸形,是由于在胚胎发育时神经管的前端未完全闭合所致,脑膜及脑组织从颅骨的缺损处向外膨出犹如蕈状,故又称脑蕈。

是否是 MeSH 词汇　是,MeSH ID:D004677

释义来源　李松.出生缺陷诊断图谱[M].2版.北京:北京大学医学出版社,2002.

低血磷性抗维生素 D 性佝偻病(Hypophosphatemic rickets)

释义　又称"家族性低磷血症",是一种肾小管遗传缺陷性疾病。低血磷性抗维生素 D 佝偻病比较常见,又称家族性低磷血症,或肾性低血磷性佝偻病。本病是由于肾小管缺陷,肾脏丢磷,以致钙、磷代谢紊乱,造成佝偻病。遗传方式是 X 连锁显性遗传,对一般生理剂量的维生素 D 无反应,故又称抗维生素 D 佝偻病。由于位于 X 染色体上的 *PHEX* 基因突变,导致肾小管重吸收磷减少。偶见属于常染色体隐性遗传者,也有部分患者为散发,无家族病史。临床表现:患儿接近周岁、下肢开始负重时,才发现症状。开始发病常以"O"形腿或"X"形腿为早期症状,其他佝偻病体征很轻,较少出现肋串珠和肋膈沟,缺乏营养性维生素 D 缺乏性佝偻病常见的肌张力低下,常不被注意。较重者有进行性骨骼畸形和多发性骨折,伴有骨骼疼痛,以下肢为主,甚至不能行走。严重畸形者,身高的增长多受影响。牙质较差,牙痛,牙易脱落且不易再生。对一般剂量维生素 D 无反应,血磷低下,尿磷增加。

是否是 MeSH 词汇　是,MeSH ID:D063730

释义来源　刘新民.中华医学百科大辞海:

内科学(第二卷) [M].北京:军事医学科学
出版社,2008.

三体综合征(Trisomic syndrome)

释义　三体综合征指某一号同源染色体的
数目为三个。常见的有 21- 三体、18- 三体和
13- 三体,其中 21- 三体综合征最常见,60%
的患儿在宫内早期即流产,存活者的主要临
床特点为智能低下、发育迟缓、眼距宽、内眦
赘皮、上眦上斜、上腭弓高耸;新生儿可见第
三囟门,掌纹呈通贯手和轴三叉夹角 >65°,
蹈趾球区胫侧弓状纹,有的伴先天性心脏病,
男性患儿可有单侧睾丸未降。
是否是 MeSH 词汇　否
释义来源　胡皓夫 . 儿科学辞典 [M].北京:
北京科学技术出版社,2003.

椎管闭合不全(Spinal dysraphism)

释义　椎管闭合不全指脊椎背侧缺损致使椎
管敞开。涉及范围大小不一,多发生于下段
胸椎、腰椎和骶椎。这是由于在胚胎发育早
期,神经褶缺乏脊索和间质的诱导作用,或者
受致畸因子的作用,致使神经管和椎弓未愈
合。脊柱裂常涉及脊柱与神经的缺损。
是否是 MeSH 词汇　是,MeSH ID:D016135
释义来源　杨志寅 . 诊断学大辞典 [M].2
版 . 北京:华夏出版社,2004.

法洛四联症(Fallot tetrad)

释义　法洛四联症是一种常见的发绀型先天
性心血管畸形。其基本病理为肺动脉狭窄、
室间隔缺损、主动脉骑跨于室间隔上和右心
室肥大。居儿童发绀型先天性心脏病的首
位。常有发绀、蹲踞位、呼吸急促、发育差、杵
状指 / 趾等症状。法洛四联症患儿的预后主
要取决于肺动脉狭窄程度及侧支循环情况,
重症者有 25%~35% 在 1 岁内死亡,50% 患
者死于 3 岁内,70%~75% 死于 10 岁内,90%
患者会夭折。
是否是 MeSH 词汇　是,MeSH ID:D013771
释义来源　朱家恺,黄洁夫,陈积圣 . 外科
学辞典 [M]. 北京:北京科学技术出版社,
2003.

大动脉转位(Transposition of great arteries)

释义　大动脉转位是指先天性大动脉起始部
发育异常致两大动脉的位置失去正常关系,
即右心房与右心室相连,后者发出主动脉,而
左心室与左心房相连并发出肺动脉干。其发
病率占先天性心脏病的 5%~10%,占发绀型
中的第二位。
是否是 MeSH 词汇　是,MeSH ID:D014188
释义来源　姜宗来,于伟勇,张炎 . 胸心外科
临床解剖学 [M]. 济南:山东科学技术出版
社,2010.

隐性脊柱裂(Spina bifida occulta)

释义　隐性脊柱裂是隐性椎管闭合不全中
最多见的一种,指一个或相邻几个椎骨的单
侧椎板发育不良,形成棘突一侧裂隙;或双
侧椎板发育不良,互不融合、棘突游离,无软
组织肿块突出,局部皮肤有毛发或色素沉着。
是一种非致命性先天性畸形,并伴有严重并
发症。在新生儿中的发病率通常在 5/10 000
左右,发病因素包括基因因素及环境因素,
如某些基因突变,妊娠期体重过重,母亲有吸
烟史,母亲曾使用过某类抗癫痫药,母亲有糖
尿病史或中暑史,母亲妊娠期间饮食史等。
可分为开放性隐性脊柱裂和闭合性隐性脊
柱裂。
是否是 MeSH 词汇　是,MeSH ID:D016136

释义来源　罗慰慈．协和医学词典［M］．北京：北京医科大学中国协和医科大学联合出版社，1998.

永存动脉干（Persistent truncus arteriosus）

释义　永存动脉干指由于球嵴与球间隔发育缺陷，未能将原始动脉干分隔成主动脉和肺动脉，左、右心室均向一根共同的动脉干射血。动脉干的半月瓣骑跨于高位室间隔缺损之上，解剖上仅见总干，未见闭锁的主、肺动脉的遗迹，体循环、肺循环和冠脉循环血供均直接来自动脉干。是极为罕见的复杂先天性心血管畸形。先天永存动脉干患儿通常只有一个瓣膜而不是两个来控制流出心脏的血液，并且瓣膜也会经常出现问题。可能太厚或太窄，导致只有少量的血液可流到肺部；或者可能有泄漏，会导致血液回流到心脏。在大多数情况下，将左右心室分开的心脏壁上还会有一个洞，可使富含氧和缺氧的血液混合在一起。每1万名婴儿中就会有1例出现永存动脉干。

是否是 MeSH 词汇　是，MeSH ID：D014339
释义来源　朱家恺，黄洁夫，陈积圣．外科学辞典［M］．北京：北京科学技术出版社，2003.

右位主动脉弓（Right aortic arch）

释义　右位主动脉弓指在正常的胚胎发育过程中，第4对鳃动脉弓左侧形成主动脉弓，右侧形成无名动脉和右锁骨下动脉干。若发育异常，左侧第4鳃动脉弓退化消失，右侧发育形成主动脉弓。正常人为左位主动脉弓，对食管产生前方与左侧压迹。

是否是 MeSH 词汇　否
释义来源　朱家恺，黄洁夫，陈积圣．外科学辞典［M］．北京：北京科学技术出版社，2003.

家族性十二指肠闭锁（Familial duodenal atresia）

释义　属先天性畸形，是引起新生儿肠梗阻的原因之一。其闭锁形式多呈膜式，患儿可伴有其他发育畸形。主要表现为出生后即有持续性呕吐（多有胆汁），无正常胎粪排出或进行性腹胀。先天性十二指肠闭锁（congenital duodenal atresia）是胚胎时期肠管空泡化不全所引致，属肠管发育障碍性疾病。患儿可伴有其他发育畸形，如21号染色体三体畸形（先天愚型，Down 综合征）。70%病例伴有其他畸形，例如先天愚型伴有明显黄疸，偶伴发胆道闭锁。上皮细胞增殖阶段，胚胎5~10周时上皮细胞增生繁殖，使肠腔闭空泡，彼此相互融合，使管腔再度连通。如果胚胎肠管在第2或第3个月中发育不全，将形成肠管的闭锁或狭窄。如脐环收缩太快、胚胎8周前胃肠管为直管状，以后肠道发育快、腹腔扩大慢，致使小肠变弯曲，腹腔容纳不下，突入脐囊内，10~12周腹腔增大，突出的中肠做逆时针方向旋转，还纳入腹腔，还纳前脐环收缩，影响该段小肠血液循环，引起萎缩，发展成狭窄或闭锁。如小肠营养血管异常，有缺损或分支畸形，或发生肠套叠均可致发育不良。

是否是 MeSH 词汇　是，MeSH ID：C535720
释义来源　胡皓夫．儿科学辞典［M］．北京：北京科学技术出版社，2003.

肠回声增强（Echogenic bowel）

释义　又称肠管强回声，是一种超声声像图表现，不是一种疾病。是指肠管（尤其是小肠）回声增强，其强度与骨回声相似。回声增强可以表现为弥散性的或局灶性的，在无阴影的界限分明的区域中是均匀的，且回声增强主要位于胎儿下腹部和盆腔。

是否是 MeSH 词汇 是,MeSH ID:D058535

释义来源 张斌,严英榴,张月萍.胎儿疾病多科会诊指导手册[M].上海:上海科学技术出版社,2018.

先天性肝囊肿(Congenital cyst of liver)

释义 先天性肝囊肿是常见的临床肝脏良性疾病,属于先天性发育异常,一般认为系起源于肝内迷走的胆管,是胚胎期肝内胆管和淋巴管发育障碍所致。也有人认为可能是胎儿期患胆管炎或肝内胆管其他病变引起局部增生阻塞造成近端扩张。临床主要表现有右上腹疼痛,偶有阵发性绞痛。肝大,囊内感染时,肝区有压痛、发热,偶有黄疸。常伴有贫血、血清白蛋白减低。

是否是 MeSH 词汇 否

释义来源 胡皓夫.儿科学辞典[M].北京:北京科学技术出版社,2003.

先天性巨结肠(Congenital megacolon)

释义 又称 Hirschsprung 病,是小儿常见的消化道畸形,因受累的直肠和乙状结肠下端肠壁内神经丛的神经节细胞发育异常和缺如,肠袢失去正常蠕动而极度痉挛成索状,粪便淤滞于近端结肠,以致近端肠管膨胀、扩大、肥厚,表现为出生后即有便秘,伴逐渐腹胀。

是否是 MeSH 词汇 是,MeSH ID:D006627

释义来源 胡皓夫.儿科学辞典[M].北京:北京科学技术出版社,2003.

胎粪性腹膜炎(Meconium peritonitis)

释义 胎粪性腹膜炎是胚胎期由于某种原因而造成肠穿孔,胎粪通过肠道进入腹腔,引起无菌性、异物性和化学性炎症的结果,是新生儿及婴儿常见的急腹症之一,病死率较高。临床上分 2 种类型:腹膜炎型和肠梗阻型。

是否是 MeSH 词汇 否

释义来源 韩长远,张继轩.新编全科医师手册[M].郑州:河南科学技术出版社,1999.

肾积水(Hydronephrosis)

释义 肾积水指肾盂增宽伴或不伴肾盏扩张,是常见的产前超声检查发现,尤其在男性胎儿中比较多见。最常见的病因是暂时性肾积水、肾盂输尿管连接部梗阻和膀胱输尿管反流。

是否是 MeSH 词汇 是,MeSH ID:D006869

释义来源 张斌,严英榴,张月萍.胎儿疾病多科会诊指导手册[M].上海:上海科学技术出版社,2018.

重复肾(Reduplication of kidney)

释义 重复肾是较常见的肾、输卵管先天畸形,发病率为 1/1 500。病理表现为一肾有上、下 2 部分,各有其独自的肾盂和输尿管,可仅发生一侧,亦可发生双侧,单侧畸形比双侧畸形多 6 倍。不影响生理功能,多在行肾造影时被发现。一般不必治疗,如其一发生病变影响功能,或危害另一肾,则可手术切除。

是否是 MeSH 词汇 否

释义来源 张俊武.新编实用医学词典[M].北京:北京医科大学中国协和医科大学联合出版社,1994.

遗传性肾发育不良(Hereditary renal agenesis)

释义 系肾脏未能进行正常发育的先天性畸形,由于中肾管未长出输尿管芽,从而无法诱导生后肾原基分化为后肾所致。大多呈散发性,少数有家族性倾向,是新生儿最常见的腹部肿块原因之一。肾发育不良分为单侧和双侧,其发生率分别为 1.0‰ 和 0.3‰。单侧者所存留的肾可代偿性增大,双侧者出生后不久即死亡。

是否是 MeSH 词汇　是,MeSH ID:C536482
释义来源　杨志寅.诊断学大辞典[M].2版.北京:华夏出版社,2004.

多囊性肾发育不良(Multicystic dysplastic kidney)

释义　又称为 Potter Ⅱ型,是一种先天性肾脏疾患,表现为集合管囊样扩张。病变多数累及一侧肾脏,少数累及一侧肾脏的一部分或双侧肾脏,与妊娠早期发生输尿管闭锁或梗阻有关。发病因素不清,可能与肾脏在生长发育的某阶段受到外界各种理化及毒物因素的影响所致。病理上的重要特征是发现原始肾小管,并被不同分化阶段的肾实质组织所包绕,小管上皮细胞呈立方形或柱状,有时呈纤毛状,处于非成熟状态。可发现原始的或胎儿型肾小球、肾小管,呈软骨样化生。囊肿起源于集合管,也可起源于肾小球,大小及形态变异很大,有时可缺如。肾脏大小取决于所累及的生长发育阶段。部分肾发育不良病变呈局灶性。取决于累及程度。完全性肾发育不良,双侧肾脏累及常在新生儿期死亡。单侧累及可表现为无症状,仅在以后的生活中偶然被查出。病肾常有肾脏异位表现,如肾脏位于盆腔等。对侧健肾易发生肾盂积水、肾结石及尿路感染。部分肾发育不良者可无症状,偶可有巨大输尿管、巨大囊肿的表现。该病常伴其他血管发育异常。临床表现:临床上常见的先天性肾发育不良包括多囊性、梗阻性肾发育不良以及与基因有关的肾发育异常。病理组织学重要特征是出现原

始肾小管和化生软骨。完全性单侧肾发育不良,可表现为无症状。多数发育不良病例中,肾缺陷是双侧性的,提示基因突变在正常肾发育中起重要作用。单侧性疾病则可能是一种获得性损伤所致,该损伤破坏了基因的正常表达,进而影响了对肾成熟有重要意义的蛋白质的产生。肾体积比正常小 50%~70%。特征是含有正常的肾皮髓质,肾单位和导管的分化和发育正常,但数目减少。单侧性先天性肾发育不良症,只在查体时触及对侧代偿性肥大的肾脏而做排泄性尿路造影时,或因并发高血压检查原因时才被诊断。小儿慢性肾功能不全时常因双侧肾发育不全引起,晚期严重高血压患者,只有肾移植治疗。近年 B 超产前诊断检查法的普及,发现并发羊水过少的胎儿,一侧或两侧肾发育不良的胎儿出生前诊断越来越多,出生后定期监测,早期出现血压增高的患儿单侧病变者,如健侧功能、解剖正常,确诊后可考虑行单侧发育不良的小肾切除术。

是否是 MeSH 词汇　是,MeSH ID:D021782
释义来源　张斌,严英榴,张月萍.胎儿疾病多科会诊指导手册[M].上海:上海科学技术出版社,2018.

致死性发育不良(Thanatophoric dysplasia)

释义　又被称为"致死性侏儒症",是一种致死性骨骼畸形。本病属常染色体显性遗传,由于是致死性的畸形,大多无后代,发病大多是由基因突变引起。临床表现为长骨短而弯曲,胸腔狭窄、肋骨短,但躯干长度显示正常,头颅相对较大,前额突出,眶间增宽等。

是否是 MeSH 词汇　是,MeSH ID:D013796
释义来源　张斌,严英榴,张月萍.胎儿疾病多科会诊指导手册[M].上海:上海科学技术出版社,2018.

羊膜带综合征（Amniotic band syndrome）

释义　又被称为"羊膜束带综合征"，妊娠早期胎膜破裂，使羊膜裂口呈带状卷起，以后裂口自行愈合，但形成的羊膜带缠绕于胎儿上下肢，使之缩窄或离断，甚至套在颈部缠绕胎儿，使胎儿受累器官出现分裂或发育畸形，常见受累部位是头部、躯干和四肢。临床表现为胎儿多发性、截肢型畸形，双侧不对称，可并发其他缩窄病变。

是否是 MeSH 词汇　是，MeSH ID：D000652

释义来源　柯天华，谭长强．临床医学多用辞典［M］．南京：江苏科学技术出版社，2006.

多指畸形（Polydactyly）

释义　手指重复发生的畸形，通俗讲就是多长了一个手指，是一种常染色体显性遗传病。多指畸形常见部位为拇指和小指，其次在中、环指。先天性多指畸形是临床的多发病，资料显示，其发病率约占我国新生儿总数的 0.1%。国外相关资料则显示，在 1 000 个新生婴儿中，可发现 1.7~2.5 例。先天性多指畸形分为综合征型与非综合征型。综合征型是指除多指畸形发生外，还伴随其他症状。非综合征型是指多指畸形独立发生，不伴随其他症状。多余的手指大多是没有功能的，临床上可采用手术将其切除，以免对手的正常功能造成影响，并且切除后能够对美观有较大帮助。应视畸形发生的严重程度来选择最合适的手术时机。严重的会导致患儿手部发育不良，影响手部功能及美观，对身心造成不良影响。临床主要应用超声检查胎儿情况，可以准确通过图像特征判断是否畸形。

是否是 MeSH 词汇　是，MeSH ID：D017689

释义来源　杨志寅．诊断学大辞典［M］．2版．北京：华夏出版社，2004.

畸形足（Clubfoot）

释义　畸形足发生在出生的婴儿，是常见先天性的足部缺陷，是由于足的踝关节不正常扭曲产生的畸形。通常向下并向内侧扭曲，人站立时脚掌无法平贴地面。拉丁文的医学名称为 talipes（畸形足）。若这一缺陷与生俱来，往往可以用带子裹足使之处于正常位置，从而加以纠正。严重畸形者可能必须施行外科手术。

是否是 MeSH 词汇　是，MeSH ID：D003025

释义来源　艾伦·艾萨克斯．麦克米伦百科全书［M］．郭建中，等译．杭州：浙江人民出版社，2002.

半椎体（Hemivertebra）

释义　系先天性发育畸形，此为椎体畸形中最为常见者，易单发，亦可多发。椎体畸形在胸椎多见，腰段亦可遇到。又称半脊椎畸形。实际上此类畸形并不局限于椎体。根据本病的临床症状特点，视其畸形缺损的部位不同可引起以下脊柱畸形：脊柱侧弯、脊柱后突畸形及旋转畸形等。发病原因目前尚不明确。因半椎畸形程度及部位不同而可有各种临床症状，除颈椎外观畸形和颈椎活动受限外，可能出现脊髓神经症状，包括锥体束征及运动障碍、肢体麻木、大小便障碍。临床症状的特点视畸形缺损的部位不同可引起以下脊柱畸形：①脊柱侧弯，因单发或多发半椎体畸形所致；②脊柱后突畸形，见于后侧半椎体畸形者；③脊柱侧弯及旋转畸形，严重侧弯者，如果躯体上部重力不平衡，则于发育过程中可逐渐形成伴有明显旋转的侧弯畸形，并伴有胸廓变形等体征；④身高生长受限，以多发者影响为大。

是否是 MeSH 词汇　否

释义来源　朱家恺，黄洁夫，陈积圣．外科学辞典［M］．北京：北京科学技术出版社，2003.

蝴蝶椎 (Butterfly vertebra)

释义 蝴蝶椎是一种脊柱椎体的先天性畸形,是椎体的两个软骨中心联合异常,椎体成为左右对称的两个三角形骨块,称为矢状骨中心不发育,则称为半椎体。

是否是 MeSH 词汇 否

释义来源 朱家恺,黄洁夫,陈积圣.外科学辞典[M].北京:北京科学技术出版社,2003.

眶窄距症 (Hypotelorism)

释义 为骨眶及瞳孔间距减小。眶窄距患者内外眶间距及瞳孔距离均小于正常值范围,且常合并颅骨发育畸形。常见综合征:无嗅脑畸形,三角形头伴小、窄、尖的额骨,猴头畸形(扁原始鼻、不完全发育的前脑)等。

是否是 MeSH 词汇 否

释义来源 沈卫民,崔杰,陈建兵,等.眶距过小症的外科治疗[J].中华整形外科杂志,2015,31(002):81-85.

口腔畸胎瘤 (Oral teratoma)

释义 畸胎瘤来源于生殖细胞异常增生,一般以卵巢多发。因为生殖细胞中含有人体外胚叶、中胚叶和内胚叶三种组织成分,所以瘤体内容物会有毛发、油脂、皮肤、牙齿、骨片、成熟脑组织、脂肪、平滑肌及纤维结缔组织。根据肿瘤中各种组织成分含量不同,声像图上亦有多种表现。肿瘤内有牙齿、骨片组织时,声像图上表现为强回声区后方伴有声影。外生性畸胎瘤以骶尾部、枕、额、鼻等中线部位常见。发生于胎儿口腔的畸胎瘤的特点:①因瘤体内组织亦来自原始各胚层,也具有一些与卵巢畸胎瘤类似的声像图特征,如面团征、杂乱结构征、脂液分层征等;②口腔畸胎瘤向外突出生长,可随体位左、右移动,有游离性;③大瘤体阻塞口腔,造成胎儿吞咽羊水困难,致羊水循环障碍、羊水过多。

是否是 MeSH 词汇 否

释义来源 蔡新华,李艳萍.消化系统病学词典[M].郑州:河南科学技术出版社,2007.

小颌畸形 (Micrognathism)

释义 小颌畸形又称"下颌后缩畸形"或"鸟嘴状畸形"。见于先天性下颌骨发育不全及外伤、感染破坏下颌髁突生长中心所致。在生长发育期前发病,畸形明显。表现为下颌变短后缩,前牙深覆、小颏、无颏畸形。X线头影测量示 SNB 角(反应上颌相对颅骨的前后位置)小于正常。

是否是 MeSH 词汇 是,MeSH ID:D008844

释义来源 朱家恺,黄洁夫,陈积圣.外科学辞典[M].北京:北京科学技术出版社,2003.

先天性小耳 (Congenital microtia)

释义 系一种先天性耳发育不全,又称为先天性外中耳畸形。在胚胎发育过程中第1、第2鳃弓或第1腮沟发育不全而致。本病可单耳小,也可双耳小,表现为重度耳郭发育不全,也可伴有外耳道闭锁或狭窄、中耳畸形等,而内耳多发育为正常。需要通过全耳郭再造和听功能重建手术来治疗。

是否是 MeSH 词汇 是,MeSH ID:D065817

释义来源 蒋海越,潘博,林琳.先天性小耳畸形的分型及治疗策略[J].中华耳科学杂志,2013(04):476-480.

无耳 (Anotia)

释义 一侧或双侧无耳郭,即没有听觉器官。

分先天性和后天性两种。先天性无耳为胚胎第1、2鳃弓发育障碍所致。

是否是 MeSH 词汇　是,MeSH ID:D065817

释义来源　杨志寅.诊断学大辞典[M].2版.北京:华夏出版社,2004.

颈部水囊状淋巴管瘤(Nuchal cystic hygroma)

释义　淋巴管瘤并非真性肿瘤,而是一种先天性两性错构瘤,为颈部淋巴囊与颈静脉之间的连接发生障碍,淋巴液不能回流,在局部聚集扩张,形成囊肿。往往位于颈部两侧,分隔较厚。

是否是 MeSH 词汇　否

释义来源　张斌,严英榴,张月萍.胎儿疾病多科会诊指导手册[M].上海:上海科学技术出版社,2018.

先天性风疹综合征(Congenital rubella syndrome)

释义　是指孕早期感染风疹,孕妇体内风疹病毒可通过胎盘感染胎儿,使胎儿发生宫内感染,出现多种先天性疾病,如先天性心脏病、白内障、耳聋、发育障碍等,称为先天性风疹综合征。先天性风疹综合征所致的损害除少数为暂时性外,大多数为进行性或永久性的病变,并且无特效疗法。

是否是 MeSH 词汇　是,MeSH ID:D012410

释义来源　李军,黄茂.感染病临床处方手册[M].2版.南京:江苏科学技术出版社,2010.

先天性巨细胞病毒感染(Congenital cytom-egalovirus infections)

释义　巨细胞病毒是目前最常见的先天性致命感染的一种病原菌,是导致感音神经性听觉丧失和精神发育迟滞的常见原因之一。

通常是病毒经胎盘、分娩时宫颈分泌物和血液及出生后经母乳喂养等垂直传播途径而感染。

是否是 MeSH 词汇　否

释义来源　张斌,严英榴,张月萍.胎儿疾病多科会诊指导手册[M].上海:上海科学教育出版社,2018.

假肥大型肌营养不良症(Pseudohypertrophic muscular dystrophy)

释义　系一种遗传性肌营养不良症。为进行性肌营养不良症之一。呈 X 连锁隐性遗传,只发生于男孩(女性仅为异常性染色体的携带者不发病)。病理改变为肌纤维变性,在残存的肌纤维间有大量的脂肪组织堆积,使肌肉呈现假性肥大。

是否是 MeSH 词汇　否

释义来源　杜文津,万琪,陈晋文,等.假肥大型肌营养不良症基因诊断及遗传分析[J].中国优生与遗传杂志,2009,017(009):13-15.

家族性低血磷性佝偻病(Familial hypophos-phatemic rickets)

释义　家族性低磷性佝偻病包括两种遗传性低血磷血症:X 连锁低磷血症(X-linked hypophosphatemia,XLH)和遗传性低血磷性佝偻病伴高尿钙症(hereditary hypophosph-atemic rickets with hypercalciuria,HHRH)。前者为 X 连锁显性遗传,后者为常染色体显性或隐性遗传。共同特点为生长障碍,佝偻病伴严重的下肢畸形,血磷明显降低,血钙大致正常。本病常有家族史,家族成员中血磷常偏低或有身材矮小及不易觉察的轻度下肢变形。

是否是 MeSH 词汇　是,MeSH ID:D053098

释义来源　刘新民.中华医学百科大辞海:

内科学(第二卷)[M].北京:军事医学科学出版社,2008.

横纹肌瘤(Rhabdomyoma)

释义　系一种良性肌瘤。由横纹肌细胞或横纹肌母细胞形成的肿瘤,可发生在骨骼肌、心肌、肾、膀胱、阴道等处。瘤细胞体积有时较大,内含有糖原。临床表现:肿瘤较小时症状多不明显,较大时有阻塞或压迫症状。

是否是 MeSH 词汇　是,MeSH ID:D012207
释义来源　全国科学技术名词审定委员会.病理学名词:2020[M].北京:科学出版社,2020.

神经胚形成(Neurulation)

释义　是由原肠胚中预定的神经外胚层细胞增殖、内陷并脱离皮肤外胚层,形成中空神经管的过程。在神经胚形成过程中,以外胚层为中心,较宽的一段区域变厚,卷缩成管,从剩余细胞片层上分离,这种转化是通过下面的脊索和邻近的中胚层相互作用而诱导的,自外胚层这样产生的管称为神经管,它将形成脑和脊髓。神经管闭合缺陷会形成无脑儿、脊柱裂等先天畸形,是最常见的新生儿缺陷疾病。

是否是 MeSH 词汇　是,MeSH ID:D054261
释义来源　全国科学技术名词审定委员会.细胞生物学名词:2009[M].2版.北京:科学出版社,2009.

原肠胚形成(Gastrulation)

释义　又称原肠作用,早期胚胎由囊胚形成原肠胚的发育过程,是胚胎发育过程中的一个特定的形态发生过程,人原肠胚是由囊胚细胞迁移、转变形成的,在囊胚不断向内凹陷的过程中,形成外、中、内三个胚层,内胚层中间的空间是原肠腔。外胚层发育成神经系统、感觉器官、表皮及其附属结构;中胚层发育成骨骼、肌肉、循环、排泄、生殖系统等;内胚层发育成肝、胰等腺体,以及呼吸道、消化道的上皮。

是否是 MeSH 词汇　是,MeSH ID:D054262
释义来源　全国科学技术名词审定委员会.细胞生物学名词:2009[M].2版.北京:科学出版社,2009.

先天性睾丸发育不全(Congenital testicular hypoplasia)

释义　又称克兰费尔特综合征(Klinefelter syndrome),是由性染色体构成异常所致的综合征,为原发性睾丸发育不全疾病之一。因先天性睾丸缺如、性染色体异常(最常见为 47,XXY,偶有 48,XXY)、胚胎期原始生殖细胞发育障碍、生精小管内无生殖细胞及原因不明的生精小管基底膜玻璃样变、纤维性增厚,而致生精功能与间质细胞功能障碍。患儿临床表现为睾丸发育不全,生精小管透明样变,乳房女性化,外生殖器发育不良并缺乏第二性征。

是否是 MeSH 词汇　是,MeSH ID:D007713
释义来源　全国科学技术名词审定委员会.组织学与胚胎学名词:2014[M].2版.北京:科学出版社,2014.

胼胝体缺失(Agenesis of corpus callosum)

释义　胼胝体是连接左右大脑半球的一层纤维板,从孕 7 周开始发育,孕 20 周发育完成,正常胼胝体由嘴部、膝部、体部和压部构成。在孕 12 周之前的发育受损,可能发生完全性胼胝体缺失,12 周之后可能为部分性胼胝体缺失。胼胝体缺失常伴透明隔和穹窿缺如、脑积水及脑小畸形。临床表现不一,可无症状或有身材矮小、智能低下、抽搐、失明、失听、瘫痪、共济失调等。

是否是 MeSH 词汇 是,MeSH ID:D061085

释义来源 张斌,严英榴,张月萍.胎儿疾病多科会诊指导手册[M].上海:上海科技教育出版社,2018.

蛛网膜囊肿(Arachnoid cysts)

释义 属于先天性良性脑囊肿病变,由于发育期蛛网膜分裂异常所致。可能是由胚胎发育过程中脱落入蛛网膜下腔的蛛网膜小块发展而成。囊肿位于脑表面、脑裂及脑池部,好发于外侧裂、矢状窦旁、颅后窝,不累及脑实质。多为单发,少数多发。囊内有无色或微黄色透明状液体,囊壁光滑,为纤维结缔组织、囊肿内壁被覆蛛网膜上皮细胞。本病多无症状,体积大者可同时压迫脑组织及颅骨,可产生神经症状及颅骨发育改变。对有症状者,可进行囊肿内减压及囊壁切除的手术治疗。

是否是 MeSH 词汇 是,MeSH ID:D016080

释义来源 全国科学技术名词审定委员会.神经病学名词:2020[M].北京:科学出版社,2020.

脉络丛囊肿(Choroid plexus cyst)

释义 指孕 14~24 周胎儿超声检查发现的脑部单侧或双侧脉络丛形成囊状结构,其中有脑脊液蓄积。90% 以上的胎儿脉络丛囊肿在妊娠 26 周以后消失,仅少数呈进行性增大。胎儿脉络丛囊肿与染色体异常(18- 三体、21-三体等)的危险性增加有关,应进一步行羊膜腔穿刺羊水细胞培养或脐带穿刺取脐血培养。脉络丛囊肿大小可用于辅助产前诊断,若直径 <5mm,则伴有先天性缺陷的风险极

低;若直径 >10mm,则伴有先天性缺陷的风险相对较高,婴儿出生后可能会出现压迫和颅压增高等情况。

是否是 MeSH 词汇 否

释义来源 张斌,严英榴,张月萍.胎儿疾病多科会诊指导手册[M].上海:上海科技教育出版社,2018.

后颅窝扩张(Posterior cranial fossa dilation)

释义 是一种超声表现,也称为小脑延髓池增宽,一般小脑延髓池深度 >10mm 即可认为是扩张。大部分扩张为脑脊液循环不好导致,会随着脑中导水管系统的发育而逐渐消失。如后颅窝持续扩张,就有可能是由于其他原因如中脑导水管堵塞、胎儿宫内感染、胎儿发育异常等情况导致。若合并其他部位异常,通常与胎儿非整倍体,尤其是 18- 三体有关。

是否是 MeSH 词汇 否

释义来源 张斌,严英榴,张月萍.胎儿疾病多科会诊指导手册[M].上海:上海科技教育出版社,2018.

Lynch 综合征(Lynch syndrome,LS)

释义 因错配修复基因种系突变引起的个体具有结直肠癌及某些其他癌症(如子宫内膜癌、胃癌)明显遗传易感性的一种常染色体显性遗传病,是由于几种 DNA 错配修复(mismatch repair,MMR)基因(*MLH1*、*MSH2*、*MSH6*、*PMS2*)中的一种出现种系突变,或由于 *EPCAM* 基因缺失导致 *MSH2* 表达丢失引起。Lynch 综合征首先表现为结肠部位的肿瘤,其次是结肠以外发生的各种类型的肿瘤,子宫内膜癌是最常见的结肠外肿瘤。其特点是发病年龄轻,并发结肠癌是遗传性非息肉病性结直肠癌(hereditary nonpolyposis colorectal cancer, HNPCC)。

是否是 MeSH 词汇　是, MeSH ID: D055847

释义来源　全国科学技术名词审定委员会.病理学名词: 2020 [M]. 北京: 科学出版社, 2020.

产时胎儿手术(Intrapartum operation on fetus)

释义　指在胎儿娩出过程中及娩出后立即进行的缺陷矫正手术。是介于胎儿手术与新生儿手术之间的一种处理方式, 包括: ①完全胎盘支持的产时胎儿手术(operation on placental support, OOPS); ②子宫外产时处理(ex utero intrapartum treatment, EXIT)后行产房外科手术; ③断脐后产房外科手术(in house surgery)。通过对患儿在出生的第一时间进行外科干预, 对改善其预后起到了重要作用。适用于出生后不久对新生儿有生命威胁以及在子宫内没有死亡危险的缺陷胎儿。

是否是 MeSH 词汇　否

释义来源　刘彩霞, 刘婧一. 产时胎儿手术现状与展望[J]. 中国实用妇科与产科杂志, 2015, 31(9): 799-802.

产房外科手术(Delivery room surgery)

释义　指胎儿经产前超声、MRI 检查等明确诊断为可纠治的外科畸形, 经影像学、妇产科、儿外科和新生儿科医师全面评估, 择期终止妊娠后 2~4 小时, 在产房对出生缺陷新生儿立即进行的手术。产房外科手术可避免部分先天畸形患儿病情进一步加重, 改善预后。

是否是 MeSH 词汇　否

释义来源　陈继红. 新生儿外科畸形行产房外科手术的护理[J]. 解放军护理杂志,

2006, 23(2): 88-89.

气管造口术(Tracheostomy)

释义　是抢救危重患者的急救手术。方法是在颈部切开皮肤及气管, 将套管插入气管, 患者可以直接经套管呼吸, 并可经套管吸除痰液。手术方法基本与气管切开术相同, 唯在气管切口两侧切除部分软骨, 使气管软骨环呈一圆形或椭圆形开口, 然后松解与气管造口相邻近的颈部皮肤, 将颈部皮肤与气管造口相互缝合, 愈合后即形成一永久性瘘口。气管造口术对于中毒、昏迷、呼吸衰竭、喉及上呼吸道梗死患者的抢救具有极其重要的临床意义。

是否是 MeSH 词汇　是, MeSH ID: D014139

释义来源　全国科学技术名词审定委员会. 呼吸病学名词: 2018 [M]. 北京: 科学出版社, 2018.

畸胎学(Teratology)

释义　研究胎儿发育异常的原因和防治的学科, 研究内容包括各种先天性畸形的发生原因、过程和机制, 为预防、诊断和治疗先天性畸形提供理论基础。引起畸胎的原因可归纳为遗传因素和环境因素两类。前者指先天性染色体畸变等, 如人的 21 号染色体三体或缺体等, 后者除营养因素外还包括环境因素, 如某些致畸的药物、化学物质以及某些病毒的感染等。目前畸胎学研究在内容、方法和概念方面非常广泛, 已扩大为多科性综合学科, 涉及发育生物学、遗传学、分子生物学、生殖生物学、流行病学、环境科学和临床医学等不同的学科领域。

是否是 MeSH 词汇　是, MeSH ID: D018600

释义来源　付立杰. 畸胎学[M]. 上海: 上海科技教育出版社, 1996.

行为畸胎学（Behavioral teratology）

释义　是行为毒理学的一个分支，主要研究生物体在出生前接触任一可疑化学物质对出生后行为产生的不良影响。通过应用行为毒理学和畸胎学相结合的方法，研究母体在孕期接触低剂量的环境有害因素后对子代各系统，特别是神经系统功能发育的影响，从而评价化学物的行为致畸性，并尽可能结合神经生化和神经病理学的改变，探索对神经系统作用的机制。

是否是 MeSH 词汇　否

释义来源　白波．杨志寅．行为医学［M］．2版．北京：高等教育出版社，2018.

致畸实验（Teratogenic test）

释义　指应用动物检测某种环境化合物（即受试物）对人类是否具有致畸作用的实验方法。通过在致畸敏感期（器官形成期）对妊娠动物染毒，在妊娠末期观察胎仔有无发育障碍与畸形来评价受试物。常用实验动物为大鼠或小鼠。选择性成熟健康的雌鼠和雄鼠交配，以雌鼠阴道发现阴栓或涂片发现精子为受孕 0 天，将孕鼠随机分为不同剂量组和1 个对照组，在胚胎发育的器官形成期（大鼠为受孕第 6~15 日），给以受试物。在分娩前一天处死，观察活胎、死胎及吸收胎数，并检查胎鼠各系统和器官有无畸形，与对照组进行比较，以判断受试物是否有致畸作用。

是否是 MeSH 词汇　否

释义来源　葛可佑．营养科学词典［M］．北京：中国轻工业出版社，2013.

胎儿酒精综合征（Fetal alcohol spectrum disorders, FASD）

释义　是母亲在妊娠期间酗酒对胎儿造成的出生缺陷，主要影响是对胎儿中枢神经系统的永久破坏。临床表现为身体缺陷，特殊的面部特征和产前、产后发育迟缓，以及行为和认知障碍。早期诊断和识别对预后很重要，专业护理对合并症有积极的预防作用。

是否是 MeSH 词汇　是，MeSH ID：D063647

释义来源　全国科学技术名词审定委员会．神经病学名词：2020［M］．北京：科学出版社，2020.

胚胎毒性（Embryotoxicity）

释义　指外源性环境因素（物理、化学、生物等）在无明显母体毒性的剂量时，可通过胎盘屏障对胚胎或胎儿产生选择性的毒性作用，表现为胚胎死亡、畸形、生长迟缓以及功能不全。引起胚胎这些毒性表现的物质即胚胎毒物。许多物质具有胚胎毒性但并不一定产生畸形，因此并非所有的胚胎毒物都是致畸原。

是否是 MeSH 词汇　否

释义来源　付立杰．畸胎学［M］．上海：上海科技教育出版社，1996.

母体毒性（Maternal toxicity）

释义　指外源性环境物质在一定剂量下，对妊娠母体产生的毒性作用。表现为体重减轻、出现某些临床症状，直至死亡。轻度母体中毒仅限于正常生长受抑制，但生殖功能正常。重度母体中毒可出现生育功能明显受损，甚至死亡。由于有害环境因素的致畸作用和母体毒性作用往往同时出现，所以应该重视两者的关系。一般情况下，母体毒性作用剂量较致畸作用剂量为高。

是否是 MeSH 词汇　否

释义来源　付立杰．畸胎学［M］．上海：上海科技教育出版社，1996.

生长（Growth）

释义　生长是儿童身体各器官、系统在大小和体积方面的成长，可由相应的测量值来衡量。如：身高、体重、头围等。

是否是 MeSH 词汇　是，MeSH ID：D006128

释义来源　付立杰．畸胎学［M］．上海：上海科技教育出版社，1996．

生长迟缓（Growth retardation/growth delay）

释义　发育中的器官或个体的生长低于正常生长速度就称为生长迟缓。儿童生长迟缓是一种与早期喂养紊乱有关的生长障碍，表现为体重低于同龄儿童正常水平5个百分点，或体重增长速度减缓2个标准差以上。生长迟缓被认为是生物、心理和社会因素等多方面共同作用的结果，严重影响儿童的身心发展。

是否是 MeSH 词汇　否

释义来源　付立杰．畸胎学［M］．上海：上海科技教育出版社，1996．

发育（Development）

释义　发育一般指器官的分化和功能形成，包括精神、智力、情绪以及其他对外界环境（包括社会环境）适应能力的发育。

是否是 MeSH 词汇　否

释义来源　全国科学技术名词审定委员会．全科医学与社区卫生名词：2014［M］．北京：科学出版社，2014．

发育迟缓（Developmental retardation/delay）

释义　发育期内器官的分化和功能形成，包括精神、智力、情绪以及其他对外界环境（包括社会环境）适应能力出现速度放慢或顺序异常就称为发育迟缓，临床可表现为体格、运动、语言、智力和心理发展等的落后。

是否是 MeSH 词汇　否

释义来源　全国科学技术名词审定委员会．全科医学与社区卫生名词：2014［M］．北京：科学出版社，2014．

发育毒性（Developmental toxicity）

释义　外源性环境物质（包括物理、化学和生物因素）具有干扰核酸翻译和表达功能而影响个体尤其是胚胎的生长发育过程，称为发育毒性。具体表现为生长迟缓、致畸作用、功能不全或异常、胚胎或胎仔的致死作用。发育毒性可分为可逆性损害和不可逆性损害。不可逆损害又包括胚胎的致死性损害（胚胎吸收、流产和死产）和非致死性损害（结构和功能缺陷）。

是否是 MeSH 词汇　否

释义来源　付立杰．畸胎学［M］．上海：上海科技教育出版社，1996．

发育毒物（Developmental toxicant）

释义　可对胚胎或发育个体造成有害影响的各种环境因素，如某些药物、放射线等。发育毒物一般是指相同接触剂量可对胚胎产生毒性，而对母体无明显损害的物质。但有时某些物质对胚胎的损害可能继发于对母体的影响或者损害。

是否是 MeSH 词汇　否

释义来源　付立杰．畸胎学［M］．上海：上海科技教育出版社，1996．

半乳糖血症（Galactosemia）

释义　是半乳糖代谢障碍的先天性疾病，

其由尿苷二磷酸-半乳糖-4'-差向异构酶（GALE）、半乳糖激酶（GALK）或半乳糖-1-磷酸尿苷酰转移酶（GALT）三种酶之一缺乏引起。这些酶的缺陷以常染色体隐性遗传方式引起血半乳糖增高的中毒性临床代谢综合征，婴儿出现体重不增、呕吐和颅内高压。受累者可能也出现精神发育迟滞、黄疸、肝脾大、卵巢功能储备不全（卵巢功能过早衰竭）或白内障。患儿的预后取决于能否得到早期诊断和治疗，未得者大多在新生儿期死亡，获得者生长发育大多正常，但多数在成年后有学习障碍、语言困难或行为异常等问题。

是否是 MeSH 词汇 是，MeSH ID：D005693
释义来源 全国科学技术名词审定委员会. 生物化学与分子生物学名词：2008［M］. 2 版. 北京：科学出版社，2009.

苯丙酮尿症（Phenylketonurics，PKU）

释义 一类常染色体隐性疾病，以苯丙氨酸羟化酶这种转氨酶的缺乏为标志，极少出现二氢蝶啶还原酶活性的降低（即非典型性苯丙酮酸尿）。典型的苯丙酮酸尿症是由苯丙氨酸羟化酶的严重缺乏引起的，使得苯丙氨酸不能转变成为酪氨酸，导致苯丙氨酸及其酮酸发生异常贮积。患儿表现为生长发育迟缓、癫痫发作、皮肤色素沉着不足、湿疹及中枢神经系统脱髓鞘。治疗主要是采用低苯丙氨酸的饮食疗法。

是否是 MeSH 词汇 是，MeSH ID：D010661
释义来源 胡皓夫. 儿科学辞典［M］. 北京：北京科学技术出版社，2003.

白化病（Albinism）

释义 一种先天性皮肤、毛发、眼睛色素缺乏病，是由于酪氨酸酶缺乏或功能减退所致，引起皮肤、眼、毛发等不能形成黑色素的现象，

如为全身性白化病是染色体隐性遗传，仅为皮肤白化病是常染色体显性遗传，眼部白化病属于 X 连锁隐性遗传，多见于男性。无特殊治疗，避免阳光直射、配戴有色眼镜可减轻紫外辐射对皮肤和眼睛的损害。通过遗传咨询禁止近亲结婚，同时进行产前基因诊断可预防此病患儿出生。

是否是 MeSH 词汇 是，MeSH ID：D000417
释义来源 胡皓夫. 儿科学辞典［M］. 北京：北京科学技术出版社，2003.

产前保健（Prenatal care）

释义 为预防并发症以及降低产妇产前死亡的发生率而提供给孕妇的保健。产前保健是一种经常使用的卫生服务，通过定期产检，指导孕期营养和用药，识别和减少潜在风险，帮助孕妇解决导致不良后果的行为因素，可能降低围产期发病率和死亡率。根据公认的周期性标准，如果妇女在怀孕的头 3 个月开始接受治疗并在整个怀孕期间继续接受治疗，则产前保健可能更有效。产前保健是贯彻预防为主、及早发现高危妊娠、保证孕妇和胎儿健康和安全分娩的必要措施。

是否是 MeSH 词汇 是，MeSH ID：D011295
释义来源 谢幸，孔北华，段涛. 妇产科学［M］. 9 版. 北京：人民卫生出版社，2018.

三倍体综合征（Triploidy syndrome）

释义 指比正常二倍体多了一套单倍体染色体，有三条性染色体，染色体核型有三种，即 69,XXY、69,XXX、69,XYY，比例分别为 60%、37% 和 3%。三倍体发生机制主要包括双雄受精和双雌受精。三倍体综合征是产前诊断中最常见的多倍体。99% 的三倍体胎儿都不能成活出生，其中的大部分在 10~20 孕周流产，约占孕早期自然流产病例的 10%。

活产婴儿中极为少见,且多为嵌合体。母孕期多有妊毒症,胎儿严重宫内发育不良。

是否是 MeSH 词汇　是,MeSH ID:D057885

释义来源　罗慰慈.协和医学词典[M].北京:北京医科大学中国协和医科大学联合出版社,1998.

蚕豆病(Favism)

释义　俗称蚕豆黄,为红细胞内缺乏葡萄糖-6-磷酸脱氢酶(glucose-6-phosphate dehydrogenase,G-6-PD),在进食蚕豆后引发的一种急性血管内溶血性贫血。发病季节多为蚕豆成熟时(3~5个月),绝大多数病例因进食新鲜蚕豆而发病,儿童患病率高。治疗措施主要为输血、应用糖皮质激素和纠正酸中毒。

是否是 MeSH 词汇　是,MeSH ID:D005236

释义来源　全国科学技术名词审定委员会.遗传学名词:2006[M].2版.北京:科学出版社,2006.

食品添加剂(Food additives)

释义　食品在生产、加工贮藏等过程中,为了防腐、着色或调味等原因而加入食品中的化学合成物或天然物质。天然添加剂主要由植物组织中提取,也包括来自动物和微生物的一些色素。人工合成添加剂是指用人工化学合成方法所制得的有机色素,主要是以煤焦油中分离出来的苯胺染料为原料制成。目前我国食品添加剂有23个类别,2 000多个品种,包括酸度调节剂、抗结剂、消泡剂、抗氧化剂、漂白剂、膨松剂、着色剂、护色剂、酶制剂、增味剂、营养强化剂、防腐剂、甜味剂、增稠剂、香料等。添加剂不具有营养价值,应该对人体无害,要求添加内容、种类和剂量等均应达到标准。食品添加剂过量或长期食用可能对人体有害,如致癌或引起胎儿畸形等。

是否是 MeSH 词汇　是,MeSH ID:D005503

释义来源　全国科学技术名词审定委员会.食品科学技术名词:2020[M].北京:科学出版社,2020.

细胞毒性药物(Cytotoxic drug)

释义　一类可有效杀伤免疫细胞并抑制其增殖的药物,临床常用于治疗肿瘤。可分为5类:①生物碱类,如紫杉醇等;②代谢类,如阿糖胞苷等;③抗生素类,如丝裂霉素等;④烷化剂类,如异环磷酰胺等;⑤铂剂类,如顺铂等。此类药物可通过皮肤接触或吸入等方式造成包括生殖系统、泌尿系统、肝肾的毒害,还有致畸作用。治疗不良反应主要有:骨髓抑制、胃肠道反应、神经毒性、肾毒性、心脏毒性、肺毒性、肝毒性以及药物过敏反应,对正常人体易产生伤害。

是否是 MeSH 词汇　否

释义来源　全国科学技术名词审定委员会.免疫学名词:2007[M].北京:科学出版社,2008.

动脉导管未闭(Arteriosus ductus patent)

释义　常见的先天性心血管畸形。动脉导管系胎儿时期肺动脉与降主动脉间的正常血流通道,使无氧血液绕过肺流向胎盘,为胚胎时期特殊循环方式所必需。出生后,肺膨胀并承担气体交换功能,肺循环和体循环各司其职后导管因失用而在出生48小时内关闭,如持续不闭合而形成动脉导管未闭。症状轻重与导管直径有关,严重者婴幼儿时期即出现反复上呼吸道感染、心力衰竭及发育迟缓等症状。轻者可无明显症状或仅在剧烈活动后感疲劳、心悸。胸骨左缘第2肋间可听到连续性机器样杂音,常伴震颤。超声心动图检查可明确诊断。确诊后应择期手术,中断导管处血流。

是否是 MeSH 词汇 是,MeSH ID:D004374

释义来源 朱家恺,黄洁夫,陈积圣.外科学辞典[M].北京:北京科学技术出版社,2003.

先天性代谢缺陷(Inborn metabolism errors)

释义 又称遗传性代谢缺陷,由于编码酶蛋白的结构基因发生突变而带来酶蛋白的结构异常;或者由于基因的调控系统异常而带来酶蛋白的量的变化,从而引起的先天性代谢紊乱,一般属于常染色体隐性遗传。目前已知先天性代谢缺陷疾病有1 000 余种,这些疾病通常是由于有毒底物的积累或必需代谢物的缺乏而引起的,治疗主要采用酶疗法,早发现和早治疗对患儿预后十分重要。我国已经采取新生儿足跟血筛查苯丙酮尿症、先天性甲状腺功能减退、先天性肾上腺皮质增生症和葡糖-6-磷酸脱氢酶缺乏症的措施,大大降低了婴幼儿死亡和残疾率。

是否是 MeSH 词汇 是,MeSH ID:D008661

释义来源 王翔朴.卫生学大辞典[M].北京:华夏出版社,1999.

腭裂(Cleft palate)

释义 较为常见的出生缺陷,口腔畸形之一,为侧腭突和鼻中隔未联合或部分联合的结果,腭裂可发生于单侧,也可发生于双侧,先天性腭畸形,多伴有唇裂,80% 的腭裂患者伴有单侧或双侧唇裂。腭裂发生的原因尚不完全清楚,可能与妊娠期食物中营养缺乏、内分泌异常、病毒感染及遗传因素有关。大部分腭裂患者还可伴有不同程度的骨组织缺损和畸形,在吮吸、进食及语言等生理功能障碍方面比唇裂严重。腭裂又有全裂(硬腭裂)和不完全裂(软腭裂)之分。单纯性的软腭缺损,

因对吸吮功能影响不大,一般可在 2 岁左右做手术治疗。软硬腭同时缺损者,一般在婴儿出生 2~3 天即进行修复手术。

是否是 MeSH 词汇 是,MeSH ID:D002972

释义来源 王翔朴.卫生学大辞典[M].北京:华夏出版社,1999.

腹裂(Gastroschisis)

释义 先天性腹壁发育不全,在脐旁(非脐部)腹壁内出现大裂隙的先天缺损,可导致内脏挤出。与脐膨出不同的是,腹裂中脱肠结构没有被囊或腹膜包裹。可以通过产前超声检查鉴定缺少覆膜的突出肠环,并且母体血清 α- 胎蛋白水平通常提高。患儿在产前多可通过 B 超作出诊断,出生后立即进行手术治疗可取得良好的治疗结果。

是否是 MeSH 词汇 是,MeSH ID:D020139

释义来源 全国科学技术名词审定委员会.组织学与胚胎学名词:2014[M].2版.北京:科学出版社,2014.

胎儿妥因综合征(Fetal hydantoin syndrome)

释义 由孕妇服用苯妥英钠引起的胎儿先天性畸形,主要表现为头面部、肢体畸形,内脏缺损,生长及智力障碍等,包括:①颅面部异常——宽而低的鼻梁,短而上翘的鼻子。内眦赘皮、上睑下垂、斜眼。低位耳。阔嘴、唇/腭裂。短颈,发际低。②骨骼畸形——远端指/趾和指甲发育不良,指状拇指,头围过小,脊柱侧弯。③心脏房、室间隔缺损。其他畸形有膈疝、泌尿生殖器异常等。除形态异常外,还有功能缺失,如精神呆滞,凝血障碍,免疫、内分泌功能异常等。

是否是 MeSH 词汇 是,MeSH ID:C537922

释义来源 孙祖越,周莉.药物生殖与发育毒理学发展史[C]// 毒物历史文化与博物馆

研讨会 .2018.

婚前检查（Premarital examinations）

释义　为男女双方的健康和婚后的优生优育,结婚前对双方进行必要的体格检查和了解。内容包括病史询问、体格和生殖器检查和化验。目的是对患有不宜结婚、生育或暂时不宜结婚的疾病的患者进行解释与规劝,并给予积极治疗与指导。对适合婚育的人群,进行健康婚育指导。

是否是 MeSH 词汇　是,MeSH ID:D011291

释义来源　武广华,臧益秀,刘运祥,等.中国卫生管理辞典[M]. 北京:中国科学技术出版社,2001.

新生儿戒断综合征（Neonatal abstinence syndrome）

释义　孕期妇女因疾病需要或某种不良嗜好而长期或大量服用镇静、麻醉、止痛或致幻剂,以致产生对该类药品的依赖或成瘾时,药物可通过胎盘使胎儿对其具有一定的依赖。胎儿出生后,由于其血中药物浓度逐渐下降,从而出现神经系统、呼吸系统、消化系统等的一系列症状和体征。

是否是 MeSH 词汇　是,MeSH ID:D009357

释义来源　李倪.新生儿戒断综合征[J].中国妇幼健康研究,2007,18(05):403-406.

Hirschsprung 病（Hirschsprung disease）

释义　由大肠远段内神经节细胞缺乏(神经节细胞缺乏症)引起的先天性巨结肠,其特征是受累肠段肠肌间和黏膜下缺乏神经节细胞。无神经节段永久性收缩,从而引起其近端的膨胀,结果是慢性便秘,腹部膨胀。是新生儿和婴儿大肠阻塞的常见原因。患儿可以

通过外科手术来治疗。

是否是 MeSH 词汇　是,MeSH ID:D006627

释义来源　黄文倩.经肛门改良 Soave 术在 Hirschsprung 病(HD)治疗中的临床效果分析[J]. 中国医药指南,2017,15(23):155-156.

畸胎瘤（Teratoma）

释义　来源于具有多种分化潜能的胚细胞的肿瘤。根据分化程度又可分为成熟(良性)和未成熟(恶性)畸胎瘤两种。本病最常发生于卵巢和睾丸,偶可见于颈、纵隔、骶部、松果体及腹膜后等部位。良性畸胎瘤多为囊性,亦称囊性畸胎瘤,或皮样囊肿,多见于卵巢。肿瘤多为单房性,内壁为颗粒状,粗糙不平,常有结节状隆突,有时能见到小块骨、软骨等。囊腔内有皮脂、毛发,甚至可见牙齿。恶性畸胎瘤多为实质性,睾丸较卵巢多见,易发生转移,可转移到盆腔及远隔器官,治疗以手术为宜。

是否是 MeSH 词汇　是,MeSH ID:D013724

释义来源　胡皓夫.儿科学辞典[M]. 北京:北京科学技术出版社,2003.

食管闭锁（Esophageal atresia）

释义　一种先天性食管畸形。胚胎发育中出现异常,造成食管隔断变成盲端,或与气管、支气管相通形成食管 - 支气管瘘。病因尚不清楚,可能与遗传因素、炎症或血管发育不良等有关。症状为新生儿吮吸奶汁立即呕吐或出现严重呛咳、发绀或窒息。母体产前有羊水过多者,患儿出生后应首先想到本病。治疗可采用开胸或胸腔镜下瘘管结扎和食管吻合术。

是否是 MeSH 词汇　是,MeSH ID:D004933

释义来源　朱家恺,黄洁夫,陈积圣.外科

学辞典［M］.北京:北京科学技术出版社,
2003.

支气管肺隔离症(Bronchopulmonary sequestration)

释义　为肺的先天性畸形之一,是以血管发育异常为基础的胚胎发育缺陷。隔离肺是由胚胎的前原肠、额外发育的气管和支气管肺芽接受体循环的血液供应而形成的无功能肺组织团块,大量无功能的肺组织缺乏与气管支气管树正常连接,并且接收到源自降主动脉或腹主动脉的异常血液供应。病变可以为叶外型,即与正常连接肺完全分离;或叶内型,即部分被正常肺包绕。临床表现:叶内型为下呼吸道感染,偶见囊肿破裂引起张力性气胸而出现气促症状,伴先天性主动脉瓣狭窄者可反复咯血;叶外型多数症状不明显。治疗主要针对反复呼吸道感染,可行胸腔镜下手术切除,同时积极进行抗感染治疗。

是否是 MeSH 词汇　是,MeSH ID:D001998
释义来源　李正,王慧贞,吉士俊.先天畸形学［M］.北京:人民卫生出版社,2000.

多发性畸形(Multiple abnormalities)

释义　指新生儿出生时有几个组织器官解剖形态学方面的异常。在所有先天性畸形中,多发畸形占22%。造成胎儿畸形的原因复杂,包括:胎儿自身遗传性因素、母体或外界环境因素等。常见先天畸形的类型有:脑畸形、先天性心脏病、肾畸形、食管闭塞、先天性幽门狭窄、先天性巨结肠、肛门闭锁、四肢畸形、唇裂和腭裂等。对于非致死性畸形可在出生后进行手术治疗。

是否是 MeSH 词汇　是,MeSH ID:D000015
释义来源　王翔朴.卫生学大辞典［M］.北

京:华夏出版社,1999.

脊髓脊膜膨出(Meningomyelocele)

释义　一种先天性神经系统发育畸形,由于胚胎发育中神经管闭合缺陷导致椎板发育不全,脊髓和髓膜通过椎板缺损处向椎管外膨出。多数骨质缺陷出现在腰骶部。临床特征有背部中线囊块,神经损害症状包括截瘫、下体感觉丧失和粪/尿失禁,少数出现脑积水和其他畸形的相应症状。在治疗方面主张尽早手术。

是否是 MeSH 词汇　是,MeSH ID:D008591
释义来源　李正,王慧贞,吉士俊.先天畸形学［M］.北京:人民卫生出版社,2000.

颅内动静脉畸形(Intracranial arteriovenous malformations)

释义　一种先天性脑血管异常,脑动脉和脑静脉之间缺乏毛细血管直接相通形成短路,导致一系列脑血流动力学的紊乱。临床表现为反复颅内出血、部分性或全身性癫痫发作、短暂性脑缺血发作和进行性神经功能障碍,也是引起颅内自发性蛛网膜下腔出血的第二位病因,大量出血可导致昏迷或死亡。

是否是 MeSH 词汇　是,MeSH ID:D002538
释义来源　李正,王慧贞,吉士俊.先天畸形学［M］.北京:人民卫生出版社,2000.

隐性基因(Recessive genes)

释义　指当个体是纯合隐性时该基因决定的性状才能得以表达的基因。二倍体生物如果是杂合子,则显示的是显性基因决定的表型。根据孟德尔遗传规律,如果携带隐性基因的杂合个体与另一个携带同一隐性基因的杂合个体繁殖,那么产生纯合隐性后代的概率为25%。

是否是 MeSH 词汇　是,MeSH ID:D005808

释义来源　全国科学技术名词审定委员会.遗传学名词:2006[M].2版.北京:科学出版社,2006.

显性基因(Dominant genes)

释义　控制显性性状的等位基因。二倍体生物中,在杂合状态下表现出相关性状的基因。显性基因常能形成一种有功能的物质(如酶),而它的隐性等位基因则由于相应的核苷酸发生了突变而不能产生这种物质,所以在杂合体中只有显性基因能表现出正常的功能。

是否是 MeSH 词汇　是,MeSH ID:D005799

释义来源　全国科学技术名词审定委员会.遗传学名词:2006[M].2版.北京:科学出版社,2006.

丹迪-沃克综合征(Dandy-Walker syndrome)

释义　一种先天性中枢神经系统异常,也称Dandy-Walker 异常或 Dandy-Walker 畸形,表现为一系列颅后窝的异常,其特征是小脑中线结构无法发育,第四脑室扩张及横窦、幕和窦汇的向上移位,部分患者存在侧脑室扩张,并约1/3伴脑积水。其相关异常包括变异型Dandy-Walker 和单纯小脑延髓池扩张。一般为散发或常染色体隐性遗传或 X 连锁遗传,遗传因素占很大比重。病因主要与染色体异常、致畸剂、酒精中毒、母体糖尿病等有关。临床特征包括枕部隆起、进行性头部增大、前囟突起、视神经盘水肿、共济失调、步态障碍、眼球震颤和智力受损。孕期如发现伴有小脑蚓部发育不良的后颅窝增宽,应尽早做脐血染色体检查。

是否是 MeSH 词汇　是,MeSH ID:D003616

释义来源　李正,王慧贞,吉士俊.先天畸形学[M].北京:人民卫生出版社,2000.

母亲-胎儿关系(Maternal-fetal relations)

释义　母血和胎血在胎盘处通过胎盘血液循环进行物质交换,母亲-胎盘-胎儿关系代表了一个特定的研究领域,因为它适用于两个截然不同、关系密切的人。妊娠期间,多种生理、遗传和环境因素影响胎儿的正常生长发育。母亲是营养、有毒物质和病原体的重要载体,任何干预都可能通过母亲影响胎儿的生长和发育。

是否是 MeSH 词汇　是,MeSH ID:D033261

释义来源　丁雪辰,桑标,李丹.母亲-胎儿关系:概念、测量和影响因素[J].心理科学,2013,36(05):1146-1152.

马蹄足畸形(Equinus deformity)

释义　为小儿最常见的一种足部骨关节畸形,可影响行走功能导致足部残疾。为脊髓灰质炎后遗症中最主要的畸形,常表现为马蹄内翻、马蹄外翻、高弓马蹄及垂状足等畸形。它的成因主要为腓总神经损伤引起的足踝部伸肌瘫痪而屈肌强或挛缩,伸屈肌力失去平衡而形成马蹄足畸形;另外,一侧下肢短缩,促使患者提踵用前足负重以补偿下肢短缩,久之跟腱发生挛缩造成马蹄足畸形。前者为原发性,手术矫治后效果稳定;后者属继发性,必须先治疗下肢短缩、骨盆倾斜、屈髋挛缩等畸形。所以,马蹄足矫正前要考虑其发生原因及其与其他畸形的关系。

是否是 MeSH 词汇　是,MeSH ID:D004863

释义来源　韦以宗.中国骨伤科学辞典[M].北京:中国中医药出版社,2001.

囊肿性脊柱裂（Spina bifida cystica）

释义　一种胚胎发育过程中椎管闭合不全引起的先天畸形。病因尚不明确，可能与妊娠早期胚胎受到化学性或物理学的损伤有关。根据膨出内容的不同又分为脊膜膨出型、脊髓脊膜膨出型、脊髓膨出型。这些病损常与脊髓功能障碍、脑积水和脊髓空洞症相关。

是否是 MeSH 词汇　是，MeSH ID：D016137

释义来源　史华胜，吕光华，李清．先天性囊性脊柱裂 104 例［J］．中华实用儿科临床杂志，2002，17（3）：270-271．

积水性无脑畸形（Hydranencephaly）

释义　又称"水脑畸形"，是两侧大脑半球大部缺如的畸形，可以残存颞叶、枕叶或额叶的部分组织，脑膜和颅骨结构良好，其余皮质部分则由充盈液体的薄膜囊代替。患儿的脑基底神经节、丘脑、小脑和脑干一般尚残存，但有时也有某种程度的变形。重型患儿常死亡。轻型患儿一般出生时头颅大小正常，后逐渐增大，常伴颅缝裂开，前后囟门开大、饱满。患儿表情缺乏，不会注视，常有眼球不规则运动，可有斜视及震颤，肌张力有时增高，偶有惊厥。

是否是 MeSH 词汇　是，MeSH ID：D006832

释义来源　胡皓夫．儿科学辞典［M］．北京：北京科学技术出版社，2003．

小头畸形（Microcephaly）

释义　是头小而脑发育不全。脑的体积、重量均低于正常，颅囟及颅缝过早融合。头小，额部和枕部显得狭小、平坦，头顶呈尖形，颜面相对过大，给人一种不合比例的感觉。多是由于一种常染色体畸变或妊娠早期胎儿受放射线照射或宫内感染而引起。患儿脑回过小，或

无脑回，脑发育明显延缓。临床表现为智能低下，常有癫痫发作，行为障碍，甚至有瘫痪。治疗以手术为主，目的在扩大颅腔，解除颅内高压，使受压的脑组织及脑神经得到发育和生长，出生后 6 个月以内手术者预后较好。

是否是 MeSH 词汇　是，MeSH ID：D008831

释义来源　朱家恺，黄洁夫，陈积圣．外科学辞典［M］．北京：北京科学技术出版社，2003．

面斜裂（Oblique facial cleft）

释义　面部先天性畸形之一，发生在唇与面部斜行的组织裂开。为胚胎发育期间，上颌突与鼻额突在面部的一侧或两侧有部分或全部未曾融合而形成。较为少见，可为单侧或双侧。可自口角沿鼻侧面直至眼部或更上部位裂开，有的患者除面颊部有裂缝及下眼有缺陷外，还可能伴有同侧上颌骨发育不全。治疗可采用外科整复手术。

是否是 MeSH 词汇　否

释义来源　全国科学技术名词审定委员会．组织学与胚胎学名词：2014［M］．2 版．北京：科学出版社，2014．

缺肢（Ectromelia）

释义　指人或有肢体的生物由于自身或外部因素导致的肢体缺少，残缺不全。包括无肢、半肢和短肢，或者四肢中的 1 条或多条的 1 段或多段长骨的明显发育不全或不发育。

是否是 MeSH 词汇　是，MeSH ID：D004480

释义来源　全国科学技术名词审定委员会．组织学与胚胎学名词：2014［M］．2 版．北京：科学出版社，2014．

脑穿通畸形（Porencephaly）

释义　又称脑穿通性囊肿，是一种特殊类型

的脑积水,脑室呈囊样膨大,严重者脑室膨出延及脑的蛛网膜。由先天发育异常或后天因素所致,先天性脑穿通畸形多见于婴幼儿,后天性脑穿通畸形可见于任何年龄,外伤性多见于儿童和青壮年,脑血管性多见于老年人。临床表现多种多样,主要取决于病变部位、囊肿大小及脑脊液循环是否通畅等。根据病损部位可有不同的症状,如痉挛性偏瘫、偏侧感觉缺失或病变侧偏盲等,可有智能障碍。手术是最有效的治疗方法。

是否是 MeSH 词汇 是,MeSH ID:D065708

释义来源 陈谦学,吴立权,陈治标,等.先天性脑穿通畸形手术治疗的探讨[J].中华神经外科杂志,2006(3):168-169.

小脑发育不全(Cerebellar agenesis)

释义 为对称性或不对称的小脑皮质结构异常、小脑半球部分或全部缺如,也可与颅后窝其他畸形并存。因畸形范围不同而表现不一,可有不同程度的小脑功能障碍。可能病因包括先天性脑部畸形、后天脑部病毒感染等。主要表现为头部、躯干部、四肢协同运动丧失、运动失调。无特殊有效治疗。

是否是 MeSH 词汇 否

释义来源 朱家恺,黄洁夫,陈积圣.外科学辞典[M].北京:北京科学技术出版社,2003.

Arnold-Chiari 畸形(Arnold-Chiari malformation)

释义 是一种由于小脑扁桃体下疝压迫脊髓脑干等而导致的一系列临床症状的先天性疾病,常伴有脑脊液循环障碍。主要发病机制是胚胎时期中胚层体节枕骨部发育缺陷导致后颅窝体积较小,脑容量正常发育的情况下,使小脑扁桃体疝入椎管。主要临床表现有神经损害症状和颅内压增高症状。病情发展缓慢,多在青年期才出现神经损害症状。治疗主要为手术减压,预后大多良好,但症状出现越早(如在婴幼儿期),预后越差。

是否是 MeSH 词汇 是,MeSH ID:D001139

释义来源 马香琰.Arnold-Chiari 畸形的研究进展[J].中国疗养医学,2018,27(07):698-700.

染色体病(Chromosome disorders)

释义 由于染色体数目和/或结构异常而引起的一大类严重遗传病。由于染色体上基因众多,因此染色体病常涉及多个器官、系统的形态和功能异常,临床表现多种多样。现已发现的染色体病有100余种,染色体畸变严重者在胚胎早期死亡并自然流产,少数能存活至出生,常造成机体多发畸形、智力低下、生长发育迟缓和多系统功能障碍以及癌肿等。染色体异常的发生率在一般新生儿群体中可达0.5%~0.7%,且无有效治疗方法,因此通过孕前遗传咨询和产前诊断进行预防十分重要。此外,部分染色体病可通过胚胎植入前遗传学诊断技术进行筛查和选择,从而实现优生优育。

是否是 MeSH 词汇 是,MeSH ID:D025063

释义来源 全国科学技术名词审定委员会.遗传学名词:2006[M].2版.北京:科学出版社,2006.

软骨发育不全(Achondroplasia)

释义 为一种作为短肢侏儒最常见形式的常染色体显性疾病,与 *FGFR3* 基因突变相关。受累者表现为四肢肢根缩短造成的身材矮小、头颅增大,额部隆起和面部中央发育不全,夸张的腰椎前突,肘伸展受限,膝内翻和三叉手。临床治疗仅限于处理某些并发症,普通患者的寿命一般正常,纯合子患者畸形严重,多因脑干受压所致婴幼儿高位颈髓病及中枢性呼吸衰竭在婴儿期死亡。

超声检查可用于产前诊断,绒毛组织或羊水细胞作基因检测是最可靠的产前诊断方法。该病虽属常染色体显性遗传病,但 80% 病例属新基因突变。生育软骨发育不全患儿的父母如都是杂合子,其生育纯合子子女的风险是 25%,建议行胚胎着床前遗传学诊断(PGD)或产前诊断避免再生育患儿的风险。

是否是 MeSH 词汇 是,MeSH ID:D000130

释义来源 傅松滨.医学遗传学[M].4版.北京:人民卫生出版社,2020.

面横裂(Horizontal cleft)

释义 又称大口畸形、巨口症。是由于胚胎期上颌突与下颌突之间未能正常融合所形成的一种先天性面裂畸形。可分为单侧或双侧面横裂,临床上以单侧面横裂多见。临床表现为口裂变大,由口角至颊部呈水平裂开,如单侧面横裂则两侧口角不对称。同时可伴有颜面部发育不良、外耳畸形、耳前瘘管等。治疗上采用面横裂修复术,以恢复正常的口角位置及对称性,方法是对裂隙做 Z 形交叉瓣缝合修复。

是否是 MeSH 词汇 否

释义来源 武广华,臧益秀,刘运祥,等.中国卫生管理辞典[M].北京:中国科学技术出版社,2001.

沙利度胺(Thalidomide)

释义 别名反应停,为一种镇静剂。对于各型"麻风反应",如发热、结节红斑、神经痛、关节痛、淋巴结肿大,有一定疗效,对结核样型的"麻风反应"疗效稍差。对麻风病无治疗作用,可与抗麻风药同用以减少不良反应。有强烈致畸作用,孕妇禁用。

是否是 MeSH 词汇 是,MeSH ID:D013792

释义来源 徐红,王开贞,王玉奎.临床常用药物[M].2版.济南:山东科学技术出版社,2005.

脐疝(Umbilical hernia)

释义 是小儿肠管自脐部突出至皮下,形成球形软囊,易于压回。多为先天性脐环闭锁不全或腹壁组织薄弱,腹压增加致腹腔内容物由此突出,有时可发生嵌顿。治疗:2~4 岁的患儿可试用局部压迫疗法,4 岁以上或脐环直径超过 2~3cm 以上者应手术切除疝囊,修补腹壁缺损。

是否是 MeSH 词汇 是,MeSH ID:D006554

释义来源 胡皓夫.儿科学辞典[M].北京:北京科学技术出版社,2003.

先天性横膈疝(Congenital diaphragmatic hernias)

释义 先天性横膈疝是由于膈肌发育有缺陷,部分腹腔脏器疝入胸腔所引起。临床特征:根据其缺陷发生的部位不同可分为胸腹裂孔疝、胸骨旁疝和食管裂孔疝。临床症状依腹部脏器疝入胸腔的多少差别很大。

是否是 MeSH 词汇 是,MeSH ID:D065630

释义来源 李松.出生缺陷诊断图谱[M].2版.北京:北京医科大学出版社,2002.

13-三体综合征(Trisomy 13 syndrome)

释义 13-三体综合征又称帕托综合征(Patau syndrome),主要是 13 号染色体多一条。新生儿中的发病率为 1/7 000~1/5 000,女性明显多于男性。发生的机制主要是由于生殖细胞减数分裂过程或合子早期卵裂过程中染色体不分离。染色体不分离,常发生在 M I 期，与孕妇年龄有关。患者出生时体重低，生长发育明显迟缓，智力发育差。通常小头，前额低斜，前脑发育缺陷，小眼球或无眼球，严重唇裂，并常伴有腭裂，耳低位，耳郭畸形，常有耳聋。约有 2/3 患者双手为通贯手，多指/趾，踇趾球部多为腓侧弓形纹，足后跟向后突出而足掌中突呈摇椅状足。内脏畸形极为普遍，80% 以上患者有先天性心脏病（房、室间隔缺损，动脉导管未闭和心脏右移位）、多囊肾，外生殖器发育异常，男性常有隐睾和阴囊畸形，女性则阴蒂肥大，多有双阴道、双角子宫、卵巢发育不全等。目前无特殊治疗，患儿预后差。有典型 13- 三体或其他三体妊娠史者，其再妊娠 13- 三体或其他三体再发风险会升高需产前诊断。家族性罗伯逊易位携带者的再发风险约 1%~5%。如果双亲之一为罗伯逊易位 de（13：13）（q10；q10）携带者，由于只能产生三体或单体合子，几乎 100% 流产。

是否是 MeSH 词汇 是，MeSH ID：D000073839
释义来源 谢幸，孔北华，段涛.妇产科学［M］.9 版.北京：人民卫生出版社，2018.

18- 三体综合征（Trisomy 18 syndrome）

释义 又叫 Edwards 综合征，系由 18 号染色体多 1 条而引起的一种先天性疾病。此病发病率约 1/4 500，男女比例 1：3。发生的机制主要是由于生殖细胞减数分裂过程或合子早期卵裂过程中染色体不分离。97% 的病例染色体不分离发生在卵细胞减数分裂，以 M II 期为多见，占 70%，与孕妇年龄有关。
主要特征性表现包括：胸骨短、钳状手和手指弓形纹过多。18- 三体通常过期分娩，胎动少，羊水过多，胎盘小及单一脐动脉，出生体重低，肌张力增高；发育迟缓，严重智力障碍。颜面部畸形以小下颌畸形常见，可高达 70%。胸骨短，乳头小；脐疝；消化系统异常。

手指屈曲、重叠且姿势固定是 18- 三体最具特征、最明显的畸形之一，双手呈特殊性握拳状，第 3 和第 4 指紧贴手掌。第 2 和第 5 指压在其上，手指弓形纹过多，约 1/3 患者为通贯手；摇椅足，足跟突出，指/趾甲发育不良。头颅形态异常，草莓头颅是 18- 三体的重要特征之一，发生率可高达 45%，后颅窝池扩大，可见 Dandy-Walker 畸形，小脑小。部分病例可见脑膜膨出和脑室扩大，大约 1/3 的 18- 三体胎儿有脉络丛囊肿。约 90% 的 18- 三体综合征胎儿都有心脏畸形，主要为室间隔缺损，动脉导管未闭，少数有房间隔缺损，主、肺动脉瓣异常和胸腔大血管异常等；其他症状有：唇裂、腭裂、脊柱裂、脑膜膨出、双子宫、卵巢发育不良、短肢畸形。嵌合体患者的临床表型变化大，视嵌合体水平不同，从近似正常到近似典型 18- 三体综合征不等。
主要对症治疗，患儿预后差，大多生后不久死亡。妊娠期超声检查可发现特征性的握拳手指交搭、摇椅状足底、心脏畸形和羊水过多有助于产前诊断。羊水细胞培养胎儿染色体核型发现 18- 三体即可确诊。有 18- 三体或其他三体妊娠史者，18- 三体和其他三体再发风险会增高，再次妊娠须行产前诊断。

是否是 MeSH 词汇 是，MeSH ID：D000073842
释义来源 陆国辉，徐湘民.临床遗传咨询［M］.北京：北京大学医学出版社，2007.

胎儿疾病（Fetal diseases）

释义 子宫内胎儿的病理生理疾病。某些胎儿疾病可能通过胎儿疗法来治疗。以胎儿疾病为诊治主体的胎儿医学已成为当前围产医学领域中最为引人注目的学科，该学科在传统产科学的基础上，依托先进的分子生物技术、超声影像技术和宫内外介入性诊疗技术，开展各种胎儿疾病的筛查、诊断和治疗，使患病胎儿在宫内或出生时就可以得到及时的救治，提升患病胎儿的生活质量，改善围产儿结局。

是否是 MeSH 词汇　是，MeSH ID：D005315

释义来源　王子莲，周祎.胎儿疾病的诊治进展［J］.中华产科急救电子杂志，2018，7（01）：1-4.

两性畸形（Hermaphrodism）

释义　一组以外生殖器发育障碍为主要表现的性分化异常性疾病。其中真两性畸形患者同时具有卵巢和睾丸组织，造成性分化及性发育异常。男性（女性）假两性畸形患者的性腺为睾丸（卵巢），但其内、外生殖器发育不全或呈两性表现。男性患者常因性激素合成障碍、性腺对促性腺激素或靶组织对性激素不敏感所致；女性患者则多为胚胎期间内源或外源性男性激素过多所致。对于两性畸形患者，首先应确定其适宜的社会性别，找出并尽力纠正引起畸形的原因，必要时补充适当性激素并做外生殖器矫形术。

是否是 MeSH 词汇　是，MeSH ID：D012734

释义来源　李家兴，殷波.两性畸形患者的诊断治疗体会（附 45 例报告）［J］.中国性科学，2020，29（10）：9-12.

唐氏综合征（Down syndrome）

释义　21- 三体综合征（trisomy 21 syndrome），又称唐氏综合征（Down syndrome）是最早被发现的染色体病，也是最常见的由单个病因引起的智力障碍，其发病率在活婴中为1/800~1/600。细胞分裂过程中的染色体不分离（nondisjunction）是唐氏综合征的遗传病理基础，导致全部或部分体细胞额外多出一条21 号染色体。染色体不分离既可以发生在生殖细胞减数分裂过程和合子早期卵裂过程，

前者导致含两条 21 号染色体的配子的产生，与正常配子受精后形成 21- 三体合子。仅有10% 左右的 21- 三体合子能发育并分娩。孕妇年龄与唐氏综合征发生的关系已被肯定，发病风险随孕妇年龄增大而升高。临床表现包括 3 个主要特征：特殊面容、智力低下、肌张力降低和体格发育迟缓。目前治疗仅限于治标，对患者进行细心照料和适当训练。平均寿命 16 岁。

妊娠期通过超声影像联合母体孕中期血清"三联"（AFP、hCG、uE3）筛查，及无创性胎儿染色体产前检测（noninvasive prenatal testing，NIPT）进行筛查。绒毛和羊水细胞培养胎儿染色体核型发现 21- 三体即可确诊唐氏综合征。唐氏综合征在新生儿中发病率较高，与孕妇的高龄有关。建议所有孕妇进行产前母血清唐氏综合征筛查，35 岁以上孕妇、妊娠或生育过唐氏综合征患儿者、夫妻有一方是21 号染色体罗伯逊易位或其他核型异常、筛查阳性者等高风险人群建议孕期进行产前细胞遗传诊断。

是否是 MeSH 词汇　是，MeSH ID：D004314

释义来源　邬玲仟，张学.医学遗传学［M］.北京：人民卫生出版社，2016.

先天性肌病（Congenital myopathies）

释义　先天性肌病是一组于出生时或婴幼儿时呈现全身肌无力的、原发病变在肌肉组织的疾病。多属遗传性，亦见散发。包括中央轴空肌病、先天性肌强直症、良性先天性肌张力不全症、线状体肌病、肌小管肌病、先天性纤维类型比例失调症、多轴空病、还原体肌病、球状体肌病等。只有肌活检，有时需有组织化学技术或电子显微镜进行全面分析，才能明确诊断。

是否是 MeSH 词汇　是，MeSH ID：D020914

释义来源　全国科学技术名词审定委员会.神

经病学名词:2020 [M]. 北京:科学出版社,2020.

糖原贮积症(Glycogen storage disease,GSD)

释义 是一组由糖原合成与分解代谢途径中的先天性酶缺陷所导致的遗传代谢病。目前已阐明的 GSD 至少涉及 13 种代谢酶缺陷,按突变基因分类至少包括 12 类 20 种不同亚型,其特征是肝脏与组织中糖原的异常聚积:Ⅰ型,葡糖 -6- 磷酸酶缺乏,又称为 Von Gierke 病;Ⅱ型,α-1,4- 葡萄糖苷酶缺乏,又称为 Pomp 病;Ⅲ型,淀粉 -1,6- 葡糖苷酶缺乏,又称为 Cori 病,或 Forbe 病;Ⅳ型,淀粉 -(1,4 → 1,6)转葡糖基酶、支酶缺乏,又称为 Andersen 病;Ⅴ型,肌糖原磷酸化酶缺乏,又称为 McArdle 病;Ⅵ型,肝糖原磷酸化酶缺乏,又称为 Her 病;Ⅶ型,肌肉磷酸果糖激酶缺乏;Ⅸ型或Ⅷ型,肝磷酸化酶激酶缺乏。还有一些罕见的蛋白激酶 A 缺乏型、腺苷酸激酶缺乏型及糖原合酶缺乏型等。
糖原贮积病除Ⅸ型为 X 连锁隐性遗传外,其余均为常染色体隐性遗传。本病的发病年龄变异大,明确诊断后即应开始饮食治疗。定期测定血糖和血脂水平对监测该病的饮食治疗效果有指导价值。对已知突变的受累家庭可直接采用分子诊断技术进行产前诊断。经长期有效和合理的饮食治疗可使幼年发病的女性患者正常发育,并有正常生育的能力。
是否是 MeSH 词汇 是,MeSH ID:D006008
释义来源 罗超权,余新炳,王昌才. 英汉生物化学与分子医学词典 [M]. 北京:中国医药科技出版社,2004.

无脑儿(Anencephaly)

释义 一种由前神经孔未能关闭引起的神经系统畸形。婴儿出生后具有完整脊髓、小脑和脑干,但缺少该水平上的神经结构。头骨仅局部形成,但眼球通常正常。这种病症可能与叶酸缺乏有关。受累婴儿仅有原始(脑干)反射,通常不能存活超过 2 周。
是否是 MeSH 词汇 是,MeSH ID:D000757
释义来源 谢幸,孔北华,段涛. 妇产科学 [M]. 9 版. 北京:人民卫生出版社,2018.

外胚层发育不良症(Ectodermal dysplasia)

释义 外胚层发育不良是一大群异质性遗传性疾病,其特征在于一种或多种外胚层结构及其附属物的先天性缺陷。以出生时畸形及表皮和皮肤附属器的累及为特征。一般为非进行性和弥散性。存在不同类型,包括止汗性和出汗性发育不良、局灶性皮肤发育不全和先天性表皮发育不良。
是否是 MeSH 词汇 是,MeSH ID:D004476
释义来源 傅松滨. 医学遗传学 [M]. 4 版. 北京:人民卫生出版社,2020.

先天性心脏缺损(Congenital heart defects)

释义 胚胎期间即形成的畸形心脏所造成的循环系统疾病。通常表现为心房间隔部分缺损(分高位继发孔和低位原发孔)。患者常伴有心脏杂音、肺动脉负荷过重而造成衰竭等症状。必要时可以手术治疗。婴幼儿可暂缓手术。
是否是 MeSH 词汇 是,MeSH ID:D006330
释义来源 任书堂,武红涛,孙佳英,等. 常见先天性心脏缺损平面几何形态学的二维与三维超声对比研究 [J]. 中国医学影像学杂志,2012(11):849-852.

心脏室间隔缺损(Heart ventricular septal defects)

释义 是由于心室间隔发育不全而形成在

心室水平产生左向右分流的异常通道。约占先天性心脏病的 20%。可分膜部缺损、漏斗部缺损和肌部缺损三种病理类型。发绀、易疲劳和感冒是常见症状,临床体征以胸骨左缘第三、四肋间有响亮而粗糙的全收缩期杂音为突出,X 线及心电图检查均可揭示双室肥厚,彩色多普勒超声检查可见分流的存在。体外循环直视下修补术是主要的治疗方法。

是否是 MeSH 词汇　是,MeSH ID:D006345

释义来源　武广华,臧益秀,刘运祥,等. 中国卫生管理辞典[M].北京:中国科学技术出版社,2001.

心脏房间隔缺损(Heart atrial septal defects)

释义　是常见的心脏畸形之一,占先天性心脏病的 10%~20%。卵圆窝是最常见的缺损部位,也称中央型房间隔缺损,约占房间隔缺损的 60%。早期可无症状,随着左向右的分流量的增加,患者多出现易疲劳,活动后心慌。低温体外循环下行直视修补术是主要的治疗方法。

是否是 MeSH 词汇　是,MeSH ID:D006344

释义来源　武广华,臧益秀,刘运祥,等. 中国卫生管理辞典[M].北京:中国科学技术出版社,2001.

铅污染(Lead pollution)

释义　指含铅化合物对环境的污染。孕妇接触铅,可以通过胎盘进入胎儿血液循环,胎儿脐血中铅含量与母血中铅含量有高度相关。胎儿、婴幼儿血脑屏障和各方面功能不健全,大脑处在发育阶段。接触微量铅容易进入脑组织,损害中枢神经系统,特别对记忆、思维、判断功能损伤,对孩子的智力影响颇大,不易恢复。铅在体内具有蓄积作用,低浓度铅污染造成孕妇和婴幼儿无症状的铅吸收,直接影响婴幼儿的发

育,将造成许多孩子体格差,智力低下。

是否是 MeSH 词汇　否

释义来源　朱中平,朱启星,沈彤. 环境铅污染对子代发育的影响综述[J]. 安徽预防医学杂志,2005,011(002):108-111.

神经毒性(Neurotoxicity)

释义　神经毒性指外源性化学物对神经系统引起损害的特性,包括引起中枢神经系统和周围神经结构和功能损害的能力。如重金属铅、锰、汞及它们的化合物,有机溶剂苯、二甲苯、汽油、二硫化碳,有机磷酸酯农药和神经战毒剂等均具有明显的神经毒性。

是否是 MeSH 词汇　否

释义来源　王翔朴. 卫生学大辞典[M].北京:华夏出版社,1999.

丙种球蛋白缺乏血症(Agammaglobulinemia)

释义　也称 X 连锁低丙种球蛋白血症,体液免疫缺陷的一种类型。因 B 淋巴细胞发育障碍、减少或缺乏而引起。表现出淋巴结和扁桃体缺如或很少,突出症状为反复较严重的细菌性感染如肺炎、脑膜炎等,常可并发恶性淋巴瘤、白血病。用抗菌药控制感染,定期肌内注射丙种球蛋白、输新鲜血浆有一定作用。

是否是 MeSH 词汇　是,MeSH ID:D000361

释义来源　《中国百科大辞典》编委会. 中国百科大辞典[M].2 版. 北京:中国大百科全书出版社,2019.

乙蔗酚(Diethylstilbestrol)

释义　为人工合成的非甾体雌激素物质,先前也用作动物生长促进剂。根据美国卫生与公众服务部《致癌物第四期年报》,乙蔗酚被

列为一种已知致癌物。

是否是 MeSH 词汇　是,MeSH ID:D004054

释义来源　赵克健.现代药学名词手册[M].北京:中国医药科技出版社,2004.

抑制基因突变(Suppressor mutation)

释义　当基因内部不同位置上的不同碱基发生了两次突变,其中一次抑制了另一次突变的遗传效应,这种突变称为抑制基因突变。

是否是 MeSH 词汇　是,MeSH ID:D013489

释义来源　赵克健.现代药学名词手册[M].北京:中国医药科技出版社,2004.

肥厚性幽门狭窄(Hypertrophic pyloric stenosis, HPS)

释义　肥厚性幽门狭窄是婴儿早期最常见的胃肠道疾病之一,世界上发病率为(1~2):1 000。该病的特征在于幽门肌壁的异常增厚,因此它是婴儿期胃出口梗阻的最常见原因。HPS 的确切病因尚不清楚,但遗传易感性和产前或产后暴露于大环内酯类和萘啶酸等药物的作用是已知的。经典表现包括持续大量非胆汁性呕吐,可见的肠蠕动,可触及的上腹部肿瘤,便秘,发育异常,脱水和电解质紊乱,如低钾血症和代谢性碱中毒。

是否是 MeSH 词汇　是,MeSH ID:D046248

释义来源　胡皓夫.儿科学辞典[M].北京:北京科学技术出版社,2003.

致畸作用(Teratogenesis)

释义　在胚胎发育过程中,因受某些因素的影响,使胚胎分化和器官形成不能正常进行,而造成组织器官的缺陷,并出现肉眼可见的

形态结构异常者称为畸形;有畸形的胚胎称为畸胎。能引起畸胎的药物或物质称为致畸原。致畸原通过母体作用引起胎儿畸形的现象,称为致畸作用。

是否是 MeSH 词汇　是,MeSH ID:D064793

释义来源　凌文华,孙志伟.预防医学[M].3 版.北京:人民卫生出版社,2015.

致畸剂(Teratogens)

释义　致畸剂是在发育中的胎儿暴露时可以诱导出生缺陷的化合物。

是否是 MeSH 词汇　是,MeSH ID:D013723

释义来源　全国科学技术名词审定委员会.遗传学名词:2006[M].2 版.北京:科学出版社,2006.

种特异性(Species specificity)

释义　指某一物种所特有的性质,常用于指抗原或致病因子。

是否是 MeSH 词汇　是,MeSH ID:D013045

释义来源　陆金春,黄宇峰,张锡然,等.英汉细胞与分子生物学词典[M].上海:第二军医大学出版社,2004.

先天性肢体畸形(Congenital limb deformities)

释义　上肢和下肢共同或非专指的先天性结构畸形。先天性肢体畸形排在先天性心脏病之后,是婴儿最常见的出生缺陷。每1 506名新生儿中有一人患有上肢先天性畸形。这些畸形可以作为孤立的畸形,或作为综合征的一部分发生。病因可分为环境和遗传原因。

是否是 MeSH 词汇　是,MeSH ID:D017880

释义来源　吕丹.三种先天性肢端畸形的分子遗传学研究[D].中国协和医科大学,2008.

主动脉缩窄（Aortic coarctation）

释义 主动脉缩窄是第五种最常见的先天性心脏异常，这种局灶性狭窄构成了一种主动脉病变，可能存在于主动脉弓和腹主动脉的各种异常中，从轻度狭窄到甚至长节段的发育不良。主动脉缩窄最常见的位置是在降主动脉近端、左锁骨下动脉远端插入动脉导管部位。主动脉缩窄根据其解剖位置可分为导管前型和导管后型两种。

是否是 MeSH 词汇 是，MeSH ID：D001017

释义来源 葛均波，徐永健，王辰. 内科学[M].9版.北京：人民卫生出版社，2018.

海豹肢畸形（Phocomelia）

释义 海豹肢畸形是一种罕见的先天性异常，其中肢体的近端部分（肱骨或股骨，桡骨或胫骨，尺骨或腓骨）不存在或明显发育不良，海豹肢畸形的特征在于完全没有肢体的中间节段，手或脚直接连接到躯干。关于海豹肢畸形的流行病学知之甚少，是已知由沙利度胺产生的最典型的缺陷之一。

是否是 MeSH 词汇 是，MeSH ID：D004480

释义来源 陈秀兰，李胜利，文华轩，等. 海豹肢畸形产前超声诊断分析[J]. 中华医学超声杂志（电子版），2012，09（007）：593-596.

致畸敏感期（Sensitive period of teratogenesis）

释义 处于不同发育阶段的胚胎对于环境致畸因素作用的敏感程度不同。受到致畸因子作用后，最易发生畸形的发育时期称为致畸敏感期。胚胎发育各阶段对致畸物的敏感性不同，对致畸物最敏感的时期是在胚胎细胞分化和器官形成期。不同动物和不同组织器官的致畸敏感期略有差别。着床前期胚胎一直以来被认为是一个致畸作用的不敏感期。在此期间，受到致畸因子作用后，若致畸作用强，胚胎通常死亡，若致畸作用弱，多数细胞可代偿少数受损死亡的细胞，故很少发生畸形。着床后的胚胎期是器官的发生和形成期。在此期间，细胞分裂、分化旺盛，器官原基正在发生，发育基因和调控基因的表达频繁，因而此期对环境致畸因素敏感，易于影响发育调控基因及其他细胞功能。胚期3~8周为致畸敏感期，受到环境致畸因素作用后最易发生畸形。由于各器官的发生与分化时间不同，故各器官的致畸敏感期也不同。

是否是 MeSH 词汇 否

释义来源 傅松滨. 医学遗传学[M].4版.北京：人民卫生出版社，2020.

母体遗传（Maternal inheritance）

释义 由于有性生殖中受精方式的限制，在精卵结合时，卵母细胞拥有相对较多的mtDNA拷贝，而精子只有很少的拷贝。受精时，为数不多的精子mtDNA进入受精卵后还会被卵母细胞的核酸酶消化。受精卵中的线粒体DNA几乎全部来自于卵子。这种双亲信息的不等量传递决定了线粒体遗传病的传递方式不符合孟德尔遗传，而是表现为母系遗传（maternal inheritance），即女传而男不传。因此，如果具有相同表型的家族成员都是从女性传递下来的就有可能是线粒体DNA突变造成的。

是否是 MeSH 词汇 是，MeSH ID：D000072741

释义来源 傅松滨. 医学遗传学[M].4版.北京：人民卫生出版社，2020.

共效应致畸原（Coeffective teratogen）

释义 共效应致畸原是指那些对母体和胚胎毒性接近的外源性物质。这类致畸原的共有特点是,只有在接触量达到或超过了母体毒性剂量并且母体毒性反应出现的情况下,才能对胚胎造成损害,例如母体甲基汞中毒引起的子代畸形——著名的水俣病事件,就是一个典型的例子。

是否是 MeSH 词汇　否

释义来源　付立杰.畸胎学[M].上海:上海科技教育出版社,1996.

非共效应致畸原(Non-coeffective teratogen)

释义　非共效应致畸原是指对胚胎或发育个体相对毒性高而对母体毒性相对低的一类致畸原。孕妇接触这类致畸原后,常在不出现母体毒性或母体毒性反应不明显的情况下,已对胚胎造成不同程度的损害。这类致畸原的典型例子有药物反应停和风疹病毒。

是否是 MeSH 词汇　否

释义来源　付立杰.畸胎学[M].上海:上海科技教育出版社,1996.

母/仔毒性比值(Adult/development ratio, A/D radio)

释义　Johnson(1981)提出用母/仔毒性比值来判断和衡量外源性物质对胚胎和发育个体的致畸危害。该比值是从动物实验中获得的某物质对成年(母体)动物的最高无作用浓度和发育个体(胚胎)的最高无作用浓度之比计算来的。

是否是 MeSH 词汇　否

释义来源　付立杰.畸胎学[M].上海:上海科技教育出版社,1996.

相对致畸指数(Relative teratogenic index, RTI)

释义　这一方法是用动物实验中对成年动物的致死率和对胚胎的致畸率之比来评价外源

性物质对胚胎的相对致畸危害。

是否是 MeSH 词汇　否

释义来源　付立杰.畸胎学[M].上海:上海科技教育出版社,1996.

遗传度(Heritability)

释义　在多基因病中,易患性的高低受遗传基础和环境因素双重影响。其中遗传基础所起作用的大小称为遗传率或遗传度。遗传度一般用百分率(%)来表示。一种多基因病如果完全由遗传基础决定其易患性变异和发病,遗传率就是100%。对于疾病,遗传率高,表明遗传基础决定疾病的决定性作用大,环境因素作用小;遗传率低,遗传基础作用小,环境因素有重要影响。

是否是 MeSH 词汇　否

释义来源　傅松滨.医学遗传学[M].4版.北京:人民卫生出版社,2020.

常染色体显性遗传(Autosomal dominant inheritance, AD)

释义　一种性状或遗传病的基因位于常染色体上,这种基因的性质如果是显性的,这种性状或遗传病的遗传方式就叫作常染色体显性遗传。常染色体显性遗传病系谱特点是:①系谱中连续几代可出现患者;②患者的父母中一方是患病的;③患者同胞和后代中约有1/2也是患者,且男女发病机会均等;④如果双亲正常,则子女一般也不患病。临床上可对常染色体完全显性的遗传病进行发病风险的估计。例如夫妇双方中有一人患病(杂合子),那么子女患病的可能性为1/2;如果夫妇双方都是患者(均为杂合子),子女患病的可能性为3/4。

是否是 MeSH 词汇　否

释义来源　傅松滨.医学遗传学[M].4版.

北京：人民卫生出版社，2020.

常染色体隐性遗传（Autosomal recessive inheritance，AR）

释义　控制遗传性状或遗传病的基因位于常染色体上，其性质是隐性的，在杂合状态时不表现相应性状，只有隐性纯合子（aa）方得以表现，称常染色体隐性遗传。而带有一个隐性致病基因的个体，并不发病，却能将致病基因传给子代，故称为携带者。此遗传的方式有以下特征：①患者的双亲表现型正常，但均是隐性致病基因的携带者。②若父母均为杂合子，子女中约 1/4 的个体发病且男女患病机会均等。③一般系谱中看不见连续几代的遗传，患者的出现往往是散发性的。④患者的子女一般不发病（除非其配偶是该基因的携带者），但一定是肯定携带者；近亲婚配的后代中患者发病概率显著增高。

携带者与患者婚配（Aa×aa）多见于近亲婚配或一些发病率高的常染色体隐性遗传病人群中。这时子代中将可能有 1/2 为患者，1/2 为携带者。这种家系由于连续两代出现患者，子代分配比例类似显性遗传格局，不易与常染色体显性遗传区分。在近亲婚配家庭中出现这种遗传方式时，应考虑常染色体隐性遗传的可能性。而当正常人与患者婚配（AA×aa）时，其所生子代中将全部都是带有致病基因的携带者。患者相互婚配（aa×aa）时，子女无疑将全部受累。由于隐性致病基因少见，这种婚配的可能性极少，只有在发病率高的常染色体隐性遗传病中才能见到。在具有遗传异质性的单基因遗传病，同病婚配时，可能各为不同基因座的纯合子，其子代为双重杂合子，不会患病。

是否是 MeSH 词汇　否
释义来源　傅松滨．医学遗传学［M］．4 版．北京：人民卫生出版社，2020.

单基因遗传病（Monogenic disorder）

释义　由一个基因单独决定遗传性状或遗传病的遗传方式称单基因遗传病。包括常染色体显性遗传病、常染色体隐性遗传病、X 连锁显性遗传病、X 连锁隐性遗传病、Y 连锁遗传病等。

是否是 MeSH 词汇　否
释义来源　傅松滨．医学遗传学［M］．4 版．北京：人民卫生出版社，2020.

胎儿烟草综合征（Fetal tobacco syndrome）

释义　吸烟孕妇的胎儿可出现"胎儿烟草综合征"，诊断标准为：①妊娠过程中每日吸烟在 5 支以上；②妊娠过程中无高血压证据；③足月分娩（37 周以上）但显示生长迟缓，出生体重不到 2 500g 者；④无其他明确原因的子宫内生长受限共四项（大量饮酒妊娠的儿童除外）。

是否是 MeSH 词汇　否
释义来源　李正，王慧贞，吉士俊．先天畸形学［M］．北京：人民卫生出版社，2000.

遗传物质（Genetic material）

释义　亲代与子代之间传递遗传信息的物质。除某些病毒的遗传物质是核糖核酸外，所有其他生物的遗传物质都是脱氧核糖核酸。这些物质是染色体的主要成分，此外还存在于细胞核外的质体、线粒体、动体等细胞器中。

是否是 MeSH 词汇　是，MeSH ID：D005796
释义来源　傅松滨．医学遗传学［M］．4 版．北京：人民卫生出版社，2020.

性状（Character）

释义　性状是指可遗传的发育个体和全面发

育个体所能观察到的(表型的)特征,包括生化特性、细胞形态或动态过程、解剖构造、器官功能或精神特性总和。

是否是 MeSH 词汇　否

释义来源　胡皓夫.儿科学辞典[M].北京:北京科学技术出版社,2003.

无义突变(Nonsense mutation)

释义　无义突变将氨基酸密码子过早改变为终止密码子(TGA、TAG 或 TAA),当 mRNA 的翻译遇到终止密码子时,肽链终止延伸,造成 mRNA 的编码序列在翻译过程中提前终止,产生截短蛋白,阻止了全长蛋白质的形成,导致约 10% 的罕见遗传病病例。

是否是 MeSH 词汇　是,MeSH ID:D018389

释义来源　傅松滨.医学遗传学[M].4 版.北京:人民卫生出版社,2020.

畸胎发生(Teratogeny)

释义　高等动物的正常发育是一个按严格时、空程序进行的复杂过程。在每一个发育阶段,细胞、组织和器官都可受致畸因素的影响使正常发育过程受到扰乱,因而发生不同程度的畸形。

是否是 MeSH 词汇　否

释义来源　杨柏.胎儿畸形产前超声诊断的分析[J].中国医药指南,2013(34):155.

唇裂(Cleft lip)

释义　唇裂指上颌骨隆突未能与鼻内侧隆突合并导致的上唇先天性缺损,是头部中胚层的错误迁移引起的,可以是独立的非综合征事件或孟德尔综合征的一部分。

是否是 MeSH 词汇　是,MeSH ID:D002971

释义来源　全国科学技术名词审定委员

会.计划生育名词:2019[M].北京:科学出版社,2019.

成骨不全(Osteogenesis imperfecta)

释义　又称脆骨病,一种常染色体显性遗传病,由编码 I 型胶原的两个基因发生突变而导致。临床类型可分为先天性成骨不全和迟发型成骨不全。表现为全身性结缔组织病,特点是多发性骨折、蓝巩膜、进行性耳聋、牙齿改变、关节松弛和皮肤异常。

是否是 MeSH 词汇　是,MeSH ID:D010013

释义来源　江载芳,申昆玲,沈颖.诸福棠实用儿科学[M].8 版.北京:人民卫生出版社,2014.

毒力(Virulence)

释义　是指微生物或病毒的致病强度,以病死率和/或生物侵入宿主组织的能力来表示。某种生物的致病能力由其毒力因子来决定。毒力因子主要包括侵袭力、毒素、体内诱生抗原、超抗原等。

是否是 MeSH 词汇　是,MeSH ID:D014774

释义来源　全国科学技术名词审定委员会.全科医学与社区卫生名词:2014[M].北京:科学出版社,2014.

毒性作用(Toxic actions)

释义　毒性作用是毒物进入体内所产生的中毒反应,是毒物对机体产生损害的总称。毒物的毒性作用是在特定条件下发生的,主要包括受作用的生物体、起作用的剂量、作用途径与方式和个体因素。毒性作用可表现为:各种功能障碍、应激能力下降、机体维持稳态的能力降低及对环境中其他有害因素敏感性增高。

是否是 MeSH 词汇　是,MeSH ID:D004786

释义来源　官大威.法医学辞典[M].北京:

化学工业出版社,2009.

毒理遗传学(Toxicogenetics)

释义　毒理遗传学是用遗传学方法研究环境因素对遗传物质的损害及其毒理效应的遗传学分支学科。其中环境因素造成的遗传毒理效应主要包括致突变、致癌、致畸三个方面。
是否是 MeSH 词汇　是,MeSH ID:D043922
释义来源　全国科学技术名词审定委员会.遗传学名词:2006 [M]. 2 版. 北京:科学出版社,2006.

发育障碍(Developmental disabilities)

释义　指特定年龄水平和发育阶段中预期发育出现延迟的障碍。这些病损或失能开始于18 岁之前,可能延续整个生命周期,并构成实质损害。这些障碍与生物因素和非生物因素有关。
是否是 MeSH 词汇　是,MeSH ID:D002658
释义来源　胡皓夫. 儿科学辞典 [M]. 北京:北京科学技术出版社,2003.

放射性(Radioactivity)

释义　某些核素的原子核具有的自发放出带电粒子流或 γ 射线,或在俘获轨道电子后放出 X 射线或自发裂变的特性。
是否是 MeSH 词汇　是,MeSH ID:D011851
释义来源　全国科学技术名词审定委员会.电力名词:2020. [M]. 2 版. 北京:科学出版社,2020.

辐射损伤(Radiation injuries)

释义　机体暴露于电离或非电离辐射而产生的各种类型和不同程度的损伤。可分为急性放射性损伤、慢性放射损伤、胚胎和胎儿辐射损伤及辐射致癌和遗传效应。
是否是 MeSH 词汇　是,MeSH ID:D011832
释义来源　全国科学技术名词审定委员会.生物物理学名词:2018 [M]. 2 版. 北京:科学出版社,2018.

放射性污染物(Radioactive pollutants)

释义　含有放射性污染元素的物质。每一种放射性元素都有一定的半衰期,能放射具有一定能量的射线,这种射线排入环境后,能够污染大气、水体和土壤,并能通过各种途径进入人体,使人受到放射性伤害。放射性污染物的主要来源可分为天然和人工两大类。天然放射性污染源有:来自地球外的宇宙射线,铀、钍等矿床,土壤、水和太空中天然放射性物质。人工放射性污染源有核工业、核电站、核试验等排放出的放射性废物及物质。
是否是 MeSH 词汇　是,MeSH ID:D011848
释义来源　全国科学技术名词审定委员会. 食品科学技术名词:2020 [M]. 北京:科学出版社,2020.

辐射剂量(Radiation dosage)

释义　被储存在单位质量物质(如植物或动物的组织)内的辐射能总量。在放射治疗中,辐射剂量用辐射吸收剂量单位(Gy)表达。在辐射防护中,剂量用产物的吸收剂量(Gy)和品质因数(线性能量转移的一种功能)表达。
是否是 MeSH 词汇　是,MeSH ID:D011829
释义来源　全国科学技术名词审定委员会. 核医学名词:2018 [M]. 北京:科学出版社,2018.

辐射防护(Radiation protection)

释义　也称辐射安全或保健物理,指防止辐射危害、保护作业人员的健康安全所采取的组织措施和一切技术手段。为了减少电磁辐射的污染与危害,保障作业人员和居民的身体健康,必须采取有效的防护措施。辐射防护三大原则包括:辐射实践正当化、辐射防护最优化、个人剂量当量限值。

是否是 MeSH 词汇　是,MeSH ID:D011835

释义来源　夏益华.辐射防护基本点的演变[J].辐射防护,2006,26(02):113-121.

电离辐射(Ionizing radiation)

释义　凡能引起物质发生电离的辐射称为电离辐射。电离辐射是电磁辐射的一种形式,指具有足够的能量从原子中移除核外电子,导致该原子被电离并带电。在实践中,用于医学成像的电离辐射包括 X 射线、CT、荧光透视和血管造影等。离子化原子可以产生自由基,破坏或产生新的化学键,或破坏作用于细胞的分子,如 DNA、RNA 和细胞蛋白。这些过程可导致细胞修复、死亡或突变,甚至导致癌变,其中分裂或分化低的细胞最容易受到攻击。

是否是 MeSH 词汇　是,MeSH ID:D011839

释义来源　全国科学技术名词审定委员会.生物物理学名词:2018[M].2 版.北京:科学出版社,2018.

风疹(Rubella)

释义　一种由风疹病毒引起的急性传染病,以低热、全身皮疹为特征,常伴有耳后、枕部淋巴结肿大。风疹是良性传染病,一般预后良好,容易感染儿童和免疫力低下的年轻人。但是妊娠早期妇女感染风疹,将会严重损害胎儿,引起先天性风疹综合征。

是否是 MeSH 词汇　是,MeSH ID:D012409

释义来源　李兰娟,任红.传染病学[M].9版.北京:人民卫生出版社,2018.

弓形虫病(Toxoplasmosis)

释义　是由弓形虫引起的分布极广的一种人兽共患传染病,具有流行范围广、感染率较高、临床症状复杂等特点。弓形虫可在猫科动物肠道中产生卵囊,并通过粪便在整个环境中传播,绝大多数人感染弓形虫多为食用含有包囊的生肉或未煮熟的肉、蛋类和未洗涤的蔬菜水果或接触带有虫卵的猫等动物排泄物而感染。当先前未感染的母体在怀孕期间感染弓形虫时,可通过垂直传播引起胎儿先天性感染。

是否是 MeSH 词汇　是,MeSH ID:D014123

释义来源　谢幸,孔北华,段涛.妇产科学[M].9 版.北京:人民卫生出版社,2018.

骨发育不全(Dysostosis)

释义　骨发育不全是软骨和/或骨的遗传性疾病,其影响骨骼的生长、形态测定和完整性。相关的骨骼通常出现联合缺陷但不总是对称的。

是否是 MeSH 词汇　是,MeSH ID:D004413

释义来源　胡皓夫.儿科学辞典.[M].北京:北京科学技术出版社,2003.

坏血病(Scurvy)

释义　坏血病即维生素 C 缺乏病。维生素 C 又称抗坏血酸,是胶原蛋白形成所必需的,它有助于保持间质如结缔组织、骨样组织以及牙本质的完整。严重缺乏可引起坏血病,这是一种急性或慢性疾病,特征为出血、类骨质及牙本质形成异常。儿童主要表现为骨发育障碍,肢体肿痛,假性瘫痪,皮下出血。成人表现为齿龈肿胀、出血,皮下瘀点,关节及肌肉疼痛,毛囊角化等。

是否是 MeSH 词汇 是,MeSH ID:D012614

释义来源 张汉语,汤敏.实用医学营养手册[M].武汉:华中科技大学出版社,2015.

精神分裂症(Schizophrenia,SZ)

释义 一组临床常见、病因未明、以精神活动与环境不协调为特征的精神病。多起病于青壮年,患者多有感知觉、思维、情感、行为等方面的异常和精神活动的不协调,一般无意识和智能方面的障碍。根据临床表现的不同,分为青春型精神分裂症、紧张型精神分裂症、偏执型精神分裂症、单纯型精神分裂症和未定型精神分裂症。

是否是 MeSH 词汇 是,MeSH ID:D012559

释义来源 柯天华,谭长强.临床医学多用辞典[M].南京:江苏科学技术出版社,2006.

巨细胞病毒感染(Cytomegalovirus infections)

释义 一种由人巨细胞病毒(CMV)感染引起的全身性疾病,其特点除全身症状外,在较多脏器的巨细胞中可见到核内、胞质内有特殊的包涵体,故又称巨细胞包涵体病。本病毒主要侵犯婴儿,先天感染可见各种畸形,获得性感染以肝炎、肺炎、单核细胞增多症等较多见。

是否是 MeSH 词汇 是,MeSH ID:D003586

释义来源 欧正武,张宝林.现代中西医结合实用儿科手册[M].长沙:湖南科学技术出版社,2009.

肌营养不良(Muscular dystrophies,MD)

释义 一组与遗传有关的肌纤维变性和坏死性疾病,主要临床特征为进行性肌肉无力和萎缩。

是否是 MeSH 词汇 是,MeSH ID:D009136

释义来源 吕传真,周良辅.实用神经病学[M].4 版.上海:上海科学技术出版社,2014.

神经系统畸形(Nervous system malformations)

释义 主要由胚胎发育缺陷引起的中枢或周围神经系统的结构畸形。神经系统在整个妊娠期间快速发育,并且在出生后和成年早期继续发育。发育中的神经系统破坏可以在任何阶段发生,并导致特定的畸形,包括脊柱裂、脑积水、全脑畸形、脑卒中和局灶性皮质发育不良等无数病症。结局可能包括认知障碍、癫痫、孤独症谱系障碍、运动和感觉障碍。

是否是 MeSH 词汇 是,MeSH ID:D009421

释义来源 胡燕丽,吕富荣.胎儿中枢神经系统畸形产前诊断研究进展[J].现代医药卫生,2021,37(06):958-960.

微核试验(Micronucleus tests)

释义 微核试验是检测染色体或有丝分裂器损伤的一种遗传毒性试验方法。无着丝粒的染色体片段或因纺锤体受损而丢失的整个染色体,在细胞分裂后期仍留在子细胞的胞质内成为微核。人外周淋巴细胞微核试验,可用于接触环境致突变物的人群的监测和危险性评价。

是否是 MeSH 词汇 是,MeSH ID:D015162

释义来源 孔繁翔.环境生物学[M].北京:高等教育出版社,2000.

先天性畸形(Congenital abnormalities)

释义 也称为先天畸形。患儿在出生时即在外形或体内所形成的(非分娩损伤所引起的)可识别的结构或功能缺陷。可由遗传因素引起,也可由环境因素引起,有些是遗传与环境因素共同作用的结果。先天缺陷一般不包括代谢缺陷在内。

是否是 MeSH 词汇　是，MeSH ID：D000013

释义来源　左伋．医学遗传学［M］．9 版．北京：人民卫生出版社，2018.

先天性甲状腺功能减退症（Congenital hypothyroidism）

释义　简称先天性甲减，是由于甲状腺激素合成不足或其受体缺陷所造成的一种疾病。患儿的主要临床特征包括智能落后、生长发育迟缓、生理功能低下。

是否是 MeSH 词汇　是，MeSH ID：D003409

释义来源　王卫平，孙锟，常立文．儿科学［M］．9 版．北京：人民卫生出版社，2018.

心脏间隔缺损（Heart septal defects）

释义　导致心脏腔室间异常交通的心间隔缺陷，包括房间隔缺损和室间隔缺损。房间隔缺损为临床上常见的先天性心脏畸形，是原始房间隔在胚胎发育过程中出现异常，致左、右心房之间遗留孔隙。室间隔缺损指室间隔在胚胎时期发育不全，形成异常交通，在心室水平产生左向右分流。室间隔缺损是最常见的先天性心脏病，约占先天性心脏病的 20%，可单独存在，也可与其他畸形并存。目前研究表明，辅助生殖技术对子代房间隔缺损和室间隔缺损发生率的影响并不明显。

是否是 MeSH 词汇　是，MeSH ID：D006343

释义来源　刘新民．中华医学百科大辞海：内科学（第二卷）［M］．北京：军事医学科学出版社，2008.

心血管畸形（Cardiovascular abnormalities）

释义　指心脏及大血管的先天性畸形，在胚胎发育时期由于心脏及大血管的形成障碍或发育异常而引起的解剖结构异常，或出生后应自动关闭的通道未能闭合（在胎儿属正常）的情形。常见的有心房间隔缺损、心室间隔缺损、动脉导管未闭、肺动脉口狭窄、先天性发绀四联症（三联症及五联症）、主动脉缩窄等。心血管畸形可用 X 线、心电、心导管检查及造影等诊断。多以手术治疗为佳。目前大部分研究认为辅助生殖技术并没有增加子代心血管畸形的风险。

是否是 MeSH 词汇　是，MeSH ID：D018376

释义来源　李强，周伟娜，张筱燕，等．胎儿心血管畸形影像学检查方法研究进展［J］．武警医学，2019，30（08）：727-729.

系谱（Pedigree）

释义　将家族内成员的发病情况按规定符号绘制成的图。当临床医师或遗传学家遇到"先证者"（家族中第一个来看病进行遗传咨询的人）以后，根据先证者主诉或实地调查，全面了解情况，然后绘制成图。首先，系谱分析有助于区别单基因病和多基因病。其次，由于存在遗传的异质性，表现型相同或相似的遗传病常可由遗传方式不同而加以区别。因此，系谱分析也有助于区分某些表现型相似的遗传病以及同一遗传病的不同亚型。系谱分析需要结合症状、体征、实验室检查及必要的辅助检查才能作出疾病的诊断。

是否是 MeSH 词汇　是，MeSH ID：D010375

释义来源　朴永馨．特殊教育辞典［M］．北京：华夏出版社，2014.

智力障碍（Intellectual disability）

释义　又称智力缺陷，一般指的是由于大脑受到器质性的损害或是由于脑发育不完全从而造成认识活动的持续障碍以及整个心理活动的障碍。具有多种潜在病因，包括遗传变异、分娩时产伤、感染、中毒、头部受伤、颅脑畸形或内分泌异常。智商（IQ）得分通常用于检测个体是否存在智力障碍。IQ 得分介于 70~79 表明处于智力障碍范围边缘。得分低于 70 处于智力障碍范围内。目前的研究认为辅助生殖技术并没有增加子代智力障碍的风险。

是否是 MeSH 词汇　是，MeSH ID：D008607
释义来源　胡皓夫．儿科学辞典［M］．北京：北京科学技术出版社，2003.

主动脉瓣狭窄（Aortic valve stenosis）

释义　主动脉瓣狭窄主要由风湿热的后遗症、先天性主动脉瓣结构异常或老年性主动脉瓣钙化所致，引起主动脉瓣的瓣叶交界处粘连、融合和逐渐钙化，导致主动脉瓣狭窄和开放受限。主动脉瓣狭窄的症状主要包括乏力、眩晕、心绞痛、劳累性呼吸困难，晕厥包括胸闷、头晕或昏厥。某些极轻度的瓣口狭窄，患者可终生无症状；轻度瓣口狭窄的患者，可有 20~30 年的无症状期；一旦出现临床症状，平均生存时间仅为 3~5 年，出现心力衰竭者，多在 1~2 年内死亡。因此，主动脉瓣狭窄的患者，一旦出现症状，应积极进行手术治疗。

是否是 MeSH 词汇　是，MeSH ID：D001024
释义来源　杨志寅．诊断学大辞典［M］．2 版．北京：华夏出版社，2004.

显性（Dominance）

释义　由显性等位基因决定的，在杂合状态下性状得以表现的现象。常染色体显性遗传（autosomal dominant inheritance，AD）是控制某种性状或疾病的基因位于 1~22 号常染色体上，其性质是显性基因，特点是显性基因 A 无论是纯合状态（AA）还是杂合状态（Aa）都

能表现出其所代表的遗传性状或疾病，此致病基因所导致的疾病称为常染色体显性遗传病。X 连锁显性遗传病是控制某种性状或疾病的显性基因位于 X 染色体上，其遗传方式称为 X 连锁显性遗传（病）。由于致病基因是显性，所以不论男、女，只要 X 染色体上有一个致病基因就会发病。女性细胞中有 2 条 X 染色体，男性细胞中只有 1 条 X 染色体，称为半合子（hemizygote），女性获得致病基因的机会比男性多 1 倍，所以人群中女性患者多于男性患者。

是否是 MeSH 词汇　否
释义来源　王志宏，宋强．医学生物学［M］．4版．上海：上海科学技术出版社，2019.

隐性（Recessiveness）

释义　在杂合状态下，隐性等位基因支配的性状不表现的现象。常染色体隐性遗传病是控制某种性状或疾病的基因是隐性基因，位于 1~22 号常染色体上，纯合子时表现出相应的性状或疾病，其遗传方式称为常染色体隐性遗传（autosomal recessive inheritance，AR）病。X 连锁隐性遗传病是控制某种性状或疾病的隐性基因位于 X 染色体上，其遗传方式称为 X 连锁隐性遗传（病）。女性细胞中有 2 条 X 染色体，在纯合隐性（XX 状态时才患病），在只有 1 个致病基因的情况下，只能是携带者。因此，人群中男性患者多于女性患者。

是否是 MeSH 词汇　否
释义来源　王志宏，宋强．医学生物学［M］．4版．上海：上海科学技术出版社，2019.

系谱分析（Pedigree analysis）

释义　临床上对人类单基因遗传病的研究常采用系谱分析法，所谓系谱是指从先证者入

手,进而追溯调查其直系亲属和旁系亲属各世代成员数目、亲缘关系及某种遗传病(或性状)的分布等资料,并按一定格式将这些资料绘制而成的图谱。图谱先证者是指医师在该家族中最先确认的患者。系谱中不仅要包括具有某种性状或患有某种疾病的个体,也应包括家族中所有的健康成员,所以又称家系谱。系谱分析法是根据绘制的系谱图,对该家系进行回顾性分析,以确定该疾病是否有遗传因素及可能的遗传方式,从而为遗传病的诊断和预防提供依据。

是否是 MeSH 词汇　否

释义来源　吴勃岩,赵丕文.医学遗传学[M].北京:中国中医药出版社,2017.

致畸性(Teratogenicity)

释义　致畸性系指某些药物可以具有引起畸胎的不良反应。在妇女,妊娠 20 天~3 个月内,为胚胎器官形成期,对药物最为敏感,可能由于细胞分裂受抑制。可以引起畸胎的药物如阿司匹林、苯二氮䓬类以及苯妥英钠等,故孕妇要慎用。

是否是 MeSH 词汇　否

释义来源　何俍,陆英智,成义仁,等.神经精神病学辞典[M].海口:南海出版公司,1998.

遗传病(Genetic disease)

释义　经典的遗传病是指由于个体的生殖细胞或受精卵的遗传物质改变所导致的疾病,如各种单基因病和染色体病。近年来,遗传病的范畴有所扩大,凡是病因中存在遗传物质改变这一因素的疾病均被称为遗传病。一些疾病,如肿瘤是遗传因素和环境因素共同作用而致病的,亦被划入遗传病的范畴。

是否是 MeSH 词汇　是,MeSH ID:D030342

释义来源　张根葆.基础医学概论[M].2版.合肥:中国科学技术大学出版社,2018.

携带者(Carrier)

释义　①病原体侵入人体后,可以停留在入侵部位,或侵入较远的脏器,继续生长、繁殖,而人体不出现任何的疾病状态,但能携带并排出病原体成为传染病流行期间的传染源,此为携带者。②在常染色体隐性遗传中,隐性基因只有成双的基因存在时,方能得到表现,而带有一个病理隐性基因的个体并不发病,却能将病理基因传给子代。这个带基因的个体为携带者。

是否是 MeSH 词汇　否

释义来源　胡皓夫.儿科学辞典[M].北京:北京科学技术出版社,2003.

先证者(Proband)

释义　遗传性疾病的家属成员,最初通过这个成员注意到这一遗传病的家系。

是否是 MeSH 词汇　否

释义来源　全国科学技术名词审定委员会.遗传学名词:2006[M].2版.北京:科学出版社,2006.

先天性肌弛缓综合征(Congenital hypotonic syndrome)

释义　系一组先天性以肌肉乏力、肌张力低下为主要表现的疾病。如脊髓性进行性肌萎缩、糖原贮积病、新生儿重症肌无力、良性肌松弛、脑黄斑变性症等。良性肌松弛患儿站立、行走较晚,肌电图及肌肉活检正常。

是否是 MeSH 词汇　否

释义来源　沈宏锐,胡静.先天性肌病的病理研究进展[J].临床荟萃,2010,25(3):

260-262.

幼年型糖尿病（Juvenile diabetes mellitus）

释义 系按年龄划分糖尿病的一种类型。本型属于不稳定型或脆弱型，在 15 岁左右或发育前起病，较罕见，家族史多为阳性，有病毒感染或自身免疫证据，病情多较严重，有多吃、多喝、多尿、身体消瘦、空腹血糖高、尿糖阳性，用饮食或一般药物不能控制，必须用胰岛素控制；但血糖、尿糖波动仍较大，用胰岛素量小易发生酮症酸中毒，用量稍大可发生低血糖。早期发育较同龄儿童高大，后则矮小；起病后胰岛 β 细胞开始萎缩，胰岛素水平明显降低；晚期胰岛对各种刺激分泌反应很小，预后不佳。

是否是 MeSH 词汇 否

释义来源 李新艳，陈雪，杨戈，等．青少年型糖尿病的研究进展［J］．中国中医药现代远程教育，2011，09（024）：133-138.

限性遗传（Sex-limited inheritance）

释义 指常染色体上的基因，由于基因表达的性别限制，只在一种性别表现，而在另一种性别则完全不表现。这主要是由于解剖学结构上的性别差异造成的，也可能受性激素分泌方面的性别差异限制。如子宫阴道积水症只见于女性、前列腺癌只见于男性等。

是否是 MeSH 词汇 否

释义来源 吴勃岩，赵丕文．医学遗传学［M］．北京：中国中医药出版社，2017.

致畸因子（Teratogen）

释义 指胎儿暴露于其中后将导致其形态或功能异常的环境因素。致畸敏感性依赖于胚胎的基因型、暴露时间、剂量、与其他环境因素的相互作用以及母体的遗传因素。致畸因子通过细胞死亡、细胞间联系中断、细胞运动变化来影响胎儿形态学发生、发育和分化。由于这些因素影响细胞的基本活动，因此某一致畸因子可对数个组织都有致畸效应，不同的致畸因子也可以产生相同的效应。然而，也有某些致畸因子引起特征性的胎儿异常形式。

是否是 MeSH 词汇 否

释义来源 TWINING P，MCHUGO JM，PILING DW．胎儿产前诊断教程［M］．李胜利，戴晴，李辉，等译．2 版．北京：人民军医出版社，2009.

生殖毒性（Reproduction toxicity）

释义 指外源化学物对雄性和雌性生殖功能或能力的损害和对后代的有害影响。生殖毒性既可发生于妊娠期，也可发生于妊娠前期和哺乳期，表现为化学外源物对生殖过程的影响，如生殖器官及内分泌系统的变化，对性周期和性行为的影响，以及对生育能力和妊娠结局的影响。这些损害作用包括生殖系统的结构与功能和妊娠结局的改变，主要表现为对性腺发育、配子的发生与成熟、受精、着床、胚胎的形成与发育、妊娠、胎盘发育、分娩与泌乳、性周期和性行为等以及维持生殖系统完整性的其他功能的有害反应。

是否是 MeSH 词汇 否

释义来源 曾卫强，沈静，龚倩．肿瘤治疗药学监护路径［M］．西安：世界图书出版公司，2019.

病毒性肝炎（Virus hepatitis）

释义 病毒性肝炎是由几种不同的嗜肝病毒（肝炎病毒）引起的，以肝脏炎症和坏死病变为主的全身感染性疾病。该病具有传染性较强、传播途径复杂、流行面广泛、发病率高等特点。目前已确定的病毒性肝炎共有 5 型，分别为甲、乙、丙、丁和戊型，其他如庚型肝炎病毒、输血传播病毒，目前尚未被确定为嗜肝病毒。我国是病毒性肝炎的高发区。在已确定的 5 种肝炎病毒中，甲型和戊型肝炎通过粪口途径传播，起病急、病程短、能够自愈，不会转变为慢性肝炎；乙型、丙型和丁型肝炎主要通过输血、血制品、注射和母婴间传染，起病时症状不明显，可演变成慢性，并可发展为肝硬化和原发性肝癌。

是否是 MeSH 词汇 是，MeSH ID：D006518

释义来源 李铭笙．实用临床诊疗与药学指南[M]．长春：吉林科学技术出版社，2019.

致畸指数（Teratogenic index）

释义 评价致畸原致畸强度的一种相对参考指标，为母体半数致死量（LD50）与胎仔最小致畸作用剂量之比，即母体 LD50/ 胎仔最小致畸作用剂量。这一比值愈大，致畸作用愈强，一般认为比值 10 以下者，不具致畸作用，10~100 具致畸作用，100 以上致畸作用强烈。

是否是 MeSH 词汇 否

释义来源 《中国百科大辞典》编委会．中国百科大辞典[M]．2 版．北京：中国大百科全书出版社，2019.

单纯疱疹（Herpes simplex）

释义 单纯疱疹是由单纯疱疹病毒（HSV）感染所致的皮肤病，表现为皮肤、黏膜或皮肤黏膜交界处出现群集水疱，病程可自限，易复发。病原菌 HSV 分为 HSV-1 和 HSV-2，前者主要侵犯面部、脑及腰以上部位，而后者主要侵犯生殖器及腰以下部位，但并非所有病例都如此分布。HSV 通过微小损害侵犯皮肤、黏膜，并在其中复制，局部出现病变；病毒侵入后沿局部神经末梢上行进入神经节，经过 2~3 天复制后进入潜伏状态，在机体受到刺激如外伤、免疫功能下降，病毒被激活，开始重新复制，并沿该神经节的神经分支移行至皮肤、黏膜，引起复发性感染。急性期患者及慢性带毒者均为传染源。HSV-1 主要通过直接接触或飞沫传播，HSV-2 主要通过性接触和垂直传播。

是否是 MeSH 词汇 是，MeSH ID：D006561

释义来源 吴志华，樊翌明．皮肤性病诊断与鉴别诊断[M]．北京：科学技术文献出版社，2018.

梅毒（Syphilis）

释义 梅毒是由梅毒螺旋体（treponema pallidum，TP）引起的慢性感染性疾病，主要通过性接触传播，通过胎盘感染，输血、接吻、哺乳或接触污染器物等引起感染者罕见。梅毒患者是唯一的传染源。未治疗者在感染后 1~2 年内最具传染性。二期梅毒患者损害广泛，传染性最强。随病期延长，传染性越来越小，病期超过 4 年者，通过性接触一般无传染性。

是否是 MeSH 词汇 是，MeSH ID：D013587

释义来源 吴志华，樊翌明．皮肤性病诊断与鉴别诊断[M]．北京：科学技术文献出版社，2018.

遗传携带者筛查（Genetic carrier screening）

释义 对某一群体有高发病率的遗传病进行的群体检查。一般采用经济实用、简便易行、准确可靠的方法进行。这种筛查主要是对杂合子的筛查，对显性遗传病的未显者及表型尚正常的迟发外显者目前尚无有效的筛查方法。染色体平衡易位携带者的筛查只在相关家系中进行，由于染色体平衡易位携带者生育死胎及染色体病患儿的机会很大。因此，染色体平衡易位携带者的筛查十分重要。

是否是 MeSH 词汇 是，MeSH ID：D006580
释义来源 蔡绍京，李学英．医学遗传学［M］．
2 版．北京：北京大学医学出版社，2006.

产前超声检查（Prenatal ultrasonography）

释义 应用超声的物理特性，对胎儿及其附属物进行影像学检查，是了解胚胎、胎儿主要解剖结构的大体形态最常用、无创、可重复的方法。产前超声检查的内容是围绕不同时期胎儿生长的结构情况以及最佳观察时期来设置的，一般将产前超声检查分为常规产前超声检查、系统胎儿超声检查、针对性超声检查（胎儿超声心动图检查和针对胎儿颜面部、四肢等的检查）。

常规产前超声检查包括确定胎儿是否存活、胚胎数目、胎先露和胎动情况，测量羊水量，观察胎盘脐带，测量双顶径、腹围或腹径、股骨长，联合应用双顶径、腹围、股骨综合估计孕周大小及胎儿体重，对胎儿严重致死性畸形进行粗略的筛查。系统胎儿超声检查包括：常规产前超声检查的内容及其胎儿脊柱、四腔心切面、腹部脏器（肝、胃、肾、膀胱），以求诊断或排除大部分胎儿结构性畸形以降低严重缺陷胎儿出生。这种检查对超声医师、仪器设备、检查所需的时间等均要求较高，一般在 23~24 周进行。

是否是 MeSH 词汇 是，MeSH ID：D016216
释义来源 谢幸，孔北华，段涛．妇产科学［M］．
9 版．北京：人民卫生出版社，2018.

颈部透明层测量（Nuchal translucency measurement）

释义 颈部透明带（NT）是指胎儿颈后皮下组织内的液体积聚，14 周前部分正常胚胎上肢淋巴可出现短暂的回流障碍，出现暂时的透明层增厚。到 14 周左右时，胚胎的左右淋巴管与颈静脉窦相通以后，则透明层逐渐变薄消失，颈部透明带增厚与多种胎儿先天性异常都有较密切的关系，如非整倍体染色体核型异常和心血管系统异常等，其中 21- 三体为最常见。作为一项有效的检测指标，测量颈部透明带厚度已被较广泛地应用于胎儿染色体异常的筛查。

标准测量方法为 8~13 周，于胎体正中矢状切面测量颈部透明带厚度，测量时显示胎儿后背部轮廓的纵切面，胎头与脊柱在一条直线上。在此切面上，将测量点放置于两条高回声线的内侧缘进行测量，即皮肤回声及颈椎筋膜层之间的颈部透明带；颈部皮肤测量应放置于枕部颅骨外缘及皮肤外层；要求使用高分辨率实时超声诊断仪，测量精度应达到0.1mm。

是否是 MeSH 词汇 是，MeSH ID：D048208
释义来源 谢幸，孔北华，段涛．妇产科学［M］．
9 版．北京：人民卫生出版社，2018.

宫颈长度检测（Cervical length measurement）

释义 宫颈长度检测是指在产前超声检查中测量子宫颈长度，用以识别和预测晚期流产和早产风险。

是否是 MeSH 词汇 是，MeSH ID：D054791
释义来源 谢幸，孔北华，段涛．妇产科学［M］．
9 版．北京：人民卫生出版社，2018.

孟德尔遗传病（Mendelian inheritance disease）

释义 孟德尔遗传病是指按照孟德尔遗传方式传递的疾病。这些疾病通常由单个基因突变引起，故又称单基因遗传病。由人类体细胞中染色体上的某对基因所导致，包括常染色体显性遗传病、常染色体隐性遗传病、X 连锁显性遗传病、X 连锁隐性遗传病、Y 连锁遗传病等。

是否是 MeSH 词汇 否

释义来源 朴永馨.特殊教育辞典［M］.3 版.北京：华夏出版社,2014.

显性遗传（Dominant inheritance）

释义 显性遗传受显性基因控制,在同源染色体上,两个同型显性基因成对存在,或显性、隐性基因成等位基因存在时,显示出其特征性的表型而发病,这种遗传方式称为显性遗传。代表性疾病为常染色体遗传性多囊肾、舞蹈症、家族性高胆固醇血症、多指／趾症、并指／趾症、结节性硬化病、多发性家族结肠息肉症、神经纤维瘤病、先天性软骨发育不全、视网膜母细胞瘤等疾病。

是否是 MeSH 词汇 否

释义来源 傅松滨.医学遗传学［M］.4 版.北京：北京大学医学出版社,2020.

隐性遗传（Recessive inheritance）

释义 一对致病的等位基因都发生突变,如 aa 才能显示特征性的表型,即发病的方式称为隐性遗传。隐性遗传又分为伴性和不伴性遗传两种。代表疾病包括红绿色盲、血友病、白化病等。

是否是 MeSH 词汇 否

释义来源 傅松滨.医学遗传学［M］.4 版.北京：北京大学医学出版社,2020.

完全显性（Complete dominance）

释义 有一对相对性状差别的两个纯合亲本（AA 和 aa）杂交,其 F1（Aa）表现出与显性亲本（AA）完全一样的显性性状,这种显性表现称为完全显性。换一句话说,在常染色体显性遗传中如果杂合子或纯合子基因型的表达都导致相同的表型的发生,即为完全显性。

是否是 MeSH 词汇 否

释义来源 陆国辉,徐湘民.临床遗传咨询［M］.北京：北京大学医学出版社,2007.

共显性（Codominance）

释义 当两个不同的等位基因同时存在,而且两者都能表达并且显示出不同的表型,这种现象为共显性。比如在人的 ABO 血型系统中,AB 型血的人（基因型为 I^AI^B）红细胞表面同时有 A 抗原与 B 抗原,这是由于 I^A 与 I^B 等位基因共显性造成的。

是否是 MeSH 词汇 否

释义来源 陆国辉,徐湘民.临床遗传咨询［M］.北京：北京大学医学出版社,2007.

延迟显性（Delay dominance）

释义 一些常染色体显性遗传的杂合子,致病基因在早年并不表达,只有到一定的年龄后才表达致病。遗传性舞蹈症就是一种延迟显性遗传的疾病,致病基因位于 4 号染色体上（4p16）。杂合体（Aa）青春期无任何临床表现,多在 40 岁以后才发病,多数以舞蹈动作为首发症状,开始不自主运动较轻,以后症状不断进展,一般在舞蹈动作发生后潜隐出现智能衰退。

是否是 MeSH 词汇 否

释义来源 陆国辉,徐湘民.临床遗传咨询［M］.北京：北京大学医学出版社,2007.

外显不全（Reduce penetrance）

释义 含显性致病基因突变的个体并非都能显示出相关临床表型的现象称外显不

全,其发生可能与生长发育、时间、性别等相关。

是否是 MeSH 词汇 否

释义来源 陆国辉,徐湘民.临床遗传咨询[M].北京:北京大学医学出版社,2007.

肝豆状核变性(Hepatolenticular degeneration)

释义 肝豆状核变性是一种罕见的常染色体隐性疾病,以大脑、肝脏、角膜和其他器官中铜的沉积为特征。它是由编码铜转运 ATP 酶 2(EC 3.6.3.4)的 *ATP 7B* 基因缺陷引起的,又称 Wilson 病蛋白。铜的过量沉积不可避免地导致进行性肝脏和神经功能障碍,如肝硬化、震颤、共济失调和智力退化。肝功能异常可先于神经功能障碍发生数年出现。

是否是 MeSH 词汇 是,MeSH ID:D006527

释义来源 傅松滨.医学遗传学[M].4 版.北京:北京大学医学出版社,2020.

表现度(Expressivity)

释义 指突变的致病基因在个体里表达而引起的临床表现及其严重程度。

是否是 MeSH 词汇 否

释义来源 陆国辉,徐湘民.临床遗传咨询[M].北京:北京大学医学出版社,2007.

表现度差异(Variable expressivity)

释义 指临床表现及其严重程度在患同一种疾病的不同患者间可存在差异。这可能与修饰基因和环境因素等有关,还可能与座位异质性有关。

是否是 MeSH 词汇 否

释义来源 陆国辉,徐湘民.临床遗传咨询[M].北京:北京大学医学出版社,2007.

从性显性(Sex-influenced dominance)

释义 是指同样的基因突变,而表型偏重出现于一种性别的现象。

是否是 MeSH 词汇 否

释义来源 陆国辉,徐湘民.临床遗传咨询[M].北京:北京大学医学出版社,2007.

神经纤维瘤(Neurofibromatoses)

释义 一组以常染色体显性遗传模式为特征,主要表现为多发性神经纤维瘤或神经鞘瘤的疾病,具有较高的自发突变率。尽管有多种亚型,但全身性神经纤维瘤病(神经纤维瘤病 1)占 95% 左右。

是否是 MeSH 词汇 是,MeSH ID:D017253

释义来源 傅松滨.医学遗传学[M].4 版.北京:北京大学医学出版社,2020.

假显性遗传(Pseudodominant inheritance)

释义 由具有生育能力的常染色体隐性遗传病纯合子患者与杂合子婚配,可以出现类似常染色体显性遗传病的遗传系谱,即子女为患者的概率是 1/2,且男女机会均等,这种现象称假显性遗传。

是否是 MeSH 词汇 否

释义来源 陆国辉,徐湘民.临床遗传咨询[M].北京:北京大学医学出版社,2007.

动态突变(Dynamic mutation)

释义 指 DNA 中的核苷酸重复序列的拷贝数发生扩增而产生的突变。动态突变伴随着世代的传递而不断扩增,重复序列的拷贝数越来越多,在达到一定的倍数后就会导致疾病的发生,其发病率和疾病的严重性也逐代升高和加重。

是否是 MeSH 词汇 否

释义来源 陆国辉,徐湘民.临床遗传咨询 [M].北京:北京大学医学出版社,2007.

连锁分析(Linkage analysis)

释义 利用与致病基因相连锁的某些遗传多态性位点作为遗传标志,通过家系分析来追踪和判断被检测个体是否带有致病基因及其可能基因型的方法,被称为连锁分析。

是否是 MeSH 词汇 否

释义来源 陆国辉,徐湘民.临床遗传咨询 [M].北京:北京大学医学出版社,2007.

携带者检测(Carrier testing)

释义 针对常染色体和 X 连锁的隐性遗传病相关基因,对表型正常的家系成员进行检测以发现杂合子个体,即携带者。

是否是 MeSH 词汇 否

释义来源 陆国辉,徐湘民.临床遗传咨询 [M].北京:北京大学医学出版社,2007.

症状前检测(Pre-symptomatic testing)

释义 针对一些特定疾病的高风险个体、家庭或潜在风险人群,以预测其未来健康状态为目标的一种遗传学诊断。

是否是 MeSH 词汇 否

释义来源 陆国辉,徐湘民.临床遗传咨询 [M].北京:北京大学医学出版社,2007.

出生缺陷(Birth defect)

释义 出生缺陷也叫先天异常,或先天畸形,是指婴儿出生前,在母体子宫内发育过程中就已经出现的解剖结构、组织结构、细胞结构或分子结构上的异常,不包括出生过程中损伤造成的异常。形态结构异常如无脑儿、脊柱裂、兔唇、四肢异常等;生理功能和代谢缺陷常常导致先天性智力低下,以及聋哑、致盲等异常;也可以是经过辅助技术诊断的器质性、功能性的异常,如先天性心脏病、白血病、青光眼等。

是否是 MeSH 词汇 否

释义来源 陆国辉,徐湘民.临床遗传咨询 [M].北京:北京大学医学出版社,2007.

性发育障碍(Disorder of sex development,DSD)

释义 性发育障碍包括一大组疾病,这组疾病的患者在性染色体、性腺、外生殖器或性征方面存在一种或多种先天性异常或不一致。DSD 的分类较为复杂,目前倾向于根据染色体核型分成 3 大类,即染色体异常型 DSD、46,XX 型 DSD 和 46,XY 型 DSD。

是否是 MeSH 词汇 是,Mesh ID:D012734

释义来源 谢幸,孔北华,段涛.妇产科学 [M].9 版.北京:人民卫生出版社,2018.

遗传代谢病(Inherited metabolic disease)

释义 由基因突变引起酶、细胞膜功能异常或受体缺陷,从而导致机体生化代谢紊乱,造成中间或旁路代谢产物蓄积,或终末代谢产物缺乏,引起一系列临床症状的一组疾病。

是否是 MeSH 词汇 否

释义来源 陆国辉,徐湘民.临床遗传咨询 [M].北京:北京大学医学出版社,2007.

线粒体基因遗传病(Mitochondrial genetic disorder)

释义 又称线粒体病(mitochondrial disorders)是遗传缺损引起线粒体代谢酶缺陷,致使 ATP 合成障碍、能量来源不足,进而导致的一组异质性病变,属于细胞核外遗传。线粒体是与能量代谢密切相关的细胞器,无论是细胞的成活(氧化磷酸化)还是细胞死亡(凋亡)均与线粒体功能有关,特别是呼吸链的氧化磷酸化异常与许多人类疾病有关。Luft 等(1962)首次报道线粒体肌病;Anderson(1981)测定人类线粒体 DNA(mtDNA)全长序列;Holt(1988)首次发现线粒体病患者 mtDNA 缺失,证实 mtDNA 突变是人类疾病的重要病因,建立了有别于传统孟德尔遗传的线粒体遗传新概念。根据线粒体病变部位不同可分为:①线粒体肌病(mitochondrial myopathy),线粒体病变以侵犯骨骼肌为主;②线粒体脑肌病(mitochondrial encephalomyopathy),病变同时侵犯骨骼肌和中枢神经系统;③线粒体脑病,病变以侵犯中枢神经系统为主。常见的临床表现包括肌病、心肌病、痴呆、突发性肌阵挛、耳聋、失明、贫血、糖尿病及大脑供血异常等。

是否是 MeSH 词汇　否

释义来源　邬玲仟,张学.医学遗传学[M].北京:人民卫生出版社,2016.

近亲婚配(Consanguineous marriage)

释义　通常 3 代以内有共同祖先的男女之间结婚称为近亲婚配。

是否是 MeSH 词汇　是,MeSH ID:D003241

释义来源　陆国辉,徐湘民.临床遗传咨询[M].北京:北京大学医学出版社,2007.

尿道上裂(Epispadias)

释义　尿道上裂是一种罕见的泌尿生殖系统先天畸形,是指尿道背侧的形成发生障碍,背侧尿道敞开,可从阴茎头一直延伸到膀胱,并常与膀胱外翻合并存在,单纯型尿道上裂罕见。男女均可发生,男女比例约为(3~4):1。男性严重尿道上裂患者,其阴茎较短小,且向背侧弯曲,常发生性交困难或无法性交,因而丧失生殖功能。

是否属于 MeSH 词汇　是,MeSH ID:D004842

释义来源　李宏军,黄宇烽.实用男科学[M].2 版.北京:科学出版社,2015.

膀胱外翻(Bladder exstrophy)

释义　膀胱外翻属于极其少见的一种泌尿系统先天性畸形,主要表现是耻骨联合分离,由于腹壁的发育不良,使患儿的膀胱暴露在腹壁外部,通常会并发尿道上裂,主要表现为完全性尿失禁。患儿膀胱出现外翻,其膀胱黏膜以及输尿管就会外露,使患儿容易出现肾积水、上行性肾盂肾炎、尿失禁等。

是否属于 MeSH 词汇　是,MeSH ID:D001746

释义来源　李宏军,黄宇烽.实用男科学[M].2 版.北京:科学出版社,2015.

后尿道瓣膜症(Posterior urethral valves,PUV)

释义　后尿道瓣膜症是男性儿童中常见的先天性下尿路梗阻疾病之一,发病率为1/8 000~1/3 000。后尿道瓣膜依据 Young 分型:Ⅰ型,精阜下型瓣膜或称为典型性后尿道瓣膜;Ⅱ型,精阜上型瓣膜;Ⅲ型,隔膜型瓣膜。该病临床表现多样,在胎儿期可表现为羊水减少等。在孕中期,因羊水过少导致围产期病死率为 90%~95%。出生后主要表现为排尿异常、泌尿系反复感染和呼吸系统症状等。

是否属于 MeSH 词汇　是,MeSH ID:C566906

释义来源　李宏军,黄宇烽.实用男科学[M].2 版.北京:科学出版社,2015.

睾丸退化(Testicular degradation)

释义　患者染色体为 46,XY,性腺为睾丸,而睾丸在胚胎期发生退化。由于睾丸在胚胎发育早期也曾有功能,可分泌睾酮和副中肾管抑制因子,故外生殖器可有不同程度的男性化而发育不良(如阴唇融合、阴蒂稍增大、尿道口在阴蒂根部,均属胚胎早期的表现)和副中肾管退化不全的表现。

是否属于 MeSH 词汇 否

释义来源 曹泽毅.中华妇产科学[M].3 版.北京:人民卫生出版社,2014.

性幼稚 - 多指畸形综合征(Laurence-Moon and Bardet-Biedl syndrome)

释义 是一种常染色体隐性遗传病,出现下丘脑 - 垂体的先天性缺陷,引起促性腺激素分泌不足。典型的临床表现为肥胖、色素性视网膜炎、智能低下、多指畸形、性器官发育不全等,睾丸活检见生精小管无发育不良,但无成熟精子。

是否属于 MeSH 词汇 是,MeSH ID:D007849

释义来源 李宏军,黄宇烽.实用男科学[M].2 版.北京:科学出版社,2015.

普瑞德 - 威利综合征(Prader-Willi syndrome,PWS)

释义 又称小胖威利综合征,是由父源性 15 号染色体近端长臂的缺失或母源性 15 号性染色体单亲二倍体遗传而引起的常染色体显性遗传病,患者自幼肌张力低、智力低下、肥胖、身材矮小,同时促性腺激素水平低下,性腺和性器官发育不全。

是否属于 MeSH 词汇 是,MeSH ID:D011218

释义来源 李宏军,黄宇烽.实用男科学[M].2 版.北京:科学出版社,2015.

Angelman 综合征(Angelman syndrome)

释义 Angelman 综合征是由于 15q11-q13 母源印记基因缺失或下调,即单亲二体(2 条染色体都来自父本),从而出现的先天异常表现型。罹患此症的患者,脸上常有笑容,缺乏语言能力,多动,且智能低下。通常有颅骨和其他畸形,经常出现婴儿痉挛;容易长时间大笑;抽搐的木偶状运动;持续的舌头突出;运动迟缓;共济失调;肌肉低张力和一种特殊表现。2018 年 5 月 11 日,该疾病被列入国家卫生健康委员会等 5 部门联合制定的《第一批罕见病目录》。

是否是 MeSH 词汇 是,MeSH ID:D017204

释义来源 邬玲仟,张学.医学遗传学[M].北京:人民卫生出版社,2016.

Beckwith-Wiedemann 综合征(Beckwith-Wiedemann syndrome)

释义 脐膨出 - 巨舌 - 巨体综合征(acromphalus- macroglossia-megasoma syndrome,AMMS)是先天性脐膨出的特殊类型,是以脐疝为主要特征的多发性缺陷综合征,通常有组织、器官肿大;低血糖;耳畸形等。1861 年,Bubl 曾对这种病例进行过描述,但没有提到巨舌改变。1963 年 Beckwith 和 1964 年 Wiedemann 分别对该病进行了较详细的描述,故又称 Beckwith-Wiedemann 综合征。本病病因尚不清楚,有家族性发病倾向,可能为单基因遗传病,染色体隐性遗传。亦有作者认为本病表现为低血糖,胰岛素及生长激素增高,是内分泌异常所致,Wiedemann 则认为该病由丘脑下区某种释放因子引起。

是否是 MeSH 词汇 是,MeSH ID:D001506

释义来源 邬玲仟,张学.医学遗传学[M].北京:人民卫生出版社,2016.

鳃耳肾综合征(Branchio-Oto-Renal syndrome)

释义 为一种鳃 - 耳 - 肾发育异常的常染色

体显性遗传病,主要表现为耳前窝(80%);鳃瘘或鳃囊(60%);约80%患者有听力丧失,可以是神经性耳聋,传导性耳聋或混合性耳聋。肾脏畸形可轻度无症状,亦可完全缺如,故对任何一个有耳聋和耳前窝的孩子都值得做肾脏的检查。

是否是 MeSH 词汇　是,MeSH ID:D019280
释义来源　刘新民.中华医学百科大辞海:内科学(第二卷)[M].北京:军事医学科学出版社,2008.

Cri-du-Chat 综合征(Cri-du-Chat syndrome)

释义　是由第5染色体短臂的缺失引起的,以猫般哭声为特征的婴儿综合征,也称"猫叫"综合征,表现为新生儿小头圆脸,宽眼距、小下颌、舌下垂、斜视、宽平鼻梁及低位小耳等,痉挛性四肢轻瘫,生长落后及严重智力低下。

是否是 MeSH 词汇　是,MeSH ID:D003410
释义来源　邬玲仟,张学.医学遗传学[M].北京:人民卫生出版社,2016.

De Lange 综合征(De Lange syndrome)

释义　是一类罕见的多器官系统受累的遗传异质性疾病,1933 年由 Cornelia de Lange 首次报道。主要特征是特殊面容、胎儿宫内及出生后生长迟滞、多毛症、上肢复位缺陷,常见的器官异常包括上睑下垂、近视、肠旋转不良、隐睾、尿道下裂、幽门狭窄、先天性膈疝、室中隔缺损、癫痫和听力丧失等。患者通常存在严重的智力障碍问题。该病有65% 的患者由 NIPBL、SMClA 和 SMC3 这三个基因突变所导致,其中 NIPBL 基因突变占50%~60%。

是否是 MeSH 词汇　是,MeSH ID:D003635
释义来源　邬玲仟,张学.医学遗传学[M].

北京:人民卫生出版社,2016.

前脑无裂畸形(Holoprosencephaly)

释义　指在胚胎 4~8 周时,原始前脑分化发育过程中发生障碍,使前脑大部分没有分开,而出现终脑与间脑的高度形成不全,通常伴有严重的颅和面部畸形。该病病因不明,部分与遗传有关。按分化程度不同分成无脑叶型、半脑叶型和全脑叶型三类。

是否是 MeSH 词汇　是,MeSH ID:D016142
释义来源　邬玲仟,张学.医学遗传学[M].北京:人民卫生出版社,2016.

Jacobsen 远端 11q 缺失综合征(Jacobsen distal 11q deletion syndrome)

释义　一种罕见的由 11q 远端缺失导致的以脑发育迟缓 / 智力障碍和多发畸形为主要表现的多基因异常综合征。

是否是 MeSH 词汇　是,MeSH ID:D054868
释义来源　黄伟伟,胡蓉,周伟宁,等.Jacobsen 综合征的分子诊断及临床特征分析[J].中国优生与遗传杂志,2019,27(12):1424-1427.

Rubinstein-Taybi 综合征(Rubinstein-Taybi syndrome)

释义　Rubinstein-Taybi 综合征又称阔拇指 / 趾综合征、Rubinstein 综合征,是以拇指、趾短粗,精神发育迟缓,身材矮小,拱状腭和上睑下垂为临床特征。患病率为 1/125 000~1/100 000,多为散发病例,新发突变,常染色体显性遗传,多数患者由 CREBBP 基因突变及 EP300 基因突变导致,其中 CREBBP 基因突变占该综合征的 50%~70%。

是否是 MeSH 词汇　是,MeSH ID:D012415
释义来源　何仮,张立华,张世豪,等.临床

综合征词典 [M]. 海口 : 南海出版社, 1997.

Orofaciodigital 综合征 (Orofaciodigital syndromes)

释义　又称口 - 面 - 指综合征, 1954 年由 Papillon、Leage 与 Psaume 3 人最早报道了本综合征的 I 型。1941 年 Mohr 首先报道了本综合征的 II 型。1968 年 Rimoin、Edgerton 强调 II 型为独立性疾病, 而称 Mohr 综合征。故亦称为 Papillon-Leage-Psaume I 型综合征; Mohr II 型综合征。本征属遗传性疾病, I 型为性连锁显性遗传, II 型为常染色体隐性遗传。I 型多为女性发病, 临床表现为舌发育不良, 呈分叶舌或有舌的错构瘤, 舌小叶短缩, 舌系带肥厚增生。上 (下) 颌骨前牙床突起形成沟状, 下侧门齿缺如。腭裂、上唇裂、宽鼻梁、颧骨发育不良。第 5 指内弯, 指 / 趾短小或融合。智力减退。头发稀且易折断, 常脱发, 并有皮脂溢性改变。头部 X 线检查可见前颅凹高度倾斜, 下颌骨发育不全, 四肢管状骨呈不规则短小、变粗并伴有骨质疏松, 且常有精神发育迟滞。II 型多见于男性, 临床表现为分叶舌, 上唇裂、高腭、腭裂、舌系带肥厚, 中切牙缺如, 宽鼻梁、鼻尖裂, 下颌骨发育不全, 颧骨和上颌骨发育不全。指 / 趾表现有两侧拇指或跗趾的重复、短指 / 趾、指 / 趾融合、第 5 指内弯、多指 / 趾、舟状骨与第 1 中趾骨粗短, 全身管状骨略短, 身矮。由于骨干发育不规则和倾斜, 加上砧骨的变形, 常伴发两侧性气传导障碍性耳聋。此综合征无特效疗法, 除智力发育稍落后外, 多数能生活下去, 不影响生命。

是否是 MeSH 词汇　是, MeSH ID : D009958
释义来源　陆国辉, 徐湘民. 临床遗传咨询 [M]. 北京 : 北京大学医学出版社, 2007.

Silver-Russell 综合征 (Silver-Russell syndrome)

释义　一类以胎儿生长受限, 出生后生长迟缓、特殊面容、躯体偏身不对称及其他较不恒定的症状为临床特征的疾病。已经报道的发生率差异较大, 欧美国家新生儿的发生率为 1/100 000~1/50 000, 国内目前无相关流行病学资料。Silver-Russell 综合征的病因较复杂, 目前的研究结果提示由调控生长的基因结构和甲基化等异常导致, 已知相关基因位于第 7 号和第 11 号染色体特定区域。

是否是 MeSH 词汇　是, MeSH ID : D056730
释义来源　刘新民. 中华医学百科大辞海 : 内科学 (第二卷) [M]. 北京 : 军事医学科学出版社, 2008.

Smith-Magenis 综合征 (Smith-Magenis syndrome)

释义　史密斯 - 马吉利综合征由染色体异常引起, 会影响身体多个部位, 导致智力缺陷、面部表情异常、睡眠障碍以及行为问题。该疾病于 20 世纪 80 年代首次在美国被发现, 发病率约为 2.5/10 000, 至今没有有效治疗办法。行为表型包括睡眠障碍、适应不良、自我伤害和注意寻求行为。睡眠障碍与褪黑素的昼夜分泌异常有关。与染色体 17p11.2 缺失引起维甲酸诱蛋白 -1 缺失或者维甲酸诱蛋白 -1 突变有关。

是否是 MeSH 词汇　是, MeSH ID : D058496
释义来源　刘泰, 谌剑飞. 中西医结合睡眠障碍诊疗学 [M]. 北京 : 中国中医药出版社, 2011.

Sotos 综合征 (Sotos syndrome)

释义　先天性或出生后过度生长综合征, 最常见于身高和枕骨前缘周长,运动和认知发育迟缓。其他相关特征包括骨龄延迟、癫痫发作、新生儿黄疸、低张力和脊柱侧弯。该综合征与成年期发生肿瘤的风险增加有关。NSD 1 蛋白的突变及其单倍体功能不全与该综合征有关。

释义来源　陈维益,张强华.英汉医学新词辞典 [M].2 版.北京:中国医药科技出版社,2000.

WAGR 综合征 (WAGR syndrome)

释义　一种与染色体 11p13 杂合缺失相关的综合征。该综合征特点是合并 Wilms 肿瘤、无脊椎症、泌尿生殖系统异常以及智力残疾等表型。

是否是 MeSH 词汇　是,MeSH ID:D017624
释义来源　邬玲仟,张学.医学遗传学 [M].北京:人民卫生出版社,2016.

Williams 综合征 (Williams syndrome)

释义　由染色体 7q11.23 上的大约 28 个基因(包括弹性蛋白基因)杂合缺失引起的一种疾病,出生时或婴儿早期即发病,两性均可受累,临床表现包括主动脉瓣上狭窄,智力低下,精灵相貌,视觉空间建构能力受损,婴儿短暂高钙血症等。

是否是 MeSH 词汇　是,MeSH ID:D018980
释义来源　邬玲仟,张学.医学遗传学 [M].北京:人民卫生出版社,2016.

Wolf-Hirschhorn 综合征 (Wolf-Hirschhorn syndrome)

释义　由第 4 染色体短臂 (4p) 端部大段缺失引起的一种综合征。一些如 *WHSC 1* 和 *WHSCH 2* 的候选基因可能与其核心表型有关,并与其他连锁和非连锁基因结合,决

定了罕见表型的严重性。大多数病例有典型的颅面缺损,常被称为"希腊头盔脸",即小头畸形、宽前额、突出的眉毛、高拱眉毛、短眉毛和微颌畸形的综合结果。此外,还有智力发育迟缓、生长迟缓、癫痫,并经常出现范围广泛的中线和骨骼缺陷,包括尿道下裂、先天性心脏缺陷、唇裂、腭裂、结肠畸形、马蹄内翻足、单趾畸形、脊柱侧弯、后突。

是否是 MeSH 词汇　是,MeSH ID:D054877
释义来源　邬玲仟,张学.医学遗传学 [M].北京:人民卫生出版社,2016.

纤毛运动障碍 (Ciliary motility disorders)

释义　纤毛运动障碍又称纤毛不动综合征(immobile cilia syndrome),属常染色体隐性遗传,引起反复的呼吸道感染、慢性呼吸紊乱、慢性鼻窦炎和慢性中耳炎等。原发性纤毛运动障碍包括纤毛不动综合征、Kartagener 综合征、纤毛运动不良和原发性纤毛定向障碍等几种类型。PCD 中 50% 的病例合并内脏转位,形成 Kartagener 综合征。

是否是 MeSH 词汇　是,MeSH ID:D002925
释义来源　郭萍,郭志坤.呼吸系统病学词典 [M].郑州:河南科学技术出版社,2007.

先天性肾上腺增生症 (Congenital adrenal hyperplasia, CAH)

释义　先天性肾上腺皮质增生症是较常见的常染色体隐性遗传病,由于皮质激素合成过程中所需的酶,如类固醇 21- 羟化酶(占 90% 以上)、甾体 11β- 羟化酶、类固醇 17α- 羟化酶、3β- 羟类固醇脱氢酶(3- 羟类固醇脱氢酶)、睾酮 5α 还原酶等缺乏的先天缺陷,皮质

醇合成不足,负反馈作用刺激垂体分泌促肾上腺皮质激素(ACTH)增多,导致肾上腺皮质增生并分泌过多的皮质醇前身物质,如11-去氧皮质醇和肾上腺雄酮等,而发生一系列临床症状。不同种族 CAH 发病率有很大差别。根据激素失衡的类型,先天性肾上腺增生可分为失盐型、高血压型、男性化型或女性化型。

是否是 MeSH 词汇　是,MeSH ID:D000312
释义来源　邬玲仟,张学.医学遗传学[M].北京:人民卫生出版社,2016.

Alagille 综合征(Alagille syndrome)

释义　一种以肝内胆管发育不全(胆管、肝内)和心血管系统、眼睛、脊柱畸形为特征的多系统疾病,表现为黄疸和先天性心脏病伴周围性肺动脉瓣狭窄等。Alagille 综合征可能是由基因突变引起的,包括 20 号染色体上的 *JAG 1* 基因(第 1 型)和第 1 号染色体上的 *NOTCH 2* 基因突变(第 2 型)。

是否是 MeSH 词汇　是,MeSH ID:D016738
释义来源　邬玲仟,张学.医学遗传学[M].北京:人民卫生出版社,2016.

α₁-抗胰蛋白酶缺乏症(Alpha 1-antitrypsin deficiency)

释义　蛋白酶抑制剂 α_1-抗胰蛋白酶缺乏,以婴儿期出现胆汁淤积性黄疸、进行性肝功能损害和青年期后出现肺气肿为主要临床表现的一种常染色体隐性遗传性疾病。常有家族发病史。

是否是 MeSH 词汇　是,MeSH ID:D019896
释义来源　刘新民.中华医学百科大辞海:内科学(第二卷)[M].北京:军事医学科学出版社,2008.

地中海贫血(Thalassemia)

释义　由于基因突变导致血红蛋白(hemoglobin,Hb)的珠蛋白肽链生成障碍,导致血红蛋白成分组成的改变,临床表现为慢性溶血性的遗传性疾病。根据珠蛋白基因的缺失或缺陷的不同,将地中海贫血分为 α、β、δ 和 γ 四种,前两种类型比较常见。临床表现可有贫血、黄疸、肝脾大,重者有发育不良、智力迟钝、骨骼改变等。除血常规和血涂片的改变外,必须做血红蛋白电泳和父母的血红蛋白电泳,以明确地中海贫血的诊断。

是否是 MeSH 词汇　是,MeSH ID:D013789
释义来源　刘新民.中华医学百科大辞海:内科学(第二卷)[M].北京:军事医学科学出版社,2008.

毛细血管扩张性共济失调综合征(Ataxia telangiectasia)

释义　一种以儿童时期开始的进行性小脑共济失调、结膜和皮肤的毛细管扩张、构音障碍、B 细胞和 T 细胞免疫缺陷以及对电离辐射的放射敏感性为特征的常染色体隐性遗传性疾病,患者容易罹患反复的窦房结肺感染、淋巴网状肿瘤和其他恶性肿瘤。这种疾病的基因定位于 11 号染色体(11q22-q23),编码一个细胞周期检查点的蛋白激酶。

是否是 MeSH 词汇　是,MeSH ID:D001260
释义来源　王维治.神经病学[M].2 版.北京:人民卫生出版社,2013.

自身免疫性淋巴增殖综合征(Autoimmune lymphoproliferative syndrome)

释义　由于某些 Fas-Fas 配体通路基因的突

变,导致罕见的先天性淋巴系统紊乱,临床表现为淋巴结肿大、脾大和自身免疫。已知的原因包括 Fas、TNFSF 6、NRAS、CASP 8 和 CASP 10 蛋白的基因突变。

是否是 MeSH 词汇 是,MeSH ID:D056735

释义来源 林冬,王建祥.自身免疫性淋巴增殖综合征[J].中华血液病杂志,2001,22(6):331-333.

蛋白质 C 缺乏症(Protein C deficiency)

释义 蛋白 C 是依赖维生素 K 合成的血浆糖蛋白,由一条轻链与一条重链经二硫键连接而成,其基因定位于 2 号染色体,有 9 个外显子和 8 个内含子。蛋白 C 激活后主要作用是使因子 V、Ⅷ灭活,减少纤溶酶原激活物的抑制物,同时抑制因子 X 结合于血小板膜磷脂。因而蛋白 C 具有抗凝和促纤溶作用,而蛋白 C 缺乏症患者有血栓形成增加的倾向。该病分遗传性及获得性两类。

是否是 MeSH 词汇 是,MeSH ID:D020151

释义来源 高波,周荣富,欧阳建,等.蛋白 C 缺陷症四例报告及基因分析[J].中华血液学杂志,2016,37(011):966-970.

活化蛋白 C 抵抗(Activated protein C resistance,APCR)

释义 当蛋白质 C 在血管内皮细胞壁上被凝血蛋白(thrombin)与凝血酶调节素(thrombomodulin)的复合物所活化,形成具活性的蛋白质 C(activated protein C,APC),可以抑制活化的凝血因子 V 和Ⅷ,并且刺激纤维蛋白溶解(fibrinolysis)。活化蛋白 C 抵抗(APCR)是最常见的家族性易栓症的病理因素,凝血因子 V(FV)第 506 位精氨酸被谷氨酰胺替代发生的点突变是造成 APCR 的分子机制。由于 FV 基因突变抵抗了活化蛋白 C(APC)的降解作用,因此 APCR 与高的血栓风险密切相关。FV 基因突变分为杂合子型和纯合子型两种,杂合子可使血栓风险增加 5~10 倍,纯合子可使血栓风险增加 50~100 倍。此外,狼疮、抗心肌磷酸抗体、妊娠、肿瘤及化疗后感染、口服避孕药等也是产生 APCR 的原因,但与 FV 基因突变无关。常用 APC-APTT 法作为筛选 APCR 的方法,在受检血浆中加入 FⅫ激活剂和部分凝血活酶,启动凝血途径,再加入 APC,测定 APTT 延长时间。

是否是 MeSH 词汇 是,MeSH ID:D020016

释义来源 朱铁楠,赵永强.2012 版易栓症诊断中国专家共识解读[J].临床血液学杂志,2013,26(3):156-157.

血友病 A(Hemophilia A)

释义 血友病 A 是一种 X 连锁隐性遗传的凝血因子Ⅷ(FⅧ)缺乏或其分子结构异常引起的出血性疾病,临床特点为"自发性"关节出血和深部位组织出血,出血的严重性与患者 FⅧ:C 的水平正相关。在遗传性凝血因子缺乏这类出血性疾病中,血友病 A 最多见,占 80%~85%。

是否是 MeSH 词汇 是,MeSH ID:D006467

释义来源 邬玲仟,张学.医学遗传学[M].北京:人民卫生出版社,2016.

血友病 B(Hemophilia B)

释义 血友病 B 也是一种 X 连锁隐性遗传的出血性疾病,遗传方式和出血表现与血友病甲相似,占血友病类疾病的 15%~20%。其发病机制为凝血因子Ⅸ基因突变导致量或功能结构的异常。迄今已发现的产生血友病乙的点突变有 378 种(包括错义突变和无义突变)。

有几组报道强调 CPG 双核苷酸序列是突变热点。

是否是 MeSH 词汇　是,MeSH ID:D002836

释义来源　邬玲仟,张学.医学遗传学[M].北京:人民卫生出版社,2016.

Brugada 综合征(Brugada syndrome)

释义　1992 年由 Brugada 首先报道。患者临床上呈多形室性心动过速或室颤发作,心电图表现为正常 QT 间期,右束支传导阻滞(rBBB)和右胸前导联 V1~V3ST 段持续性抬高,而多种检查未检出心脏结构及功能异常。其发病可能与心脏钠通道基因突变导致钠通道功能丧失有关。除此之外,Ito 和 ICa 活性增加也可能与其相关。诊断依据心电图特征和 SCN5A 基因的检测异常。此病药物治疗效果不佳,需安置埋藏式心律转复除颤器(ICD)。

是否是 MeSH 词汇　是,MeSH ID:D053840

释义来源　刘新民.中华医学百科大辞海:内科学(第二卷)[M].北京:军事医学科学出版社,2008.

先天性氨基酸代谢病(Amino acid metabolism, inborn error)

释义　先天性氨基酸代谢病的总发病率为1:(5 000~10 000)。病种已知 70 余种,如苯丙酮酸尿症、尿黑酸尿症、枫糖尿症等。多为常染色体隐性遗传,先天性存在酶的缺乏或氨基酸转运系统缺陷。主要侵犯神经系统,临床上多表现进行性脑损害症状,是引起小儿智能低下的重要原因。病情严重者可发生惊厥、瘫痪或严重代谢紊乱。这类疾病早期诊断十分重要,很多病种可经限制蛋白质或某种氨基酸的摄入而避免严重脑损害,有些则用维生素治疗有效。但也有迄今无法治疗

的病例。

是否是 MeSH 词汇　是,MeSH ID:D000592

释义来源　刘新民.中华医学百科大辞海:内科学(第二卷)[M].北京:军事医学科学出版社,2008.

先天性氨基酸转运障碍(Congenital amino acid transport disorder)

释义　其特征是氨基酸在细胞膜上的转运有缺陷,这些障碍包括:小肠(微绒毛)和肾小管刷状边界上皮细胞膜的运输不足;跨基底外侧膜的运输;胞内细胞器膜的转运等。如肾小管氨基酸重吸收功能障碍者,在血氨基酸水平正常情况下可出现高氨基酸尿。

是否是 MeSH 词汇　否

释义来源　何庆华,孔祥峰,吴永宁,等.氨基酸转运载体研究进展[J].氨基酸和生物资源,2007(02):42-45.

Hermanski-Pudlak 综合征(Hermanski-Pudlak syndrome)

释义　又称海-普综合征、白化病-血小板病综合征、白化病血小板功能异常、白化病-出血性素质综合征。1956 年,Hermansky 和 Pudlak 首先报道了本病,全世界范围内均有发病。该病在波多黎各是一种常见的单基因遗传病,发病率高达 1/1 800,在瑞士阿尔卑斯山一个长期隔离的村庄也比较常见,在非波多黎各人群中发病率则为 1/(50~100)万,其特征为白化病合并有血小板功能异常和组织内蜡样脂质聚积,其白化病属眼皮肤型(oculocutaneous albinism,OCA)。此综合征出生时即发病,男女无性别差异。目前病因未明,多认为本病是一种常染色体隐性遗传性出血性疾病,由于血小板功能缺陷引起

的出血素质,怀疑与酶的遗传缺陷有关。骨髓及其他组织的网状内皮组织内有蜡样物质。眼部特征:①眉毛、睫毛发白,虹膜缺色素,眼底无色素改变,中度红绿色盲,畏光,视力低下,视敏度下降并伴有眼球震颤,斜视。②球结膜下出血(因有血小板功能异常),视网膜出血,甚至玻璃体积血,出血反复发生,终至视力丧失。全身特征:①轻中度、自发性多部位出血。易挫伤,鼻出血,牙龈出血、月经量过多。②皮肤、毛发黑色素减少,偶尔可伴有皮肤基底细胞癌。③血小板功能异常,骨髓网状内皮细胞质中有黑色脂质颗粒,骨髓巨核细胞正常。毛发孵育试验,加 L- 酪氨酸后色素沉着增加。④蜡样脂质聚积所致的肺纤维化、肉芽肿性结肠炎及肾衰竭等。治疗:尚无特效疗法,必要时可输血,慎用阿司匹林类血小板抑制剂。对肺纤维化,抗纤维化因子甲苯吡啶酮可以减缓用力肺活量(FVC)>50% 的 HPS1 患者肺部疾病的进展。畏光可戴变色镜,以便室外活动。

是否是 MeSH 词汇 是,MeSH ID:D022861
释义来源 FIRTH HV,HURST JA. Oxford desk reference clinical genetics & genomics [M]. 2nd edition. UK:Oxford University Press,2017.

肌无力综合征(Myasthenic syndromes)

释义 是一组异质性疾病,其特征是在神经肌肉交界处存在的先天性神经肌肉传递缺陷,包括突触前、突触和突触后紊乱。这些疾病大多是由烟碱型乙酰胆碱受体的各种亚基突变引起的。

是否是 MeSH 词汇 是,MeSH ID:D020294
释义来源 邬玲仟,张学 . 医学遗传学 [M]. 北京:人民卫生出版社,2016.

CHARGE 综合征(CHARGE syndrome)

释义 CHARGE 综合征的名称是由以下临床表现的首字母组成:眼缺损(coloboma),心脏畸形(heart anomalies),后鼻孔闭锁(atresia of posterior naris),生长和 / 或发育迟缓(retardation of growth and/or development),外生殖器畸形(genital anomalies)及耳畸形(ear anomalies)组成。发病率为 1/12 000~1/8 500。由于大部分 CHARGE 综合征的患者也同时存在着嗅球不发育 / 发育不全和性腺功能减退症,故当临床上考虑卡尔曼综合征时要考虑 CHARGE 综合征的鉴别诊断。研究发现 CHARGE 综合征与 *CHD7* 基因相关。

是否是 MeSH 词汇 是,MeSH ID:D058747
释义来源 邬玲仟,张学 . 医学遗传学 [M]. 北京:人民卫生出版社,2016.

大疱性表皮松解症(Epidermolysis bullosa)

释义 19 世纪晚期由 Koebner 首次提出,用以描绘一种不留瘢痕的水疱性皮肤病,随后用于描述一组以皮肤和黏膜对机械损伤易感并形成大疱为特征的多基因遗传性皮肤病,为一组典型的侵及皮肤基底膜区的疾病,内脏器官也可累及。临床上病情表现出极大的变异性,同时基因杂合性也很明显,常染色体显性和隐性均可遗传。据临床特点和遗传方式不同,可分 7 型:①单纯型大疱性表皮松解症;②手足型大疱性表皮松解症;③显性遗传营养障碍性大疱性表皮松解症;④隐性遗传营养障碍性大疱性表皮松解症;⑤(隐性遗传性致死性)大疱性表皮松解症;⑥非遗传性(获得性)大疱性表皮松解症;⑦白色丘疹样营养不良性大疱性表皮松解症。

是否是 MeSH 词汇　是, MeSH ID: D004820
释义来源　胡皓夫. 儿科学辞典 [M]. 北京: 北京科学技术出版社, 2003.

艾卡迪综合征 (Aicardi syndrome)

释义　艾卡迪综合征是一种罕见的遗传性疾病, 其特征是部分或完全没有胼胝体, 导致婴儿痉挛、智力迟钝和视网膜或视神经损伤。
是否是 MeSH 词汇　是, MeSH ID: D058540
释义来源　赵文, 成士伟. Aicardi 综合征 1 例 [J]. 中华综合医学杂志(河北), 2004, 006 (002): 66-67.

糖原贮积症Ⅶ型 (Glycogen storage disease type Ⅶ)

释义　一种常染色体隐性遗传的糖原贮积病, 由于肌肉中的 6- 磷酸果糖 1- 激酶表达不足, 导致肌肉组织中糖原异常沉积。临床表现主要为肌肉无力, 以体能活动能力降低和肌疼痛性痉挛为特征。
是否是 MeSH 词汇　是, MeSH ID: D006014
释义来源　傅松滨. 医学遗传学 [M]. 4 版. 北京: 北京大学医学出版社, 2020.

汗孔角化病 (Porokeratosis)

释义　为一组较为少见的常染色体显性遗传性进行性角化性皮肤病, 其特征是角化细胞异常克隆的增殖, 表现出由高度角化边缘包围的不同萎缩斑块。一般儿童期开始发病, 皮损数年内缓慢扩大。好发于四肢末端、股部、肛周外阴区; 也可侵犯面部和掌跖, 偶有口腔受累, 个别长期慢性的斑块可癌变。已经认识到几种临床亚型, 包括 Mibelli 的汗孔

角化症、线性汗孔角化症、弥散性浅表光化性汗孔角化症、掌跖角膜角化病和点状汗孔角化病。
是否是 MeSH 词汇　是, MeSH ID: D017499
释义来源　傅松滨. 医学遗传学 [M]. 4 版. 北京: 北京大学医学出版社, 2020.

21- 羟化酶缺乏症 (21-hydroxylase deficiency)

释义　由于编码 21- 羟化酶的 *CYP21A2* 基因缺陷, 不能转录成有正常功能的 21- 羟化酶蛋白, 导致 21- 羟化酶缺乏。是先天性肾上腺皮质增生最常见的类型, 系常染色体隐性遗传。症状与醛固酮、皮质醇缺乏程度和高雄激素的严重程度有关。根据 21- 羟化酶残留活性差异, 临床分为三种类型: 失盐型、单纯男性化型及非经典型。先天性类固醇 21- 羟化酶缺乏症诊断评估方法包括: *CYP21A2* 基因突变, 血清 17- 羟孕酮、皮质雄激素尤其是雄烯二酮及其尿中代谢物、孕二醇和 17- 酮类固醇的值上升, 并在糖皮质激素治疗后下降等。
是否是 MeSH 词汇　是, MeSH ID: C535979
释义来源　杨保胜. 遗传病分子生物学 [M]. 北京: 科学出版社, 2015.

11 β - 羟化酶缺乏症 (11-beta-hydroxylase deficiency)

释义　11β- 羟化酶缺乏症于 1955 年首次报道, 临床特征是低肾素性高血压的常染色体隐性遗传疾病。该型占先天性肾上腺皮质增生全部患者的 5%~8%。CYP11B1 酶位于线粒体内膜, 催化 11- 去氧皮质醇和 11- 去氧皮质酮 (DOC) 分别转变为皮质醇和皮质酮。该酶缺陷导致皮质醇合成减少, ACTH 分泌增多, 酶催化反应步骤的

前体类固醇 11- 去氧皮质醇、DOC 和雄激素蓄积。诊断评估方法包括：*CYP11B* 基因突变，血去氧皮质酮、11- 去氧皮质醇、17- 羟孕酮、17- 酮类固醇升高，ACTH 兴奋试验后明显升高，醛固酮、血浆肾素活性降低，影像学检查可见肾上腺皮质明显增生等。

是否是 MeSH 词汇 是，MeSH ID：C535978

释义来源 杨保胜 . 遗传病分子生物学［M］. 北京：科学出版社，2015.

3β- 羟类固醇脱氢酶缺陷症（3β-hydroxysteroid dehydrogenase，3β-HSD）

释义 在肾上腺，3β- 羟类固醇脱氢酶催化生物活性较弱的 △5- 类固醇转化为活性较强的 △4- 类固醇，该酶缺陷对所有类型类固醇激素均有影响。3β-HSD 分为 Ⅰ 型和 Ⅱ 型。Ⅰ 型存在于胎盘和性腺，Ⅱ 型存在于肾上腺皮质和性腺，两种类型的酶蛋白有 93.5% 的高度同源性，其基因均位于第 1 号染色体短臂。3β- 羟类固醇脱氢酶基因突变可引起雄激素合成和作用障碍从而导致男性泌尿生殖系统畸形，典型表现包括男性患儿出生时外生殖器难辨性别、不同程度的小阴茎、尿道下裂、阴唇阴囊皱襞部分融合，甚至可有一未分隔的泌尿生殖窦和盲端阴道。女性患儿则外阴正常或轻度的男性化，因高水平的 DHEA 在外周转化为活性较强的雄激素使阴蒂增大，少数有阴唇阴囊皱襞融合。所有患儿均有不同程度的失盐表现。诊断评估方法包括：*3β-HSDII* 基因突变、血脱氢表雄酮、17α- 烃孕烯醇酮、尿 17- 酮类固醇水平升高，血醛固酮、肾素活性增高等。

是否是 MeSH 词汇 是，MeSH ID：C579862

释义来源 杨保胜 . 遗传病分子生物学［M］. 北京：科学出版社，2015.

17α- 羟化酶缺乏症（17α-hydroxylase deficiency）

释义 也是常染色体隐性遗传疾病，*CYP17* 基因定位于 10q，有 8 个外显子，基因突变引起酶活性缺乏。CYP17 是一种微粒体酶，具有两种功能：①孕烯醇酮和孕酮的 17- 羟化（17α- 羟化酶活性）；②催化 17- 羟孕酮转化为雄烯二酮和 17- 羟孕烯醇酮转化为去氢表雄酮（DHEA）（17,20- 裂解酶活性）。CYP17 缺乏的同时累及肾上腺和性腺，表现为高血压、低血钾与性腺不发育，男性患者外生殖器可以是完全女性型伴阴道盲端，或小阴茎伴尿道下裂，睾丸可以位于腹腔内、腹股沟管内或阴唇阴囊褶内，无青春期性成熟表现。酶活性部分缺乏的患者可有乳房增大和不完全的第二性征发育。诊断评估方法包括：*CYP17A1* 基因突变，血皮质醇、雄激素、雌激素明显下降，血孕烯醇酮、孕酮、去氧皮质酮、皮质酮明显升高，尿 17- 羟类固醇与 17- 酮类固醇减少等。

是否是 MeSH 词汇 是，MeSH ID：C538237

释义来源 杨保胜 . 遗传病分子生物学［M］. 北京：科学出版社，2015.

类固醇激素合成急性调节蛋白缺陷症（Steroidogenic acute regulatory protein deficiency，StAR）

释义 类固醇激素合成急性调节蛋白（StAR）是类固醇激素合成过程中的重要调节因素。它具有高度的组织特异性，位于相关细胞的线粒体膜上，参与类固醇激素的前体胆固醇由线粒体外膜向线粒体内膜的转运，此过程是类固醇激素合成的限速步骤。StAR 的物种间同源性很高，其基因突变导致的先天性肾上腺皮质脂质增生是最严重和最少见的一种,极其罕见,为常染色体隐性遗传(AR)。诊断评估方法包括:*STAR* 基因突变,血、尿中不能测出任何肾上腺类固醇激素,ACTH 与肾素活性值升高,肾上腺呈脂肪样外观且明显增大等。

是否是 MeSH 词汇 是,MeSH ID:C090395

释义来源 杨保胜.遗传病分子生物学[M].北京:科学出版社,2015.

第十章 性 医 学

性（Sexuality）

释义 性是指个人的性功能、性活动、性态度以及性取向，就是人类对性别的确认、性感觉的表达及与此相关的人和人之间的亲密关系等的综合。从生物学角度，性是人类的本能之一，也是人类得以生存和繁衍的基础。从社会学角度，人类的性不仅是生命实体的存在状态，同时也被赋予精神和文化内涵，所以性也是生命健康和幸福的基本要素。

是否是 MeSH 词汇 是，MeSH ID：D019529

释义来源 VENTRIGLIO A，BHUGRA D. Sexuality in the 21st century：sexual fluidity. East Asian Arch Psychiatry，2019，29（1）：30-34.

性器官（Genitalia）

释义 性器官是指参与生殖功能的内部和外部生殖器官，故也称外生殖器和内生殖器。女性外生殖器指生殖器官外露部分，位于两股内侧间，前为耻骨联合，后为会阴，包括阴阜、大阴唇、小阴唇、阴蒂和阴道前庭，统称外阴；内生殖器位于骨盆内，包括阴道、子宫、输卵管和卵巢。男性外生殖器包括阴茎和阴囊；内生殖器包括睾丸、输精管、附睾、射精管、尿道和附属腺（精囊腺、前列腺、尿道球腺）。

是否是 MeSH 词汇 是，MeSH ID：D005835

释义来源 PASK A. The Reproductive System. Adv Exp Med Biol，2016，886：1-12.

性欲（Libido）

释义 性欲是人类的本能之一，是一种在一定的生理和心理基础上，在性刺激的激发下产生与性伴侣完成身心结合的欲望。性欲是一个极复杂、多层次、多含义的概念，它不仅体现生物学的驱动力，也是生物学、心理学、社会学和宗教文化相互作用的终点。

是否是 MeSH 词汇 是，MeSH ID：D007989

释义来源 GRAZ IOTTIN A. Libido：the biologic scenario. Maturitas，2000，34（Suppl 1）：S9-16.

性兴奋（Heat）

释义 性兴奋是指男女在性交前互相间通过挑逗、触摸、爱抚、亲吻等愉快的事先性刺激促使身体呈现亢奋的生理反应，表现为阴道扩张、湿润或阴茎勃起，促进性交得以成功。

是否是 MeSH 词汇 否

释义来源 珍妮特·S·海德，约翰·D·德拉玛特 . 人类的性存在 [M]. 贺岭峰，等译 .8 版 . 上海：上海社会科学院出版社，2005.

性交（Coitus）

释义 性交是指雌雄异体动物中同性或异性之间的交配行为。男性把阴茎插入女性的阴道，由于兴奋产生射精，以达到输送精子的行为。性交时，男性的阴茎要勃起，女性由于兴奋阴道润滑，使男性阴茎更容易插入阴道。性交也称做爱、性行为。人与动物单纯的生殖功能不同的是，人类性交（房事），更多是为了获得心理及生理上的快感，而不光是为了生殖。

是否是 MeSH 词汇 是，MeSH ID：D003075

释义来源 WELLINGS K，COLLUMBIEN M，

SLAYMAKER E, et al. Sexual behaviour in context: a global perspective. Lancet, 2006, 368 (9548): 1706-1728.

性行为（Sexual behaviour）

释义　性行为是指人类为满足性欲和获得性快感而出现的动作和活动，可分为狭义和广义两种。狭义性行为专指性交，即以男性阴茎和女性阴道交媾方式进行的性行为，具有生殖意义。广义性行为泛指接吻、拥抱、爱抚、口交、自慰等各种其他性刺激形成的行为，即各种准备性、象征性、与性有联系的性行为，如恋爱、结婚、阅读成人书刊、观看成人影片等。

是否是 MeSH 词汇　是，MeSH ID：D012725

释义来源　VENTRIGLIO A, BHUGRA D. Sexuality in the 21st century: sexual fluidity. East Asian Arch Psychiatry, 2019, 29 (1): 30-34.

性生活（Sexual life）

释义　性生活是性行为的连续过程，大致包括双方性信号的传递、性交前爱抚、性交及性交后爱抚等过程。性欲是性生活的原始动力，而性生活是性欲释放的载体。性生活是夫妻生活的重要组成部分，也是人类生存和繁衍的重要组成部分，更是人类生存和繁衍的需要。

是否是 MeSH 词汇　否

释义来源　谢幸，孔北华，段涛 . 妇产科学 [M]. 9 版 . 北京：人民卫生出版社，2018.

性反应（Sexual response）

释义　性反应是指人体受性刺激后身体出现可感觉到、观察到，并测量到的变化。这些变化不仅可发生在生殖器，还可以发生在身体其他部位。人类性反应是极复杂的过程，男

女双方的性欲因性刺激而被唤起，进而发生性兴奋，性兴奋积蓄到一定强度通过性高潮使性能量释放，并同时出现性行为、生理及心理的阶段变化模式和周期性变化规律，即性反应周期。

是否是 MeSH 词汇　否

释义来源　谢幸，孔北华，段涛 . 妇产科学 [M]. 9 版 . 北京：人民卫生出版社，2018.

性反应周期（Sexual response cycle）

释义　性反应周期是指从开始性唤起到性欲高潮，再从性高潮恢复到初始的生理状态的过程。在性反应周期中生殖器和身体其他方面会经过的一系列周期性变化，一般分为兴奋期、平台期、高潮期和消退期四个阶段。男女性反应周期的规律性基本相似，但也有各自特点，以下对女性性反应周期进行介绍：

性欲期（sexual desire phase）：指心理上受非条件性或条件性性刺激后对性的渴望阶段。此期以性幻想和对性渴望为特征，只有心理变化，无明显生理变化。

性兴奋期（sexual arousal phase）：指性欲被唤起后机体开始出现的性紧张阶段，此期主要表现为生殖器充血，女性以阴道润滑为首要特征，一般在性刺激 10~30s 后液体从阴道壁渗出，使阴道湿润；出现阴蒂和大小阴唇肿胀及阴道长度增加。全身反应有乳房肿胀和乳头勃起、心率加快、血压轻度升高、呼吸急促及肌肉紧张等。男性能迅速随时达到性兴奋，表现为阴茎充血勃起。

性平台期（sexual plateau phase）：指性兴奋不断积聚、性紧张持续稳定在较高水平。又称平台期、高涨期。此期女性生殖器充血更为明显，阴蒂勃起，阴道更为湿润，阴道外 1/3 段呈环状缩窄而内 2/3 段扩张，子宫提升，乳房进一步肿胀，全身肌肉紧张更明显并出现部分肌强直和心率及呼吸继续加快，血压进

一步升高。

性高潮期（sexual orgasm phase）：指在性持续期的基础上迅速发生身心极度快感阶段，是性反应周期中最关键的短暂阶段。伴随性高潮的到来，女性阴道和肛门括约肌发生不随意的节律性收缩，约 3~12 次，由强到弱逐渐消失，子宫也发生收缩和提升，同时伴面部扭曲、身体痉挛、呻吟、出汗及短暂神智迷惘。男性性高潮有系列盆腔器官规律性收缩，表现为泄精与射精两个阶段。

性消退期（sexual resolution phase）：指性高潮后性紧张逐渐松弛并恢复到性唤起前状态的阶段。此期女性第一个生理变化是乳房肿胀消退，随后生殖器充血、肿胀消退，全身肌张力恢复正常，心率、血压和呼吸均恢复平稳，感觉舒畅，心理满足。女性在消退期后不存在性不应期，可以在一次性生活中连续获得多次性高潮。男性消退期较快，表现为阴茎迅速变软，且存在性不应期。

是否是 MeSH 词汇 否

释义来源 谢幸，孔北华，段涛.妇产科学[M].9 版.北京：人民卫生出版社，2018.

G 点（G spot）

释义 G 点是指在阴道前壁靠阴道口 2~3cm处（女性阴道从外向内的 1/3 处）的一个高度敏感区，在阴蒂没有被刺激的情况下，该区受压力刺激较易产生性高潮。G 点大小因人而异，一般相当于 1 分硬币大小区域。G 点不是普遍存在，据报道仅约 10%~40% 女性有 G 点。一般认为，有 G 点的女性在性交中快感更强，性高潮来得更快。

是否是 MeSH 词汇 否

释义来源 JANNINI EA，BUISSON O，RUBIO-CASILLAS A. Beyond the G-spot：clitourethrovaginal complex anatomy in female orgasm. Nat Rev Urol，2014，11（9）：531-538.

性不应期（ "Refractory period" of the sexual cycle）

释义 性不应期是指在男性射精，也就是男性性高潮以后，性刺激不能再次唤起性兴奋，也不会再次射精。若此时对阴茎过度刺激，还会出现生理不适感。性不应期的长短有很大的个体差异，但影响因素最明显的是年龄。在青年期，性不应期可短至数分钟；在老年期，可达数小时。另外，如果在数小时内重复性交且射精，性不应期将顺次延长。

是否是 MeSH 词汇 否

释义来源 GEORGIADIS JR，KRINGELBACH ML. The human sexual response cycle：Brain imaging evidence linking sex to other pleasures [J].Progress in Neurobiology，2012，98（1）：49-81.

遗精（Nocturnal emission）

释义 遗精又称梦遗，是指在睡眠中自发的性高潮，其中包括男性射精、女性阴道湿润或不高潮（或两者皆有），男性遗精亦有可能在一天中任何时间发生。

是否是 MeSH 词汇 是，MeSH ID：C542063

释义来源 JANSSEN DF. First stirrings：cultural notes on orgasm，ejaculation，and wet dreams. J Sex Res，2007，44（2）：122-134.

自慰（Masturbation）

释义 自慰又称手淫，是指自我性刺激或性满足，就是靠自己的能力来解决性胀满，宣泄性能量，满足自己对性的要求，并从性方面获得快感和慰藉。自慰是正常的生理现象，人类的自慰现象广泛存在，各个年龄段的男女都可以有自慰行为。男性的自慰行为往往比较单纯，几乎都是围绕阴茎进行的，最常用、最直接的自慰方式是握住自己的阴茎给予一定强度的摩擦，或者上下地抽动，以达到射精并获得自我满足的性快感，也就是通常所说的手淫。女性的自慰方式则比较复杂，除了围绕阴道刺激展开的自慰行为外，还包括对外阴（大小阴唇、阴蒂）、乳房等部位的刺激。

是否是 MeSH 词汇　是，MeSH ID：D008418
释义来源　STRACHAN E, STAPLES B. Masturbation. Pediatr Rev, 2012, 33 (4): 190-191.

肛交（Anal sex）

释义　肛交是指人类性行为中以勃起的阴茎插入性伴侣肛门内的行为，又称肛门性交。有时也泛指其他涉及肛门的性行为，包括用假阴茎、手指或其他物体插入肛门，或以其他器官对肛门进行性刺激以此获得快感的行为，对象不限性别。肛交男性的快感来源于独有的前列腺前面贴耻骨联合、后面依直肠，强烈地刺激肛门括约肌和直肠会使前列腺充血、刺激射精中枢，产生不同程度的快感，但也有很多男性完全无快感，只有痛感。女性没有前列腺，因此肛交并不会带给女性生理上的快感。有研究表明，喜爱肛交的女性更多的是想获得一种被称为"充盈感"的快感和猎奇心理，甚至受虐倾向。由于直肠黏膜组织极易在异物插入过程以及性交过程中的摩擦受到损伤，即使肛交是在双方没有性传播疾病的前提下进行也会带来一些健康上的风险。

是否是 MeSH 词汇　是，MeSH ID：D012725
释义来源　MCBRIDE KR, FORTENBERRY JD. Heterosexual anal sexuality and anal sex behaviors: a review. J Sex Res, 2010, 47 (2): 123-136.

性交痛（Dyspareunia）

释义　性交痛是指男性或女性在性交期间、性交之前或性交之后出现生殖器的疼痛。疼痛的部位有时仅在外阴部，有时在阴道内部，还有的涉及腹部、腰部、背部。性交痛可以在性交时发生，也可以在性交以后发生，甚至可一直持续到性交后几小时或几天，一旦发生这种情况，如未能及时纠正和治愈，不仅会影响到夫妻间的正常性生活，还会影响到彼此的感情。性交痛是已婚女性常经历的一种疼痛，导致性交痛的原因可能有精神压力、抑郁或其他一些精神方面的问题，也可能与一些疾病有关，导致性交痛的常见病因是尿路感染和阴道痉挛。

是否是 MeSH 词汇　是，MeSH ID：D004414
释义来源　MACNEILL C. Dyspareunia. Obstet Gynecol Clin North Am, 2006, 33 (4): 565-577.

性科学（Sexology）

释义　性科学是研究人类性、性欲及性行为的综合学科，其研究范围涵盖医学、心理学和社会学，其中以性医学为基础和核心。指涉及性研究的学科、性知识（性态度、性心理）以及性行为的应用。

是否是 MeSH 词汇　是，MeSH ID：D044347
释义来源　ZUCKER KJ. Sexology and epidemiology. Arch Sex Behav, 2007, 36 (1): 1-3.

性取向（Sexual orientation）

释义　性取向是指一个人在爱情与性欲上被同性或异性永久吸引，即一个人在爱情和性欲上对男女两性有何种类型的吸引就是对某个性别或两性的性欲和爱情。性取向通常分为异性恋、同性恋及双性恋。异性恋是指只会对异性产生爱情和性欲的一种性取向，具有这种性取向的人称之为异性恋者。同性恋又称同性爱，是性取向之一，是指只对同性产生爱情和性欲的人，具有这种性取向的个体称之为同性恋者。双性恋又称双性爱、双性取向,指对男女两性皆会产生爱情和性欲的人,是性取向分类之一,与单性恋(异性恋、同性恋)取向齐列。

是否是 MeSH 词汇　是,MeSH ID:D012725

释义来源　BAILEY JM,VASEY PL,DIAMOND LM,et al. Sexual orientation,controversy,and science. Psychol Sci Public Interest,2016,17 (2):45-101.

性发育(Sexual development)

释义　性发育包括生殖器官的形态发育、功能发育和第二性征的发育。一般指从受精到死亡,在人类或动物生命周期中与性或生殖功能有关的解剖和生理变化的过程,包括性别确定、性别差异、性成熟以及在衰老过程中的变化。

是否是 MeSH 词汇　是,MeSH ID:D046468

释义来源　AUSLANDER BA,ROSENTHAL SL,BLYTHE MJ. Sexual development and behaviors of adolescents. Pediatr Ann,2005,34 (10):785-793.

性成熟(Sexual maturation)

释义　性成熟指动物和人类达到完全的性能力。性成熟是个体发育的一个方面,多指个体性生殖器官的形态发育、功能发育的成熟和第二性征发育的成熟。性成熟的标志,女性是第一次月经来潮,男性是第一次夜间遗精,从生物学意义上标志个体已从儿童发育为成人。男女两性的生殖器官及其功能的发育在青春期前很缓慢,进入青春期后发育加速。随着社会的不断发展,目前人类的性成熟不仅仅是生理上的性成熟,更主要是指个体的性在社会化过程中的成熟。

是否是 MeSH 词汇　是,MeSH ID:D012741

释义来源　STEENSMA TD,KREUKELS BP, DE VRIES AL,et al. Gender identity development in adolescence. Horm Behav,2013,64 (2):288-297.

性征(Sex characteristics)

释义　性征是指区别男女性别的特征。人类具有三个性征:第一性征、第二性征和第三性征。第一性征是指生殖器官。从胚胎发育第五周开始逐渐分化为第一性征,婴儿出生时已具备,并以此来区别男或女。第二性征指两性在青春期开始出现一系列与性别有关的特征,又称为副性征。例如:男子长出胡须,出现阴毛和腋毛,喉结突出、骨骼粗大、肌肉发达、声音雄浑等;女子乳房膨大,出现阴毛和腋毛,骨盆宽大,胸、肩、臀等部位的脂肪增多,声音细等。第三性征指步入青春期后的心理、行为、习惯、志趣、器质等方面的特征。男性的第三性征主要表现为:具有攻击性、独立性强、很少表露感情、不易受他人影响、支配欲强、不易激动、很有活力、喜好竞争、感情不易被伤害、爱冒险、能果断作出决定、不依赖他人、不爱修饰外貌等。而雌性激素使女人的性格相较男人而言更平和、温柔、细心、耐心、谨慎、敏感、多愁善感等。

是否是 MeSH 词汇　是,MeSH ID:D012727

释义来源　FECHNER PY. Gender differences in puberty. J Adolesc Health,2002,30(4 Suppl):44-48.

性健康(Sexual health)

释义　根据世界卫生组织的说法,性健康是指一种与性有关的身体、情感、心理和社会交际都良好的一种状态。性健康是人类健康的一个不可缺少的重要组成部分,目前认为性健康包括三个内容:性生理健康、性心理健康和性行为健康。性生理健康是指有正常发育的生殖器官和第二性征,生殖系统功能正常,有良好的卫生习惯,保持生殖系统健康;性心理健康是指性心理的形成是健康的,有健康的性别自认,用正常的心态对待各种性问题;性行为健康是指性行为符合社会规范,遵守性行为的道德要求,履行性行为的社会责任。性健康作为身心健康的一部分,与人的身体构造、生理功能、心理素质和社会适应密切相关,因而影响性健康的因素也是多方面的。首先是父母的素质,在相当大的程度上,遗传基因和胚胎发育决定了个体的身心状况;其次是本人,因为个人自懂事起,便对自己的身心发展拥有一定的支配能力和责任;最后是家庭与社会的教育。

是否是 MeSH 词汇 是,MeSH ID:D000074384

释义来源 SHORT SE,YANG YC,JENKINS TM. Sex,gender,genetics,and health. Am J Public Health,2013,103(Suppl 1):S93-101.

性幻想(Sex fantasy)

释义 性幻想,或称意淫,是通过想象而达到性兴奋的另一种自我刺激的性活动方式。常通过成人漫画、成人影片及色情小说等媒介,在大脑想象某种动作或画面等来使自己性兴奋的方式。性幻想亦包括主观臆想的性行为或性接触,从而达到一定的性快感。它可以单独发生,也可以在手淫或性交时发生。性幻想的能力对人类自然的性反应有着重要影响。在双方性交过程中的性幻想也可促进性兴奋的提高,有助于克服紧张和抑制心理,有助于调节双方长期而单调乏味的性生活,它往往给人们带来新鲜感。性幻想的运用在性治疗中也占有一定的地位。

是否是 MeSH 词汇 否

释义来源 JOYAL CC,COSSETTE A,LAPIERRE V. What exactly is an unusual sexual fantasy? J Sex Med.2015 Feb;12(2):328-40.doi:10.1111/jsm.12734.Epub 2014 Oct 31.PMID:25359122.

性唤起(Sexual arousal)

释义 性唤起是在准备性活动阶段由于心理刺激(如性幻想、被爱对象出现)和生理刺激(如抚摸、亲吻)而出现的一系列反应,与性兴奋近义。性唤起的全身反应有全身肌肉紧张,呼吸、心率、血压逐渐升高;局部反应男性最明显的生理变化是阴茎勃起和睾丸位置升高,女性会出现阴道湿滑、外阴部肿胀等。性唤起作为人类性活动的首要环节,其唤起水平对随后性生活的质量有重要影响。

是否是 MeSH 词汇 是,MeSH ID:D012725

释义来源 BASSON R. Human sexual response. Handb Clin Neurol,2015,130:11-18.

性刺激(Sexual stimulus)

释义 性刺激是指能导致性欲和性唤起的因素,一般可由视觉、触觉、听觉或嗅觉引起,如挑逗、抚摸、亲吻等。性刺激的生理反应包括心率加快、肌肉紧张和生殖器充血,反应的剧烈程度与性紧张感有关。受到性刺激时,男性会出现阴茎充血、膨胀、搏动、挺举勃起,尿道口有少许分泌物溢出,阴囊上提并缩紧,精索收缩,睾丸上移;而女性则会出现局部乳房增大,乳头竖起,大小阴唇充血肿胀,阴道口湿润,阴蒂肿胀发硬且极为敏感,阴道伸长扩张,以有足够的空间来容纳阴茎。

是否是 MeSH 词汇 否

释义来源 珍妮特·S·海德,约翰·D·德拉玛特.人类的性存在[M].贺岭峰,等译.8版.上海:上海社会科学院出版社,2005.

性健康教育 (Sexual health education)

释义 性健康教育是指通过有计划、有组织、有目标的系统教育活动,进行关于性知识和性道德教育,使受教育者具有科学的性知识、正确的性观念、高尚的性道德和健康的性行为。性健康教育内容包括性知识、性心理、性道德、性法学教育等。性知识教育包括性生殖器解剖、生理反应特点、相关的性功能及性传播疾病、避孕和优生优育等;性心理教育包括男女性心理形成、发展和成熟,社会性别的规范,性欲和性冲动的心理特点等;性道德教育包括恋爱和婚姻道德、男女平等、尊重女性等;性法学教育包括性犯罪防范等。

是否是 MeSH 词汇 是,MeSH ID:D012736

释义来源 RABB ITTE M,ENRIQUEZ M. The role of policy on sexual health education in schools:review. J Sch Nurs,2019,35(1):27-38.

口交 (Oral sex)

释义 口交是一种性活动,指性行为中以口腔、舌、齿或咽喉部位碰触性伴侣生殖器的性刺激方式。口交可以调动情趣,增加性生活的满意度,但应做好相应部位的卫生清洁。

是否是 MeSH 词汇 是,MeSH ID:D012725

释义来源 BAILEY NW,ZUK M. Same-sex sexual behavior and evolution. Trends Ecol Evol,2009,24(8):439-446.

接吻 (Kiss)

释义 接吻是指两人的嘴唇互相接触,表达亲爱、欢迎、尊敬等含义。接吻不只是单纯的唇与唇之间的碰触,有时接吻还运用唇、舌、牙等。接吻大多用于情侣之间示爱、表达爱意。需要注意的是,一些疾病能通过接吻传播,如急性呼吸道疾病、疱疹病毒、口炎、梅毒等。

是否是 MeSH 词汇 否

释义来源 郑亚辉. 中古以来“亲吻”类词的历时演变初探[D]. 暨南大学,2014.

爱抚 (Making out)

释义 爱抚又称爱戏,是通过情感亲密和身体亲密达至性刺激、性兴奋的动作行为,包括拥抱、亲吻、抚摸等行为。在性交发生前的爱抚又称前戏,在性交后的又称后戏。

是否是 MeSH 词汇 否

释义来源 蒋红群. 爱抚伦理学——从齐格蒙特·鲍曼对爱的关系的阐释考察其伦理思想[D]. 南京大学,2011.

性高潮 (Orgasmic)

释义 性高潮是指人类或其他动物对性刺激的反应达到巅峰时的状态。男女性高潮反应各不相同。男性性高潮一般包括射精、身体抽搐、产生愉悦感等,高潮结束后会进入一段疲软期。女性的性高潮可以分为阴蒂型性高潮(clitoral orgasm)和阴道型性高潮(vaginal orgasm)。阴蒂型高潮是指在性交过程中单纯自慰直接或者间接刺激阴蒂达到的性高潮;阴道型高潮是指主要通过阴茎对阴道的插入和抽动对阴道内某些敏感部位(G点)刺激而出现的性高潮;女性高潮时会出现阴道阔约肌间歇性收缩、阴道分泌物增加、发出呻吟等,高潮后一般没有疲软期,可以连续地出现性高潮。

是否是 MeSH 词汇 是,MeSH ID:D009984

释义来源 MEST ON CM,LEVIN RJ,SIPSKI ML,et al. Women's orgasm. Annu Rev Sex Res,2004,15:173-257.

性厌恶症（Sexual aversion disorder）

释义　性厌恶症是指患者对性活动或性活动思想的一种经常性或持续性憎恶反应，患者心理上厌恶正常性行为，伴有生理性和性行为异常反应。性厌恶症常表现为性冷淡和对异性接触的排斥，在性交时不仅没有性高潮，反而无反应或感觉冷淡、恐惧、憎恶，采取不同方式的抵制。精神因素是造成性厌恶的主要原因，如双亲对性有抵制态度、患有性创伤史、青春期体格形象很差或自信心低等，少数病例与精神疾患有关，如焦虑症、强迫症、恐怖症等。

是否是 MeSH 词汇　是，MeSH ID：D020018
释义来源　BROTTO LA. The DSM diagnostic criteria for sexual aversion disorder. Arch Sex Behav, 2010, 39（2）: 271-277.doi: 10.1007/s10508-009-9534-2.

性欲低下（Hypoactive sexual desire disorder, HSDD）

释义　性欲低下是指反复地或持续地对性生活的完全缺乏或欲望不足，可分为境遇性和完全性。完全性性欲低下者性生活频率低，或者仅在配偶要求下被动服从；境遇性性欲低下只是在某一特定环境或某一特定性伴侣的情况下发生。性欲低下的病因有精神因素、功能及器质性因素等，服用某些药物也会造成性欲低下。

是否是 MeSH 词汇　是，MeSH ID：D020018
释义来源　美国精神医学学会. 精神障碍诊断与统计手册[M]. 张道龙, 译.5 版. 北京: 北京大学出版社, 2015.

性欲亢进（Hypersexuality）

释义　性欲亢进是指性需求超过正常范围，出现极为频繁的性冲动或性活动，表现为对性行为迫切要求、性交频度增加、性交时间延长，如得不到满足，则会出现情绪不稳定、焦虑、烦躁等情况。病因可分为心理因素和生理因素，心理因素可见于强迫症、狂躁症、精神分裂症、心理变态等，生理因素可见于肾上腺或性腺肿瘤、颞叶病变等，大量摄入某些药物也会引起性欲亢进。

是否是 MeSH 词汇　否
释义来源　WALTON MT, CANTOR JM, BHULLAR N, et al. Hypersexuality: a critical review and introduction to the "sexhavior cycle".Arch Sex Behav, 2017, 46（8）: 2231-2251.

不射精症（Anejaculation, AE）

释义　不射精症是指阴茎能正常性交和勃起，但是不能射精的情况，表现为性交时患者的阴茎勃起能维持较长时间而不疲软，但不能达到性高潮，没有射精动作，也没有精液排出体外。不射精症可分为功能性和器质性，功能性是指可以通过手淫射精或者有遗精，但性交时无法射精；器质性可由神经、外伤、内分泌疾病等因素引起。不射精症是男性不育的原因之一。

是否是 MeSH 词汇　否
释义来源　OHL DA, QUALLICH SA, SØNKSEN J, et al. Anejaculation and retrograde ejaculation. Urol Clin North Am, 2008, 35（2）: 211-220.

痛性射精（Painful ejaculation）

释义　痛性射精是指男性射精时发生的阴茎、尿道、会阴或下腹的阵发性疼痛。痛性射精可分为器质性和功能性两类，器质性多为生殖系统的炎症或梗阻所致；功能性则多与纵欲有关，如性交过频、动作剧烈等。

是否是 MeSH 词汇 否

释义来源 WAQAR M, OMAR K, MOUBA-SHER A, et al. Painful Ejaculation—An Ignored Symptom. Cureus, 2020, 12(10): e11253.doi: 10.7759/cureus.11253.

性唤起障碍(Sexual arousal disorder, SAD)

释义 性唤起障碍指反复或持续发生不能维持或不能获得足够的性兴奋,表现为主观性兴奋、性器官及身体其他部位性反应的缺失。病因分为功能性因素和器质性因素,功能性因素主要来自情绪的影响,如紧张、不安、焦虑、忧郁等;器质性因素多为性激素水平的改变或某些疾病的影响。

是不是 MeSH 词汇 是, MeSH ID: D020018

释义来源 GIRALDI A, RELLINI AH, PFAUS J, et al. Female sexual arousal disorders. J Sex Med, 2013, 10(1): 58-73.doi: 10.1111/j.1743-6109.2012.02820.x. Epub 2012 Sep 13.

性高潮障碍(Orgasmic disorder)

释义 性高潮障碍又称性欲高潮功能障碍,多指性高潮缺乏或性感缺乏。对女性而言,多指女性在性活动时,虽受到足够强度和时间的有效刺激,并出现正常的性兴奋期反应后,仍然发生反复或持续地性高潮缺如、延迟或困难,因而仅能获得低水平的性快感。心理因素是引起女性性高潮障碍的主要因素,它来自社会文化的影响、个体因素及夫妻双方的不协调等。某些疾病,如泌尿系统炎症、外伤,内分泌性疾病等也会引起性高潮障碍。对男性而言,性高潮障碍是指在性反应周期的正常性兴奋阶段之后,持续或复发性的性高潮延迟或缺失,从而引起显著的烦恼或人际困难,此症曾被称为男性性高潮抑制。男性性高潮障碍危害较大,可导致不射精、不育

或引起其他性功能障碍,进而影响夫妻关系的和谐。

是否是 MeSH 词汇 是, MeSH ID: D020018

释义来源 MCGLOIN L, CAREY JC. Orgasmic dysfunction. Obstet Gynecol Clin North Am, 2006, 33(4): 579-587.

非接触式性交痛(Non coital sexual pain disorder)

释义 非接触式性交痛是指在非性交性刺激下引起反复或持续性的生殖器疼痛。

是否是 MeSH 词汇 否

释义来源 美国精神医学学会. 精神障碍诊断与统计手册[M]. 张道龙,译.5 版. 北京:北京大学出版社, 2015.

阴茎海绵体血管活性物质注射(Intracavernous injection, ICI)

释义 阴茎海绵体血管活性物质注射试验作为诊断勃起障碍的一种手段,可鉴别精神性阳痿和血管性阳痿,同时也可应用于治疗精神性阳痿、内分泌性阳痿、神经性阳萎,与其他方法合用治疗血管性阳痿和混合性勃起障碍。

是否是 MeSH 词汇 否

释义来源 CHOCHINA L, NAUDET F, CHÉH-ENSSE C, et al. Intracavernous injections in spinal cord injured men with erectile dysfunction: a systematic review and meta-analysis. Sex Med Rev, 2016, 4(3): 257-269.

阴茎彩色多普勒超声检查(Color Doppler ultrasonography, CDU)

释义 阴茎彩色多普勒超声检查是目前已广泛应用于血管性勃起功能障碍(ED)的检

查技术,操作时患者取仰卧位,置超声探头于阴茎背侧,先观察阴茎解剖结构,了解有无血管钙化、海绵体纤维化和硬结等。随后观察注射血管活性药物前后阴茎血管和血流的变化,常用药物有罂粟碱、酚妥拉明及前列腺素 E_1。

是否是 MeSH 词汇 否

释义来源 JUNG DC,PARK SY,LEE JY. Penile Doppler ultrasonography revisited. Ultrasonography,2018,37(1):16-24.doi: 10. 14366/usg. 17022. Epub 2017 Jun 10.

阴茎海绵体造影术(Cavernosography)

释义 阴茎海绵体造影术是把造影剂直接注射入阴茎海绵体的放射显影技术。适用于阴茎夜间勃起不佳或不能勃起,阴茎海绵体血管活性物质注射后可疑静脉回流异常,并有阳痿病史但其他临床非损伤性检查未找出阳痿原因者。

是否是 MeSH 词汇 否

释义来源 罗贤斌.阴茎海绵体造影诊断静脉性勃起功能障碍的临床价值[J].现代诊断与治疗,2013,24(10):2177-2179.

选择性阴茎动脉造影(Selective pudendal arteriography)

释义 选择性阴茎动脉造影是一种评估阴茎血供异常的定位和定性的主要检查。一般对骨盆骨折后出现勃起功能障碍,青年人原发性勃起功能障碍疑有阴部动脉血管畸形,主动脉或髂动脉有狭窄、阻塞病变以及经 NPT、多普勒超声等检查证实有阴茎供血不全,经药物治疗无效拟行血管重建者,术前可进行阴茎动脉造影。操作方法:患者平卧血管造影检查台,从一侧股动脉穿刺插入动脉导管,在显示屏的监视下,导管通过腹主动脉进入对侧髂动脉并伸至髂内动脉,令患者倾斜 30°,阴茎偏向非造影侧,注入造影剂60ml(20s 内),连续每秒摄片,共 30 秒,再将导管后退至穿刺侧髂动脉,进入髂内动脉后,重复前面注药和摄片。

是否是 MeSH 词汇 否

释义来源 WANG JL,ZHANG XB. Selective internal pudendal arteriography in the diagnosis of arteriogenic erectile dysfunction. Zhonghua Nan Ke Xue.2019 ;25(12):1083-1087.

阴茎海绵体测压(Cavernosometry,CM)

释义 阴茎海绵体测压是诊断血管性勃起功能障碍的有效检查。20 世纪 90 年代首先提出的阴茎海绵测压是在不使用血管活性药物的情况下用泵进行的,记录获得和维持勃起所需的流量,高流量表示存在静脉闭合不全。1981 年开始使用血管活性药物(如罂粟碱、酚妥拉明或前列腺素 E_1)诱发勃起后测压,Wespes 等发现阴茎海绵体注射罂粟碱后平均灌注流率从未注射药物的 120ml/min左右减至 35ml/min 左右,而注药后维持勃起的平均灌注流率也有相应的减少。阴茎海绵体压力测定的诊断指标有诱导勃起的灌注流率(induction flow,IF)、维持勃起的灌注流率(maintenance flow,MF)、IF/IM 及压力跌差(pressure loss change,PLC)等。正常男性 MF<10ml/min,通常 <5ml/min;如果 MF>10ml/min,则提示静脉闭合不全,MF>40ml/min,提示显著性静脉闭合不全。目前 CM 联合阴茎动脉彩色多普勒检查是临床上诊断血管性勃起功能障碍的一线方法,检测指标包括海绵状动脉直径、动态峰值收缩速度(peak systolic velocity,PSV)、舒张末期速度(end diastolic velocity,EDV)和阻力指数(resistance index,RI),根据国际性医学会(International Society for Sexual Medicine,

ISSM)在 2013 年发布的标准操作程序,正常男性 PSV>30cm/s 且 EDV<3cm/s。如果 PSV<25cm/s,提示动脉供血不足;如果 PSV>30cm/s,EDV>6cm/s 且 RI<0.6 提示静脉阻塞性功能障碍。

是否是 MeSH 词汇 否

释义来源 GLINA S,GHANEM H. SOP:corpus cavernosum assessment(cavernosography/cavernosometry).J Sex Med,2013,10(1):111-114.

勃起障碍的神经检测(Neurological detection of erectile dysfunction)

释义 勃起障碍的神经检测包括自主神经检测和躯体神经系统检测两种。在勃起反应的神经传导过程中,自主神经系统起着重要的作用。自主神经系统组成的传出通路引发阴茎勃起并维持勃起,而躯体神经系统是感受刺激信号、传入信号及增加阴茎硬度所必需的。①自主神经检测:没有直接的检测方法,只能通过涉及自主神经病变的器官、系统的功能状况和神经分布及它们与自主神经的关系间接了解自主神经系统(包括交感和副交感神经)的功能状况。包括心率控制试验、心血管的反射性检测试验、交感的皮肤反应、海绵体肌电图、温度域值检测、尿路肛门反射等。②躯体神经系统检测:包括阴茎生物阈值测量试验、骶神经刺激反应、阴部神经传导速度、躯体感觉神经诱发电位等。

是否是 MeSH 词汇 否

释义来源 VALLES ANTUÑA C,FERNÁNDEZ GÓMEZ JM,ESCAF S,et al. Etiología neurógena en pacientes con disfunción eréctil [Neurogenic etiology in patients with erectile dysfunction].Arch Esp Urol,2008,61(3):403-411.

阴茎震动感感觉度测定法(Penile biothesiometry)

释义 阴茎震动感感觉度测定法是指应用阴茎震动感感觉度测定器对阴茎敏感程度进行物理检测的非侵入性方法,可以评价阴茎背神经向心性传导功能和脑神经中枢的兴奋性。检查仪器:阴茎震动感感觉度测定器,该装置由手持式探头和记录仪组成。检查方法:被检查者取仰卧位,阴茎处于松弛状态。首先,检查者用探头轻柔地接触受试者的示指腹侧,并逐渐增加振动频率,直至受试者感觉到震动,记录此时的震动感阈值,同时增加阈值以确认被检查者体会的震动感增强。然后逐渐减少振动频率,直至被检查者感觉不到震动,记录临界值。使用同样的方法依次测定大腿中内侧、阴茎体部两侧、阴茎头、阴囊,记录其测得的震动感阈值和临界值。

是否是 MeSH 词汇 否

释义来源 WIGGINS A,FARRELL MR,TSAMBARLIS P,et al. The penile sensitivity ratio:a novel application of biothesiometry to assess changes in penile sensitivity. J Sex Med,2019,16(3):447-451.

阴茎背神经躯体性感觉诱发电位测定法(Dorsal never somatosensory evoked potentials,DNSEP)

释义 阴茎背神经躯体性感觉诱发电位测定法是用电刺激阴茎背神经末梢,并在头皮记录脑电波变化,以评价阴茎背神经传导功能的检查方法。检查仪器:肌电/诱发电位仪。检查方法:被检查者取仰卧位,首先测量阴茎干的感觉阈值,将刺激电极阴极置于阴茎根部,阳极置于远端2cm处,接地极置于右臂,逐渐增加刺激强度,直至受试者感觉到阴茎轻微跳动的刺痛感,记录阈值,随后逐渐减小刺激强度,直到受试者感觉不到刺激,记录临界值,重复该步骤 3 次取平均值。其次记录脑电波变化,采用国际通用 10-20 系统电极放置法,用导电胶把盘状电极粘在鼻额缝至枕骨外粗隆联线与双耳前窝联线交点(Cz 位点)后方 2cm 处,参考电极粘在鼻额缝至枕骨外粗隆联线的 30% 处(Fz 位点),通过记录头皮电极间阻抗 <5kΩ 的反应,分析躯体性感觉诱发电位的潜伏期和振幅,可判断周围神经、骶髓,以及传出运动纤维功能的完整性。

是否是 MeSH 词汇 否

释义来源 YANG BB,XIA JD,HONG ZW, et al. No effect of abstinence time on nerve electrophysiological test in premature ejaculation patients. Asian J Androl,2018,20(4):391-395.

球海绵体反射潜伏期测定法
（Bulbocavernosus reflex response somatosensory evoked potential,BCRSEP）

释义 球海绵体反射潜伏期测定法是用电刺激阴茎表皮,并在球海绵体肌利用肌电图做记录,以评价躯体神经反射弧的检查方法。检查方法:被检查者取膀胱截石位,在阴茎近端放置刺激电极的阴极,阳极放置在阴茎远端,利用同心圆针电极,插入左右球海绵体肌内,测定肌电图变化。这项检查有助于神经性勃起障碍的分析,但因特异性较差,对早泄的分析有待于进一步研究。

是否是 MeSH 词汇 否

释义来源 PREVINAIRE JG. The importance of the bulbocavernosus reflex. Spinal Cord Ser Cases.2018,4:2.

行为伴侣疗法（Behavioral couples therapy）

释义 行为伴侣疗法是指一种使用行为技术

增加伴侣之间积极互动的治疗方式,通过帮助伴侣识别加强关系的事件并改善沟通,促使这些事件向积极的方向发展。行为伴侣疗法涉及三个核心部分:谈判、解决问题和沟通技巧的培训。

是否是 MeSH 词汇 否

释义来源 RATHGEBER M,BÜRKNER PC, SCHILLER EM,et al. The efficacy of emotionally focused couples therapy and behavioral couples therapy:a meta-analysis. J Marital Fam Ther,2019,45(3):447-463.doi: 10.1111/jmft.12336.Epub 2018 May 20.PMID: 29781200.

性怪癖（Sexual deviation）

释义 性怪癖又称性变态,泛指性爱异常的一种性心理障碍的类别,它包括露阴癖、窥淫癖、恋物癖、异性装扮癖、恋童癖、性摩擦癖、性虐待癖及性受虐癖等多种类型,其共同特征是性兴奋的唤起、性对象的选择以及两性行为方式等出现反复、持久性异乎常态表现。

是否是 MeSH 词汇 是,MeSH ID:D010262

释义来源 陈永平.性心理障碍[J].新医学,1999,03:53-54.

性虐狂（Sexual sadism）

释义 性虐狂又称性施虐、性摧残。一般指男性对性对象施加肉体痛苦,通过使他人感到不适或屈辱来产生愉悦感。虐待意愿或行为的性意义可能是有意识的或无意识的。

是否是 MeSH 词汇 是,MeSH ID:D012448

释义来源 FRANCES A,WOLLERT R. Sexual sadism:avoiding its misuse in sexually violent predator evaluations. J Am Acad Psychiatry

Law,2012,40(3):409-416.

性骚扰(Sexual harassment)

释义 性骚扰是指一方或团体针对另一方进行的有系统的或持续的令人反感的性行为,此行为可能包括威胁、欺凌、嘲讽、勒索和要求。男人和女人都可能是侵略者或受害者。轻度性骚扰是指通过言语挑逗、调戏和不伤身体的动作,造成一方对性的难堪、惊惧;严重的性骚扰则有力量上的持续和实质上的威胁,如有施暴性质或对方无法正常工作与生活,造成身心健康上不易康复的损害。

是否是 MeSH 词汇 是,MeSH ID:D017406

释义来源 BENYA FF,WIDNALL SE,JOHNSON PA. Sexual harassment of women:climate, culture,and consequences in academic sciences, engineering,and medicine. Washington:National Academies Press,2018.

性诱剂(Sex attractants)

释义 性诱剂通常是指能在同一物种的异性身上引起性吸引力或交配行为的信息素。

是否是 MeSH 词汇 是,MeSH ID:D012724

释义来源 FEIJÓ JA. The mathematics of sexual attraction. J Biol,2010,9(3):18.doi:10.1186/jbiol233.Epub 2010 Mar 29.

性犯罪(Sex offenses)

释义 性犯罪是指违反有关性行为的既定法律或道德准则的行为。

是否是 MeSH 词汇 是,MeSH ID:D012742

释义来源 LY T,FEDOROFF JP,BRIKEN P. A narrative review of research on clinical responses to the problem of sexual offenses in the last decade. Behav Sci Law,2020,38(2):117-134.

摩擦癖(Frotteurism)

释义 摩擦癖又称挤恋,摩擦癖者通常在人多拥挤的公共空间,以自己的性器官去摩擦、挤压陌生人的身体,从中获得性满足。诊断标准:①在至少6个月的时间内,反复出现强烈的性幻想、性冲动或涉及对未同意的人进行触摸和摩擦的行为;②该人已采取了这些冲动,或者性冲动或幻想导致他人明显的困扰或人际交往困难。

是否是 MeSH 词汇 否

释义来源 BHATIA K,PAREKH U. Frotteurism[M].Treasure Island(FL):StatPearls Publishing,2021.

异装癖(Transvestism)

释义 异装癖是指对异性服饰有特殊偏爱,并以乔装异性而得到性满足。此类患者在性变态患者中数量居第一位,几乎全是男性。异装癖是异性恋者。他们不否认自己是男性,对自己的性别也无重新选择的念头,只是更喜欢在男性的躯体外套上女性的服装,模仿女性的打扮举止,这特点与同性恋或易性癖不同。异装癖也不像恋物癖那样无穷尽地收集异性所用的一两种物品而是整套服饰保留。恋物癖以收藏为主,不伸张;而异装癖则以使用为主,男扮女装外出,希望被人观赏,或者异装与妻子性交,从中得到快感。异装癖者有时会异装闯入女浴室、女厕所等,被辨认出后,引起女性恐慌不安,这类行为类似流氓活动,但异装癖者仅有"异装表现",无进一步调戏、损害妇女的行为。该病病因不明。几乎所有患者异装的癖好可追溯到儿童或青少年期的体验中。治疗较困难,可用厌恶行为疗法。

是否是 MeSH 词汇　是,MeSH ID:D014190

释义来源　NEER AF. Transvestism and transsexuality in Argentine medical journals,1971-1982[J].Historia,ciencias,saude—Manguinhos,2020,27(2):523-538.

恋物癖(Fetishism)

释义　恋物癖是指用一种无生命物体来刺激色情唤醒的行为。即正常的性对象被某种物品所取代,并以占有此物来达到最大的性满足。多见于男性,多为未婚青年男性,随年龄增大而缓解,女性偶见。该疾病的特征是反复发作、强烈的性刺激幻想、性冲动或迷恋异性的更衣行为。性对象(异性)的替代品通常是其身体(性器官外)的一部分(如头发、足等)、贴身衣物(如胸罩、月经带、内衣、内裤、袜、鞋等)、饰品等。恋物癖者迷恋其所爱之物远胜过异性躯体的器官部位,常偷窃、珍藏、触摸和欣赏有关物品,以获取性满足。

是否是 MeSH 词汇　是,MeSH ID:D005329

释义来源　VENTR IGLIO A,BHAT PS,TORALES J,et al. Sexuality in the 21st century:leather or rubber? Fetishism explained. Med J Armed Forces India,2019,75(2):121-124.

变性人(Transgender persons)

释义　变性人是指对性别编码具有持续认同感并表现出来的人,产生这种行为通常与出生时的解剖性别无关。大部分变性人希望通过医学技术改变生理的性别特征。

是否是 MeSH 词汇　是,MeSH ID:D063106

释义来源　WINTER S,DIAMOND M,GREEN J,et al. Transgender people:health at the margins of society. Lancet,2016,388(10042):390-400.

同性恋(Homosexuality)

释义　同性恋是指同一性别成员之间产生的性吸引或性关系。由于对同性在思想、情感和性爱行为方面持续表现性爱倾向,而对异性缺乏性爱倾向或十分淡漠。

是否是 MeSH 词汇　是,MeSH ID:D006716

释义来源　张艳芳,李用国,兰英华.关于同性恋成因的系统研究综述[J].中国性科学,2018,27(10):158-160.

恋童癖(Pedophilia)

释义　恋童癖是指对异性或同性儿童反复出现性占有冲动或性行为。多发生在16岁或16岁以上人群,他们多因强烈的性幻想或性冲动与青春期前的孩子发生性行为。恋童的方式有多种:从窥视、抚摸裸童的生殖器中获得满足;仅有恋童意象和冲动,并自觉羞耻,极力压抑而感到痛苦;少数恋童癖者与儿童有类似的性交行为。

是否是 MeSH 词汇　是,MeSH ID:D010378

释义来源　SETO MC. Pedophilia. Annu Rev Clin Psychol,2009,5:391-407.

窥阴癖(Voyeurism)

释义　窥阴癖是一种偏执狂,特征是反复观察那些毫无戒心的人(通常是陌生人),以偷看别人的性活动或异性裸露的身体来取得性兴奋的一种性变态。他们一般比较胆小,性生活能力不足,也不采用暴力来满足自己性欲要求,除了偏爱有关性的电影镜头或裸体女性形象外,常冒涉嫌违法犯罪的危险,不择手段去偷看女性洗浴或排便,多伴有手淫。有的虽经严厉惩罚,但恶习难改。行为矫正技术与认识领悟疗法可能提供帮助。

是否是 MeSH 词汇　是，MeSH ID：D014843
释义来源　SMITH RS. Voyeurism：a review of literature. Arch Sex Behav，1976，5（6）：585-608.

阉割情结（Castration complex）

释义　阉割情结是弗洛伊德精神分析理论术语，指幻想因生殖器受伤或丧失生殖器而引起的焦虑。弗洛伊德采用这一情结来表达儿童对父母的爱与恨的欲望，为儿童性欲理论及人格形成奠定基础。

是否是 MeSH 词汇　是，MeSH ID：D001009
释义来源　RANGELL L. Castration. J Am Psychoanal Assoc，1991，39（1）：3-23.

第十一章 生殖医学临床技术

低反应人群（Poor ovarian responder，POR）

释义 目前国际上比较公认的卵巢低反应人群标准为博洛尼亚 POR 共识，即至少满足以下 3 条中的 2 条即可诊断为 POR：①高龄（≥40 岁）或具有卵巢低反应的其他危险因素；②之前有卵巢低反应病史（常规刺激方案获卵数≤3 个）；③卵巢储备功能检测结果异常，如 AFC<5~7 个，或者 AMH<0.5~1.1ng/ml。如果患者不属于高龄或者卵巢储备功能检测结果正常，最大刺激后发生两次卵巢低反应的患者可定义为低反应患者。

是否是 MeSH 词汇 否

释义来源 胡琳莉，王秀霞，张松英，等．辅助生殖技术临床关键指标质控专家共识［J］．生殖医学杂志，2018，27（9）：828-835.

高反应人群（High ovarian responder，HOR）

释义 目前没有对高反应的统一判断标准，一般认为卵巢高反应是在控制性卵巢刺激中对外源性促性腺激素特别敏感的女性，表现为卵泡大量募集、发育及雌激素的快速上升。常见的诊断标准：在 COS 中发育卵泡数>20 个，E_2 峰值>4 000pg/ml（14 640pmol/L），和/或获卵数>15 个。易发生卵巢高反应的人群特点：妇女年龄<35 岁；瘦小体型；PCOS；卵巢多囊样改变；AMH>4.5ng/ml，既往有 OHSS 发生史。

是否是 MeSH 词汇 否

释义来源 胡琳莉，王秀霞，张松英，等．辅助生殖技术临床关键指标质控专家共识［J］．

生殖医学杂志，2018，27（9）：828-835.

正常反应人群（Normal ovarian responder，NOR）

释义 目前对于正常反应患者的分类经常是基于排除低反应患者和高反应患者，而非应用具体标准进行定义；主要根据年龄、卵巢储备功能以及既往促排卵周期中是否存在卵巢低反应或高反应史，综合评价卵巢是否属于正常反应。一般认为符合卵巢正常反应的标准为：年龄<35 岁；卵巢储备功能正常（1~1.4ng/ml<AMH<3.5~4.0ng/ml；6<AFC<15；FSH<10U/L）；既往无卵巢低反应或高反应的 IVF 周期取消史。

是否是 MeSH 词汇 否

释义来源 胡琳莉，王秀霞，张松英，等．辅助生殖技术临床关键指标质控专家共识［J］．生殖医学杂志，2018，27（9）：828-835.

亚正常反应人群（Suboptimal ovarian responder）

释义 以获卵数作为分类基础，该类患者未达到低反应标准，对于刺激的反应并非最佳，但与正常反应相差甚远。亚正常反应人群属于低预后人群，在标准卵巢刺激后获卵数为 4~9，与年龄相匹配的正常反应患者相比活产率较低。

是否是 MeSH 词汇 否

释义来源 胡琳莉，王秀霞，张松英，等．辅助生殖技术临床关键指标质控专家共识［J］．生殖医学杂志，2018，27（9）：828-835.

原发性不孕症（Primary infertility）

释义 指正常育龄夫妇生活在一起，有正常规律的性生活，未采用避孕措施，婚后 1 年以上，女方不能怀孕，且夫妇双方既往无生育史。

是否属于 MeSH 词汇 否

释义来源 李宏军,黄宇烽.实用男科学[M].2 版.北京:科学出版社,2015.

继发不育症（Secondary infertility）

释义 指正常育龄夫妇生活在一起，女方以前有过妊娠，而后连续 1 年有正常规律的性生活未避孕而未孕。

是否属于 MeSH 词汇 否

释义来源 李宏军,黄宇烽.实用男科学[M].2 版.北京:科学出版社,2015.

不孕症（Infertility）

释义 不孕症是一种由多种病因导致的生育障碍状态，女性无避孕性生活至少 12 个月未孕。对男性则称为不育症。不孕症根据女方、男方既往有无与配偶的临床妊娠史可分为原发性和继发性不孕症；根据病因，又可分为女性因素不孕症、男性因素不孕症和原因不明不孕症。

是否属于 MeSH 词汇 是,MeSH ID:D007246

释义来源 谢幸,孔北华,段涛.妇产科学[M].9 版.北京:人民卫生出版社,2018.

排卵功能障碍（Ovulatory dysfunction）

释义 排卵功能障碍是很多内分泌疾病的共同表现，占育龄女性的 20%~25%。指女性不能产生和 / 或排出正常的卵子，是女性不孕症的主要原因之一。1993 年世界卫生组织（World Health Organization,

WHO）制定了无排卵的分类标准，共分为以下三类:① WHO Ⅰ型（下丘脑 - 垂体功能减退型），为低促性腺激素性性腺功能减退，包括下丘脑闭经（压力、减重、锻炼、神经性厌食及其他）、Kallman 综合征（促性腺激素释放激素前体细胞移行异常）和促性腺激素缺陷等，典型表现为卵泡刺激素（follicle-stimulating hormone,FSH）低，雌二醇（estradiol,E_2）低而催乳素和甲状腺素正常。② WHO Ⅱ型（下丘脑 - 垂体功能失调型），临床上所碰到的大部分患者为此型，即促性腺激素正常的卵巢功能紊乱，表现为不同程度的无排卵或月经稀发。包括:多囊卵巢综合征（polycystic ovary syndrome,PCOS）、卵泡膜细胞增生症和 HAIR-AN 综合征（多毛、无排卵、胰岛素抵抗和黑棘皮病）。典型表现是:FSH、E_2 和催乳素正常，但黄体生成素（luteinizing hormone,LH）与 FSH 比例升高。③WHO Ⅲ型，主要由卵巢的缺陷或抵抗引起，表现为高促性腺激素性性腺功能减退，包括卵巢功能早衰和性腺发育不全（卵巢抵抗）。典型表现为促性腺激素（gonadotrophin,Gn）升高，低 E_2。这类患者对诱发排卵的反应差。

是否属于 MeSH 词汇 否

释义来源 梁晓燕.辅助生殖临床技术实践与提高[M].北京:人民卫生出版社,2018.

未破裂卵泡黄素化综合征（Luteinized unruptured follicle syndrome,LUFS）

释义 是指卵泡成熟但不破裂，卵细胞未排出，卵泡细胞黄素化，形成黄体并分泌孕激素，引起效应器官发生一系列类似排卵周期的改变，如基础体温升高，孕酮升高，子宫内膜有分泌期改变，而腹腔镜检查却未发现卵巢表面排卵斑，腹腔液的 E_2、P 低。临床上以月经周期长,有类似排卵表现但持续不孕为主要特征。其发生机制尚不清楚,有多种理论认为,慢性滤泡性炎症反应抑制前列腺素、异常的催乳素分泌和黄体功能不全、初级颗粒细胞的缺陷等可能是 LUFS 的发病机制。某些疾病状态可伴随 LUFS 发生,如不明原因不孕、子宫内膜异位症、盆腔粘连、使用非甾体抗炎药(non-steroidal anti-inflammatory drugs,NSAIDs)、高催乳素血症、LH 峰不足及 FSH 异常等。B 超是诊断 LUFS 的最好方法,通常排卵的超声表现为:排卵前成熟卵泡消失皱缩且体积较原来缩小 1/2 以上;或直肠子宫陷凹可见游离液体,若卵泡黄体过渡期 B 超未提示排卵且黄体中期孕酮水平 >3ng/ml,即可诊断 LUS。

是否属于 MeSH 词汇 否

释义来源 曹泽毅.中华妇产科学[M].3 版.北京:人民卫生出版社,2014.

不明原因不孕(Unexplained infertility)

释义 是一种生育率低下的状态,男女双方的因素不能排除。发生不孕症的夫妇有足够的性交频率,女性的卵巢功能、输卵管、子宫、宫颈和骨盆明显正常,并且男性的睾丸功能、生殖泌尿解剖和射精明显正常,称为不明原因不孕。可能的病因包括隐性子宫输卵管因素、潜在的卵母细胞或精子异常、受精障碍、胚胎发育阻滞、反复胚胎种植失败、免疫性因素等,但应用目前的检查手段无法确定。

是否属于 MeSH 词汇 否

释义来源 谢幸,孔北华,段涛.妇产科学[M].9 版.北京:人民卫生出版社,2018.

男性不育症(Male sterility)

释义 由男方原因造成女方不孕者,称为男性不育症。主要是由于男性性功能障碍和/或精液异常所致,后者包括无精子症、少或弱精子症、畸形精子症、单纯性精浆异常。

是否属于 MeSH 词汇 是,MeSH ID:D007248

释义来源 谢幸,孔北华,段涛.妇产科学[M].9 版.北京:人民卫生出版社,2018.

隐匿精子症(Occult spermatozoa)

释义 新鲜精液制备的玻片中没有发现精子,但将精液离心后,可以在离心沉淀中观察到精子。

是否属于 MeSH 词汇 否

释义来源 中华医学会.临床诊疗指南:辅助生殖技术与精子库分册[M].北京:人民卫生出版社,2009.

诱发排卵(Ovulation induction,OI)

释义 对存在排卵障碍的不孕患者采用药物或手术的方法诱导排卵。一般以诱发单个卵泡或少数卵泡的发育为目的。排卵障碍在不孕妇女中的发生率约 25%。当排卵障碍是唯一的不孕原因时,根据现有的诱发排卵策略均能获得较好的妊娠结局。若能找到引起不排卵的确切原因,正常的周期生育力基本能够恢复。除了卵巢自身异常外(即卵巢功能早衰),应用各种药物来促使卵泡发育,监测卵泡生长,即可获得正常的排卵周期。但是对卵巢自身非常敏感的大多数妇女,特别是多囊性卵巢综合征(PCOS)患者,要考虑到多胎妊娠和卵巢过度刺激综合征(OHSS)的危险。常用的诱发排卵药物有氯米芬(clomiphene citrate,CC)、来曲唑(letrozole,LE)、外源性 Gn(gonadotropin,Gn)、脉冲式 Gn 释放激素(pulsatile gonadotropin-releasing hormone)等。各类卵巢刺激药物可通过影响下丘脑垂体脉冲分泌,或卵巢组织内酶类生成而起到促进卵泡发育的作用。

是否属于 MeSH 词汇 是,MeSH ID:D010062

释义来源 曹泽毅.中华妇产科学[M].3 版.北京:人民卫生出版社,2014.

长方案(Long protocol)

释义 生理状态下,下丘脑脉冲分泌的促性腺激素释放激素(gonadotropin-releasing hormone,GnRH)对自身受体具有自我激发作用(self-priming effect),而持续给予 GnRH,可产生脱敏效应。GnRH 激动剂(GnRH agonist,GnRH-a)是在 GnRH 基础上,改变 1~2 个氨基酸结构,与受体的亲和力显著增加,且稳定性增加,不易被酶解,半衰期延长。因此,GnRH-a 作用后,可引起促性腺细胞产生不应状态,有效控制 LH 峰。20 世纪 80 年代,GnRH-a 开始广泛应用于辅助生殖过程中的卵巢刺激治疗,可抑制 LH 峰而预防卵泡早排。GnRH-a 对垂体功能有短期与长期作用,短期作用表现为与受体结合后,受体通过"二聚化"过程启动 FSH、LH 合成与分泌,这一过程与 GnRH 相似。长期作用下,可导致受体脱敏,LH 水平下降。一般注射 GnRH-a 后平均 14~21 天,垂体对外源性 GnRH 和雌激素不发生反馈反应,LH 脉冲分泌消失,血 LH<5U/L,性激素水平达绝经期状态,即为达到垂体"降调节",停药后约 6~8 周恢复正常月经。

在控制性卵巢刺激治疗中,根据 GnRH-a 使用时间的长短将降调节方案人为定义为超长方案、长方案、短方案和超短方案。长方案不仅有效抑制早发内源性 LH 峰,同时也改善了卵泡发育的同步性,是常规的卵巢刺激方案之一。按降调节起始时间分为卵泡期长方案和黄体期长方案,按 GnRH-a 的药物类型分为长效长方案和短效长方案,按 GnRH-a 的药物剂量又可分为全量长方案和减量长方

案。根据患者的年龄、卵巢储备功能和意愿进行个体化选择。达到降调节标准后开始启动 Gn 促排卵,此后定期行 B 超检查及血、尿激素监测。当卵泡达到扳机径线后给予 hCG 注射,诱发卵泡最后成熟。

是否属于 MeSH 词汇 否

释义来源 梁晓燕.辅助生殖临床技术实践与提高[M].北京:人民卫生出版社,2018.

短方案(Short protocol)

释义 在控制性卵巢刺激治疗中,根据 GnRH-a 使用时间的长短将降调节方案人为定义为超长方案、长方案、短方案和超短方案。短方案利用 GnRH-a 的激发作用,在卵泡早期刺激垂体引起内源性 Gn 迅速分泌,并与外源性 Gn 同时作用,使卵泡募集,5~7 天后 GnRH-a 发挥垂体降调节作用,内源性 Gn 逐步被抑制。短方案通常于月经周期第 2 天开始使用短效 GnRH-a,第 3 天启动 Gn 促排卵,此后定期行 B 超检查及血、尿激素监测。当卵泡达到扳机径线后给予 hCG 注射诱发卵泡最后成熟。短方案在卵泡早期使用 GnRH-a,激发内源性 Gn 峰与外源性的 Gn 协同作用,加宽了 FSH 对卵泡的募集窗口,可有效地提高刺激的效果。因此短方案较适用于年龄偏大和卵巢低储备的妇女,对血中 FSH 阈值较高的患者尤为合适。由于卵泡的募集是在黄体晚期,短方案启动在月经期,易造成卵泡发育不均匀,需要考虑行恰当的预处理及选择适应人群。

是否属于 MeSH 词汇 否

释义来源 梁晓燕.辅助生殖临床技术实践与提高[M].北京:人民卫生出版社,2018.

超短方案(Ultra-short protocol)

释义 在控制性卵巢刺激治疗中,根据

GnRH-a 使用时间的长短将降调节方案人为定义为超长方案、长方案、短方案和超短方案。超短方案使用短效 GnRH-a，利用早期"激发"作用，使 FSH 分泌增加，强化早期卵泡的募集。超短方案于月经周期第 2 天开始使用短效 GnRH-a，用数天后停止，月经周期第 3 天启动 Gn 促排卵，此后定期行 B 超检查及血、尿激素监测。当卵泡达到扳机径线后给予 hCG 注射诱发卵泡最后成熟。超短方案多用于卵巢储备功能差的患者，利用 GnRH-a 早期的火焰效应，协同 Gn 诱发卵泡生长。短效 GnRH-a 应用时间短，对垂体抑制程度轻，注射 hCG 时垂体功能已基本恢复，但超短方案未充分降调节，卵泡发育不同步，不能有效抑制内源性 LH 峰，增加周期取消率，卵巢刺激过程中需严密监测性激素变化。由于 GnRH-a 应用时间短，仅 5~7 天，在注射 hCG 前后垂体功能已逐渐恢复，对黄体期内源性 LH 影响小，尤其适用于 POR 患者。

是否属于 MeSH 词汇 否

释义来源 梁晓燕. 辅助生殖临床技术实践与提高［M］. 北京：人民卫生出版社，2018.

拮抗剂方案（Antagonist protocol）

释义 促性腺激素释放激素拮抗剂（gonadotropin-releasing hormone antagonist，GnRH-ant）方案一般于月经周期第二天开始使用外源性 Gn，根据 GnRH-ant 剂型的不同分为连续用药方案和单剂量方案，其中连续用药方案又根据 GnRH-ant 使用的时机不同分为灵活方案和固定方案。固定方案在 Gn 启动后第 5~6 天开始每天给予 GnRH-ant 至 hCG 日。灵活方案根据卵泡的生长发育情况给药，通常当最大卵泡直径达到 14mm 的时候开始使用 GnRH-ant。用药目的为预防早发 LH 峰。由于 GnRH-ant 方案降低扳机日血清 E_2 水平，减少获卵数，联合 GnRH-a 扳机，

从而降低 OHSS 发生，已成为高反应患者卵巢刺激方案的首选。GnRH-ant 方案因其不需降调，治疗周期短，患者依从性好，适用于各种卵巢反应性人群。

GnRH-ant 方案与 GnRH-a 方案相比，具有以下几个优点：用药时间更短；能有效抑制 LH 峰且作用迅速没有 GnRH-a 的"激发"作用，避免了卵巢囊肿的形成；能有效降低 OHSS 的发生，具有更好的依从性和舒适度。同时具备与 GnRH-a 方案相似的流产率、妊娠率和活产率。因而，GnRH-ant 方案已逐渐成为卵巢刺激的主流方案。

是否属于 MeSH 词汇 否

释义来源 梁晓燕. 辅助生殖临床技术实践与提高［M］. 北京：人民卫生出版社，2018.

微刺激方案（Minimal stimulation protocol）

释义 根据国际微刺激协会（International Society for Mild Approaches in Assisted Reproduction，ISMAAR）的共识，卵巢微刺激方案是指在 GnRH-ant 方案中使用 ≤ 150U/d 的 Gn，且刺激时间短于常规卵巢刺激方案（月经周期第 5 天开始），或单独使用口服卵巢刺激药物（如抗雌激素制剂），或口服药物联用小剂量 Gn 及 GnRH-ant。2009 年国际辅助生殖技术监测委员会（International Committee for Monitoring Assisted Reproductive Technology，ICMART）和世界卫生组织（World Health Organization，WHO）再次重新定义了卵巢微刺激，并将定义重点放在了刺激的结果即获卵数上。根据这次修订的定义，卵巢微刺激是应用 Gn 或其他口服物刺激卵巢，其目的是获得有限的不超过 7 个卵子以用于体外受精。其后，又有学者提出卵巢轻微刺激（minimal stimulation）是用于目标获卵数最多为 5 个的卵巢刺激方案。

微刺激方案常用于卵巢储备功能下降的患

者,或卵巢高储备的患者预防卵巢过度刺激的发生,也适用于高雌激素禁忌的患者,如乳腺癌术后、早期子宫内膜癌保守治疗后、早期卵巢肿瘤手术后等需行促排卵治疗的患者。

是否属于 MeSH 词汇 否

释义来源 梁晓燕.辅助生殖临床技术实践与提高[M].北京:人民卫生出版社,2018.

温和刺激(Mild ovarian stimulation for IVF)

释义 卵巢温和刺激是用于最多获卵数不超过 10 枚的刺激方案,用促性腺激素和/或其他药理化合物刺激卵巢,目的是限制 IVF 刺激后卵母细胞的数量,减少促排药物对卵巢的刺激(起始剂量一般不超过 150U/d),以获取少量但质量良好的卵子为目的。

是否属于 MeSH 词汇 否

释义来源 梁晓燕.辅助生殖临床技术实践与提高[M].北京:人民卫生出版社,2018.

黄体期促排卵(Luteal-phase ovarian stimulation,LPS)

释义 生理性黄体期,高水平的雌激素和孕激素可有效抑制垂体 FSH 和 LH 的分泌,阻断早发 LH 峰,起到垂体脱敏的作用。此时给予外源性 Gn 后可使卵泡在高孕酮环境下解除闭锁,继续生长发育,使卵巢刺激成为可能,周期可控性增加,且不影响卵子质量。患者排卵后的 1~3 天,在超声观察下最大卵泡直径 <8mm,则开始注射 Gn 125~300U/d,可同时口服来曲唑 2.5~5.0mg/d 或 CC 50mg/d。5 天后复诊 1 次,在超声下监测卵泡发育情况,同时监测血液中 FSH、LH、P、E 的变化情况。如果排卵后 12 天卵泡直径还没有达到 14mm,就需用甲羟孕酮(MPA)10mg/d 来预防出血,避免在月经期取卵而增加感染风险。当至少 3 个卵泡发育至直径达到

18mm 或优势卵泡直径超过 20mm 时,使用 GnRH-a 100mg 和/或 hCG 6 000~10 000U 扳机,36~38 小时后取卵,而后全胚冷冻,待继后周期再行冻胚移植。

黄体期卵巢刺激可适用于暂不行胚胎移植的常规卵巢刺激患者。肿瘤患者进行放化疗前保存生育力可进行黄体期卵巢刺激提高效率,缩短等待时间。用于卵巢储备低下的患者,可有效抑制早排卵,且增加取卵机会,加速胚胎累积过程。对于反复在卵泡期卵巢刺激无果而在黄体期有窦卵泡生长者,可行黄体期卵巢刺激以增加获卵数。

是否属于 MeSH 词汇 否

释义来源 梁晓燕.辅助生殖临床技术实践与提高[M].北京:人民卫生出版社,2018.

改良自然周期方案(Modified natural cycle)

释义 当自然周期出现优势卵泡后,予以小剂量 Gn(不超过 150U/d)促进卵泡发育及 GnRH-ant 预防早发 LH 峰及卵泡早排,之后监测排卵,适时进行 hCG 扳机及取卵,即为改良自然周期方案(modified nature cycle)。适用于月经周期极不规律,卵巢功能已濒临衰竭状态,偶然可见卵巢内有生长的卵泡者。

是否属于 MeSH 词汇 否

释义来源 梁晓燕.辅助生殖临床技术实践与提高[M].北京:人民卫生出版社,2018.

早发型卵巢过度刺激综合征(Early OHSS)

释义 卵巢过度刺激综合征(ovarian hyperstimulation syndrome,OHSS)是一种医源性疾病,由于卵巢对卵巢刺激药物反应过度,出现以双侧卵巢多卵泡发育、卵巢增大、毛细血管通透性增加及第三体腔积液为主要特征的病理生理过程,可引起一系列临床症状,严重时甚至危及生命。根据临床症状及实验

室检查结果,OHSS 分为轻、中、重度。轻度OHSS 的发生率为 20%~30%,中重度 OHSS 为 3%~8%。据发生时间可分为早发型及迟发型 OHSS。早发型 OHSS 常与卵巢反应性有关,一是由于卵巢刺激过程中多个卵泡发育,血清雌二醇显著增加;二是由于使用外源性 hCG 扳机促进卵泡成熟,常发生在注射hCG 后 3~9 天。OHSS 是一种自限性疾病,通常 10~14 天自行缓解,若发生妊娠,病程会延长至 20~40 天,症状也较严重。治疗原则是以支持治疗,控制自身血管炎症反应,抑制血管内皮损伤为主,改善症状,避免发生更严重的并发症。

是否属于 MeSH 词汇 否

释义来源 梁晓燕.辅助生殖临床技术实践与提高[M].北京:人民卫生出版社,2018.

迟发型 OHSS/ 晚发型 OHSS(Late OHSS)

释义 卵巢过度刺激综合征(ovarian hyperstimulation syndrome,OHSS)是一种医源性疾病,由于卵巢对卵巢刺激药物反应过度,出现以双侧卵巢多卵泡发育、卵巢增大、毛细血管通透性增加及第三体腔积液为主要特征的病理生理过程,可引起一系列临床症状,严重时甚至危及生命。根据临床症状及实验室检查结果,OHSS 分为轻、中、重度。轻度 OHSS 的发生率为 20%~30%,中重度OHSS 为 3%~8%。据发生时间可分为早发型及迟发型 OHSS。迟发型 OHSS 则是妊娠分泌的内源性 hCG 或用于黄体支持的外源性 hCG 所引起的,常出现于注射 hCG 后10~17 天。OHSS 是一种自限性疾病,通常10~14 天自行缓解,若发生妊娠,病程会延长至 20~40 天,症状也较严重。治疗原则是以支持治疗,控制自身血管炎症反应,抑制血管内皮损伤为主,改善症状,避免发生更严重的并发症。

是否属于 MeSH 词汇 否

释义来源 梁晓燕.辅助生殖临床技术实践与提高[M].北京:人民卫生出版社,2018.

辅助生殖技术(Medically assisted reproduction,MAR)

释义 通过各种干预措施、方案、手术和技术实现生殖,以治疗不同形式的生育障碍和不孕症。这些包括诱导排卵、卵巢刺激、激发排卵,ART 方案,包括体外受精胚胎移植术(*in vitro* fertilization and embryo transfer,IVF-ET)和宫腔内、宫颈内和阴道内夫精人工授精或供精人工授精。

是否属于 MeSH 词汇 是,MeSH ID:D012099

释义来源 谢幸,孔北华,段涛.妇产科学[M].9 版.北京:人民卫生出版社,2018.

夫精人工授精(Artificial insemination with husband's semen,AIH)

释义 夫精人工授精是通过非性交方式将丈夫精液直接或经处理以后注入女性生殖道内,使精卵自然结合达到妊娠的一种辅助生殖技术。适用于:①男性少精、弱精、液化异常、性功能障碍、生殖器畸形等不育;②宫颈因素不育;③生殖道畸形及心理因素导致性交不能等不育;④免疫性不育;⑤原因不明不育。

是否属于 MeSH 词汇 是,MeSH ID:D007317

释义来源 黄国宁,孙海翔.体外受精-胚胎移植实验室技术[M].2 版.北京:人民卫生出版社,2012.

供精人工授精(Artificial insemination with donor's semen,AID)

释义 是将供精者的冷冻精液经复苏处理后

注入女性生殖道内的技术。适用于：①不可逆的无精子症，严重的少精子症、弱精子症、畸精子症。②输精管复通失败。③射精障碍。④适应证①②③中，除不可逆的无精子症外，其他需行供精人工授精技术的患者，医务人员必须向其交代清楚：通过卵质内单精子显微注射技术也可能使其有自己血亲关系的后代，如果患者本人仍坚持放弃通过卵质内单精子显微注射技术助孕的权益，则必须与其签署知情同意书后，方可采用供精人工授精技术助孕。⑤男方和 / 或家族有不宜生育的严重遗传性疾病。⑥母儿血型不合不能得到存活的新生儿。

是否属于 MeSH 词汇 是，MeSH ID：D007316

释义来源 黄国宁，孙海翔. 体外受精 - 胚胎移植实验室技术 [M]. 2 版. 北京：人民卫生出版社，2012.

宫腔内人工授精 (Intrauterine insemination, IUI)

释义 将洗涤处理后的精子悬液通过导管注入女性子宫腔内，是目前最为常用且妊娠率较高的人工授精方法。基本原理是避免精子运行到受精部位的影响因素，这些因素包括阴道酸碱度、宫颈黏液的穿透性，以及到达受精部位使卵子受精所需要的精子数量、活力、形态等。适用于男性因素、女性宫颈因素、免疫因素及不明原因的不孕症。

是否属于 MeSH 词汇 否

释义来源 黄国宁，孙海翔. 体外受精 - 胚胎移植实验室技术 [M]. 2 版. 北京：人民卫生出版社，2012.

宫颈内人工授精 (Intracervical insemination, ICI)

释义 将洗涤处理后的精子悬液通过导管注入宫颈管内。适用于宫腔内人工授精困难者、性交困难或性交不能射精但手淫或使用按摩器能排精者。

是否属于 MeSH 词汇 否

释义来源 曹泽毅. 中华妇产科学 [M]. 3 版. 北京：人民卫生出版社，2014.

体外受精胚胎移植术 (*In vitro* fertilization and embryo transfer, IVF-ET)

释义 体外受精胚胎移植术是将不孕夫妇的卵子与精子取出体外，在体外培养的条件下受精，并发育成胚胎，最后选择具有发育潜能的胚胎移植入患者子宫内，让其种植并在宫内发育成胎儿，从而实现妊娠目标的技术体系。俗称"试管婴儿"技术。

是否属于 MeSH 词汇 否

释义来源 曹泽毅. 中华妇产科学 [M]. 3 版. 北京：人民卫生出版社，2014.

合子输卵管内移植 (Zygote intrafallopian transfer, ZIFT)

释义 又叫作原核期移植，将一个或多个受精后的原核期胚胎 (卵裂前) 移植到输卵管内的助孕技术。

是否属于 MeSH 词汇 是，ID：D017388

释义来源 曹泽毅. 中华妇产科学 [M]. 3 版. 北京：人民卫生出版社，2014.

辅助孵化 (Assisted hatching, AH)

释义 在胚胎移植前进行部分透明带切割，使得胚胎容易从透明带中孵出，以提高胚胎植入率。适用于透明带异常、反复 IVF 失败、高龄或卵巢储备功能下降及冻融胚胎的患者。目前辅助孵化的方法有化学法、机械法、激光法和酶消化法。鉴于 AH 不增加首次 IVF 治疗的妊娠率,因此目前不推荐在 IVF 中常规使用 AH 技术。

是否属于 MeSH 词汇 否

释义来源 曹泽毅.中华妇产科学[M].3 版.北京:人民卫生出版社,2014.

选择性单胚胎移植(Elective single embryo transfer,eSET)

释义 是指在辅助生殖技术应用过程中,当多个胚胎符合移植的标准时,挑选其中一个胚胎(卵裂期或囊胚)进行移植。针对多胎妊娠的高风险人群(既往 ART 妊娠率较高、胚胎良好、年轻患者)预防性地实施单胚胎移植,可减少 ART 中多胎妊娠的发生率。

是否属于 MeSH 词汇 否

释义来源 曹泽毅.中华妇产科学[M].3 版.北京:人民卫生出版社,2014.

卵巢储备(Ovarian reserve,OR)

释义 卵巢产生卵子数量和质量的潜能,间接反映卵巢的功能。正确评估卵巢的储备有利于确立个体化控制性超排卵方案。目前在临床上应用的评估卵巢储备的主要指标有年龄、FSH、FSH/LH、INHB、AMH、E_2、CCCT、EFORT、GAST、基础窦卵泡数、卵巢体积和卵巢间质动脉血流等。

是否属于 MeSH 词汇 是,MeSH ID:D065851

释义来源 陈建明.实用不孕不育诊断与治疗[M].广州:广东科技出版社,2013.

反复种植失败(Recurrent implantation failure,RIF)

释义 指多次将胚胎移植入子宫后无 B 超可检测到的孕囊形成,可以是胚胎不能黏附或侵入子宫内膜,也可以是胚胎有着床但无孕囊形成。RIF 在移植周期数和累计植入胚胎数的方面没有统一的规定。RIF 的定义目前仍然没有公认的标准,有观点认为经过 3 次,每次有 1~2 个高质量胚胎的移植周期而不能获得妊娠可以诊断为反复种植失败。

是否属于 MeSH 词汇 否

释义来源 田秦杰,葛秦生.实用女性生殖内分泌学[M].2 版.北京:人民卫生出版社,2018.

卵母细胞成熟障碍(Oocyte maturation failure)

释义 卵母细胞未能通过减数分裂到达 M Ⅱ 期,称为卵母细胞成熟障碍。根据卵母细胞成熟障碍时期,可将卵母细胞成熟障碍分成 4 种类型,即 GV 阻滞、M Ⅰ 阻滞、M Ⅱ 阻滞和混合阻滞。

是否属于 MeSH 词汇 否

释义来源 梁晓燕.辅助生殖临床技术实践与提高[M].北京:人民卫生出版社,2018.

性激素结合球蛋白(Sex hormone-binding globulin,SHBG)

释义 是肝细胞合成的多功能糖蛋白质,它与雄激素和雌激素结合,参与这两种激素的转运,并调控其在血液中的生物活性,同时保护雄激素、雌激素免遭循环血管的吸附、破坏并阻止其迅速降解,从而稳定血清中有活性的性激素水平,将性激素转运至相对应的靶组织进而发挥作用。

是否属于 MeSH 词汇 是,MeSH ID:D012738

释义来源 梁晓燕.辅助生殖临床技术实践与提高[M].北京:人民卫生出版社,2018.

孕激素试验（Progesterone test）

释义　孕激素试验是评估内源性雌激素水平的简单、快速的方法。孕激素撤退有出血，即孕激素试验阳性，说明体内有一定水平的雌激素影响，临床诊断为Ⅰ度闭经。孕激素撤退无出血，即孕激素试验阴性，应进一步行雌、孕激素序贯试验，进一步明确闭经的病因。可能存在 2 种情况：①内源性雌激素水平低落；②经血产生（子宫内膜）或流出道（生殖道）异常。

是否属于 MeSH 词汇　否

释义来源　杨冬梓.生殖内分泌疾病检查项目选择及应用[M].2 版.北京：人民卫生出版社，2016.

窦卵泡计数（Antral follicle count，AFC）

释义　窦卵泡平均直径为 2~10mm，经阴道或经直肠超声下计数这些卵泡的数量。AFC是指双侧卵巢窦卵泡数量的总和。窦卵泡的数量是卵巢储备功能的评估指标之一。

是否属于 MeSH 词汇　否

释义来源　谢幸，孔北华，段涛.妇产科学[M].9 版.北京：人民卫生出版社，2018.

卵巢功能试验（Ovarian function tests）

释义　是评估卵巢储备功能和排查排卵障碍病因及病变部位的一系列动态试验的总称，包括内分泌激素测定、孕激素试验、雌激素及人工周期试验、促性腺激素试验、枸橼酸氯米芬试验、垂体兴奋试验等。评估卵巢储备功能在周期第 3 天血清 FSH 和雌二醇测定、早期卵泡期窦卵泡计数（AFC）（经阴道超声）和血清 AMH 浓度。孕激素试验主要了解闭经患者体内雌激素功能状态，阳性表明子宫内膜有增殖改变而无分泌现象，即无排卵；

阴性子宫内膜无增殖改变，提示病变在卵巢、垂体或下丘脑。雌激素试验阳性提示病变不在子宫，阴性表明子宫内膜萎缩或先天性缺如。促性腺激素试验阳性提示无排卵病因在垂体或下丘脑，阴性表明病因在卵巢。枸橼酸氯米芬试验阳性提示下丘脑功能无损害，阴性代表下丘脑功能失调。垂体兴奋试验阳性提示无排卵病变在下丘脑，阴性表明病变在垂体。卵巢储备功能的评估更多是预测卵巢对外源性促性腺激素刺激的反应程度，不作为不孕症的诊断标准。但对卵巢储备功能下降的患者及时进行生育指导。

是否属于 MeSH 词汇　是，MeSH ID：D010050

释义来源　罗丽兰.不孕与不育[M].2 版.北京：人民卫生出版社，2009.

排卵监测（Ovulation detection）

释义　指采用直接或间接的方法判断是否有排卵，是评估不孕妇女的必要检查之一。直接证据只有发生妊娠或在输卵管内找到卵子。目前临床上均是通过一些方法间接诊断排卵，包括基础体温和宫颈黏液检查、外周血雌激素测定、血/尿 LH 测定、血孕酮测定、超声监测、子宫内膜活检等。排卵检测方法多样、各具优缺点，建议采用无创的检测方式，联合多种方法同时监测可提高准确性。

是否属于 MeSH 词汇　是，MeSH ID：D01006

释义来源　杨冬梓.生殖内分泌疾病检查项目选择及应用[M].2 版.北京：人民卫生出版社，2016.

排卵预测（Ovulation prediction）

释义　是指通过激素及超声等方法预测排卵是否发生及发生的时间，是诊断排卵障碍的重要手段。在女性每个月经周期，LH 峰值的出现与排卵时间的关系较为稳定，是预测排卵的有效手段，所以 LH 分泌高峰可作为预测排卵常用的激素标志。一般 LH 达40~200U/L 或较基础 LH 上升 3 倍及以上认为达到峰值，约 97% 的排卵发生在 LH 峰值后的 24 小时内。尿 LH 峰一般较血 LH 峰晚3~6 小时，预测结果与血 LH 类似。激素检测结合超声监测卵泡情况预测排卵更准确。

是否属于 MeSH 词汇　是，MeSH ID：D044384

释义来源　罗丽兰 . 不孕与不育［M］. 2 版 . 北京：人民卫生出版社，2009.

人工授精（Artificial insemination）

释义　人为使精液或精子进入阴道或宫腔内以促进受精的方式。

是否是 MeSH 词汇　是，MeSH ID：D007314

释义来源　黄国宁，孙海翔 . 体外受精 - 胚胎移植实验室技术［M］. 北京：人民卫生出版社，2012.

取卵术（Oocyte retrieval）

释义　取卵术是一种从女性体内收集卵母细胞的手术。以经阴道超声显像下的卵泡穿刺术最为常用。

是否是 MeSH 词汇　是，MeSH ID：D054315

释义来源　曹泽毅 . 中华妇产科学［M］. 3 版 . 北京：人民卫生出版社，2014.

体外受精胚胎移植术及其衍生技术（In vitro fertilization and embryo transfer and its derivative technique）

释义　是人类辅助生殖技术的一类，主要包括体外受精胚胎移植术（in vitro fertilization and embryo transfer，IVF-ET）、配子或合子输卵管内移植（gamete or zygote intrafallopian transfer，GIFT/ZIFT）、卵质内单精子显微注射（intracytoplasmic sperm injection，ICSI）、胚胎冻存（embryo cryopreservation）、植入前胚胎遗传学检测（preimplantation genetic test，PGT）等。

是否属于 MeSH 词汇　否

释义来源　黄国宁，孙海翔 . 体外受精 - 胚胎移植实验室技术［M］. 北京：人民卫生出版社，2012.

配子输卵管内移植术（Gamete intrafallopian transfer，GIFT）

释义　是直接将卵母细胞和精子移植到输卵管壶腹部的一种助孕术。

是否属于 MeSH 词汇　是，MeSH ID：D015181

释义来源　黄国宁，孙海翔 . 体外受精 - 胚胎移植实验室技术［M］. 北京：人民卫生出版社，2012.

胚胎植入前遗传学筛查（Pre-implantation genetic screening，PGS）

释义　是指在体外受精过程中，对胚胎进行种植前活检和染色体非整倍性检测，分析胚胎是否有染色体数目和结构异常的一种早期产前筛查方法。PGS 不局限于特定致病遗传因素，PGS 是指有遗传分析指征对极体、卵裂球或滋养层细胞进行活检。目标是提高辅助生殖技术妊娠率和降低流产率、多胎妊娠率。

是否属于 MeSH 词汇　否

释义来源　谢幸，孔北华，段涛 . 妇产科学［M］. 9 版 . 北京：人民卫生出版社，2018.

胚胎植入前遗传学诊断（Preimplantation genetic diagnosis，PGD）

释义　胚胎植入前遗传学诊断是指在胚胎植入子宫前对胚胎进行遗传学检测，选择正常或者不致病胚胎进行移植,从而避免相关的遗传性出生缺陷子代出生的一种辅助生殖技术。PGD 主要针对已经明确病因的遗传性疾病患者,在植入前对胚胎进行相应遗传学诊断,主要包括单基因遗传病和染色体病等。

是否属于 MeSH 词汇　是,MeSH ID:D019836

释义来源　张宁媛,黄国宁,范立青,等.胚胎植入前遗传学诊断与筛查实验室技术指南[J].生殖医学杂志,2018,27(09):819-827.

胚胎植入前非整倍性检测(Preimplantation genetic testing for aneuploidy,PGT-A)

释义　指胚胎植入着床之前,采用极体活检或囊胚滋养层细胞活检,对 23 对染色体进行非整倍体筛查,分析胚胎是否有非整倍体异常,是辅助生殖技术和分子遗传学诊断技术有机结合的技术,是预防医学的一个重要组成部分。

是否属于 MeSH 词汇　否

释义来源　黄国宁,孙海翔.体外受精-胚胎移植实验室技术[M].2 版.北京:人民卫生出版社,2012.

胚胎植入前单基因异常病诊断 (Preimplantation genetic testing for monogenic gene defect,PGT-M)

释义　指胚胎植入着床之前,采用体外受精第 3 日的卵裂球或囊胚的外滋养层细胞进行单基因遗传学分析。挑选没有单基因遗传病的胚胎植入子宫,以期避免妊娠有遗传病的胎儿。

是否属于 MeSH 词汇　否

释义来源　黄国宁,孙海翔.体外受精-胚胎移植实验室技术[M].2 版.北京:人民卫生出版社,2012.

胚胎植入前染色体结构变异诊断 (Preimplantation genetic testing for structural rearrangement,PGT-SR)

释义　指胚胎植入着床之前,采用体外受精第 3 日的卵裂球或囊胚的外滋养层细胞进行染色体分析,分析是否存在染色体异位。挑选没有染色体结构变异的胚胎植入子宫,以期避免遗传病胎儿的妊娠。

是否属于 MeSH 词汇　否

释义来源　黄国宁,孙海翔.体外受精-胚胎移植实验室技术[M].2 版.北京:人民卫生出版社,2012.

多胎妊娠减胎术(Multifetal pregnancy reduction)

释义　是一种对多胎妊娠中一个或多个胚胎或胎儿进行选择性减灭的手术,其目的是改善母胎结局。目前常用的方法包括经阴道多胎妊娠减胎术和经腹部多胎妊娠减胎术,主要根据减胎时的孕周及绒毛膜性选择合适的减胎方法。

是否是 MeSH 词汇　是,MeSH ID:D018607

释义来源　谢幸,孔北华,段涛.妇产科学[M].9 版.北京:人民卫生出版社,2018.

胸膜腔穿刺术(Thoracentesis)

释义　胸膜腔穿刺术,简称胸穿,是指对有胸腔积液或气胸的患者,为了诊断和治疗疾病的需要而通过胸腔穿刺抽取积液或气体的一种技术。辅助生殖技术中对重度卵巢过度刺激综合征合并严重胸腔积液患者有时需行胸膜腔穿刺术。

是否是 MeSH 词汇　是,MeSH ID:D000069258

释义来源　中华医学会.临床诊疗指南:辅助生殖技术与精子库分册[M].北京:人民

卫生出版社,2009.

腹腔镜手术 (Laparoscopic surgery)

释义 腹腔镜手术是指用腹腔镜来进行的一种微创手术。妇产科腹腔镜手术是通过脐周穿刺,插入腹腔镜设备,在人工气腹条件下检查盆腹腔脏器,然后在下腹部置入操作套管,用于置入腹腔镜手术操作器械。辅助生殖技术中可通过腹腔镜手术处理输卵管、卵巢及盆腔的病变。相对于传统的开腹手术,腹腔镜手术具有术后恢复快、腹部创面小、住院时间短等优点。

是否是 MeSH 词汇 是,MeSH ID:D010535

释义来源 谢幸,孔北华,段涛.妇产科学[M].9 版.北京:人民卫生出版社,2018.

胚胎冷冻保存技术 (Embryo cryopreservation)

释义 胚胎冷冻保存技术是辅助生殖技术重要的衍生技术之一,是指将胚胎置于超低温环境(液氮,−196℃)中冷冻保存,待需要时再将冷冻胚胎解冻复苏用于胚胎移植的技术。

是否属于 MeSH 词汇 否

释义来源 全松,黄国宁,孙海翔,等.冷冻胚胎保存时限的中国专家共识[J].生殖医学杂志,2018,27(10):925-931.

冻融胚胎移植技术 (Frozen embryo transfer, FET)

释义 冻融胚胎移植技术是指胚胎在体外培养至卵裂期胚胎或囊胚后在超低温环境(液氮,−196℃)中冷冻和保存,然后在合适时机内膜准备后解冻胚胎进行移植。它有助于提高单个取卵周期的胚胎利用率和累积妊娠率,

降低患者的治疗费用及卵巢过度刺激综合征的发生率,并在生育力保存中发挥重要作用。

是否属于 MeSH 词汇 否

释义来源 全松,黄国宁,孙海翔,等.冷冻胚胎保存时限的中国专家共识[J].生殖医学杂志,2018,27(10):925-931.

卵泡穿刺抽吸术 (Follicular aspiration)

释义 卵泡穿刺抽吸术是指在经阴道或经腹部超声引导下穿刺卵巢内卵泡并抽吸卵泡液。临床上,卵泡发育不均匀时行大卵泡穿刺使得剩余卵泡均匀生长,而在多卵泡发育情况下行小卵泡穿刺避免多胎妊娠的发生。

是否是 MeSH 词汇 否

释义来源 中华医学会.临床诊疗指南:辅助生殖技术与精子库分册[M].北京:人民卫生出版社,2009.

刮宫术 (Dilatation and curettage)

释义 刮宫术是指刮取子宫内膜或宫腔内容物的手术,也是人工流产方式之一。分诊断性刮宫(简称诊刮)及治疗性刮宫两类。

是否是 MeSH 词汇 是,MeSH ID:D004107

释义来源 谢幸,孔北华,段涛.妇产科学[M].9 版.北京:人民卫生出版社,2018.

导尿术 (Urinary catheterization)

释义 导尿术是将导尿管经尿道插入膀胱引出尿液的一种操作。目的是解除尿潴留,采集未污染的尿液标本作检查,测定残余尿,测定膀胱冷热感、容量、压力,注入造影剂或药物帮助诊断或治疗等。

是否是 MeSH 词汇 是,MeSH ID:D014546

释义来源 沈铿,马丁.妇产科学[M].3 版.北京:人民卫生出版社,2015.

肌内注射（Intramuscular injection）

释义　肌内注射是指通过穿刺针刺穿肌肉及覆盖肌肉的组织，将液体药物、营养液或其他液体注入肌肉内的一种操作。临床上肌内注射部位一般为臀大肌。

是否是 MeSH 词汇　是，MeSH ID：D007273

释义来源　李小寒，尚少梅．基础护理学［M］．6 版．北京：人民卫生出版社，2017.

皮下注射（Subcutaneous injection）

释义　皮下注射是通过穿刺针刺穿皮肤，将液体药物、营养液或其他液体注入皮下组织的一种操作。皮下注射应当选择皮薄、被毛少、皮肤松弛、皮下血管少和活动性较小的部位。

是否是 MeSH 词汇　是，MeSH ID：D007279

释义来源　李小寒，尚少梅．基础护理学［M］．6 版．北京：人民卫生出版社，2017.

静脉注射（Intravenous injection）

释义　静脉注射是指通过穿刺针刺入静脉中，将液体药物、营养液或其他液体通过静脉注入人体内。

是否是 MeSH 词汇　是，MeSH ID：D007275

释义来源　李小寒，尚少梅．基础护理学［M］．6 版．北京：人民卫生出版社，2017.

吸氧（Oxygen inhalation therapy）

释义　吸氧是指患者通过使用呼吸机、鼻导管、呼吸面罩等吸入氧气，以期改善心肺系统中气体交换的病理生理病变。

是否是 MeSH 词汇　是，MeSH ID：D010102

释义来源　李小寒，尚少梅．基础护理学［M］．6 版．北京：人民卫生出版社，2017.

心肺复苏技术（Cardiopulmonary resuscitation，CPR）

释义　心肺复苏技术（CPR）是抢救心搏骤停的主要手段，是电击、溺水、呼吸骤停或其他原因引起的心搏骤停后对心肺功能的人工替代措施。心肺复苏的两个主要组成部分包括人工通气和胸外按压。

是否是 MeSH 词汇　是，MeSH ID：D016887

释义来源　谢幸，孔北华，段涛．妇产科学［M］．9 版．北京：人民卫生出版社，2018.

灌肠（Enema）

释义　灌肠是指通过直肠注入溶液或药物以清洗结直肠或进行治疗的操作。

是否是 MeSH 词汇　是，MeSH ID：D004733

释义来源　李小寒，尚少梅．基础护理学［M］．6 版．北京：人民卫生出版社，2017.

氧气雾化吸入（Oxygen atomizing inhalation）

释义　氧气雾化吸入是指利用专用雾化装置将药物分散成气溶胶形式，使药物悬浮于气体中，吸气时随气流进入呼吸道及肺内，从而达到局部和全身治疗的目的。

是否是 MeSH 词汇　是，MeSH ID：D000280

释义来源　葛均波，徐永健，王辰．内科学［M］．9 版．北京：人民卫生出版社，2018.

降调节 / 垂体降调节（Pituitary down-regulation）

释义　降调节 / 垂体降调节是指通过药物使得垂体处于暂时性的"去敏感、药物性去势"状态，使促性腺激素（gonadotropin，Gn）的分泌受到抑制，FSH 降低到基础值以下导致卵巢内暂时停止卵泡的募集和生长,从而使基础卵泡均一化。临床上常用促性腺激素释放激素激动剂(GnRH agonist,GnRH-a)进行降调节,达到降调节标准后再用促性腺激素促排卵。垂体降调节同时也可避免促排卵过程中黄体生成素(LH)升高及内源性 LH 峰过早出现对卵子质量的不良影响,阻止卵泡过早黄素化,从而改善卵子质量,减少周期取消率,提高 IVF-ET 的成功率。

是否是 MeSH 词汇 否

释义来源 中华医学会.临床诊疗指南:辅助生殖技术与精子库分册[M].北京:人民卫生出版社,2009.

控制性卵巢刺激(Controlled ovarian stimulation,COS)

释义 控制性卵巢刺激是指以药物的手段在可控制的范围内诱发超生理状态的多卵泡的发育和成熟。

是否是 MeSH 词汇 否

释义来源 中华医学会.临床诊疗指南:辅助生殖技术与精子库分册[M].北京:人民卫生出版社,2009.

垂体脱敏(Pituitary desensitization)

释义 是指在应用促性腺激素释放激素激动剂(GnRH agonist,GnRH-a)进行降调节时,GnRH-a 在作用的早期与垂体受体竞争结合,产生一过性升高(flare-up)效应,促进 LH 和 FSH 的升高,随后持续刺激垂体,与 GnRH 受体结合,消耗可结合的受体,令其数量不断减少,达到极低水平,从而使 LH 和 FSH 的分泌受到抑制,尤其是 LH,这种现象称之为垂体脱敏。

是否是 MeSH 词汇 否

释义来源 中华医学会.临床诊疗指南:辅助生殖技术与精子库分册[M].北京:人民卫生出版社,2009.

来曲唑微刺激方案(LE mini-stimulation protocol)

释义 来曲唑主要通过抑制卵巢组织芳香化酶,减少雌二醇的产生,减弱雌二醇对中枢的负反馈效应,从而达到增加促性腺激素分泌的作用。在月经第 3~5 天开始使用,剂量为 2.5~5mg/d,连用 5 天,亦可联用促性腺激素(gonadotropin,Gn)。此外,使用来曲唑后卵巢局部雄性激素增加,窦卵泡对 Gn 作用更为敏感。

是否是 MeSH 词汇 否

释义来源 中华医学会.临床诊疗指南:辅助生殖技术与精子库分册[M].北京:人民卫生出版社,2009.

OC 预处理长方案(OC long protocol)

释义 OC 预处理长方案是指对于排卵功能障碍的患者在前 1 月经周期的第 2~4 天服用短效口服避孕药(OC),服药后的第 16~19 天给予促性腺激素释放激素激动剂(GnRH agonist,GnRH-a),达到降调节效果后给予促性腺激素(gonadotropin,Gn)促排卵,并根据患者基础状态选择合适的 Gn 启动剂量,在促排卵过程中密切监测卵泡发育及内分泌指标变化,适当调整 Gn,当卵泡发育至合适大小,用人绒毛膜促性腺激素(hCG)扳机后适时取卵。

是否是 MeSH 词汇 否

释义来源 杨学舟,章汉旺.PCOS 不孕患者长方案 IVF 中采用不同口服避孕药预处理的结果比较[J].现代妇产科进展,2010,19(06):456-457.

卵泡期长效长方案（Long-term plan for follicular phase）

释义　卵泡期长效长方案是指在月经第 2~4 天皮下注射长效 GnRH-a，28~35 天后行超声及内分泌检查，若垂体完全降调节，在合适时机启用促性腺激素（gonadotropin, Gn）促排卵，后续处理同黄体期长方案，长效长方案较短效长方案的优点是可以提高子宫内膜容受性。

是否是 MeSH 词汇　否

释义来源　中华医学会. 临床诊疗指南: 辅助生殖技术与精子库分册 [M]. 北京: 人民卫生出版社，2009.

改良超长方案（Modified ultra-long protocol）

释义　改良超长方案即在促排卵前 2 个周期的黄体中期分别皮下注射 1/3~1/2 剂量的长效促性腺激素释放激素激动剂（GnRH agonist, GnRH-a），末次注射 13~20 天进行抽血和经阴道超声检查，当达到降调节标准后开始使用 HMG 促排卵，后续处理同长方案。

是否是 MeSH 词汇　否

释义来源　中华医学会. 临床诊疗指南: 辅助生殖技术与精子库分册 [M]. 北京: 人民卫生出版社，2009.

氯米芬微刺激方案（CC mini-stimulation protocol）

释义　氯米芬（CC）微刺激方案即在月经第 2~4 天开始口服 CC 25~50mg/d 进行促排卵，当卵泡直径 >16.5mm 注射人绒毛膜促性腺激素（hCG）扳机，在促排卵过程中不添加促性腺激素（gonadotropin, Gn）进行促排卵，而是利用 CC 作用后的内源性 FSH 进行促排卵，CC 服用至扳机当日。

是否是 MeSH 词汇　否

释义来源　中华医学会. 临床诊疗指南: 辅助生殖技术与精子库分册 [M]. 北京: 人民卫生出版社，2009.

高孕激素方案（Progestin-primed ovarian stimulation, PPOS）

释义　高孕激素方案是在高孕激素环境下超促排卵，即在月经第 2~4 天开始人类绝经期促性腺激素（human menopausal gonadotropin, HMG）及口服孕激素如甲羟孕酮（medroxyprogesterone 17-acetate, MPA）进行超促排卵，利用孕激素对下丘脑 - 垂体 - 卵巢轴的抗正反馈作用，达到抑制早发 LH 峰的目的。

是否是 MeSH 词汇　否

释义来源　武学清, 孔蕊, 田莉, 等. 卵巢低反应专家共识 [J]. 生殖与避孕，2015, 35 (2): 71-79.

自然周期方案（Natural cycle protocol）

释义　自然周期方案是指不使用药物进行促排卵，一般依据患者的月经周期选择合适的时机开始监测卵泡发育，根据卵泡大小及血清性激素水平确定人绒毛膜促性腺激素（hCG）注射时机，并适时取卵。

是否是 MeSH 词汇　否

释义来源　武学清, 孔蕊, 田莉, 等. 卵巢低反应专家共识 [J]. 生殖与避孕，2015, 35 (2): 71-79.

超长方案（Ultra-long protocol）

释义　超长方案是指在促排卵前注射 2 支以上长效促性腺激素释放激素激动剂（GnRH agonist, GnRH-a），每支间隔 28 天，末次注射后 28 天进行抽血和超声检查,当达到降调节标准及合适时机开始促排卵,后续处理同长方案。超长方案常用于子宫内膜异位症、子宫腺肌病患者。

是否是 MeSH 词汇　否

释义来源　中华医学会.临床诊疗指南:辅助生殖技术与精子库分册[M].北京:人民卫生出版社,2009.

Flare up 效应(Flare up effect)

释义　Flare up 效应即指外源性促性腺激素释放激素激动剂(GnRH agonist,GnRH-a)与 GnRH-a 受体快速结合后使得内源性促性腺激素(gonadotropin,Gn)释放增加,引起用药初期短暂的血中 Gn"一过性升高"。

是否是 MeSH 词汇　否

释义来源　中华医学会.临床诊疗指南:辅助生殖技术与精子库分册[M].北京:人民卫生出版社,2009.

卵巢高储备(High ovarian reserve)

释义　目前对于卵巢高储备没有明确的定义或描述。根据卵巢储备的定义,高储备应该表现为卵泡池的增大(储备及功能性储备)。在实际的临床工作中,倾向于将卵巢多囊样改变视为卵巢的高储备状态。

是否是 MeSH 词汇　否

释义来源　曹泽毅.中华妇产科学[M].3 版.北京:人民卫生出版社,2014.

Coasting 疗法(Coasting therapy)

释义　Coasting 疗法是指在促排卵治疗过程中当出现过多卵泡发育或过高雌激素(E_2)水平时,停止应用促性腺激素(不宜超过 2~3 天),在促性腺激素释放激素激动剂(GnRH agonist,GnRH-a)降调节长方案中需同时继续给予 GnRH-a,待血清 E_2 降低到一定水平以下后,再重新促排卵或人绒毛膜促性腺激素(hCG)扳机,是预防中、重度 OHSS 的一种有效治疗方式。

是否是 MeSH 词汇　否

释义来源　ISAZA V,GARCIA-VELASCO JA,ARAFONES M,et al. Oocyte and embryo quality after coasting:the experience fromoocyte donation[J].Hum Re-prod,2002,17(7):1777-1782.

个体化控制性促排卵(Individualized controlled ovarian stimulation,iCOS)

释义　个体化控制性促排卵是指根据每个接受辅助生殖技术助孕的妇女的自身特点制订一个最适 COS 方案,称为个体化 COS。iCOS 的主要目的就是最大限度地获得妊娠机会及消除因卵巢刺激所带来的医源性风险,如卵巢过度刺激综合征和减少周期取消风险。iCOS 的制订是基于每个个体的潜在卵巢反应性,首先需评估鉴别此妇女的卵巢反应性,是卵巢高反应、低反应还是正常反应,然后根据预测结果制订一个适合该个体的理想 iCOS。已有研究尝试根据患者的年龄、AMH、体重指数(BMI)、基础 FSH 水平、窦卵泡计数(AFC)、卵巢体积等指标制订方案及确定合适的促性腺激素(gonadotropin,Gn)剂量,能够获得满意的妊娠结局,减少卵巢低反应和降低 OHSS 的发生风险。

是否是 MeSH 词汇　否

释义来源　中华医学会.临床诊疗指南:辅助生殖技术与精子库分册[M].北京:人民卫生出版社,2009.

卵巢低反应(Poor ovarian response)

释义　卵巢低反应是指卵巢对促性腺激素

刺激反应不良的病理状态,主要表现为卵巢刺激周期发育的卵泡少,血雌激素低,促性腺激素(gonadotropin,Gn)使用时间长、用量多,周期取消率高、获卵少和较低的临床妊娠率。2011 年欧洲人类生殖与胚胎学学会(European Society of Human Reproduction and Embryology,ESHRE)年会博洛尼亚标准提出,以下 3 点中至少符合 2 点可定义为卵巢低反应:①年龄 ≥ 40 岁或存在其他卵巢反应不良的危险因素;②前次 IVF 周期卵巢低反应(在常规促排卵方案中获卵数 ≤ 3 个卵母细胞);③卵巢储备功能下降(AFC<5~7 个或 AMH<0.5~1.1μg/L)。

是否是 MeSH 词汇　否

释义来源　武学清,孔蕊,田莉,等.卵巢低反应专家共识[J].生殖与避孕,2015,35(2):71-79.

卵巢高反应(High ovarian response)

释义　卵巢高反应是指卵巢对促性腺激素(gonadotropin,Gn)的刺激异常敏感,超出了所预期的可调控范围与合理水平。

目前没有对卵巢高反应的统一判断标准。2015 年中华医学会生殖医学分会对卵巢高反应的诊断标准为获卵>15 个或由于卵泡发育过多取消周期、COS 后发生中/重度OHSS、COS 中检测到直径>12~14 mm 卵泡数>20 个、COS 过程中发生 E2>5 000ng/L;2017 年国际辅助生殖技术监测委员会(International Committee for Monitoring Assisted Reproductive Technology,ICMART)对卵巢高反应定义为成熟卵(直径 12mm)>20 个或获卵数超过 20 个。

是否是 MeSH 词汇　否

释义来源　乔杰,马彩虹,刘嘉茵,等.辅助生殖促排卵药物治疗专家共识[J].生殖与避孕,2015,35(4):211-223.

卵巢过度反应(Excessive ovarian response,EOR)

释义　对卵巢刺激的一种过度反应,其特征是卵泡多于预期。一般来说,卵巢刺激后获得的直径>12mm 卵泡数>20 个和/或卵母细胞数>20 个被认为是卵巢反应过度,但这些数字可以根据种族和其他变量进行调整。

是否是 MeSH 词汇　否

释义来源　李力,乔杰.实用生殖医学[M].北京:人民卫生出版社,2012.

卵巢反应性(Ovarian response)

释义　卵巢反应性是指促排卵过程中卵巢对促性腺激素的反应,常用取卵术中获卵数的多少来评判卵巢反应性的高低,而获卵数与卵巢储备相关,卵巢储备评估指标如年龄、AMH、体重指数(BMI)、基础 FSH 水平、窦卵泡计数(AFC)或卵巢体积等常被用来预测卵巢反应性。根据卵巢反应性可分为卵巢正常反应、卵巢低反应、卵巢高反应三种状态。

是否是 MeSH 词汇　否

释义来源　李力,乔杰.实用生殖医学[M].北京:人民卫生出版社,2012.

卵巢正常反应(Normal ovarian response)

释义　卵巢正常反应是指在促排卵过程中卵巢对促性腺激素反应正常,获卵数与预期符合。一般认为获卵数 9~14 个是卵巢正常反应。

是否是 MeSH 词汇　否

释义来源　李力,乔杰.实用生殖医学[M].北京:人民卫生出版社,2012.

卵巢慢反应(Slow ovarian response)

释义　卵巢慢反应是指卵巢储备功能正常的患者在促排卵过程中出现卵泡发育迟缓或停

滞,表现为外源性促性腺激素(gonadotropin,Gn)刺激的第 6 天没有直径超过 10mm 的卵泡;或 Gn 刺激第 6 天雌二醇 <179.5~198pg/ml;或卵泡每天直径增长 1~2mm 减缓至 3 天内增长 <2mm。卵巢慢反应不仅导致患者 Gn 时间延长,增加 Gn 用量,还会影响卵泡的发育及降低受精成功率。

是否是 MeSH 词汇 否

释义来源 李力,乔杰.实用生殖医学[M].北京:人民卫生出版社,2012.

卵泡输出率(Follicular output rate,FORT)

释义 卵泡输出率指在 COH 过程结束之时,注射人绒毛膜促性腺激素(hCG)日的成熟卵泡(16~22mm)数量与窦卵泡数的比值(FORT=PFC/AFC)。常用于对卵巢反应性的评估及对妊娠结局的预测。

是否是 MeSH 词汇 否

释义来源 ZEGERS-HOCHSCHILD F,ADAMSON GD,DYER S,et al. The International Glossary on Infertility and Fertility Care [J]. Hum Reprod,2017,32(9):1786-1801.

卵泡发育不同步(Asynchronous follicle development)

释义 卵泡发育不同步是指给予促性腺激素(gonadotropin,Gn)促排卵后 1~10 天,连续两天行经阴道超声监测发现有 1~5 个卵泡直径超过其他发育同步卵泡平均直径 4mm 以上。

是否是 MeSH 词汇 否

释义来源 武学清,孔蕊,田莉,等.卵巢低反应专家共识[J].生殖与避孕,2015,35(2):71-79.

扳机(Trigger)

释义 扳机是指在辅助生殖技术中当卵泡发育至一定阶段使用药物如人绒毛膜促性腺激素(hCG)、促性腺激素释放激素激动剂(GnRH agonist,GnRH-a)或 Kisspeptin 等模拟或诱导 LH 峰,促进卵母细胞的最后成熟。一般在扳机后 34~36 小时后取卵。

是否是 MeSH 词汇 否

释义来源 李力,乔杰.实用生殖医学[M].北京:人民卫生出版社,2012.

促性腺激素总量(Total Gn dosage)

释义 促性腺激素(gonadotropin,Gn)总量是指在辅助生殖技术中促排卵使用 Gn 药物的总量,可用于评估促排卵过程中卵巢对 Gn 的反应性。

是否是 MeSH 词汇 否

释义来源 中华医学会.临床诊疗指南:辅助生殖技术与精子库分册[M].北京:人民卫生出版社,2009.

黄体 - 卵泡过渡期(Luteal-follicular transition,LFT)

释义 黄体 - 卵泡过渡期是指从雌激素和孕酮生成减少的黄体晚期至下一个月经周期的开始,是月经周期间重要的转换时期。

是否是 MeSH 词汇 否

释义来源 谢幸,孔北华,段涛.妇产科学[M].9 版.北京:人民卫生出版社,2018.

胎儿丢失(Fetal loss)

释义 胎儿丢失是指胎儿死亡。当死亡发生在 10~22 周孕龄之间,被称为早期胎儿丢失;发生在 22~28 周孕龄之间,称为晚期胎儿丢失;发生在 28 周孕龄之后称为死胎。

是否是 MeSH 词汇 否

释义来源 曹泽毅.中华妇产科学[M].3

版.北京:人民卫生出版社,2014.

足月分娩(Full-time birth)

释义　足月分娩是指孕龄在≥37周,<42周之间的分娩。

是否是 MeSH 词汇　否

释义来源　谢幸,孔北华,段涛.妇产科学[M].9版.北京:人民卫生出版社,2018.

孕龄(Gestational age)

释义　孕龄是指从孕妇末次月经第一天开始计算的怀孕时间。

是否是 MeSH 词汇　是,MeSH ID:D005865(1970)

释义来源　曹泽毅.中华妇产科学[M].3版.北京:人民卫生出版社,2014.

妊娠载体(Gestational carrier)

释义　妊娠载体是一个怀孕的妇女同意将把孩子给受赠家庭。配子可以来源于受赠的父母和/或第三方(或双方)。这取代了"代孕"一词。

是否是 MeSH 词汇　否

释义来源　中华人民共和国卫生部.卫生部关于修订人类辅助生殖技术与人类精子库相关技术规范、基本标准和伦理原则的通知.卫科教发[2003]176号.

着床率(Implantation rate)

释义　着床率又称种植率。是指观察到的妊娠囊数量除以胚胎移植的数量(通常以百分比表示,即%)。

是否是 MeSH 词汇　否

释义来源　中华医学会.临床诊疗指南:辅

助生殖技术与精子库分册[M].北京:人民卫生出版社,2009.

宫内妊娠(Intra-uterine pregnancy)

释义　宫内妊娠是指胚胎正常种植在子宫腔内的妊娠。

是否是 MeSH 词汇　否

释义来源　谢幸,孔北华,段涛.妇产科学[M].9版.北京:人民卫生出版社,2018.

活产(Live birth)

释义　活产是指在22周孕龄之后,胎儿从母体娩出或取出;胎儿与母体分离后,无论脐带是否已切断或胎盘附着,存在呼吸或显示生命迹象的任何其他证据,如心跳、脐带搏动或明确的自主肌肉运动,均称活产。如果孕龄未知,则以新生儿体重≥500g作为评价指标。活产指的是单个新生儿;一对双胞胎分娩代表两个活产。

是否是 MeSH 词汇　是,MeSH ID:D050498(2006)

释义来源　中华人民共和国卫生部.卫生部关于修订人类辅助生殖技术与人类精子库相关技术规范、基本标准和伦理原则的通知.卫科教发[2003]176号.

低出生体重(Low birth weight)

释义　低出生体重是指新生儿的出生体重低于2 500g。

是否是 MeSH 词汇　否

释义来源　曹泽毅.中华妇产科学[M].3版.北京:人民卫生出版社,2014.

多胎分娩(Multiple birth)

释义　多胎分娩是指达到22周孕龄的孕妇娩

出或取出不止一个胎儿,不管是活产还是死胎。

是否是 MeSH 词汇 否

释义来源 曹泽毅.中华妇产科学[M].3版.北京:人民卫生出版社,2014.

年龄特性生育率(Age specific fertility rate, ASFR)

释义 年龄特性生育率是指一定时期内(通常为一年)某个年龄组的育龄妇女所生育的活产婴儿数与相应年龄组的育龄妇女总人口数(通常为1000)之比。

是否是 MeSH 词汇 否

释义来源 王翔朴.卫生学大辞典[M].北京:华夏出版社,1999.

临床妊娠(Clinical pregnancy)

释义 临床妊娠是指通过超声检查发现存在一个或多个妊娠囊,或有明确的临床妊娠症状或体征的怀孕,包括异位妊娠。

是否是 MeSH 词汇 否

释义来源 曹泽毅.中华妇产科学[M].3版.北京:人民卫生出版社,2014.

有胎心的临床妊娠(Clinical pregnancy with fetal heart beat)

释义 有胎心的临床妊娠是指通过超声或临床诊断,至少存在一个具有可辨别心跳胎儿的妊娠。

是否是 MeSH 词汇 否

释义来源 曹泽毅.中华妇产科学[M].3版.北京:人民卫生出版社,2014.

先天性出生缺陷(Congenital anomalies)

释义 先天性出生缺陷是在出生前、出生时或出生后确定的宫内期间发生的胎儿结构或功能障碍。先天性出生缺陷可以由单基因缺陷、染色体异常、多因素遗传、环境致畸因素和微量元素缺乏引起。诊断时应报告识别时间。

是否是 MeSH 词汇 是,MeSH ID:D000013

释义来源 李文静,杜忠东.出生缺陷监测系统现状[J].中国妇幼卫生杂志,2016,7(05):63-66,83.

先天性出生缺陷率(Congenital anomaly rate)

释义 先天性出生缺陷率是指每万名出生儿中存在先天性出生缺陷的出生人数。

是否是 MeSH 词汇 否

释义来源 曹泽毅.中华妇产科学[M].3版.北京:人民卫生出版社,2014.

分娩率(Delivery rate)

释义 分娩率是指每100次启动周期、取卵周期或胚胎移植周期的分娩个数。计算时,分母(启动、取卵或胚胎移植周期)必须明确。包括一个或多个婴儿的分娩,无论活产还是死胎。单胎、双胎或其他多胎妊娠登记为分娩一次。如果不止一个新生儿分娩,称为多胎分娩。

是否是 MeSH 词汇 否

释义来源 曹泽毅.中华妇产科学[M].3版.北京:人民卫生出版社,2014.

死产(Still birth)

释义 死产是指妊娠满28周,胎儿在完全分娩出母体之前死亡,包括分娩过程中的死亡。确认死亡的方法包括:没有呼吸、无生命体征、脐带无搏动或无骨骼肌运动。

是否是 MeSH 词汇 是,MeSH ID:D050497

(2006)

释义来源　曹泽毅.中华妇产科学[M].3版.北京:人民卫生出版社,2014.

枸橼酸氯米芬(Clomiphene citrate,CC)

释义　枸橼酸氯米芬又名克罗米芬,是一种三苯乙烯衍生的非甾体化合物,是"选择性雌激素受体调节剂",常用制剂是由约38%顺式异构体(zuclomiphene,珠式CC)和约62%反式异构体(enclomiphene,蒽式CC)组成。蒽式CC同时具有抗雌激素和弱雌激素效应,而珠式CC则是完全的抗雌激素效应。故本药物对雌激素有弱激动与强拮抗的双重作用,主要通过竞争性占据下丘脑雌激素受体,干扰雌激素的负反馈,促使FSH与LH分泌增加,刺激卵泡生长;还可直接作用于卵巢,增强颗粒细胞对垂体促性腺激素的敏感性和芳香化酶的活性。临床中多用于配合宫腔内人工授精(intra-uterine insemination,IUI)和指导同房试孕时的诱导排卵,也可作为温和刺激方案用于IVF周期。单独CC用药建议不超过6个周期。

是否是MeSH词汇　是,MeSH ID:D002996

释义来源　乔杰,马彩虹,刘嘉茵,等.辅助生殖促排卵药物治疗专家共识[J].生殖与避孕,2015,35(4):211-223.

来曲唑(Letrozole,LE)

释义　来曲唑是一种芳香化酶抑制剂,可能从以下两个方面发挥促排卵作用:限制了雄激素向雌激素转化,使体内雌激素相对不足,影响雌激素对下丘脑-垂体的负反馈作用,导致促性腺激素分泌增加而促进卵泡发育;雄激素在卵泡内积聚,增强FSH受体的表达并促使卵泡发育,还可以刺激胰岛素样生长因子-1(IGF-1)及其他自分泌和旁分泌因子

的表达增多,在外周水平通过IGF-1系统提高卵巢对激素的反应性。生殖领域多用于配合IUI和指导同房试孕时的诱导排卵,也可作为微刺激方案用于IVF周期。

是否是MeSH词汇　是,MeSH ID:D000077289

释义来源　乔杰,马彩虹,刘嘉茵,等.辅助生殖促排卵药物治疗专家共识[J].生殖与避孕,2015,35(4):211-223.

尿促性素(Menotropins)

释义　尿促性素又名人类绝经期促性腺激素(human menopausal gonadotropin,HMG),是一种从含有高浓度垂体FSH和LH的更年期妇女尿中提取到的提取物。HMG含有等量的FSH和LH,有国产HMG和进口高纯度uHMG 2种,为白色或类白色冻干块状物或粉末注射剂,以生物学活性计,每支含FSH和LH各75U。国产HMG在我国已应用多年,可独立作为促排卵治疗用药。进口高纯度uHMG,纯度>95%,其LH活性为人绒毛膜促性腺激素(hCG)驱动,较非人绒毛膜促性腺激素(hCG)驱动的LH活性具有更长的半衰期和更高的生物活性。

是否是MeSH词汇　是,MeSH ID:D008596

释义来源　乔杰,马彩虹,刘嘉茵,等.辅助生殖促排卵药物治疗专家共识[J].生殖与避孕,2015,35(4):211-223.

尿源性人卵泡刺激素(Urofollitropin,uFSH)

释义　尿源性人卵泡刺激素为从含有高浓度垂体FSH和LH的更年期妇女尿中提取到的一种蛋白质提取物,其中LH被部分或完全去除,保留并纯化其中的FSH成分。uFSH可用于促进性腺功能障碍(卵巢功能衰竭除外)妇女卵巢卵泡的生长,并可用于

ART 促使多个卵泡发育,应用剂量根据每个人的反应进行调整。

是否是 MeSH 词汇 是,MeSH ID:D050477

释义来源 WELY M V,ANDERSEN C Y,BAYRAM N,et al. Urofollitropin and ovulation induction [J].Treat Endocrinol,2005,4 (3):155-165.

重组人卵泡刺激素(Recombine human follicle-stimulating hormones,rhFSH)

释义 重组人卵泡刺激素为运用基因工程技术将编码 FSH 的基因导入真核细胞,通过制备得到生化纯度超过 99% 的 FSH 制剂,平均活性可达到 13 000U/mg。目前,临床中广泛应用 rhFSH α 和 rhFSH β 2 种制剂,两者均为将编码 FSH 的基因导入中国仓鼠细胞产生,生物活性与临床疗效相似。rhFSH δ 是新近开始应用于临床的 rFSH 制剂,第一次将编码 FSH 的基因导入人体细胞,在个体化促排卵方面有优势,临床疗效及安全性与 rhFSH α 相似。rhFSH 可用于促进性腺功能障碍(卵巢功能衰竭除外)妇女卵巢卵泡的生长,并可用于 ART 促使多个卵泡发育。

是否是 MeSH 词汇 否

释义来源 李力,乔杰.实用生殖医学[M].北京:人民卫生出版社,2012.

重组人黄体生成素(Recombinant human luteinizing hormone,rhLH)

释义 重组人黄体生成素为运用基因工程技术将编码 LH 的基因导入到中国仓鼠细胞,通过制备得到的高纯度 LH 制剂,为白色冻干粉或无色澄清的注射用溶剂,每支含 LH 75U。主要药理作用为 rhLH 与卵泡膜细胞膜上 LH 或人绒毛膜促性腺激素(hCG)受体结合,刺激其分泌雄激素,为颗粒细胞合成雌激素提供底物,以支持 FSH 诱导的卵泡发育;LH 还有促进卵泡排出及诱导卵巢黄素化的作用。但 rhLH 制剂在 ART 中通常只用于促进 FSH 诱导下的多个发育卵泡最终成熟,因性价比低而不用于后两种用途。

是否是 MeSH 词汇 否

释义来源 乔杰,马彩虹,刘嘉茵,等.辅助生殖促排卵药物治疗专家共识[J].生殖与避孕,2015,35(4):211-223.

注射用绒促性素(Chorionic gonadotrophin for injection)

释义 注射用绒促性素为从孕妇尿中提取人绒毛膜促性腺激素(human chorionic gonadotropin,hCG)成分得到的制剂。人绒毛膜促性腺激素(hCG)为白色或类白色冻干块状物或粉末注射剂,有国产和进口制剂,剂型多样,国产以每支 2 000U 最为多见。多用于诱导卵泡成熟、排出和早期黄体生成。血药浓度达峰时间约为 12 小时,120 小时后降至稳定的低浓度,给药 32~36 小时内发生排卵。

是否是 MeSH 词汇 否

释义来源 乔杰,马彩虹,刘嘉茵,等.辅助生殖促排卵药物治疗专家共识[J].生殖与避孕,2015,35(4):211-223.

重组人绒促性素注射液(Recombinant human chorionic gonadotropin,rhCG)

释义 重组人绒促性素注射液为运用基因工程技术将编码人绒毛膜促性腺激素(hCG)的基因导入到中国仓鼠细胞,通过制备得到的高纯度人绒毛膜促性腺激素(hCG)制剂,为水针剂,每支为 250μg,注射 r 人绒毛膜促性腺激素(hCG)250μg 与注射人绒毛膜促性腺激素(hCG)5 000U 和 10 000U 对诱导卵泡成熟和早期黄体化具有等效作用。中国妇女单剂量皮下注射为 250μg。

是否是 MeSH 词汇 否

释义来源 乔杰,马彩虹,刘嘉茵,等. 辅助生殖促排卵药物治疗专家共识[J]. 生殖与避孕,2015,35(4):211-223.

枸橼酸他莫西芬 (Tamoxifen citrate)

释义 枸橼酸他莫西芬是一种非固醇类抗雌激素药物,其结构与雌激素相似,能够竞争性地抑制雌二醇与雌激素受体结合,并上调抑制肿瘤细胞生长的转化生长因子 B (TGF-b)的产生,下调刺激乳腺癌细胞生长的胰岛素样生长因子 1(IGF-1)的产生。此外,还能够以剂量依赖的方式下调蛋白激酶 C(PKC)的表达,抑制其信号转导,在恶性胶质瘤和其他过表达 PKC 的癌症中产生抗增殖作用。适用于治疗有复发转移的乳腺癌或用于乳腺癌术后的辅助治疗,预防复发。辅助生殖技术中应用的是它的抗雌激素作用,可负反馈引起促性腺激素分泌,从而用于促排卵。

是否是 MeSH 词汇 是,MeSH ID:D013629

释义来源 乔杰,马彩虹,刘嘉茵,等. 辅助生殖促排卵药物治疗专家共识[J]. 生殖与避孕,2015,35(4):211-223.

重组人生长激素 (Recombinant human growth hormone,rhGH)

释义 生长激素(GH)是由脑垂体前叶分泌的一种肽类激素,其主要生理功能是能促进骨骼、内脏和全身生长,促进蛋白质合成,在人体生长发育中起着关键性作用。重组人生长激素(rhGH)是经过基因工程制备的

GH 制剂,包括长效制剂和短效制剂。剂型上,长效制剂均为水剂(即聚乙二醇重组人生长激素注射液),短效制剂包括水剂和粉剂。生殖领域中,GH 可以直接刺激窦前卵泡发育到促性腺激素(gonadotropin,Gn)依赖期,并促进卵母细胞成熟。GH 还可刺激胰岛素样生长因子 -1(IGF-1)产生,IGF-1 刺激次级卵泡生长、颗粒细胞增殖和类固醇生成。故 rhGH 可能作为改善卵巢对 Gn 反应的辅助用药。

是否是 MeSH 词汇 是,MeSH ID:D019382

释义来源 乔杰,马彩虹,刘嘉茵,等. 辅助生殖促排卵药物治疗专家共识[J]. 生殖与避孕,2015,35(4):211-223.

促性腺激素释放激素激动剂 (Gonadotropin releasing hormone agonist,GnRH-a)

释义 促性腺激素释放激素激动剂是一种 GnRH 类似物。通过替代第 10 位甘氨酸可增强 GnRH 的生物效应;用 D- 氨基酸替代第 6 位甘氨酸可增强耐酶解能力,使促性腺激素释放激素激动剂(GnRH agonist,GnRH-a)具有更好的稳定性,且亲酯性增大,与血浆蛋白的结合力提高,可能减少肾脏对其的排泄,半衰期较 GnRH 更长。GnRH-a 与 GnRH 受体结合形成激素受体复合物,刺激垂体 Gn 急剧释放(flare up)。若 GnRH-a 持续使用,则垂体细胞表面可结合的 GnRH 受体减少,对进一步 GnRH 刺激不敏感,即所谓降调节作用(down regulation),使 FSH、LH 分泌处于低水平,卵泡发育停滞,性激素水平下降,用药 7~14 天达到药物性垂体 - 卵巢去势,由此作为临床应用的基础。停药后垂体功能会完全恢复,具有正常月经周期的妇女停药后恢复卵巢功能约需 6 周。GnRH-a 有短效制剂和长效制剂。在生殖领域中,长效制剂可应用

于 COH 周期的垂体降调节、子宫内膜异位症者新鲜或复苏周期前准备；短效制剂每日应用也可作为 COH 周期的垂体降调节。短效制剂在非降调周期可用于有 OHSS 风险者的诱导排卵，也可作为黄体支持的辅助用药。

是否是 MeSH 词汇　否

释义来源　乔杰，马彩虹，刘嘉茵，等．辅助生殖促排卵药物治疗专家共识［J］．生殖与避孕，2015，35（4）：211-223.

促性腺激素释放激素拮抗剂（Gonadotropin releasing hormone antagonist，GnRH-ant/GnRH-A）

释义　促性腺激素释放激素拮抗剂（GnRH-A）是 GnRH 受体的拮抗剂。它与垂体 GnRH 受体竞争性结合，抑制垂体促性腺激素（gonadotropin，Gn）的释放，起效快、作用时间短，停药后垂体功能即迅速恢复，抑制作用为剂量依赖性，发挥线性药代动力学。可应用于 COH 周期抑制 LH 峰从而抑制卵泡早排。

是否是 MeSH 词汇　否

释义来源　乔杰，马彩虹，刘嘉茵，等．辅助生殖促排卵药物治疗专家共识［J］．生殖与避孕，2015，35（4）：211-223.

口服避孕药（Oral contraceptive，OC）

释义　复方短效口服避孕药是由人工合成的雌激素和孕激素配制成的，发挥避孕的机制：抑制排卵；并改变子宫颈黏液，使精子不易穿透；改变子宫内膜形态，不利于着床。

口服避孕药主要利用雌、孕激素对内源性 FSH 及 LH 的负反馈抑制作用，改善卵泡发育的同步性，之后这一应用被更为有效的促性腺激素释放激素激动剂（GnRH agonist，GnRH-a）降调节作用所取代，但 OC 在促排卵过程中的其他益处仍被广泛利用。例如黄体期开始的长方案中，GnRH-a 给药初期的"flare-up"作用可能导致功能性卵巢囊肿，并对 IVF 的结局产生不利影响，提前给予 OC 抑制卵泡发育，可减少功能性卵巢囊肿的发生率，并可避免 GnRH-a 开始用药时的意外妊娠；利用 OC 调整月经周期的作用，选择促排卵开始的时间，便于合理安排取卵时间及平均分配工作量。

是否是 MeSH 词汇　是，MeSH ID：D003276

释义来源　乔杰，马彩虹，刘嘉茵，等．辅助生殖促排卵药物治疗专家共识［J］．生殖与避孕，2015，35（4）：211-223.

炔雌醇屈螺酮片（Drospirenone and ethinyl estradiol combination）

释义　炔雌醇屈螺酮为复方口服避孕药，根据雌激素含量分为两种，分别为炔雌醇屈螺酮片Ⅰ（屈螺酮 3mg 和炔雌醇 0.03mg）和炔雌醇屈螺酮片Ⅱ（屈螺酮 3mg 和炔雌醇 0.02mg）。屈螺酮可抑制 5α- 还原酶的活性，减少睾酮向双氢睾酮转化，从而阻断雄激素作用的下游启动，还可竞争性地与雄激素核受体结合，起到拮抗雄激素的作用。当用于多囊卵巢综合征（polycystic ovarian syndrome，PCOS）者助孕前降雄治疗时，在综合评估药物的有效性、代谢风险、副作用、价格及可获得性时，炔雌醇屈螺酮片具有最低有效剂量的雌激素，应当被优先考虑。

是否是 MeSH 词汇　是，MeSH ID：C534342

释义来源　复方口服避孕药临床应用中国专家共识专家组．复方口服避孕药临床应用中国专家共识［J］．中华妇产科杂志，2015，5（2）：81-91.

戊酸雌二醇 - 雌二醇环丙孕酮片（Estradiol valerate, cyproterone acetate drug combination）

释义　戊酸雌二醇 - 雌二醇环丙孕酮片为复方制剂，每盒 21 片，前 11 片为白色糖衣片，每片含戊酸雌二醇 2mg；后 10 片为浅橙红色糖衣片，每片含戊酸雌二醇 2mg 及醋酸环丙孕酮 1mg。完整一疗程为按顺序每日口服 1 片，连续 21 天。本药物用于 HRT 建立人工周期，不能用于避孕。

是否是 MeSH 词汇　是，MeSH ID：C103294

释义来源　中华医学会妇产科学分会绝经学组. 中国绝经管理与绝经激素治疗指南（2018）[J]. 协和医学杂志，2018，9（06）：38-51.

去氧孕烯炔雌醇片（Ethinyl estradiol and desogestrel）

释义　去氧孕烯炔雌醇片为复方制剂，每盒 21 片，每片含 150μg 去氧孕烯和 30μg 炔雌醇。完整一疗程为按顺序每日口服 1 片，连续 21 天。去氧孕烯与孕激素受体亲和力较高，能抑制促性腺激素的分泌，有可靠的抑制排卵的作用。临床上主要用于避孕、治疗异常子宫出血、调整月经周期等，还可用于控制性超促排卵（controlled ovarian hyperstimulation，COH）前降调节。

是否是 MeSH 词汇　是，MeSH ID：C442659

释义来源　乔杰，马彩虹，刘嘉茵，等. 辅助生殖促排卵药物治疗专家共识[J]. 生殖与避孕，2015，35（4）：211-223.

戊酸雌二醇（Estradiol valerate）

释义　戊酸雌二醇是人体天然雌激素 17β-雌二醇的前体，口服吸收迅速而且完全，在首次经过肝脏过程中分解为雌二醇（estradiol，

E_2）和戊酸。由于肝脏的首过效应，只有 3% 的 E_2 得到生物利用。戊酸雌二醇经阴道给药不能脱戊酸，吸收少，因此不推荐其经阴道给药。口服给药方便，吸收完全，持续给药血药浓度稳定，但因其生物利用度不高，主要经肝脏代谢，肝功能异常患者不建议使用。辅助生殖中，可作为冻融胚胎移植（frozen embryo transfer，FET）周期激素补充方案准备内膜的用药。

是否是 MeSH 词汇　是，MeSH ID：D004958

释义来源　中华医学会生殖医学分会，中华医学会围产医学分会，中华医学会计划生育学分会. 黄体支持与孕激素补充共识[J]. 生殖与避孕，2015，35（1）：1-8.

结合雌激素（Conjugated estrogens）

释义　结合雌激素是从孕马尿液中提取的天然雌激素混合物，主要含雌酮、马烯雌酮和 17α- 二氢马烯雌酮，还含有少量的 17α- 雌二醇、马萘雌酮和 17α- 二氢马萘雌酮，均为其硫酸酯的钠盐，故又名妊马雌酮。结合雌激素口服有效，不易被肝脏灭活，副作用较小。结合雌激素能促使血管周围酸性黏多糖增加，增强毛细血管和小血管壁，并使凝血酶原、凝血因子 V 等增加，有一定止血作用，可控制毛细血管出血及手术出血等。临床多用于异常子宫出血、老年性阴道炎、绝经期综合征、早发性卵巢功能不全激素替代等。

是否是 MeSH 词汇　是，MeSH ID：D004966

释义来源　中华医学会妇产科学分会绝经学组. 中国绝经管理与绝经激素治疗指南（2018）[J]. 协和医学杂志，2018，9（06）：38-51.

雌二醇凝胶（Estradiol gel）

释义　雌二醇凝胶是一种外用无色透明凝

胶,具有乙醇气味,主要成分为雌二醇,1剂量尺相当于2.5g凝胶,含雌二醇1.5mg。经皮肤吸收入血后约3~5天血中雌二醇水平逐渐增加并达到稳态,其具体特点如下:①有效成分为天然雌二醇,分子结构和卵巢分泌的雌激素相同,吸收入血后雌二醇和雌酮维持生理比例;②经皮应用避免了药物在肝脏的首过效应,药物吸收不受消化道内的pH、食物以及药物在肠道移动时间等复杂因素的影响。所吸收的药物直接到达全身的靶器官起作用,吸收好,生物利用度达10%,明显高于口服雌激素。

是否是 MeSH 词汇 否

释义来源 马颖,郁琦.雌二醇凝胶临床应用指导建议[J].中国实用妇科与产科杂志,2017,33(07):709-711.

炔雌醇(Ethinyl estradiol)

释义 炔雌醇即乙炔雌二醇(Estinyl),为口服强效、长效雌激素。其作用与己烯雌酚相同,但其雌激素活性为己烯雌酚的20倍、雌二醇的7~8倍。该药物吸收率有明显的个体差异,首过效应高达58%,经过肠肝循环后被再吸收。本品可经乳汁少量分泌。主要代谢物为硫酸盐。临床用于功能性子宫出血、绝经期综合征、子宫发育不全、闭经、月经过少及前列腺癌等。与孕激素合用,对抑制排卵有协同作用,可增强避孕效果,并可减少突破性出血等不良反应,可用做口服避孕药。

是否是 MeSH 词汇 是,MeSH ID:D004997

释义来源 任娟清.实用药物手册[M].4版.济南:山东科学技术出版社,2012.

普罗雌烯阴道软胶囊(Promestriene capsule)

释义 本品为化学合成的甾体类妇科用药,每粒含普罗雌烯10mg。普罗雌烯的主要药理特点是几乎不通过阴道吸收,仅在局部作用于阴道黏膜,使阴道黏膜增厚,改善阴道内环境,降低阴道的酸碱度,增强抵抗力,降低阴道感染的发生率,有效缓解外阴、阴道局部症状。因此,避免了长期阴道局部雌激素替代可能带来的全身性风险。适用于因雌激素不足引起的阴道萎缩,宫颈、阴道和外阴的黏膜部分因分娩、局部手术或物理疗法(如激光、冷冻或烧灼等)等损伤部位的迁延不愈,结痂延迟。

是否是 MeSH 词汇 否

释义来源 中华医学会妇产科学分会绝经学组.中国绝经管理与绝经激素治疗指南(2018)[J].协和医学杂志,2018,9(06):38-51.

氯喹那多普罗雌烯阴道片(Chlorquinaldol promestriene vaginal tablets)

释义 氯喹那多普罗雌烯阴道片含普罗雌烯10mg和氯喹那多200mg,其中普罗雌烯是局部作用于阴道黏膜的雌激素类药物,氯喹那多是一种广谱抗菌剂。该药用于治疗皮肤局部感染和各种感染性病因(如滴虫、细菌、真菌、衣原体和支原体,但淋病奈瑟球菌感染除外)所致的白带异常。

是否是 MeSH 词汇 否

释义来源 王丽,符梅,徐克惠.非口服途径绝经激素治疗[J].实用妇产科杂志,2015,31(05):330-332.

微粒化黄体酮(Micronized progesterone)

释义 微粒化黄体酮指的是将天然孕激素制备成微粒化形式以提高黄体酮的吸收效率。将黄体酮微粒化为直径约10mm的形式可增加药物的有效表面积,并增加其水溶速率促进肠道吸收。微粒化药物需装于胶囊,故常称为微粒化黄体酮胶囊。推荐剂量

200~300mg/d,分 1 次或 2 次服用,1 次口服剂量不得超过 200mg。由于其生物利用度低,需要较大剂量,副作用大,经肝脏代谢分解后产生的代谢产物多,其中 5α、5β 代谢产物可与神经递质 γ- 氨基丁酸(GABAa)受体作用,增强 GABAa 活性,产生明显的头晕、嗜睡等中枢神经系统症状,还会改变催乳素和促性腺激素释放激素(gonadotropin-releasing hormone,GnRH)的分泌,以及肝功能损害等不良反应。微粒化黄体酮经阴道给药可增加子宫局部黄体酮浓度,同时减少药物不良反应。

是否是 MeSH 词汇 否

释义来源 中华医学会生殖医学分会,中华医学会围产医学分会,中华医学会计划生育学分会. 黄体支持与孕激素补充共识[J]. 生殖与避孕,2015,35(1):1-8.

地屈孕酮片(Dydrogesterone)

释义 地屈孕酮是一种逆转黄体酮,地屈孕酮分子拥有弯曲的立体结构,称为"逆转"结构。该"逆转"结构使它对孕激素受体具有高度选择性,全部作用均由孕酮受体介导,与其他受体结合少,不良反应小,口服易吸收,口服后 0.5~2.5 小时达血药浓度峰值,服药 3 天后血药浓度达稳态,5~20mg/d 范围内药代动力学呈线性关系,平均生物利用度为 28%,高于微粒化黄体酮胶囊 10~20 倍,有效剂量 10~20mg/d,肝脏负荷小,主要代谢产物经尿排出。地屈孕酮半衰期为 5~7 小时。口服地屈孕酮后不改变原血清孕酮水平,与阴道黄体酮相比,更方便,耐受性更好;与口服微粒化黄体酮相比,具有低剂量生效、生物利用度高、代谢产物仍具孕激素活性、副作用小、患者依从性好等优点,但目前尚缺乏地屈孕酮在辅助生殖技术黄体支持中单独应用有效性的循证医学证据。

是否是 MeSH 词汇 是,MeSH ID:D004394

释义来源 中华医学会生殖医学分会,中华医学会围产医学分会,中华医学会计划生育学分会. 黄体支持与孕激素补充共识[J]. 生殖与避孕,2015,35(1):1-8.

黄体酮阴道缓释凝胶(Progesterone sustained-release vaginal gel)

释义 黄体酮阴道缓释凝胶中黄体酮成分占 8%,是目前唯一可替代肌内注射黄体酮的制剂。经阴道途径给予黄体酮后,阴道上皮细胞迅速吸收并扩散至宫颈、宫体,并完成从子宫内膜向肌层的扩散,即"子宫首过效应"。由于靶向作用于子宫,子宫局部孕酮浓度高,可减少全身的不良反应。经阴道途径给予黄体酮后 1 小时,子宫内膜和肌层开始出现黄体酮,4~5 小时后,黄体酮广泛分布于子宫内膜和肌层,并达到稳定浓度,2~6 小时血药浓度达峰值,血中孕酮浓度显著低于肌内注射黄体酮。推荐剂量:90mg/d,每日 1 次,与肌内注射黄体酮比较,疗效相同,使用更方便,不良反应更少。虽然较肌内注射黄体酮在黄体期阴道出血发生率高,但不影响体外受精(in vitro fertilization,IVF)的妊娠结局,在一些国家已成为辅助生殖技术黄体支持的首选治疗方式。

是否是 MeSH 词汇 是,MeSH ID:C400424

释义来源 中华医学会生殖医学分会,中华医学会围产医学分会,中华医学会计划生育学分会. 黄体支持与孕激素补充共识[J]. 生殖与避孕,2015,35(1):1-8.

醋酸甲羟孕酮(Medroxyprogesterone acetate,MPA)

释义 醋酸甲羟孕酮是一种合成黄体酮,由 17α- 羟孕酮衍生而来,常用剂型为口服片剂,也有肌内注射制剂。大剂量 MPA 可作为一种长效避孕药抑制排卵,用于异常子宫出血、子宫内膜增生、子宫内膜癌时可转化内膜,并对治疗乳腺癌有作用。MPA 有中至强的孕酮活性、弱雄激素活性、糖皮质激素活性,不干扰内源性孕酮的产生,生殖领域可用于控制性超促排卵(controlled ovarian hyperstimulation,COH)中预防黄体生成素(leutinizing hormone,LH)上升。需要注意的是,尽管孕期无意中接触 MPA 治疗剂量似乎不会存在导致胎儿结构缺陷的重大风险,但 MPA 在动物中存在与剂量有关的致畸性和毒性,故孕期禁用,不能用于黄体支持。

是否是 MeSH 词汇 是,MeSH ID:D017258

释义来源 王翔朴.卫生学大辞典[M].北京:华夏出版社,1999.

醋酸甲地孕酮(Megestrol acetate,MA)

释义 醋酸甲地孕酮是一种合成黄体酮,由 17α-羟孕酮衍生而来,为口服片剂。大剂量 MA 用于子宫内膜增生、子宫内膜癌时可转化内膜,并对治疗乳腺癌有作用。MA 有中等孕酮活性、抗雄激素活性、糖皮质激素活性。孕期禁用,不能用于黄体支持。

是否是 MeSH 词汇 是,MeSH ID:D019290

释义来源 DRUCKMANN RENÉ,CAMP-AGNOLI C,SCHWEPPE KW,et al. Reprint of classification and pharmacology of progestins[J].Maturitas,2008,61(1-2):171-180.

醋酸环丙孕酮(Cyproterone acetate)

释义 醋酸环丙孕酮是一种人工合成的孕激素。它主要表现出抗雄激素作用,此外还表现出孕激素和抗促性腺激素的作用。醋酸环丙孕酮可以抑制 5α-还原酶的活性,减少睾酮向双氢睾酮转化,从而阻断雄激素作用的

下游启动,还可竞争性地与雄激素核受体结合,起到拮抗雄激素的作用。该药与炔雌醇组成复方口服避孕药,其组分为 2mg 醋酸环丙孕酮和 0.035mg 炔雌醇,常用于多囊卵巢综合征(polycystic ovarian syndrome,PCOS)的降雄治疗。该药还可与戊酸雌二醇组成复合药物,用于建立人工周期。应注意高剂量环丙孕酮可能导致脑膜瘤。

是否是 MeSH 词汇 是,MeSH ID:D017373

释义来源 复方口服避孕药临床应用中国专家共识专家组.复方口服避孕药临床应用中国专家共识[J].中华妇产科杂志,2015,50(2):81-91.

炔诺酮(Norethindrone)

释义 炔诺酮是一种人工合成的孕激素,其孕激素作用较孕激素更强,此外还有弱雄激素和雌激素样作用。该药单独大剂量应用可作为探亲避孕药,亦可与炔雌醇合用组成短效口服避孕药。此外还可用于治疗子宫异常出血、痛经等。

是否是 MeSH 词汇 是,MeSH ID:D009640

释义来源 复方口服避孕药临床应用中国专家共识专家组.复方口服避孕药临床应用中国专家共识[J].中华妇产科杂志,2015,50(2):81-91.

左炔诺孕酮(Levonorgestrel)

释义 左炔诺孕酮是人工合成的高效孕激素,是炔诺孕酮的光学活性体,活性比炔诺孕酮强 1 倍,约为炔诺酮的 100 倍。左炔诺孕酮有明显的抗雌激素活性,比炔诺酮强 10 倍左右,几乎不具有雌激素活性。左炔诺孕酮与雌激素联合组成短效口服避孕药及探亲避孕药。

是否是 MeSH 词汇 是,MeSH ID:D016912

释义来源 复方口服避孕药临床应用中国专

家共识专家组.复方口服避孕药临床应用中国专家共识[J].中华妇产科杂志,2015,50(2):81-91.

左炔诺孕酮宫内缓释系统(Levonorgestrel releasing intrauterine system,LNG-IUS)

释义 左炔诺孕酮宫内缓释系统,即曼月乐,是一种宫腔内缓慢释放的高效孕激素避孕环,在宫腔内主要发挥局部孕激素作用。可用于避孕、治疗非器质性病变引起的异常子宫出血、抑制子宫内膜增生、治疗子宫腺肌病等。在子宫内膜的高左炔诺孕酮浓度下调了子宫内膜雌激素和孕激素受体,使子宫内膜对血液循环中的雌二醇失去敏感性,从而发挥强力的内膜增生拮抗作用。LNG-IUS 置入宫腔后有效期约为 5 年。

是否是 MeSH 词汇 否

释义来源 李莉,韩素萍.左炔诺孕酮宫内释放系统的治疗作用[J].中国计划生育学杂志,2010,2:126-128.

屈螺酮(Drospirenone)

释义 屈螺酮是一种人工合成的高效孕激素,有抗雄激素活性,可抑制 5α- 还原酶的活性,减少睾酮向双氢睾酮转化,从而阻断雄激素作用的下游启动;还可竞争性地与雄激素核受体结合,起到拮抗雄激素的作用。屈螺酮可与炔雌醇共同组成短效口服避孕药。当用于多囊卵巢综合征(polycystic ovarian syndrome,PCOS)助孕前降雄治疗时,最低有效剂量(含0.02~0.03mg 炔雌醇或等效制剂)及天然的雌激素制剂在综合评估药物的有效性、代谢风险、副作用、价格及可获得性时,应当被优先考虑。

是否是 MeSH 词汇 是,MeSH ID:C035144

释义来源 复方口服避孕药临床应用中国专家共识专家组.复方口服避孕药临床应用中

国专家共识[J].中华妇产科杂志,2015,50(2):81-91.

孕三烯酮(Gestrinone)

释义 孕三烯酮是一种人工合成的三烯 -19-去甲甾类化合物,有较强的抗孕激素和抗激素活性,亦有很弱的雌激素和雄激素作用。本品具有显著的抗着床、抗早孕作用,在月经周期早期服用可以抑制排卵。其抗着床、抗早孕作用与改变宫颈黏液稠度、干扰子宫内膜发育、影响卵子运行速度及拮抗内膜孕酮受体等有关;与前列腺素联合应用可提高引产成功率,还可用于治疗子宫内膜异位症。

是否是 MeSH 词汇 是,MeSH ID:D005867

释义来源 刘新民.中华医学百科大辞海:内科学(第二卷)[M].北京:军事医学科学出版社,2008.

丙酸睾酮(Testosterone propionate)

释义 丙酸睾酮是雄激素中作用迅速而效力较强者,能促进男性生殖器官及副性征的发育和成熟,并保持其成熟状态。丙酸睾酮 在体内先转化为 5α- 二氢睾酮(5α-dihyrotesterone,5α-DHT),再与细胞受体结合,进入细胞核,与染色质作用,激活 RNA多聚酶,促进蛋白质合成和细胞代谢。小剂量可促进腺垂体分泌促性腺激素,从而发挥正反馈作用;大剂量则相反,有对抗雌激素的作用,抑制子宫内膜生长及卵巢、垂体功能。该药口服无效,多制成油溶液肌内注射。临床用于睾丸发育不全的补充治疗,以及再生障碍性贫血、月经过多、功能性子宫出血、子宫内膜异位症、子宫肌瘤、更年期综合征、老年性骨质疏松症、晚期乳腺癌、卵巢癌等的治疗。

是否是 MeSH 词汇 是,MeSH ID:D043343

(2004)

释义来源　刘新民 . 中华医学百科大辞海：内科学（第二卷）[M]. 北京：军事医学科学出版社，2008.

十一酸睾酮（Testosterone undecanoate）

释义　十一酸睾酮是天然雄激素睾酮的十一酸酯。本品具有典型的雄激素作用，作用持续时间长，是一种长效睾丸素制剂，口服有效。该药用于原发性或继发性男性性功能减退、男孩体质性青春期延迟、乳腺癌转移女性患者的姑息性治疗、再生障碍性贫血的辅助治疗，中老年部分雄激素缺乏症、骨质疏松症。

是否是 MeSH 词汇　是，MeSH ID：C010792

释义来源　任娟清 . 实用药物手册[M]. 4 版 . 济南：山东科学技术出版社，2012.

替勃龙（Tibolone）

释义　替勃龙是一种新型甾体化合物，具有雌激素活性、孕激素活性和弱的雄激素活性，能够稳定妇女在更年期卵巢功能衰退后的下丘脑 - 垂体系统，用于自然绝经和手术绝经引起的各种症状，如萎缩性阴道炎、女阴干枯、更年期综合征以及防止和治疗骨质疏松等。

是否是 MeSH 词汇　是，MeSH ID：C027385

释义来源　刘新月，梅丹 . 雌激素和孕激素的构效关系和药物动力学 // 中华医学会第二次全国绝经相关问题高级学术研讨会论文集[C]. 中华医学会，2006：7.

达那唑（Danazol）

释义　达那唑是一种 17α- 乙炔睾丸酮的衍生物，是一种弱雄激素，可以加强促蛋白同化作用，增加体重，并可提高血小板量；具有对抗雌激素和孕激素的作用，使子宫内膜及异位内膜萎缩；另具有抑制下丘脑 - 垂体 - 卵巢轴系的作用，对性腺亦有直接抑制作用，使性器官及乳腺发生暂时性萎缩。适用于子宫内膜异位症、功能性子宫出血、术前抑制子宫内膜生长、良性乳腺增生或乳腺痛、男性乳腺增生及顽固性皮疹。

是否是 MeSH 词汇　是，MeSH ID：D003613

释义来源　刘新民 . 中华医学百科大辞海：内科学（第二卷）[M]. 北京：军事医学科学出版社，2008.

甲磺酸溴隐亭片（Bromocriptine mesilate）

释义　溴隐亭是治疗催乳素（prolactin，PRL）腺瘤的多巴胺受体激动剂的代表药物，是大多数 PRL 腺瘤的首选治疗药物，为多巴胺 -2 受体激动剂，兼有轻微拮抗多巴胺 -1 受体的作用。溴隐亭与下丘脑分泌的催乳素抑制因子相似，可直接作用于垂体的催乳素分泌细胞，抑制催乳素 PRL 的分泌，从而解除高 PRL 对促性腺激素释放激素（gonadotropin-releasing hormone，GnRH）脉冲式分泌的抑制，恢复排卵。有资料认为溴隐亭在妊娠期的使用未见有致畸作用，但一般建议一旦妊娠确立后，应停止使用，对妊娠妇女在撤药期应严密监测。

是否是 MeSH 词汇　是，MeSH ID：D001971

释义来源　乔杰，马彩虹，刘嘉茵，等 . 辅助生殖促排卵药物治疗专家共识[J]. 生殖与避孕，2015，35（4）：211-223.

苯海拉明（Diphenhydramine）

释义　苯海拉明为抗组胺药，具有抗组胺 H1 受体的作用，药理作用：①组胺作用——可与组织中释放出来的组胺竞争效应细胞上的 H_1 受体，从而制止过敏发作；②镇静催眠作用——抑制中枢神经活动的机制尚不明确；③镇咳作用——可直接作用于延髓的咳嗽中枢，抑制咳嗽反射。临床适应证：①皮肤黏膜的过敏，如荨麻疹、血管神经性水肿、过敏性鼻炎，其他的皮肤瘙痒症、肛门瘙痒症、外阴瘙痒症、药疹或黄疸时的瘙痒，对虫咬症和接触性皮炎也有效；②急性过敏反应，可减轻输血或血浆所致的过敏反应；③晕车、晕船的防治，有较强的镇吐作用；④用于帕金森病和锥体外系症状；⑤镇静，用于催眠和术前给药；⑥牙科局部麻醉；⑦镇咳。

是否是 MeSH 词汇 是，MESH ID：D004155

释义来源 杨宝峰．药理学［M］．9 版．北京：人民卫生出版社，2018.

纳洛酮（Naloxone）

释义 纳洛酮结构类似吗啡，为一特异性类阿片拮抗剂。纳洛酮是一种有效的类阿片拮抗剂，通过竞争阿片受体（依次为 μ、κ、δ）而起作用；同时伴有激动作用，即激动-拮抗的结合作用。能解除类阿片药物过量中毒和术后持续的呼吸抑制，还可对吸毒者进行鉴别诊断。纳洛酮的药代动力学特点是口服吸收差，肝的首过效应明显，口服吸收后会很快在肝中与葡糖醛酸结合代谢而失效，非注射给药的生物利用度很低，因此，在临床使用中盐酸纳洛酮大多制备成注射剂。适应证：①治疗阿片类药物及其他麻醉性镇痛药（如哌替啶、阿法罗定、美沙酮、芬太尼、二氢埃托啡、依托尼秦等）中毒；②治疗镇静催眠药与急性酒精中毒；③阿片类及其他麻醉性镇痛药依赖性的诊断。纳洛酮具有较好的抗休克作用，其机制主要是纳洛酮通过拮抗内源性阿片肽对心血管系统的抑制效应，使儿茶酚胺释放增加等。

是否是 MeSH 词汇 是，MESH ID：D009270

释义来源 任成山、郭中杰、王文聪，等．阿片受体拮抗剂纳洛酮抗休克作用机制的研究［J］．中国急救医学，1994，06：4-6.

粒细胞集落刺激因子（Granulocyte colony-stimulating factor，G-CSF）

释义 G-CSF 是一种由 174 个氨基酸残基组成的糖蛋白，主要由内毒素、肿瘤坏死因子 α（tumor necrosis factor-α，TNF-α）和干扰素-γ（interferon γ），IFN-γ 可活化单核细胞和巨噬细胞产生。重组人粒细胞集落刺激因子（recombinant human G-CSF，rhG-CSF）作用于造血祖细胞，加速其增殖和分化，刺激粒、单核巨噬细胞成熟，促进成熟细胞向外周血释放，并能促进巨噬细胞及嗜酸性细胞的多种功能。

是否是 MeSH 词汇 是，MeSH ID：D016179

释义来源 杨宝峰．药理学［M］．9 版．北京：人民卫生出版社，2018.

低分子量肝素（Low molecular weight heparin，LMWH）

释义 LMWH 是普通肝素（unfractionated heparin，UFH）通过酶或化学方法解聚而产生的由 12~18 个糖单位组成的葡糖胺聚糖，相对分子质量 <8 000，平均相对分子质量为 4 000~5 000。LMWH 的药理学作用是通过与抗凝血酶 III（AT-III）结合，抑制凝血因子 Xa 活性，从而快速抑制血栓形成，但不影响血小板聚集和纤维蛋白原与血小板的结合。LMWH 与 UFH 的作用机制相似，但由于相对分子质量不同，LMWH 比 UFH 具有更多的优点：①UFH 的抗凝血因子 Xa/抗 IIa 比值为 1:1，LMWH 的抗凝血因子 Xa/抗 IIa 比值为（2~4）:1，LMWH 减少了对凝血因子 IIa 的抑制作用，在有效抗凝的同时降低了出血风险；②LMWH 较少与血小板

及血小板因子-4结合,不易引起肝素诱导的血小板减少症;③LMWH不与血浆非特异性蛋白结合,具有更稳定的量效关系,生物利用度达90%以上。LMWH在体内主要通过肾脏代谢,也可通过单核巨噬细胞系统清除,降低对肾脏的负担。皮下注射LMWH后,峰值浓度时间为3~5小时,半衰期为3~7小时;LMWH不通过胎盘,亦不分泌于乳汁中。美国食品和药品监督管理局(Food and Drug Administration,FDA)将其定为妊娠期B类。常用的LMWH有那屈肝素钙、达肝素钠和依诺肝素钠等。目前LMWH被公认为是治疗由抗磷脂综合征、血栓形成后综合征、自身免疫病等引起复发性流产的有效药物。

是否是MeSH词汇　是,MeSH ID:D006495
释义来源　低分子肝素防治自然流产中国专家共识编写组.低分子肝素防治自然流产中国专家共识[J].中华生殖与避孕杂志,2018,38(9):701-708.

阿司匹林(Aspirin)

释义　阿司匹林,又称乙酰水杨酸,为环加氧酶(cyclo-oxygenase enzyme,COX)抑制剂,是具有解热、镇痛、抗炎、抗风湿、抑制血小板聚集作用的非甾体抗炎药。细胞中的花生四烯酸(arachidonic acid,AA)以磷脂的形式存在于细胞膜中。多种刺激因素可激活磷脂酶A,使AA从膜磷脂中释放出来。游离AA在COX作用下转变成前列腺素G2(prostaglandin G2,PGG2)和前列腺素H2(prostaglandin H2,PGH2)。一方面,血小板内有血栓素A2(thromboxane A2,TXA2)合成酶,可将COX的代谢产物PGH2转变为TXA2,有强烈的促血小板聚集作用。另一方面,血管内皮细胞含有前列环素(prostacyclin I2,PGI2)合成酶,能将COX的代谢产物

PGH2转变为PGI2,它是至今发现的活性最强的内源性血小板抑制剂。血小板产生的TXA2与内皮细胞产生的PGI2之间的动态平衡是机体调控血栓形成的重要机制。低剂量的阿司匹林发挥的是抗栓作用。妊娠期每日使用低剂量阿司匹林(81mg/d)比较安全,母儿并发症低。低剂量阿司匹林可预防或推迟子痫前期,联合应用肝素(普通肝素或低分子量肝素)可降低抗磷脂综合征患者早期流产的风险。

是否是MeSH词汇　是,MeSH ID:D001241
释义来源　杨宝峰.药理学[M].9版.北京:人民卫生出版社,2018.

肝素(Heparin)

释义　肝素是从猪肠黏膜或牛肺中提取精制的一种硫酸氨基葡聚糖。普通肝素是一种混合物,分子量范围为3 000~30 000kD,平均分子量约为15 000kD。作用机制:①与抗凝血酶Ⅲ结合后,可增加抗凝血酶Ⅲ与凝血因子Ⅹa的亲和力,发挥抗凝血因子Ⅹa作用;②凝血因子Ⅱa同时结合,发挥抗凝血因子Ⅱa作用;③促进血管内皮细胞释放组织型纤溶酶原激活剂,降低纤维蛋白。目前肝素可以用于治疗由抗磷脂综合征、血栓形成后综合征、自身免疫病等引起的复发性流产。相较于低分子量肝素及磺达肝素,出血风险较高,使用时应监测活化部分凝血活酶时间(activated partial thromboplastin time,APTT)。

是否是MeSH词汇　是,MeSH ID:D006493
释义来源　国家药典委员会.中华人民共和国药典(2020年版二部)[M].北京:中国医药科技出版社,2020.

磺达肝癸钠(Fondaparinux sodium)

释义　磺达肝癸钠是戊聚糖钠最小重复片段

的五糖物质,它是一种活化凝血因子Ⅹa的特异性抑制剂,主要用于血栓栓塞疾病防治。该药出血风险较小。手术前24小时需停用。

是否是 MeSH 词汇 是,MeSH ID:D000077425

释义来源 VIOLETTE PD,LAVALLÉE LT,KASSOUF W,et al. Canadian Urological Association guideline:perioperative thromboprophylaxis and management of anticoagulation [J].Can Urol Assoc J,2019,13(4):105-114.

利伐沙班(Rivaroxaban)

释义 利伐沙班是一种新型抗凝药,主要通过抑制凝血因子Ⅹa的活性,减少凝血酶(凝血因子Ⅹa)生成进而发挥抗凝作用,但不影响已生成的凝血酶活性,因此对生理性止血功能的影响小。主要用于髋关节或膝关节置换手术成年患者,以预防静脉血栓形成,以及治疗成人深静脉血栓形成(deep vein thrombosis,DVT),降低急性 DVT 后 DVT 复发和肺栓塞的风险。

是否是 MeSH 词汇 是,MeSH ID:D000069552

释义来源 FAYYAZ M,ABBAS F,KASHIT T. The role of warfarin and rivaroxaban in the treatment of cerebral venous thrombosis [J]. Blood Adv,2019,13 ;3(15):2381-2387.

阿托西班(Atosiban)

释义 阿托西班是一种缩宫素受体拮抗剂,与缩宫素受体结合,可以抑制由缩宫素引起的子宫收缩,减少前列腺素的合成,降低子宫的收缩性,另外还可以对缩宫素受体起降调作用,阻止钙离子的移动及第二信使合成,减少肌细胞中钙离子浓度,抑制宫缩。目前临床上主要用于治疗早产,生殖领域尝试用于治疗反复种植失败,但尚需更多数据支持阿托西班的有效性。

是否是 MeSH 词汇 是,MeSH ID:C047046

释义来源 伍绍文,丁新.宫缩抑制剂的应用进展[J].医学综述,2018,24(02):357-361.

硫酸镁(Magnesium sulfate)

释义 硫酸镁是一种钙离子拮抗剂,它的作用机制为抑制神经肌肉冲动,松弛平滑肌。常用于治疗惊厥、子痫、尿毒症、破伤风及高血压脑病等。产科常用此药抑制宫缩,因其治疗浓度和中毒浓度相近,应检测患者呼吸、尿量、膝反射等。

是否是 MeSH 词汇 是,MeSH ID:D008278

释义来源 冉静,黄辉萍,陈达红,等.盐酸利托君与硫酸镁治疗先兆早产的 Meta 分析[J].实用妇产科杂志,2014,30(01):65-68.

盐酸二甲双胍片(Metformin hydrochloride)

释义 二甲双胍是一种双胍类胰岛素增敏剂,能抑制肠道葡萄糖的吸收、肝糖原异生和输出,增加组织对葡萄糖的摄取利用,提高胰岛素敏感性,有降低高血糖的作用,但不降低正常血糖;同时可通过抑制体内17-羟化酶的活性而降低体内雄激素水平。二甲双胍是研究最为广泛和深入的胰岛素增敏剂,其安全性相对较高。生殖领域可与枸橼酸氯米芬(clomiphene citrate,CC)联用改善 CC 抵抗增加排卵率、改善多囊卵巢综合征(polycystic ovarian syndrome,PCOS)者胰岛素抵抗状态,还可能提高 PCOS 患者临床妊娠率并降低卵巢过度刺激综合征(ovarian hyperstimulation syndrome,OHSS)风险,常见用法为 500mg,3 次 /d,餐时或餐后服用。

是否是 MeSH 词汇 是,MeSH ID:D008687

释义来源 乔杰,马彩虹,刘嘉茵,等.辅助生殖促排卵药物治疗专家共识 [J]. 生殖与避孕,2015,35(4):211-223.

罗格列酮 (Rosiglitazone)

释义　罗格列酮是一种噻唑烷二酮类药物,属于胰岛素增敏剂。它的作用机制为通过增加肝脏、骨骼和脂肪组织对胰岛素的敏感性,提高细胞对葡萄糖的利用,明显降低空腹血糖、胰岛素和 C 肽水平,对餐后血糖和胰岛素亦有降低作用。副作用为有增加慢性心力衰竭的风险。由于缺乏妊娠妇女用药资料,因此,除非所获利益大于对胎儿的潜在危险,否则妊娠妇女不应服用本品。

是否是 MeSH 词汇　是,MeSH ID:D000077154

释义来源　ADA. Pharmacologic approaches to glycemic treatment:standards of medical care in diabetes—2018.Diabetes Care,2018,41(Supplement 1):S73-85.

左旋甲状腺素钠 (Levothyroxine sodium, L-T4)

释义　左旋甲状腺素钠为甲状腺素制剂,是治疗甲状腺功能减退的主要替代药物,也是妊娠期甲减的首选药物,具有疗效可靠、孕期不良反应小、依从性好、肠道吸收好、血清半衰期长、治疗成本低等优点。尽管 4- 碘甲状腺氨酸 (thyroxin 4,T_4) 是甲状腺分泌的主要激素,甲状腺激素主要通过 3- 碘甲状腺原氨酸 (thyroxin 3,T_3) 与其核受体结合作用于外周组织。L-T_4 治疗甲状腺功能减退症的基本原理是利用外源的 T_4 在外周组织转换为活性代谢产物 T_3。L-T_4 片剂半衰期约 7 天,每日 1 次给药,便可以获得稳定的血清 T_4 和 T_3 水平。L-T_4 的治疗剂量取决于患者的病情、年龄、体重,需个体化治疗。成年甲减患者的 L-T_4 替代剂量为每日 50~200μg,平均每日 125μg,治疗初期,每间隔 4~6 周测定血清促甲状腺激素 (thyroid-stimulating hormone,TSH) 及游离甲状腺素 4 (free thyroxin 4,FT_4),根据 TSH 及 FT_4 水平调整 L-T_4 剂量,直至达到治疗目标。妊娠期未治疗的临床甲减和亚临床甲减可对母儿造成不良影响,故临床甲减者计划妊娠前和亚临床甲减者体外受精 / 卵质内单精子注射 (in vitro fertilization/intracytoplastic sperm injection,IVF/ICSI) 前推荐 L-T_4 治疗。L-T_4 的服药方法首选早饭前 1 小时,与其他药物和某些食物的服用间隔应当在 4 小时以上。

是否是 MeSH 词汇　是,MeSH ID:D013974

释义来源　中华医学会生殖医学分会 . 不孕女性亚临床甲状腺功能减退诊治的中国专家共识 [J]. 中华生殖与避孕杂志,2019,39(8):609-621.

辅酶 Q10 (Coenzyme Q10,CoQ10)

释义　辅酶 Q10 (CoQ10),又名泛醌 Q10 (ubiquinone Q10),是线粒体内膜中一种脂溶性抗氧化剂,在氧化磷酸化中起着电子载体的作用。CoQ10 是细胞 ATP 生成中的关键因子,可维持适当的氧化还原平衡,可能与卵母细胞老化有关。生殖领域中,有补充 CoQ10 来改善卵巢对促性腺激素 (gonadotropin,Gn) 反应性的用法,但尚无证据等级高的研究来证实此用法的有效性。

是否是 MeSH 词汇　是,MeSH ID:C024989

释义来源　JEROME S. Yen & Jaffe's reproductive endocrinologyy:physiology,pathophysiology,and clinical management [M]. 8th edition. Philadelphia,PA:Elsevier,2018.

维生素 C (Vitamin C/ascorbic acid)

释义　维生素 C 是一种水溶性维生素,是多羟基化合物的一种,其分子中第 2 及第 3 位上两个相邻的烯醇式羟基极易解离而释出 H^+，故具有酸的性质，又称抗坏血酸。维生素 C 是一种很强的还原剂，故具有抗氧化的作用。它很容易被氧化成脱氢维生素 C，但其反应是可逆的。维生素 C 常用于防治坏血病，也可用于各种急慢性传染性疾病及紫癜等辅助治疗。克山病患者发生心源性休克时，可用大剂量本品治疗。

是否是 MeSH 词汇 是，MeSH ID：D001205
释义来源 中国就业培训技术指导中心组织编写. 公共营养师（基础知识）[M]. 2版. 北京：中国劳动社会保障出版社，2012.

叶酸（Folic acid）

释义 叶酸是一种水溶性维生素，其母体化合物是由蝶啶、对氨基苯甲酸和谷氨酸 3 种成分结合而成。人体吸收后的叶酸在 NADPH 参与下被叶酸还原酶还原成具有生理活性的四氢叶酸（THFA 或 FH_4），在同型半胱氨酸代谢、DNA 合成、甲基化等方面发挥重要的作用，与正常发育、健康维持以及多种疾病的风险有关，是细胞增殖、组织生长与机体发育不可缺少的微量营养素。多数国家建议于孕前 3 个月开始每天补充叶酸 0.4mg，预防神经管畸形的发生。

是否是 MeSH 词汇 是，MeSH ID：D005492
释义来源 围受孕期增补叶酸预防神经管缺陷指南工作组. 围受孕期增补叶酸预防神经管缺陷指南（2017）[J]. 中国生育健康杂志，2017，28（05）：401-410.

维生素 B_6（Vitamin B_6）

释义 维生素 B_6 是一种水溶性维生素，又称吡哆素，包括吡哆醇、吡哆醛及吡哆胺三种形式，在体内以磷酸酯的形式存在。维生素 B_6 是人体内部分辅酶的重要组成成分，它参与体内多种生化过程，尤其是氨基酸代谢。临

床上常用维生素 B_6 制剂治疗呕吐、脂溢性皮炎和唇干裂。在妇产科方面，维生素 B_6 可用于防治妊娠呕吐，还可用于回乳。

是否是 MeSH 词汇 是，MeSH ID：D025101
释义来源 中国就业培训技术指导中心组织编写. 公共营养师（基础知识）[M]. 2版. 北京：中国劳动社会保障出版社，2012.

维生素 B_{12}（Vitamin B_{12}）

释义 维生素 B_{12} 是一种含有 3 价钴的多环系化合物，它是一种水溶性维生素，由自然界的微生物合成，人体吸收时需要内源因子的帮助。维生素 B_{12} 是几种变位酶的辅酶，如催化谷氨酸（glutamate，Glu）转变为甲基天冬氨酸（aspartate，Asp）的甲基天冬氨酸变位酶。维生素 B_{12} 辅酶也参与甲基及其他一碳单位的转移反应。维生素 B_{12} 辅助叶酸在细胞内储存和转移，其缺乏可能造成恶性贫血。

是否是 MeSH 词汇 是，MeSH ID：D014805
释义来源 刘志皋. 食品营养学[M]. 2版. 北京：中国轻工业出版社，2004.

甲钴胺（Mecobalamin）

释义 甲钴胺是内源性的维生素 B_{12}。其可通过甲基转换反应促进核酸 - 蛋白 - 脂肪代谢，其作为甲硫氨酸合成酶的辅酶，可使高半胱氨酸转化为甲硫氨酸，参与脱氧核苷合成胸腺嘧啶过程，促进核酸、蛋白合成，促进轴索内输送和轴索再生及髓鞘的形成，防止轴突变性，修复被损害的神经组织。常用于巨幼细胞性贫血和周围神经病的治疗。

是否是 MeSH 词汇 是，MeSH ID：C019476
释义来源 李竞，张琳，赵湜. α- 硫辛酸联合甲钴胺治疗糖尿病周围神经病变的 Meta 分

析 [J]. 中国医药导报, 2013, 10(03): 88-90.

骨化三醇 (Calcitriol)

释义　骨化三醇是维生素 D_3 活性最强的 1,25- 二羟代谢物。维生素 D_3 经肝脏和肾脏羟化酶代谢生成骨化三醇。它的作用为促进钙的吸收,刺激原有的成骨细胞活性或加速形成新的成骨细胞,促进肾脏近曲小管对钙和磷的吸收,升高血钙、血磷浓度。该药常用于佝偻病,如维生素 D 依赖性佝偻病、低血磷性维生素 D 抵抗型佝偻病等。还可用于治疗骨质疏松症。

是否是 MeSH 词汇　是, MeSH ID: D002117

释义来源　GLOWKA E, STASIAK J, LULEK J. Drug delivery systems for vitamin d supplementation and therapy [J]. Pharmaceutics, 2019, 18 ; 11(7): 347.

维生素 D_3 (Vitamin D_3)

释义　维生素 D_3 又称为胆钙化醇(cholecalciferol),是一种重要的维生素 D。体内的胆固醇脱氢后生成的 7- 脱氢胆固醇经紫外线照射即可形成胆钙化醇。作用机制主要包括: 提高机体对钙、磷的吸收,使血浆钙和血浆磷的水平达到饱和程度;促进生长和骨骼钙化,促进牙齿健全;通过肠壁增加磷的吸收,并通过肾小管增加磷的再吸收。

是否是 MeSH 词汇　是, MeSH ID: D002762

释义来源　GLOWKA E, STASIAK J, LULEK J. Drug delivery systems for vitamin d supplementation and therapy [J]. Pharmaceutics, 2019, 18 ; 11(7): 347.

维生素 E (Vitamin E)

释义　维生素 E 是一种脂溶性维生素,其水解产物为生育酚,是最主要的抗氧化剂之一。生育酚能促进性激素分泌,提高精子活力和数量,治疗男性不育症;增加雌激素,提高生育能力,预防流产。还可用于防治烧伤、冻伤、毛细血管出血、更年期综合征、美容等。

是否是 MeSH 词汇　是, MeSH ID: D014810

释义来源　葛颖华, 钟晓明. 维生素 C 和维生素 E 抗氧化机制及其应用的研究进展 [J]. 吉林医学, 2007, 28(5): 707-708.

枸橼酸西地那非 (Sidenafil citrate)

释义　枸橼酸西地那非片是全球第一个口服的 5 型磷酸二酯酶(phosphodiesterasetype 5, PDE5)抑制剂,常用于治疗阴茎勃起功能障碍的阳痿患者。其作用机制为通过抑制阴茎海绵体内的 5 型磷酸二酯酶,在性刺激时使局部的一氧化氮(NO)释放增加,从而增加环磷鸟苷(cGMP)在海绵体内的水平,使海绵体内的平滑肌松弛,血供增加,使阴茎持续勃起的时间延长,坚挺度增加。成人每次口服 50mg,每日最多服 1 次,于性交前约 1 小时按需使用,每次最大剂量 100mg。本品的主要不良反应有头痛、面部潮红、消化不良、鼻塞、尿路感染、视觉异常、腹泻、眩晕、皮疹等,偶有勃起时间延长和异常勃起。

是否是 MeSH 词汇　否

释义来源　王翔朴. 卫生学大辞典 [M]. 北京: 华夏出版社, 1999.

硫酸脱氢表雄酮 (Dehydroepiandrosterone sulfate, DHEAs)

释义　硫酸脱氢表雄酮是在肾上腺或腺外组织由脱氢表雄酮(DHEA)经磺酸化合成的甾醇类物质,人体血液循环中的 DHEAs 本身不具备雄性的生物学活性,但是运送到靶组织后经脱硫酸化生成 DHEA,进而转变为不同的激素化合物,发挥生物学功能。临床常通过测定血清中 DHEAs 水平鉴别诊断单纯性多毛症与男性化、疑为肾上腺皮质肿瘤(特别是肾上腺皮质腺瘤)、先天性肾上腺增生症等。女性肾上腺多毛症、伴 21- 羟化酶缺乏和伴 11β- 羟化酶缺乏的先天性肾上腺增生症、肾上腺肿瘤等疾病时,血浆 DHEA 和 DHEAs 水平升高。DHEAs 半衰期长达 7~9 小时,几乎不显示昼夜节律波动,在人血清中的含量比 DHEA 高 250~500 倍。由于 DHEA 和 DHEAs 处于相互平衡稳定状态,因此临床一般仅需检测 DHEAs。

是否是 MeSH 词汇 是,MeSH ID:D019314

释义来源 尚红,王兰兰.实验诊断学[M].3 版.北京:人民卫生出版社,2015.

抑制素 B(Inhibin B,INHB)

释义 抑制素是由两个亚基组成的异二聚体糖蛋白,由 α 和 β 亚基构成。根据其不同的 β 亚基分为抑制素 A 和抑制素 B。抑制素 B 在女性体内由窦前卵泡及窦卵泡分泌,在正常月经周期中,血清抑制素 B 于卵泡早期和中期达到高峰,在卵泡晚期和排卵前开始下降,黄体中期降至最低。血清抑制素 B 的分泌与 FSH 相关,可以直接反映颗粒细胞的功能。体内 FSH 因为脉冲式分泌,在分泌峰谷和峰顶时检测值有误差,抑制素 B 可以避免这样的误差,对于诊断卵巢功能早衰、PCOS、子宫内膜异位症、辅助生殖技术、生殖系统肿瘤有很重要的意义。

男性中抑制素 B 是抑制素主要的生理活性形式,主要由睾丸 Sertoli 细胞直接分泌,是比 FSH 更有价值的反映睾丸生精功能的指标。

是否是 MeSH 词汇 是 MeSH ID:C422364

释义来源 杨琪,夏天,李爽,等.血清抑制素 B 对女性生殖功能的临床诊断价值[J].中国妇产科临床杂志,2016,17(02):187-189.

D- 二聚体(D-dimer,D-D)

释义 D-D 是交联纤维蛋白在纤溶酶降解下产生的 FDP 片段,是诊断弥散性血管内凝血(DIC)的一个特异性较强的指标。D-D 在继发性纤溶症表现为阳性或增高,而在原发性纤溶症的早期表现为阴性或不升高。此外,D-D 对排除深静脉血栓和肺栓塞的诊断有重要价值,也是溶栓治疗的检测指标之一,目前也应用于妊娠期期高血压疾病、子痫前期、恶性肿瘤、白血病、肝脏疾病及急性心脑血管疾病的监测。

是否是 MeSH 词汇 是,MeSH ID:C036309

释义来源 尚红,王兰兰.实验诊断学[M].3 版.北京:人民卫生出版社,2015.

胰岛素释放试验(Insulin releasing test)

释义 胰岛素释放试验是让患者空腹时定量口服葡萄糖,使血糖升高刺激胰岛 β 细胞释放胰岛素,通过测定空腹及服糖后 0.5 小时、1 小时、2 小时、3 小时的血浆胰岛素水平,来了解胰岛 β 细胞的储备功能,也有助于糖尿病的分型及指导治疗。

是否是 MeSH 词汇 否

释义来源 李素彦.不同高血糖水平对 C 肽、胰岛素释放试验的影响[J].检验医学与临床,2019,16(01):87-90.

癌胚抗原 125(Carcinoembryonic antigen 125,CA125)

释义 癌胚抗原 125 是从上皮性卵巢癌抗原检测出可被单克隆抗体 OC125 结合的一种糖蛋白,来源于胚胎发育期体腔上皮,最常见于上皮性卵巢肿瘤(浆液性肿瘤)患者的血清中,其诊断卵巢癌的敏感性较高,但特异性较差。黏液性卵巢肿瘤患者血清 CA125 正常。

80% 的卵巢上皮性肿瘤患者血清 CA125 升高,但在很多早期病例中并不升高,故不单独用于卵巢上皮性癌的早期诊断。90% 患者血清 CA125 与病程进展有关,故多用于病情检测和疗效评估。另外 CA125 也可见于结核性腹膜炎患者的血清检查中,且 CA125 水平呈数十倍地升高,在卵巢癌术前应明确排除结核性腹膜炎、盆腔炎可能。

是否是 MeSH 词汇　否

释义来源　王锋,廖予妹,王武亮,等.血清人附睾分泌蛋白 4、癌胚抗原 125 联合检测诊断卵巢上皮性癌的价值 [J].中华实用诊断与治疗杂志,2010,24(4):383-384.

癌胚抗原 199(Carcinoembryonic antigen 199,CA199)

释义　癌胚抗原 199 是糖抗原的一种,增高多提示有胰腺炎、肝硬化、糖尿病、消化道肿瘤的可能,是胰腺癌和结、直肠癌的标志物。

是否是 MeSH 词汇　否

释义来源　李晓岚,白莲莲.癌胚抗原 CA199 联合检测在胃癌患者中的临床意义 [J].实用医技杂志,2011,18(8):840-841.

癌胚抗原(Carcinoembryonic antigen,CEA)

释义　癌胚抗原是从结肠癌和胚胎组织中提取的一种肿瘤相关抗原,是一种具有人类胚胎抗原特性的酸性糖蛋白,存在于内胚层细胞分化而来的癌症细胞表面。CEA 通常在细胞质中形成,通过细胞膜分泌到细胞外,然后进入周围体液。因此,可从血清、脑脊液、乳汁、胃液、胸腹水、尿液、粪便等多种体液和排泄物中检出。以往把 CEA 作为早期诊断结肠癌和直肠癌的特异性标志物,经大量的临床实践,发现不仅胃肠道的恶性肿瘤 CEA 值可以升高,在乳腺癌、肺癌及其他恶性肿瘤

的血清中也有升高。因此,癌胚抗原是一种广谱肿瘤标志物,虽然不能作为诊断某种恶性肿瘤的特异性指标,但在恶性肿瘤的鉴别诊断、病情监测、疗效评价等方面,仍有重要临床价值。

是否是 MeSH 词汇　是,MeSH ID:D002272

释义来源　刘银.腺苷脱氨酶与癌胚抗原在恶性胸腔积液的诊断价值 [J].实用肿瘤杂志,1996,11(1):22-24.

C 反应蛋白(C-reactive protein,CRP)

释义　C 反应蛋白是指在机体受到感染或组织损伤时血浆中急剧上升的蛋白质(急性蛋白)。CRP 可以激活补体和加强吞噬细胞的吞噬作用,从而清除入侵机体的病原微生物和损伤、坏死、凋亡的组织细胞,在机体的天然免疫过程中发挥重要的保护作用。

是否是 MeSH 词汇　是,MeSH ID:D002097

释义来源　龚放华,谢家兴.实用专科护士丛书:康复科分册 [M].长沙:湖南科学技术出版社,2015.

脐血穿刺(Cord blood puncture)

释义　脐血穿刺是产前诊断的一种有效检查方法,通过在超声引导下对胎儿脐部血管进行穿刺,获取胎儿血样标本进行相应的检测,对于确诊腹中胎儿的发育及健康状况具有不可替代的作用。穿刺多数选择脐静脉,通常根据胎盘的位置决定穿刺的部位,可以穿刺游离在羊水中的脐带部分,也可穿刺脐带在胎儿侧的根部或在胎盘侧的根部。穿刺难度较大,因此手术一般要求有经验和产前诊断资格的医师进行。

是否是 MeSH 词汇　否

释义来源　刘晓玲,王琨,申彩霞.脐血管穿刺术的医源性并发症研究 [J].中国妇幼保

健,2017,20(4):4917-4920.

宫颈黏液检查(Cervical mucus examination)

释义　宫颈黏液检查是指经阴道取少量宫颈黏液放置在玻片上,测量拉力长度,然后平铺烤干观察结晶形态。排卵后因宫颈腺体受孕酮影响,宫颈黏液表现为椭圆形物体。评价宫颈黏液可采用 Insler 评分法。

是否是 MeSH 词汇　否

释义来源　田秦杰,葛秦生.实用女性生殖内分泌学[M].2 版.北京:人民卫生出版社,2018.

诊断性刮宫(Diagnostic curettage)

释义　诊断性刮宫是以刮匙或带负压的吸管进入宫腔,刮取或者吸取子宫腔内部分内膜进行病理检查的方法,适用于明确异常子宫出血的病因、子宫内膜不典型增生药物治疗过程中的病情监测,还可了解流产后持续阴道出血的原因。子宫异常出血时,诊刮不仅能起到诊断作用,而且还可能起到治疗作用,因为刮宫后可迅速止血。

是否是 MeSH 词汇　否

释义来源　田秦杰,葛秦生.实用女性生殖内分泌学[M].2 版.北京:人民卫生出版社,2018.

超声检查(Ultrasonography)

释义　超声检查通过记录指向组织的超声脉冲的反射或回声来显示身体的深层结构,是妇产科常用的影像学检查。新一代超声仪将 B 型、M 型、D 型超声检查技术结合起来,可通过模式转换键进行二维超声成像、三维超声成像、彩色多普勒超声成像及超声造影等。用于妇科疾病诊断的超声波频率为 1~9MHz,其中腹部超声成像所用范围常

为 3~3.5MHz,阴道超声为 5~9MHz。超声检查简单、安全、无创,生殖领域广泛应用经阴道 B 型超声检查,可清晰显示卵巢大小和形态、卵泡大小、数目及子宫内膜形态的动态变化。

是否是 MeSH 词汇　是,MeSH ID:D014463

释义来源　谢幸,孔北华,段涛.妇产科学[M].9 版.北京:人民卫生出版社,2018.

输卵管通畅性检查(Fallopian tube patency tests)

释义　输卵管通畅性检查的主要目的是了解子宫腔和输卵管腔的形态,检查输卵管是否通畅等。常用方法有输卵管通液术、子宫输卵管造影等,其中子宫输卵管造影是可疑输卵管性不孕患者的首选方法,不仅可以了解输卵管通畅性,对输卵管阻塞的患者可以明确阻塞的部位。随着内镜的广泛应用,腹腔镜直视下输卵管通液检查、宫腔镜下经输卵管口插管通液检查等方法日益普及。

是否是 MeSH 词汇　是,MeSH ID:D005186

释义来源　谢幸,孔北华,段涛.妇产科学[M].9 版.北京:人民卫生出版社,2018.

腹腔镜检查(Laparoscopy)

释义　腹腔镜是指在密闭的盆、腹腔内进行检查或治疗的内镜手术操作。通过注入 CO_2 气体使盆、腹腔形成操作空间,经脐部切开置入穿刺器,将接有冷光源照明的腹腔镜置入腹腔,连接摄像系统,将盆、腹腔内脏器显示于监视屏幕上。腹腔镜输卵管通畅检查主要是在腹腔镜直视下,通过亚甲蓝染液进行输卵管通液检查,是输卵管通畅检查的"金标准"。但是,由于腹腔镜是创伤性手术,且需要全身麻醉,对器械要求高,故不推荐作为常

规检查方法。除输卵管通畅检查外,腹腔镜在生殖领域还可用于不明原因性不孕的探查、子宫肌瘤、子宫内膜异位症、卵巢肿瘤等,对于盆腔粘连、输卵管末端梗阻等患者可以在腹腔镜下行盆腹腔粘连分离和输卵管末端疏通、成形等手术。

是否是 MeSH 词汇 是,MeSH ID:D010535

释义来源 谢幸,孔北华,段涛. 妇产科学[M].9 版. 北京:人民卫生出版社,2018.

细胞学诊断(Cytodiagnosis)

释义 细胞学诊断指的是生殖道脱落细胞学检查,临床上常通过检查生殖道脱落上皮细胞反映其生理及病理变化。生殖道脱落上皮细胞包括阴道上段、子宫颈阴道部、子宫、输卵管及腹腔的上皮细胞,其中以阴道上段、子宫颈阴道部的上皮细胞为主。阴道上皮细胞受卵巢激素的影响出现周期性变化。因此,检查生殖道脱落细胞既可反映体内性激素水平,又可协助诊断下生殖道的恶性肿瘤,是一种简便、经济、实用的辅助诊断方法。目前临床常用子宫颈刷片,特别是用薄层液基细胞学检查(thinprep cytologic test,TCT)进行宫颈癌筛查,方法为先将子宫颈表面分泌物拭净,将"细胞刷"置于子宫颈管内,达子宫颈外口上方 10mm 左右,在子宫颈管内旋转数圈后取出,旋转"细胞刷"将附着于小刷子上的标本均匀地涂布于玻片上或洗脱于保存液中,所制备的单层细胞涂片效果清晰,阅片容易,与常规制片方法比较,改善了样本收集率,并使细胞均匀分布在玻片上。此外,该技术一次取样可多次重复制片,并可供作高危型 HPV 检测和自动阅片。

是否是 MeSH 词汇 是,MeSH ID:D003581

释义来源 谢幸,孔北华,段涛. 妇产科学[M].9 版. 北京:人民卫生出版社,2018.

TBS 系统(The Bethesda system)

释义 1988 年美国制定了阴道细胞 TBS 命名系统,国际癌症协会于 1991 年对子宫颈/阴道细胞学的诊断报告正式采用了 TBS 分类法。TBS 描述性诊断报告主要包括以下内容:

(1)未见上皮内病变细胞和恶性细胞。

(2)上皮细胞异常:

1)鳞状上皮细胞异常:①不典型鳞状细胞(atypical squamous cells,ASC),包括无明确诊断意义的不典型鳞状细胞(atypical squamous cell of undetermined significance,ASC-US)和不能排除高级别鳞状上皮内病变不典型鳞状细胞(atypical squamous cells-cannot exclude HIS,ASC-H)。②低级别鳞状上皮内病变(low-grade squamous intraepithelial lesion,LSIL),与 CIN1 术语符合。③高级别鳞状上皮内病变(high-grade squamous intraepithelial lesion,HSIL),包括 CIN2、CIN3 和原位癌。④鳞状细胞癌,若能明确组织类型,应按下述报告:角化型鳞癌;非角化型鳞癌;小细胞型鳞癌。

2)腺上皮细胞改变:①不典型腺上皮细胞(AGC),包括子宫颈管细胞 AGC 和子宫内膜细胞 CC。②腺原位癌(As)。③腺癌,若可能,则判断来源:子宫颈管、子宫内膜或子宫外。

3)其他恶性肿瘤:原发于子宫颈和子宫体的不常见肿瘤及转移癌。

是否是 MeSH 词汇 否

释义来源 谢幸,孔北华,段涛. 妇产科学[M].9 版. 北京:人民卫生出版社,2018.

人乳头瘤病毒(Human papilloma virus,HPV)

释义 HPV 感染能够引起子宫颈上皮内病变及子宫颈癌的发生,高危型 HPV 的持续感染是宫颈癌发生的最主要因素。因此,HPV

感染的早期发现、准确分型和病毒定量对于子宫颈癌防治具有重要意义,子宫颈脱落细胞 HPV 检测已逐步作为子宫颈癌及其癌前病变的常规筛查手段,也是辅助生殖前常规检查之一。

是否是 MeSH 词汇　是,MeSH ID:D027383

释义来源　谢幸,孔北华,段涛.妇产科学[M].9 版.北京:人民卫生出版社,2018.

阴道微生态评价(Vaginal microecological evaluation)

释义　阴道微生态是由阴道微生物群(vaginal microbiome)、宿主的内分泌系统、阴道解剖结构及阴道局部免疫系统共同组成的生态系统。阴道微生态评价,包括形态学检测和功能学检测两部分,目前以形态学检测为主,功能学检测为辅。形态学检测包括阴道分泌物湿片及革兰氏染色涂片的显微镜检查。湿片主要检查线索细胞阴道毛滴虫以及白细胞。革兰氏染色涂片主要评价优势菌、Nugent 评分以及有无假丝酵母菌的假菌丝、芽生孢子。功能学检测主要包括 pH、H_2O_2、反映中性粒细胞的白细胞酯酶以及厌氧菌代谢产物唾液酸苷酶的测定。阴道微生态评价在阴道感染的诊治中起着主要作用,是辅助生殖前的常规检查,不仅可准确诊断单一病原体的阴道感染,而且可及时发现各种混合阴道感染,对评价杀灭病原体后阴道微生态的恢复也具有指导意义。

是否是 MeSH 词汇　否

释义来源　谢幸,孔北华,段涛.妇产科学[M].9 版.北京:人民卫生出版社,2018.

妇科检查(Gynecological examination)

释义　妇科检查通常指对女性生殖道,包括外阴、阴道、宫颈、子宫体及双附件的检查,通常也叫作盆腔检查(pelvic examination),包括外阴部检查、阴道窥器检查、双合诊(必要时三合诊)检查。妇科检查可以明确外阴发育、生殖道有无畸形、阴道分泌物性状、宫颈外观、子宫大小形态、附件有无异常包块等情况,并可采集宫颈细胞学和 HPV 检测标本,是妇产科最基本的检查项目之一,也是诊断疾病的重要手段。

是否是 MeSH 词汇　是,MeSH ID:D058869

释义来源　谢幸,孔北华,段涛.妇产科学[M].9 版.北京:人民卫生出版社,2018.

性激素检查(Sex hormone test)

释义　性激素检查为生殖领域最基础的内分泌化验,也是了解女性内分泌功能和诊断内分泌失调相关疾病的重要依据。临床通常称为性激素六项,包括卵泡刺激素(FSH)、黄体生成素(LH)、雌二醇(E_2)、孕酮(P)、睾酮(T)和催乳素(PRL)。此六项激素在月经周期中存在不同程度的波动,并且相互影响,通常月经规律的女性在月经第 2~3 天测量的激素水平为基础水平。

是否是 MeSH 词汇　否

释义来源　谢幸,孔北华,段涛.妇产科学[M].9 版.北京:人民卫生出版社,2018.

性腺甾体激素(Gonadal steroid hormones)

释义　最常用于检测的性腺甾体激素包括雌二醇(E_2)、孕酮(P)、睾酮(T)。在女性体内,卵泡膜细胞和颗粒细胞为排卵前雌激素的主要来源,黄体细胞在排卵后分泌大量的孕激素及雌激素;雄激素主要由肾上腺产生,卵巢间质细胞和门细胞也可产生部分雄激素。三者共同的合成原料为胆固醇,故又称类固醇激素,其基本化学结构均为环戊烷多氢菲环。三者在体内可通过一定的转化途径进行转化并发生相互作用。生育期妇女雌激素和孕激素随月经周期出现周期性变化,雄激素在月经周期中变化不大。

是否是 MeSH 词汇 是,MeSH ID:D012739

释义来源 谢幸,孔北华,段涛.妇产科学[M].9版.北京:人民卫生出版社,2018.

糖化血红蛋白(Glycated hemoglobin A,HbA1)

释义 糖化血红蛋白由血红蛋白与糖类经非酶促结合而成,其合成过程缓慢且不可逆转。当 HbA 被糖基化后,由于血红蛋白 β 链 N 末端缬氨酸分子与糖类分子结合,而使在血红蛋白电泳中成为 HbA 之前的快泳 HbA1 组分,即总糖化血红蛋白(HbA1)。由于 HbA 所结合的成分不同,形成的快泳 HbA1 组分内又分为 HbA1a(与磷酰葡萄糖结合)、HbA1b(与果糖结合)、HbA1c(与葡萄糖结合),其中以 HbA1c 含量最高,是目前临床最常检测的部分。HbA1c 积累并持续存在于红细胞 120 天生命期中,合成速率与红细胞所处环境中糖的浓度呈正比。故 HbA1c 数值能够反映 2~3 个月内平均血糖水平,取决于血糖浓度以及血糖与血红蛋白的接触时间,其百分率越高表示平均血糖水平越高,与抽血时间、是否空腹、是否使用胰岛素等因素无关,是临床上评估长期血糖状况的金标准。

是否是 MeSH 词汇 是,MeSH ID:D006442

释义来源 中华医学会糖尿病学分会.中国2型糖尿病防治指南(2017年版)[J].中国实用内科杂志,2018,38(04):34-86.

甲状腺功能检测(Thyroid function tests)

释义 甲状腺功能检测主要包括血清甲状腺激素(主要为 T_4 和 T_3)、促甲状腺激素(TSH)和甲状腺自身抗体[甲状腺过氧化物酶抗体(TPOAb)、甲状腺球蛋白抗体(TgAb)、促甲状腺激素受体抗体(TRAb)]的检测。甲状腺内分泌轴不仅参与机体各种物质的新陈代谢,还对性腺的发育成熟、维持正常月经和生殖功能具有重要影响。生育期甲状腺功能异常可出现月经失调、不孕,自然流产、早产、胎儿畸形或神经认知缺陷发生率增加。故生殖领域助孕前需常规行甲状腺功能检测。

是否是 MeSH 词汇 是,MeSH ID:D013960

释义来源 谢幸,孔北华,段涛.妇产科学[M].9版.北京:人民卫生出版社,2018.

促甲状腺激素受体抗体(Thyroid-stimulating receptor antibody,TRAb)

释义 TRAb 主要由甲状腺内的免疫活性淋巴细胞产生,作用于甲状腺 TSH 受体上发挥生物学效应。TRAb 包括甲状腺刺激抗体(TSAb)和甲状腺刺激阻断抗体(TSBAb),前者使甲状腺激素合成和分泌增加,后者使甲状腺激素分泌减少。TRAb 是鉴别甲状腺功能亢进原因、诊断 Graves 病的指标之一,在生殖领域不作为常规检查。

是否是 MeSH 词汇 是,MeSH ID:D018828

释义来源 《妊娠和产后甲状腺疾病诊治指南(第2版)》编撰委员会,中华医学会内分泌学分会,中华医学会围产医学分会.妊娠和产后甲状腺疾病诊治指南(第2版)[J].中华内分泌代谢杂志,2019,35(8):636-665.

宫腔灌注(Uterine perfusion)

释义 宫腔灌注是指在无菌状态下通过阴道向宫腔里面灌注药物达到改善宫腔环境的一种操作。

是否是 MeSH 词汇 否

释义来源 谢幸,孔北华,段涛.妇产科学

[M].9版.北京:人民卫生出版社,2018.

外周血单核细胞灌注(Uterine perfusion of PBMCs)

释义 外周血单核细胞灌注是指抽提患者自身的外周血单个核细胞(包括T细胞、B细胞和单核细胞),体外进行培养和刺激,于胚胎移植前灌注到患者的宫腔内,以期提高胚胎着床率。

是否是 MeSH 词汇 否

释义来源 王翔朴.卫生学大辞典[M].北京:华夏出版社,1999.

绒毛穿刺术(Chorion villus sampling,CVS)

释义 绒毛穿刺术又称绒毛膜穿刺术,是一种侵袭性的产前诊断技术,通过穿刺针抽吸出少许绒毛进行胎儿遗传学检查。绒毛穿刺的合适孕周为孕 11~14 周,相对于羊水穿刺,由于绒毛穿刺流产和畸胎风险增加,目前临床应用相对受限。

是否是 MeSH 词汇 否

释义来源 曹泽毅.中华妇产科学[M].3版.北京:人民卫生出版社,2014.

输卵管疏通术(Tubal dredge operation)

释义 输卵管疏通术是指治疗因输卵管或盆腔腹膜炎症所致的输卵管狭窄或者阻塞造成女性不孕症的一种手术。

是否是 MeSH 词汇 否

释义来源 曹泽毅.中华妇产科学[M].3版.北京:人民卫生出版社,2014.

宫颈环扎术(Cervical cerclage)

释义 宫颈环扎术是指对于宫颈功能不全的

患者利用不可吸收缝合线、金属线或合成材料的粗带加强宫颈的各种手术,环扎术可帮助恢复宫颈功能,从而有效延长孕周,目前已被公认为是治疗宫颈功能不全最主要、最有效的方法。手术方法包括经阴道宫颈环扎术和经腹宫颈环扎术。经阴道宫颈环扎术手术时机为孕 14~18 周。经腹宫颈环扎术手术时机为非孕期或孕早期。

是否是 MeSH 词汇 否

释义来源 曹泽毅.中华妇产科学[M].3版.北京:人民卫生出版社,2014.

宫颈锥切术(Cervical conization)

释义 宫颈锥切术是妇产科切除子宫颈的一种手术,也就是由外向内呈圆锥形地切下一部分宫颈组织。它一方面是为了做病理检查,确诊宫颈的病变及病变范围;另一方面也是切除病变的一种治疗方法。

是否是 MeSH 词汇 否

释义来源 谢幸,孔北华,段涛.妇产科学[M].9版.北京:人民卫生出版社,2018.

阴道冲洗(Vaginal irrigation)

释义 阴道冲洗是指扩阴器扩开阴道,对阴道内进行清洁冲洗,预防或减少泌尿系统和生殖道感染概率的一种操作。

是否是 MeSH 词汇 否

释义来源 谢幸,孔北华,段涛.妇产科学[M].9版.北京:人民卫生出版社,2018.

清洁灌肠(Cleansing enema)

释义 清洁灌肠是指用 0.1%~0.2% 肥皂水或者等渗水通过肛门,自肛管经直肠缓缓地灌入结肠,帮助患者排出粪便和积存的气体,防止因麻醉后肛门括约肌松弛而使大便污染手术台,增加感染机会,同时可减轻术后腹胀。对于妊娠、急腹症、消化道出血患者不宜灌肠。

是否是 MeSH 词汇 否

释义来源 武广华.中国卫生管理词典[M].北京:中国科学技术出版社,2001.

术前健康宣教(Preoperative health education)

释义 术前健康宣教指对手术前的准备和注意事项进行宣传教育。

是否是 MeSH 词汇 否

释义来源 曹泽毅.中华妇产科学[M].3版.北京:人民卫生出版社,2014.

术中健康宣教(Intraoperative health education)

释义 术中健康宣教指对手术中的护理和注意事项进行宣传教育。

是否是 MeSH 词汇 否

释义来源 曹泽毅.中华妇产科学[M].3版.北京:人民卫生出版社,2014.

术后健康宣教(Postoperative health education)

释义 术后健康宣教对手术后的护理要点和注意事项进行宣传教育。

是否是 MeSH 词汇 否

释义来源 曹泽毅.中华妇产科学[M].3版.北京:人民卫生出版社,2014.

随访(Follow-up)

释义 随访是指医院对曾在医院就诊的患者以通信或其他的方式,进行定期了解患者病情变化和指导患者康复的一种观察方法。通过随访可以提高医院医前及医后服务水平,同时方便医师对患者进行跟踪观察,掌握第一手资料以进行统计分析、积累经验,同时也有利于医学科研工作的开展和医务工作者业务水平的提高。可通过电话和微信等多种方式进行随访。

是否是 MeSH 词汇 否

释义来源 中华人民共和国卫生部.卫生部关于修订人类辅助生殖技术与人类精子库相关技术规范、基本标准和伦理原则的通知.卫科教发[2003]176号.

第十二章 胚胎实验室技术

胚胎培养技术（Embry culture technique）

释义 维持胚胎体外发育的技术,此项技术得以让人类观察到胚胎的生长、代谢等。体外培养胚胎对致畸物质敏感。

是否是 MeSH 词汇 否

释义来源 黄国宁,孙海翔.体外受精-胚胎移植实验室技术[M].北京:人民卫生出版社,2012.

倒置显微镜（Inverted microscope）

释义 倒置显微镜是光学显微镜的一种,其物镜与照明系统颠倒,倒置显微镜的物镜在载物台之下,普通光学显微镜物镜在载物台之上,可用于观察培养的活细胞。

是否是 MeSH 词汇 否

释义来源 陈誉华,陈志南.医学细胞生物学[M].6版.北京:人民卫生出版社,2018.

卵质内单精子注射（Intracytoplasmic sperm injection,ICSI）

释义 卵质内单精子注射是使用显微操作技术将精子注射到卵细胞胞质内,使卵母细胞受精。对没有足够数量、活力、正常形态的精子或精子的顶体酶缺乏等原因,精子不能穿过卵母细胞透明带达到精卵融合的患者使用。借助显微操作技术直接将精子注入卵母细胞胞质内可以提高严重少、弱、畸形精子症的患者的受精成功率。

是否是 MeSH 词汇 是,MeSH ID:D020554

释义来源 黄国宁,孙海翔.体外受精-胚胎移植实验室技术[M].北京:人民卫生出版社,2012.

短时受精（Short-term fertilization）

释义 常规体外受精需要精卵在培养液中共培养 16~20 小时后观察受精情况。短时受精是指将精卵共孵育时间缩短为 1~6 小时后去除精子的受精方式。短时受精缩短了精子暴露给卵母细胞的时间,减少了不利于胚胎发育的因素,尤其是短时受精结合早期补救性卵母细胞质内单精子显微注射技术的广泛应用,保障了常规体外受精患者的受精结局。

是否属于 MeSH 词汇 否

释义来源 曹泽毅.中华妇产科学[M].3版.北京:人民卫生出版社,2014.

鼠胚实验（Mouse embryo experiment before implantation,MEA）

释义 取小鼠卵子和精子进行体外受精,取出受精卵,放入待检测的培养基微滴中培养,观察胚胎的早期生长情况并记录。第5天鼠胚囊胚形成率 >80%,培养基达质控标准。是目前最广泛用于培养基成分、培养基和耗材检测的生物学方法。

是否属于 MeSH 词汇 否

释义来源 中华医学会.临床诊疗指南:辅助生殖技术与精子库分册[M].北京:人民卫生出版社,2009.

胚胎冻融（Embryo freezing thawing）

释义　通过低温使暂时不使用的胚胎细胞代谢中止,使用前再通过复温使胚胎恢复生机状态的胚胎保存方法。胚胎冻融包括冷冻、保存、解冻复苏三个过程

是否属于 MeSH 词汇　否

释义来源　中华医学会.临床诊疗指南:辅助生殖技术与精子库分册[M].北京:人民卫生出版社,2009.

玻璃化冷冻（Vitrification）

释义　是一种快速冷冻法,玻璃化是活细胞在冷冻的过程中,完全避免冰晶形成,产生玻璃样固化的过程。冷冻胚胎的过程是在瞬间完成的,通过迅速降温,抑制细胞内冰晶形成,而减少了冷冻过程中渗透压和激冷对细胞的损伤。其原理是利用高浓度保护剂溶液在受冻时的固化(非结晶)通过黏度极度增加的特点,使胞质从液态变成无结构的玻璃状态,这种玻璃状态能保持其溶液状态的分布和离子分布。

是否属于 MeSH 词汇　是,MeSH ID:D058989

释义来源　黄国宁,孙海翔.体外受精 - 胚胎移植实验室技术[M].2 版.北京:人民卫生出版社,2012.

精液处理（Sperm preparation）

释义　精液处理是人类辅助生殖技术的关键步骤,目的在于将精子从精浆中分离,除去细胞碎片和死精子,最终优选出一定数量的具有受精潜能的运动精子,在培养液中孵育获能用于体外受精。常用的精液处理方有密度梯度离心法和上游法。

是否是 MeSH 词汇　否

释义来源　世界卫生组织.WHO 人类精液分析实验室技术手册[M].谷翔翔,陈振文,卢文红,等译.5 版.北京:人民卫生出版社,2011.

精液分析（Semen analysis）

释义　精液由精子和精浆组成,其中精子占10%,其余为精浆。精液分析是评估男性生育力和诊断生殖系统疾病的重要依据,主要特征参数包括精液体积、黏稠度、pH、浓度、运动活力、存活率和精子形态,常借助全自动精子分析仪检测。

是否是 MeSH 词汇　是,MeSH ID:D055101

释义来源　世界卫生组织.WHO 人类精液分析实验室技术手册[M].谷翔翔,陈振文,卢文红,等译.5 版.北京:人民卫生出版社,2011.

精子浓度（Sperm concentration）

释义　精子浓度是指每单位体积(ml)精液中的精子数目。《WHO 人类精液分析实验室技术手册》(第 5 版)规定精子浓度的参考值下限为 $15 \times 10^6/ml$,建议计算并报告精液中精子浓度。尽管精液中精子浓度不是衡量睾丸功能的一个特异性指标,但精子浓度与受精和妊娠率密切相关。

是否是 MeSH 词汇　否

释义来源　世界卫生组织.WHO 人类精液分析实验室技术手册[M].谷翔翔,陈振文,卢文红,等译.5 版.北京:人民卫生出版社,2011.

精子形态（Sperm morphology）

释义　精子形态指精子整体的外观形状。精子为高度分化的单倍体细胞,由头、颈、尾三部分组成,其形态正常与否,直接关系到其受精能力。精子形态学检查是将液化后的精液

涂片后染色,在显微镜下观察至少 200 个精子的形态特征,计算正常形态精子的百分率。精子形态评估过程大致分为以下几个步骤:制备精子涂片、风干、固定和染色。研究显示在常规体外受精或宫腔内人工授精中,如果精液中畸形率过高(正常形态的精子低于 4%)受精率及受孕率将显著降低。

是否是 MeSH 词汇　否

释义来源　世界卫生组织.WHO 人类精液分析实验室技术手册[M].谷翊翔,陈振文,卢文红,等译.5 版.北京:人民卫生出版社,2011.

卵母细胞体外成熟技术(*In vitro* oocyte maturation technique, IVM)

释义　获取的未成熟卵母细胞在体外适宜的条件下进行成熟培养,使其发育为成熟卵母细胞,并具备受精潜能,称为未成熟卵母细胞体外培养技术。未成熟卵母细胞体外培养是试管婴儿领域的一项重要技术,对卵子成熟障碍、卵泡发育迟缓和多囊卵巢综合征(PCOS)的患者尤为重要,可将患者未成熟的卵母细胞取出,在体外进行培养、受精,然后将胚胎移植到母体子宫腔内生长,从而增加患者的妊娠概率。

是否是 MeSH 词汇　是,MeSH ID:D059471

释义来源　黄国宁,孙海翔.体外受精 - 胚胎移植实验室技术[M].北京:人民卫生出版社,2012.

去透明带仓鼠卵精子穿透试验(Sperm penetration of zona-free hamster egg assay, SPA)

释义　人精子与仓鼠卵母细胞的融合在功能上相同于与人卵膜的融合,这一过程是通过已发生顶体反应的人精子赤道环上覆盖的质膜来启动。该试验不仅可用于评价精子

获能、顶体反应、精卵融合,而且还能检测精子核的解聚能力,是目前临床上应用最为广泛的评估精子受精能力、检测精卵相互作用的手段。该方法主要包括以下步骤:①密度梯度离心或上游法筛选精子样品;②精子体外获能培养;③仓鼠卵的制备;④体外受精;⑤受精判断。在相差显微镜下观察卵胞质,以膨大精子头及其尾部或雄性原核存在作为卵子被精子穿透的指标,记录至少有一条精子穿透的卵细胞所占百分比,以及每个卵细胞内穿透的精子数。

是否是 MeSH 词汇　否

释义来源　世界卫生组织.WHO 人类精液分析实验室技术手册[M].谷翊翔,陈振文,卢文红,等译.5 版.北京:人民卫生出版社,2011.

卵泡冲洗液(Follicular flushing medium)

释义　卵泡冲洗液是一种用于取卵手术时将没有脱落的卵冠丘复合体从卵泡中冲洗出来的缓冲液,含有肝素抗凝剂,使用前需在 37℃ 二氧化碳培养箱中平衡。卵泡冲洗液短时对卵母细胞不构成伤害。

是否是 MeSH 词汇　否

释义来源　黄国宁,孙海翔.体外受精 - 胚胎移植实验室技术[M].北京:人民卫生出版社,2012.

卵裂期胚胎培养液(Cleavage stage embryo culture media)

释义　卵裂期培养液是支持受精后胚胎发育到 8 细胞阶段的一种序贯培养液,包括水、无机盐离子、能量底物、氨基酸、蛋白、维生素、生长因子、抗生素等成分,卵裂期胚胎主要的能量底物是丙酮酸和乳酸。卵裂期胚胎培养液是胚胎培养体系中的关键一环,维持培养

液 pH、渗透压稳定对于胚胎的正常发育十分关键。

是否是 MeSH 词汇　否

释义来源　黄国宁,孙海翔.体外受精-胚胎移植实验室技术[M].北京:人民卫生出版社,2012.

囊胚培养液(Blastocyst culture media)

释义　囊胚培养液是支持胚胎从卵裂期(D3)发育到囊胚阶段(D5 或 D6)的一种序贯培养液,其主要成分和卵裂期胚胎类似,但主要能量底物、氨基酸的种类及 EDTA 的浓度有所不同。胚胎致密化后,逐渐依赖葡萄糖的糖酵解提供能量,因此囊胚培养液中的葡萄糖浓度更高,影响糖酵解中 3-磷酸甘油酸激酶活性的 EDTA 浓度更低,同时需要所有的氨基酸(包括必需和非必需氨基酸)以支持囊胚的发育。

是否是 MeSH 词汇　否

释义来源　黄国宁,孙海翔.体外受精-胚胎移植实验室技术[M].北京:人民卫生出版社,2012.

胚胎胶(Embryo glue)

释义　胚胎胶的主要成分为透明质酸,是一种天然高黏度的黏多糖,具有交替的 β(1-3)葡糖苷酸和 β(1-4)氨基葡萄糖键。有研究认为在胚胎移植液中添加透明质酸可能有利于胚胎黏附于子宫壁。但是目前胚胎胶的使用仍然存在争议,需要进一步的 RCT 研究评估其有效性。

是否是 MeSH 词汇　是,MeSH ID:C573452

释义来源　ATKINSON B,WOODLAND E.Embryo Glue:The Use of Hyaluronan in Embryo Transfer Media.Semin Reprod Med,2021,39(1-02):24-26.

程序化冷冻液(Programmed freezing solution)

释义　程序化冷冻液是以缓冲液为基液,由多类型保护剂按冷冻保护机制以特定比例配制的应用于配子或胚胎程序化慢速冷冻的液体,通过细胞脱水和渗透性冷冻保护剂进入细胞,起到预防细胞内外冰晶形成的作用。在程序化冷冻保护液终浓度下用保护剂配制一定梯度的液体系列,用于标本在保护液终浓度前的梯度平衡。保护剂配方包含高分子保护剂(如人血清白蛋白或聚乙二醇等),渗透性保护剂(如丙二醇、乙二醇、甘油、二甲亚砜等)和非渗透性保护剂(如蔗糖、岩藻糖等)。

是否是 MeSH 词汇　否

释义来源　黄国宁,孙海翔.体外受精-胚胎移植实验室技术[M].北京:人民卫生出版社,2012.

程序化解冻液(Programmed thawing media)

释义　程序化解冻液是用于经程序化慢速冷冻的配子或胚胎解冻复苏的液体。依据程序化冷冻保护液的配方,程序化解冻液是以相同的冷冻保护剂成分配制成不同张力梯度的系列液体。细胞解冻时将复温的标本在其内依次平衡,使配子或胚胎逐步去除冷冻保护剂,恢复正常代谢达到复苏的目的。

是否是 MeSH 词汇　否

释义来源　黄国宁,孙海翔.体外受精-胚胎移植实验室技术[M].北京:人民卫生出版社,2012.

玻璃化冷冻保护液(Vitrification media)

释义　玻璃化冷冻保护液是用于配子或胚胎玻璃化快速冷冻的保护液。其组成成分与程序化冷冻保护液相似,但浓度要高得多。玻璃化冷冻液在冻结中当降温速率足够快(达到 10^2℃/s 以上)时,液体不结冰晶,直接形成玻璃体态,避免细胞损伤,发挥冷冻保护作用。使用时,在终浓度下用保护剂配制成一定浓度梯度的系列液体,配子或胚胎依次在其内平衡后快速冻结。

是否是 MeSH 词汇 否

释义来源 黄国宁,孙海翔.体外受精-胚胎移植实验室技术[M].北京:人民卫生出版社,2012.

玻璃化解冻液(Thawing media of vitrified embryos)

释义 玻璃化解冻液是用于经玻璃化快速冷冻的配子或胚胎解冻复苏的液体。含一定浓度非渗透性保护剂(蔗糖),使细胞中的渗透性保护剂逐步从胞内渗出,水分逐步渗入细胞内,配子或胚胎恢复正常的生理状态。

是否是 MeSH 词汇 否

释义来源 黄国宁,孙海翔.体外受精-胚胎移植实验室技术[M].北京:人民卫生出版社,2012.

卵裂期胚胎冷冻保护液(Freezing media of cleavage-stage embryos)

释义 卵裂期胚胎冷冻液是指用于卵裂期胚胎冷冻的冷冻保护液,包含几种不同浓度的渗透性和非渗透性冷冻保护剂(参见释义程序化冷冻液)。按照冷冻的方法可分为程序化和玻璃化卵裂期胚胎冷冻液。

是否是 MeSH 词汇 否

释义来源 黄国宁,孙海翔.体外受精-胚胎移植实验室技术[M]北京:人民卫生出版社,2012.

卵裂期胚胎解冻液(Thawing media of cleavage-stage embryos)

释义 卵裂期胚胎解冻液是指用于卵裂期胚胎复苏的解冻液,包含几种不同浓度的非渗透性冷冻保护剂(成分与卵裂期胚胎冷冻保护剂相同,参见释义程序化冷冻液及程序化解冻液)。

是否是 MeSH 词汇 否

释义来源 黄国宁,孙海翔.体外受精-胚胎移植实验室技术[M].北京:人民卫生出版社,2012.

囊胚冷冻液(Freezing media of blastocyst)

释义 囊胚冷冻液是指用于囊胚冷冻的冷冻保护液,包含有几种不同浓度的渗透性和非渗透性冷冻保护剂(参见释义程序化冷冻液)。按照冷冻的方法可分为程序化和玻璃化的囊胚冷冻液。

是否是 MeSH 词汇 否

释义来源 黄国宁,孙海翔.体外受精-胚胎移植实验室技术[M].北京:人民卫生出版社,2012.

囊胚解冻液(Thawing media of blastocyst)

释义 囊胚解冻液是指用于囊胚复苏过程的解冻液,包含几种不同浓度的非渗透性冷冻保护剂(成分与囊胚冷冻保护剂相同,参见释义程序化冷冻液及程序化解冻液)。

是否是 MeSH 词汇 否

释义来源 黄国宁,孙海翔.体外受精-胚胎移植实验室技术[M].北京:人民卫生出版社,2012.

卵母细胞冷冻液(Oocyte freezing media)

释义 卵母细胞冷冻液是指用于卵母细胞冷

冻的冷冻保护液,包含有几种不同浓度的渗透性和非渗透性冷冻保护剂(参见释义玻璃化冷冻液)。卵母细胞通常采用玻璃化方法冷冻。

是否是 MeSH 词汇　否

释义来源　黄国宁,孙海翔.体外受精-胚胎移植实验室技术[M].北京:人民卫生出版社,2012.

卵母细胞解冻液(Oocyte thawing media)

释义　卵母细胞解冻液是指用于卵母细胞复苏过程的解冻液(参见释义玻璃化冷冻液及玻璃化解冻液)。卵母细胞通常采用玻璃化方法冷冻/解冻。

是否是 MeSH 词汇　否

释义来源　黄国宁,孙海翔.体外受精-胚胎移植实验室技术[M].北京:人民卫生出版社,2012.

配子处理液(Gamete preparation media)

释义　配子处理液是一种用于在大气环境下对卵母细胞或胚胎进行操作的缓冲液,主要用于捡卵中的卵子漂洗、ICSI 操作前的卵子颗粒细胞剥除和 ICSI 操作过程等。配子处理液通常以人输卵管液体(human tubal fluid,HTF)为基液,添加 3-(N-吗啉代)丙烷磺酸[3-(N-morpholino)propanesulfonic acid,MOPS]或 4-(2-羟乙基)-1-哌嗪乙磺酸[4-(2-hydroxyethyl)-1-piperazinyl ethane-sulfonic acid,HEPES]缓冲剂、人体白蛋白组成。

是否是 MeSH 词汇　否

释义来源　黄国宁,孙海翔.体外受精-胚胎移植实验室技术[M].北京:人民卫生出版社,2012.

受精液(Fertilization media)

释义　受精液是 IVF-ET 中在体外对精子和卵冠丘复合体进行共培养,支持卵母细胞、卵丘颗粒细胞和精子的代谢,完成卵子受精过程的培养液。受精液与卵裂期胚胎培养液基本组成相似(见卵裂期液),卵裂期胚胎培养液可用于受精。

是否是 MeSH 词汇　否

释义来源　黄国宁,孙海翔.体外受精-胚胎移植实验室技术[M]北京:人民卫生出版社,2012.

抗氧化剂(Antioxidants)

释义　能干扰氧自由基连锁反应的启动和蔓延过程,从而阻断自由基反应过程的任何物质的统称,又称自由捕捉剂。抗氧化剂是能清除外来的或内源性产生的自由基,防止自由基引起多不饱和脂肪酸等物质过氧化反应的物质。如维生素 E、谷胱甘肽过氧化物酶、超氧化物歧化酶等。多不饱和脂肪的过氧化反应是脂质的氧化变质,使生物膜受到损伤,所以抗氧化剂具有保护生物完整性的作用,在抗炎、抗衰老中有一定意义。

是否是 MeSH 词汇　是,MeSH ID:D000975

释义来源　刘耕陶.当代药理学[M].2 版.北京:中国协和医科大学出版社,2008.

人血清白蛋白(Human serum albumin,HSA)

释义　人血清白蛋白是一种用作细胞培养的蛋白补充剂。其主要作用是维持细胞膜的稳定性,防止配子和胚胎相互黏附,也可以防止配子和胚胎黏附到培养皿的表面,白蛋白也有稳定 pH、中和毒素、维持胶体渗透压的作用。

是否是 MeSH 词汇　是,MeSH ID:D000075462
释义来源　黄国宁,孙海翔.体外受精-胚胎移植实验室技术[M].北京:人民卫生出版社,2012.

重组人血清白蛋白(Recombinant human serum albumin,rHSA)

释义　重组人血清白蛋白(医用级,内毒素<0.25EU/ml)是生物工程技术重组产品,与人血清白蛋白(HSA)相比,无人源性病原体,可为多功能培养基提供优质的蛋白质来源。
是否是 MeSH 词汇　是,MeSH ID:C501631
释义来源　黄国宁,孙海翔.体外受精-胚胎移植实验室技术[M].北京:人民卫生出版社,2012.

MOPS 缓冲系统(MOPS buffer)

释义　用于在培养箱外对卵母细胞和胚胎进行操作的维持稳定 pH 的培养液,常用 MOPS 缓冲系统。在母体内,胚胎可以受到母体保护,免受外界不良因素的损害,在进行体外操作时,胚胎依赖于稳定的缓冲系统提供的保护和支持。
是否是 MeSH 词汇　否
释义来源　黄国宁,孙海翔.体外受精-胚胎移植实验室技术[M].北京:人民卫生出版社,2012.

透明质酸酶(Hyaluronidase)

释义　透明质酸酶是一种能使透明质酸产生低分子化作用的酶,降低体内透明质酸的活性,从而降低细胞间黏附作用。在 IVF-ET中,透明质酸酶使颗粒细胞和卵母细胞之间的黏附力减小而脱离,用于 ICSI 前去除卵丘卵母细胞复合物中的颗粒细胞。

是否是 MeSH 词汇　是,MeSH ID:D006821
释义来源　黄国宁,孙海翔.体外受精-胚胎移植实验室技术[M].北京:人民卫生出版社,2012.

精子制动剂(Medium for use in ICSI)

释义　精子制动剂是将大分子物质聚乙烯吡咯烷酮(polyvinylpyrrolidone,PVP)溶解在 mHTF(等渗 HEPES 缓冲溶液)中制备的7%~10%(w/v)溶液,也可加入重组人血清白蛋白(rHSA)。主要用于 ICSI 操作中使精子的速度减慢便于选择和制动,方便 ICSI 操作。PVP 是卵母细胞非自身固有的物质,可能发生不良影响。
是否是 MeSH 词汇　否
释义来源　黄国宁,孙海翔.体外受精-胚胎移植实验室技术[M].北京:人民卫生出版社,2012.

矿物油(Ovoil)

释义　矿物油相对惰性、轻质、不与水相容,且能保持气体的通透性。在实验室操作中用于覆盖组织培养液,使培养体系与环境隔离,减低培养液 pH、渗透压和温度的波动,并可吸收培养液中亲水性的污染物和挥发性有机物。常用于体外受精、胚胎培养和配子/胚胎的显微操作(如 ICSI)。
是否是 MeSH 词汇　否
释义来源　黄国宁,孙海翔.体外受精-胚胎移植实验室技术[M].北京:人民卫生出版社,2012.

二甲亚砜(Dimethyl sulfoxide,DMSO)

释义　二甲亚砜分子为$(CH_3)2 \cdot SO$,分子量 78.12。是一种含硫有机化合物,常温下是无色无臭的透明液体,是比较早发现的冷冻保护剂,常与其他冷冻保护剂联合使用,在胚胎/配子的冻融中得以广泛应用。在胚胎/配子冻结中具有以下主要作用:①自由通透细胞膜,但速度较水分子慢;②取代细胞内水,使细胞脱水;③抑制细胞内外的冰晶形成。

是否是 MeSH 词汇　是,MeSH ID:D004121

释义来源　黄国宁,孙海翔.体外受精-胚胎移植实验室技术[M].北京:人民卫生出版社,2012.

乙二醇(Ethyleneglycol, EG)

释义　乙二醇分子式 $C_2H_6O_2$,分子量为 62.07,是一种小分子量的渗透性保护剂,细胞毒性较小,可自由通过细胞膜(速度较水分子慢),作为渗透性冷冻保护剂常单独或配伍应用于组织细胞冻融,在生殖领域的配子/胚胎冻融技术中有广泛应用。其低温生物学特性与二甲亚砜相似(参见释义二甲亚砜)。

是否是 MeSH 词汇　是,MeSH ID:D019855

释义来源　黄国宁,孙海翔.体外受精-胚胎移植实验室技术[M].北京:人民卫生出版社,2012.

丙二醇(Propylene glycol)

释义　丙二醇分子式 $C_3H_8O_2$,分子量为 76.07,是一种小分子量的渗透性保护剂,细胞毒性较小,浓度高时毒性较 DMSO 低,可自由通过细胞膜(速度较水分子慢),对细胞的渗透性很好,尤其对卵母细胞也有很好的渗透性。作为渗透性冷冻保护剂常单独或配伍应用于组织细胞冻融,在生殖领域的配子/胚胎冻融技术中有广泛应用。

是否是 MeSH 词汇　是,MeSH ID:D019946

释义来源　黄国宁,孙海翔.体外受精-胚胎移植实验室技术[M].北京:人民卫生出版社,2012.

蔗糖(Sucrose)

释义　蔗糖分子式 $C_{12}H_{22}O_{11}$,分子量 342.3,是由一个葡萄糖和一个果糖分子形成的双糖,不能自由通透细胞膜,是非渗透性的细胞外保护剂,应用于细胞冻融。在胚胎/配子冻融中,常与其他冷冻保护剂配伍使用。在胚胎/配子冻结中具有以下主要作用:①不能通透细胞膜,维持细胞外高渗透压状态;②细胞脱水;③在去冷冻保护剂程序中控制水进入细胞的速度,避免细胞溶解;④抑制细胞外冰晶形成。

是否是 MeSH 词汇　是,MeSH ID:D013395

释义来源　黄国宁,孙海翔.体外受精-胚胎移植实验室技术[M].北京:人民卫生出版社,2012.

聚蔗糖(Ficoll)

释义　聚蔗糖为蔗糖的多聚物,常采用的聚蔗糖-400分子量为 4×10^5,是低渗透作用的大分子物质,可以提高溶液浓度,虽然不能透过细胞膜,但是可以防止细胞脱水,一般与渗透性冷冻保护剂一起使用。解冻时在细胞外维持了相对高的渗透压,防止水分进入细胞过快而造成细胞膨胀死亡。

是否是 MeSH 词汇　是,MeSH ID:D005362

释义来源　BOTTREL M, MOGAS T, PEREIRA B, et al. The cryoprotective effect of Ficoll 70 on the post-warming survival and quality of cryotop-vitrified donkey embryos. Theriogenology. 2020;148:180-185.

海藻糖(Trehalose)

释义　海藻糖是一种天然的抗冷冻、抗高渗、抗脱水、无毒副性的非还原性双糖，已广泛应用于细胞和组织的保存中，能够提高细胞膜稳定性，起到保护作用，并能保持逆境下的酶活性。在体外培养未成熟卵母细胞培养基中添加海藻糖能够提高卵母细胞完整性。

是否是 MeSH 词汇　是，MeSH ID：D014199

释义来源　BEATTIE GM，CROWE JH，LOPEZ AD，et al. Trehalose：a cryoprotectant that enhances recovery and preserves function of human pancreatic islets after long-term storage. Diabetes，1997，46（3）：519-523.

氨基酸（Amino acids）

释义　氨基酸在早期胚胎发育中的作用是多方面的，包括作为生物合成前体，提供能量来源，调节渗透压，调节细胞内 pH，抗氧化等。如 1.0mmol/L 甘氨酸能改善早期和晚期阶段的胚胎发育，早期阶段更为显著。在 TCM199 体外培养基中添加 50μl 水平的必需氨基酸和非必需氨基酸可以改善 4 细胞和 8 细胞阶段胚胎的发育能力，且囊胚形成率显著提高。N，N- 二甲基甘氨酸能降低氧化应激，改善体外培养的胚胎发育。半胱氨酸和胱氨酸降低了由 H_2O_2 引起的氧张力，从而克服体外培养的胚胎中的氧化应激。但培养液中氨基酸的代谢产物胺对早期胚胎的发育有一定损害，因此，在考虑培养液营养物质供应问题的同时也要注意添加量，减少对早期胚胎的损伤。

是否是 MeSH 词汇　是，MeSH ID：D000596

释义来源　黄国宁. 辅助生殖实验室技术［M］. 北京：人民卫生出版社，2014.

HEPES 缓冲系统（Hepes-buffering system，HEPES）

释义　HEPES 是一种非离子两性缓冲液，其在 pH 7.2~7.4 范围内具有较好的缓冲能力。其最大优点是在开放式培养或细胞观察时能维持较恒定的 pH。在这种培养条件下，细胞培养瓶的盖子应拧紧，以防止培养液中所需的少量碳酸盐散入空气中。HEPES 在高浓度时对一些细胞可能有毒。原则上，HEPES 作为缓冲剂可用来代替碳酸氢盐，以解除需要高浓度 CO_2 培养环境的限制，实际操作中并非如此简单，溶解的 CO_2 与碳酸氢盐对良好的细胞生长也是很重要的。

是否是 MeSH 词汇　是，MeSH ID：D006531

释义来源　TOL MJ，VAN DER LIENDEN MJC，GABRIEL TL，et al. HEPES activates a MiT/TFE-dependent lysosomal-autophagic gene network in cultured cells：A call for caution. Autophagy，2018，14（3）：437-449.

磷酸盐缓冲溶液（Phosphate buffered saline，PBS）

释义　磷酸盐缓冲液是由磷酸二氢钠和磷酸氢二钠组成的溶液，用于保持恒定的 pH，其中磷酸二氢钠酸性较强。如果血液中的 pH 过高，多余的碱就会与磷酸二氢钠结合生成磷酸氢二钠，反之，过酸时就会与磷酸氢二钠反应产生磷酸二氢钠，这样 pH 就会稳定在一定的范围内。

是否是 MeSH 词汇　是，MeSH ID：D010710

释义来源　黄国宁. 辅助生殖实验室技术［M］. 北京：人民卫生出版社，2014.

精子洗涤液（Sperm washing buffer）

释义　用于精子上游、精子洗涤的液体，以去除精浆或因梯度离心残留的相关化合物。分离处理后的精子用于 IUI/IVF。精子洗涤液与受精液基本类似。

是否是 MeSH 词汇　否

释义来源　黄国宁. 辅助生殖实验室技术［M］.

北京：人民卫生出版社,2014.

精子冷冻液（Sperm freezing solution）

释义　精子冷冻液是用于精子冷冻的液体，由基液、冷冻保护剂、pH 缓冲系统构成,有时添加一些精子功能保护物质,如卵黄。

是否是 MeSH 词汇　否

释义来源　黄国宁,孙海翔.体外受精-胚胎移植实验室技术［M］.北京：人民卫生出版社,2012.

精子梯度分离液（Gradient sperm separation fluid）

释义　是应用梯度离心原理分离活性精子用于辅助生殖技术的液体。考虑到生殖安全等因素,精子梯度离心液通常使用毒性小的介质以不同浓度形成密度梯度,如胶体二氧化硅颗粒。精子梯度分离液基液通常是缓冲液,还含有氯化钙、葡萄糖、硫酸镁、氯化钾、丙酮酸钠等。

是否是 MeSH 词汇　否

释义来源　黄国宁.辅助生殖实验室技术［M］.北京：人民卫生出版社,2014.

Ca²⁺ 载体 A23187（Calcium ionophore A23187）

释义　作为常用的化学激活介质广泛应用于哺乳动物卵母细胞的激活。卵质内 Ca²⁺ 作为卵母细胞激活的中间调节物,其浓度对卵母细胞受精激活及人工活化过程具重要作用,卵质内 Ca²⁺ 浓度升高是卵母细胞被激活后的初始信号。

是否是 MeSH 词汇　是,MeSH ID：D061207

释义来源　黄国宁.辅助生殖实验室技术［M］.北京：人民卫生出版社,2014.

精子激动剂（Sperm agonist）

释义　具有明显提高精子活力和运动能力的功能,尤其对少弱精子、睾丸和附睾穿刺的精子效果显著。通过增进精子的活力,可以极大地缩短卵质内单精子注射（ICSI）和卵子体外操作的时间,提高受精率和胚胎利用率,直接或间接地提高妊娠率。同时对冷冻后因脂膜损伤和线粒体功能受损的精子有显著增强其功能的作用。

是否是 MeSH 词汇　否

释义来源　黄国宁.辅助生殖实验室技术［M］.北京：人民卫生出版社,2014.

未成熟卵母细胞体外培养基（In vitro maturation culture medium）

释义　未成熟卵母细胞体外培养基是用于未成熟卵母细胞体外成熟培养的液体。卵母细胞在体外成熟过程中主要受到培养条件的影响,目前人类未成熟卵母细胞体外成熟培养常用培养基包括 TCM-199 培养基、Ham's F10 培养基及 Chang 培养基等,可在基础培养基中补充血清、促性腺激素如卵泡刺激素（FSH）和黄体生成素（LH）、生长因子和类固醇等。

是否是 MeSH 词汇　否

释义来源　黄国宁.辅助生殖实验室技术［M］.北京：人民卫生出版社,2014.

胚胎一步法培养液（Single step culture medium）

释义　用于人类胚胎从受精到囊胚培养的全过程。培养液中添加了满足各期胚胎发育需要的成分,可全程不换液,使胚胎避免温度、pH、渗透压波动或其他应激的影响,并可保留胚胎自分泌和旁分泌的营养因子的作用。

是否是 MeSH 词汇 否

释义来源 黄国宁.辅助生殖实验室技术[M].北京:人民卫生出版社,2014.

非渗透性冷冻保护剂(Impermeable cryoprotectant)

释义 非渗透性冷冻保护剂又名细胞外冷冻保护剂,指在冷冻复苏过程中不能渗透入细胞膜内的化学物质,只能起到提高细胞外渗透压的作用。通常使用的均为小分子糖类如单糖、双糖或三糖等。

是否是 MeSH 词汇 否

释义来源 黄国宁.辅助生殖实验室技术[M].北京:人民卫生出版社,2014.

甘油(Glycerol)

释义 丙三醇(甘油)分子式 $C_3H_8O_3$,在胚胎冷冻保护剂中属于渗透性冷冻保护剂。是人类最早发现的冷冻保护剂。在冷冻过程中,丙三醇与细胞内水分及电解质结合,维持水合蛋白结构的稳定,在精子的冷冻过程中也有良好的抗冻作用。在慢速冷冻期间,丙三醇在临界温度阶段发挥作用。但在玻璃化冷冻时,细胞内仍有较多的冰晶形成,丙三醇的保护作用差。

是否是 MeSH 词汇 是,MeSH ID:D005990

释义来源 黄国宁.辅助生殖实验室技术[M].北京:人民卫生出版社,2014.

Ham's F10 培养基(Ham's F10 culture medium)

释义 为营养丰富型培养基,含有高浓度的维生素、氨基酸及微量元素。可用于中国仓鼠卵巢(Chinese hamster ovary,CHO)细胞的无血清培养,同时适用于多种人类二倍体细胞及白细胞培养。在对营养条件要求苛刻的细胞培养中有广泛应用。适用于人、鼠、鸡的原代细胞培养。

是否是 MeSH 词汇 否

释义来源 黄国宁.辅助生殖实验室技术[M].北京:人民卫生出版社,2014.

人类输卵管液(Human tubal fluid,HTF)

释义 20 世纪 80 年代中期 Quinn 等研发了 HTF 培养液,广泛应用于辅助生殖领域,包括卵母细胞受精和胚胎培养等;其含有的多种重要成分可模拟人体体内环境,可提高受精率和优化胚胎培养效果。作为基础液体,被广泛应用于受精与胚胎培养。

是否是 MeSH 词汇 否

释义来源 黄国宁.辅助生殖实验室技术[M].北京:人民卫生出版社,2014.

葡萄糖(Glucose)

释义 有机化合物,分子式 $C_6H_{12}O_6$。是自然界分布最广且最为重要的一种单糖,是一种多羟基醛。葡萄糖在生物学领域具有重要地位,是活细胞的能量来源和新陈代谢中间产物,即生物的主要供能物质。人类胚胎培养液的能量底物之一就是葡萄糖。葡萄糖参与不同的细胞生物代谢、合成及调节。葡萄糖是糖蛋白的组成成分,也是磷脂及甘油合成的重要前体。发生致密化的胚胎对葡萄糖有高度依赖性。精子洗涤液和受精液一般含有较高浓度的葡萄糖,因为精子需要摄取葡萄糖提供能量。

是否是 MeSH 词汇 是,MeSH ID:D005947

释义来源 黄国宁.辅助生殖实验室技术[M].北京:人民卫生出版社,2014.

Hanks 平衡盐溶液（Hanks balanced salt solution）

释义 平衡盐溶液（balanced salt solution，BSS）由生理盐水和葡萄糖制成，其中的无机盐离子是细胞组成成分。它具有维持细胞渗透压、调控培养液酸碱度平衡的功能。BSS中加入少量酚酞指示剂以直观显示培养液pH的改变。Hanks平衡盐液含有氯化钠、氯化钾、葡萄糖、磷酸二氢钾、磷酸二钠、酚红、氯化钙、硫酸镁、碳酸氢钠，是常用的BSS基础溶液。其缓冲能力较弱，是体外受精和胚胎培养的常用培养液。

是否是 MeSH 词汇 是，MeSHID：C072670

释义来源 朱家恺，黄洁夫，陈积圣．外科学词典［M］．北京：北京科学技术出版社，2003．

渗透性冷冻保护剂（Permeable cryoprotectant）

释义 渗透性冷冻保护剂又名细胞内冷冻保护剂。通常为水溶性强的小分子物质，在冷冻过程中可以较快地进入细胞内，降低细胞内外之间的渗透压的差异，减缓细胞内水分渗出造成的细胞体积皱缩的程度和速度，并且能够减少冰晶的形成，还可以与细胞内生物大分子的构型发生变化。渗透性冷冻保护剂从化学的角度分，可分为二甲基亚砜、醇类（乙二醇、丙二醇、甘油）。

是否是 MeSH 词汇 否

释义来源 黄国宁．辅助生殖实验室技术［M］．北京：人民卫生出版社，2014．

TCM199 液（Tissue culture medium 199）

释义 TCM199液是20世纪80年代的体外受精和胚胎培养常用的培养液，和Ham's F10一样，是一种由体细胞培养液衍化而来的复合培养液，除了含有必需的无机离子、碳水化合物，以及蛋白质外，还含有氨基酸、维生素、核苷酸、辅酶等成分。

是否是 MeSH 词汇 是，MeSH ID：C093932

释义来源 黄国宁．辅助生殖实验室技术［M］．北京：人民卫生出版社，2014．

透明质酸（Hyaluronic acid）

释义 透明质酸为黏多糖的一种，也大量存在于卵泡液、输卵管和子宫分泌物中。这是有两个双糖单位D-葡糖醛酸及N-乙酰葡糖胺为基本单位结构而构成的高分子聚合物，其双糖单位为2 000~25 000D，在体内透明质酸的分子量可达400万D。透明质酸作为大分子添加剂用于胚胎培养液中。

是否是 MeSH 词汇 是，MeSH ID：D006820

释义来源 黄国宁，孙海翔．体外受精-胚胎移植实验室技术［M］．北京：人民卫生出版社，2012．

无钙/镁 HEPES 缓冲的 HTF 培养基（Ca/Mg free medium with HEPES）

释义 无钙/镁HEPES缓冲的HTF培养基专门用于卵裂期胚胎活检，可降低卵裂球间的粘连，减少显微操作程序所需时间及减少胚胎损伤。它是按HEPES缓冲的HTF培养基改良，包括除去钙及镁离子和添加依地酸。

是否是 MeSH 词汇 否

释义来源 黄国宁．辅助生殖实验室技术［M］．北京：人民卫生出版社，2014．

序贯式培养液（Sequential culture medium）

释义 序贯式培养液是基于胚胎不同时期代谢的差异而设计的用于不同发育时期的胚胎培养液。主要包括受精液、卵裂液和囊胚培养液，分别用于受精、卵裂期胚胎和囊胚的培养。在使用序贯式培养液进行常规体外胚胎培养时，需要在受精后 D1 和 D3 分别更换卵裂液和囊胚液。

是否是 MeSH 词汇 否

释义来源 黄国宁.辅助生殖实验室技术[M].北京：人民卫生出版社，2014.

血清代用品（Serum protein substitute，SPS）

释义 血清代用品是人类胚胎培养液中的一种蛋白添加物，可替代白蛋白、α-球蛋白和β-球蛋白促进胚胎生长发育。与人血清白蛋白相比纯度较高，无细菌、病毒感染原，批次间差别极大。

是否是 MeSH 词汇 否

释义来源 黄国宁.辅助生殖实验室技术[M].北京：人民卫生出版社，2014.

合成血清替代品（Synthesis serum subtituent，SSS）

释义 合成血清替代品为一种球蛋白制品，是 84% 人血清白蛋白和 16%α、β-球蛋白的混合物，与人类血清白蛋白比较有更多低分子蛋白，含有多种细胞激酶、生长因子和载体蛋白，如孕酮、FSH、TSH、DHEA-S、hCG 以及胰岛素、VEGF 和 IGF-Ⅱ等。

是否是 MeSH 词汇 否

释义来源 黄国宁.辅助生殖实验室技术[M].北京：人民卫生出版社，2014.

甘氨酸（Glycine，Gly）

释义 甘氨酸是内源性抗氧化剂还原性谷胱甘肽的组成氨基酸，机体发生严重应激时常外源补充，有时也称为半必需氨基酸。甘氨酸又名氨基乙酸，其化学式为 $C_2H_5NO_2$。固态的甘氨酸为白色单斜晶系或六方晶系的晶体或白色结晶粉末，无臭无毒；在水中易溶，在乙醇或乙醚中几乎不溶。沸点：233℃；熔点：240℃，用于制药工业、生化试验及有机合成，是氨基酸系列中结构最为简单，人体非必需的一种氨基酸，在分子中同时具有酸性和碱性官能团，在水中可电离，具有很强的亲水性，但属于非极性氨基酸，溶于极性溶剂，难溶于非极性溶剂，而且具有较高的沸点和熔点，通过水溶液酸碱性的调节可以使甘氨酸呈现不同的分子形态。它可刺激早期胚胎分裂、滋养外胚层细胞有丝分裂率和囊胚腔的形成。甘氨酸可为卵母细胞或早期胚胎提供细胞内渗透支持，调节细胞体积大小，从而影响卵母细胞成熟与植入前胚胎的发育。

是否是 MeSH 词汇 是，MeSH ID：D005998

释义来源 TSCHERNER AK，MACAULAY AD，ORTMAN CS，et al.Initiation of cell volume regulation and unique cell volume regulatory mechanismsin mammalianoocytes and embryos. Journal of Cellular Physiology，2021：1-17.

苏木精（Hematoxylin）

释义 天然染料苏木精是从南美的洋苏木干枝中用乙醚浸制出来的一种色素，是最常用的染料之一，是一种天然媒介染料。它是精子形态学染色法中重要的染液。

是否是 MeSH 词汇 是，MeSH ID：D006416

释义来源 全国科学技术名词审定委员会.组织学与胚胎学名词：2014[M].2 版.北京：科学出版社，2014.

Earle 平衡盐液（Earle's balanced salt solution，EBSS）

释义 平衡盐液由生理盐水和葡萄糖制成，其中的无机盐离子是细胞组成成分。它具有维持细胞渗透压、调控培养液酸碱度平衡的功能。BSS 中加入少量酚酞指示剂以直观显示培养液 pH 的改变。Hanks 液和 Earle 液是常用的 BSS 基础溶液。前者缓冲能力较弱，而 Earle 平衡盐液缓冲能力较强。Earle 平衡盐液是最常用的磷酸盐缓冲溶液之一，主要由氯化钠、氯化钾、磷酸氢二钠、碳酸氢钠等组成，pH 一般为 7.2~7.4，是常被用于配子和胚胎体外培养的缓冲液。

是否是 MeSH 词汇 否

释义来源 黄国宁. 辅助生殖实验室技术 [M]. 北京：人民卫生出版社，2014.

果糖（Fructose）

释义 果糖是精囊分泌液体中的主要标志物，为精子的运动提供能量。在梗阻性无精子症患者中，检测精液果糖有助于梗阻性无精子症的梗阻部位的鉴别。精液果糖含量过低或没有，常提示射精管梗阻和先天性两侧输精管缺如伴精囊腺发育不良或缺如。不完全逆行射精和雄激素缺乏等也导致精液果糖含量减低。

是否是 MeSH 词汇 是，MeSH ID：D005632

释义来源 世界卫生组织. 人类精液检查与处理实验室手册 [M]. 国家人口和计划生育委员会科学技术研究所，中华医学会男科学分会，中华医学会生殖医学分会精子库管理学组，译 .5 版. 北京：人民卫生出版社，2011.

伊红（Eosin）

释义 伊红为酸性染料，将细胞质和细胞间质染为粉红色。切片在染色前需要脱蜡，染色后用中性树胶或 DPX 封片，以便长期保存，伊红是一种红色酸性染料。在微生物学实验中，用于鉴别产酸性细菌的一种培养基添加剂。2017 年 10 月 27 日，世界卫生组织国际癌症研究机构公布的致癌物清单初步整理参考，伊红在 3 类致癌物（目前尚无足够证据确定是否致癌）清单中。常用于制备精子形态学分析的巴氏染色液。

是否是 MeSH 词汇 是，MeSH ID：D004801

释义来源 全国科学技术名词审定委员会. 组织学与胚胎学名词：2014 [M]. 2 版. 北京：科学出版社，2014.

血管内皮生长因子（Vascular endothelial growth factor，VEGF）

释义 早期亦称作血管通透因子，是血管内皮细胞特异性的肝素结合生长因子，可在体内诱导血管新生。VEGF 能增加卵泡的血管生成，优化卵泡内溶解氧浓度，可调节周围血管生长和卵泡内氧含量，最终提高卵泡成熟与卵子质量。其与众多因子参与卵泡发育、卵子成熟、受精以及胚胎的发育。研究发现，卵泡液中 VEGF 浓度高的卵母细胞受精率低，形成胚胎的形态学评分低，临床妊娠率较低。因此 VEGF 可作为卵母细胞质量的一个负性标志物，可甄别生长于低氧含量中的卵母细胞。

是否是 MeSH 词汇 是，MeSH ID：D042442

释义来源 孙莹璞，相文佩. 人类卵子学 [M]. 北京：人民卫生出版社，2018.

空气过滤器（Air filters）

释义 空气过滤器是生物安全实验室的最重要的二级防护屏障，可有效阻止实验室空气中的有害粒子进入环境。依靠有阻隔性质的过滤分离手段把气流中的微粒清除下来的设备。是空气洁净技术中最关键的设备。

是否是 MeSH 词汇 是，MeSH ID：D061808

释义来源 张宗兴，赵明，李艳菊，等. 生物安全实验室高效空气过滤器单元的研制 [J]. 医疗卫生装备，2010，31（8）：30-32.

抗震动台（Anti-vibration tables）

释义　抗震动台通过抗震动装置来减弱或消除震动。抗震动台是为满足辅助生殖过程中显微操作需要而设计的。

是否是 MeSH 词汇　否

释义来源　胡孝昀．外部振动对电子显微镜的影响及处理［J］．电子测试，2020（10）：88-90.

精子自动分析仪（Automatic sperm analyser）

释义　精子自动分析仪能够自动和快速地分析精液结果，用以分析新鲜、冷冻和处理的精液样本，并以视频、图像冻结和打印报告的形式显示结果。

是否是 MeSH 词汇　否

释义来源　世界卫生组织．人类精液检查与处理实验室手册［M］．国家人口和计划生育委员会科学技术研究所，中华医学会男科学分会，中华医学会生殖医学分会精子库管理学组，译．5 版．北京：人民卫生出版社，2011.

台式培养箱（Benchtop CO₂ incubator）

释义　台式培养箱是指在配子／胚胎操作过程中能够优化培养条件的小培养箱或放置在层流柜上的小培养箱。

是否是 MeSH 词汇　否

释义来源　黄国宁，孙海翔．体外受精-胚胎移植实验室技术［M］．北京：人民卫生出版社，2012.

空气过滤和净化系统（Air filtration and purification system）

释义　空气过滤和净化系统通过减少培养箱和实验室内空气中有害的挥发性有机化合物（VOCs）和颗粒污染物，提高空气质量。

是否是 MeSH 词汇　否

释义来源　黄国宁，孙海翔．体外受精-胚胎移植实验室技术［M］．北京：人民卫生出版社，2012.

CO₂ 培养箱（CO₂ incubator）

释义　CO₂ 培养箱是一种用于培养微生物和细胞的培养箱。箱内维持优化的空气质量和一定的湿度，以及 CO₂ 和氧的浓度。CO₂ 培养箱为很多细胞生物学实验、微生物学实验和分子生物学实验所必需的。

是否是 MeSH 词汇　否

释义来源　黄国宁，孙海翔．体外受精-胚胎移植实验室技术［M］．北京：人民卫生出版社，2012.

显微镜加热系统（Heating systems for microscopes）

释义　为倒置显微镜和解剖显微镜加热的电控加热装置，使配子或胚胎在培养箱外操作时维持恒定的温度。

是否是 MeSH 词汇　否

释义来源　黄国宁，孙海翔．体外受精-胚胎移植实验室技术［M］．北京：人民卫生出版社，2012.

IVF 工作站（IVF workstations）

释义　是为 IVF-ET 实验室操作设计的专门工作台。它集成了空气净化、气体供应、保温、显微镜及操作系统、造作显示、图像采集和处理等功能。

是否是 MeSH 词汇　否

释义来源　黄国宁，孙海翔．体外受精-胚胎移植实验室技术［M］．北京：人民卫生出版社，2012.

Makler 精子计数皿（Makler counting chamber）

释义 Makler 精子计数皿主要用于快速和精确计数未稀释精液标本中精子的个数和活动度。

是否是 MeSH 词汇 否

释义来源 黄国宁,孙海翔.体外受精 - 胚胎移植实验室技术[M].2 版.北京:人民卫生出版社,2012.

取精杯（Seminal collection device）

释义 取精杯,即精液收集杯,用于收集辅助生殖技术中精液收集,对精子没有毒性。

是否是 MeSH 词汇 否

释义来源 黄国宁,孙海翔.体外受精 - 胚胎移植实验室技术[M].北京:人民卫生出版社,2012.

精子 DNA 碎片分析试剂盒（Sperm DNA fragmentation test kit）

释义 评估人精子标本中精子 DNA 碎片的试剂盒。

是否是 MeSH 词汇 否

释义来源 黄国宁,孙海翔.体外受精 - 胚胎移植实验室技术[M].北京:人民卫生出版社,2012.

加热器（Block heater）

释义 用于配子 / 胚胎操作中标本和液体的保温。

是否是 MeSH 词汇 否

释义来源 黄国宁,孙海翔.体外受精 - 胚胎移植实验室技术[M].北京:人民卫生出版社,2012.

低温标签（Cryogenic labels）

释义 贴在冷冻麦秆和冷冻杆上的标签,此种标签在液氮中不会发生脱落或者破损,为冷冻保存的配子和胚胎的标识提供了保障。

是否是 MeSH 词汇 否

释义来源 黄国宁,孙海翔.体外受精 - 胚胎移植实验室技术[M].北京:人民卫生出版社,2012.

温度数据记录器（Data logger for vapour shipper）

释义 能够准确记录温度值并可储存该数据的自动装置。

是否是 MeSH 词汇 否

释义来源 黄国宁,孙海翔.体外受精 - 胚胎移植实验室技术[M].北京:人民卫生出版社,2012.

冷冻麦秆（Freezing straws）

释义 能够保证生物样本的稳定性和完整性,并且对生物样本无影响的冷冻麦秆。

是否是 MeSH 词汇 否

释义来源 黄国宁,孙海翔.体外受精 - 胚胎移植实验室技术[M].北京:人民卫生出版社,2012.

液氮储存 / 运输杜瓦（Liquid nitrogen storage dewars）

释义 用于储存和运输液氮的罐子,为满足运输的条件,一般都做了专门的防震设计,除可静置储存外还可在充满液氮状态下做运输使用,但应避免剧烈的碰撞和震动。对于新罐或处于干燥状态的罐,一定要缓慢填充并进行预冷,以防降温太快,损坏并减少使用年限。

是否是 MeSH 词汇　否

释义来源　黄国宁,孙海翔.体外受精-胚胎移植实验室技术[M].北京:人民卫生出版社,2012.

二氧化碳分析仪(CO₂ analyser for CO₂ incubators)

释义　用于监测培养箱中 CO_2 浓度的仪器。CO_2 溶于水可以产生氢离子,CO_2 浓度越高,溶解的 CO_2 越多,溶液 pH 就越小。通过 CO_2 分析仪检测胚胎实验室培养箱的二氧化碳浓度对于监测培养液 pH 和保持 pH 稳定十分重要。

是否是 MeSH 词汇　否

释义来源　黄国宁,孙海翔.体外受精-胚胎移植实验室技术[M].北京:人民卫生出版社,2012.

双原核形成(Bionucleation)

释义　指受精卵中出现两个原核。原核的出现可以作为受精的标志,双原核的出现提示正常受精。受精后 16~18 小时原核形成是判断受精的金标准。但原核也可由于不同步的发育,使得单一时间的观察并不完全准确,在适当时间内未观察到原核形成,并不一定提示受精失败。

是否是 MeSH 词汇　否

释义来源　黄国宁.辅助生殖实验室技术[M].北京:人民卫生出版社,2014.

囊胚腔(Blastocoele)

释义　囊胚内充满液体的区域。囊胚在发育过程中不断膨胀,滋养外胚层细胞膜上的 Na^+/K^+,向囊胚腔中转运 Na^+,在离子积累的同时,由于渗透压的作用,水分进入囊胚腔,从而使囊腔扩大。根据 Gardner 评分,依据人囊胚腔的大小和孵化状态可将囊胚分为 1~6 期。

是否是 MeSH 词汇　否

释义　黄国宁.辅助生殖实验室技术[M].北京:人民卫生出版社,2014.

卵裂球均一性(Blastomere symmetry)

释义　卵裂期胚胎中卵裂球大小和形态的均一程度。胚胎的均一性是胚胎中的卵裂球发育同步的表现,是胚胎质量评估的重要指标。卵裂球不均一一般指卵裂球大小相差 1/3 及以上,不均衡的细胞分裂常导致细胞大小不均,卵裂球不均一与染色体异常有一定的相关性,卵裂球不均一可能源自胚胎自身发育异常,也可能是温度、pH、湿度、渗透压等培养条件不适宜或剧烈变化引起。

是否是 MeSH 词汇　否

释义来源　黄国宁.辅助生殖实验室技术[M].北京:人民卫生出版社,2014.

致密化(Compaction)

释义　在 8 细胞阶段前,卵裂球之间有足够空间,呈松散型排列,在第 3 次卵裂后,卵裂球挤在一起,卵裂球之间的接触面增大,形成一个致密的细胞球体,即致密化。这种紧密堆积的排列,通过球体的外层细胞之间的紧密的连接而维持,这种连接把球的内部封闭起来从而使小分子和离子能相互往来。致密化的细胞分裂后,形成 16 细胞的桑葚胚。

是否是 MeSH 词汇　否

释义来源　张红卫.发育生物学[M].4 版.北京:高等教育出版社,2018.

放射冠(Corona radiata)

释义　在次级卵泡中,当颗粒细胞增加到

12层左右,出现卵泡腔,卵母细胞增大到125~150μm,透明带约5μm时,透明带外为呈放射状排列的颗粒细胞,称为放射冠。它是紧邻透明带的卵丘细胞。卵母细胞成熟前,放射冠细胞通过透明带,与卵母细胞建立细胞连接。卵母细胞成熟后细胞连接逐渐失去。

是否是 MeSH 词汇　否

释义来源　黄国宁.辅助生殖实验室技术[M].北京:人民卫生出版社,2014.

卵母细胞胞质成熟(Cytoplasmic maturation)

释义　在卵母细胞生长发育至成熟的阶段,细胞体积、细胞质成分经历了一系列复杂的生理生化变化,此过程即为卵母细胞胞质成熟。胞质成熟主要包括细胞器的重新分布,细胞骨架的动态变化以及微小分子和大分子的改变,胞质的成熟为核成熟、正常受精和胚胎发育做准备。细胞质成熟的卵母细胞结构均一,内部颗粒均匀清楚。不成熟的胞质可表现为胞质中央粗颗粒化等。

是否是 MeSH 词汇　否

释义来源　孙莹璞,相文佩.人类卵子学[M].北京:人民卫生出版社,2018.

胞质颗粒化(Cytoplasmic granulation)

释义　胞质颗粒化是一种常见的胞质形态异常。胞质颗粒化与线粒体分布有关,颗粒化的严重程度可依据颗粒化区域的大小及损伤的深度区分。卵母细胞中央出现颗粒化的患者,其种植率和继续妊娠率降低。卵裂球中央部位也可出现集聚性的局部颗粒增粗,与周围正常的胞质有较明显分界,呈现出胞质塌陷的现象。卵裂期胚胎的卵裂球中普遍出现中央性的胞质塌陷,多是细胞质不成熟的表现,常提示胚胎活力差。

是否是 MeSH 词汇　否

释义来源　黄国宁.辅助生殖实验室技术[M].北京:人民卫生出版社,2014.

整倍体(Euploidy)

释义　整倍体是指具有单倍体数目的整数倍染色体数目的细胞或生物。如果染色体的数目变化是单倍体n的整倍数,即以n为基数,成倍地增加或减少称为整倍体改变。在人类中已知有三倍体或四倍体的个体,只有极少数三倍体的个体能存活到出生,存活者多为2n/3n的嵌合体。有调查资料表明,在自然流产的胎儿中,有染色体畸变的占42%,其中三倍体占18%,四倍体占5%。

是否是 MeSH 词汇　否

释义来源　左伋.医学遗传学[M].7版.北京:人民卫生出版社,2018.

胚胎捐赠(Embryo donation)

释义　辅助生殖技术过程中将胚胎移植入受体女性子宫或输卵管的过程,其中形成胚胎的配子来源于非受体女性及其男性伴侣或者将胚胎捐赠给研究机构做科学研究使用。供胚移植,目前主要针对可能生育患有严重遗传疾病新生儿的夫妇,以帮助其实现拥有健康儿女的愿望。目前国家卫生健康委员会文件明令禁止代孕及胚胎捐赠等技术实施。

是否是 MeSH 词汇　是,MeSH ID:D019924

释义来源　黄荷凤.实用人类辅助生殖技术[M].北京:人民卫生出版社,2018.

孵化(Hatching)

释义　当胚胎生长到囊胚期时,胚胎和子宫均会释放细胞溶解酶,辅助透明带软化变薄,当胚胎达到孵化前期,扩张期的囊胚就会经历周期性的收缩和扩张,进一步削减透明带厚度,直到局部透明带发生开口,滋养层细胞从透明带中排出并最终与透明带分离。胚胎孵出是胚胎着床的必备条件。目前胚胎实验室有指征的通过使用激光薄化透明带辅助胚胎孵化。

是否是 MeSH 词汇　否

释义来源　黄荷凤,乔杰.实用人类辅助生殖技术[M].北京:人民卫生出版社,2018.

逆卵裂(Inverse cleavage)

释义　指在动态观察胚胎发育过程中,分裂后的卵裂球又发生融合的现象,此类胚胎发育潜能低,在传统观察方法中无法发现和确定,目前利用时差成像系统可观察到胚胎发育过程中的关键事件,可以观察到逆转裂、多核等不良发育事件。

是否是 MeSH 词汇　否

释义来源　黄荷凤,乔杰.实用人类辅助生殖技术[M].北京:人民卫生出版社,2018.

体外成熟(In vitro maturation,IVM)

释义　卵母细胞体外成熟是指通过在体外将未成熟卵母细胞培养成完全成熟卵母细胞,成熟的卵母细胞可以受精并具有发育成胚胎的潜能。卵母细胞体外成熟,包括胞质成熟和核成熟。目前 IVM 主要适用于 PCOS 或者卵巢储备差、某些不适宜进行超促排卵的患者。

是否是 MeSH 词汇　否

释义来源　孙莹璞,相文佩.人类卵子学[M].北京:人民卫生出版社,2018.

成熟卵母细胞(Mature oocyte)

释义　处于第二次减数分裂中期的卵母细胞,已经排出第一极体并具有受精能力。成熟卵母细胞是决定 IVF-ET 妊娠率的关键因素,是影响受精率、早期胚胎发育、妊娠维持和胎儿发育的重要因素。目前形态学评估是实验室常用的评估方法,包括卵丘-卵母细胞复合体、胞质情况、第一极体形态、卵周间隙、透明带等。

是否是 MeSH 词汇　否

释义来源　孙莹璞,相文佩.人类卵子学[M].北京:人民卫生出版社,2018.

成熟中的卵母细胞(Maturing oocyte)

释义　处于第一次减数分裂前中期的卵母细胞,尚未排出第一极体。卵母细胞充分生长后,在促性腺激素的作用下,恢复减数分裂,表现为生发泡破裂(germinal vesicle breakdown,GVBD),卵细胞迅速进入减数分裂的前中期,染色体在微管的牵引下排布于纺锤体的中央赤道板,进入第一次减数分裂中期(MⅠ),该期卵母细胞在光学显微镜下既看不到生发泡也无极体排出。

是否是 MeSH 词汇　否

释义来源　孙莹璞,相文佩.人类卵子学[M].北京:人民卫生出版社,2018.

多核(Multinuclear)

释义　多核指胚胎的一个卵裂球具有超过一个核的异常现象,其产生的机制较多,主要包括有丝分裂无胞质分裂、部分碎裂、缺陷染色体,在有丝分裂后期的迁移以及取卵过程及培养过程中不适当的温度控制、IVM 中细胞核细胞质不同步成熟等。多核现象通常在取卵后第2天,即受精后43~45小时观察胚胎形态时发现,第2天评估比第3天理想,是因为第3天核较小,常常不易观察。含卵裂球多核现象的胚胎,非整倍体率高,移植多核胚胎被证实会降低种植率,影响妊娠和分娩结局。多核现象被认为是胚胎质量评估的排除标准。

是否是 MeSH 词汇　否

释义来源　黄国宁.辅助生殖实验室技术[M].北京:人民卫生出版社,2014.

无原核(No pronucleus, 0PN)

释义　无原核指体外受精16~18小时观察,没有原核的合子。其原因可能是没有受精,或雌雄原核过早融合导致原核消失。通过观察双极体或早期卵裂可以评估0PN合子是否受精。对于缺乏正常受精可移植胚胎的患者,若有0PN但有两个极体的胚胎,且发育形态和速度正常,可以在患者充分知情同意下进行移植,若条件允许可以先进行胚胎植入前遗传学诊断证实为正常二倍体胚胎后再进行移植。

是否是 MeSH 词汇　否

释义来源　孙莹璞,相文佩.人类卵子学[M].北京:人民卫生出版社,2018.

胞核成熟(Nuclear maturation)

释义　指卵母细胞恢复减数分裂并从第一次减数分裂前期发育到第二次减数分裂中期,其成熟标志在形态上主要表现为生发泡的破裂和第一极体的排出。胞核成熟和胞质成熟,在体内两者协调进行,在体外核成熟一般先于胞质成熟。

是否是 MeSH 词汇　否

释义来源　孙莹璞,相文佩.人类卵子学[M].北京:人民卫生出版社,2018.

单原核(One pronucleus, 1PN)

释义　指在IVF/ICSI过程中出现只有一个

原核的现象,其发生率一般是 2%~6%,其发生原因可能是由于卵母细胞孤雌激活引起,也有可能是由于雌雄原核形成障碍或不同步,或雌雄原核融合成一个单原核等。不同受精方式中的单原核胚胎形成机制及临床价值不同。由于 IVF 周期中单原核受精卵的二倍体较高,且可以发育到质量较好的正常胚胎,认为 IVF 周期中的单原核胚胎有一定的临床移植价值,而 ICSI 周期中单原核胚胎不具备临床移植价值。

是否是 MeSH 词汇　否

释义来源　孙莹璞,相文佩.人类卵子学[M].北京:人民卫生出版社,2018.

卵母细胞捐赠(Oocyte donation)

释义　指有正常生育能力的女性,将自身卵母细胞无偿赠送给不孕夫妇帮助其怀孕的一项辅助生殖技术,也指将卵母细胞赠予科研机构进行科研活动,捐赠卵母细胞的主要来源为健康年轻女性和 IVF 周期中过多的卵母细胞等。卵母细胞捐赠助孕,对于家庭、社会以及医学科学研究都有重要价值。

是否是 MeSH 词汇　是,MeSH ID:D018587

释义来源　孙莹璞,相文佩.人类卵子学[M].北京:人民卫生出版社,2018.

卵母细胞冷冻保存(Oocyte cryopreservation)

释义　卵母细胞冷冻保存是将辅助生殖过程中多余的卵子或捐献的卵子或自身卵巢中取出的卵子,通过冷冻技术保存在低温液氮罐中,在需要的时间提供给需要的进行辅助生殖女性。卵母细胞冷冻保存的技术难点是卵母细胞体积较大,胞质多,冷冻复苏脂膜变化及承受渗透压和细胞体积变化的范围有限,细胞骨架蛋白对冷冻非常敏感。目前卵母细胞主要的冷冻方法为玻璃化冷冻。

是否是 MeSH 词汇 否
释义来源 孙莹璞,相文佩.人类卵子学[M].
北京:人民卫生出版社,2018.

卵膜(Oolemma)

释义 卵膜为包围在卵母细胞胞质外的膜状结构。它不仅为卵细胞的生命活动提供了稳定的内环境,还行使着物质转运、信号传递、细胞识别等复杂功能,并且与生命科学中如细胞的增殖分化、细胞的识别、黏附、代谢、能量转换等密切相关,是细胞之间、细胞与细胞外环境之间的相互交流的重要通道。在原始卵泡时期卵母细胞卵膜与颗粒细胞膜紧密相贴,初级卵泡时卵母细胞膜出现短小的微绒毛,窦卵泡期微绒毛增多变长并垂直插入透明带,卵母细胞成熟后,微绒毛则倒伏在卵母细胞表面。

是否是 MeSH 词汇 否
释义来源 孙莹璞,相文佩.人类卵子学[M].
北京:人民卫生出版社,2018.

卵胞质(Ooplasm)

释义 由卵母细胞质基质、细胞器和包涵物组成。卵母细胞基质是卵胞质中均质而半透明的胶体部分,充填于其他有形结构之间,为维持细胞器正常结构和完成其功能活动提供所需要的物质和环境。细胞器是胞质中具有一定形态结构和执行特殊功能的细胞小器官,包括核糖体、内质网、高尔基复合体等。包涵物是胞质中储积的具有一定形态的各种代谢物质的总称。卵母细胞发生和成熟过程中细胞质中各种细胞器的有序变化是保证其细胞质成熟的基础。

是否是 MeSH 词汇 否
释义来源 石玉秀.组织学与胚胎学[M].
北京:高等教育出版社,2007.

孤雌激活(Parthenogenetic activation)

释义 孤雌激活是在无雄性动物基因的存在下,不发生减数分裂而发育为新个体。对于哺乳动物而言,孤雌激活不是"正常"的生殖方式,在物理或化学刺激下,哺乳动物的卵母细胞能够在体内或体外进行孤雌激活,并能发生类似胚胎的发育过程,但无法达到出生的阶段。ICSI 操作过程中 1PN 胚胎大部分是由于孤雌激活所致,可能是自发,也可能是在 ICSI 注射过程中的继发,当胞质内钙离子浓度增高时,使卵子从 MⅡ期停止而进入分裂间期,出现孤雌生殖。

是否是 MeSH 词汇 否
释义来源 孙莹璞,相文佩.人类卵子学[M].
北京:人民卫生出版社,2018.

原核(Pronucleus)

释义 原核是卵母细胞中的由膜包绕染色质的球形结构,通常在受精 16~18 小时后可以看到两个原核,每个原核含有一套染色体组,其中一套来自卵母细胞,另一套来自于精子。

是否是 MeSH 词汇 否
释义来源 孙莹璞,相文佩.人类卵子学[M].
北京:人民卫生出版社,2018.

配子融合(Syngamy)

释义 指卵子和精子发生融合形成受精卵的过程。精卵融合是受精过程的关键环节,完成了单倍体配子向双倍体受精卵的转变,并启动了一系列与合子形成胚胎发育相关的细胞学事件。精卵融合后发生皮质颗粒反应,阻止多精受精的发生。

是否是 MeSH 词汇 是,MeSH ID:D005306
释义来源 孙莹璞,相文佩.人类卵子学[M].
北京:人民卫生出版社,2018.

三原核(Three pronucleus, 3PN)

释义　指在 IVF/ICSI 过程中出现三原核的现象。其形成原因多样,在 IVF 中,3PN 合子多由双精受精引起,也有可能为一条双倍体精子穿透卵子引起,或第二极体未排出;ICSI 中 3PN 合子多是由于卵子第二极体没有排出而形成。

是否是 MeSH 词汇　否

释义来源　黄国宁.辅助生殖实验室技术[M].北京:人民卫生出版社,2014.

时差成像系统(Time-lapse system)

释义　时差成像系统是在培养箱内安装有内置摄像装置,可对每一枚胚胎每间隔一定时间进行自动摄像。此系统将培养箱与成像系统相结合,在培养箱内即可完成胚胎摄像,实现了在稳定可控的环境中对胚胎进行实时观察。未来可以通过设定胚胎发育动力学参数,结合人工智能、大数据等实现自动选择胚胎及胚胎优选。

是否是 MeSH 词汇　否

释义来源　黄国宁.辅助生殖实验室技术[M].北京:人民卫生出版社,2014.

胚胎发育动力学(Embryo development morphokinetic)

释义　由 Marcos Meseguer 团队首次从体外延迟摄像培养箱读取连续胚胎图像提出的新的胚胎评估参数,反映了合子、胚胎达到预期胚胎时期或事件所消耗的时间值,如:T_2 为受精至 2 细胞形成所消耗时间;ECC_1 细胞周期为第二极体排出至 T_2 所消耗时间;ECC_2 为 2 细胞至 4 细胞形成所消耗时间;S_2 为 3 细胞至 4 细胞形成所消耗时间,反映了细胞周期同步性。

是否是 MeSH 词汇　否

释义来源　Alpha Scientists in Reproductive Medicine and ESHRE Special Interest Group of Embryology. The Istanbul consensus workshop on embryo assessment: proceedings of an expert meeting. Hum Reprod, 2011, 26(6): 1270-1283.

单胚胎移植(Single embryo transfer)

释义　只选择体外受精中的一个胚胎植入母体宫腔,以期获得单胎妊娠的技术。

是否是 MeSH 词汇　是,MeSH ID: D056826

释义来源　张红卫.发育生物学[M].4 版.北京:高等教育出版社,2018.

渗透作用(Osmosis)

释义　水分子或其他溶剂分子从低浓度的溶液通过半透膜进入高浓度溶液中的现象,我们可以将液泡膜、细胞质及细胞膜称为原生质层,这相当于半透膜。细胞与细胞之间或细胞浸于溶液或水中,只要原生质层两侧溶液有浓度差,都会发生渗透作用。

是否是 MeSH 词汇　是,MeSH ID: D009995

释义来源　黄国宁,孙海翔.体外受精-胚胎移植实验室技术[M].北京:人民卫生出版社,2012.

三体(Trisomy)

释义　三体即为二体中某一对同源染色体增加了一条染色体的细胞或个体。表示为 2n+1。

是否是 MeSH 词汇　是,MeSH ID: D014314

释义来源　孙莹璞,相文佩.人类卵子学[M].北京:人民卫生出版社,2018.

滋养层细胞（Trophoblastcell）

释义   由桑葚胚中位于周边的细胞分化而来，呈扁平状，单层排列，环绕在囊胚腔和内细胞群外周的细胞，称为滋养层细胞，将来发育成胎膜和胎盘。Gardner囊胚评分将囊胚滋养层细胞分为三级。研究表明，滋养层细胞的质量对种植率有重要影响。

是否是 MeSH 词汇   否

释义来源   黄国宁.辅助生殖实验室技术［M］.北京：人民卫生出版社，2014.

双极体（Two polar bodies，2PB）

释义   卵子受精后，卵母细胞激活并完成第二次减数分裂，染色单体分离后排出第二极体，可在卵周间隙内见双极体。双极体可以作为短时受精判断受精与否的征象以及判断0PN、1PN胚胎等是否有价值的依据。

是否是 MeSH 词汇   否

释义来源   黄国宁.辅助生殖实验室技术［M］.北京：人民卫生出版社，2014：109.

两原核（Two pronucleus，2PN）

释义   原核是卵母细胞中由膜包绕染色质的球形结构。精子核去致密化后，在去致密化的染色质附近，重新组织出新的核膜，包围染色质形成雄原核，次级卵母细胞完成第二次减数分裂形成雌原核。原核的出现是受精完成的标志，人体外正常受精卵的判断标准是在倒置显微镜下见到两个清晰的原核，称为两原核或双原核。每个原核含有一套染色体组，其中一套来自卵母细胞，另一套来自精子。

是否是 MeSH 词汇   否

释义来源   黄国宁.辅助生殖实验室技术［M］.北京：人民卫生出版社，2014.

胚胎不均（Uneven embryos）

释义   胚胎不均也称为不均一卵裂（uneven cleavage），指卵裂球大小相差1/3及以上，是胚胎中卵裂球发育不同步的表现，人类胚胎体外培养过程中的一种常见现象。其原因可能源自胚胎自身发育异常，也可能是温度、pH、湿度、渗透压等培养条件不适宜或剧烈变化引起。不均一卵裂胚胎的种植潜能下降，移植后妊娠率降低。卵裂球大小不等，意味着其非整倍体等遗传缺陷比例升高。其发育潜力低还可能与细胞质的蛋白质、mRNA、线粒体等分裂不均，影响后续卵母细胞及胚胎的极性，和某些蛋白和基因的表达有关。

是否是 MeSH 词汇   否

释义来源   黄国宁.辅助生殖实验室技术［M］.北京：人民卫生出版社，2014.

全基因组扩增（Whole genome amplification，WGA）

释义   全基因组扩增是指以最小的扩增偏倚、非选择性扩增整个基因组序列，从而增加微量DNA分析的遗传信息量，为实现微量DNA多基因、多位点分析和重复检测提供足量的DNA模板。全基因组扩增的方法主要包括引物延伸预扩增（primer extension preamplification PCR，PEP-PCR）、多重置换扩增（multiple displacement amplification，MDA）、简并寡核苷酸引物扩增（degenerate oligonucleotide primed PCR，DOP-PCR）和多次退火环状循环扩增（multiple annealing and looping-based amplification cycles，MALBAC）等。

是否是 MeSH 词汇   否

释义来源   黄国宁.辅助生殖实验室技术［M］.北京：人民卫生出版社，2014.

囊胚人工皱缩 (Artificial shrinkage)

释义　囊胚腔内含有大量液体,若脱水不充分容易形成细胞内冰晶,造成胚胎冷冻损伤。对囊胚进行冷冻保存前,将囊胚滋养细胞层穿刺或用激光打孔后,使囊胚腔内液体流出囊胚腔塌陷,再进行冷冻,能够减少冷冻过程中形成冰晶的机会,显著改善囊胚冷冻后复苏的存活率,该过程称为囊胚人工皱缩。

是否是 MeSH 词汇　否

释义来源　黄国宁.辅助生殖实验室技术[M].北京:人民卫生出版社,2014.

囊胚评估 (Assessment of blastocyst)

释义　囊胚评估最常用的是形态学评分方法,主要根据显微镜下观察到的囊胚腔扩张程度,内细胞团和滋养层细胞的情况对囊胚的发育速度和形态质量进行评估,为挑选移植胚胎及评估胚胎着床率及妊娠率提供依据。临床上最常用的是 Gardner 提出的人类囊胚分级系统,先将囊胚根据囊胚腔大小和是否孵化分为 6 个时期,进入扩张期后的囊胚,还需对其内细胞团和滋养层细胞进行质量分级,均分成 A、B、C 三级。除了传统的形态学评分,代谢组学、转录组学、蛋白组学以及实时成像系统和植入前遗传学筛查等技术的应用,为评估囊胚的发育与种植潜能提供了更多可能。

是否是 MeSH 词汇　否

释义来源　黄国宁,孙海翔.体外受精-胚胎移植实验室技术[M].北京:人民卫生出版社,2012.

卵裂球活检 (Blastomere biopsy)

释义　卵裂球活检是指在卵裂期胚胎取出1~2 个卵裂球进行诊断或其他用途,同时保持胚胎完全发育能力的技术,是胚胎植入前遗传学检测技术的重要步骤。卵裂球活检中,将胚胎置于事先制备好的活检皿内,选择卵裂球与透明带之间有空隙,卵裂球核明显处应用机械法、化学法或激光法对透明带打孔,通过吸出法或挤压法获取卵裂球。卵裂球活检能够反映父母双方的遗传信息,其优势在于可选择的胚胎多,可进行鲜胚移植,但嵌合比例高。

是否是 MeSH 词汇　否

释义来源　黄国宁.辅助生殖实验室技术[M].北京:人民卫生出版社,2014.

卵裂期胚胎评估 (Assessment of cleavagestage embryo)

释义　卵裂期胚胎评估最常用的是形态学评分方法,其主要评价指标包括反映胚胎发育速度的卵裂球数目以及包括碎片程度、卵裂球大小的均一性与卵裂球形状、多核、空泡等细胞质形态在内的胚胎形态特征,从而评估胚胎发育与种植潜能。除了传统的形态学评分,胚胎代谢组学、转录组学、蛋白组学以及胚胎实时成像系统和胚胎植入前遗传学筛查等技术的应用,为评估胚胎的发育与种植潜能提供了更多可能。

是否是 MeSH 词汇　否

释义来源　黄国宁.辅助生殖实验室技术[M].北京:人民卫生出版社,2014.

冷冻保存 (Cryopreservation)

释义　冷冻保存是指在超低温条件下对细胞和组织实现长期保存。冷冻保存在现代医学中已被广泛使用,如对人生殖能力的保存、移植细胞或组织的保存以及对组织再生和细胞治疗中的细胞或组织储存等。辅助生殖技术中,冷冻保存指应用慢速冷冻或玻璃化冷冻法对配子、合子、卵裂期胚胎、囊胚或生殖器官及组织等处理后在液氮中长期保存的技术。

是否是 MeSH 词汇 是,MeSH ID:D015925

释义来源 黄国宁.辅助生殖实验室技术[M].北京:人民卫生出版社,2014.

脱颗粒细胞(Oocytedenudation)

释义 脱颗粒细胞指用酶消化和机械剥离的方法将包围在卵母细胞外的颗粒细胞和放射冠剥离,使卵母细胞裸露出来的过程。脱颗粒细胞程度以能够看清卵胞质形态和第一极体而不影响显微注射为宜。

是否是 MeSH 词汇 否

释义来源 黄国宁.辅助生殖实验室技术[M].北京:人民卫生出版社,2014.

双胚胎移植(Double embryo transfer,DET)

释义 辅助生殖技术过程中将 2 枚胚胎移植入母体子宫的方式。

是否是 MeSH 词汇 否

释义来源 KAMATHMS,MASCARENHAS M,KIRUBAKARAN R,et al.Number of embryos for transfer following in vitro fertilisation or intra-cytoplasmic sperm injection[J].Cochrane Database Syst Rev,2020,8:CD003416.

胚胎动态评估(Dynamic evaluation)

释义 胚胎动态评估指利用时差成像系统对每一个胚胎每间隔一定时间进行自动摄像,实现在稳定可控的环境中对胚胎进行实时观察,记录胚胎发育过程中的动态变化。

是否是 MeSH 词汇 否

释义来源 黄国宁.辅助生殖实验室技术[M].北京:人民卫生出版社,2014.

胚胎选择(Embryo selection)

释义 胚胎选择指在辅助生殖治疗中使用常规的形态学评估,综合考虑配子至胚胎各个阶段的形态学评分,结合动态成像与生物学测定的方法,选择具有较高发育潜能的胚胎用于移植的过程。

是否是 MeSH 词汇 否

释义来源 黄国宁.辅助生殖实验室技术[M].北京:人民卫生出版社,2014.

人精子生存试验(Human sperm survival assay,HSSA)

释义 人精子生存实验是指以精子存活率为参数,判断试剂耗材毒性的方法,常用于辅助生殖技术中试剂耗材的胚胎毒性质量控制。指选取一份正常精液标本,采用上游法分离活动精子,调节活精子密度为 5×10^6/ml,向另一支加有被检测培养液的试管中加入 0.5ml 精子悬液作为实验组,另一支试管中仅加入 0.5ml 精子悬液作为对照组。然后将两组标本置于 5%CO_2 培养箱中(也可在室温下)孵育,每隔 24 小时混匀精子并做精液分析,在实验第 3 天计算精子存活指数(精子存活指数 = 实验组精子存活率 / 对照组精子存活率),若精子存活指数 >0.7,则实验有意义;若精子存活指数 >0.85,则实验合格,否则说明被质控物可能存在潜在的胚胎毒性。

是否是 MeSH 词汇 否

释义来源 黄国宁.辅助生殖实验室技术[M].北京:人民卫生出版社,2014.

纺锤体移植（Spindle transfer）

释义　纺锤体移植是指将 M Ⅱ 期卵母细胞的纺锤体 - 染色体复合物移植到另一个已经去核的供体卵母细胞的技术。不同于受精卵,卵母细胞中的线粒体分布较均匀,能有效地减少纺锤体移出过程中携带的线粒体数量。2016 年,世界首例"三亲婴儿"诞生,证实纺锤体移植在临床治疗方面具有可行性,但也面临着伦理和子代安全性的争议。

是否是 MeSH 词汇　否

释义来源　ZHANG J,LIU H,LUO S,et al. Live birth derived from oocyte spindle transfer to prevent mitochondrial disease [J].Reprod Biomed Online,2017,34(4):361-368.

代谢评估（Metabolic evaluation）

释义　代谢产物作为一种小分子生物标志物可代表细胞功能表型。代谢评估指通过对胚胎培养液中氨基酸、葡萄糖、丙酮酸的代谢情况,胚胎呼吸率、可溶性人白细胞抗原 G、血小板活性因子,甚至瘦素等指标代谢图谱进行分析或对特定的代谢产物进行检测,来评估胚胎发育情况的一种方法。

是否是 MeSH 词汇　否

释义来源　黄国宁.辅助生殖实验室技术[M].北京:人民卫生出版社,2014.

受精检查（Fertilization check）

释义　人类卵母细胞受精过程包括精子穿透、皮质颗粒释放、第二极体释放及原核形成四个步骤。对卵母细胞变化的连续观察发现,出现第二极体可以作为早期判断受精的征象。精子与卵母细胞共培养 4~6 小时后在倒置显微镜下观察卵母细胞是否出现第二极

体,如果所有卵母细胞均未见第二极体或者第二极体释放不明显、受精率低下,可以实施早补救 ICSI,降低因受精失败而取消治疗周期的风险。

是否是 MeSH 词汇　否

释义来源　黄国宁.辅助生殖实验室技术[M].北京:人民卫生出版社,2014.

雌原核（Female pronucleus）

释义　雌原核是指受精过程中卵细胞的核。精子进入卵细胞后,激发次级卵母细胞迅速完成第二次减数分裂,形成一个成熟的卵子和一个第二极体,卵子单倍染色体向中央移行,核膜形成,形成雌原核。

是否是 MeSH 词汇　否

释义来源　李继承,曾园山.组织学与胚胎学[M].9 版.北京:人民卫生出版社,2018.

雄原核（Male pronucleus）

释义　雄原核是指受精过程中精子的核。精子进入卵后,核膜崩溃,尾部退化消失,细胞染色质解聚,核内精蛋白被组蛋白替换,新形成的原核膜包在染色质外周,形成雄原核。

是否是 MeSH 词汇　否

释义来源　李继承,曾园山.组织学与胚胎学[M].9 版.北京:人民卫生出版社,2018.

顶体酶（Acrosomal enzyme）

释义　顶体酶是受精过程中不可缺少的一种中性蛋白水解酶,作用类似于胰蛋白酶,能够水解卵透明带糖蛋白,使精子穿过卵丘和透明带并与卵子结合。顶体酶还能促使生殖道中激肽的释放,从而增强精子的活力并促进精子的运动。通过对精子顶体酶

的检测,可以直接反映精子质量。顶体酶检测,包括精子顶体酶水平、阳性率以及活性强度等。

是否是 MeSH 词汇 否

释义来源 李继承,曾园山.组织学与胚胎学[M].9版.北京:人民卫生出版社,2018.

卵母人工细胞激活(Artificial oocyte activation,AOA)

释义 对于 ICSI 后仍处于 M Ⅱ 期未激活静止状态的卵母细胞,通过在体外人工模拟精子对卵母细胞的激活,诱发卵母细胞胞质内钙震荡,进而使卵母细胞脱离静止状态继续发育,克服因卵母细胞激活不足而引起的受精失败或低受精,从而获得正常发育的胚胎,这种方法称为人工卵母细胞激活或辅助卵母细胞激活(assisted oocyte activation)。按激活的方式 AOA 主要分为机械激活法、电激活法和化学激活法。

是否是 MeSH 词汇 否

释义来源 黄国宁.辅助生殖实验室技术[M].北京:人民卫生出版社,2014.

卵巢组织冷冻保存(Ovarian tissue cryopreservation)

释义 卵巢组织冷冻保存是指将卵巢皮质组织小块进行慢速冷冻或玻璃化冷冻保存,是女性生育力保存的一种方法,适用于接受放、化疗等治疗的女性患者,儿童、青春期、单身以及在治疗前没有足够时间进行促排卵和体外受精以获得冷冻胚胎的已婚女性。冷冻保存的卵巢组织能够通过移植技术和体外培养获得成熟的卵泡,在一定程度上可恢复卵巢内分泌功能和生育力。

是否是 MeSH 词汇 否

释义来源 黄国宁.辅助生殖实验室技术

[M].北京:人民卫生出版社,2014.

极体活检(Polar body biopsy)

释义 极体是卵母细胞减数分裂的产物,卵母细胞在完成第一次减数分裂时排出第一极体,在受精后排出第二极体。极体活检指在获卵后活检第一极体,在精卵结合后活检第二极体或者在受精后同时取第一、第二极体,通过对极体的分析间接推断卵母细胞的基因型和染色体组成,对卵母细胞进行遗传学诊断。其优势在于取材方便,相对比较安全,对胚胎发育潜能影响较小,诊断的时间充足,可进行鲜胚移植,但极体体积很小容易降解,且极体诊断仅用于母源性疾病。

是否是 MeSH 词汇 否

释义来源 黄国宁.辅助生殖实验室技术[M].北京:人民卫生出版社,2014.

原核期胚胎评估(Assessment of pronuclearstage embryo)

释义 原核期胚胎评估指授精后 16~18 小时在倒置显微镜下观察卵子出现原核的情况。原核的数目与形态是原核期胚胎评估的重要内容。正常受精卵有两个清晰的原核(雌原核和雄原核),只有一个原核的为 1PN 受精,≥3 个原核的为多 PN 受精,未见原核的为 0PN。形态评估主要围绕原核大小与排列、核仁数目、排列方式与分布位置等特征。

是否是 MeSH 词汇 否

释义来源 黄国宁.辅助生殖实验室技术[M].北京:人民卫生出版社,2014.

原核移植(Pronuclear transfer,PNT)

释义 原核移植指卵母细胞受精形成原核后,将雌、雄原核取出,转移至去核的供体合子中的技术。原核移植的优势在于原核很大、有核膜包绕、显微镜下清晰可见，且原核移植操作对象是已经受精的合子，胚胎重构后可以直接培养发育，不涉及卵母细胞 IVM 和 ICSI 过程，受精卵更能耐受显微操作带来的物理损害。但原核移植可能需要进行玻璃化冷冻以保证核供体和胞质供体发育的同步性，同时其可能将原核周围密集分布的线粒体带入受体细胞，造成线粒体污染。此外，使用已经受精的合子作为胞质供体可能面临伦理问题。

是否是 MeSH 词汇 否

释义来源 李天杰，于洋. 核质置换技术治疗线粒体疾病的研究进展 [J]. 国际生殖健康 / 计划生育杂志，2018，37（5）：388-392.

补救 ICSI（Rescue ICSI）

释义 常规体外受精时，由于各种原因不可避免地会发生一定比例的受精失败，对于受精失败的卵子施行卵质内单精子注射（ICSI），称为补救 ICSI，根据补救时间的不同分为补救 ICSI 和早补救 ICSI。

是否是 MeSH 词汇 否

释义来源 黄国宁，孙海翔. 体外受精 - 胚胎移植实验室技术 [M]. 北京：人民卫生出版社，2012：171.

精子制动（Sperm immobilization）

释义 精子制动指用显微注射针在精子尾部的中段或下段轻压，迅速回拉显微注射针，划过精子尾部，或者在压住精子后，保持显微注射针的高度不变，左右移动使精子制动的操作过程。制动过程中精子尾部细胞膜破裂，可以将精子内部的细胞因子释放到卵母细胞中，有利于卵母细胞激活，同时，精子质膜通透性增加，顶体下核周鞘的分解加速，有助于

精子核解聚及雄原核形成。

是否是 MeSH 词汇 否

释义来源 黄国宁. 辅助生殖实验室技术 [M]. 北京：人民卫生出版社，2014.

精子分离（Sperm isolation）

释义 精子分离是指在辅助生殖技术中，通过密度梯度离心法或上游法等处理方法将精液中的活动精子与精浆、死精子、畸形精子、炎症细胞和细菌等分离，从而达到优选精子目的的实验操作。

是否是 MeSH 词汇 否

释义来源 黄国宁. 辅助生殖实验室技术 [M]. 北京：人民卫生出版社，2014.

滋养外胚层细胞活检（Trophectoderm biopsy）

释义 滋养外胚层细胞活检是指在受精后5~6 天，胚胎发育至囊胚阶段时，取一定数量的滋养外胚层细胞用于遗传学检测。囊胚阶段胚胎细胞数量显著增加，获得的滋养外胚层细胞数可达 10 个，能够提供更多的细胞用于检测，此阶段胚胎嵌合减少，也提高了检测的准确性，并且滋养外胚层细胞将来发育成胎盘，降低了活检对胚胎发育的影响。操作上可选择第 3 天或第 5 天将透明带开口，待滋养外胚层细胞从开口处孵出，形成疝，使用激光法或机械切割法对孵出细胞进行取样，也可选择囊胚形成后，活检时进行透明带开口再获取滋养外胚层细胞。

是否是 MeSH 词汇 否

释义来源 黄国宁. 辅助生殖实验室技术 [M]. 北京：人民卫生出版社，2014.

卵母细胞激活失败（Oocyte activation failure）

释义 卵母细胞的激活过程涉及一系列形

态和生化的改变,由精子诱导的 Ca^{2+} 振荡启动,并伴随许多有序的生物事件,其功能是阻止多精受精、诱发精子进入胞质后的雄原核转化过程,促使卵母细胞进入分裂后期,继而开始细胞周期有丝分裂,触发合子基因组激活和随后的胚胎发育事件。卵母细胞激活失败指卵母细胞不能对精子诱导的激活产生反应或不能将精子核去浓缩形成雄原核,从而引起受精失败,最终导致不能获得正常发育的胚胎。

是否是 MeSH 词汇　否

释义来源　黄国宁,孙海翔.体外受精-胚胎移植实验室技术[M].北京:人民卫生出版社,2012.

过夜受精(Over-night fertilization)

释义　根据精卵共孵育时间的长短将常规体外受精分为过夜受精和短时受精。过夜受精是指精卵共孵育过夜的受精方式,通常为16~18 小时,去除卵周颗粒细胞,观察原核,确定是否受精。过夜受精时精卵充分接触,相互作用完成受精,但卵母细胞暴露于受精液中时间长,受精液中的精子代谢产物不利于早期胚胎发育,而且一旦发生受精失败,由于卵母细胞老化,再进行补救 ICSI,效果甚微。目前不少中心对于可能存在受精失败的周期采取短时受精加早补救 ICSI 的受精方法来降低受精失败的风险。

是否是 MeSH 词汇　否

释义来源　黄国宁,孙海翔.体外受精-胚胎移植实验室技术[M].北京:人民卫生出版社,2012.

非平衡冷冻法(Non-equilibrium freezing)

释义　即玻璃化冷冻法。玻璃化是指水或溶液快速降温达到或低于 $-110\sim-100\,°C$ 的温度范围时,形成一种高黏度的介于液态和固态之间、非晶体的、透明的玻璃态。玻璃化冷冻法就是使用较高浓度的冷冻保护剂将细胞内水分置换出来,经快速降温,使全部液体转化成外形似玻璃状的非晶体化固体状态,避免冰晶形成对细胞脂质膜及细胞骨架结构的损伤,保留细胞内外液体正常的分子和离子分布。

是否是 MeSH 词汇　否

释义来源　黄国宁,孙海翔.体外受精-胚胎移植实验室技术[M].北京:人民卫生出版社,2012.

胚胎复苏(Embryo thawing)

释义　胚胎复苏是整个冷冻操作过程的逆转,主要目的是细胞再水合及移去渗透到细胞内的冷冻保护剂,使细胞复温后恢复代谢能力,维持其原有的生物学活性。卵裂期胚胎复苏存活定义为复苏后 ≥50% 卵裂球完整;卵裂期胚胎复苏完整定义为复苏后所有卵裂球完整;囊胚复苏存活定义为复苏后 ≥75% 细胞完整。

是否是 MeSH 词汇　否

释义来源　孙青,王秀霞,张松英,等.胚胎实验室关键指标质控专家共识[J].生殖医学杂志,2018,27(9):836-851.

溶质效应(Solute effect)

释义　细胞外水溶液渗透压的提高,会对细胞造成一定的损伤,即所谓的"溶质效应"。细胞膜是一种生物半透膜,如果细胞膜内外渗透压存在差别,水将从渗透压低的一侧流向渗透压高的一侧,以使膜内外渗透压保持平衡。

是否是 MeSH 词汇　否

释义来源　黄国宁,孙海翔.体外受精-胚胎移植实验室技术[M].北京:人民卫生出版社,2012.

破碎损害(Broken damage)

释义 由于冰的密度小于水,水形成冰晶后体积增加,因此在水溶液中,随着温度下降到冰点以下,伴随着冰晶的出现,会使冰水混合物的总体积增加,而大多数冷冻容器在温度降低过程中容积会有微弱的减少,因而在容器内的细胞可能受到增加的压力的作用,导致结构受到机械性的损害,称为破碎损害,主要在 −130℃时发生。

是否是 MeSH 词汇 否

释义来源 黄国宁,孙海翔.体外受精-胚胎移植实验室技术[M].北京:人民卫生出版社,2012.

渗透性休克(Osmotic shock)

释义 细胞在冷冻前经过了高浓度溶液的脱水阶段,经过这样的处理后进行降温。降温过程中,由于细胞外液冰晶形成,导致细胞内渗透压更高,可达 2 000~3 000mOsm/L。如果将胚胎直接置于相当于人体组织液渗透压的等渗培养液中,必然导致细胞外的水分快速进入细胞,而细胞内冷冻保护剂渗透速度远比不上水进入的速度,将造成细胞体积急剧增大,甚至破裂,这种损伤称为渗透性休克。

是否是 MeSH 词汇 否

释义来源 黄国宁,孙海翔.体外受精-胚胎移植实验室技术[M].北京:人民卫生出版社,2012.

冷休克(Cold shock)

释义 冷休克是指温度下降对细胞结构和功

能造成的损伤。冷冻过程中细胞和培养液均要处于过冷状态,开始产生冰晶的温度与冰点之差称为过冷度。一般来说,细胞的过冷冻比周围溶液低。当细胞处于过冷状态时,细胞膜上的脂类物质会从液态变为固态,同时,细胞膜的不等收缩会导致机械性的膜破裂及膜表面结构的改变,从而导致细胞死亡。冷休克的发生与细胞膜蛋白质和细胞骨架在低温下发生的改变可能有关。

是否是 MeSH 词汇 是,MeSH ID:D058639

释义来源 黄国宁,孙海翔.体外受精-胚胎移植实验室技术[M].北京:人民卫生出版社,2012.

透明带异常(Abnormal zona pellucida)

释义 透明带是包裹在卵母细胞及早期胚胎外的一层半透明膜状结构,厚度为13~15μm。透明带由糖蛋白、碳水化合物和特异性蛋白组成。从排卵到胚胎种植前囊胚孵化过程中,透明带经历了一系列结构和生物化学改变,对卵母细胞形成、精卵正常结合、胚胎发育等过程起重要作用。透明带异常主要包括透明带颜色异常、厚度异常、形态异常、质地异常或缺失等情况,这些情况可能会影响卵母细胞成熟、受精及胚胎发育,且不同类型的透明带异常其影响也不一样。透明带异常产生的原因可能与遗传因素有关,如透明带基因突变可能导致透明带变薄、缺失以及空卵泡综合征,也可能与透明带分泌过程异常及环境因素有关。

是否是 MeSH 词汇 否

释义来源 黄国宁,孙海翔.体外受精-胚胎移植实验室技术[M].北京:人民卫生出版社,2012.

第十三章 心理、伦理、管理、法律

生殖健康 (Reproductive health)

释义 是指有关生殖系统、生殖功能和生殖过程所涉及的一切事件在躯体、精神和社会等方面的健康状态,而不仅仅指没有疾病。

是否属于 MeSH 词汇 是,MeSH ID:D060728

释义来源 杨增明,孙青原,夏国良. 生殖生物 [M]. 2 版. 北京:科学出版社,2019.

性心理 (Sexual psychology)

释义 是指在性生理的基础上,在社会环境、文化背景的影响下而形成的对性及性生活的认知、体验、观念、情感等心理活动。

是否属于 MeSH 词汇 否

释义来源 郭应禄,夏术阶. 男科学 [M]. 2 版. 北京:人民卫生出版社,2019.

性心理障碍 (Psychosexual disorder)

释义 指行为人满足性欲的行为方式或性对象明显偏离正常,并以此类性偏离作为性兴奋、性满足的主要或唯一方式。主要包括性身份障碍、性偏好障碍、性指向障碍等。

是否属于 MeSH 词汇 是,MeSH ID:D020018

释义来源 郭应禄,夏术阶. 男科学 [M]. 2 版. 北京:人民卫生出版社,2019.

性身份障碍 (Gender identity disorder)

释义 个人对性别身份的内在信念与其生物学性别不一致,包括易性症、双重异装症和童年性身份障碍。

是否属于 MeSH 词汇 否

释义来源 郭应禄,夏术阶. 男科学 [M]. 2 版. 北京:人民卫生出版社,2019.

性偏好障碍 (Sexual preference disorders)

释义 指采取与常人不同的行为方式来得到性欲的满足,可以归纳为:性欲唤起偏离正常、性对象选择偏离正常,以及满足性欲方式偏离正常。包括:恋物癖、易装癖、露阴癖、摩擦癖、窥阴癖、兽交癖、恋童癖、施虐受虐癖和恋尸癖等。

是否属于 MeSH 词汇 否

释义来源 郭应禄,夏术阶. 男科学 [M]. 2 版. 北京:人民卫生出版社,2019.

性指向障碍 (Sexual orientation disorders)

释义 指起源于各种性发育和性定向的障碍。

是否属于 MeSH 词汇 否

释义来源 郭应禄,夏术阶. 男科学 [M]. 2 版. 北京:人民卫生出版社,2019.

真性性早熟 (True precocious puberty)

释义 真性性早熟也称为中枢性性早熟(CPP),又称为 GnRH 依赖性性早熟,是缘于下丘脑提前增加了促性腺激素释放激素(GnRH)的分泌和释放量,提前激活性腺轴功能,导致性腺发育和分泌性激素,使内、外生殖器发育和第二性征呈现。

是否属于 MeSH 词汇 否
释义来源 郭应禄,夏术阶.男科学[M].2 版.
北京:人民卫生出版社,2019.

假性性早熟(Pseudoprecocious puberty,PPP)

释义 假性性早熟是指第二性征发育与性腺发育步调不一致,而睾丸或卵巢本身并未发育,但部分第二性征却提前出现的疾病。它的原因比较明确,如下丘脑、松果体、卵巢、肾上腺皮质、绒毛膜上皮等部位发生肿瘤或病毒性脑膜炎后遗症导致性激素大量分泌。此外,由于外源性激素如误服避孕药、服用含激素的补品以及使用含激素的化妆品而导致儿童假性性早熟。
是否属于 MeSH 词汇 否
释义来源 郭应禄,夏术阶.男科学[M].2 版.
北京:人民卫生出版社,2019.

行为障碍(Behavior disorders)

释义 是各种原因导致的心理过程障碍的结果。通常按其表现分为精神运动性抑制与精神运动性兴奋两类。
是否是 MeSH 词汇 否
释义来源 李凌江,陆林.精神病学[M].3 版.北京:人民卫生出版社,2015.

情感(Emotions)

释义 是指个体对客观事物的态度和因之而产生的相应的内心体验。主要指与人的社会性需要相联系的体验,具有稳定性、持久性,不一定有明显的外部表现,如爱与恨等。一般来说,情感是在多次情绪体验的基础上形成的,并通过情绪表现出来。
是否是 MeSH 词汇 是,MeSH ID:D004644

释义来源 郝伟,陆林.精神病学[M].8 版.北京:人民卫生出版社,2018.

人格(Personality)

释义 或称个性(character),是一个人固定的行为模式及在日常活动中处世待人的习惯方式。
是否是 MeSH 词汇 是,MeSH ID:D010551
释义来源 郝伟,陆林.精神病学[M].8 版.北京:人民卫生出版社,2018.

人格障碍(Personality disorders)

释义 是指明显偏离正常且根深蒂固的行为方式,具有适应不良的性质,其人格在内容上、质上或整个人格方面异常,由于这个原因,患者遭受痛苦和/或使人遭受痛苦,或给个人或社会带来不良影响。人格的异常妨碍了他们的情感和意志活动,破坏了其行为的目的性和统一性,给人以与众不同的特异感觉,在待人接物方面的表现尤为突出。人格障碍通常开始于童年、青少年或成年早期,并一直持续到成年乃至终生。部分人格障碍患者在成年后有所缓和。
是否是 MeSH 词汇 是,MeSH ID:D010554
释义来源 郝伟,陆林.精神病学[M].8 版.北京:人民卫生出版社,2018.

创伤后应激障碍(Post-traumatic stress disorders,PTSD)

释义 指个体受到异常威胁性或灾难性事件所引发的强烈的无助、恐惧、焦虑或厌恶等心理反应,常延迟出现并长期持续,通常延迟在事发 1 个月后,有些则在创伤后数月至数年延迟发作。
是否是 MeSH 词汇 是,MeSH ID:D013313

释义来源 郝伟,陆林.精神病学[M].8版.北京:人民卫生出版社,2018.

精神障碍(Mental disorders)

释义 精神障碍是一类具有诊断意义的精神方面的问题,特征为认知、情绪、行为等方面的改变,可伴有痛苦体验和/或功能损害。这些认知、情绪、行为改变使得患者感到痛苦,功能受损或增加患者死亡、残疾等的危险性。

是否是 MeSH 词汇 是,MeSH ID:D001523

释义来源 郝伟,陆林.精神病学[M].8版.北京:人民卫生出版社,2018.

抑郁障碍(Depressive disorder)

释义 是以情感低落为主要临床表现的一组疾病的总称。是指由多种原因引起的以显著和持久的抑郁症状群为主要临床特征的一类心境障碍。抑郁障碍的核心症状是与处境不相称的心境低落和兴趣丧失。在上述症状的基础上,患者常常伴有焦虑或激越,甚至出现幻觉、妄想等精神病性症状。

是否是 MeSH 词汇 是,MeSH ID:D003866

释义来源 郝伟,陆林.精神病学[M].8版.北京:人民卫生出版社,2018.

焦虑症(Anxiety)

释义 是一种并非由焦虑刺激引起的或不能用焦虑刺激合理解释的,以焦虑情绪体验为主,同时伴有明显自主神经系统功能紊乱的神经症。焦虑症的临床表现主要为精神性焦虑和躯体性焦虑。

是否是 MeSH 词汇 是,MeSH ID:D001007

释义来源 傅安球.实用心理异常诊断矫治手册[M].5版.上海:上海教育出版社,2019.

强迫症(Obsessive-compulsive disorder,OCD)

释义 是一种以反复出现的强迫观念、强迫冲动或强迫行为等为主要临床表现的精神疾病。多数患者认为这些观念和行为没有必要或不正常,违反了自己的意愿,无法摆脱,为此感到焦虑和痛苦。其症状复杂多样,病程迁延,易慢性化,致残率较高,对婚姻、职业、情感、社会功能都有严重影响。

是否是 MeSH 词汇 是,MeSH ID:D009771

释义来源 郝伟,陆林.精神病学[M].8版.北京:人民卫生出版社,2018.

认知(Cognition)

释义 指人们获得知识或应用知识的过程,或信息加工的过程,这是人的最基本的心理过程,它包括感觉、知觉、记忆、想象、思维和语言等。人脑接受外界输入的信息,经过头脑的加工处理,转换成内在的心理活动,再进而支配人的行为,这个过程就是信息加工的过程,也就是认知过程。

是否是 MeSH 词汇 是,MeSH ID:D003071

释义来源 姚树桥,杨艳杰.医学心理学[M].7版.北京:人民卫生出版社,2018.

认知障碍(Cognition disorder)

释义 为心理障碍之一,认知缺陷或异常。包括:①感知障碍,如感觉过敏、感觉迟钝、内感不适、感觉变质、感觉剥夺、病理性错觉、幻觉、感知综合障碍;②记忆障碍,如记忆过强、记忆缺损、记忆错误;③思维障碍,如抽象概括过程障碍、联想过程障碍、思维逻辑障碍、妄想等。上述各种认知障碍的原因是多种多样的,除器质性疾病原因外,大多是由精神疾患所致。如神经衰弱、癔症、疑症、更年期综合征、抑郁症、强迫症、老年性痴呆、精神分裂症、反应性精神病、偏执型精神病、躁狂症、躁郁症等。

是否是 MeSH 词汇　是，MeSH ID：D003072

释义来源　车文博.当代西方心理学新词典[M].吉林：吉林人民出版社，2001.

认知疗法（Cognitive therapy）

释义　是根据认知过程，影响情感和行为的理论假设，通过认知和行为技术来改变患者的不良认知的一类心理治疗方法的总称。认知过程及其导致的错误观念是行为和情感的中介，适应不良行为和情感与适应不良认知有关。认知疗法常采用认知重建、心理应对、问题解决等技术进行心理辅导和治疗，其中认知重建最为关键。

是否是 MeSH 词汇　是，MeSH ID：D015928

释义来源　张明岛.医学心理学[M].2 版.上海：上海科学技术出版社，2004.

行为疗法（Behavior therapy）

释义　是建立在行为学习理论基础上的心理治疗方法。行为疗法是依据条件反射学说和社会学习理论，以减轻或改善来访者的症状或不良行为为目标的一类心理治疗技术总称。它包括了以不同理论为基础的行为法则，具有多元化的观点，主要包括系统脱敏疗法、冲击疗法、厌恶疗法、行为塑造法、松弛疗法、生物反馈疗法等。

是否是 MeSH 词汇　是，MeSH ID：D001521

释义来源　姚树桥，杨艳杰.医学心理学[M].7 版.北京：人民卫生出版社，2018.

系统脱敏法（Systematic desensitization）

释义　主要是治疗师帮助患者建立与不良行为反应相对抗的松弛条件反射，然后在接触引起这种行为的条件刺激中，将习得的放松状态用于抑制焦虑反应，使不良行为逐渐消退（脱敏），最终使不良行为得到矫正。

是否是 MeSH 词汇　否

释义来源　姚树桥，杨艳杰.医学心理学[M].7 版.北京：人民卫生出版社，2018.

厌恶疗法（Aversion therapy）

释义　是一种通过轻微的惩罚来消除适应不良行为的治疗方法。当某种适应不良行为即将出现或正在出现时，当即给予一定的痛苦刺激，使其产生厌恶的主观体验。经过反复实施，适应不良行为和厌恶体验就建立了一定的条件联系，以后当欲实施一定行为时，便立刻产生了厌恶体验。为了避免这种厌恶体验，患者只有终止或放弃原有的适应不良行为。

是否是 MeSH 词汇　是，MeSH ID：D001348

释义来源　姚树桥，杨艳杰.医学心理学[M].7 版.北京：人民卫生出版社，2018.

依赖（Dependence）

释义　是指事事依靠他人的关心照顾而不是自己去完成本应自己去做的事情。药物依赖（drug dependence）是一组认知、行为和生理综合征，使用者尽管明白滥用成瘾物质会带来问题，但仍然继续使用。自我用药导致了耐受性增加、戒断症状和强制性觅药行为（compulsive drug seeking behavior）。所谓强制性觅药行为是指使用者冲动性使用药物，不顾一切后果，是自我失去控制的表现，不一定是人们常常理解的意志薄弱、道德败坏的问题。传统上将依赖分为躯体依赖（physical dependence）和心理依赖（psychological dependence）。躯体依赖也称生理依赖，它是由于反复用药所造成的一种病理性适应状态，主要表现为耐受性增加和戒断症状。心理依赖又称精神依赖，它使吸食者产生一种愉快满足的或欣快的感觉，驱使使用者为寻求这种感觉而反复用药，表现出所谓的渴求状态。

是否是 MeSH 词汇　是，MeSH ID：D003858

释义来源　马辛，赵旭东.医学心理学[M].3 版.北京：人民卫生出版社，2015.

恋母情结(Oedipus complex)

释义　又称"俄狄浦斯情结"，是指儿子恋母仇父的复合情结。它是弗洛伊德主张的一种观点。男孩早期的性追求对象是其母亲，他总想占据父亲的位置，与自己的父亲争夺母亲的爱情。也就是恋母情结。弗洛伊德认为恋母情结是个人人格发展的一个重要因素，并用来解释文化与社会的起源。

是否是 MeSH 词汇　是，MeSH ID：D009813

释义来源　马辛，赵旭东.医学心理学[M].3 版.北京：人民卫生出版社，2015.

性别(Sex)

释义　男女两性之间存在的多种特征性差异的综合。狭义是指男女两性的生理区别。广义上还包括心理和社会角色诸方面的区别，即包括性染色体组合、性腺分泌、生殖功能、形态特征，以及性取向、性格、社会角色等多方面。

是否是 MeSH 词汇　是，MeSH ID：D012723

释义来源　《中国性科学百科全书》委员会，中国大百科全书出版社.中国性科学百科全书[J].中国大百科全书出版社，1998.

图式(Schema)

释义　是人脑中已有的知识经验的网络。社会知觉的基础是被认知事物本身的属性，但认知者的主观因素也会对社会知觉的过程和结果产生重要的影响。这包括认知者的经验、认知者的动机与兴趣、认知者的情绪。其中个体过去的经验不同，对相同的对象的认知也会有不同的结果。

是否是 MeSH 词汇　否

释义来源　R·A.巴伦，D.伯恩.社会心理学[M].黄敏儿，等译.上海：华东师范大学出版社，2004.

性别图式(Gender schema)

释义　为一种认知结构，用于与性别的相关性加工信息。性别图式是指性别是一面透镜（一种图式），透过它可以看见自己的经历，通过语言、服饰、玩具和歌曲，社会学习形成了性别图式。儿童把自己与自己的性别概念加以比较并相应地调整自己的行为。

是否是 MeSH 词汇　否

释义来源　许燕.人格心理学[M].2 版.北京：北京师范大学出版社，2020.

性别同一性(Gender identity)

释义　又称性身份、性心理认同或性认同。它是一个人的心理性别，是一个心理学概念，指对自己有关性心理、性情感和性行为的意识、体验和确认。一般来说，一个人的性心理性别与其生物学性别是一致的，即当一个人生物学属性为男性时，他的性别意识和性心理发展也应朝男性方向发展，社会也会视其为男性。

是否是 MeSH 词汇　是，MeSH ID：D005783

释义来源　马川，李晓文.性别同一性的形成及研究角度发展[J].心理科学，2007(02)：474-477.

性别焦虑（Gender dysphoria）

释义　原称性别认同障碍或性身份障碍。一般对其生物性性别总有不满，或不适意，希望改变之或能以另外一种性别角色生活。为此患者有焦虑、抑郁情绪反应，特别是在应激状态下，其原有生活平衡受到影响，会出现许多情绪反应。这些即可认为是性别焦虑综合征。

是否是 MeSH 词汇　是，MeSH ID：D000068116

释义来源　何伋，李浒，靳清汉．神经精神科综合征学［M］．海口：南海出版公司，2005.

性别歧视（Sexism）

释义　指在关于性别问题上存在的偏见，指一种性别成员对另一种性别成员的不平等对待。尤其是男性对女性的不平等对待。两性之间的不平等，造成社会的性别歧视。但也可用来指称任何因为性别所造成的差别待遇。

是否是 MeSH 词汇　是，MeSH ID：D063507

释义来源　RA 巴伦，D 伯恩．社会心理学［M］．黄敏儿，等译．上海：华东师范大学出版社，2004.

性满足（Sexual satisfaction）

释义　性欲望通过一定的性行为而得到的满足，是性能量释放的结果。性满足包括生理的满足与心理的满足两个方面。性心理的满足决定着性满足的方向与方式。正常性心理要求以正常的性行为来取得性满足；变态性心理要求以某种变态性行为来取得性满足；性心理的兽化可能导致以性犯罪来取得性满足。不同的性行为方式可以获得不同程度的性满足感。只有达到性高潮的性行为方式，才能获得充分的性满足。性交是获得充分性满足的主要方式。但爱抚、接吻、性表达和性刺激的接受，也都可以获得程度不同的性满足。

是否是 MeSH 词汇　是，MeSH ID：D009948

释义来源　罗国杰．中国伦理学百科全书［M］．吉林：吉林人民出版社，1993.

性功能障碍（Sexual dysfunction）

释义　是一组与心理社会因素密切相关的性活动过程中的某些阶段发生的生理功能障碍。性功能障碍的表现必须是持续存在或反复发生的，并因此不能进行自己所希望的性生活，对日常生活或社会功能造成影响，给患者带来明显痛苦。至于偶尔的、一过性的性功能问题不能诊断为性功能障碍。主要包括性欲减退、阳痿、性高潮障碍、早泄、阴道痉挛、性交疼痛等。

是否是 MeSH 词汇　是，MeSH ID：D012735

释义来源　郝伟，陆林．精神病学［M］．8 版．北京：人民卫生出版社，2018.

性欲减退（Sexual hypoactivity）

释义　指持续存在的性兴趣和性活动的降低，甚至丧失。表现为性欲望、性爱好及有关的性思考或性幻想缺乏。缺乏发动与性伴侣或独自手淫活动的兴趣，导致性活动的频率比实际年龄及背景因素所期望的水平明显下降，或比既往明显降低。性欲减退不等于性能力低下。一些性欲减退者性反应能力并未受到影响，可有正常的阴茎勃起和阴道润滑作用，性交时仍可体验到性高潮。

是否是 MeSH 词汇　否

释义来源　郝伟，陆林．精神病学［M］．8 版．北京：人民卫生出版社，2018.

勃起障碍（Erectile dysfunction）

释义　又称阳痿（impotence），是指成年男性在性活动的场合下有性欲，但难以产生或维持满意的性交所需要的阴茎勃起或勃起不充分或历时短暂，以致不能插入阴道完成性交过程。但在手淫时、睡梦中、早晨醒来等其他情况下可以勃起。阳痿往往使人感到挫败或自我否定以致影响社会功能。

是否是 MeSH 词汇　是，MeSH ID：D007172

释义来源　郝伟，陆林．精神病学［M］.8 版．北京：人民卫生出版社，2018.

女性性高潮障碍（Female orgasm disorder）

释义　指持续或反复的女性性高潮抑制，即在正常的性兴奋阶段后，持续或反复发生性高潮延迟或缺乏，手淫或性交均不能性高潮。

是否是 MeSH 词汇　否

释义来源　郝伟，陆林．精神病学［M］.8 版．北京：人民卫生出版社，2018.

延迟射精（Delayed ejaculation）

释义　指男性在有适当的性刺激和射精的欲望时，仍显著地延迟或不能成功射精。一般出现在合作性性行为中，很少出现在手淫中。这种延迟并没有确切的时限，一般是患者自身的感受。因为多长时间到达性高潮是合理的或多长时间是大部分男性及其性伴侣能接受的，还没有一致共识。似乎 50 岁以后患病率显著增加，这可能与年龄相关的快速传导周围感觉神经丧失和类固醇激素分泌减少有关。

是否是 MeSH 词汇　否

释义来源　郝伟，陆林．精神病学［M］.8 版．北京：人民卫生出版社，2018.

早泄（Premature ejaculation）

释义　指持续地或反复地发生性交时，射精过早导致性交不满意，或阴茎未插入阴道时就射精。在阴茎插入前、插入时或插入后短时间受到微弱刺激即发生射精，无法控制，早于本人意愿。临床上应考虑影响性兴奋持续时间的因素，如年龄、性伴侣的状态或情境、新异性及近期性活动的频度等。

是否是 MeSH 词汇　是　MeSH ID：D061686

释义来源　郝伟，陆林．精神病学［M］.8 版．北京：人民卫生出版社，2018.

阴道痉挛（Vaginismus）

释义　指性交时环绕阴道口外 1/3 部位的肌肉非自主痉挛或收缩，致使阴茎插入困难或引起疼痛。性唤起多无困难，阴道润滑作用正常，性高潮反应正常。患者并无性欲低下，常因不能性交而苦恼，可发生于任何年龄有性活动的女性。

是否是 MeSH 词汇　是，MeSH ID：D052065

释义来源　郝伟，陆林．精神病学［M］.8 版．北京：人民卫生出版社，2018.

性心理发展（Psychosexual development）

释义　是佛洛伊德提出的一个概念，包括 5 个阶段：口腔期、肛门期、性器期、潜伏期、生殖期。口腔期：主要靠口腔部位的吸吮、咀嚼、吞咽等活动获得满足。此时期的口腔活动若受限制，成人在行为上表现贪吃、酗酒、吸烟、咬指甲等，甚至在性格上表现出悲观、依赖、洁癖者。肛门期：主要靠大小便排泄时所产生的刺激快感获得满足，此时期卫生习惯的训练对幼儿而言是关键。如管制过严，成人在行为上表现为冷酷、顽固、刚愎、吝啬等。

性器期：主要靠性器官的部位获得满足，此时幼儿喜欢触摸自己的性器官，在性质上已算是"手淫"的开始。幼儿在此时期已能辨识男女性别，并以父母中之异性者为"性爱"的对象，于是出现了男童以父亲为竞争对手而爱母亲的现象，这现象称为恋母情结，同理女童则为恋父情结。潜伏期：7岁以后的儿童，兴趣扩大，由对自己的身体和父母感情，转变为对周围的事物。故而从原始的欲力来看，呈现出潜伏状态。此一时期的男女儿童之间，在情感上较前疏远，团体性活动多呈男女分离趋势。生殖期：男生约在12岁，女生约在11岁。此时期个体性器官成熟在生理上与心理上所显示的特征，两性差异开始显著显现。自此以后，性的需求转向相似年龄的异性，开始有了两性生活的理想，有了婚姻家庭的意识。至此，性心理的发展逐渐成熟。

是否是 MeSH 词汇 是，MeSH ID：D011606

释义来源 MYRE S.Guide to psychiatry.Fourth edition.Edinburgh and London：Churchill Livingstone，2018.

性角色（Gender role）

释义 指由于人的性别差异而带来的不同的心理特点或行为模式。男性与女性在姿势、神态、声调、举止等许多方面各有不同的特点。在任何社会或民族中，对男性与女性各自扮演不同的角色、起的不同的作用怀有一种普遍的期待。

是否是 MeSH 词汇 否

释义来源 彭克宏.社会科学大词典［M］.北京：中国国际广播出版社，1989.

性偏好（Sexual preference）

释义 特定的对象对个体产生强烈的性吸引，个体对特定的性行为方式产生依恋。个体对具有某类外表、体形、风度、气质的异性产生浓厚的兴趣，主动接近和追求，对其他类型的异性则缺乏兴趣和性的吸引。性偏好对恋爱择偶有导向作用。性偏好指向儿童、女性服饰，性行为方式表现为穿着异性服装、窥阴、露阴，或在性生活中施虐、受虐等，则属于性偏好障碍。

是否是 MeSH 词汇 否

释义来源 《中国性科学百科全书》委员会，中国大百科全书出版社.中国性科学百科全书［J］.中国大百科全书出版社，1998.

易性症（Transsexualism）

释义 患者对自身性别的认定与解剖生理上的性别特征呈持续厌恶的态度，并有改变本身性别的解剖生理特征以达到转换性别的强烈愿望（如使用手术或异性激素）。

是否是 MeSH 词汇 是，MeSH ID：D014189

释义来源 郝伟，陆林.精神病学［M］.8版.北京：人民卫生出版社，2018.

露阴症（Exhibitionism）

释义 该症的特点是反复多次在陌生异性毫无准备的情况下暴露自己的生殖器以达到性兴奋的目的，有的继以手淫，但无进一步性侵犯行为施加于对方。该症几乎只见于男性。

是否是 MeSH 词汇 是，MeSH ID：D005084

释义来源 郝伟，陆林.精神病学［M］.8版.北京：人民卫生出版社，2018.

猥亵（Obscene）

释义 用性交以外的各种下流动作对待异性，以满足性欲的行为。猥亵者多为男性，被害者多数为女孩，也有成年女性。例如男人强行对妇女拥抱、接吻或用手指和其他异物塞入阴道，或用其他手段玩弄女性生殖器和乳房，或在女孩大腿内摩擦阴茎，或以阴茎接触女性的身体。有的甚至对怀抱的婴儿进行猥亵行为。有时偶有成年女性玩弄男童的性器官，或者强迫男童刺激罪犯本人的性器官。这种损害公共道德的淫秽下流行为，不但伤风败俗，而且危害社会治安，有时会导致自杀、伤害和杀人的罪行。

是否是 MeSH 词汇　否

释义来源　《北京大学法学百科全书》编委会.北京大学法学百科全书：民事诉讼法学、刑事诉讼法学、行政诉讼法学、司法鉴定学、刑事侦查学[M].北京：北京大学出版社,2001.

性施虐症（Sadism）

释义　在性生活中，向性对象同时施加肉体上或精神上的痛苦，作为达到性满足的惯用和偏爱方式者为性施虐症患者。

是否是 MeSH 词汇　是,MeSH ID：D012448

释义来源　郝伟,陆林.精神病学[M].8 版.北京：人民卫生出版社,2018.

性受虐症（Masochism）

释义　在性生活中，要求对方施加肉体上或精神上的痛苦，作为达到性满足的惯用与偏爱方式者为性受虐症。

是否是 MeSH 词汇　是,MeSH ID：D008398

释义来源　郝伟,陆林.精神病学[M].8 版.北京：人民卫生出版社,2018.

双性恋（Bisexuality）

释义　是一种性倾向或行为，一般指能对男性和女性皆产生爱慕感、建立恋爱关系，或认为两者皆有性吸引力的一种现象。

是否是 MeSH 词汇　是,MeSH ID：D001727

释义来源　GÓMEZ JPP,ARENAS Y.Development of bisexual identity.Cien Saude Colet,2019,24 (5)：1669-1678.

分离障碍（Dissociative disorders）

释义　源于"歇斯底里"（hysteria），原术语"癔症"。是一类复杂的心理 - 生理紊乱过程，患者非自主地、间断地丧失部分或全部心理 - 生理功能的整合能力，在感知觉、记忆、情感、行为、自我（身份）意识及环境意识等方面的失整合，即所谓的分离状态，如自我身份不连续、不能用病理生理解释的记忆丧失、躯体功能障碍而相应生理无改变等。这种整合能力丧失的程度、持续时间不一。需要强调的是，分离障碍的症状与药物或精神活性物质的直接作用无关，如戒断反应，也不是其他精神和行为障碍、睡眠障碍、神经系统或其他健康状况的症状表现，且症状表现与当地的文化、宗教习俗不吻合。分离症状可导致患者的家庭、社会、教育、职业或其他重要功能明显损害。

是否是 MeSH 词汇　是,MeSH ID：D004213

释义来源　郝伟,陆林.精神病学[M].8 版.北京：人民卫生出版社,2018.

《人类辅助生殖技术管理办法》（Management Measures of Human Assisted Reproductive Technology）

释义　《人类辅助生殖技术管理办法》是中华人民共和国原卫生部发布的为规范人类辅助生殖技术的应用和管理的办法。发布了相关技术规范、基本标准和伦理原则。自 2001 年 8 月 1 日起施行。

是否是 MeSH 词汇　否

释义来源　中华人民共和国卫生部.人类辅助生殖技术管理办法[J].生殖医学杂志,

2001,10(004):254-256.

《人类精子库管理办法》(Management of Human Sperm Bank)

释义　《人类精子库管理办法》是中华人民共和国原卫生部 2001 年 2 月 20 日发布的办法,自 2001 年 8 月 1 日起施行。是为了规范人类精子库管理,保证人类辅助生殖技术安全、有效应用和健康发展,保障人民健康制定的办法。

是否是 MeSH 词汇　否

释义来源　中华人民共和国卫生部.人类精子库管理办法[J].生殖医学杂志,2001(19):256-256.

《中华人民共和国母婴保健法》(Mother and Infant Health Law of the People's Republic of China)

释义　《中华人民共和国母婴保健法》是为了保障母亲和婴儿健康,提高出生人口素质,根据宪法制定,经中华人民共和国第八届全国人民代表大会常务委员会第十次会议于 1994 年 10 月 27 日通过,自 1995 年 6 月 1 日起施行。2017 年 11 月 4 日第十二届全国人民代表大会常务委员会第三十次会议通过《中华人民共和国母婴保健法》修改。

是否是 MeSH 词汇　否

释义来源　《中华人民共和国母婴保健法》.

《人类辅助生殖技术规范》(Technical Specification for Human Assisted Reproduction)

释义　《人类辅助生殖技术规范》是中华人民共和国原卫生部 2001 年 5 月 14 日以卫科教发[2001]143 号发布的国家部门规章,并于 2003 年进行修订。是为了规范我国人类辅助生殖技术的发展和应用,保护人民群众健康,特别是保护妇女和后代的健康权益。

是否是 MeSH 词汇　否

释义来源　卫生部.卫生部关于修订人类辅助生殖技术与人类精子库相关技术规范、基本标准和伦理原则的通知[Z].2003.

《人类精子库基本标准》(Basic Standards for Human Sperm Bank)

释义　《人类精子库基本标准》是中华人民共和国原卫生部 2001 年 5 月 14 日以卫科教发[2001]143 号发布的国家部门规章,并于 2003 年进行修订。是为了保障人类精子库能安全、有效地在我国全面实施,切实保护人民群众的健康权益。

是否是 MeSH 词汇　否

释义来源　卫生部.卫生部关于修订人类辅助生殖技术与人类精子库相关技术规范、基本标准和伦理原则的通知[Z].2003.

《人类精子库技术规范》(Technical Specification for Human Sperm Bank)

释义　《人类精子库技术规范》是中华人民共和国原卫生部 2001 年 5 月 14 日以卫科教发[2001]143 号发布的国家部门规章,并于 2003 年进行修订。是为了保障人类精子库能安全、有效地在我国全面实施;同时为了防止片面追求经济利益而滥用人类精子库技术,切实贯彻国家人口和计划生育政策,维护人的生命伦理尊严。

是否是 MeSH 词汇　否

释义来源　卫生部.卫生部关于修订人类辅助生殖技术与人类精子库相关技术规范、基本标准和伦理原则的通知[Z].2003.

《实施人类辅助生殖技术的伦理原则》 (Ethical Principles for Implementing Human Assisted Reproductive Technology)

释义　《实施人类辅助生殖技术的伦理原则》是中华人民共和国原卫生部 2001 年 5 月 14 日以卫科教发 [2001]143 号发布的国家部门规章,并于 2003 年进行修订。是为了规范我国人类辅助生殖技术的发展和应用,保护人民群众健康,切实贯彻国家人口和计划生育政策,维护人的生命伦理尊严,把该技术给社会、伦理、道德、法律,乃至子孙后代可能带来的负面影响和危害降到最低程度。

是否是 MeSH 词汇　否

释义来源　卫生部.卫生部关于修订人类辅助生殖技术与人类精子库相关技术规范、基本标准和伦理原则的通知 [Z]. 2003.

《人类生殖科技条例》 (Regulations on Human Reproductive Science and Technology)

释义　中国香港特区立法会于 2000 年通过并颁布《人类生殖科技条例》,旨在规管生殖科技程序、管制使用胚胎及配子作研究及其他目的。

是否是 MeSH 词汇　否

释义来源　人类生殖科技管理局.人类生殖科技条例 [Z]. 2000.

《人类受精及胚胎法 1990》 (Human Fertilization and Embryology Act 1990)

释义　英国于 1990 年颁布该法规,主要负责许可与监督体外受精、捐赠受精和胚胎学研究相关的活动,也负责管理精子、卵子和胚胎存储等。

是否是 MeSH 词汇　否

释义来源　LOVELL-BADGE R.The Regulation of human embryo and stem-cell research in the United Kingdom [Z].Nat Rev Mol Cell Biol, 2008,12 :998-1003.

《人类胚胎法》 (Human Embryo Statute)

释义　美国路易桑那州于 1986 年制定了《人类胚胎法》,旨在规范胚胎的归属及处理。

是否是 MeSH 词汇　否

释义来源　KRENTEL JB.The Louisiana"human embryo"statute revisited:reasonable recognition and protection for the in vitro fertilized ovum, Loyola Law Rev,1999,45(2):239-246.

《统一亲子法》 (Uniform Parentage Act)

释义　美国于 1973 年通过《统一亲子法》,该法对人工生殖中子女与受术夫妻及精卵的捐赠者的法律关系作了明确规定,但未规定代孕子女的法律地位。该法不具有强制性,是否被采纳仍由各州自行决定。

是否是 MeSH 词汇　否

释义来源　JAMES S.Avoiding legal pitfalls in surrogacy arrangements.Reprod Biomed Online,2010,21(7):862-867.

《人工生殖子女法律地位统一法》 (Uniform Status of Children of Assisted Conception Act)

释义　美国于 1988 年颁布了《人工生殖子女法律地位统一法》,该法对人工生殖中子女的法律地位进行了明确的规定。

是否是 MeSH 词汇　否

释义来源　MASSIE AM.Restricting surrogacy to married couples:a constitutional problem?The married-parent requirement in the Uniform Status of Children of Assisted Conception Act. Hastings Constit Law Q.1991 ;18(3):487-540.

《试管受精法》(Vitro Fertilization Act)

释义 1988 年瑞典颁布了《试管受精法》,对实施人工生殖的条件进行了较为严格的规定,禁止捐精、体外受精和代孕母行为。

是否是 MeSH 词汇 否

释义来源 ZIEGLER M.Beyond balancing: rethinking the law of embryo disposition,2018. Am Univ Law Rev,2018,68(2):515-567.

《胚胎保护法》(Embryonenschutzgesetz)

释义 德国自 1990 年实施了《胚胎保护法》,严格禁止克隆人及人体胚胎的研究,并对辅助生殖过程中胚胎的使用进行了严格的限制。

是否是 MeSH 词汇 否

释义来源 AUGST C.Regulating dangerous futures:the German Embryo Protection Act of 1990—legislation in risk society.Soc Leg Stud.2000 ;9(2):205-226.

《不孕(医疗程序)法(1984 年)(Vic)》[Infertility(medical procedures)Act 1984(Vic)]

释义 澳大利亚的维多利亚州于 1984 年颁布,运用专门立法来管理人类辅助生殖技术。

是否是 MeSH 词汇 否

释义来源 JOHNSON L,BOURNE K,HAMMARBERG K.Donor conception legislation in Victoria,Australia:the "Time to Tell" campaign,donor-linking and implications for clinical practice.J Law Med,2012,19(4):803-819.

伦理学(Ethics)

释义 即道德哲学,是关于优良道德的学科(或道德价值的科学),是优良道德的制定方法、制定过程以及实现途径的科学。同时认为,它不但是道德价值的科学,而且是一个关于道德价值完整的有机知识体系。

是否是 MeSH 词汇 是,MeSH ID:D004989

释义来源 于修成.辅助生殖的伦理与管理[M].北京:人民卫生出版社,2014.

医学伦理学(Medical ethics)

释义 是运用一般伦理学的基本理论和原则,研究解决医疗卫生实践和医学科学活动中人们之间的医学道德关系、道德现象和道德规范,属于应用伦理学范畴,是医学与伦理学交叉的一门学科。

是否是 MeSH 词汇 是,MeSH ID:D004992

释义来源 于修成.辅助生殖的伦理与管理[M].北京:人民卫生出版社,2014.

医学道德(Medical morality)

释义 简称"医德",指医务人员在医疗卫生服务中应该具备的道德品格和必须遵循的道德规范。医学伦理学与医学道德的区别是:医学伦理学在内容上要比医学道德广,医学道德一般都是义务论的,不引用任何价值论,并不加以证明。另外,医学道德还不是一个系统的应用伦理学学科,它只研究医师应遵循的道德规范和法则,只研究医患关系。医学伦理学则是一个系统学科,表现为研究对象从医患关系这一核心扩展到医务人员之间、医务人员与社会之间、医学与社会之间的关系。

是否是 MeSH 词汇 否

释义来源 于修成.辅助生殖的伦理与管理[M].北京:人民卫生出版社,2014.

生命伦理学(Bioethics)

释义 为运用伦理学的理论和方法,在跨学科、跨文化的情境中,对生命科学和医学保健的伦理学方面,包括决定、行动、政策、法律等进行系统研究的学科。医学伦理学与生命伦理学的区别是:医学伦理学代表很窄的范围,只强调医师的道德义务和医患关系。而生命伦理学包括生命科学中更广阔的道德领域,涉及医学、生物学、环境中的重要方面、人口和社会科学等。

是否是 MeSH 词汇 是,MeSH ID:D001675

释义来源 于修成.辅助生殖的伦理与管理[M].北京:人民卫生出版社,2014.

辅助生殖伦理学(Assisted reproductive ethics)

释义 将伦理学的理论、原则和方法运用于辅助生殖的道德领域,对辅助生殖的决策、行动、策略、法律等进行系统研究,并在实践中验证和发展。同时它也研究辅助生殖活动中的医师与患者、医师与医师、医师与社会和医疗卫生部门与社会团体之间的关系,是辅助生殖技术与伦理学交叉的一门学科。

是否是 MeSH 词汇 否

释义来源 于修成.辅助生殖的伦理与管理[M].北京:人民卫生出版社,2014.

辅助生殖伦理原则(Assisted reproductive ethics principle)

释义 辅助生殖伦理学的基本原则包括尊重原则、有利于供受者的原则、保护后代的原则、严禁商业化的原则、严禁技术滥用原则、社会公益性原则、知情同意原则、保密原则、自主原则、公正原则、辅助检查伦理原则、用药伦理原则、严防医源性疾病传播原则、不伤害原则、双重效应原则、最优化原则、伦理监督的原则。

是否是 MeSH 词汇 否

释义来源 于修成.辅助生殖的伦理与管理[M].北京:人民卫生出版社,2014.

有利原则(Principle of beneficence)

释义 指医务人员的诊治行为以保护患者利益、促进患者健康、增进患者幸福为目的。有利原则要求医务人员的行为对患者确有助益,同时必须满足以下条件:①患者的确患有疾病;②医务人员的行动与解除患者的疾苦有关;③医务人员的行动可能解除患者的疾苦;④患者受益不会给别人带来太大的损害。

是否是 MeSH 词汇 否

释义来源 于修成.辅助生殖的伦理与管理[M].北京:人民卫生出版社,2014.

不伤害原则(Principle of non-maleficence)

释义 是医学道德的一个具体原则。包括主观的不伤害意图和客观的低伤害结果。要求医务人员在诊疗护理过程中,不使患者的身心受到损害。

是否是 MeSH 词汇 否

释义来源 于修成.辅助生殖的伦理与管理[M].北京:人民卫生出版社,2014.

尊重原则(Principle of respect)

释义 即医务人员对患者无条件的尊重,只有尊重患者,患者才会尊重医师,才可能建立真诚的医患关系。其派生出来的最重要的临床道德规范是:①知情同意;②保守秘密和隐私。

是否是 MeSH 词汇 否

释义来源 于修成.辅助生殖的伦理与管理[M].北京:人民卫生出版社,2014.

公正原则(Principle of justice)

释义 首先体现在同样医疗需要的患者,应该得到同样的医疗待遇。不能因为医疗以外的其他因素,如民族、国籍、职务、贫富等条件而给予有选择性的待遇。

是否是 MeSH 词汇　否

释义来源　于修成.辅助生殖的伦理与管理[M].北京:人民卫生出版社,2014.

保护后代原则(Principle of offspring protection)

释义　在辅助生殖技术中,需要注意:①医务人员有义务告知受者通过人类辅助生殖技术出生的后代与自然受孕分娩的后代享有同样的法律权利和义务,包括后代的继承权、受教育权、赡养父母的义务、父母离异时对孩子监护权的裁定等;②医务人员有义务告知接受人类辅助生殖技术治疗的夫妇,他们通过对该技术出生的孩子(包括对有出生缺陷的孩子)负有伦理、道德和法律上的权利和义务;③如果有证据表明实施人类辅助生殖技术将会对后代产生严重的生理、心理和社会损害,医务人员有义务停止该技术的实施;④医务人员不得对近亲间及任何不符合伦理、道德原则的精子和卵子实施人类辅助生殖技术;⑤医务人员不得实施代孕技术;⑥医务人员不得实施胚胎赠送助孕技术;⑦在尚未解决人卵胞质移植和人卵核移植技术安全性问题之前,医务人员不得实施以治疗不育为目的的人卵胞质移植和人卵核移植技术;⑧同一供者的精子、卵子最多只能使5名妇女受孕;⑨医务人员不得实施以生育为目的的嵌合体胚胎技术。

是否是 MeSH 词汇　否

释义来源　于修成.辅助生殖的伦理与管理[M].北京:人民卫生出版社,2014.

严防商业化原则(Principle of commercialize prohibition)

释义　机构和医务人员对要求实施人类辅助生殖技术的夫妇,要严格掌握适应证,不能受经济利益驱动而滥用人类辅助生殖技术。供精、供卵只能是以捐赠助人为目的,禁止买卖,但是可以给予捐赠者必要的误工、交通和医疗补偿。

是否是 MeSH 词汇　否

释义来源　于修成.辅助生殖的伦理与管理[M].北京:人民卫生出版社,2014.

严禁技术滥用原则(Principle of technical abuse prohibition)

释义　辅助生殖技术属于限定使用技术,其中包含一些探索使用技术,如人的克隆技术、卵核移植技术、线粒体移植技术等;禁止使用技术,如克隆人的技术、人兽配子混合使用技术、代孕技术、赠胚等。探索使用技术可以经过正规程序审批后进行探索性使用,禁止使用技术则是坚决禁止,如对"名人精子库""博士精子库""美女卵子库"、大学生地下买卖配子、代孕等现象应进行治理。

是否是 MeSH 词汇　否

释义来源　于修成.辅助生殖的伦理与管理[M].北京:人民卫生出版社,2014.

社会公益原则(Principle of social welfare)

释义　辅助生殖技术为广大不孕症患者带去了福音,在其实施过程中,应当贯彻社会公益性原则:①医务人员必须严格贯彻国家人口和计划生育法律、法规,不得对不符合国家人口和计划生育法规和条例规定的夫妇和单身妇女实施人类辅助生殖技术;②根据《中华人民共和国母婴保健法》,医务人员不得实施非医学需要的性别选择;③医务人员不得实施生殖性克隆技术;④医务人员不得将异种配子和胚胎用于人类辅助生殖技术;⑤医务人员不得进行各种违反伦理、道德原则的配子和胚胎实验研究及临床工作。

是否是 MeSH 词汇   否

释义来源   于修成. 辅助生殖的伦理与管理 [M]. 北京：人民卫生出版社,2014.

知情同意原则（Principle of informed consent）

释义   知情同意原则贯穿在整个辅助生殖技术过程中：①人类辅助生殖技术必须在夫妇双方自愿同意并签署书面知情同意书后方可实施。②医务人员对人类辅助生殖技术适应证的夫妇，须使其了解：实施该技术的必要性、实施程序、可能承受的风险以及为降低这些风险所采取的措施、该机构稳定的成功率、每周期大致的总费用及进口、国产药物选择等与患者作出合理选择相关的实质性信息。③接受人类辅助生殖技术的夫妇在任何时候都有权提出中止该技术的实施，并且不会影响对其今后的治疗。④医务人员必须告知接受人类辅助生殖技术的夫妇及其已出生的孩子随访的必要性。⑤医务人员有义务告知捐赠者对其进行健康检查的必要性，并获取书面知情同意书。

是否是 MeSH 词汇   否

释义来源   于修成. 辅助生殖的伦理与管理 [M]. 北京：人民卫生出版社,2014.

保密原则（Principle of confidentiality）

释义   指医务人员在医疗中，不向他人泄露能造成对患者不良医疗后果的有关信息的"信托行为"，保密涉及患者的私密和个人信息及疾病情况。我国人类辅助生殖技术保密原则具体为：互盲原则、匿名保密义务。

是否是 MeSH 词汇   否

释义来源   于修成. 辅助生殖的伦理与管理

[M]. 北京：人民卫生出版社,2014.

自主原则（Personal autonomy）

释义   在医疗活动中患者有独立、自愿的决定权。这种自主决定权从根本上表达的是患者的选择权，即患者对有关自己的诊疗护理问题，有经过深思熟虑作出的合乎理性的决定并据此采取行动的权利。自主原则的实现有其必要的前提条件：一是要保证医务人员为患者提供适量、正确，并且患者能够理解的诊疗护理信息；二是要保证患者有正常的自主能力，情绪是正常的，决定是经过深思熟虑并与家属讨论过的；三是要保证患者自主性的选择和决定不会与他人利益、社会利益发生严重的冲突。

是否是 MeSH 词汇   是, MeSH ID：D026684

释义来源   于修成. 辅助生殖的伦理与管理 [M]. 北京：人民卫生出版社,2014.

辅助检查伦理原则（Ethical principle of assisted examination）

释义   指医务人员在医疗辅助检查活动中必须遵循的道德规范，包括：①不能滥用各种检查。辅助检查要有疾病诊断指征的根据，有计划、有目的地选择必要的检查项目，以解决诊断和治疗的问题。②辅助检查的程序原则。辅助检查的程序应该是先简单后复杂，先无害后有害，先费用少后费用高。

是否是 MeSH 词汇   否

释义来源   于修成. 辅助生殖的伦理与管理 [M]. 北京：人民卫生出版社,2014.

用药伦理原则（Ethical principle of drug use）

释义   指医疗用药活动中必须遵守的道德规范。用药伦理原则具体是：①不能滥用药物。临床上，凡违背医药学原理的，或不符合患者病情和生理状况的用药，属于不合理用药或滥用药物。②用药既要看到近期疗效，也要注意远期不良影响。③坚持医疗原则。在诊疗活动中，医师用药要坚持医疗原则，不能为了经济利益滥开药物处方，增加患者负担。同时也要拒绝少数患者的无理要求。

是否是 MeSH 词汇　否

释义来源　于修成.辅助生殖的伦理与管理[M].北京:人民卫生出版社,2014.

严防医源性疾病原则（Principle of latrogenic disease prohibition）

释义　通常是患者在诊治或预防疾病过程中由于医学的某种原因，包括药物、诊疗措施、医务人员的行为和言语以及由错误的医学理论或实验导致的疗法等因素所引起的疾病。

是否是 MeSH 词汇　否

释义来源　于修成.辅助生殖的伦理与管理[M].北京:人民卫生出版社,2014.

双重效应原则（Principle of double effect）

释义　是一种对医疗措施和行为进行道德评价的原则。任何医疗措施都具有两重性或双重效应。某一医疗措施的目的是好的，而且也可以带来明确的良好效应，这是医疗行为的直接效应，亦称第一效应；同时也会伴随着不可避免的技术性伤害，如药物的毒副作用、手术的并发症等，这是医疗行为的间接效应，亦称第二效应，但不是此行为的目的。双重效应原则认定对医疗行为的道德判断以第一效应为主。在辅助生殖技术应用双重效应原则时，必须符合两个要素：一是医疗行为的目的必须是指向第一效应的，即医务人员的动机必须是有利于患者的；二是权衡各方面的价值利弊，医疗措施的第一效应必须大于第二效

应，对患者是有益的、有利的、有好处的。

是否是 MeSH 词汇　是,MeSH ID:D034723

释义来源　于修成.辅助生殖的伦理与管理[M].北京:人民卫生出版社,2014.

最优化原则（Principle of optimization）

释义　即最佳方案原则，指在医疗高新技术的应用过程中以最小的代价获得最佳效果的原则。主要包括尽最大努力争取最佳疗效，选择和实施被临床实践证明为最佳的诊治手段，并达到当时当地医学实际发展的最高水平；尽最大努力确保诊疗安全无害，杜绝责任性伤害，防范意外伤害，控制必然性伤害；尽最大努力减轻患者身心痛苦，即对一般患者应在确保诊断、同样疗效的前提下，精心选择、运用痛苦最轻的诊治手段；尽最大努力降低诊疗费用，即在确保诊治需要和效果的前提下，选择资源消耗少、患者经济负担轻的诊治手段。

是否是 MeSH 词汇　否

释义来源　于修成.辅助生殖的伦理与管理[M].北京:人民卫生出版社,2014.

生殖医学伦理监督原则（Principle of ethical supervision）

释义　在辅助生殖技术中，需要注意：①为确保以上原则的实施，实施人类辅助生殖技术的机构应建立生殖医学伦理委员会，并接受其指导和监督；②生殖医学伦理委员会应由医学伦理学、心理学、社会学、法学、生殖医学、护理学专家和群众代表组成；③生殖医学伦理委员会应依据上述原则对人类辅助生殖技术的全过程和有关研究进行监督，开展生殖医学伦理宣传教育，并对实施中遇到的伦理问题进行审查、咨询、论证和建议。

是否是 MeSH 词汇　否

释义来源　于修成.辅助生殖的伦理与管理

[M]. 北京: 人民卫生出版社, 2014.

生殖医学伦理监督 (Supervision of reproductive ethics)

释义 辅助生殖技术涉及一系列伦理和法律问题。在具体的辅助生殖技术行为中,对其是否符合有关伦理道德原则与规范所进行的监察和督导。具体的伦理监督机制包括成立生殖医学伦理委员会、规范辅助生殖技术行为、为辅助生殖技术的后续发展提供伦理技术支持。

是否是 MeSH 词汇 否

释义来源 于修成. 辅助生殖的伦理与管理 [M]. 北京: 人民卫生出版社, 2014.

生殖医学伦理委员会 (Reproductive ethics committee)

释义 作为医学伦理委员会的特殊分支,主要负责对辅助生殖技术相关的生殖医学临床研究、临床医学技术的实施进行咨询论证、监督和管理,促使生殖医学安全、有效和健康地开展,保障不孕夫妇和出生子代的健康,维护家庭和社会的稳定。其成员应由医学伦理学、心理学、社会学、法学、生殖医学、护理学专家和群众代表组成。主要职责包括: 伦理审查、伦理督查、患者知情同意和伦理咨询。

是否是 MeSH 词汇 否

释义来源 于修成. 辅助生殖的伦理与管理 [M]. 北京: 人民卫生出版社, 2014.

生殖伦理审查 (Ethical investigate)

释义 审查、确定医疗机构实施各项人类辅助生殖技术和其他生殖医学技术是否符合伦理原则;审查、确定人类辅助生殖技术和其他生殖医学技术相关的科研工作是否符合伦理原则;对于不以生殖为目的但涉及人类配子、合子、胚胎和胚胎干细胞的科研进行审查,确定其是否符合伦理原则。

是否是 MeSH 词汇 否

释义来源 于修成. 辅助生殖的伦理与管理 [M]. 北京: 人民卫生出版社, 2014.

伦理督查 (Ethical supervision)

释义 监督督查是伦理委员会的主要任务之一,主要通过伦理道德的内在机制与外在机制并重,来达到有效约束作用。对本机构及工作人员在医疗服务中是否严格遵循辅助生殖伦理的原则,提出整改建议、督促及时改进工作。

是否是 MeSH 词汇 否

释义来源 于修成. 辅助生殖的伦理与管理 [M]. 北京: 人民卫生出版社, 2014.

患者知情同意和伦理咨询 (Informed consent and ethical consultation for patients)

释义 辅助生殖技术 (assisted reproductive technology, ART) 整个过程要患者全部知情同意,充分保证信息告知的阶段性、步骤性和渗透性,同时安全、有效、贴心、温暖、透明、质优、乐于接受的保健服务在很大程度上影响着患者的心情,如处理得当,可明显改善患者的负面情绪,从内心认可并配合治疗。伦理咨询是指通过伦理委员与医务人员或患者的交谈,对在医疗行为或科研活动中所处道德状况做出分析,并对即将进行的诊疗或研究决策的道德选择提出建议的沟通过程。

是否是 MeSH 词汇 否

释义来源 于修成. 辅助生殖的伦理与管理 [M]. 北京: 人民卫生出版社, 2014.

医患关系 (Physician-patient relations)

释义　医患关系是医疗实践活动中客观存在着的以医务人员为一方,以患者及家属为另一方,相互交往的一种双向人际关系。医患关系是医际人际关系的核心,也是医疗道德所要重点调整的对象。医患关系有着广义和狭义之分。广义的医患关系指医疗单位与患者/家属和其单位以及社会之间的关系。狭义的医患关系指患者本人与给予治疗的医务人员之间的关系。

是否是 MeSH 词汇　是,MeSH ID:D010817

释义来源　王明旭,赵明杰.医学伦理学[M].5 版.北京:人民卫生出版社,2018.

知情同意 (Informed consent)

释义　即临床医师在为患者作出诊断和治疗方案后,必须向患者提供包括诊断结论、治疗决策、病情预后以及诊治费用等方面真实、充分的信息,尤其是诊疗方案的性质、作用、依据、可能带来的损伤、不可预测的意外以及其他可供选择的诊疗方案及其利弊等信息,使患者或亲属自主地作出选择,并以相应方式表达其接受或者拒绝此种诊疗方案的意见和承诺。

是否是 MeSH 词汇　是,MeSH ID:D007258

释义来源　于修成.辅助生殖的伦理与管理[M].北京:人民卫生出版社,2014.

子代权益 (Offspring rights and interests)

释义　指通过辅助生殖技术获得的后代应该得到的权利和利益,其权益应等同于自然妊娠产生的胎儿。包括家庭关系、血亲关系等影响。

是否是 MeSH 词汇　否

释义来源　于修成.辅助生殖的伦理与管理[M].北京:人民卫生出版社,2014.

代孕 (Surrogacy)

释义　指能孕育的女性接受委托,同意将他人的胚胎植入自己的子宫,由自己代替他人孕育和分娩新生儿的行为。主要适用于因某些疾病,如宫腔粘连、子宫内膜严重受损、子宫腺肌病等,导致子宫无法正常孕育胎儿的一类人群。在我国现行法律法规下,代孕是被禁止的。

是否是 MeSH 词汇　否

释义来源　于修成.辅助生殖的伦理与管理[M].北京:人民卫生出版社,2014.

赫尔辛基宣言 (Helsinki declaration)

释义　是 1964 年世界医学会联合提出的一个医学伦理学宣言。其内容是在医学研究运用于人体时归立了六项基本原则,包括:①接受测试者需要在清醒下同意;②接受测试者需要对实验有概括了解;③实验目的是为将来寻求方法;④测试前须先有实验室或以动物做实验;⑤由于是为将来寻求方法,若实验对人体身心受损,需立即停止实验;⑥要先拟好测试失败的补偿措施,才可在合法机关的监督下,再由具备资格者进行实验。除此亦提出"告知后同意"法则,即接受测试者外,还包括所有病患及身体因测试的反应,有说"不"或选择的权利。

是否是 MeSH 词汇　是,MeSH ID:D006381

释义来源　第 64 届世界医学会联合大会.赫尔辛基宣言[C].巴西:福塔莱萨,2013.

跨国生殖 (Cross border reproductive)

释义　指不孕夫妇或单身个体到他国寻求辅助生殖技术治疗。原因大多为本国不能进行或禁止某项生殖技术服务。

是否是 MeSH 词汇 否

释义来源 于修成.辅助生殖的伦理与管理[M].北京:人民卫生出版社,2014.

生殖咨询(Reproductive counseling)

释义 在现代生物-心理-社会医学模式框架下,对不孕不育夫妇进行辅助生殖技术治疗过程中辅助生殖咨询将起到非常重要的作用,尤其体现在不孕夫妇存在不良情绪、涉及第三方的辅助生殖技术、跨国生殖及其他特殊情况等方面。涉及第三方的辅助生殖技术包括赠卵、捐精等,可能产生捐赠和受赠家庭相应的复杂伦理关系。在国际上一些咨询体系完整的医疗机构,生殖咨询作为捐赠辅助生殖治疗方案的组成部分,在治疗开始前进行,并贯穿整个治疗过程,直至分娩后,有的甚至随访咨询终生。

是否是 MeSH 词汇 否

释义来源 于修成.辅助生殖的伦理与管理[M].北京:人民卫生出版社,2014.

性别选择(Sex preselection)

释义 性别选择主要是通过胚胎植入前遗传学诊断/筛查技术判断胚胎性别,进而预防性连锁遗传病(例如血友病等)患儿出生。对于性别选择,争议的焦点主要是其目的是出于医学需要还是非医学需要。

是否是 MeSH 词汇 是,MeSH ID:D012743

释义来源 于修成.辅助生殖的伦理与管理[M].北京:人民卫生出版社,2014.

质量控制(Quality control)

释义 质量控制是指通过仔细计划、使用适当的设备、持续检查和采用必要的纠正措施

来验证和保持实施过程所需的质量水平。辅助生殖技术涉及复杂多环节的临床和实验室操作过程,临床患者病因和病情也呈多样化,需要有效的临床数据指标衡量和保证临床治疗的质量。

是否是 MeSH 词汇 是,MeSH ID:D011786

释义来源 胡琳莉,王秀霞,张松英,等.辅助生殖技术临床关键指标质控专家共识[J].生殖医学杂志,2018,27(9):828-835.

全面质量管理(Total quality management,TQM)

释义 全面质量管理是指采用标准化的质量管理工具,系统地对人员、设备、材料、环境和制度进行标准化控制,是提高人类辅助生殖技术水平、促进技术发展的重要措施。通过施行全面质量、风险及流程的管理,达到质量的控制、保证和最终改善,实现最优化的治疗结局。

是否是 MeSH 词汇 是,MeSH ID:D017749

释义来源 胡琳莉,王秀霞,张松英,等.辅助生殖技术临床关键指标质控专家共识[J].生殖医学杂志,2018,27(9):828-835.

取消周期率(Cancellation cycle rate)

释义 取消周期率=取消周期数/启动周期治疗的周期数 ×100%。

是否是 MeSH 词汇 否

释义来源 胡琳莉,王秀霞,张松英,等.辅助生殖技术临床关键指标质控专家共识[J].生殖医学杂志,2018,27(9):828-835.

全胚冷冻周期率(Whole embryo freezing cycle rate)

释义 全胚冷冻周期率=全胚冷冻周期数/

有可移植胚胎的周期数(治疗周期数－取消周期数－无可移植胚胎周期数)×100%。涉及的常规指标包括患者卵巢储备评估的分析指标、促排卵方案、Gn剂量调整、扳机时机和剂量等。

是否是 MeSH 词汇 否

释义来源 胡琳莉,王秀霞,张松英,等.辅助生殖技术临床关键指标质控专家共识[J].生殖医学杂志,2018,27(9):828-835.

M Ⅱ 卵率(M Ⅱ egg rate)

释义 获卵是体外受精和胚胎培养的首要环节,获卵数直接关系到患者后续可供受精和培养的基础数量;因 IVF 无法准确评估卵母细胞 M Ⅱ 情况,所以在 ICSI 周期中评价 M Ⅱ 卵率。具体计算方法:M Ⅱ 卵率 =M Ⅱ 卵母细胞总数 /ICSI 获卵数 ×100%。

是否是 MeSH 词汇 否

释义来源 胡琳莉,王秀霞,张松英,等.辅助生殖技术临床关键指标质控专家共识[J].生殖医学杂志,2018,27(9):828-835.

先天性畸形出生率(Congenital anomaly birth rate)

释义 先天性畸形出生率是指在某一段时间内每 10 000 个新生儿中有先天畸形的出生人数。

是否是 MeSH 词汇 否

释义来源 ZEGERS-HOCHSCHILD F, ADAMSON GD, DYER S, et al.The international glossary on infertility and fertility care [J]. Hum Reprod, 2017, 32(9):1786-1801.

妊娠丢失(Pregnancy loss)

释义 妊娠丢失是指在任何一次妊娠过程中

最终未能有至少一个活产结局。确认妊娠后,孕 12 周内自然流产(生化妊娠除外)称为早期流产。早期流产是辅助生殖技术的并发症,也是影响活产率的主要因素。其具体计算方法为:早期妊娠丢失率 = 孕 12 周内自然流产周期数 / 临床妊娠周期数 ×100%。

是否是 MeSH 词汇 否

释义来源 胡琳莉,王秀霞,张松英,等.辅助生殖技术临床关键指标质控专家共识[J].生殖医学杂志,2018,27(9):828-835.

异位妊娠率(Ectopic pregnancy rate of assisted reproduction)

释义 异位妊娠是指有孕囊着床位置为子宫体腔以外,包括宫外妊娠周期和宫内宫外同时妊娠周期;辅助生殖技术异位妊娠发生率为 3%。影响异位妊娠率的因素很多,主要包括临床及患者自身情况和胚胎移植操作等多方面因素。异位妊娠率 = 异位妊娠周期数 / 临床妊娠周期数 ×100%。

是否是 MeSH 词汇 否

释义来源 胡琳莉,王秀霞,张松英,等.辅助生殖技术临床关键指标质控专家共识[J].生殖医学杂志,2018,27(9):828-835.

OHSS 发生率(Incidence of ovarian hyperstimulation syndrome)

释义 OHSS 是辅助生殖技术控制性卵巢刺激过程中的一种医源性并发症,是评估 IVF 治疗安全性的有效指标。中重度 OHSS 发生率 = 中重度 OHSS 周期数 / 新鲜刺激周期治疗周期总数 ×100%。

是否是 MeSH 词汇 否

释义来源 ZEGERS-HOCHSCHILD F, ADAMSON GD, DYER S, et al.The international glossary on infertility and fertility care [J].

Hum Reprod,2017,32(9):1786-1801.

多胎妊娠率(Multiple pregnancy rate)

释义　多胎妊娠是指一次妊娠同时怀有2个或2个以上的胎儿。多胎妊娠是辅助生殖技术中最常见的并发症之一,多胎妊娠母婴发生早产等不良妊娠结局显著增加,尤其是三胎以上多胎妊娠的不良结局明显高于单胎妊娠。多胎妊娠率=多胎妊娠周期数/临床妊娠周期数×100%。

是否是 MeSH 词汇　否

释义来源　ZEGERS-HOCHSCHILD F,ADA-MSON GD,DYER S,et al.The international glossary on infertility and fertility care[J]. Hum Reprod,2017,32(9):1786-1801.

活产率(Live birth rate)

释义　活产率是每启动周期、取卵周期或胚胎移植周期中取得至少一例活产的分娩数。在计算活产率时,必须说明分母(起始周期、取卵周期、胚胎移植周期)。具体计算方法如下:(起始周期/取卵周期/移植周期)活产率=活产的分娩数/(起始周期/取卵周期/移植周期)周期数×100%。

是否是 MeSH 词汇　否

释义来源　ZEGERS-HOCHSCHILD F,ADA-MSON GD,DYER S,et al.The international glossary on infertility and fertility care[J]. Hum Reprod,2017,32(9):1786-1801.

出生人口性别比(The sex ratio at birth)

释义　出生人口性别比,是指该人口某一时期(通常为一年)内出生的男婴总数与女婴总数的比值,用每百名出生女婴数相对应的出生男婴数表示。通常是为了便于观察与比较所定义

的每出生百名女婴相对的出生男婴数。

是否是 MeSH 词汇　否

释义来源　朱贻庭.应用伦理学辞典[M]. 上海:上海辞书出版社,2013.

卵子利用率(Oocyte utilization rate)

释义　卵子利用率,即获得的所用卵子数与活产婴儿的比例,通俗点讲可以指获得每例活产婴儿所需要的卵子数。可以更有效地评价 IVF 的效率。

是否是 MeSH 词汇　否

释义来源　STOOP D,ERMINI B,POLYZOS NP,et al.Reproductive potential of a metaphase Ⅱ oocyte retrieved after ovarian stimulation: an analysis of 23354 ICSI cycles.Hum Reprod, 2012,27(7):2030-2035.

胚胎复苏率(Survival rate of thawed embryos)

释义　胚胎复苏率,即通过一定的方法将冷冻胚胎解冻后存活的胚胎数占比。解冻胚胎的存活率=存活的胚胎数/解冻胚胎数。

是否是 MeSH 词汇　否

释义来源　ZEGERS-HOCHSCHILD F,ADA-MSON GD,DYER S,et al.The international glossary on infertility and fertility care[J]. Hum Reprod,2017,32(9):1786-1801.

卵子复苏率(Survival rate of thawed oocyte)

释义　解冻卵子的存活率,即通过一定的方法将冷冻卵子解冻后存活的卵子数占比。解冻卵子的存活率=存活的卵子数/解冻卵子数。

是否是 MeSH 词汇　否

释义来源　ZEGERS-HOCHSCHILD F,ADA-

MSON GD, DYER S, et al. The international glossary on infertility and fertility care [J]. Hum Reprod, 2017, 32 (9): 1786-1801.

精子复苏率 (Survival rate of thawed sperm)

释义 精子复苏率,即通过一定的方法将冷冻精子解冻后存活的精子数占比。精子复苏率 = 存活的精子数 / 解冻精子数。

是否是 MeSH 词汇 否

释义来源 ZEGERS-HOCHSCHILD F, ADAMSON GD, DYER S, et al. The international glossary on infertility and fertility care [J]. Hum Reprod, 2017, 32 (9): 1786-1801.

第十四章　生殖相关内外科疾病

垂体腺瘤（Pituitary adenoma）

释义　垂体腺瘤是来源于腺垂体的良性肿瘤，约占颅内肿瘤的 10%。起病年龄多为 30~40 岁，男女发病率均等。大约 50% 是微腺瘤（<10mm），其余为大腺瘤（≥10mm）。根据腺瘤内分泌功能可分为有激素分泌功能肿瘤和无功能肿瘤。治疗包括手术、药物治疗和放射治疗。

是否是 MeSH 词汇　是，MeSH ID：D010911

释义来源　王辰，王建安．内科学［M］．3 版．北京：人民卫生出版社，2015.

分泌促肾上腺皮质激素垂体腺瘤（ACTH-secreting pituitary adenoma）

释义　分泌促肾上腺皮质激素的垂体腺瘤，导致库欣病（Cushing's disease）。占垂体腺瘤的 2%~6%，并且与肥胖、高血压、糖尿病和其他疾病发病相关。测量深夜唾液皮质醇水平是最好的筛查方法，但是区分垂体和异位来源，需要对 ACTH 进行岩窦取样。库欣病的主要治疗方法是腺瘤切除术和药物治疗，包括酮康唑、米非司酮和帕瑞肽。

是否是 MeSH 词汇　是，MeSH ID：D049913

释义来源　王辰，王建安．内科学［M］．3 版．北京：人民卫生出版社，2015.

分泌生长激素垂体腺瘤（Growth hormone-secreting pituitary adenoma）

释义　分泌生长激素的腺瘤是垂体功能性肿瘤的一种，由于生长激素持续过量分泌，引起 IGF-1 水平升高，在儿童可导致巨人症，成年期可导致肢端肥大症的发生。主要治疗方式有手术、药物和放射治疗。

是否是 MeSH 词汇　是，MeSH ID：D049912

释义来源　王辰，王建安．内科学［M］．3 版．北京：人民卫生出版社，2015.

催乳素瘤（Prolactinoma）

释义　最常见的功能性垂体肿瘤，约占所有垂体腺瘤的 40%，同时也是高催乳素血症最常见的病因。可发生于各年龄段，多见于生育期女性。临床表现主要包括高催乳素血症和中枢神经系统受压相关症状及体征。治疗以药物为主，通常采用多巴胺激动剂卡麦角林和溴隐亭治疗，大腺瘤若发生严重压迫症状可采用手术治疗。

是否是 MeSH 词汇　是，MeSH ID：D015175

释义来源　王辰，王建安．内科学［M］．3 版．北京：人民卫生出版社，2015.

巨人症（Gigantism）

释义　生长激素分泌过多，在骨骺闭合之前的儿童或青少年中引起巨人症，由垂体生长激素腺瘤分泌的生长激素和胰岛素样生长因子 -1 引起。常始于幼年，生长较同龄儿童明显高大，持续长高至性腺发育完全、骨骺闭合，身高可达 2m 或以上。治疗目标：一是解决占位性病变引起的体征和症状；二是将生长激素和胰岛素样生长因子水平降至正常，尽可能保存腺垂体功能。首选经窦显微外科手术辅以垂体放射治疗，药物治疗采用多巴胺受体激动剂溴隐亭、卡麦角林,生长抑素类似物奥曲肽,和生长激素受体拮抗剂培维索孟。

是否是 MeSH 词汇 是,MeSH ID:D005877

释义来源 王辰,王建安.内科学[M].3版.北京:人民卫生出版社,2015.

肢端肥大症(Acromegaly)

释义 生长激素分泌过多,在骨骺闭合之后导致肢端肥大症。发生率约每年3/100万,男女相当,多见于31~50岁。临床表现取决于垂体瘤大小、发展速度,生长激素分泌情况及对正常垂体和邻近组织压迫的影响。肢端肥大症既有生长激素分泌过多,又有促性腺激素、促甲状腺激素、促肾上腺皮质激素分泌不足,使功能亢进和减退相混杂。生长激素分泌过多如伴有催乳素分泌过多,女性表现为月经紊乱、溢乳、不育,男性则有性欲减退和阳痿。尽管肢端肥大症患者的生育能力经常受损,但通过对肢端肥大症的治疗以及生育治疗,多能获得妊娠。

是否是 MeSH 词汇 是,MeSH ID:D000172

释义来源 王辰,王建安.内科学[M].3版.北京:人民卫生出版社,2015.

腺垂体功能减退症(Hypopituitarism)

释义 腺垂体功能减退症是由不同病因引起腺垂体全部或大部分受损,导致一种或多种垂体激素分泌不足或绝对缺乏所致的临床综合征。最常见病因是垂体瘤。成年人腺垂体功能减退症又称西蒙病(Simmond disease),生育期妇女因腺垂体缺血性坏死所致者称为希恩综合征(Sheehan syndrome),儿童期发生腺垂体功能减退,因生长发育障碍而导致垂体性矮小症。临床表现为性腺功能减退,女性有产后出血、休克、昏迷病史、产后无乳、月经不来潮、性欲减退、不育、阴道分泌物减少等;甲状腺功能减退;肾上腺皮质功能减退。腺垂体功能减退症可由多种原因引起,应针对病因治疗,并采用相应靶腺激素替代治疗。

是否是 MeSH 词汇 是,MeSH ID:D007018

释义来源 王辰,王建安.内科学[M].3版.北京:人民卫生出版社,2015.

希恩综合征(Sheehan syndrome)

释义 由于产后大出血,尤其是伴有长时间的失血性休克,使垂体前叶组织缺氧、变性坏死,继而纤维化,最终导致垂体前叶功能减退的综合征,其发生率占产后出血及失血性休克患者的25%左右。近几年研究显示希恩综合征的发生,并非仅与垂体前叶功能减退有关,有报道部分患者垂体前叶功能有减退征象,其中50%显示垂体后叶功能有不同程度的异常。

是否是 MeSH 词汇 是,MeSH ID:D007018

释义来源 王辰,王建安.内科学[M].3版.北京:人民卫生出版社,2015.

生长激素缺乏性侏儒症(Growth hormone deficiency dwarfism,GHD)

释义 又称垂体性侏儒症(pituitary dwarfism),患者在出生后或儿童期起病,由完全或部分生长激素缺乏引起的一种侏儒症,由于下丘脑-垂体-胰岛素样生长因子(IGF-1)生长轴功能障碍,缺乏来自下丘脑的生长激素释放因子或带有垂体腺中生长激素基因(*GH1*)的突变。按病因可分为特发性、继发性及生长激素不敏感综合征。本病多见于男性,表现为躯体生长迟缓、性器官不发育或第二性征缺乏、智力与年龄相称、骨骼发育不全等临床表现。治疗主要补充重组人生长激素,或生长激素释放激素、胰岛素样生长因子、同化激素和人绒毛膜促性腺激素。

是否是 MeSH 词汇　是,MeSH ID:D004393

释义来源　王辰,王建安.内科学[M].3 版.
北京:人民卫生出版社,2015.

甲状腺功能亢进症(Hyperthyroidism)

释义　指甲状腺腺体本身产生甲状腺激素过
多而引起甲状腺毒症(thyrotoxicosis),引起以
神经、循环、消化等系统兴奋性增高和代谢亢
进为主要表现的疾病。甲状腺功能亢进的最
常见原因是 Graves 病,其次是有毒结节性甲
状腺肿。甲状腺药物通常不会长期用于有毒
结节性甲状腺肿,因为停药后甲状腺毒症的
复发率很高。足够的甲状腺激素对于妊娠和
胎儿生长发育非常重要。甲状腺疾病与多种
不良产科和儿童发育异常有关。越来越多的
研究表明,较轻微的甲状腺功能障碍也与这
些不良妊娠结局有关。甲亢对妊娠的负面影
响主要有流产、早产、子痫前期、胎盘早剥等。

是否是 MeSH 词汇　是,MeSH ID:D006980

释义来源　王辰,王建安.内科学[M].3 版.
北京:人民卫生出版社,2015.

Graves 病(Graves disease)

释义　Graves 病以甲亢、弥漫性甲状腺肿为
特征。它是一种自身免疫性疾病,可产生针
对促甲状腺激素受体的抗体。这些自身抗体
激活促甲状腺激素受体,从而刺激甲状腺激
素分泌过多。这些自身抗体还可以影响眼睛
和皮肤。临床症状主要有易激动、烦躁失眠、
心悸、乏力、怕热、多汗、消瘦、食欲亢进、大便
次数增多或腹泻、女性月经稀少。大多数患
者有不同程度的甲状腺肿大,浸润性突眼,经
前黏液性水肿。Graves 病的治疗选择包括抗
甲状腺药物、放射性碘治疗和手术。

是否是 MeSH 词汇　是,MeSH ID:D006111

释义来源　王辰,王建安.内科学[M].3 版.
北京:人民卫生出版社,2015.

慢性原发性肾上腺皮质功能减退症(Chronic primary congenital adrenocortical hypofunction)

释义　又称艾迪生病,由于双侧肾上腺绝大
部分受损所致。继发者由下丘脑-垂体病变
引起。肾上腺结核为常见病因,自身免疫性
肾上腺炎患者血中可检出抗肾上腺的自身抗
体。特征表现为全身皮肤色素加深,其他包
括神经、精神系统、心血管系统、胃肠道、代谢
障碍等症状,在生殖系统表现为女性阴毛、腋
毛减少或脱落、稀疏,月经失调或闭经,男性
常有性功能减退。ACTH 兴奋试验最具诊断
价值。基础治疗包括糖皮质激素替代治疗和
食盐及盐皮质激素的补充。

是否是 MeSH 词汇　是,MeSH ID:C562711

释义来源　王辰,王建安.内科学[M].3 版.
北京:人民卫生出版社,2015.

伴瘤内分泌综合征(Paraneoplastic endocrine syndromes)

释义　恶性肿瘤可通过产生激素而导致相
应临床症状的出现,称为伴瘤内分泌综合
征,又称异位激素综合征(ectopic hormone
syndrome),包括起源于非内分泌组织的肿瘤
产生了某种激素,或是起源于内分泌腺的肿
瘤除产生此内分泌腺正常时分泌的激素外,
还释放其他激素。诊断依据为肿瘤和内分
泌综合征同时存在,而肿瘤又非发生于正常
时分泌该激素的内分泌腺;伴血或尿中激素
水平异常增高;激素分泌呈自主性,不能被
正常的反馈机制所抑制;肿瘤经特异性治疗
(如手术、化疗、放疗后)激素水平下降,内分
泌综合征症状缓解。

是否是 MeSH 词汇　是,MeSH ID:D009384

释义来源 王辰,王建安.内科学[M].3版.北京:人民卫生出版社,2015.

肥胖症(Obesity)

释义 指体内脂肪堆积过多和/或分布异常、体重增加,是遗传因素、环境因素等多种因素相互作用所引起的慢性代谢性疾病。肥胖症可伴随生育功能受损(例如女性出现多囊卵巢综合征发病率增高)。诊断标准可因年龄、性别、遗传或文化背景而异。体重指数(body mass index,BMI)$>30.0kg/m^2$ 被认为是肥胖,BMI$>40.0kg/m^2$ 被认为是病态肥胖(morbid obesity)。在过去的约 50 年中,全世界肥胖的患病率已经上升达到了大流行水平。肥胖是一项重大的健康挑战,它大大增加了 2 型糖尿病、脂肪肝、高血压、心肌梗死、脑卒中、痴呆、骨关节炎、阻塞性睡眠呼吸暂停和几种癌症等疾病的风险,从而导致生活质量和预期寿命下降。肥胖还与失业、社会劣势和社会经济生产力下降有关,因此越来越多地造成经济负担。旨在减少热量摄入和增加能量消耗的生活方式和行为干预措施的有效性有限,因为复杂和持久的激素、代谢和神经化学适应能够抵御体重减轻并促进体重恢复。减轻肥胖负担需要采用将个体干预与环境变化和社会条件相结合的方法。

是否是 MeSH 词汇 是,MeSH ID:D009765

释义来源 王辰,王建安.内科学[M].3版.北京:人民卫生出版社,2015.

高胰岛素血症(Hyperinsulinism)

释义 高胰岛素血症是血液中胰岛素水平过高的综合征,可能导致低血糖。高胰岛素血症的病因学不同,包括 β 细胞肿瘤的分泌过多(胰岛素瘤)、抗胰岛素自身抗体(胰岛素抗体)、胰岛素受体缺陷(胰岛素抵抗),或过度

使用外源性胰岛素及降血糖药物。在胰岛素拮抗的高胰岛素血症患者,过多的胰岛素将促进卵巢产生过多的雄激素,从而引发高雄激素血症,导致月经失调,甚至闭经。

是否是 MeSH 词汇 是,MeSH ID:D006946

释义来源 王辰,王建安.内科学[M].3版.北京:人民卫生出版社,2015.

甲状腺乳头状癌(Papillary thyroid cancer,PTC)

释义 甲状腺癌的一种,起源于甲状腺的滤泡细胞,占甲状腺癌类型的大多数。多见于 30~45 岁女性,细胞表现出扩大的、椭圆形的或细长的形态,具有清晰的圆形细胞核。此型分化好,恶性程度较低,较早便出现颈淋巴结转移,但预后较好。常见表现为甲状腺内肿块,肿块增大可压迫气管引发呼吸障碍,压迫或浸润食管引起吞咽困难,侵犯喉返神经可出现声音嘶哑,交感神经受压引起 Horner 综合征等。手术是基本治疗方法,并辅助应用放射性核素、内分泌及外放射等治疗。

是否是 MeSH 词汇 是,MeSH ID:D000077273

释义来源 王辰,王建安.内科学[M].3版.北京:人民卫生出版社,2015.

乳腺癌(Breast neoplasms)

释义 乳腺癌是全球三种最常见的癌症之一。早期临床表现为患侧乳房出现无痛、单发的小肿块,肿块质硬,表面不光滑,与周围组织分界不清。可经局部扩展、淋巴转移和血运转移。对于早期乳腺癌患者,手术治疗是首选。乳腺癌是实体肿瘤中化疗最有效的肿瘤之一。乳腺癌细胞中雌激素受体含量高者称为激素依赖性肿瘤,可采用内分泌治疗。在三阴性和 HER2 阳性早期乳腺癌中,新辅助治疗已成为常用的选择。根据临床肿瘤亚

型,治疗包括内分泌治疗、抗 HER2 靶向治疗和化疗。在转移性乳腺癌中,治疗目标是延长生存期并维持生活质量。

是否是 MeSH 词汇 是,MeSH ID:D001943
释义来源 王辰,王建安.内科学[M].3 版.北京:人民卫生出版社,2015.

肺结核(Pulmonary tuberculosis)

释义 肺部结核分枝杆菌(mycobacterium)感染。飞沫传播是肺结核最重要的传播途径。结核病的基本病理变化是炎性渗出、增生和干酪样坏死。症状主要有咳嗽咳痰 2 周以上,痰中带血伴午后低热、盗汗、乏力、食欲减退和体重减轻。结核分枝杆菌痰培养为诊断金标准。肺结核化学治疗原则是早期、规律、全程、适量和联合。

是否是 MeSH 词汇 是,MeSH ID:D014397
释义来源 王辰,王建安.内科学[M].3 版.北京:人民卫生出版社,2015.

阑尾炎(Appendicitis)

释义 阑尾炎是因多种因素而形成的炎性改变,为外科常见病,以青年为多见,男性多于女性。临床上急性阑尾炎较为常见,各年龄段及妊娠期妇女均可发病。急性阑尾炎分为单纯性、坏疽性或穿孔性。为转移性右下腹痛,麦氏点压痛反跳痛,白细胞轻度升高,有助于诊断。原则上急性阑尾炎,除黏膜水肿型可以保守后痊愈外,都应采用阑尾切除手术治疗。妊娠合并阑尾炎是较常见的妊娠期外科疾病。妊娠各期均可发生急性阑尾炎,但以妊娠前 6 个月内居多。增大的妊娠子宫能使阑尾位置发生改变,增大诊断难度,加之妊娠期阑尾炎容易发生穿孔及腹膜炎,其发病率为非妊娠期的 1.5~3.5 倍。因此,早期诊断和及时处理对预后有重要影响。

是否是 MeSH 词汇 是,MeSH ID:D001064
释义来源 王辰,王建安.内科学[M].3 版.北京:人民卫生出版社,2015.

胰腺胰岛细胞腺瘤(Pancreatic islet cell adenoma)

释义 来源于腺胰岛细胞的肿瘤,多为良性。通常它涉及产生胰岛素的胰腺 β 细胞,导致高胰岛素血症。胰岛素瘤分泌过量的胰岛素释放入血,引起以低血糖为主的一系列症状,患者可呈发作性低血糖昏迷,久之将损害脑组织,发生意识障碍、精神异常等。临床主要表现为低血糖综合征,血浆胰岛素水平升高。低血糖发作常随病程延长而频繁,发作时间延长,程度加重,多伴有身体逐渐肥胖,记忆力、反应力下降。治疗主要是手术切除肿瘤,若手术探查未发现肿瘤或肿瘤已转移,则可行药物治疗。

是否是 MeSH 词汇 是,MeSH ID:D007516
释义来源 王辰,王建安.内科学[M].3 版.北京:人民卫生出版社,2015.

附睾炎(Epididymitis)

释义 附睾炎表现为阴囊后部疼痛的逐渐发作,可能伴有泌尿系统症状,如排尿困难和尿频。查体发现包括肿胀和触痛的附睾,睾丸处于解剖学正常位置。虽然病因在很大程度上是未知的,但尿液回流到射精管中被认为是 14 岁以下儿童附睾炎最常见的原因。淋病奈瑟球菌和沙眼衣原体是 14~35 岁性活跃男性中最常见的病原体,单次肌内注射头孢曲松和 10 天口服多西环素是该年龄组的首选治疗方法。对于实施插入性肛交的男性,也可能是肠道病原体,单次肌内注射头孢曲松联合口服左氧氟沙星或氧氟沙星 10 天是推荐的治疗方案。在 35 岁以上的男性中,附睾炎通常是由于射精管内存在肠道细菌引起的,单独使用左氧氟沙星或氧氟沙星可以治疗这些感染。由于未经治疗的急性附睾炎可导致不孕和慢性阴囊疼痛,因此识别和治疗对于降低患者的发病率至关重要。

是否是 MeSH 词汇　是,MeSH ID:D004823
释义来源　王辰,王建安.内科学[M].3 版.北京:人民卫生出版社,2015.

男性乳房发育症(Gynecomastia,GYN)

释义　男性乳房发育症是由于生理性或病理性因素引起雌激素与雄激素比例失调而导致的男性乳房组织异常发育、乳腺结缔组织异常增生的一种临床病症。GYN 是最常见的男性乳腺疾病,约占男性乳腺疾病的 80%~90%。临床往往表现为一侧或两侧乳房无痛性、进行性增大或乳晕下区域出现触痛性肿块。50% 的 GYN 为生理性的,以新生儿期和青春期最为多见,此时的 GYN 往往是短暂的,通常为良性。GYN 的治疗首先应该针对病因进行治疗。GYN 的常用治疗方法有药物治疗和手术治疗。常用的药物有以下几种:雄激素制剂、他莫昔芬(三苯氧胺)、氯米芬、芳香化酶抑制剂、达那唑等。

是否是 MeSH 词汇　是,MeSH ID:D006177
释义来源　王辰,王建安.内科学[M].3 版.北京:人民卫生出版社,2015.

性腺间质细胞肿瘤(Leydig cell tumor)

释义　性腺间质或间质细胞肿瘤仅由间质细胞组成。这些肿瘤可能产生一种或多种类固醇激素,如雄激素、雌激素和皮质类固醇。临床症状包括睾丸肿胀、男性乳房发育、儿童性早熟或女性的男性化。

是否是 MeSH 词汇　是,MeSH ID:D007984
释义来源　王辰,王建安.内科学[M].3 版.北京:人民卫生出版社,2015.

性腺支持细胞肿瘤(Sertoli cell tumor)

释义　肿瘤完全由支持细胞组成,或者可能含有颗粒细胞的成分。一些支持细胞肿瘤产生雌激素或雄激素,但很少引起临床症状,如女性化或男性化。

是否是 MeSH 词汇　是,MeSH ID:D012707
释义来源　王辰,王建安.内科学[M].3 版.北京:人民卫生出版社,2015.

肺栓塞(Pulmonary embolism,PE)

释义　以各种栓子阻塞肺动脉系统为其发病原因的一组疾病或临床综合征的总称。最常见的肺栓子为血栓,由血栓引起的肺栓塞也称肺血栓栓塞,其他栓子,如脂肪栓、空气栓、羊水、骨髓、转移性癌、细菌栓、心脏赘生物等,均可引起本病。患者突然发生不明原因的虚脱、面色苍白、出冷汗、呼吸困难、胸痛、咳嗽等,并有脑缺氧症状,如极度焦虑不安、倦怠、恶心、抽搐和昏迷。诊断通常通过加压超声显示深静脉血栓形成或胸部 CT 显示肺栓塞来确诊。本病发病急,须做急救处理:绝对卧床休息、高浓度吸氧、放置中心静脉压导管、测量中心静脉压、控制输液入量及速度、镇痛。有严重胸痛时可用吗啡皮下注射,休克者避免使用。其他还有抗休克治疗、解痉;抗凝疗法,即给予相应抗凝治疗,监测国际标准化比值稳定在 2.0~3.0,或根据患者栓塞面积大小及生命体征情况给予溶栓治疗后维持抗凝治疗;外科治疗,即肺栓子切除术或腔静脉阻断术。

是否是 MeSH 词汇　是,MeSH ID:D011655
释义来源　王辰,王建安.内科学[M].3 版.

北京：人民卫生出版社，2015.

高血压（Hypertension）

释义 原发性高血压是以体循环动脉压升高为主要表现的心血管综合征，通常简称为高血压。高血压定义为未使用降压药的情况下心室收缩压 ≥ 140mmHg 和 / 或舒张压 ≥ 90mmHg。高血压对女性造成的负担大于男性，可影响到生命各阶段的妇女。

是否是 MeSH 词汇 是，MeSH ID：D006973

释义来源 王辰，王建安. 内科学［M］. 3 版. 北京：人民卫生出版社，2015.

再生障碍性贫血（Aplastic anemia）

释义 再生障碍性贫血是一种由多类病因和发病机制引起的骨髓造血功能衰竭征，主要表现为骨髓有核细胞增生低下、全血细胞减少及所致的贫血、出血和感染。在大多数情况下，获得性再生障碍性贫血的病理生理学是免疫介导的，自身反应性淋巴细胞介导造血干细胞的破坏。环境暴露，例如药物、病毒和毒素，也会引发某些患者的异常免疫反应，但大多数病例被归类为特发性。与其他自身免疫性疾病相似，再生障碍性贫血的临床病程也各不相同：一些患者症状轻微，很少或不需要治疗，而其他患者则出现危及生命的全血细胞减少症。阵发性睡眠性血红蛋白尿和骨髓增生异常综合征通常出现在再生障碍性贫血患者中。获得性再生障碍性贫血可通过同种异体骨髓移植、免疫抑制（通常为抗胸腺细胞球蛋白和环孢素）和高剂量环磷酰胺获得有效治疗。

是否是 MeSH 词汇 是，MeSH ID：D000741

释义来源 王辰，王建安. 内科学［M］. 3 版. 北京：人民卫生出版社，2015.

缺铁性贫血（Iron-deficiency anemia）

释义 是最常见的贫血，以儿童和育龄期女性发病率最高。特点为骨髓、肝、脾等器官组织中缺乏可染铁，血清铁、转铁蛋白饱和度及血清铁蛋白降低，呈典型的小细胞低色素性贫血。治疗原则是根除病因、补足贮铁。

是否是 MeSH 词汇 是，MeSH ID：D018798

释义来源 王辰，王建安. 内科学［M］. 3 版. 北京：人民卫生出版社，2015.

巨幼红细胞性贫血（Megaloblastic anemia，MA）

释义 巨幼红细胞性贫血可归因于维生素 B_{12} 缺乏、叶酸缺乏或难治性的骨髓疾病。本病的特点是呈大红细胞性贫血，骨髓内出现巨幼红细胞、粒细胞及巨核细胞系列。根据营养史或特殊用药史、贫血表现、消化道及神经系统症状、体征，结合特征性血象、骨髓象改变和血清维生素 B_{12} 及叶酸水平等测定可作出诊断。除了针对原发病治疗之外，还需补充缺乏的叶酸或维生素 B_{12}。

是否是 MeSH 词汇 是，MeSH ID：D000749

释义来源 王辰，王建安. 内科学［M］. 3 版. 北京：人民卫生出版社，2015.

弥散性血管内凝血（Disseminated intravascular coagulation，DIC）

释义 弥散性血管内凝血是以血液中过量蛋白酶生成，可溶性纤维蛋白形成和纤维蛋白溶解为特征的临床综合征，临床主要表现为严重出血、血栓栓塞、低血压休克以及微血管病性溶血性贫血。病因包括感染、病理产科（如羊水栓塞、胎盘早剥、妊娠期高血压疾病等）、恶性肿瘤等。

是否是 MeSH 词汇　是,MeSH ID:D004211
释义来源　王辰,王建安.内科学[M].3 版.
北京:人民卫生出版社,2015.

淋病(Gonorrhea)

释义　由淋病奈瑟球菌引起的以泌尿生殖系统化脓性感染为主要表现的性传播疾病。主要表现为阴道分泌物增多、外阴瘙痒或灼热,偶有下腹痛,上行感染可引起输卵管炎症、子宫内膜炎、宫外孕和不孕症。易导致感染性流产,胎儿易发生宫内感染和早产。治疗首选第三代头孢菌素。
是否是 MeSH 词汇　是,MeSH ID:D006069
释义来源　谢幸,孔北华,段涛.妇产科学[M].
9 版.北京:人民卫生出版社,2018.

尖锐湿疣(Condyloma acuminata)

释义　是由人乳头瘤病毒(human papilloma virus,HPV)感染引起的鳞状上皮疣状增生病变。常见于肛周及生殖器,典型皮损为生殖器或肛周等潮湿部位出现丘疹,乳头状、菜花状或鸡冠状肉质赘生物,表面粗糙角化。临床症状不明显,可有外阴瘙痒、灼痛或性交后疼痛不适。可通过产道感染引起婴幼儿呼吸道乳头状瘤。主要采用局部物理治疗和手术切除。
是否是 MeSH 词汇　是,MeSH ID:D003218
释义来源　谢幸,孔北华,段涛.妇产科学[M].
9 版.北京:人民卫生出版社,2018.

生殖器疱疹(Genital herpes)

释义　是由单纯疱疹病毒(herpes simplex virum,HSV)感染引起的性传播疾病。主要表现为生殖器及肛门皮肤疱疹溃烂,易复发,多数通过产道感染胎儿,引起新生儿眼、口腔、中枢神经系统等炎症。治疗首选阿昔洛韦。
是否是 MeSH 词汇　是,MeSH ID:D006558
释义来源　谢幸,孔北华,段涛.妇产科学[M].9 版.北京:人民卫生出版社,2018.

获得性免疫缺陷综合征(Acquired immunodeficiency syndrome,AIDS)

释义　又称艾滋病,是由人类免疫缺陷病毒(human immunodeficiency virus,HIV)引起的一种性传播疾病。可经胎盘、产道、母乳喂养感染胎儿及新生儿。无治愈方法,主要采取抗病毒药物治疗和对症处理。
是否是 MeSH 词汇　是,MeSH ID:D000163
释义来源　沈铿,马丁.妇产科学[M].3 版.北京:人民卫生出版社,2015.

女性假两性畸形(Female pseudohermaphroditism)

释义　也称外生殖器男性化。患者染色体核型为 46,XX,生殖腺为卵巢,内生殖器包括子宫、卵巢和阴道均存在,但外生殖器男性化。男性化程度取决于胚胎和胎儿暴露于高雄激素的时期和雄激素剂量,表型可从阴蒂中度粗大直至阴唇后部融合和出现阴茎。
是否是 MeSH 词汇　是,MeSH ID:D058489
释义来源　谢幸,孔北华,段涛.妇产科学[M].9 版.北京:人民卫生出版社,2018.

46,XX 单纯性腺发育不全(Pure gonadal dysgenesis,46,XX)

释义　46,XX 性腺发育不全可能是散发性或家族性的。家族性 XX 性腺发育不全作为常染色体隐性遗传,其基因定位于 2 号染色体 FSH 受体基因的突变。散发性 XX 性腺发育不全是异质性的,并且与 13 号染色体三体和 18 号染色体三体相关。表型特征为身材正常,性幼稚,双侧条纹性腺,闭经,血浆黄体生成素和卵泡刺激素浓度升高。

是否是 MeSH 词汇 是,MeSH ID:D023961

释义来源 谢幸,孔北华,段涛.妇产科学[M].9 版.北京:人民卫生出版社,2018.

混合型生殖腺发育不全(Mixed gonadal dysgenesis)

释义 一种具有多种染色体核型嵌合变异导致的性腺发育不良或缺陷。其染色体核型是由两条性染色体(X 或 Y)缺失或异常引起的部分性染色体单体。核型包括 45,X/46,XX;45,X/46,XX/47,XXX;46,XXp-;45,X/46,XY;45,X/47,XYY;46,XY pi。表型的范围可以从表型雌性到表型雄性,包括性腺和内外生殖器的变化,取决于每个性腺中 45,X 原始生殖细胞与具有正常 46,XX 或 46,XY 构成的生殖细胞的比例。

是否是 MeSH 词汇 是,MeSH ID:D006060

释义来源 王辰,王建安.内科学[M].3 版.北京:人民卫生出版社,2015.

库欣病(Cushing disease)

释义 库欣病是由垂体肿瘤引起的一种罕见的严重疾病,促肾上腺皮质激素腺瘤细胞分泌 ACTH 失控而引起肾上腺过度合成和分泌糖皮质激素。患者长期处于慢性高皮质醇状态而出现特征性的向心性肥胖、满月脸、水牛背等体征,以及继发性的高血压、糖尿病、乏力、不孕等一系列综合征。未经治疗的库欣病患者常因并发严重的心脑血管疾病和 / 或重症感染而死亡。

是否是 MeSH 词汇 是,MeSH ID:D047748

释义来源 王辰,王建安.内科学[M].3 版.

北京:人民卫生出版社,2015.

腹茧症(Peritoneal fibrosis)

释义 腹茧症是一种较为罕见、病因不明的腹部疾病,其特征为全部或部分小肠被一层致密、灰白色、质硬的纤维膜所包裹。1978 年,Foo 等学者首次报道该病并将其命名为腹茧症,也有学者将其称为特发性硬化性腹膜炎、硬化性包裹性腹膜炎、小肠禁锢症等。不同程度的肠梗阻为该病的主要临床表现,可分为原发性和继发性两种。手术是治疗该病的首选方法。腹茧症手术由于广泛的粘连分离,术后容易再次出现不同程度的腹腔内粘连,发生术后早期炎性肠梗阻。

是否是 MeSH 词汇 是,MeSH ID:D056627

释义来源 李斌斌,杨小华,温阳辉,等.腹茧症的临床特点与诊治经验[J].中华普通外科杂志,2020,35(06):468-470.

原发性甲状腺功能减退症(Primary hypothyroidism)

释义 甲状腺功能减退症,简称甲减,是由于甲状腺激素合成和分泌减少,组织作用减弱导致的全身代谢减低综合征。主要分为临床甲减和亚临床甲减。甲减病因复杂,以原发性甲减最多见,此类甲减占全部甲减的约 99%,其中自身免疫、甲状腺手术和甲亢碘 131 治疗三大原因占 90% 以上。已知甲状腺激素缺乏对胎儿的发育有害,可能使胎儿中枢神经系统的功能受损,导致低智商和精神发育迟滞。孕妇甲状腺疾病明显症状和亚临床功能障碍应在妊娠期适当治疗,旨在维持甲状腺功能正常。甲状腺素(T_4)替代疗法应将促甲状腺激素(TSH)浓度降至最近建议的 2.5mU/L(孕早期和孕中期)和 3.0mU/L(妊娠晚期)的固定上限。

是否是 MeSH 词汇　是,MeSH ID:D007037
释义来源　王辰,王建安.内科学[M].3 版.
北京:人民卫生出版社,2015.

烟雾病(Moyamoya disease,MD)

释义　烟雾病是一种慢性脑血管闭塞性疾病,其特征在于颈内动脉末端部分及其主要分支的进行性狭窄。日本学者 Takeuchi 在 1957 年首次报道。该病因脑血管造影表现为"烟雾(moyamoya)"而得名,因此又名"烟雾病"。MD 的发生与遗传、免疫和其他因素有关。目前研究显示遗传因素在 MD 的发生、发展过程中有着重要的作用。MD 患者可表现为短暂性脑缺血发作(transient ischemic attack,TIA)、缺血性脑卒中、自发性颅内出血等。手术治疗可有效改善 MD 患者的脑血流供应。
是否是 MeSH 词汇　是,MeSH ID:D009072
释义来源　王辰,王建安.内科学[M].3 版.
北京:人民卫生出版社,2015.

系统性红斑狼疮(Systemic lupus erythematosus, SLE)

释义　系统性红斑狼疮多发于青年女性,是一种累及多脏器的自身免疫性结缔组织病,可引起皮肤、关节、肾脏、心脏、肝脏、血液及神经系统等多系统损害,多见于青年女性,男女比约为 1:9。其病因尚不明确,发病与遗传、雌激素水平、紫外线照射、某些药物(如肼屈嗪和异烟肼),以及食物、感染等多种因素有关,其中遗传因素在 SLE 的发病中有重要作用。SLE 好发于育龄期女性。目前,SLE 妇女怀孕后其妊娠期并发症增加,如流产、早产和子痫前期,婴儿的心脏问题也是可能发生的主要并发症。
是否是 MeSH 词汇　是,MeSH ID:D008180

释义来源　沈铿,马丁.妇产科学[M].3 版.
北京:人民卫生出版社,2015.

干燥综合征(Sjogren's syndrome,SS)

释义　干燥综合征是一种侵犯外分泌腺体,尤以唾液腺和泪腺为主,并伴有内脏受累的慢性自身免疫性疾病。主要表现为口、眼干燥和腮腺肿大,可有多器官、多系统损害,受累器官组织中有大量淋巴细胞浸润,血清中含有以抗 SSA 和 SSB 抗体为主的多种自身抗体。其与妊娠之间相互影响,可干扰胎儿在宫内的生长发育,增加自然流产率和早产率。妊娠期 SS 的治疗目的主要是终止或抑制患者体内的异常免疫反应,保证胎儿正常生长发育,预防妊娠期并发症及新生儿并发症。
是否是 MeSH 词汇　是,MeSH ID:D012859
释义来源　王辰,王建安.内科学[M].3 版.
北京:人民卫生出版社,2015.

1 型糖尿病(Diabetes mellitus,type 1,T1DM)

释义　1 型糖尿病,原名胰岛素依赖型糖尿病,起病通常急剧,因体内胰岛素绝对不足,易发生酮症酸中毒,胰岛素治疗是有效的治疗。与没有糖尿病的女性相比,糖尿病 1、2 型合并妊娠女性妊娠并发症的风险增加,如先天性畸形、子痫前期和早产。糖尿病合并妊娠的女性中约 1/2 的妊娠发生胎儿过度生长,这导致婴儿出生时超重且有生育创伤的风险,并且其子代在以后的生活中会出现代谢综合征、心血管疾病和 2 型糖尿病的风险。严格的血糖控制与适当的饮食,使用胰岛素是糖尿病管理以预防妊娠并发症的基础。
是否是 MeSH 词汇　是,MeSH ID:D003922
释义来源　王辰,王建安.内科学[M].3 版.
北京:人民卫生出版社,2015.

乳糜泻（Celiac disease）

释义 乳糜泻是一种易感人群摄入麦麸物质后引起的由免疫介导的慢性小肠吸收不良综合征。目前北美及欧洲发病率为 1%~3%，既往认为在我国该病十分罕见，但现在多项研究已证实中国慢性腹泻患儿中存在该病。儿童罹患乳糜泻可导致生长发育受限及多种并发症。患有乳糜泻的女性患产科并发症的风险显著升高，包括早产、胎儿生长受限、死胎、低出生体重儿。通过去麸质饮食后可明显改善症状。

是否是 MeSH 词汇 是，MeSH ID：D002446

释义来源 王辰，王建安．内科学［M］．3 版．北京：人民卫生出版社，2015.

睡眠呼吸暂停综合征（Sleep apnea-hypopnea syndrome，SAHS）

释义 睡眠呼吸暂停综合征又称睡眠呼吸暂停低通气综合征，是指患者在每晚的睡眠过程中，反复出现睡眠呼吸暂停和／或睡眠低通气。每晚出现呼吸暂停和／或低通气次数达 30 次以上，或每小时出现 4 次发作以上，即可作出诊断。夜间反复发生的呼吸暂停和低通气造成慢性间歇低氧，二氧化碳潴留，交感神经兴奋性升高，全身炎症反应以及氧化应激反应增强，抗氧化能力不足，从而引发各种系统疾病。目前普遍认为睡眠呼吸暂停综合征是一种全身性疾病。合并 SAHS 的孕妇妊娠期高血压疾病、妊娠期糖尿病等不良妊娠结局发生风险显著增加应加强围产期的预防保健工作，及时治疗，减少不良妊娠结局的发生。

是否是 MeSH 词汇 是，MeSH ID：D020181

释义来源 王辰，王建安．内科学［M］．3 版．北京：人民卫生出版社，2015.

腮腺炎（Mumps）

释义 流行性腮腺炎是由腮腺炎病毒引起的急性呼吸道传染病，临床特征为腮腺非化脓性炎症及腮腺区肿痛，可累及多种腺体组织及器官。腮腺炎病毒除侵犯腮腺外，还能引起脑膜脑炎、睾丸炎、卵巢炎、胰腺炎、心肌炎、耳聋、肾炎和乳腺炎等并发症。本病全年均可发病，以冬春季为主，主要发生在儿童及青少年时期，以 15 岁以下小儿多见。流行性腮腺炎病毒感染后合并的睾丸炎、卵巢炎等，对人类生殖可造成一定的影响，甚至不育。

是否是 MeSH 词汇 是，MeSH ID：D009107

释义来源 王辰，王建安．内科学［M］．3 版．北京：人民卫生出版社，2015.

乳腺纤维囊性疾病（Fibrocystic breast disease）

释义 乳腺纤维囊性疾病又称为乳腺增生症、乳腺腺病、乳房囊肿病、纤维囊性乳腺病等，是一种非炎症性、非肿瘤性疾病，与内分泌紊乱密切相关。该病本质上是乳腺生理性增生与复旧不全所致的乳腺正常结构紊乱，故 WHO 将其命名为良性乳腺结构不良。西方学者多称为"纤维囊性乳腺病"。

是否是 MeSH 词汇 是，MeSH ID：D005348

释义来源 王辰，王建安．内科学［M］．3 版．北京：人民卫生出版社，2015.

椎间盘突出症（Intervertebral disc displacement）

释义 腰椎间盘突出症是因腰椎间盘变性，纤维环破裂后致使髓核突出压迫及刺激神经根或马尾神经，表现为反复发作腰背痛及下肢放射痛的一种综合征，是腰腿痛最常见的原因之一。椎间盘常见的突出部位是腰

4~5、腰 5~ 骶 1，其次为腰 3~4。主要发病原因是椎间盘的退行性变、腰椎外伤、妊娠等，损伤特别是反复弯腰、扭转等慢性积累伤，也是椎间盘突出的重要诱发因素。

是否是 MeSH 词汇 是，MeSH ID：D007405
释义来源 王辰，王建安．内科学［M］．3 版．北京：人民卫生出版社，2015.

强直性脊柱炎（Ankylosing spondylitis，AS）

释义 强直性脊柱炎属血清阴性脊柱关节炎，是一种以累及脊柱和骶髂关节为特征的系统性炎性疾病，炎症累及滑膜关节和软骨关节以及肌腱、韧带附着于骨的部位（肌腱端），常引起纤维和骨性强直。在临床上多数表现为炎性腰背痛、僵硬与活动受限，部分患者可有外周关节炎、肌腱端病、眼炎及其他关节外表现。强直性脊柱炎以男性多发，主要累及青壮年，通常在 18~22 岁左右发病，国际上男女比例约为 2∶1。如未能及时诊治，晚期可导致脊柱和外周关节畸形，严重影响患者的生活质量，需要手术治疗。强直性脊柱炎的关节外表现常有精索静脉曲张，导致男性不育。

是否是 MeSH 词汇 是，MeSH ID：D013167
释义来源 王辰，王建安．内科学［M］．3 版．北京：人民卫生出版社，2015.

巴德 - 基亚利综合征（Budd-Chiari syndrome）

释义 巴德 - 基亚利综合征系由肝静脉和 / 或肝后段下腔静脉阻塞性病变所引起的肝后性门静脉高压症，临床表现为肝大、腹水、腹痛、黄疸，如累及下腔静脉，则出现下肢浅静脉曲张、水肿等。巴德 - 基亚利综合征是一种少见的肝脏疾病，其与妊娠之间相互影响。其一，妊娠是巴德 - 基亚利综合征的危险因素。对于妊娠期间出现门静脉高压和 / 或下腔静脉高压表现的患者，应高度怀疑

并巴德 - 基亚利综合征。其二，巴德 - 基亚利综合征患者妊娠具有一定的风险。经治疗病情稳定的患者可以妊娠，但孕期和产后须严密监测，以防止血栓复发。其三，巴德 - 基亚利综合征可导致女性不孕。原因不明的不孕患者如合并上述症状时应行腹部超声及 CT 检查，以排除巴德 - 基亚利综合征的可能。

是否是 MeSH 词汇 是，MeSH ID：D006502
释义来源 王辰，王建安．内科学．3 版．北京：人民卫生出版社，2015.

白塞综合征（Behcet syndrome）

释义 白塞综合征是一种以血管炎为基础的多系统累及的自身免疫性疾病，临床主要表现为口 - 眼 - 生殖器三联症。除典型的三联症口腔溃疡、生殖器溃疡和眼病外，心血管、胃肠、肌肉骨骼和中枢神经系统也会受到影响，病情呈反复发作和缓解的交替过程。白塞综合征的主要治疗手段为激素和免疫抑制剂治疗。白塞综合征会影响女性患者卵巢功能，且反复的生殖道溃疡与感染也会影响患者正常受孕。

是否是 MeSH 词汇 是，MeSH ID：D001528
释义来源 王辰，王建安．内科学．3 版．北京：人民卫生出版社，2015.

原发性空蝶鞍综合征（Rimary empty sella syndrome）

释义 原发性空蝶鞍综合征是由于蝶鞍膈缺损或垂体萎缩，脑脊液流入蝶鞍的垂体窝，使鞍蝶扩大，垂体受压缩小，称空蝶鞍。垂体柄受脑脊液压迫而使下丘脑与垂体间的门脉循环受阻时，出现闭经和高催乳素血症。目前诊断原发性空蝶鞍综合征的最佳手段是 MRI。该病多发于中年女性，头痛是其常见

症状。患者常因脑脊液压迫出现垂体前叶功能减退和视神经受损。

是否是 MeSH 词汇 是,MeSH ID:D004652

释义来源 谢幸,孔北华,段涛.妇产科学[M].9 版.北京:人民卫生出版社,2018.

Kartagener 综合征(Kartagener syndrome,KS)

释义 Kartagener 综合征是一种罕见的常染色体隐性遗传病,又称支气管扩张 - 鼻旁窦炎 - 内脏转位综合征,纤毛不动综合征,是原发纤毛运动障碍综合征的一种。由于遗传性缺陷致纤毛先天性减少或纤毛内缺乏轴丝臂,纤毛丧失正常活动能力使黏液的清除率下降,引起分泌物及细菌滞留导致慢性持续性感染,病程迁延最终演变为支气管扩张和副鼻窦炎,同时纤毛运动障碍使胚胎早期内脏扭转时发生异常,内脏旋转不良导致转位。KS 是由纤毛结构缺陷和 / 或运动异常引起的疾病,精子尾部鞭毛是一种特殊的纤毛,男性 KS 患者因精子尾部纤毛运动功能不足,故几乎均患不育症。因输卵管及子宫内膜纤毛运动障碍,大多数女性 KS 患者不孕,偶有自然受孕病例。

是否是 MeSH 词汇 是,MeSH ID:D007619

释义来源 王辰,王建安.内科学[M].3 版.北京:人民卫生出版社,2015.

黑棘皮病(Acanthosis nigricans)

释义 黑棘皮病是一种以皮肤呈天鹅绒样增厚、色素沉着为主要特点的少见皮肤病,其临床表现主要为发生在身体任何部位的皮损。其发病机制尚不清楚,可能与肿瘤、遗传、内分泌、药物等因素有关。黑棘皮病患者多身体肥胖,胰岛素抵抗严重。

是否是 MeSH 词汇 是,MeSH ID:D000052

释义来源 王辰,王建安.内科学[M].3

版.北京:人民卫生出版社,2015.

小睑裂综合征(Blepharophimosis-ptosis-epicanthus inversus syndrome,BPES)

释义 小睑裂综合征,又名睑裂狭小、倒转型内眦赘皮和上睑下垂综合征,其发病率为 1/5 000,作为一种罕见的常染色体显性遗传病,它的主要临床表现是双侧上睑下垂、睑裂狭小、逆向内眦赘皮、内眦间距过宽等,次要表现是鼻梁扁平、低位耳等。BPES 共分为两型:Ⅰ型和Ⅱ型。Ⅰ型表现为眼睑发育异常并且受累女性选择性丧失卵巢功能而不孕,Ⅱ型仅仅表现为眼睑发育的异常,男女患者生育功能未受影响。研究表明 *FOXL2* 基因是 BPES 最常见的、首位致病候选基因,在 BPES Ⅰ型和Ⅱ型患者中均发现有 *FOXL2* 基因突变的存在。

是否是 MeSH 词汇 否

释义来源 王辰,王建安.内科学[M].3 版.北京:人民卫生出版社,2015.

多发性内分泌腺肿瘤综合征 1 型(Multiple endocrine neoplasia type 1,MEN1)

释义 多发性内分泌腺肿瘤综合征 1 型,又称为沃纳综合征,为一种常染色体显性遗传病,主要表现为原发性甲状旁腺功能亢进症(甲旁亢)、胃肠胰神经内分泌肿瘤、垂体前叶腺瘤。

是否是 MeSH 词汇 是,MeSH ID:D009377

释义来源 王辰,王建安.内科学[M].3 版.北京:人民卫生出版社,2015.

POEMS 综合征(POEMS syndrome)

释义 POEMS 综合征,也被称为 Crow-Fukase 综合征,是由浆细胞异常增殖引起的副肿瘤综合征,主要特征是多发性周围神经病(polyneuropathy,P)、克隆浆细胞紊乱、硬化性骨病变、血管内皮生长因子升高和Castleman病的存在。次要特征包括脏器肿大(organomegaly,O)、内分泌病(endocrinopathy,E)、M蛋白血症(M-protein,M)和皮肤改变(skin changes),以及视神经盘水肿、血管外容量超负荷和血小板增多。该病患者偶尔合并性功能障碍。

是否是 MeSH 词汇 是,MeSH ID:D016878
释义来源 王辰,王建安.内科学[M].3版.北京:人民卫生出版社,2015.

左肾静脉受压综合征(Left renal vein entrapment syndrome)

释义 肾静脉受压综合征又称胡桃夹综合征(nutcracker syndrome,NCS),胡桃夹现象发生机制是肠系膜上动脉和主动脉之间的左肾静脉受机械性挤压后而致血管腔狭窄,回流障碍,最终因左肾静脉压力增高而引起反复血尿或蛋白尿。主要并发症包括长期左肾静脉(left renal vein,LRV)高血压引起的慢性肾病风险和LRV血栓形成的风险。此病多见于儿童及青春期少年,特别是生长发育过速、体形瘦长者,以男性为多。其后果之一是流入左肾静脉的精索静脉淤血、曲张。该病常合并精索静脉曲张,精索静脉曲张持续存在可能导致患侧睾丸不同程度的病理改变,严重者导致成年后不育。

是否是 MeSH 词汇 否
释义来源 王辰,王建安.内科学[M].3版.北京:人民卫生出版社,2015.

原发免疫性血小板减少症(Primary immune thrombocytopenia)

释义 原发免疫性血小板减少症,既往亦称特发性血小板减少性紫癜(idiopathic thrombocytopenic purpura,ITP),是一种影响儿童和成人的不明原因的获得性自身免疫性出血性疾病。约占出血性疾病的1/3,成人发病率为(5~10)/10万。育龄期女性发病率高于男性,60岁以上老年人是该病的高发群体。临床以皮肤黏膜出血为主,严重者可有内脏出血,甚至颅内出血,出血风险随年龄而增加。部分患者仅有血小板减少,没有出血症状。该病主要发病机制:①体液和细胞免疫介导的血小板过度破坏;②体液和细胞免疫介导的巨核细胞数量和质量异常,血小板生成不足。阻止血小板过度破坏和促血小板生成已成为ITP现代治疗不可或缺的重要方面。大多数使用的治疗方法都是免疫调节药物,这些都会增加患者的发病率和死亡率。最新开发的用于ITP的药物为血小板生成素受体激动剂。

是否是 MeSH 词汇 是,MeSH ID:D016553
释义来源 王辰,王建安.内科学[M].3版.北京:人民卫生出版社,2015.

Fitz-Hugh-Curtis 综合征(Fitz-Hugh-Curtis syndrome)

释义 Fitz-Hugh-Curtis综合征,即肝周围炎,指继发于盆腔感染的肝包膜炎症,主要涉及肝包膜而无肝实质损害。1930年,Curtis和Fitz-Hugh先后报道了淋病奈瑟球菌感染所致的输卵管炎合并肝周围炎病例,以此命名为"Fitz-Hugh-Curtis综合征"。主要临床表现为右上腹痛,并可导致慢性腹痛、不孕、异位妊娠等多种并发症。可结合腹腔CT、相关实验室检验及腹腔镜检查对其进行诊断及鉴别诊断,并通过敏感抗生素及腹腔镜手术进行有效治疗。

是否是 MeSH 词汇 是,MeSH ID:C537936
释义来源 王辰,王建安.内科学[M].3版.

北京:人民卫生出版社,2015.

脑白质营养不良(Leukoencephalopathies)

释义 脑白质营养不良是一组髓鞘形成或维持发生障碍的遗传性疾病,遗传因素决定其异质性。X 连锁肾上腺脑白质营养不良(X-linked adrenoleukodystrophy,X-ALD) 是由三磷酸腺苷(adenosine triphosphate,ATP)结合盒转运子亚家族 D 成员 1(adenosine triphosphate-binding cassette D1,*ABCD1*)基因突变引起的遗传性疾病。临床表现差异较大,以肾上腺皮质功能减退和神经系统异常为主要表现。所有患者都有 *ABCD1* 基因突变,*ABCD1* 基因位于染色体 Xq28,在所有组织及体液中累积了长链脂肪酸。男性 X-ALD 患者都在儿童时期发生肾上腺皮质功能不全和成年期进行性脊髓病及周围神经病变。本病发病率低,临床较少见,90% 以上是男性,极少数为女性杂合子。迟发性白质脑病(late-onset leukoencephalopathy)是一种常染色隐性遗传的神经退行性疾病,属于 *AARS2* 基因突变相关的脑白质营养不良,主要表现为进行性共济失调、痉挛、认知功能的下降伴额叶功能障碍。脑磁共振显示明显的脑部深部白质改变和小脑萎缩,女性患者常伴有卵巢功能的衰竭。

是否是 MeSH 词汇 是,MeSH ID:D056784
释义来源 王辰,王建安.内科学[M].3 版.北京:人民卫生出版社,2015.

过敏性紫癜(Henoch-Schonlein purpura)

释义 过敏性紫癜是一种累及毛细血管及细小动脉的白细胞碎裂性血管炎,常伴有腹痛、关节疼痛及肾脏损害,儿童多见。过敏性紫癜的病因尚不明确,可能与感染、遗传、食物、药物、肠道微生态失衡等多种因素相关。临床表现与受影响器官的血管壁中的 IgA 沉积有关,主要影响皮肤、胃肠道、关节和肾脏。临床上常用的治疗方法为免疫抑制剂和大剂量激素冲击。

是否是 MeSH 词汇 是,MeSH ID:D011695
释义来源 王辰,王建安.内科学[M].3 版.北京:人民卫生出版社,2015.

肺动脉高压(Pulmonary hypertension,PH)

释义 肺动脉高压是一类恶性肺血管疾病,其主要病理生理学特征为肺血管持续收缩及重构,导致肺血管阻力进行性增高,同时合并不同程度右心衰竭。超声心动图是疑诊 PH 首选无创筛查方法,右心导管检查是确诊 PH 的"金标准"。妊娠合并肺动脉高压是妊娠期严重危害母婴安全的一类合并症,尤其是妊娠合并重度肺动脉高压。目前将任何原因引起的肺动脉高压均列为妊娠禁忌证,严重的肺动脉高压、低氧血症、发绀、血栓栓塞是孕产妇死亡的危险因素。对胎儿的影响包括流产、早产、胎儿生长受限、低出生体重儿、新生儿窒息和新生儿死亡等。

是否是 MeSH 词汇 是,MeSH ID:D006976
释义来源 王辰,王建安.内科学[M].3 版.北京:人民卫生出版社,2015.

急性呼吸窘迫综合征(Acute respiratory distress syndrome,ARDS)

释义 指各种急性肺内和肺外疾病因素所导致的急性弥漫性肺损伤和进而发展的急性呼吸衰竭。主要病理生理改变是肺容积减少、肺顺应性降低和严重通气血流比例失调。临床表现为呼吸窘迫、顽固性低氧血症和呼吸衰竭。ARDS 在孕妇中罕见发生,妊娠期 ARDS 的病死率从 11% 到 50% 以上不等。

是否是 MeSH 词汇 是,MeSH ID:D012128

释义来源　王辰,王建安.内科学[M].3版.北京:人民卫生出版社,2015.

深静脉血栓(Deep venous thrombosis,DVT)

释义　指血液在深静脉腔内不正常凝结,阻塞静脉腔,导致静脉回流障碍,未及时治疗急性期可并发肺栓塞。静脉损伤、血流缓慢和血液高凝状态是造成深静脉血栓形成的三大因素。而妊娠、产后或术后、创伤、长期服用避孕药等易造成血液高凝状态。主要预防措施包括给予抗凝药物,鼓励患者做四肢的主动运动和早期离床运动。

是否是 MeSH 词汇　是,MeSH ID:D020246

释义来源　王辰,王建安.内科学[M].3版.北京:人民卫生出版社,2015.

产褥期抑郁症(Postpartum depression,PPD)

释义　指女性于产褥期出现明显的抑郁症状或典型的抑郁发作,是产褥期精神综合征最常见的一种类型。主要表现为持续和严重的情绪低落以及一系列症状,如动力减低、失眠、悲观等,影响对新生儿的照料。大多数报告表明,10%~15% 的初产妇经历过 PPD,荟萃分析显示分娩后 3 个月内女性 PPD 患病率为19.2%,而轻度 PPD 为 7.1%。典型的产后抑郁症多在产后 6 周内发生,可在 3~6 个月自行恢复,严重的也可持续 1~2 年,再次妊娠有 20%~30% 的复发率。其临床特征与其他时间抑郁发作无明显区别。PPD 很可能与分娩后影响女性的其他精神疾病共同发生,最常见的是焦虑症。

是否是 MeSH 词汇　是,MeSH ID:D019052

释义来源　谢幸,孔北华,段涛.妇产科学[M].9版.北京:人民卫生出版社,2018.

急性胆囊炎(Acute cholecystitis)

释义　急性胆囊炎多由于胆结石阻塞胆囊管而发生,多存在细菌感染。妊娠期胆囊炎和胆石症的发病率仅次于急性阑尾炎。妊娠期急性胆囊炎风险增加,诊断较困难,易漏诊,因而有发生坏死穿孔、胆汁性腹膜炎和胆源性胰腺炎的风险,发热、腹痛亦可诱发早产。既往多有右上腹疼痛史,急性发作时临床表现为右上腹疼痛,向右肩部放射,可伴有厌食、恶心、呕吐和低热等。治疗原则同非孕期,孕中期手术预后好,孕晚期手术发生早产风险增高。

是否是 MeSH 词汇　是,MeSH ID:D041881

释义来源　王辰,王建安.内科学[M].3版.北京:人民卫生出版社,2015.

急性胰腺炎(Acute pancreatitis)

释义　急性胰腺炎是一种胰腺炎性疾病,胆结石和酒精滥用为长期存在的风险因素。急性胰腺炎是妊娠期常见急腹症之一,多发生于妊娠晚期和产褥期,其发病机制与胆石症和高血脂有关。根据临床表现等指标可分为轻症胰腺炎和重症胰腺炎。妊娠合并胰腺炎多为轻症,重症约占 10%~20%,发病急、并发症多、病死率高,威胁母婴健康。主要首发症状为突然发作的持续性上腹部疼痛,阵发性加剧,可放射到腰背肩部,伴恶心、呕吐、腹胀和发热。轻症无器官功能障碍和并发症,且液体补充反应良好,以保守治疗为主,3~7 日多数可缓解。

是否是 MeSH 词汇　是,MeSH ID:D010195

释义来源　王王辰,王建安.内科学[M].3版.北京:人民卫生出版社,2015.

第十五章 生殖科研相关词汇

人口控制（Population control）

释义 指减少人口增长，一般是通过减少出生率来实现。我国人口占世界人口的 19%，有限的资源无法满足人口无限制的增长，若有效控制人口数量，将避免或减少未来失业、饥荒、污染、疾病等一系列严重的社会、政治、经济问题。人口控制方法主要通过普及优生观念、计划生育等手段，但同时也要确保有生育愿望的不孕夫妇获得健康后代的权利。

是否属于 MeSH 词汇 是，MeSH ID：D011155

释义来源 向洪，张文贤，李开兴．人口科学大辞典［M］．成都：成都科技大学出版社，1994.

人口增长（Population growth）

释义 指一个国家或地区在一定时期的人口变动情况。世界上的人口一直处在发展变化中，这种变化以人口的增长为表现形式。引起人口增长的因素主要有：人口的自然增长和迁移增长，两者都受到经济发展的决定和制约。

是否属于 MeSH 词汇 是，MeSH ID：D011158

释义来源 向洪，张文贤，李开兴．人口科学大辞典［M］．成都：成都科技大学出版社，1994.

人口规模（Population size）

释义 指在城市地理学研究及城市规划编制工作中所指的一个城镇人口数量的多少或大小。一般指一个城镇现状或者在一定期限内人口发展的数量，与城市或城镇发展的区域经济基础、地理位置和建设条件、现状特点等密切相关。

是否属于 MeSH 词汇 否

释义来源 向洪，张文贤，李开兴．人口科学大辞典［M］．成都：成都科技大学出版社，1994.

人口增长模式（Population growth model）

释义 又称人口转变模式，它反映了不同国家和地区的人口出生率、死亡率和自然增长率随社会经济条件变化而变化的规律。根据人口自然变动的特征，可将人口增长的一般历程分为三种类型：①原始型——高出生率，高死亡率，低自然增长率，原始社会和非洲个别国家属于这类型；②传统型——高出生率，低死亡率，高自然增长率，大多数发展中国家属于这类型；③现代型——低出生率，低死亡率，低自然增长率，大部分发达国家属于这类型。人口增长模式体现了由高出生率、高死亡率、低自然增长率的"原始型"向低出生率、低死亡率、低自然增长率的"现代型"转变的过程。

是否属于 MeSH 词汇 否

释义来源 向洪，张文贤，李开兴．人口科学大辞典［M］．成都：成都科技大学出版社，1994.

人口机械增长率（Mechanical population growth rate）

释义 指某一国家或地区在一定时期内（通

常为一年)由于人口迁入和迁出而引起的人口数量变化。一般用千分率表示,计算公式为:人口机械增长率=(年内迁入人口数－年内迁出人口数)/年平均人口数×1 000‰,结果可分为零增长、正增长和负增长。国民经济的发展会影响人口机械增长,通常经济发达的地区增长速度快,而经济落后的地区则低,甚至是负增长。

是否属于 MeSH 词汇　否

释义来源　向洪,张文贤,李开兴.人口科学大辞典[M].成都:成都科技大学出版社,1994.

人口自然增长率(Natural population growth rate)

释义　指在一定时期内(通常为一年)某一国家或者地区的人口自然增加数,一般用千分率表示。计算公式为:人口自然增长率=(年内出生人数－年内死亡人数)/年平均人口数×1 000‰。人口自然增长率在数值上等于人口出生率与死亡率之差,是反映人口发展速度和制订人口计划的重要指标,也是计划生育统计中的一个重要指标,它表明人口自然增长的程度和趋势。

是否属于 MeSH 词汇　否

释义来源　向洪,张文贤,李开兴.人口科学大辞典[M].成都:成都科技大学出版社,1994.

人口临界密度(Critical population density)

释义　是计算土地负载人口的量,是在某种土地利用系统之下负担的该地区最大人口的数目。当土地负载和人口数量处于恰好平衡的状态时,就称之为人口临界密度。

是否属于 MeSH 词汇　否

释义来源　向洪,张文贤,李开兴.人口科学大辞典[M].成都:成都科技大学出版社,1994.

人口阶级结构(The social group composition of the population)

释义　亦称人口阶级构成,是指总人口中各个阶级人口之间的构成关系或组成状况。阶级的本质是生产资料私人占有和剥削,人口阶级结构则是不同阶级人口之间的内在联系和比例关系。人口的阶级结构是人口社会结构体系中最重要的结构,其他人口结构无不受到它的制约和影响。

是否属于 MeSH 词汇　否

释义来源　吴忠观.人口科学辞典[M].成都:西南财经大学出版社,1999.

人口性别构成(Sex structure of population)

释义　是指男性和女性人口在总人口中的比例。性别是人口自然构成最重要的方面,两性比例是否协调,直接影响家庭婚姻和生育。有两种方法来表示:①以男女人口各占总人口的比例表示;②使用性比例指标,以100个女性人口所对应的男性人数或男性人口数/女性人口数。这两种表达方式皆可作为人口性别构成的标志。世界的总人口数中男、女两性人口数大致相当,同时随着年代变迁几乎保持平衡状态。

是否属于 MeSH 词汇　否

释义来源　向洪,张文贤,李开兴.人口科学大辞典[M].成都:成都科技大学出版社,1994.

人口年龄构成(Age structure of population)

释义　又称为人口年龄结构,是指各个年龄组人口在总人口中所占的比重或百分比。人口年龄构成包括:①现有人口中育龄人口与非育龄人口比例;②劳动年龄人口与非劳动年龄人口比例;③少年儿童人口与老年人口比例等。

是否属于 MeSH 词汇 否

释义来源 吴忠观. 人口科学辞典[M]. 成都: 西南财经大学出版社,1999.

人口文化教育构成(Population culture and education composition)

释义 是人口中具有不同文化程度人口的分布比例。表明人口素质、文化教育普及程度和发展程度。通常有几种指标表达: 文盲率,初等、中等、高等教育的就学率,在业人口文化程度比例等。其中文盲率和每万人中具有高等文化程度的各类专业技术人员比重,是各国进行人口素质比较的重要指标,它能概括反映出各国文化水平和科学技术水平。

是否属于 MeSH 词汇 否

释义来源 向洪,张文贤,李开兴. 人口科学大辞典[M]. 成都: 成都科技大学出版社,1994.

人口投资量(Population investment)

释义 是指一定时期人口增长及劳动力再生产所需生活费用、教育费用、就业培训费用、医疗保健费用等项支出的总和。就狭义人口投资而言,是一定时期(通常为1年)内,用于保证整个社会所增人口具有原有人口生活水平和就业技术装备水平所需费用的投资总额。由三个因素决定: 人口自然增长量及每一个新增人口平均需要的费用和投资系数。后两个因素相乘是平均每一个新增人口的投资额。三个因素相乘是全部新增人口的投资量。

是否属于 MeSH 词汇 否

释义来源 向洪,张文贤,李开兴. 人口科学大辞典[M]. 成都: 成都科技大学出版社,1994.

人口投资率(Population investment rate)

释义 有狭义和广义之分。狭义的人口投资率是指在一定的时间,狭义人口投资总额与同期国民的收入总额之比例。广义的人口投资率是以狭义的人口投资率为基础以及出发点,以本国国民收入的增长速度为根本,劳动生产率提高速度以及人民生活改善的幅度,确定提高生活费用率,再进一步确定广义人口投资率。它可用公式表达: 狭义人口投资率 + 提高生产费用率 × 投资系数。广义人口投资率既受国民收入增长速度、总量的影响,又受人口自然增长率、全体人口生活水平提高幅度的影响。

是否属于 MeSH 词汇 否

释义来源 向洪,张文贤,李开兴. 人口科学大辞典[M]. 成都: 成都科技大学出版社,1994.

人口部门构成(Population sector composition)

释义 指经济活动人口在不同的经济部门中人数及比重,反映经济活动人口的社会分工关系。经济发展制约着人口部门构成,表现为两方面: ①经济发展水平决定人口部门构成的性质、特点; ②经济发展方向以及趋势决定人口部门构成的变动趋势。

是否属于 MeSH 词汇 否

释义来源 向洪,张文贤,李开兴. 人口科学大辞典[M]. 成都: 成都科技大学出版社,1994.

人口(Population)

释义 指生活在一定社会生产方式、一定时间和一定地域内实现生命活动、构成社会生活的主体,是由一定数量的人组成的拥有一定规模以及质量的社会群体。统计学范筹又称为人群或种群。人口是人口学最基本的范畴,一切社会活动、社会关系、社会现象和社会问题都同人口发展过程相关。

是否属于 MeSH 词汇　是,MeSH ID:D011153

释义来源　向洪,张文贤,李开兴.人口科学大辞典[M].成都:成都科技大学出版社,1994.

人口构成(Population structure)

释义　又称为人口结构,根据人口具有的各种不同的自然、社会、经济和生理特征把人口划分成的各组成部分所占比重,将人口总体的组合情况由特定的特征或者变量来区分,反映一定地区、一定时点人口总体内部各种不同质的规定性的数量比例关系。根据人口构成因素的特点和不同分类方式,可划分为各种人口构成,一般可归为三大类:人口的自然构成、人口的地域构成、人口的社会构成。

是否属于 MeSH 词汇　否

释义来源　向洪,张文贤,李开兴.人口科学大辞典[M].成都:成都科技大学出版社,1994.

人口自然构成(Natural structure of population)

释义　属于人口构成之一,又称为人口自然结构。人口自然构成是人口的自然属性的反映,包括人口的年龄构成和人口的性别构成。人口自然构成同人口再生产紧密关联。人口自然构成是过去长期人口自然变动的结果,又是今后人口自然变动的基础。现有人口性别、年龄构成是过去出生率和分年龄死亡率变动的结果,对今后人口再生产的规模和速度又有直接影响。

是否属于 MeSH 词汇　否

释义来源　向洪,张文贤,李开兴.人口科学大辞典[M].成都:成都科技大学出版社,1994.

人口地域构成(Geographical structure of population)

释义　属于人口构成的内容之一,又称为人口地域结构。是在一定时期内人口在某地域或者空间分布的组合。一般用各地域的人口集团成员数量占据总人口数量比例来表达。人口地域构成包括:①人口自然地理的构成;②人口行政区域的构成;③人口城乡的构成。人口地域构成是人类长期适应、利用和改造大自然的结果,合理的人口地域构成将会良好地促进社会、经济和文化的发展。

是否属于 MeSH 词汇　否

释义来源　向洪,张文贤,李开兴.人口科学大辞典[M].成都:成都科技大学出版社,1994.

人口社会构成(Demographic social structure)

释义　属于人口构成的内容之一,又称为人口社会结构。以社会标志及经济的标志来划分的特定时间点上的人口构成。一般用拥有不同标志的人口集团的成员数量与总人口数的比重来表达。它由一系列具有社会标识的人口结构所组成,包括:①人口的阶级构成;②人口的民族构成;③人口的宗教构成;④人口的教育构成;⑤人口的婚姻家庭构成;⑥劳动力的资源构成;⑦在业人员的行业构成;⑧在业人员的职业构成。人口社会构成的变化反映着人口社会特征的变化,合理的人口社会构成将会良好地促进社会的经济和文化的发展。

是否属于 MeSH 词汇　否

释义来源　向洪,张文贤,李开兴.人口科学大辞典[M].成都:成都科技大学出版社,1994.

人口变动（Change of population）

释义   人口总体处在非常复杂的变化过程中。人口是一个处于社会关系中不断发展并变化的人体实体生命的总和，社会、经济以及人口自身等因素会影响人口变动，而且随着时间的推移人口也在不断发生变化。人口变动包含三个方面：①人口的自然变动；②人口的机械变动；③人口的社会变动。这三种形式各自具有不同的特殊规律但又相互联系。

是否属于 MeSH 词汇   否

释义来源   向洪，张文贤，李开兴.人口科学大辞典[M].成都：成都科技大学出版社，1994.

人口自然变动（Natural variation of population）

释义   属于人口变动的内容之一，指由人口出生和死亡而引起的人口数量的增减和人口性别年龄构成变化的过程，同时也包括人口体质某些因素的变动。人口自然变动是人口这个生物群体所引起的必然变动，同时它也受生物学相关因素的制约，包括出生率、死亡率、性别比例、年龄等。人口的自然变动决定人口再生产的速度及规模，并且对社会经济的发展起促进或者延缓的作用。

是否属于 MeSH 词汇   否

释义来源   向洪，张文贤，李开兴.人口科学大辞典[M].成都：成都科技大学出版社，1994.

人口社会变动（Demographic and social change）

释义   属于人口变动的内容之一，是指社会机体中的人口变动其组合情况。根据社会经济的标志可把人口分类为不同的群体，包含人口的民族构成、阶级构成、文化构成、行业构成和职业构成等。人口社会变动的根源在于社会经济条件的变化，它又将改变人口的社会构成。如随着工业化的进程，人口的行业构成、职业构成和文化程度构成都将发生变动。

是否属于 MeSH 词汇   否

释义来源   向洪，张文贤，李开兴.人口科学大辞典[M].成都：成都科技大学出版社，1994.

人口密度（Population density）

释义   指在特定时期的单位土地面积上所居住的人口数目，一般用每平方千米内的常住人口数来表达，反映出一个国家或者地区的人口稠密的程度，是衡量一个国家或地区人口分布状况的重大指标。中国人口密度在计划生育政策的控制之下已经得到有效控制，但仍旧是世界人口大国。第七次人口普查结果显示中国每平方千米平均人口密度为 148 人，且分布很不均衡：东部沿海地区人口密集，每平方千米超过 400 人；中部地区每平方千米为 200 多人；而西部高原地区人口稀少，每平方千米不足 15 人。

是否属于 MeSH 词汇   是，MeSH ID：D011156

释义来源   张文晓，穆怀中.中国城市绿色人口密度研究[J].技术经济与管理研究，2017，5：113-118.

人口统计学（Demography）

释义   是研究人口现象的数量特征及其关系、人口再生产过程及其模式以及人口发展趋势的一门科学，通过搜集、整理和分析人口的现象来阐明人口和社会经济现象间的数量关系。它包括从静态的、动态的和未来人口发展趋势三个方面进行观察、研究人口现象的数量特征及其内在联系。

是否属于 MeSH 词汇   是，MeSH ID：D003710

释义来源 向洪,张文贤,李开兴.人口科学大辞典[M].成都:成都科技大学出版社,1994.

人口统计(Population statistics)

释义 人口统计是搜集、整理和分析相关人口的现象数量资料的工作过程。调查登记及分析研究人口现象数量的特征和相关的社会、经济以及文化的情况,反映人口现象的本质以及人口过程的规律性。人口统计同时对未来的人口数量和构成等发展的状况进行分析研究,以此来展现未来人口的前景及趋势。

是否属于 MeSH 词汇 是,MeSH ID:D011154
释义来源 向洪,张文贤,李开兴.人口科学大辞典[M].成都:成都科技大学出版社,1994.

人口数(Number of population)

释义 人口数是指在一定的时间点和一定的地区内有生命的个体总和。它是一个变量,因计算不同的空间和人口范畴而不同。人口统计的基础是人口数,也是人口统计最基础的指标,统计出准确的人口数目,更了解国情和国力,更方便于人口控制管理和编制国民的经济、社会的发展计划,对分析研究人口科学有着非常重要的意义。

是否属于 MeSH 词汇 否
释义来源 向洪,张文贤,李开兴.人口科学大辞典[M].成都:成都科技大学出版社,1994.

更替水平(Replacement level)

释义 更替水平是指在同一批妇女中,生育了女儿的数量刚好可替代她们自身的生育水平。通常认为,更替水平在总和生育率2.1左右。由于出生时男孩数量稍多于女孩数量,并且会出现女孩在育龄前期死亡,故更替水平在总和生育率2.1左右非2.0左右。一旦达到生育更替水平,出生与死亡会逐渐地趋于平衡,若无国际的迁入或迁出,人口将会保持稳定,停止增长。

是否属于 MeSH 词汇 否
释义来源 国家卫生和计划生育委员会.全面两孩政策读本[M].北京:中国人口出版社,2016.

低生育水平(Low fertility level)

释义 低生育水平是指比更替水平的生育率低的水平。低生育水平位于1.8与更替水平之间。总和生育率在1.8至1.5,称为极低生育水平,总和生育率在1.5以下,称为超低生育水平。

是否属于 MeSH 词汇 否
释义来源 国家卫生和计划生育委员会.全面两孩政策读本[M].北京:中国人口出版社,2016.

死亡率(Mortality)

释义 死亡率是指在特定的时期里死亡人数与该时期里总的生存人年数的比例,能反映出该时期里人口的死亡水平。如果人口的出生死亡分布均衡,人年数=该时期长度×该时期里平均的人口数,通常用千分数表达。

是否属于 MeSH 词汇 是,MeSH ID:D009026
释义来源 国家卫生和计划生育委员会.全面两孩政策读本[M].北京:中国人口出版社,2016.

自然增长率(Natural rate of growth)

释义 人口自然增长率,是在某特定时期内人口自然增长的量(出生人数－死亡人数)与该时期里人口生存人年数之比。能够反映出人口迅速地发展以及作为制订人口计划的一项重要指标,同样也是计划生育统计中的重要指标。它表达出人口自然增长的程度与趋势。人口的问题是一个极其重要的问题,它将关系到全局。制定的基本国策会受到人口变动的影响,同时会影响到劳动就业、社会福利、事业发展,甚至是国民的经济及社会的发展规划。

是否属于 MeSH 词汇 否

释义来源 国家卫生和计划生育委员会. 全面两孩政策读本[M]. 北京:中国人口出版社,2016.

临床妊娠率(Clinical pregnancy rate)

释义 指每 100 个患者(起始周期／取卵周期／胚胎移植周期)中获得临床妊娠的比例。计算临床妊娠率时,必须指定分母(起始周期／取卵周期或胚胎移植周期)。临床妊娠指通过超声检查观察到 1 个或多个孕囊,包括正常宫内妊娠、异位妊娠、宫内外同时妊娠,可以仅见孕囊未见胎心,多个孕囊计为 1 例临床妊娠。临床妊娠率(起始周期／取卵周期／胚胎移植周期)＝临床妊娠患者数／(起始周期／取卵周期／胚胎移植周期)患者数 × 100%。

是否属于 MeSH 词汇 否

释义来源 胡琳莉,黄国宁,孙海翔,等. 辅助生殖技术临床关键指标质控专家共识[J]. 生殖医学杂志,2018,27(09):828-835.

累积活产率(Line birth rate)

释义 在一个时间段内每位患者所有新鲜胚胎移植和所有冷冻胚胎移植后获得的活产率,也可以指一次药物刺激卵巢后取卵获得的全部胚胎经过鲜胚或冻胚移植后获得活产率,不包括尚未获得活产且仍有冷冻胚胎者及已获临床妊娠但尚未获得活产者。随着时间的增加,新的活产增加,累计活产率也随之变化。单胎、双胎或双胎以上活产均仅记为 1 次活产。累积活产率＝获得活产的患者数／进入刺激周期的患者数 × 100%。

是否属于 MeSH 词汇 否

释义来源 胡琳莉,黄国宁,孙海翔,等. 辅助生殖技术临床关键指标质控专家共识[J]. 生殖医学杂志,2018,27(09):828-835.

婚姻状态(Marital status)

释义 指在一国或一地的人口中,每个人在婚居方面所处的状态。通常分为四类:未婚、已婚、丧偶、离婚。

是否是 MeSH 词汇 是,MeSH ID:D017533

释义来源 《中国百科大辞典》编委会. 中国百科大辞典[M]. 2 版. 北京:中国大百科全书出版社,2019.

出生顺序(Birth order)

释义 出生顺序一般按已婚妇女每次所生育的活产婴儿数计算,也可按每个妇女所生育的活产婴儿数计算。出生顺序是反映一个妇女实际生育量的指标。

是否是 MeSH 词汇 是,MeSH ID:D001722

释义来源 吴忠观. 人口科学辞典[M]. 成都:西南财经大学出版社,1997.

营养状况(Nutritional status)

释义 衡量人体健康状况的指标之一。通常根据生长发育、身高、体重、皮肤色泽、皮下脂肪、肌肉等情况及其他检查(血、尿等)

综合判断。其影响因素很多,如社会因素、疾病、食物及人体本身对食物的消化吸收和利用等。

是否是 MeSH 词汇　是,MeSH ID:D009752

释义来源　《中国百科大辞典》编委会. 中国百科大辞典[M]. 2 版. 北京: 中国大百科全书出版社,2019.

生活质量(Quality of life)

释义　生活质量亦称"生存质量",是对人们总体生活水平的综合描述,是社会整体发展水平的重要指标。

是否是 MeSH 词汇　是,MeSH ID:D011788

释义来源　朱贻庭. 应用伦理学辞典[M]. 上海: 上海辞书出版社,2013.

健康社会决定因素(Social determinants of health)

释义　健康社会决定因素即在那些直接导致疾病的因素之外,由人们居住和工作环境中社会分层的基本结构和社会条件不同所产生的影响健康的因素,它们是导致疾病的"原因的原因",包括人们生活和工作的全部社会条件,例如贫穷、社会排斥、居住条件等。

是否是 MeSH 词汇　是,MeSH ID:D064890

释义来源　世界卫生组织. 健康问题社会决定因素[R]. 日内瓦: 世界卫生组织,2021.

人口动力学(Population dynamics)

释义　是人口统计学的一个分支。指关于死亡、迁移和生育引起的人口数量和结构变化过程的研究。

是否是 MeSH 词汇　是,MeSH ID:D011157

释义来源　《数学辞海》编辑委员会. 数学辞

海[M]. 北京: 中国科学技术出版社,2002.

人类迁徙(Human migration)

释义　个人或人类群体的定居地发生永久性变动的现象。促成上述现象的原因可分为两大类: 一是原居住地环境发生巨大变化;二是基于迁徙目的地各种优越性的强大吸引力。

是否是 MeSH 词汇　是,MeSH ID:D063426

释义来源　姚华松,许学强. 西方人口迁移研究进展[J]. 世界地理研究,2008,017(001):154-166.

预期寿命(Life expectancy)

释义　预期寿命是在一定的年龄别死亡率水平下,活到确切年龄 X 岁以后,平均还能继续生存的年数,它是衡量一个国家、民族和地区居民健康水平的一个指标。可以反映出一个社会生活质量的高低。社会经济条件、卫生医疗水平限制着人们的寿命。所以,不同的社会,不同的时期,人类寿命的长短有着很大的差别;同时,由于体质、遗传因素、生活条件等个人差异,也使每个人的寿命长短相差悬殊。

是否是 MeSH 词汇　是,MeSH ID:D008017

释义来源　彭非,封婷. 两种平均预期寿命差异分解模型的比较研究[J]. 人口研究,2011,35(3):97.

发病率(Incidence)

释义　在一定期间内,在可能发生某病的一定人群中,新发生的某病病例数。发病率用途很广,可以用来反映疾病的流行情况和特点,可作为前瞻调查的基点,探索发病的因素,估计和评价疾病防治措施的效果等。

是否是 MeSH 词汇　是,MeSH ID:D015994
释义来源　李立明.流行病学[M].6 版.北京:人民卫生出版社,2007.

患病率(Prevalence)

释义　患病率又称时点患病率或现患率,最适用于病程长的疾病统计研究上。这一指标表示在调查时(或检查时),在有可能发生某病的一定人群中存在的新旧病例总数,包括调查时的新发病例,调查前发病到调查时未愈的病例,多见于慢性病。
是否是 MeSH 词汇　是,MeSH ID:D015995
释义来源　李立明.流行病学[M].6 版.北京:人民卫生出版社,2007.

死亡原因(Cause of death)

释义　死亡原因指引起或影响人死亡的各种疾病、病理状态或外伤。
是否是 MeSH 词汇　是,MeSH ID:D002423
释义来源　官大威.法医学辞典[M].北京:化学工业出版社,2009.

围产期死亡率(Perinatal mortality)

释义　从胎儿妊娠 28 周到胎儿出生后某一特定时期的死亡率。围产期的具体定义有两种:一是世界卫生组织将围产期定义为从怀孕第 28 周开始至出生后 7 天为止的时期;二是许多学者将围产期定义为从怀孕第 28 周开始至出生后 28 天为止的时期。
是否是 MeSH 词汇　是,MeSH ID:D054238
释义来源　王卫平,孙锟,常立文.儿科学[M].9 版.北京:人民卫生出版社,2018.

孕产妇死亡率(Maternal mortality rate)

释义　孕产妇死亡率即每万例活产或每 10 万例活产中孕产妇的死亡数。从妊娠开始到产后 42 天内,因各种原因(除意外事故外)造成的孕产妇死亡均计在内。由于其比例较小,因而分母多以万或 10 万计。
是否是 MeSH 词汇　是,MeSH ID:D008428
释义来源　柯天华,谭长强.临床医学多用辞典[M].南京:江苏科学技术出版社,2006.

存活率(Survival rate)

释义　某一时点某年龄组的人在 n 年后仍然活着的比例。
是否是 MeSH 词汇　是,MeSH ID:D015996
释义来源　李立明.流行病学[M].6 版.北京:人民卫生出版社,2007.

儿童死亡率(Child mortality)

释义　一年内人口中 0~14 岁的死亡人数与相应年龄的平均人口数的比率。
是否是 MeSH 词汇　是,MeSH ID:D046688
释义来源　郑英.孕产妇死亡率、儿童死亡率水平及影响因素分析[D].大连医科大学,2007.

妊娠率(Pregnancy rate)

释义　某地某年妊娠人数与已婚育龄妇女总人数之间的比例。
是否是 MeSH 词汇　是,MeSH ID:D018873
释义来源　全国科学技术名词审定委员会.全科医学与社区卫生名词:2014[M].北京:科学出版社,2014.

年龄分布（Age distribution）

释义　疾病在人群中不同年龄组的发生频率。研究疾病的年龄分布有助于病因探索和制订预防计划。

是否是 MeSH 词汇　是,MeSH ID:D017677

释义来源　胡志勇.汉英社会科学大词典[M].北京:科学出版社,2011.

性别比率（Sex ratio）

释义　一定时期（通常为 1 年）内,具有相当出生规模的人口中活产男婴与活产女婴之比。常用每 100 名出生女婴相对的男婴数表示。一般来说,正常的出生人口性别比应是每出生 100 名女婴,相应有 103~107 名男婴。

是否是 MeSH 词汇　是,MeSH ID:D012744

释义来源　全国科学技术名词审定委员会.计划生育名词:2019[M].北京:科学出版社,2019.

结婚率（Rate of marriage）

释义　一定时期内（通常为 1 年内）人口中结婚程度的比率。一定时期内人口中的结婚程度,同人口未来的生育趋势有着密切的联系。所以,结婚率指标也是生育率分析中的常用指标。

是否是 MeSH 词汇　否

释义来源　《中国百科大辞典》编委会.中国百科大辞典[M].2 版.北京:中国大百科全书出版社,2019.

生育模型（Fertility model）

释义　一类重要的人口统计学模型。指描述和解释生育模式的数学模型。大致有两类:

生育与社会经济变量相联系的模型和孤立地反映人口再生产细节的模型。

是否是 MeSH 词汇　否

释义来源　《数学辞海》编辑委员会.数学辞海[M].北京:中国科学技术出版社,2002.

晚婚率（Rate of late marriage）

释义　计划生育指标之一,指初婚男（女）青年中符合晚婚（男方 25 岁,女方 23 岁）要求者所占的百分比。

是否是 MeSH 词汇　否

释义来源　迟晓华.浅谈节育、晚婚与人口增长率的下降[J].中国保健营养旬刊,2014（5）:2831-2832.

节育率（Birth control rate）

释义　计划生育指标之一。指每一百名已婚有生育能力的育龄妇女中,已落实节育措施（绝育措施＋避孕措施）的人数。在统计时不论男方或女方,只要一方落实节育措施,均按女方计算。

是否是 MeSH 词汇　否

释义来源　迟晓华.浅谈节育、晚婚与人口增长率的下降[J].中国保健营养旬刊,2014（5）:2831-2832.

总生育率（General fertility rate）

释义　说明计划生育水平的重要指标之一。指某年平均每千个育龄妇女（国际规定15~49 岁）所生的婴儿数。它反映妇女总的生育水平。

是否是 MeSH 词汇　否

释义来源　全国科学技术名词审定委员会.计划生育名词:2019[M].北京:科学出版社,2019.

人工流产率（Induced abortion rate）

释义 人工流产率是一定时期内（如 1 年内）人工流产数在育龄妇女人数中的比率。它反映一定时期内因避孕失败或其他原因而引起人工流产的状况。通过对人工流产率的分析，有利于加强对计划生育和有关社会秩序的管理。

是否是 MeSH 词汇 否

释义来源 全国科学技术名词审定委员会 . 计划生育名词：2019 [M]. 北京：科学出版社，2019.

终生生育率（Life-time fertility rate）

释义 是说明计划生育水平的重要指标之一。终生生育率说明一批经历过整个育龄期的同龄妇女一生的实际生育水平。

是否是 MeSH 词汇 否

释义来源 王亚楠，钟甫宁 . 利用初育年龄测度终身生育率的探索 [J]. 人口学刊，2015（2）：5-14.

胎儿死亡率（Fetal mortality）

释义 一定期间（通常为一年）内每 1 000 个活产婴儿中怀孕 28 周后的胎儿死亡数（晚期胎儿死亡数）和出生后不满 7 天死亡的婴儿数的总数的比率。

是否是 MeSH 词汇 是，MeSH ID：D046689

释义来源 梁在 . 人口学 [M]. 北京：中国人民大学出版社，2012.

环境优生学（Environmental eugenics）

释义 是优生学的一个分支学科，研究环境中化学、物理、生物因素对生殖和胚胎发育的影响。人类出生缺陷的发生，由遗传因素引起的约占 25%，由单纯环境因素引起的约占 10%，由两者相互作用引起的约占 65%，因此环境因素对出生缺陷的发生影响重大。由于工农业环境严重污染对人类造成日益严重的危害和生态科学、环境科学的发展，环境优生学具有深远的现实意义。其研究的主要内容包括消除公害，防止各种有害物质对母体、胎儿以及人类健康的损害，并为出生缺陷病因研究和干预策略制定提供重要参考依据。

是否是 MeSH 词汇 否

释义来源 杨克敌 . 环境优生学 [M]. 北京：人民卫生出版社，2007.

危险性评估（Risk assessment）

释义 对可因暴露于特定健康危害或缺乏有益影响引起的不良反应的可能性进行的定性或定量测定。

是否是 MeSH 词汇 是，MeSH ID：D018570

释义来源 沈洪兵，齐秀英 . 流行病学 [M]. 9 版 . 北京 . 人民卫生出版社，2018.

药物耐受性（Drug tolerance）

释义 连续用药后机体对药物的反应强度递减，程度较快速耐受性轻也较慢，不至于使反应消失，增加剂量可保持药效不减。这种现象叫作耐受性。耐受性有先天性和后天获得性之分，前者可长期保留，后者往往是连续多次用药后效应减弱，必须增加剂量才能达到原来的效应，停止用药一段时间，机体对药物的反应性又可恢复到原来的水平。

是否是 MeSH 词汇 是，MeSH ID：D004361

释义来源 赵克健 . 现代药学名词手册 [M]. 北京：中国医药科技出版社，2004.

神经行为毒理学（Neurobehavioral toxicology）

释义　神经行为毒理学是研究环境中不良因素，包括化学、物理及社会环境的各种因素对动物和人类神经行为影响的一门学科。这门学科主要运用心理学、神经生理学和行为科学方法，研究这些不良因素在长期低剂量接触下对神经活动、神经生理功能和行为方面的影响。由于发育中的个体易受到有害因素的影响，并通过母体影响子代的神经系统发育而导致行为的改变。因此，神经行为毒理学除了研究成年动物和人在毒物影响下的行为改变外，还检测毒物对人和动物子代的影响。

是否是 MeSH 词汇　否

释义来源　王翔朴. 卫生学大辞典［M］. 北京：华夏出版社，1999.

环境（Environment）

释义　环境是指以人为主体的外部世界，是地球表面的物质和现象与人类发生相互作用的各种自然与社会要素构成的统一体。WHO 公共卫生专家委员会认为"环境是指在特定时刻由物理、化学、生物及社会各种因素构成的整体状态，这些因素可能对生命机体或人类活动直接地或间接地产生现时或远期作用。"环境是一个很大的范畴，主要包括两大部分，即自然环境（由化学、物理、生物因素构成的）和社会环境（由上层建筑、经济、文化、人际关系、社会心理因素等构成）。

是否是 MeSH 词汇　是，MeSH ID：D004777

释义来源　朱启星. 卫生学［M］. 9 版. 北京：人民卫生出版社，2018.

环境和公共卫生（Environment and public health）

释义　自然和人工环境及其对公共卫生的影响。改善环境可降低发病率、减少夭折的发生和减轻因疾病所致的痛苦与残疾。2003年，吴仪对公共卫生做出了明确的定义：组织社会共同努力，改善环境卫生条件，预防控制传染病和其他疾病流行，培养良好卫生习惯和文明生活方式，提供医疗服务，达到预防疾病，促进人民身体健康的目的。

是否是 MeSH 词汇　是，MeSH ID：D004778

释义来源朱启星. 卫生学［M］. 9 版. 北京：人民卫生出版社，2018.

环境病（Environmental illness）

释义　由于人类在自然环境中的活动，造成了局部环境中元素平衡失调，而后酿成了人体内元素平衡失调而激发的疾病。这种病只能防，不能治。20 世纪发生在日本的富山事件（镉米中毒）和水俣事件（甲基汞中毒）就是典型的因水污染而造成的生态环境病。

是否是 MeSH 词汇　是，MeSH ID：D018876

释义来源　杨厚玲. 水与生态环境病［J］. 济南教育学院学报，2002，04：61-62，76.

环境污染（Environmental pollution）

释义　由于各种自然或人为因素使环境构成发生重大变化，造成环境质量恶化，破坏了生态系统平衡，危害人类及其他生物的正常生存和发展，对人类健康造成直接、间接或潜在的不利影响，称为环境污染。环境污染的类型按环境要素的组成分为废气污染、废水污染、固体废弃物污染、噪声污染、辐射污染等。

是否是 MeSH 词汇　是，MeSH ID：D004787

释义来源　朱启星. 卫生学［M］. 9 版. 北京：人民卫生出版社，2018.

环境污染物（Environmental pollutants）

释义　进入环境并能因其环境污染的物质叫作环境污染物。常见的环境污染物的主要来源如下：①生产性污染；②生活性污染；③交通污染；④其他污染。环境污染物按其属性可分为物理性的、化学性的、生物性的污染物，在空气、水体、土壤中都存在这 3 类污染物物质。目前，环境污染以化学性污染为主。根据污染物进入环境后，其理化性质和毒性是否发生变化，还可将污染物分为一次污染物和二次污染物。

是否是 MeSH 词汇　是，MeSH ID：D004785

释义来源　朱启星 . 卫生学［M］. 9 版 . 北京：人民卫生出版社，2018.

环境暴露（Environmental exposure）

释义　环境内潜在有害化学、物理或生物因子及可能包括电离辐射、病原性微生物或有毒化学物质在内的环境因素的暴露。

是否是 MeSH 词汇　是，MeSH ID：D004781

释义来源　吴希曾 . 英汉汉英环境科学词典［M］. 北京：中国对外翻译出版公司，2007.

环境监测（Environmental monitoring）

释义　对影响人类和其他生物生存和发展的环境质量状况进行监视性测定的活动，通过对环境质量某些代表值进行长时间监测、测定，以掌握环境污染状况和判明环境质量的好坏。

是否是 MeSH 词汇　是，MeSH ID：D004784

释义来源　汪劲 . 环境法学［M］. 4 版 . 北京：北京大学出版社，2018.

药物剂量 - 效应关系（Dose-effect relationship）

释义　药理效应与剂量在一定范围内成比例，这就是剂量 - 效应关系。

是否是 MeSH 词汇　是，MeSH ID：D004305

释义来源　王九辉 . 临床药理学概论［M］. 海口：海南出版社，2008.

空气污染（Air pollution）

释义　又称大气污染，大气接纳有害物质的量超过大气自净能力，致有害物质浓度增高，达到直接或间接影响健康时称为大气污染。大气污染可来自火山爆发、森林着火等天然污染源，但主要来自人为污染源。

是否是 MeSH 词汇　是，MeSH ID：D000397

释义来源　全国科学技术名词审定委员会 . 生态学名词：2006［M］. 北京：科学出版社，2007.

空气污染物（Air pollutants）

释义　由于人类活动或自然过程排入大气且对人或环境有害的物质。按其存在状态可分为气溶胶状态污染物和气体状态污染物两类。

是否是 MeSH 词汇　是，MeSH ID：D000393

释义来源　中国工程建设标准化协会建筑施工专业委员会 . 工程建设常用专业词汇手册［M］. 北京：中国建筑工业出版社，2010.

社会环境（Social environment）

释义　人类在长期生存发展的社会劳动中所形成的人与人之间各种社会联系及联系方式的总和，包括经济关系、道德观念、文化风俗、意识形态、法律关系等。

是否是 MeSH 词汇　是，MeSH ID：D012931

释义来源　全国科学技术名词审定委员会 . 全科医学与社区卫生名词：2014［M］. 北京：科学出版社，2014.

生物标志物（Biomarkers）

释义　生物标志物指生物体内发生的与发病机制有关联的关键事件的指示物，是机体由于暴露各种环境因子所引起机体器官、细胞、亚细胞的生化、生理、免疫和遗传等任何可测定的改变。生物标志物分为三大类：暴露生物标志物、效应生物标志物、易感性生物标志物。生物标志物是进行健康危险度评价和制定卫生标准的重要依据。

是否是 MeSH 词汇　是，MeSH ID：D015415

释义来源　朱启星．卫生学［M］．9 版．北京：人民卫生出版社，2018.

水污染（Water pollution）

释义　指人类活动排放的污染物进入水体后，超过了水体的自净能力，使水质和水体底质的理化特性和水环境中的生物特性、种群及组成等发生改变，从而影响水的使用价值，造成水质恶化，甚至危害人体健康或破坏生态环境的现象。引起水体污染的污染物主要来自人类的生产和生活活动。

是否是 MeSH 词汇　是，MeSH ID：D014876

释义来源　朱启星．卫生学［M］．9 版．北京：人民卫生出版社，2018.

食品污染（Food contamination）

释义　指食物受到有害物质的侵袭，造成食品安全性、营养性和 / 或感光性状发生改变的过程，存在于食品中的有害物质称为食品污染物。食品污染主要发生在动植物性食物原料的生长以及食品的加工、包装、贮运、销售、烹调等过程。控制水源、土壤、大气等环境污染对食品的影响，加强对食品生产原料以及相关用品的监管，避免人为地向食品中加入有害健康的化学成分，是减少食品污染的主要措施。

是否是 MeSH 词汇　是，MeSH ID：D005506

释义来源　葛可佑．营养科学词典［M］．北京：中国轻工业出版社，2013.

危险因素（Risk factors）

释义　流行病学一般将病因称为危险因素，其含义就是指能使疾病发生概率升高的因素，包括化学、物理、生物、精神心理以及遗传等方面的因素。

是否是 MeSH 词汇　是，MeSH ID：D012307

释义来源　沈洪兵，齐秀英．流行病学［M］．9 版．北京．人民卫生出版社，2018.

污染物（Fomites）

释义　污染物是指进入环境后使环境的要素和性质发生变化，直接或间接有害于生物生长、发育、繁殖的物质。污染物有的是自然界产生或释放的，但主要是人类生产和生活活动过程中产生的。

是否是 MeSH 词汇　是，MeSH ID：D050456

释义来源　萧浩辉．决策科学辞典［M］．北京：人民出版社，1995.

危害物质（Hazardous substances）

释义　指释放到大气、水或土壤之后或与皮肤、眼或黏膜直接接触后或添加到食品中后通过吸收、吸入或摄入对人或动物产生健康风险的物质。保护措施包括这些物质的安全操作、运输和储存。

是否是 MeSH 词汇　是，MeSH ID：D015386

释义来源　CHERRIE JW，SEMPLE S，CHRISTOPHER Y，et al. How important is inadvertent ingestion of hazardous substances at work？［J］Ann Occup Hyg，2006，50（7）：693-704.

遗传（Heredity）

释义　各种生物都能通过生殖产生子代,子代和亲代之间,经由基因的传递,使后代在形态结构和生理功能的特点上都与亲代相似。遗传学是研究遗传信息的传递及表达规律的学科,目前已知地球上现存的生命主要是以DNA作为遗传物质。

是否是MeSH词汇　是,MeSH ID:D005823
释义来源　胡皓夫.儿科学辞典[M].北京:北京科学技术出版社,2003.

诱变（Mutagenesis）

释义　微生物实验中,用合适的诱变剂(物理诱变剂或化学诱变剂)处理大量而分散的微生物细胞,在引起绝大多数细胞死亡的同时,使少量存活个体产生变异的过程。经有效的筛选方法,可把适合人们需要的变异幅度最大的菌株挑选出来。诱变常用的有物理因素和化学因素,物理因素如各种射线、微波或激光等处理诱变材料,习惯上称之为辐射诱变;化学因素是运用能导致遗传物质改变的一些化学药物,常称之为化学诱变。

是否是MeSH词汇　是,MeSH ID:D016296
释义来源　《中国百科大辞典》编委会.中国百科大辞典[M].2版.北京:中国大百科全书出版社,2019.

诱变剂（Mutagens）

释义　能引起生物体遗传物质发生突然或根本的改变,使其基因突变或染色体畸变达到自然水平以上的物质。生物在某种物理(如紫外线、电离辐射等)、化学(主要是一些人工合成的化学品,包括药品、农药、食品添加剂、调味品、化妆品、洗涤剂、塑料、着色剂、化肥、化纤等)等因素的作用下,细胞中的遗传物质可以发生

突变。从接触诱变剂到产生有害后果。有时需要很长时间;如果作用于生殖细胞,可能在下一代,甚至几代以后才表现出来。

是否是MeSH词汇　是,MeSH ID:D009153
释义来源　全国科学技术名词审定委员会.微生物学名词:2012[M].2版.北京:科学出版社,2012.

叶酸缺乏（Folic acid deficiency）

释义　叶酸缺乏症是指由于叶酸摄入不足或吸收不良引起的以巨幼红细胞性贫血为特征的临床综合征。孕妇、哺乳期女性、青春期和婴儿等都是此病的高危人群。此病可因叶酸摄入不足,消化、吸收、利用障碍,需求量增高及排出过多引起。治疗主要为补充叶酸5~10mg/d,口服,视病情确定治疗时间和剂量。

是否是MeSH词汇　是,MeSH ID:D005494
释义来源　刘新民.中华医学百科大辞海:内科学(第二卷)[M].北京:军事医学科学出版社,2008.

亚硝基化合物（Nitroso compounds）

释义　指含有亚硝基(-NO)官能团的一类有机化合物,通式为RNO。亚硝基化合物可由硝基化合物的还原或羟胺衍生物的氧化得到。根据其分子结构不同,把N-亚硝基化合物分成:N-亚硝胺和N-亚硝酰胺两大类。食物中的亚硝胺是人类接触亚硝胺的一个重要方面。无论是啤酒、奶酪都能检出亚硝胺。此外,人类接触亚硝胺的途径还有化妆品、香烟烟雾、药物、农药以及餐具清洗液和表面清洁剂等,主要的危害有:①致癌作用;②致畸作用;③致突变作用。

是否是MeSH词汇　是,MeSH ID:D009603
释义来源　全国科学技术名词审定委员会.

化学名词:2016 [M].2 版.北京:科学出版社,2016.

氧化氮类(Nitrogen oxides)

释义 指含有氮的无机氧化物。氧化氮类的主要代谢产物是亚硝酸盐和硝酸盐。亚硝酸盐能使血液中正常携氧的低铁血红蛋白氧化成高铁血红蛋白,因而失去携氧能力而引起组织缺氧。亚硝酸盐是剧毒物质,成人摄入 0.2~0.5g 即可引起中毒,3g 即可致死。亚硝酸盐同时还是一种致癌物质,在胃酸等环境下亚硝酸盐与食物中的仲胺、叔胺和酰胺等反应生成强致癌物 N- 亚硝胺。亚硝胺还能够透过胎盘进入胎儿体内,对胎儿有致畸作用。

是否是 MeSH 词汇 是,MeSH ID:D009589
释义来源 全国科学技术名词审定委员会.化学名词:2016 [M].2 版.北京:科学出版社,2016.

致癌作用(Carcinogenesis)

释义 泛指某些物理、化学、生物因素及药物具有引发动物或人类恶性肿瘤,增加肿瘤发病率和死亡率的作用。其机制较复杂,尚未彻底阐明。一般认为系致癌物使正常体细胞遗传物质——DNA 的结构和功能发生改变,引起基因突变,最终导致癌变,也可导致生殖细胞突变,从而使异常基因遗传给后代;或不改变 DNA 结构,但使基因调控失常,体细胞失去分化能力所致,在个体中形成恶性肿瘤。

是否是 MeSH 词汇 是,MeSH ID:D063646
释义来源 全国科学技术名词审定委员会.生态学名词:2006 [M].北京:科学出版社,2007.

致癌物(Carcinogens)

释义 致癌物进入细胞后与 DNA 共价结合,引起基因突变或染色体结构和数目的改变,最终导致癌变。致癌物大致可以分为化学致癌物、物理致癌物、生物致癌物和食物致癌物。化学致癌物包括天然的和人工合成的试剂、药品等,物理致癌物或致癌方式有慢性机械刺激、电磁场、X 线、放射线、放射性物质等,生物致癌物包括病毒、细菌、寄生虫等。

是否是 MeSH 词汇 是,MeSH ID:D002273
释义来源 艾伦·艾萨克斯.麦克米伦百科全书[M].郭建中,等译.杭州:浙江人民出版社,2002.

环境致癌物(Environmental carcinogens)

释义 在环境中广泛存在着对癌症的发病有诱发和诱导作用的物质。按其性质可分为化学因素、物理因素和生物因素三大类,其中以化学致癌物的种类最多,诱发的肿瘤都有一定的部位和潜伏期。对于环境污染与肿瘤关系的研究,最先突破的是职业癌。在工作环境中接触的致癌物浓度大,致癌症性强,比较容易发现,而且容易将致癌物消除或控制。

是否是 MeSH 词汇 是,MeSH ID:D002274
释义来源 方如康.环境学词典[M].北京:科学出版社,2003.

肿瘤(Neoplasms)

释义 是指机体在各种致瘤因子作用下,局部组织细胞增生所形成的新生物,因为这种新生物多呈占位性块状突起,也称赘生物。肿瘤在本质上是基因病。各种环境的和遗传的致癌因素以协同或序贯的方式引起 DNA 损害,从而激活原癌基因和 / 或灭活肿瘤抑制基因,加上凋亡调节基因和 / 或 DNA 修复基因的改变,继而引起表达水平的异常,使靶细胞发生转化。根据新生物的细胞特性及对机体的危害性程度,又将肿瘤分为良性肿瘤和恶性肿瘤两大类。不向身体其他部位扩散的肿瘤(特别是非致癌的)称为良性肿瘤,通常无害但会长得很大,从而压迫邻近组织,此情况下可行外科手术摘除。若肿瘤会破坏其所在组织并扩散到身体其他部位的称为恶性肿瘤。

是否是 MeSH 词汇   是,MeSH ID:D009369
释义来源   艾伦·艾萨克斯 . 麦克米伦百科全书[M]. 郭建中,等译 . 杭州:浙江人民出版社,2002.

维甲酸(Tretinoin)

释义   又称为维生素 A 酸、维生素甲酸,为体内维生素 A 的代谢中间产物,主要影响骨的生长和促进上皮细胞增生、分化、角质溶解等代谢作用。据其空间构象可分为顺式和反式两种。维甲酸体外对肿瘤细胞的作用如下:①可降低实验室动物的肿瘤发生率;②促进部分白血病细胞系分化,尤其可促进早幼粒细胞白血病的分化,也能促进急性早幼粒细胞白血病(AML M3)患者的白血病细胞分化;③抑制慢粒或急非淋白血病细胞增殖。体内应用维甲酸,尤其是全反式维甲酸可使 80%~90% 的 AML M3 患者获得完全缓解,并可使少数骨髓增生异常综合征患者(10%~15%)临床获得改善。维甲酸的副作用:可使肝脏功能受损,表现在 ALT、AST 轻度上升,胆红素增加;对于皮肤和黏膜可引起口干、口唇干裂、皮肤过度角化等;少数人可引起肌痛、头痛;极个别患者应用维甲酸可导致骨髓抑制。口服维甲酸对实验动物(包括小鼠、大鼠、地鼠、兔、猴等)和人都有很强的致畸作用。皮肤局部外用维甲酸对处于胚胎敏感期的小鼠、大鼠、地鼠、兔母体有明确的胚胎毒性及致畸性,并可引起母体系统毒性。但迄今回顾性资料未发现人皮肤局部用药后引起畸胎。

是否是 MeSH 词汇   是,MeSH ID:D014212
释义来源   刘新民 . 中华医学百科大辞海:内科学(第二卷)[M]. 北京:军事医学科学出版社,2008.

辐射性肿瘤(Radiation-induced neoplasms)

释义   由暴露于电离辐射或非电离辐射引起的瘤、癌或其他肿瘤。许多因素都会影响动物的放射致癌作用;这些因素包括电磁波谱中各种辐射线类型和剂量、剂量率、剂量分馏、剂量分布等。

是否是 MeSH 词汇   是,MeSH ID:D009381
释义来源   来茂德,申洪 . 病理学[M]. 2 版 . 北京:高等教育出版社,2019.

紫外线(Ultraviolet rays)

释义   波长比可见光短,但比 X 射线长的电磁辐射,波长范围在 10~400nm,能量在 3~124eV 之间。紫外线的生物作用极为明显,主要作用有:①杀菌作用——细菌吸收紫外线后,细胞的核蛋白和脱氧核糖核酸(DNA)强烈地吸收该波段的能量,它们之间的链被打开断裂,从而使细菌死亡。②抗佝偻病——紫外线照射人体时,能促进皮肤中的 7- 脱氧胆固醇转化成维生素 D,以防止患佝偻病,其效果比食用维生素 D 好。③致癌作用——紫外线强烈作用于皮肤时,可发生光照性皮炎,皮肤上出现红斑、痒、水疱、水肿、眼痛、流泪等;严重的还可引起皮肤癌。紫外线作用于中枢神经系统,可出现头痛、头晕、体温升高等。作用于眼部,可引起结膜炎、角膜炎,称为光照性眼炎,还有可能诱发白内障。

是否是 MeSH 词汇　是，MeSH ID：D014466

释义来源　《运动解剖学、运动医学大辞典》委员会.运动解剖学、运动医学大辞典[J].人民体育出版社,2000.

噪声（Noise）

释义　物理学概念指各种不同频率和强度的声波无规律地杂乱组合,波形呈无规则变化的声音;生理学概念指在人们生活、工作环境中存在的使人厌烦的、影响人们生活、工作和休息的一切声音。

是否是 MeSH 词汇　是，MeSH ID：D009622

释义来源　武广华,臧益秀,刘运祥,等.中国卫生管理辞典[M].北京:中国科学技术出版社,2001.

二次污染（Secondary pollution）

释义　当某些一次污染物,在物理、化学或生物作用下生成新的污染物(二次污染物)而对环境产生二次污染的再次污染。通常,二次污染的危害比一次污染严重,并由于其形成机制复杂,防治也较困难。如碳氢化合物、二氧化氮等气体污染环境后经日光照射后生成醛、酮类物质又污染环境;某些农药经生物作用降解为新的有毒物质重新污染等。研究二次污染并防止二次污染在净化环境、保障农牧业生产与生态平衡有重要意义。

是否是 MeSH 词汇　否

释义来源　朱洪法.环境保护辞典[M].北京:金盾出版社,2009.

环境激素（Environmental hormone）

释义　外因性因素干扰生物体内分泌的化学物质,这些物质可模拟体内的天然激素,与激素的受体结合,影响本来身体内激素的分泌,以及使身体产生对体内激素的过度作用,使内分泌系统失调。进而阻碍生殖、发育等功能,甚至有引发恶性肿瘤与生物绝种的危害。代表性的环境激素有 DDT 等农药杀虫剂、PCB(多氯联苯)类、二噁英等有毒物质。人们长期接触、使用这些物质,造成人体正常激素调节失常。表现在发育障碍、生殖异常、器官病变、畸胎率增加、母乳减少、男性精子数下降、精神、情绪等多个方面的问题。

是否是 MeSH 词汇　否

释义来源　方如康.环境学词典[M].北京:科学出版社,2003.

化学污染物（Chemical pollutant）

释义　人为活动或人工制造的化学物质(化学品)进入环境后,以高于允许限度的浓度存在于环境中并引起环境污染或环境破坏的一切物质称为化学污染物。这些物质包括致癌物质、药物、食品添加剂、碳氢化合物、二噁英、多氯联苯、农药,甚至一些天然化合物。化学污染物以其较高的持久性和普遍性而闻名,并且与其转化的产物一起,它们可以长时间保留在环境中并与环境相互作用。

是否是 MeSH 词汇　否

释义来源　方如康.环境学词典[M].北京:科学出版社,2003.

环境决定论（Environmental determinism）

释义　人们关于人地关系的一种理论认识,相对于"遗传决定论"。这种理论认为人类的身心特征、民族特性、社会组织、文化发展等人文现象受自然环境,特别是气候条件支配的观点,是人地关系论的一种理论,人的发展就是人对社会环境的简单适应,把人看做是受社会环境影响的消极对象,认为人的机体构造、形态、神经系统机制以及能力和性格发展都是由后天环境决定的,否定生物性因素对人的发展的前提和制约作用,过分夸大地理环境对人的发展的决定作用,忽视人类对自然环境的能动作用,显示出理论认识的局限性。

是否是 MeSH 词汇 否

释义来源 方如康.环境学词典[M].北京:科学出版社,2003.

协同致癌作用(Syncarcinogenesis)

释义 也称共致癌作用。同时接触两种或多种致癌物,致癌作用可能增强,表现为相加作用或协同作用,这种情况称为协同致癌作用。例如二乙基亚硝胺和偶氮染料均可分别诱发肝癌。如同时接触,肝癌发生率相对增高。协同致癌物质通常是遗传毒性致癌物。当先后接触同样致癌作用的化合物时,先后次序颠倒,仍有协同致癌作用。两种具有特异性致癌物和不同靶器官同时接触时,其致癌作用为独立作用。不同器官的肿瘤发生率与分别单独接触时相同。如果两种致癌物潜伏期相近,则潜伏期也不改变。如致肝癌的偶氮染料和致外耳道癌的 4- 二甲氨基芴同时给予和分别单独给予,器官肿瘤发生率并无差别。

是否是 MeSH 词汇 否

释义来源 全国科学技术名词审定委员会.生态学名词:2006[M].北京:科学出版社,2007.

半数致死量(Lethal dose 50)

释义 在急性毒性实验中,以死亡为指标时,在规定时间内,通过指定途径,使一定体重或年龄的某种动物半数死亡所需最小剂量。这是通过对各实验组的死亡动物进行统计分析的结果。它代表受试群体感受性的平均情况,是毒理学最常用的毒性参数,常被作为毒

物毒性分级的依据。

是否是 MeSH 词汇 是,MeSH ID:D007928

释义来源 杨志寅.诊断学大辞典[M].2版.北京:华夏出版社,2004.

身心健康(Physical and mental health)

释义 健康不仅是指没有疾病,而是身体和精神健康的总称。换言之,健康至少包含强壮的体魄和健全的精神状态。

是否是 MeSH 词汇 否

释义来源 胡皓夫.儿科学辞典[M].北京:北京科学技术出版社,2003.

人口素质(Quality of the population)

释义 也称人口质量,反映人口总体的质的规定性的范畴。它包含思想素质、文化素质、身体素质等。思想素质是支配人们行为的意识状态,文化素质是人们认识和改造世界的能力,身体素质是人口质量的自然条件和基础。反映人口素质的指标很多,其中人口平均身高和体重,残疾低能人口比重、遗传病患者比重、传染病患者比重、婴儿死亡率、总死亡率、人口平均预期寿命,是评价人口身体素质的主要指标。而人口的文化教育程度、熟练劳动者的比例、文盲率等主要反映人口的科学文化素质。随着社会生产力的发展,人口素质不断提高,特别是人口的科学文化素质更提高明显。

是否是 MeSH 词汇 否

释义来源 张勰,吴阳贵.人口素质评价与生殖健康管理研究[M].西安:西安交通大学出版社,2018.

诱因(Incentive)

释义 诱因是指在疾病发生的条件中能够加

强某一疾病或病理过程的原因或作用,从而促进疾病或者病理过程发生的因素。

是否是 MeSH 词汇　是,MeSH ID:D009042

释义来源　胡皓夫.儿科学辞典[M].北京:北京科学技术出版社,2003.

原生环境(Primary environment)

释义　原生环境又称天然环境。自然环境中未受或很少受人为干扰或影响的地域,如某些原始森林地区,人迹罕至的荒漠地区、冻原等。在该地域内的物质交换、能量转化、信息传递等基本上是按自然界原有的方式进行。随着人类生产活动范围的不断扩大及经济的发展,这种原生环境已越来越少了。

是否是 MeSH 词汇　否

释义来源　朱洪法.环境保护辞典[M].北京:金盾出版社,2009.

次生环境(Secondary environment)

释义　是指随城市人口聚集、工业发展、能源的利用、生活和生产中废弃物大量投入环境,人为造成的污染环境。它对人体健康影响的实质,在于破坏了千百万年形成的机体与环境的统一性和适应性。

是否是 MeSH 词汇　否

释义来源　全国科学技术名词审定委员会.全科医学与社区卫生名词:2014[M].北京:科学出版社,2014.

致癌性(Carcinogenicity)

释义　指接触致癌物的个体经很长的潜伏期以后所呈现的癌变特性。遗传特性可能在致癌过程中起一定的作用,致癌物往往也是致突变物。这种致突变物能干扰细胞的遗传特性,致使细胞无控制的生长和增殖。许多致

癌物质均引起 DNA 特性的改变。

是否是 MeSH 词汇　否

释义来源　赵克健.现代药学名词手册[M].北京:中国医药科技出版社,2004.

职业性暴露(Occupational exposure)

释义　指医务人员在未实施相应有效的职业安全防护及预防措施的情况下接触传染源。医务人员在工作中被污染或可疑污染 HIV、HBV、HCV、梅毒等传播病原体的锐器所刺伤。医务人员非完整的黏膜皮肤在工作中接触 HV、HBV、HCV、梅毒等经血液传播病原体感染患者的体液、血液或病毒提取物。医务人员从事诊疗护理等工作过程中,意外被人类免疫缺陷病毒感染者或艾滋病患者血液、体液污染了皮肤或黏膜,或被含有人类免疫缺陷病毒的血液、体液污染的针头、手术器械刺破皮肤,有可能被人类免疫缺陷病毒感染的情况。

是否是 MeSH 词汇　是,MeSH ID:D016273

释义来源　杨思进.基层医院感染管理实用手册[M].成都:四川科学技术出版社,2018.

自净作用(Self-purification)

释义　自然环境本身具有清除污染恢复正常状态的能力叫自净作用。环境可受生物或化学或物理的各种因素的污染,但自然环境中,林、木、花、草,动物,微生物,乃至阳光、微风、露雨、流水、土壤等各种条件可不断通过物理的、化学的乃至生物性因素的作用,使毒物被稀释、扩散、降解、吸收、沉降等又恢复至原来的净化状态,此种自净作用对保护环境有重要意义。重要条件是山、水、林、土壤与各种生物的正常存在。但自净作用是有限的,人类应积极保护良好环境,而尽量减少其污染。

是否是 MeSH 词汇　否

释义来源　全国科学技术名词审定委员会.生态学名词:2006 [M].北京:科学出版社,2007.

环境因素(Environmental factor)

释义　环境因素又称外在因素,包括:①化学因素,如药物、农药、食品添加剂、调味品、化妆品、工业废气、致突变剂、诱突变剂等;②物理因素,如温度、放射辐射、微波辐射等;③生物因素,如 TORCH 感染等;④营养因素;⑤母体代谢和内分泌失调等。

是否是 MeSH 词汇　否

释义来源　谢志红.女性生殖系统发育异常诊断治疗学[M].合肥:安徽科学技术出版社,2013.

重金属污染(Heavy metal pollution)

释义　重金属是相对密度在 5 以上的金属,包括铜、铅、锌、锡、镍、钴、锑、汞、镉和铋等,其化学性质一般比较稳定。重金属也包括非金属,如砷。环境中重金属的来源除主要由地球本身形成之外,还有工业、农业、医药、废水和废气的大量排放。有关环境污染,尤其重金属对生殖健康的影响越来越多地受到业内关注。重金属在环境中不易被净化,且能够在人体内不断蓄积,而生殖系统对金属及其化合物作用较敏感,往往在其他系统尚无反应时,生殖功能即出现了障碍。由于发生损害时,所处生殖阶段不同,导致不良后果亦各异,可表现为不育、死胎、子代发育迟缓、结构异常、功能障碍等。许多重金属具有环境雌激素效应,可造成机体内分泌紊乱,影响体内雌激素、孕激素的水平,影响卵泡发育,且对生殖细胞具有直接毒害作用,甚至可影响基因的表达。

是否是 MeSH 词汇　否

释义来源　吴舜泽,孙宁,卢然,等.重金属污染综合防治实施进展与经验分析[J].中国环境管理,2015,7(01):21-28.

环境内分泌干扰物(Environmental endocrine disruptors, EED)

释义　是指能干扰体内天然激素(包括雌激素、甲状腺素、儿茶酚胺、睾酮等)的合成、分泌、运输、结合、作用、代谢或消除的外源性化学物,具有拟天然激素或抗天然激素的作用。内分泌系统与神经系统和免疫系统在调节机体各种功能、维持内环境相对稳定中起重要作用。激素是内分泌腺天然产物,经血液输送,与靶细胞受体结合,发挥其调节功能。因此,具有干扰内分泌功能的环境污染物,在此引起中毒或其他器官,如心、肺、肝、肾等损害低得多的接触水平,即可产生危害;其次,这类化学物品种多、应用广、在环境中稳定不易被破坏,在生态环境中通过食物链可被富集;从它们的危害来看,影响面广,其中对生长发育、生殖功能和人类的繁衍的影响最令人担忧。

是否是 MeSH 词汇　否

释义来源　周宗灿.环境医学[M].北京:中国环境科学出版社,2001.

环境毒物(Environmental toxicant)

释义　人类环境(空气、水、土壤等)中的化学物质,在一定条件下进入机体后,能与机体发生生物化学或生物物理学作用而干扰或破坏机体的正常生理功能,引起暂时性或持久性的病理状态,甚至危及生命。

是否是 MeSH 词汇　否

释义来源　《中国百科大辞典》编委会.中国百科大辞典[M].2 版.北京:中国大百科全书出版社,2019.

镉污染 (Cadmium pollution)

释义　镉是自然界里存在的一种丰度较小的重金属,也是一种对人体有害的化学元素。镉被人体摄入后会造成镉中毒,它会造成肾脏对钙、磷的吸收率下降,使体内维生素 D 的代谢异常,结果导致骨质疏松、萎缩、变形等一系列症状。

是否是 MeSH 词汇　否

释义来源　王济昌.现代科学技术名词选编[M].郑州:河南科学技术出版社,2006.

遗传药理学 (Pharmacogenetics)

释义　研究遗传因素对药物反应影响的学科称之为遗传药理学,它是药理学与遗传学相结合发展起来的边缘学科。

是否是 MeSH 词汇　是,MeSH ID:D010597

释义来源　傅松滨.医学遗传学[M].4 版.北京:北京大学医学出版社,2020.

药物基因组检验 (Pharmacogenomic testing)

释义　检测与药物代谢和反应相关的基因变异,旨在帮助确定最有效的治疗方案及其最佳剂量,同时降低药物相关副作用和不良反应的潜在风险。

是否是 MeSH 词汇　是,MeSH ID:D000071185

释义来源　傅松滨.医学遗传学[M].4 版.北京:北京大学医学出版社,2020.

药物基因组变异 (Pharmacogenomic variants)

释义　指与药物反应有关的自然发生的遗传变异(例如,代谢过程的剂量、程度和速率)。虽然这些变异不是遗传易感性的标志,但它们会影响药动学和药效学,并且经常发生在药物代谢酶和转运蛋白的基因上。

是否是 MeSH 词汇　是,MeSH ID:D000071184

释义来源　傅松滨.医学遗传学[M].4 版.北京:北京大学医学出版社,2020.

疾病易感性 (Disease susceptibility)

释义　指身体的结构或状况,使组织以特殊的方式对某些外部刺激起反应,表现为某些个体更容易受到特定疾病的影响。

是否是 MeSH 词汇　是,MeSH ID:D004198

释义来源　李兰娟,任红.传染病学.9 版.北京:人民卫生出版社,2018.

关系系数 (Proportion of genes in common)

释义　指近亲结婚夫妻间的亲缘程度,以两者都共有的相同基因与基因组的比例表示。

是否是 MeSH 词汇　否

释义来源　陆国辉,徐湘民.临床遗传咨询[M].北京:北京大学医学出版社,2007.

近婚系数 (Coefficient of inbreeding)

释义　近亲结婚的夫妇双方都携带从共同祖先传递下来的罕见的常染色体隐性遗传致病基因,而同时往下向他们子女传递而发病的风险比非近亲结婚的明显高。这样的患病风险通常以近婚系数表示。

是否是 MeSH 词汇　否

释义来源　陆国辉,徐湘民.临床遗传咨询[M].北京:北京大学医学出版社,2007.

经验风险率 (Empiric risk rate)

释义　多基因疾病的再发风险与多种因素有关,而这些因素之间的关系复杂,通常以经验风险率表示。

是否是 MeSH 词汇 否

释义来源 陆国辉,徐湘民.临床遗传咨询[M].北京:北京大学医学出版社,2007.

生育意识(Fertility awareness)

释义 生育意识是指对生殖、生育力、受孕率的认识,以及相关的个人风险因素(如高龄、性传播疾病等性健康因素,吸烟、肥胖等生活方式因素)和非个人风险因素(如环境和工作场所因素);包括影响生殖计划生育的社会和文化因素以及家庭建设需要的认识。

是否是 MeSH 词汇 否

释义来源 曹泽毅.中华妇产科学[M].3版.北京:人民卫生出版社,2014.

生育保健(Fertility care)

释义 生育保健是指采取干预措施包括生育意识、支持和生育管理,以帮助个人和夫妇实现与生殖和/或建立家庭有关的愿望。

是否是 MeSH 词汇 否

释义来源 曹泽毅.中华妇产科学[M].3版.北京:人民卫生出版社,2014.

队列总生育率(Cohort total fertility rate, CTFR)

释义 队列总生育率是指该队列的妇女在育龄期间,每个妇女平均的生育子女数。

是否是 MeSH 词汇 否

释义来源 曹泽毅.中华妇产科学[M].3版.北京:人民卫生出版社,2014.

焦虑自评量表(Self-rating anxiety scale)

释义 焦虑自评量表亦称庄氏焦虑量表,是分析焦虑者自己主观感受程度的便捷式临床工具,由美国杜克大学教授庄(William W. K. Zung)于1971年编制,适用于具有焦虑症状的成年人,并成为咨询门诊中了解焦虑症状的自评工具。量表由20个题目构成,采用四级评分,主要评定症状出现的频率,其标准为:"1"表示没有或很少时间有;"2"表示有时有;"3"表示大部分时间有;"4"表示绝大部分或全部时间都有。在20个条目中有15题用负性词陈述,按1~4顺序评分。其余5题(即第5、9、13、17、19题)标注*号,用正性词陈述,按4~1顺序反向计分。将20个项目的各题得分相加,即得粗分并乘以1.25后取整数,得到标准分。以中国常模为例,标准分的分界值为50分。50分以下为正常,50~59分为轻度焦虑,60~69分为中度焦虑,70分以上为重度焦虑。

是否是 MeSH 词汇 否

释义来源 林崇德,杨治良,黄希庭.心理学大辞典[M].上海:上海教育出版社,2003.

抑郁自评量表(Self-rating depression scale)

释义 测量抑郁的工具,由美国杜克大学教授 William W. K. Zung 于1965—1966年开发,包括20个项目,每个项目由七级评分构成。量表包括精神性-情感症状两个项目,躯体性障碍8个项目,精神运动性障碍2个项目,抑郁性心理障碍8个项目,使用简便,可直观地反映抑郁患者的主观感受,适用于具有抑郁症状的成年人,但对具有严重迟缓症状的抑郁则难于评定。此外,抑郁自评量表对于文化程度较低或智力水平稍差的人的评定效果不佳。

是否是 MeSH 词汇 否

释义来源 林崇德,杨治良,黄希庭.心理学大辞典[M].上海:上海教育出版社,2003.

健康教育（Health education）

释义 是一门综合性学科，同时又是一门自然科学与社会科学相互渗透的交叉学科。它不仅涉及基础医学、临床医学、预防医学等方面，还涉及心理学、行为学、教育学、传播学、社会学、管理学、新闻学、美学等学科内容。世界卫生组织认为，健康教育是诱导、鼓励人们养成并保持有利于健康的生活，合理并明智地利用已有的保健服务设施，自觉自愿地从事改进个人和集体卫生状况或环境的活动。

是否是 MeSH 词汇 否

释义来源 孙东风，李卫华，臧照书，等．药品监督管理简明词语手册［M］．北京：中国医药科技出版社，2003.

心理护理（Psychological care）

释义 是护理的手段和方法之一。即在护理过程中，护士以心理科学理论为指导，以良好的人际关系为基础，通过与患者交往，从而影响、改变患者的不良心理状态和行为，发挥医疗护理的作用。

是否是 MeSH 词汇 否

释义来源 柯天华，谭长强．临床医学多用辞典［M］．南京：江苏科学技术出版社，2006.

疼痛护理（Pain care）

释义 疼痛护理是指对有疼痛症状的患者进行有特殊针对性的护理。

是否是 MeSH 词汇 否

释义来源 曹泽毅．中华妇产科学［M］．3版．北京：人民卫生出版社，2014.

饮食指导（Diet guidance）

释义 饮食指导是指根据患者需求对饮食方案和合理性进行指导，以期科学健康地进行饮食。

是否是 MeSH 词汇 否

释义来源 曹泽毅．中华妇产科学［M］．3版．北京：人民卫生出版社，2014.

疼痛评估（Pain assessment）

释义 疼痛评估是指对患者疼痛程度进行分级评估，有助于对病情的判断和治疗。

是否是 MeSH 词汇 否

释义来源 曹泽毅．中华妇产科学［M］．3版．北京：人民卫生出版社，2014.

运动指导（Exercise guidance）

释义 运动指导是指对患者运动强度和习惯进行指导，以期给予科学健康地干预。

是否是 MeSH 词汇 否

释义来源 曹泽毅．中华妇产科学［M］．3版．北京：人民卫生出版社，2014.

患者满意度调查（Patient satisfaction survey）

释义 患者满意度调查指患者对就诊和治疗的医疗活动进行满意度评分的调查。

是否是 MeSH 词汇 否

释义来源 中华医学会．临床诊疗指南：辅助生殖技术与精子库分册［M］．北京：人民卫生出版社，2009.

细胞迁移实验（Cell migration assay）

释义 细胞迁移实验是测定细胞迁移能力的分析方法，通常用于测定免疫细胞对刺激反应的迁移和免疫抑制因子对免疫细胞迁移的抑制作用。生殖生物学中多用于测定胎盘滋养层细胞的迁移能力。测定细胞迁移能力的方法主要包括 Transwell 迁移实验和细胞划痕实验。这两种方法均需要同时辅助进行细胞增殖检测,比如 CCK-8 和 MMT 实验,以确定(药物或者 siRNA 等处理后)特定时间内细胞迁移的改变主要来源于其迁移能力的改变,而非其增殖改变所间接导致。

是否是 MeSH 词汇 是,MeSH ID:68054443

释义来源 KRAMER N,WALZL A,UNGER C,et al.In vitro cell migration and invasion assays.Mutat Res,2013,752(1):10-24.

细胞侵袭实验(Cell invasion assay)

释义 该方法最初为研究肿瘤细胞的侵袭而创建,目前生殖生物学研究中同样应用广泛,比如用于研究胎盘滋养层细胞的浸润(注:相对于肿瘤细胞无限和恶性地"invate"人体组织,胎盘滋养层细胞对子宫蜕膜和子宫肌层的"invasion"多为有限的并受到严格调控的,所以涉及胎盘滋养层细胞的"invasion"一般翻译为"浸润"而非"侵袭")。其中应用广泛的是 Transwell 浸润实验:Transwell 细胞培养插入物底部覆盖 10μm 经过处理适合细胞附着的透明聚碳酸酯薄膜,薄膜上有多种细胞穿透孔径可供选择。当放置在多孔组织培养板的孔中时,插入物形成一个由含有孔径的聚碳酸酯薄膜分隔的两室系统。不同于迁移实验中 Transwell 细胞培养插入物的直接应用,浸润实验中聚碳酸酯薄膜中供细胞穿透的小孔被可溶性基底膜提取物凝胶所覆盖,模拟胎盘滋养层细胞在子宫浸润过程中遇到的细胞外基质。通常,无血清培养基重悬的细胞种植于插入物薄膜覆盖有凝胶一侧(上侧),薄膜另一侧(下侧)浸入多孔组织培养板内含有 10% 胎牛血清的培养基中,以其中的胎牛血清作为趋化因子来刺激细胞浸润凝胶后穿透薄膜中小孔来到薄膜另一侧。实验结束后通过固定和染色,计数已经

穿过聚碳酸酯薄膜孔的细胞数量来测定细胞浸润能力的改变。细胞附着的聚碳酸酯薄膜与大多数有机固定剂和染料兼容。同样地,该方法也需要同时辅助进行细胞增殖检测,比如 CCK-8 和 MMT 实验,以确定(药物或者 siRNA 等处理后)特定时间内细胞浸润的改变,主要来源于其浸润能力的改变,而非其增殖改变所间接导致。

是否是 MeSH 词汇 是,MeSH ID:D054443

释义来源 KRAMER N,WALZL A,UNGER C,et al.In vitro cell migration and invasion assays.Mutat Res,2013,752(1):10-24.

细胞黏附实验(Cell adhesion assay)

释义 细胞黏附实验是用于分析细胞黏附于细胞外基质蛋白或其他细胞的能力。黏附分析最常见的用途是:①测试特定类型细胞或细胞系黏附于特定黏附基质的能力;②测试特定细胞-基质相互作用对抑制剂的敏感性。

是否是 MeSH 词汇 否

释义来源 孙凯,金伯泉,朱勇,等.两种细胞粘附检测方法的比较[J].中国医师杂志,2003(01):7-9.

细胞爬片(Coverslipbased cell culture)

释义 细胞爬片是将玻片浸在细胞培养基内,让细胞在玻片上生长,主要用于组织学、免疫组织化学、冷冻切片、细胞涂片、原位杂交等。

是否是 MeSH 词汇 否

释义来源 赵刚,刘江东.医学细胞生物学实验教程[M].2版.北京:科学出版社,2012.

离心技术(Centrifugation)

释义 离心技术是借助于离心机旋转所产生

的离心力,根据物质颗粒的质量、密度、浮力、沉降系数等因素的差异进行分离、浓缩的一种方法,该技术分为差速离心和梯度离心两种方法。

是否是 MeSH 词汇 是,MeSH ID:D002498

释义来源 李万杰,胡康棣.实验室常用离心技术与应用[J].生物学通报,2015,50(04):10-12.

差速离心法(Differential centrifugation)

释义 差速离心法又称分级离心法,是利用不同粒子在离心力场中的沉降速度不同,在同一离心条件下,通过不断增加离心力,使非均匀混合液内具有不同大小、形状的粒子得以分步沉淀。差速离心的分辨率不高,沉降系数在同一个数量级内的各种离子不容易分开,难以获得高纯度的纯品,因此,该方法只用于粗制品提取。

是否是 MeSH 词汇 否

释义来源 郭睿.男性生殖基础与实验室研究[M].北京:军事医学科学出版社,2009.

差速区带离心法(Zone centrifugation)

释义 差速区带离心法是将样品置于一定惰性梯度介质中进行离心,在一定离心力作用下把颗粒分配到介质梯度中的特定位置从而形成不同区带的分离方法。通常用于溶酶体、线粒体和过氧化物酶体等亚细胞器的分离。该方法的离心时间要严格控制,既要有足够的时间使各种离子在介质梯度中形成区带,又必须在沉降最快的颗粒到达管底时结束离心,使各自粒子处于不完全的沉降状态,出现在某一特定区带内。

是否是 MeSH 词汇 是,MeSH ID:D002501

释义来源 郭睿.男性生殖基础与实验室研究[M].北京:军事医学科学出版社,2009.

等密度离心法(Isopycnic centrifugation)

释义 等密度离心法是在离心前预先配制具有密度梯度的分离介质,该介质包含了被分离样品中所有粒子的相应密度,然后将待分离的样品与梯度液混合。离心开始后,当梯度液在离心力作用下逐渐形成由上到下逐渐增大的密度梯度时,原来分布均匀的粒子也发生了重新分布:如果粒子的密度小于介质的密度,粒子上浮;粒子密度大于介质密度时,则粒子沉降。最后,各种粒子进入一个本身固有的密度位置,即粒子密度等于相应介质密度时粒子不再移动,由此形成了纯组分的区带。该方法只与样品粒子密度有关,与其他参数无关,因此,只要转速、温度保持不变,延长离心时间也不能改变这些粒子的成带位置。

是否是 MeSH 词汇 是,MeSH ID:D002500

释义来源 郭睿.男性生殖基础与实验室研究[M].北京:军事医学科学出版社,2009.

密度梯度离心法(Density gradient centrifugation)

释义 密度梯度离心法是根据分离颗粒的密度大小,采用不同的密度梯度来进行分离。平衡时,每种颗粒在其密度点处会以梯度沉降。

是否是 MeSH 词汇 是,MeSH ID:D002499

释义来源 朱佳,余柯达,陈晓,等.Isolate 密度梯度离心法和上游法对精子 DNA 碎片率及人工授精结局的影响[J].浙江实用医学,2020,25(01):1-2,6.

细胞显微分光光度术(Microspectrophotometry)

释义 通过测量光吸收来研究单细胞中酶浓度的物质的分析技术。由光栅单色仪分散的钨丝灯或氙弧发出的光照亮显微镜的光学系统。通过比较样品图像和参考图像之间的差异来测量光的吸收率(以纳米为单位)。

是否是 MeSH 词汇　是,MeSH ID:D015591

释义来源　郭睿.男性生殖基础与实验室研究[M].北京:军事医学科学出版社,2009.

Feulgen 染色(Feulgen staining)

释义　Feulgen 染色是利用稀盐酸水解去除细胞中的 RNA,仅保留 DNA,并除去 DNA 分子中的嘌呤碱基部分,使脱氧核糖醛基暴露,暴露出的自由醛基可予席夫试剂(Schiff reagent)反应,形成含有醌基的化合物,呈紫红色,从而使细胞内含有 DNA 的部位呈紫红色阳性反应,从而显示 DNA 的分布。

是否是 MeSH 词汇　是,MeSH ID:C007722

释义来源　郭睿.男性生殖基础与实验室研究[M].北京:军事医学科学出版社,2009.

多糖的显示方法(Periodic acid Schiff reaction,PAS)

释义　多糖的显示方法是利用过碘酸的强氧化作用破坏多糖分子中的 C-C 键,使葡萄糖分子中的乙二醇基氧化产生两个游离醛基,自由醛基与席夫试剂作用形成紫红色,最终的颜色深浅与多糖含量呈正比。

是否是 MeSH 词汇　是,MeSH ID:D010503

释义来源　郭睿.男性生殖基础与实验室研究[M].北京:军事医学科学出版社,2009.

脂类物质的显示方法(Display method of lipids)

释义　脂类物质的染色应用的是物理扩散原理。苏丹类染料属于脂溶性染色剂,能溶于酒精但更易溶于脂肪,所以当含有脂肪的标本与苏丹染料接触时,染料会脱离酒精而溶于脂类结构中,使之显现红色。常用的苏丹染料有:苏丹Ⅲ、苏丹Ⅳ、苏丹黑及油红 O 等。

是否是 MeSH 词汇　否

释义来源　胥维勇,杨群,范小莉,等.显示脂肪的染色方法及其应用[J].实用医技杂志,2008(04):453-454.

蛋白质的显色方法(Protein coloring method)

释义　蛋白质中某些氨基酸残基的特殊基团可以与特定的化学试剂作用呈现出各种颜色,这种呈色反应可以作为蛋白质定性检验和定量检测的依据。

是否是 MeSH 词汇　否

释义来源　邹方东苏都莫日根王宏英郭振.细胞生物学实验指南[M].3 版.北京:高等教育出版社,2020.

茚三酮反应(Ninhydrin reaction)

释义　蛋白质中的 α-氨基与茚三酮水合物在溶液中共同加热,除无 α-氨基的脯氨酸和羟脯氨酸呈黄色反应外,其他均可以生成蓝紫色的化合物。该反应非常灵敏,可根据最终的颜色深浅程度对蛋白质进行定量分析,是一种常用的氨基酸定量方法。

是否是 MeSH 词汇　否

释义来源　邹方东苏都莫日根王宏英郭振.细胞生物学实验指南[M].3 版.北京:高等教育出版社,2020.

米伦反应(Millon reaction)

释义　米伦试剂是用硝酸汞、亚硝酸汞和硝酸制成的试剂。米伦反应是利用米伦试剂中的汞或亚汞的硝酸盐、亚硝酸盐与蛋白质中含酚羟基的氨基酸残基发生反应,呈现红色,从而对蛋白进行分析。

是否是 MeSH 词汇　否

释义来源　邹方东,苏都莫日根,王宏英,等.细胞生物学实验指南[M].3 版.北京:高等教育出版社,2020.

蛋白黄反应(Protein yellow reaction)

释义　蛋白黄反应是利用蛋白质分子中的苯环与浓硝酸加热后可变成黄色的原理,用于鉴别蛋白质中含苯环芳香族氨基酸残基的存在。

是否是 MeSH 词汇　否

释义来源　郭睿.男性生殖基础与实验室研究[M].北京:军事医学科学出版社,2009.

层析技术(Chromatography)

释义　层析技术又称色谱技术,是一种重要的生物大分子分离纯化分析手段。利用样品中各自成分物理及化学性质的差异,使各组分以不同程度分布在固定相和流动相两相之中,从而把它们分离开来。物质的物理特性包括:分子的大小、形状、所带电荷、挥发性、溶解性及吸附性等性质。

是否是 MeSH 词汇　是,MeSH ID:D002845

释义来源　郭睿.男性生殖基础与实验室研究[M].北京:军事医学科学出版社,2009.

离子交换层析(Ion-exchange chromatography)

释义　离子交换层析是利用样品组分与离子交换剂静电吸引力的差异来对样品进行分离,是当前最常用的层析法之一,多用于蛋白质、氨基酸、多肽及核酸等离子型生物分子的分离。离子交换层析的固定相是离子交换剂,是由一类不溶于水的惰性高分子聚合物基质通过一定的化学反应共价结合上某种电荷基团形成的。离子交换剂可以分为三部

分:高分子聚合物基质、电荷基团和平衡离子。电荷基团与高分子聚合物共价结合,形成一个带电的可进行离子交换的基团。平衡离子是结合于电荷基团上的相反离子,它能与溶液中其他的离子基团发生可逆的交换反应。带负电的离子交换剂能与样品中带正电的离子基团发生交换作用,称为阳离子交换剂;带正电的离子交换剂与带负电的离子基团发生交换作用,称为阴离子交换剂。

是否是 MeSH 词汇　是,MeSH ID:D002852

释义来源　郭睿.男性生殖基础与实验室研究[M].北京:军事医学科学出版社,2009.

凝胶过滤层析(Gel filtration chromatography)

释义　凝胶过滤层析又称为分子筛层析、分子排阻层析,是利用样品组分在通过网状结构的凝胶时所产生的阻滞作用不同来进行分离。混合物随流动相经过凝胶层析柱时,样品各个组分按分子大小不同而被分离。此方法操作便捷、重复性好、样品回收率高,除常用于分离纯化蛋白质、核酸、多糖、激素等物质外,还可以用于测定蛋白质的相对分子质量,以及样品的脱盐、浓缩和分离提纯等。

是否是 MeSH 词汇　是,MeSH ID:D002850

释义来源　郭睿.男性生殖基础与实验室研究[M].北京:军事医学科学出版社,2009.

亲和层析(Affinity chromatography)

释义　亲和层析也称亲和色谱,是利用某些生物分子之间专一、可逆结合的特性来进行分离的吸附型层析方法。许多生物分子,如酶蛋白和辅酶、抗原和抗体、激素与受体核糖核酸与互补的脱氧核糖核酸等都具有专一性可逆结合的特征,可以通过亲和层析进行分离、纯化。

是否是 MeSH 词汇　是,MeSH ID:D002846

释义来源 郭睿.男性生殖基础与实验室研究[M].北京:军事医学科学出版社,2009.

吸附层析(Absorption chromatography)

释义 吸附层析又称色层法或液固色谱法。是根据各种被分离组分在固定相和流动相的分配系数不同而达到分离目的的一种分离纯化方法。吸附层析主要用于生物小分子的分离以及天然药物的分离制备。

是否是 MeSH 词汇 否

释义来源 郭睿.男性生殖基础与实验室研究[M].北京:军事医学科学出版社,2009.

分配层析(Partition chromatography)

释义 分配层析是利用样品各组分在固定相和流动相之间溶解度不同来进行分离的技术,分配层析法常用来分离脂肪酸一类的极性物质,对于复杂有机物及无机物的分析都相当有效。

是否是 MeSH 词汇 否

释义来源 郭睿.男性生殖基础与实验室研究[M].北京:军事医学科学出版社,2009.

DNA 琼脂糖凝胶电泳(DNA agarose gel electrophoresis)

释义 琼脂糖凝胶电泳是利用电泳的原理进行 DNA 制备及浓度测定、目的 DNA 片段的分离、重组子的酶切鉴定等。带电粒子在电场中向着与其电荷相反的电极方向移动的现象称为电泳(electrophoresis)。琼脂糖则是从琼脂中提取得到的一种多糖,加热溶解后分子呈随机线团状分布,当温度降低时链间糖分子上的羟基通过氢键作用相连接,形成孔径状的凝胶结构,孔径大小取决于琼脂糖的浓度。带电粒子在电泳时受固体支持物的影响较小,近似于自由电泳,故电泳速度快,而且操作简便,电泳得到的条带整齐、分辨率高。由于琼脂糖凝胶是通过氢键交联的,因此可通过酸或碱等破坏氢键形成来再溶化回收凝胶。

是否是 MeSH 词汇 是,MeSH ID:D004587

释义来源 郭睿.男性生殖基础与实验室研究[M].北京:军事医学科学出版社,2009.

RNA 电泳(RNA electrophoresis)

释义 RNA 电泳是利用电泳的原理对 RNA 进行制备、分离、浓度测定等,可以分为变性和非变性电泳。非变性电泳使用 1.0%~1.4% 的普通琼脂糖凝胶进行,无法确定 RNA 分子量,而在完全变性条件下,RNA 分子完全伸展,其电泳迁移率才与分子量的对数成线性关系。单链 RNA 分子具有二、三级空间结构,在变性条件下电泳,加入的变性剂可以使得其空间结构打开,成为多聚核糖核苷酸单链,避免了分子构象对电泳结果的影响。

是否是 MeSH 词汇 否

释义来源 郭睿.男性生殖基础与实验室研究[M].北京:军事医学科学出版社,2009.

蛋白质 SDS-PAGE 电泳(Sodium dodecyl sulfate polyacrylamide gel electrophoresis, SDS-PAGE)

释义 蛋白质 SDS-PAGE 电泳被用于蛋白质制品纯度的鉴定和蛋白质分子量的测定。该方法根据蛋白质分子大小的差别来分离蛋白质混合物,并可同时测定蛋白质的相对分子量,具有准确性高、重复性好等特点,已经成为实验室常用的蛋白质分离方法。

是否是 MeSH 词汇 是,MeSH ID:D004591

释义来源 郭睿.男性生殖基础与实验室研究[M].北京:军事医学科学出版社,2009.

双向电泳（Two dimensional electrophoresis, 2-DE）

释义　双向电泳是等电聚焦电泳和 SDS-PAGE 的组合，即先进行等电聚焦电泳（按照 pH 分离），然后再进行 SDS-PAGE（按照分子大小），经染色得到二维分布的蛋白质电泳图，是蛋白质组研究的发展核心。

是否是 MeSH 词汇　是，MeSH ID：D015180

释义来源　杜鹏，冯伟华，郭俊生. 蛋白质组双向电泳技术研究进展 [J]. 卫生研究，2005，34（002）：237-240.

质谱分析技术（Spectrum analysis）

释义　质谱分析技术是一种鉴定技术，在有机分子的鉴定方面发挥非常重要的作用。它能快速而极为准确地测定生物大分子的分子量，使蛋白质组研究从蛋白质鉴定深入到高级结构研究以及各种蛋白质之间的相互作用研究。基本原理是使试样中各组分在离子源中发生电离，生成不同荷质比的带电荷的离子，经加速电场的作用，形成离子束，进入质量分析器。在质量分析器中，再利用电场和磁场使发生相反的速度色散，将它们分别聚焦而得到质谱图，从而确定其质量。

是否是 MeSH 词汇　是，MeSH ID：D013057

释义来源　赵刚，刘江东. 医学细胞生物学实验教程 [M]. 2 版. 北京：科学出版社，2012.

DNA 印迹技术（Southern blotting）

释义　DNA 印迹技术主要用于基因组 DNA 的分析、克隆基因的酶切图谱分析、基因突变分析及限制性片段长度特异性分析等，此外亦可分析重组质粒和噬菌体。原理是将待测基因组 DNA 用限制性核酸内切酶水解成数百万条长短不一的片段，经电泳分离后，酶切消化的 DNA 片段已按大小顺序排列在凝胶上，由于凝胶介质机械强度低，经不住杂交、洗涤和显带等操作，故须将已分离的 DNA 片段变性，并从凝胶原位转移结合到一张固相滤膜上（如硝酸纤维素膜），然后与标记的 DNA 探针杂交。杂交完毕，用适当的缓冲液洗脱，未结合的单链探针可被洗脱，而杂交双链能较牢固地吸附在支持物上。采用核素标记或发光剂标记的探针，在杂交后进行放射自显影；采用非核素标记的探针在杂交后，可直接显出杂交条带。

是否是 MeSH 词汇　是，MeSH ID：D015139

释义来源　郭睿. 男性生殖基础与实验室研究 [M]. 北京：军事医学科学出版社，2009.

RNA 印迹技术（Northern blotting）

释义　RNA 印迹技术是用来检测 RNA（主要是 mRNA）的方法。目前主要用来检测某一组织或细胞中某种持异 mRNA 的表达水平，或比较不同组织和细胞中同一基因的表达情况。其基本原理和基本过程与 DNA 印迹技术相似：将待测 RNA 样品电泳分离后转移到固相支持物上，与标记的核酸探针进行杂交。可以用合成的寡核苷酸片段作为探针，也可以用克隆或提取的 DNA 片段作为探针。虽然用 RNA 印迹技术检测 mRNA 表达水平的敏感性较 PCR 法低，但是由于其具有专一性好、假阳性率低等优点，仍然被认为是一种可靠的 mRNA 水平的分析方法。RNA 分子较小，在转移前不需进行限制性内切酶切割。在电泳时，凝胶中加入了变性剂，电泳结束后，不需要再变性，可直接将 RNA 转移到支持物上。

是否是 MeSH 词汇　是，MeSH ID：D015152

释义来源　郭睿. 男性生殖基础与实验室研究 [M]. 北京：军事医学科学出版社，2009.

核酸杂交（Nucleic acid hybridization）

释义　核酸杂交是一种广泛使用的技术,利用单链 DNA 或 RNA 中的互补序列彼此配对以形成双螺旋的能力。杂交可以在两个互补的 DNA 序列之间,在单链 DNA 和互补 RNA 之间,或在两个 RNA 序列之间发生。该技术用于检测和分离特定序列,测量同源性或定义一条或两条链的其他特征,根据检测样品的不同又被分为 DNA 印迹杂交和 RNA 印迹杂交。

是否是 MeSH 词汇　是,MeSH ID:D009693

释义来源　曹翔荣.细胞生物学[M].南京:东南大学出版社,2010.

Southern blot 杂交（Southern blot hybridization）

释义　Southern blot 杂交是最常用的核分子杂交方法,主要用于测定 DNA 的限制性内切酶图谱,根据图谱可进一步判断在 DNA 的某一区域是否存在 DNA 片段的缺失、插入等重排现象,也常用于研究 DNA 的限制性内切酶片段长度多态性。在 DNA 定量比较准确的基础上,也可通过对杂交后放射显影条带的光密度扫描进行粗略的基因定量。

是否是 MeSH 词汇　否

释义来源　郭睿.男性生殖基础与实验室研究[M].北京:军事医学科学出版社,2009.

Northern blot 杂交（Northern blot hybridization）

释义　Northern blot 是一种与 Southern blot 相似的用以检测 RNA 大小及丰度的技术,由于与 DNA 杂交相对应,故被称为 Northern blot 印迹杂交。Northern 印迹杂交中 RNA 的转印与 Southern 印迹杂交中 DNA 的转印方法类似,只是在电泳分离前需用甲基氢氧化汞、聚乙二醛或甲醛等使 RNA 变性。变性后的 RNA 有利于在转印过程中与硝酸纤维素膜结合,但在烘烤固定前 RNA 与膜的结合并不牢固。另外,在凝胶中不能加 EB,因为 EB 会影响 RNA 与硝酸纤维素膜的结合,为便于测定电泳结束后分离片段的大小可在同一块胶上加标记物一同电泳,之后将标记物所在的凝胶块切下,染色、照相,样品胶则进行 Northern 转印。

是否是 MeSH 词汇　否

释义来源　郭睿.男性生殖基础与实验室研究[M].北京:军事医学科学出版社,2009.

Western blot 杂交（Western blot hybridization）

释义　Western blot 杂交是一种检测蛋白水平表达的技术。蛋白质混合样品经 SDS-PAGE 电泳分离后也可以转移到硝酸纤维膜（NC 膜）或 PVDF 膜上,其中含有能与特异性抗体发生相应的待测蛋白质（抗原蛋白）。在对转印膜进行封闭后,将膜与抗血清一起孵育,使抗体与待检的抗原蛋白特异结合,但该抗体不能被检测到,因此还需要有酶标的第二抗体再与第一抗体反应,最后只要检测第二抗体的位置,就可以判断被检抗原的相应位置。

是否是 MeSH 词汇　否

释义来源　郭睿.男性生殖基础与实验室研究[M].北京:军事医学科学出版社,2009.

基因芯片技术（Gene chip）

释义　又称寡核苷酸阵列序列分析（oligonucleotide array sequence analysis）,基因芯片包括 DNA 芯片和 cDNA 芯片,后者也被称为 DNA 微阵列（DNA microarray）。该技术的基本原理与传统的核酸分子杂交相似,是将大量已知的 DNA 或 cDNA 片段按特定的排列方式固定在支持物上,与标记的特异单链 DNA 或 RNA(待测样品)按照碱基互补配对的原则进行杂交,使之形成双链,然后通过对杂交信号的检测分析,来获得样品的序列信息。基因芯片是一种高速度、高效率的分析与诊断技术,它改变了以往传统的一次实验能对单个或几个基因表达进行观察分析的状况,可同时研究同一组织或不同组织中成千上万个基因的表达水平,并且能做出可靠的定性和定量分析。

是否是 MeSH 词汇　是,MeSH ID:D020411

释义来源　郭睿.男性生殖基础与实验室研究[M].北京:军事医学科学出版社,2009.

基因及多态性分析(Gene and polymorphism analysis)

释义　基因多态性最常见是指单核苷酸多态性(single nucleotide polymorphism,SNP),基因及多态性分析是利用等位基因特异性寡核苷酸微阵列建立的简单快速的基因多态性分析方法。采用 PCR 扩增基因组 DNA,其中一条引物用荧光素标记,另一条引物用生物素标记。扩增后,分离两条互补的 DNA 链,将荧光素标记的 DNA 单链作为探针,与微阵列杂交,再通过荧光扫描检测杂交模式,即可测定 PCR 产物存在的多种多态性。

是否是 MeSH 词汇　是,MeSH ID:D054458

释义来源　郭睿.男性生殖基础与实验室研究[M].北京:军事医学科学出版社,2009.

重组 DNA 技术(DNA recombination)

释义　DNA 重组是指在体外用酶学方法将不同来源的 DNA 分子进行切割、连接,组成一个新的 DNA 分子的过程。将实现 DNA 重组和基因克隆所采用的方法和相关工作统称为重组 DNA 技术或基因工程。因此,基因工程的实质就是通过人工体外操作改变基因的结构,然后导入生物体内,从而改变生物的遗传性状甚至人工创造新物种的一项生物技术,也是遗传工程的一个重要分支。

是否是 MeSH 词汇　是,MeSH ID:D004274

释义来源　郭睿.男性生殖基础与实验室研究[M].北京:军事医学科学出版社,2009.

限制性内切酶(Restriction endonuclease)

释义　限制性内切酶是用来识别特定的脱氧核苷酸序列,并对每条链中特定部位的脱氧核苷酸之间的磷酸二酯键进行切割的一类酶,主要存在于微生物中,其生理意义相当于高等生物的免疫系统。它与相伴存在的甲基化酶共同构成细菌的限制 - 修饰体系,使进入细菌内的外源 DNA 很快被限制性内切酶降解,而自身 DNA 由于在相应位点被甲基化酶修饰而不被降解,从而达到限制外源 DNA、保护自身 DNA 的目的,这对细菌遗传性状的稳定遗传具有重要意义。

是否是 MeSH 词汇　是,MeSH ID:D004274

释义来源　郭睿.男性生殖基础与实验室研究[M].北京:军事医学科学出版社,2009.

DNA 连接酶(DNA ligase)

释义　DNA 连接酶是生物体内重要的酶,其所催化的反应在 DNA 的复制和修复过程中起着重要的作用。DNA 连接酶分为两大类,一类是利用 ATP 的能量催化两个核苷酸链之间形成磷酸二酯键的依赖 ATP 的 DNA 连接酶,另一类是利用烟酰胺腺嘌呤二核苷酸(NAD^+)的能量催化两个核苷酸链之间形成磷酸二酯键的依赖 NAD^+ 的 DNA 连接酶,也称 DNA 黏合酶。

是否是 MeSH 词汇　是,MeSH ID:D011088

释义来源　贺淹才.基因工程概论[M].北京:清华大学出版社,2008.

反转录酶(Reverse transcriptase)

释义　反转录酶(也称逆转录酶)是以 RNA 为模板指导三磷酸脱氧核苷酸合成互补 DNA(cDNA)的酶。1970 年,Temin 等在致癌 RNA 病毒中发现了一种特殊的 DNA 聚合酶,该酶以 RNA 为模板,以 dNTP 为底物,tRNA(主要是色氨酸 tRNA)为引物,在 tRNA 3'-OH 末端上,根据碱基配对的原则,按 5'—3' 方向合成一条与 RNA 模板互补的 DNA 单链,这条 DNA 单链叫作互补 DNA(complementary DNA,cDNA)。

是否是 MeSH 词汇　是,MeSH ID:D012194

释义来源　贺淹才.基因工程概论[M].北京:清华大学出版社,2008.

质粒(Plasmid)

释义　质粒是存在于细菌细胞中的一类小型闭合环状双链 DNA 分子。它是独立于细菌染色体外的遗传因子,存在于细胞质中,具有独立的自主复制功能,相对分子量较小,能稳定存在于细菌体内。质粒所携带的某些遗传信息能赋予细菌一定的遗传标记(如多种抗生素抗性基因就是由质粒所携带的),便于克隆后的筛选。质粒还具有不相容性,即两种不同的质粒不能稳定地共存于同一宿主细胞内。

是否是 MeSH 词汇　是,MeSH ID:D010957

释义来源　郭睿.男性生殖基础与实验室研究[M].北京:军事医学科学出版社,2009.

噬菌体(Bacteriophage)

释义　噬菌体是侵袭细菌的病毒,也是赋予宿主菌生物学性状的遗传物质。噬菌体必须在活菌内寄生,有严格的宿主特异性,这取决于噬菌体吸附器官和受体菌表面受体的分子结构和互补性。噬菌体是病毒中最为普遍和分布最广的群体。通常在一些充满细菌群落的地方,如泥土、动物的肠道里,都可以找到噬菌体。噬菌体是遗传调控、复制、转录与翻译等方面的生物学基础研究和基因工程中的重要材料和工具。

是否是 MeSH 词汇　是,MeSH ID:D001435

释义来源　曹翔荣.细胞生物学[M].南京:东南大学出版社,2010.

黏粒(Cosmid)

释义　黏粒是质粒和噬菌体的杂交体,将 λ 噬菌体 DNA 上的 cos 黏性末端引入到质粒 DNA 中就可人工构建出黏粒载体。黏粒包含了质粒的复制起始位点(Ori)、抗药性标记基因、外源基因插入位点和 λ 噬菌体 DNA 的 cos 位点。由于黏粒载体 DNA 比 λ 噬菌体载体 DNA 小得多,只有 4~6b,因此可以允许插入的外源基因片段长度能达到 29~45kb。

是否是 MeSH 词汇　是,MeSH ID:D003360

释义来源　郭睿.男性生殖基础与实验室研究[M].北京:军事医学科学出版社,2009.

石蜡切片(Paraffin section)

释义　石蜡切片为组织学常规制片技术中最为广泛应用的方法。石蜡切片不仅用于观察正常细胞组织的形态结构,也是病理学和法医学等学科用以研究、观察及判断细胞组织的形态变化的主要方法,而且也已相当广泛地用于其他许多学科领域的研究中。

是否是 MeSH 词汇　否

释义来源　齐云飞,牟英俊.组织学与胚胎学实验指导[M].北京:北京大学医学出版社,2011.

组织固定（Tissue fixation）

释义　组织固定是一项用于细胞学、组织学、病理学标本制备的技术,目的是为了保存标本原有的形态结构和所含的各种物质成分,能防止细菌的腐蚀和组织的自溶。

是否是 MeSH 词汇　是,MeSH ID：D016707

释义来源　吴敏,胡天寒.组织固定液选择的实验综述[J].科技视界,2019(03)：136-137.

脱水（Dehydration）

释义　脱水是指借用某些溶媒置换组织内水分的过程。一般经过固定的组织内常含有较多水分,不能与石蜡相混合,因此在浸蜡之前必须脱去组织块中的水分。乙醇是最常用的脱水剂,可与水随意混合,脱水能力强,并可硬化组织。

是否是 MeSH 词汇　是,MeSH ID：D003681

释义来源　周庚寅.组织病理学技术[M].北京：北京大学医学出版社,2005.

包埋（Embedding）

释义　包埋是利用包埋剂（可以是有机塑料、金属等,常用的为石蜡）,将需包埋的材料粉末或其他块体结构包裹起来以提供性能支撑或化学保护的过程。

是否是 MeSH 词汇　是,MeSH ID：D016612

释义来源　齐云飞,牟英俊.组织学与胚胎学实验指导[M].北京：北京大学医学出版社,2011.

切片（Microtomy）

释义　切片是利用切片机将以某种物质作为

支撑的包埋组织切成薄片或超薄片的技术。切片机装有金属、玻璃或钻石制成的切片刀,以及组织块固定装置,能将组织块切成厚度均等的薄片。

是否是 MeSH 词汇　是,MeSH ID：D008867

释义来源　齐云飞,牟英俊.组织学与胚胎学实验指导[M].北京：北京大学医学出版社,2011.

封片（Mounting）

释义　封片是将组织切片封固保存于载玻片与盖玻片之间,使之不与空气发生接触,防止其氧化、褪色,利于镜检观察及保存。封片通常使用中性树胶。

是否是 MeSH 词汇　否

释义来源　齐云飞,牟英俊.组织学与胚胎学实验指导[M].北京：北京大学医学出版社,2011.

冷冻切片（Frozen section）

释义　冷冻切片是一种在低温条件下使组织快速冷却到一定硬度,然后进行切片的方法。因其制作过程较石蜡切片快捷、简便,而多应用于手术中的快速病理诊断。冷冻切片的种类较多,有低温恒冷箱冷冻切片法、二氧化碳冷冻切片法、甲醇循环制冷冷冻切片法等。

是否是 MeSH 词汇　是,MeSH ID：D005629

释义来源　齐云飞,牟英俊.组织学与胚胎学实验指导[M].北京：北京大学医学出版社,2011.

HE 染色（Hematoxylin-eosin staining）

释义　苏木精 - 伊红染色法简称 HE 染色法,是石蜡切片技术里常用的染色法之一。

苏木精染液为碱性,主要使细胞核内的染色质与胞质内的核酸染成紫蓝色;伊红为酸性染料,主要使细胞质和细胞外基质中的成分染成红色。HE染色法是组织学、胚胎学、病理学教学与科研最基本、使用最广泛的技术方法。

是否是MeSH词汇 否

释义来源 李和,李继承.组织学与胚胎学[M].3版.北京:人民卫生出版社,2015.

免疫组织化学染色(Immunohistochemistry staining)

释义 免疫组织化学染色是指在抗体上结合荧光或可呈色的化学物质,利用免疫学原理中抗原和抗体间专一性的结合反应,检测细胞或组织中是否有目标抗原的存在。此方法不仅可以用来检测抗原的表达量,也可观察抗原表达的位置。只要是能够让抗体结合的物质,即具有抗原性的物质,包括蛋白质、核酸、多糖、病原体等都可检测,此方式不只可以用来测知抗原的表现量也可观察抗原所表现的位置。

是否是MeSH词汇 否

释义来源 齐云飞,牟英俊.组织学与胚胎学实验指导[M].北京:北京大学医学出版社,2011.

免疫荧光染色(Immunofluorescence staining)

释义 免疫荧光染色是以荧光物质标记抗体而进行抗原定位的技术。根据抗原抗体反应原理,以荧光素作为标记物,与已知的抗体(或抗原)结合制成荧光标记物,用这种荧光抗体(或抗原)作为分子探针检查细胞或组织内的相应抗原(或抗体)。使用荧光显微镜观察标本,可直接观察到呈现特异荧光的抗原抗体复合物及其存在部位。

是否是MeSH词汇 否

释义来源 周庚寅.组织病理学技术[M].北京:北京大学医学出版社,2005.

免疫共聚焦成像(Immune confocal imaging)

释义 利用点光源照射标本,在焦平面上形成一个轮廓分明的小光点,该点被照射后发出的荧光被物镜收集,并沿原照射光路回送到由双色镜构成的分光器。分光器将荧光直接送到探测器。光源和探测器前方各有一个针孔,分别称为照明针孔和探测针孔。两者的几何尺寸一致,约100~200nm;相当于焦平面上的光点,两者是共轭的,即光点通过一系列透镜,最终可同时聚焦于照明针孔和探测针孔。这样,来自焦平面的光,可以汇聚在探测孔的范围之内,而来自焦平面上方或者下方的散射光都被挡在探测孔之外而不能成像。以激光逐点扫描样品,探测孔后的光电倍增管也逐点获得对应光点的共聚焦图像,转为数字信号传输至计算机,最终在屏幕上聚合成清晰的整个焦平面的共聚焦成像。

是否是MeSH词汇 否

释义来源 曹雪涛.医学免疫学[M].7版.北京:人民卫生出版社,2018.

亲和组织化学法(Affinity histochemistry)

释义 亲和组织化学法是利用一种物质对某一种组织成分的高度亲和能力发展起来的细胞、组织化学。广义的亲和组织化学包括抗原与抗体、凝集素与糖类、生物素与抗生物素、葡萄球菌A蛋白与IgG、阳离子与阴离子、激素与受体、维生素、糖,以及类脂质等,此类方法具有高敏感性,操作简便、省时,可对抗原定性、定位或定量分析,具有准确、清晰等优点。

是否是MeSH词汇 否

释义来源　戴奕然,冯本澄.亲和组织化学在软组织肿瘤病理诊断中的应用[J].癌症,1988,06:475-477.

放射自显影技术(Autoradiography)

释义　放射自显影技术是利用放射性核素的电离辐射对乳胶(含 AgBr 或 AgCl)的感光作用,对细胞内生物大分子进行定性、定位与半定量研究的一种细胞化学技术。放射自显影技术用于研究标记化合物在机体、组织和细胞中的分布、定位、排出,以及合成、更新、作用机制、作用部位等。

是否是 MeSH 词汇　是,MeSH ID:D001345

释义来源　BUNDY DC.Autoradiography.Curr Protoc Protein Sci.2001；Chapter 10.

胎儿宫内治疗(Fetal therapies)

释义　胎儿宫内治疗是指通过产前干预纠正宫内胎儿异常或胎儿疾病。胎儿宫内治疗包括几个主要方面,即开放手术、胎儿镜、药物治疗、宫内输血、干细胞移植和基因治疗。

是否是 MeSH 词汇　是,MeSH ID:D046128

释义来源　孙路明,段涛.胎儿宫内治疗的现状及进展[J].实用妇产科杂志,2013,29(05):321-324.

基因 - 环境交互作用(Gene-environment interaction)

释义　交互作用又称为效应修饰,它分为统计学意义上的交互作用和生物学意义的交互作用。这个词最早来自两位统计学家 Ronald Fisher 和 Lancelot Hogben 在 20 世纪 30 年代的学术讨论。基因 - 环境交互作用表示基因型和环境因素对表现型特征产生的共同作用。除了病因明确的遗传病,复杂性状疾病的发病都涉及基因 - 环境交互作用,例如 PCOS、POR、POI 等。

是否是 MeSH 词汇　是,MeSH ID:D059647

释义来源　常江,缪小平.基因 - 环境交互作用与疾病风险预测模型研究进展[J].中华疾病控制杂志,2018,22(04):323-325.

肠道微生态(Intestinal microecology)

释义　肠道微生态系统由肠道正常菌群及其所生活的环境共同构成,肠道正常菌群是其核心部分,而肠黏膜结构及功能对这个系统的正常运行有很大影响。肠道微生物量占人体总微生物量的 78%,肠道菌种类有 400~500 种。肠道菌群最显著的特征之一是其稳定性,若失去平衡则会发生各种肠内、外疾病,因此保持肠道微生态平衡对人类抵抗肠道病原菌引起的感染性疾病非常重要。目前生殖医学方面进行了肠道微生态与肥胖、代谢综合征、PCOS 等疾病的相关研究。

是否是 MeSH 词汇　否

释义来源　郭红燕,俞建华,周瑛,等.肠道微生态与 2 型糖尿病的相关性[J].浙江医学,2020,42(14):1555-1558.

生殖道微生态(Genital tract microecology)

释义　在人体中存在着无损害作用且健康必需的微生物及其遗传物质,统称为正常微生物群或正常菌群。女性生殖道微生态体系由正常阴道解剖结构、周期性内分泌变化、阴道局部免疫系统和微生态群四大部分组成,四者之间相互影响、共同发挥作用。稳定的生态菌群是生殖道健康的关键,菌群比例失衡会导致生殖道感染及增加疾病发生的概率。

是否是 MeSH 词汇　否

释义来源　谢幸,孔北华,段涛.妇产科学

[M]. 9 版 . 北京 : 人民卫生出版社 , 2018.

模式生物（Model organism）

释义　通过对选定的生物物种进行科学研究，用于揭示某种具有普遍规律的生命现象，这种被选定的生物物种就是模式生物，如线虫、果蝇、斑马鱼、小鼠等。生殖医学中常用的模式生物是小鼠，有时会用成本较高的非人灵长类，如猕猴。模式生物往往经过人类长期驯化和繁殖，遗传背景明确且单一，造模方便，便于世界各地的实验结果进行比较。

是否是 MeSH 词汇　否

释义来源　樊启昶，白书农 . 发育生物学原理 [M]. 北京 : 高等教育出版社 , 2002.

动物模型（Animal model）

释义　动物模型指具有某种特征的，被用于实验性研究、教学或试验的非人类动物。借助动物模型的间接研究，有助于更方便、高效地认识人类的生理或病理的规律，研究对疾病的防治措施。生殖医学中常见的动物模型，如小鼠的 PCOS、POI、NOA 模型，可以部分模拟人类的病理状况。

是否是 MeSH 词汇　是，MeSH ID：D023421

释义来源　全国科学技术名词审定委员会 . 烧伤学名词 : 2019 [M]. 北京 : 科学出版社 , 2019.

生长曲线（Growth curves）

释义　生长曲线是一种数量随时间变化的经验模型，被测量的值可以作为时间的函数绘制在图表上。生长曲线在生物医学中被广泛用于显示种群规模及生物量、个体身高及其生物量等数量随时间变化的关系。在种群生态学和人口统计学中用于种群生长分析，或在生理学中分析个体生长。

是否是 MeSH 词汇　是，MeSH ID：D057238

释义来源　颜虹，徐勇勇 . 医学统计学 [M]. 3 版 . 北京 : 人民卫生出版社 , 2015.

治疗性试验（Therapeutic trial）

释义　治疗性试验是指以患者（住院患者或门诊患者）为研究对象，对比观察和验证新的治疗方法与技术、治疗措施和手段、治疗设计和方案是否有效，并对其实际效果做出科学评价，并符合代表性、重复性、随机性、合理性——"四性"原则的试验方法。目前一般由医院中的临床医学实验中心招募患者进行试验，入组受试者需要签署知情同意等伦理性文书。

是否是 MeSH 词汇　否

释义来源　颜虹，徐勇勇 . 医学统计学 [M]. 3 版 . 北京 : 人民卫生出版社 , 2015.

预防性试验（Preventive test）

释义　预防性试验是根据预先确定的研究方案，将研究对象随机分为试验组及对照组，进行某种因素的作用后追踪结局，比较干预措施的影响。

是否是 MeSH 词汇　否

释义来源　颜虹，徐勇勇 . 医学统计学 [M]. 3 版 . 北京 : 人民卫生出版社 , 2015.

干预性试验（Interventional test）

释义　干预性试验是指根据研究目的将研究对象进行分组，使用或减少某种作用因素，观察该因素的结果，比较结局，从而分析干预措施的效果。

是否是 MeSH 词汇　否

释义来源　颜虹，徐勇勇 . 医学统计学 [M].

3 版. 北京: 人民卫生出版社, 2015.

多中心临床试验 (Multicenter clinical trials)

释义 多中心临床试验是由多位研究者按同一试验方案在不同地点和单位同时进行的临床试验。各中心同期开始与结束试验。多中心试验由一位主要研究者总负责,并作为临床试验各中心间的协调研究者。多中心试验应当根据参加试验的中心数目和试验的要求,以及对试验用药品的了解程度建立管理系统,协调研究者负责整个试验的实施。

是否是 MeSH 词汇 否

释义来源 颜虹, 徐勇勇. 医学统计学 [M]. 3 版. 北京: 人民卫生出版社, 2015.

受试对象 (Study subject)

释义 受试对象又称研究对象,是处理因素作用的客体,是根据研究目的确定的研究总体。受试对象的选择十分重要,对实验结果有极为重要的影响。医学研究的对象根据研究目的的不同,可以是人、动物和植物,也可以是某个器官、细胞和血清等生物材料。受试对象应满足几个基本条件: 符合伦理、有纳入标准和排除标准,对处理因素敏感,反应比较稳定。

是否是 MeSH 词汇 否

释义来源 颜虹, 徐勇勇. 医学统计学 [M]. 3 版. 北京: 人民卫生出版社, 2015.

灵敏度 (Sensitivity)

释义 又称真阳性率 (true positive rate), 在特定疾病诊断中,某方法认为特定人群中患病人数 (阳性数) 与病理检查或其他公认可信的证据证实的真实患病人数 (阳性数) 之比。反映该方法检出该疾病的能力。

是否是 MeSH 词汇 是, MeSH ID: D012680

释义来源 颜虹, 徐勇勇. 医学统计学 [M]. 3 版. 北京: 人民卫生出版社, 2015.

特异性 (Specificity)

释义 又称真阴性率 (true negative rate), 在特定疾病诊断中,某方法认为特定人群中未患病人数 (阴性数) 与经病理检查或其他公认可信证据证实该人群中真实的未患病人数 (阴性数) 之比。反映该方法排除该疾病的能力。

是否是 MeSH 词汇 是, MeSH ID: D012680

释义来源 颜虹, 徐勇勇. 医学统计学 [M]. 3 版. 北京: 人民卫生出版社, 2015.

对照原则 (Control principle)

释义 对照是实验控制的手段之一,目的在于消除无关变量对实验结果的影响。对照原则能使处理因素与非处理因素的差异有一个科学的对比,使实验结果的差别主要归因于干预措施。常用的对照原则包括: 空白对照、自身对照、相互对照、条件对照等。

是否是 MeSH 词汇 否

释义来源 颜虹, 徐勇勇. 医学统计学 [M]. 3 版. 北京: 人民卫生出版社, 2015.

随机原则 (Randomization principle)

释义 随机原则是统计学上机会均等的原则,分为随机抽样和随机分配,随机原则是指将受试对象机会均等地分配到任何一个组,分组不受人为干扰,能够避免实验组和对照组之间的系统差异,使得各种影响因素在两组中分布趋于相似,从而保证两组的可比性。

是否是 MeSH 词汇 否

释义来源 颜虹, 徐勇勇. 医学统计学 [M]. 3 版. 北京: 人民卫生出版社, 2015.

重复原则（Replication principle）

释义 重复原则是生物实验设计的基本要求之一。重复原则就是控制某种因素的变化幅度，在同样条件下重复试验，然后观察它对实验结果影响的程度，任何实验都必须重复，这才能具有科学性的标志。随机原则虽然要求随机抽取样本，能够在相当大的程度上抵消非处理因素所造成的偏差，但不能消除它的全部影响，从而重复原则就是为了解决这个问题而提出的。

是否是 MeSH 词汇 否

释义来源 颜虹，徐勇勇.医学统计学[M].3 版.北京：人民卫生出版社，2015.

盲法原则（Blind method principle）

释义 盲法是指按照试验方案的规定，在试验结束前，不让参与研究的受试者或研究者，或其他有关工作人员知道受试者被分配在何组。从而减少由于心理状态产生一些非特异性反应而影响试验结果，产生结果的偏倚。其目的主要是为了克服可能来自研究者或受试者的主观因素所导致的偏倚。可分为单盲法或双盲法，不设盲的实验称为开放实验（open-label）。

是否是 MeSH 词汇 否

释义来源 颜虹，徐勇勇.医学统计学[M].3 版.北京：人民卫生出版社，2015.

均衡原则（Equilibrium principle）

释义 均衡原则是指实验组和对照组或各实验组之间，除了观察的受试因素外，其他一切条件应尽可能相同或一致，如动物的种属、品系、窝别、年龄、性别、体重、健康状况、生理条件、饲养环境等要保持一致，以确保受试对象受到的非试验因素的影响完全平衡。是实验

设计应遵循的四个基本原则之一（随机、对照、重复、均衡）。

是否是 MeSH 词汇 否

释义来源 颜虹，徐勇勇.医学统计学[M].3 版.北京：人民卫生出版社，2015.

病例对照研究（Case-control study）

释义 病例对照研究是通过追溯病例组与对照组的研究因素，进而推测疾病与该因素之间的关联大小的回顾性、观察性研究，是分析流行病学方法中最基本的、最重要的研究类型之一。

是否是 MeSH 词汇 是，MeSH ID：D016022

释义来源 颜虹，徐勇勇.医学统计学[M].3 版.北京：人民卫生出版社，2015.

随机对照试验（Randomized controlled trial，RCT）

释义 随机对照试验是一种对医疗卫生服务中的某种疗法或药物的效果进行检测的手段，特别常用于医学、生物学、农学。随机对照试验的基本方法是将研究对象随机分组，对不同组实施不同的干预，以对照效果的不同。具有能够最大程度地避免临床试验设计、实施中可能出现的各种偏倚，平衡混杂因素，提高统计学检验的有效性等诸多优点，被公认为是评价干预措施的金标准。

是否是 MeSH 词汇 是，MeSH ID：D016449

释义来源 颜虹，徐勇勇.医学统计学[M].3 版.北京：人民卫生出版社，2015.

回顾性研究（Retrospective study）

释义 回顾性研究是以现在的结果，追溯过去的某些因素对疾病的影响的研究方法，是一种由"果"及"因"的方法。主要包括临床案例分析、临床经验总结、新技术应用、病例讨论及病例报道等。

是否是 MeSH 词汇 是，MeSH ID：D012189
释义来源 颜虹，徐勇勇．医学统计学［M］．
3 版．北京：人民卫生出版社，2015.

前瞻性研究（Prospective study）

释义 是以现在为起点追踪到将来的研究方法，可弥补回顾性研究的缺陷。它是把研究对象选定，研究方式预定好，相关的影响因素纳入统计范围，在这些条件下，根据这些因素去做持续的追踪研究，分析判断，最后在原订计划的时间内作出评估，把符合原来设计的方法的所有例子都要列入统计（这个阶段，不只是选有效的来统计），全部结果都要呈现出。最终，选择的结果经过计算，得出纳入统计范围中的重点有效因素，继而对这些因素进行深入研究。

是否是 MeSH 词汇 是，MeSH ID：D011446
释义来源 颜虹，徐勇勇．医学统计学［M］．
3 版．北京：人民卫生出版社，2015.

样本量计算（Sample size calculation）

释义 样本量计算是科研设计中非常重要的一个环节，通过随机抽样技术来选择研究对象，样本量的确定至关重要。一般涉及 4 个统计量：样本量（sample size）、效应值（effect size）、显著水准（alpha）、功效（power），知其三个可推断另外一个。

是否是 MeSH 词汇 否
释义来源 颜虹，徐勇勇．医学统计学［M］．
3 版．北京：人民卫生出版社，2015.

非参数检验（Nonparametric test）

释义 是统计分析方法的重要组成部分，它与参数检验共同构成统计推断的基本内容。非参数检验是在总体方差未知或知道甚少的情况下，利用样本数据对总体分布形态等进行推断的方法。由于非参数检验方法在推断过程中不涉及有关总体分布的参数，因而得名为非参数检验。

是否是 MeSH 词汇 否
释义来源 颜虹，徐勇勇．医学统计学［M］．
3 版．北京：人民卫生出版社，2015.

假设检验（Hypothesis test）

释义 又称显著性检验，是先对总体的特征（如总体的参数或分布、位置）提出某种假设，如假设总体均数（或总体率）为一定值、总体均数（或总体率）相等、总体服从某种分布、两总体分布位置相同等，然后根据随机样本提供的信息，运用"小概率原理"推断假设是否成立。常用的假设检验方法有 Z 检验、T 检验、卡方检验、F 检验等

是否是 MeSH 词汇 否
释义来源 颜虹，徐勇勇．医学统计学［M］．
3 版．北京：人民卫生出版社，2015.

T 检验（T-test）

释义 T 检验是一种用于计量资料的假设检验的方法。T 检验常作为检验一群来自正态分布总体的独立样本的期望值是否为某一实数，或是两群来自正态分布总体的独立样本的期望值的差是否为某一实数。主要分为单样本 T 检验、双样本 T 检验、"配对"或者"重复测量"T 检验、判定线性回归的斜率等。

是否是 MeSH 词汇 否
释义来源 颜虹，徐勇勇．医学统计学［M］．
3 版．北京：人民卫生出版社，2015.

检验效能（Power of test）

释义 亦称把握度。指被比较的两种数量

之间确实存在着差异时,通过某种假设检验检出它们有差异的概率。可以用 β 表示 Ⅱ 型错误的概率,把 1-β 称为检验效能。例如 1-β=0.9,意味着若两总体确有差别,则理论上在平均 100 次抽样中,有 90 次能得出有差别的结论。如果要求检出差别的把握越大,则要求样本含量也越多。检验效能是统计推断的重要内容。

是否是 MeSH 词汇　否

释义来源　王家良.临床流行病学——临床科研设计、测量与评价[M].4 版.上海:上海科学技术出版社,2016.

相对危险(Relative risk,RR)

释义　亦称危险度比,是暴露组的危险度(测量指标是累积发病率)与对照组的危险度之比。暴露组与对照组的发病密度之比称为率比(rate ratio)。危险度比与率比都是反映暴露于发病(死亡)关联强度的指标。

是否是 MeSH 词汇　是,MeSH ID:D012306

释义来源　颜虹,徐勇勇.医学统计学[M].3 版.北京:人民卫生出版社,2015.

Ⅰ类错误(Type Ⅰ error)

释义　任何研究,当根据数据做出结论时,总会面临一定的抉择错误,Ⅰ类是指拒绝了实际上成立的、正确的假设,为"弃真"的错误,又称拒真错误,其概率通常用 α 表示。

是否是 MeSH 词汇　否

释义来源　颜虹,徐勇勇.医学统计学[M].3 版.北京:人民卫生出版社,2015.

Ⅱ类错误(Type Ⅱ error)

释义　Ⅱ类错误与Ⅰ类错误相对,是指虚无假设错误时,反而接受虚无假设的情况,即没有观察到存在的处理效应。也称 β 错误。

是否是 MeSH 词汇　否

释义来源　颜虹,徐勇勇.医学统计学[M].3 版.北京:人民卫生出版社,2015.

Meta 分析(Meta-analysis)

释义　Meta 分析又称荟萃分析,这种方法逐渐发展成为一门新兴学科——"循证医学"的主要内容和研究手段。荟萃分析的主要目的是将以往的研究结果更为客观地综合反映出来。研究者并不进行原始的研究,而是将研究已获得的结果进行综合分析。用定量的方法综合各研究结果的一种系统性评价,从广义上说,meta 分析已经不再简单地局限为一种统计学方法,而是汇总多个同类研究结果,并对研究结果进行定量合并的分析研究过程,是一种定量的系统评价。

是否是 MeSH 词汇　是,MeSH ID:D017418

释义来源　方积乾.生物医学研究的统计方法[M].2 版.北京:高等教育出版社,2019.

相关(Correlation)

释义　相关是指两个事物之间的关联性。相关性研究指一个变量的增加或减少是否与另一个变量的增加或减少相对应。

是否是 MeSH 词汇　是,MeSH ID:D000078331

释义来源　李康,贺佳.医学统计学[M].7 版.北京:人民卫生出版社,2018.

数据分析(Data analysis)

释义　数据分析是指对所收集的大量数据进行处理,提取所需要信息后对所做研究进行总结。是一种统计方法,其主要特点是多维性和描述性。

是否是 MeSH 词汇　是,MeSH ID:D000078332

释义来源　全国科学技术名词审定委员会.管理科学技术名词:2016 [M].北京:科学出版社,2016.

回归(Regression)

释义　回归分析是一种统计学上分析数据的方法,目的在于了解两个或多个变量间是否相关、相关方向与强度,并建立数学模型以便观察特定变量来预测研究者感兴趣的变量。更具体地来说,回归分析可以帮助人们了解在只有一个自变量变化时因变量的变化量。一般来说,通过回归分析我们可以由给出的自变量估计因变量的条件期望。按照涉及的变量的多少,分为一元回归和多元回归分析;按照因变量的多少,可分为简单回归分析和多重回归分析;按照自变量和因变量之间的关系类型,可分为线性回归分析和非线性回归分析。

是否是 MeSH 词汇　是,MeSH ID:D012044

释义来源　李康,贺佳.医学统计学[M].7版.北京:人民卫生出版社,2018.

卡方检验(Chi-square test)

释义　卡方检验是英国统计学家 Pearson 提出的一种主要用于分析分类变量数据的假设检验方法,该方法的主要目的是推断两个或多个总体率或构成比之间有无差别。统计样本的实际观测值与理论推断值之间的偏离程度,实际观测值与理论推断值之间的偏离程度就决定卡方值的大小,如果卡方值越大,两者偏差程度越大;反之,两者偏差越小;若两个值完全相等时,卡方值就为 0,表明理论值完全符合。在没有其他的限定条件或说明时,卡方检验一般指代的是皮尔森卡方检验。

是否是 MeSH 词汇　是,MeSH ID:D016009

释义来源　李康,贺佳.医学统计学[M].7版.北京:人民卫生出版社,2018.

阳性预测值(Positive predictive value)

释义　阳性预测值是指在筛检试验检出的全部阳性例数中,真正"有病"的例数(真阳性)所占的比例,反映了筛检试验结果阳性者患目标疾病的可能性。

是否是 MeSH 词汇　是,MeSH ID:D011237

释义来源　康德英,许能锋.循证医学[M].3版.北京:人民卫生出版社,2015.

阴性预测值(Negative predictive value)

释义　阴性预测值指在检验结果为阴性的受试者中真正未患病的比例。诊断试验的预测值受到敏感度、特异度和受试者中患病率的影响。

是否是 MeSH 词汇　是,MeSH ID:D011237

释义来源　康德英,许能锋.循证医学[M].3版.北京:人民卫生出版社,2015.

条件概率(Conditional probability)

释义　在出现事件 B 的条件下出现事件 A 的概率叫作事件 A 关于事件 B 的条件概率,记作 P(A|B)。

是否是 MeSH 词汇　否

释义来源　李立明.流行病学[M].6版.北京:人民卫生出版社,2007.

贝叶斯定理(Bayes theorem)

释义　亦称逆概率公式,或称事后概率公式、原因概率公式等。有关条件概率计算的重要公式。若事件组 {Bi}(i=1,2,…,n)是基本事件空间 Ω 的完备群,且 P(Bi)>0(i=1,2,…,n),则对任意事件 A,P(A)>0,有贝叶斯

公式：$P(B_k|A)=P(B_k)P(A|B_k)\sum\limits_{i=1}^{n}P(B_i)P(A|B_i)$（k=1,2,…,n）。

是否是 MeSH 词汇　是，MeSH ID：D001499

释义来源　全国科学技术名词审定委员会.心理学名词：2014[M].2版.北京科学出版社,2014.

临床试验（Clinical trial）

释义　由美国食品药品管理局（FDA）规定的新药审批程序，分三期：Ⅰ期临床试验的主要目的是检验新药对正常健康人是否有毒性或其他害处；Ⅱ期临床试验的主要目的是检验新药是否有效力；Ⅲ期临床试验的主要目的是检验新药的最适剂量。

是否是 MeSH 词汇　是，MeSH ID：D016430

释义来源　全国科学技术名词审定委员会.生物化学与分子生物学名词：2008[M].2版.北京：科学出版社,2009.

随机试验（Random experiment）

释义　随机试验是概率论的基本概念之一，其结果具有偶然性的试验，人们通过它来观察随机现象。

是否是 MeSH 词汇　否

释义来源　《数学辞海》编辑委员会.数学辞海[M].北京：中国科学技术出版社,2002.

随机变量（Random variable）

释义　表示试验的结果、数值具有随机性的变量。用希腊字母 ξ 表示。它也是样本点的一个函数，服从一定的概率分布。

是否是 MeSH 词汇　否

释义来源　彭漪涟,马钦荣.逻辑学大辞典[M].上海：上海辞书出版社,2010.

离散型随机变量（Discrete random variable）

释义　一类重要的随机变量。如果随机变量 ξ 只取有限个或可列个数值 x1,x2…,xk…,就称 ξ 为离散型随机变量。

是否是 MeSH 词汇　否

释义来源　《数学辞海》编辑委员会.数学辞海[M].北京：中国科学技术出版社,2002.

独立重复试验（Independent repeated experiment）

释义　简称"重复试验"。把一随机试验独立地重复作若干次。n 次独立重复试验，可以看作 n 个独立试验，且各试验的事件及事件的概率都相同。如，将一枚硬币重复掷 n 次,n 次还原抽样，都是独立重复试验。

是否是 MeSH 词汇　否

释义来源　《数学辞海》编辑委员会.数学辞海[M].北京：中国科学技术出版社,2002.

二项分布（Binomial distribution）

释义　一种重要的概率分布。进行 n 次独立的试验。如果每次试验只有两种可能的结果：成功与失败，而成功的概率为 P，则连续作 n 次试验成功 k 次的概率为 Cnkpk（1-P）n-k,这恰好是二项式 p+（1-p）的 n 次幂之展开式中的一项，因此称为"二项分布"。

是否是 MeSH 词汇　是，MeSH ID：D016010

释义来源　沈以淡.简明数学词典[M].北京：北京理工大学出版社,2003.

连续型随机变量（Continuous random variable）

释义　设随机变量 ξ 的分布函数为 F(x),若

存在函数 $p(x) \geqslant 0, x \in (-\infty, +\infty)$，使 $F(x) = \int_{-\infty}^{x} p(t)\,dt$ 对任 $-x \in (-\infty, +\infty)$ 成立就说 ξ 是连续型随机变量，$p(x)$ 叫作连续型随机变量 ξ 的分布密度函数，简称密度函数。

是否是 MeSH 词汇　否

释义来源　《数学辞海》编辑委员会．数学辞海[M]．北京：中国科学技术出版社，2002．

正态分布（Normal distribution）

释义　亦称常态分布、误差分布、高斯分布。概率论中最重要的一种连续型分布。

是否是 MeSH 词汇　是，MeSH ID：D016011

释义来源　《数学辞海》编辑委员会．数学辞海[M]．北京：中国科学技术出版社，2002．

随机抽样（Random sampling）

释义　根据随机原则，从统计总体单位中，抽取一部分单位进行调查的一种方法。这种调查方法亦称为"纯随机抽样"。

是否是 MeSH 词汇　否

释义来源　李康，贺佳．医学统计学[M]．7版．北京：人民卫生出版社，2018．

分层抽样（Stratified sampling）

释义　随机抽样方法之一，又称分类抽样。即先按影响观察值变异较大的某种特征，将总体分为若干类型或组别(统计上叫"层"：strata)，再从每一层内随机抽取一定数量的观察单位，合起来组成样本。

是否是 MeSH 词汇　否

释义来源　李康，贺佳．医学统计学[M]．7版．北京：人民卫生出版社，2018．

整群抽样（Cluster sampling）

释义　以总体的基本单位组成的群(组)为抽样单位的抽样。

是否是 MeSH 词汇　否

释义来源　李康，贺佳．医学统计学[M]．7版．北京：人民卫生出版社，2018．

系统抽样（Systematic sampling）

释义　随机抽样方法之一，亦称机械抽样。将总体中的各个观察单位按一定特征的顺序编号，先随机抽取第一个观察单位，再依次按一定间隔机械地每隔若干号抽取一个单位进行观察。

是否是 MeSH 词汇　否

释义来源　李康，贺佳．医学统计学[M]．7版．北京：人民卫生出版社，2018．

泊松分布（Poisson distribution）

释义　描绘小概率(稀有)事件或随机质点出现次数的统计规律的概率分布，称随机变量 X 服从参数为 $\lambda > 0$ 的泊松(Poisson)分布。

是否是 MeSH 词汇　是，MeSH ID：D016012

释义来源　李康，贺佳．医学统计学[M]．7版．北京：人民卫生出版社，2018．

计数资料（Enumeration data）

释义　计数资料指先将观察单位按其性质或类别分组，然后清点各组观察单位个数所得的资料。其特点是：对每组观察单位只研究其数量的多少，而不具体考虑某指标的质量特征，属非连续性资料。

是否是 MeSH 词汇　否

释义来源　孙振球,徐勇勇.医学统计学[M].4版.北京:人民卫生出版社,2014.

计量资料(Measurement data)

释义　对观察单位的某项标志通过定量测量的方法,记录其标志值所得的资料。其特点是:该资料中的每个数据一般都是通过一定的测量而得,各数据间有大小量的差异,数据具有连续性,可用度量衡单位表示。

是否是 MeSH 词汇　否

释义来源　李康,贺佳.医学统计学[M].7版.北京:人民卫生出版社,2018.

直条图(Bar chart)

释义　直条图是以相同宽度的直条之长短来表示事物数量大小的统计图。可用于间断性数据(如不同时间、不同地区或学校)的比较,也可用于连续性数据的比较。可分为单条图和复条图。

是否是 MeSH 词汇　否

释义来源　李康,贺佳.医学统计学[M].7版.北京:人民卫生出版社,2018.

线图(Line chart)

释义　用线段的上升和下降来表示某事物在时间上的发展变化,或某现象随另一现象变迁的情况,适用于连续性资料。

是否是 MeSH 词汇　否

释义来源　李康,贺佳.医学统计学[M].7版.北京:人民卫生出版社,2018.

箱式图(Box plot)

释义　用于比较两组或多组资料的集中趋势和离散趋势,主要适用于描述偏态分布的

资料。

是否是 MeSH 词汇　否

释义来源　李康,贺佳.医学统计学[M].7版.北京:人民卫生出版社,2018.

散点图(Scatter plot)

释义　用点的密集程度和变化趋势表示指标之间的直线或曲线关系。

是否是 MeSH 词汇　否

释义来源　李康,贺佳.医学统计学[M].7版.北京:人民卫生出版社,2018.

单样本 t 检验(One-sample t-test)

释义　又称单样本均数 t 检验,适用于样本均数与已知总体均数的比较,其比较目的是检验样本均数所代表的总体均数是否与已知总体均数有差别。

是否是 MeSH 词汇　否

释义来源　李康,贺佳.医学统计学[M].7版.北京:人民卫生出版社,2018.

配对样本(Paired samples)

释义　在临床试验中,将患者配成对进行研究,其中一个患者接受试验疗法,另一个患者接受适当的对照治疗方法。配对的条件应考虑选择那些会影响预后的变量,如年龄、疾病严重程度等。在病例对照研究与定群研究中也可采用类似的配对方法。

是否是 MeSH 词汇　否

释义来源　李康,贺佳.医学统计学[M].7版.北京:人民卫生出版社,2018.

方差齐性检验(Homogeneity test for variance)

释义　已知两个样本(均来自正态总体)方

差,据此推断它们相应总体方差是否相等的检验。

是否是 MeSH 词汇 否

释义来源 李康,贺佳.医学统计学[M].7版.北京:人民卫生出版社,2018.

秩和检验(Rank test)

释义 非参数检验方法之一,是把要比较的数据综合编秩次,求得各组秩和后作差别的显著性检验,适用于两组及两组以上资料的比较。医学中常用的有配对比较、两组比较、多组比较等秩和检验。

是否是 MeSH 词汇 否

释义来源 李康,贺佳.医学统计学[M].7版.北京:人民卫生出版社,2018.

方差分析(Analysis of variance)

释义 是指根据不同需要,通过对因变量的分解、比较各部分变差的大小来检验各个自变量对因变量有无显著影响的统计分析方法,亦称"离差分析""变异数分析"。参数检验法之一。方差分析是对多个正态分布总体间的平均数作统计假设检验的一种常用方法。

是否是 MeSH 词汇 是,MeSH ID:D000704

释义来源 李康,贺佳.医学统计学[M].7版.北京:人民卫生出版社,2018.

多元分析(Multivariate analysis)

释义 在实验中所研究或观察的处理因素是多种的,因素的水平可以是单一水平,也可以是多水平的。在多因素交换作用的基础上来进行诸因素的分析研究,这种研究方法就是多元分析或叫多变量分析。其主要内容包括两个均值向量的假设检验、多元方差分析、主成分分析、因子分析、聚类分析和典范相关分

析等。

是否是 MeSH 词汇 是,MeSH ID:D015999

释义来源 全国科学技术名词审定委员会.心理学名词:2014[M].2版.北京科学出版社,2014.

蒙特卡罗法(Monte Carlo method)

释义 又称随机模拟方法,用电子计算机对于问题解有关的概率模型进行统计模拟或抽样的近似计算方法。通过采用无关随机数构成的考察变量完成一系列计算机实验,在合理的计算时间内对相空间大量的状态进行研究的方法。

是否是 MeSH 词汇 是,MeSH ID:D009010

释义来源 全国科学技术名词审定委员会.材料科学技术名词:2010[M].北京:科学出版社,2011.

重组(Recombination)

释义 广义的重组是指任何造成基因型变化的基因交流过程,包括由于独立分配和染色体交换等,在后代中出现重新组合的过程。而狭义的重组仅指涉及 DNA 分子内断裂 - 复合的交换和重排而产生的重组。

是否是 MeSH 词汇 否

释义来源 官大威.法医学辞典[M].北京:化学工业出版社,2009.

似然函数(Likelihood functions)

释义 统计学中,似然函数简称似然,是一种关于统计模型参数的函数,指随机样本的概率函数作为未知参数的函数。

是否是 MeSH 词汇 是,MeSH ID:D016013

释义来源 李康,贺佳.医学统计学[M].7版.北京:人民卫生出版社,2018.

比值比（Odds ratio, OR）

释义 亦称机会比、优势比。在数据统计中，比值比是量化在统计学群体中，属性 A 与属性 B 之间关系强弱的三个主要方法之一。病例 - 对照研究中表示事件与暴露因素之间联系强度的一种指标。通过计算病例组与对照组之间暴露和非暴露比值的比得出。在病例 - 对照研究中一般不能计算出相对危险度（RR），故用 OR 代替 RR，其联系强度（分为无、弱、中等、强、很强）的变化与队列研究的趋势相似。

是否是 MeSH 词汇 是，MeSH ID：D016017

释义来源 葛可佑.营养科学词典［M］.北京：中国轻工业出版社,2013.

偏差（Uncertainty）

释义 偏差又称为表观误差、偏误，通常是指受系统原因使统计的结果偏离估计的真值，它可以用来衡量测定结果的精密度高低。

是否是 MeSH 词汇 是，MeSH ID：D035501

释义来源 李康,贺佳.医学统计学［M］.7版.北京：人民卫生出版社,2018.

线性模型（Linear models）

释义 线性模型是一类统计模型的总称，反映自变量与因变量间线性关系的数学表达式。设随机变量为 Y，可表示为：

$Y = X\beta + e$，且 $E(e) = 0$，$Var(e) = R$，对 e 的其他某种假定

此结构称为线性统计模型，简称线性模型。

是否是 MeSH 词汇 是，MeSH ID：D016014

释义来源 《数学辞海》编辑委员会.数学辞海［M］.北京：中国科学技术出版社,2002.

Logistic 回归分析（Logistic regression analysis）

释义 Logistic 回归分析是一种广义的线性回归分析模型，常用于数据挖掘、疾病自动诊断等，做出以危险因素（原因因素）估计某事件在某段时期内的发生概率（结果因素）的 Logistic 回归方程。Logistic 回归分析也用于研究某种事件的"发生 - 不发生"类型的资料，在流行病学调查研究中最常见的是调查人群在某段时期内是否发生某种疾病，为探讨疾病发生的危险因素的多因素分析方法。

是否是 MeSH 词汇 否

释义来源 李康,贺佳.医学统计学［M］.7版.北京：人民卫生出版社,2018.

多元线性回归（Multiple linear regression）

释义 在回归分析中，如果有两个或两个以上的自变量，就称为多元回归。多元线性回归是研究一个应变量与多个自变量之间线性依存关系的统计方法，可以对自变量的作用进行评价，也可以用作预测和辨别。因此多元线性回归比一元线性回归的实用意义更大。

是否是 MeSH 词汇 否

释义来源 李康,贺佳.医学统计学［M］.7版.北京：人民卫生出版社,2018.

最小二乘法（Least-squares）

释义 即根据变量的一系列观测数据，按误差平方和最小的原则来建立变量之间的最优数学关系的方法，是一种数学优化技术，又称"最小平方方法"。指在确定一个已知类型函数的曲线时，使所有观察值与该曲线上的对应点之偏差的平方和为最小。

是否是 MeSH 词汇 否

释义来源　车文博.心理咨询大百科全书[M].杭州:浙江科学技术出版社,2001.

聚类分析(Cluster analysis)

释义　聚类分析是指根据理论或事物的实际情况对其进行分类以简化事物之间相互关系的统计方法,将物理或抽象对象的集合分组为由类似的对象组成的多个类的分析过程。其原则是把性质相近的事物归为一类,使同类的事物有高度的同质性,不同类的事物之间有高度的异质性。

是否是 MeSH 词汇　是,MeSH ID:D016000

释义来源　车文博.心理咨询大百科全书[M].杭州:浙江科学技术出版社,2001.

置信区间(Confidence intervals)

释义　置信区间是指由样本值对总体进行估计时,在一定置信水平下的估计值的范围,亦称"置信域"。在统计检验中,当估计一个未知的参数的值时,一般通过样本的观察值给出一个范围,使得这个范围能按照足够大的概率(给定的)包含所要估计的参数,这个范围就称为置信区间。置信区间展现的是这个参数的真实值有一定概率落在测量结果的周围的程度。

是否是 MeSH 词汇　是,MeSH ID:D016001

释义来源　车文博.心理咨询大百科全书[M].杭州:浙江科学技术出版社,2001.

卡方分布(Chi-square distribution)

释义　卡方分布是一个正偏态分布,为各自与正常群体差异的平方和的分布状态,这种分布对推断关于群体的差异和标准差是重要的数据。

是否是 MeSH 词汇　是,MeSH ID:D016009

释义来源　罗超权,余新炳,王昌才.英汉生物化学与分子医学词典[M].北京:中国医药科技出版社,2004.

平均数(Average)

释义　平均数是指在一组数据中所有数据之和再除以数据的个数,常用于描述一组变量值的集中位置,代表其平均水平,或者说它是集中位置的特征值。平均数是分析计量资料时常用的指标。平均数包括算术均数、几何均数、中位数、众数及调和均数等。

是否是 MeSH 词汇　否

释义来源　李康,贺佳.医学统计学[M].7版.北京:人民卫生出版社,2018.

方差(Variance)

释义　方差是应用数学里的专有名词,指把每个数与该组数据的平均数的平方差加起来,再除以该组数据的数字个数,得出的数据就为方差。其平方根称为标准差,常与方差用于估算实验结果的误差。

是否是 MeSH 词汇　否

释义来源　李康,贺佳.医学统计学[M].7版.北京:人民卫生出版社,2018.

标准差(Standard deviation)

释义　标准差为各变量值与其算术平均数的离差的平方的算术平均数的平方根,又称"均方差",它能反映一个数据集的离散程度,是统计学中最可靠、最合理、最常用的一种离中量数。样本标准差用 S 或 SD 表示,总体标准差用 α 表示。

是否是 MeSH 词汇　否

释义来源　李康,贺佳.医学统计学[M].7版.北京:人民卫生出版社,2018.

变异系数（Coefficient of variation）

释义　是关于平均数相对变异的评价标准，等于该平均数标准差的比例，通常乘以 100 表示其百分数，公式为 $CV=(\sigma/X)100$，式中 CV 是变异系数，σ 是标准差，X 是观察到的平均数。当需要比较两组数据离散程度大小的时候，如果两组数据的测量尺度相差太大，或者数据量纲的不同，直接使用标准差来进行比较不合适，此时就应当消除测量尺度和量纲的影响，而变异系数可以做到这一点。

是否是 MeSH 词汇　否

释义来源　李康，贺佳 . 医学统计学［M］. 7 版 . 北京：人民卫生出版社，2018.

单细胞 PCR（Single-cell PCR）

释义　PCR 技术是近年来发展起来的一种体外扩增特定 DNA 片段的技术，是在模板 DNA、引物和 4 种脱氧核糖核酸存在的条件下依赖 DNA 聚合酶的酶促合成反应。单细胞 PCR 则是从生命的基本单位：细胞水平上进行 DNA 或 RNA 分析的 PCR 方法，它为在单细胞水平上进行产前诊断、基因表达和 DNA 测序等领域的研究提供了简便而快捷的方法。

是否是 MeSH 词汇　否

释义来源　邓晓惠 . 生殖医学技术及其彩色图谱 . 济南：山东科学技术出版社，2004.

免疫沉淀（Immunoprecipitation，IP）

释义　免疫沉淀是利用抗体特异性反应纯化富集目的蛋白的一种方法，单用抗体或联合抗体结合因子（如二抗或葡萄球菌蛋白 A）将可溶性抗原聚集成足以从溶液中脱落的复合物。

是否是 MeSH 词汇　是，MeSH ID：D047468

释义来源　全国科学技术名词审定委员会 . 生物化学与分子生物学名词：2008［M］. 2 版 . 北京：科学出版社，2009.

染色质免疫沉淀法（Chromatin immunoprecipitation，ChIP）

释义　染色质免疫沉淀法也称为结合位点分析法，是在全基因组水平研究生命体组织或细胞内蛋白质与 DNA 相互作用的一种技术方法。它涉及染色质的甲醛固定，以使结合蛋白质与脱氧核糖核酸交联。将 DNA 剪切成小片段后，用蛋白质特异性抗体免疫沉淀分离特异性 DNA- 蛋白复合物。然后，从复合物中分离的 DNA 可以通过聚合酶链反应（PCR）扩增和测序来鉴定。

是否是 MeSH 词汇　是，MeSH ID：D047369

释义来源　王泓力，焦雨铃 . 染色质免疫共沉淀实验方法［J］. 植物学报，2020，55（04）：475-480.

RNA 免疫沉淀法（RNA binding protein immunoprecipitation，RIP）

释义　RNA 免疫沉淀法是研究细胞内 RNA 与蛋白结合情况的技术，是了解转录后调控网络动态过程的有力工具，能帮助我们发现 miRNA 的调节靶点。RIP 这种新兴的技术运用针对目标蛋白的抗体把相应的 RNA- 蛋白复合物沉淀下来，然后经过分离纯化就可以对结合在复合物上的 RNA 进行分析。

是否是 MeSH 词汇　否

释义来源　孟祥荣，苏山春，邓仲良，等 . 建立基于 RNA 免疫共沉淀技术的鼠疫耶尔森菌 Hfq 蛋白相关 sRNA 的体内验证方法［J］. 生物技术通讯，2013，5：631-635.

多重连接依赖式探针扩增技术 (Multiplex ligation-dependent probe amplification, MLPA)

释义 多重连接依赖式探针扩增技术是一种高通量、针对待测核酸中靶序列进行定性和定量分析的新技术。它利用简单的杂合、连接及 PCR 扩增反应,于单一反应管内可同时检测 40 个不同的核苷酸序列的拷贝数变化。到目前为止,广泛应用于基因检测及基因诊断等多个领域,如染色体数目异常、遗传性疾病基因缺失重复、基因甲基化检测等。

是否是 MeSH 词汇 是,MeSH ID:D060885

释义来源 魏惠平,伍治平,谢建生,等.多重连接依赖式探针扩增技术及其在医学上的应用[J].中国实用医药,2009,4(12):1-3.

单核苷酸多态性微阵列技术 (Single nucleotide polymorphism, SNP)

释义 单核苷酸多态性微阵列技术是染色体芯片分析的常用方法之一,是将大量单核苷酸多态性位点序列采用特殊方法固定在硅芯片上,获得高密度的单核苷酸多态性微阵列(30 万个位点,400 多个基因),然后与样品杂交,通过激光扫描、软件分析获得结果。

是否是 MeSH 词汇 是,MeSH ID:D020641

释义来源 唐炳华.医学分子生物学[M].北京:中国中医药出版社,2014.

线粒体置换技术 (Mitochondrial replacement technology)

释义 线粒体内的遗传物质(mitochondrial DNA,mt DNA)突变可引发多种遗传性疾病。线粒体遗传疾病属母系遗传疾病,女性可以通过卵子将突变 mtDNA 传递给后代,对能量重度依赖的器官和组织易受 mtDNA 突变的影响。线粒体置换技术指使用 mtDNA 健康的线粒体 DNA 替换突变 mtDNA 的一种生殖系基因治疗的方法。目前可通过两种方法实现:①中期纺锤体 - 染色体复合物移植(spindle-chromosome transfer,ST);②原核移植(pronucleus transfer,PNT)。

是否是 MeSH 词汇 否

释义来源 张迪,刘欢.线粒体置换技术的伦理学反思[J].中国医学伦理学,2018,31(07):873-878.

胞质置换 (Cytoplasmic replacement)

释义 胞质置换即核移植,就是将供体细胞核移入除去核的卵母细胞中,使后者不经过精子穿透等有性过程即可被激活、分裂并发育成新个体(即无性繁殖),使得核供体的基因得到完全复制。胞质置换技术联合体外受精胚胎移植技术能够避免携带有线粒体遗传病致病基因的女性将疾病遗传给下一代,但是该技术在安全性和伦理道德上尚有争议。

是否是 MeSH 词汇 否

释义来源 孙志宏,邱瑞,李延清,等.哺乳动物核移植研究[J].安徽农业科学,2008,36(007):2783-2784.

单细胞功能研究 (Single cell function research)

释义 单细胞功能研究就是指从单个细胞水平来探索细胞功能的研究。细胞是生命的基本组成单位。传统的研究大多针对整个细胞群体,将细胞群体中每个细胞的平均水平作为研究依据,忽略了细胞与细胞之间的差异。这类差异是由细胞自身的差异及其所处微环境差异所引起的,对于充分理解生理条件下组织微环境的细胞特异性和复杂性具有重要意义。因此,从单细胞水平对细胞进行研究是当前细胞研究工作中的重要发展方向。

单细胞功能研究可以用于研究胚胎发育及不同胚层细胞的功能研究。

是否是 MeSH 词汇　否

释义来源　刘子辉. 基于 ICP-MS 的单细胞元素分析研究[D]. 武汉: 华中农业大学, 2018.

单细胞捕获（Single cell capture/trapping）

释义　单细胞表现出来的物理和化学特性，可以阐明其细胞的状态和功能，单体间的细胞差异，对细胞分化、医学研究，以及早期的疾病诊断、治疗具有重要的意义。在单细胞分析研究中，捕获目标细胞是实现单细胞分析的第一步。单细胞捕获技术包括微吸管单细胞捕获技术、光学单细胞捕获技术、介电泳单细胞捕获技术、磁性单细胞捕获技术、声学单细胞捕获技术、流体动力学单细胞捕获技术等。

是否是 MeSH 词汇　否

释义来源　黄彩虹, 易定容, 金福江, 等. 单细胞分离方法及仪器研究进展[J]. 仪器仪表学报, 2020, 41（05）: 140-153.

单细胞基因组（Single cell genome）

释义　单细胞基因组指单个细胞的微量全基因组 DNA。

是否是 MeSH 词汇　否

释义来源　徐晓丽, 吴凌娟, 鄢仁祥. 单细胞全基因组扩增技术与应用[J]. 生物化学与生物物理进展, 2019, 46（4）: 342-352.

单细胞转录组（Single cell transcriptome）

释义　单细胞转录组是指由细胞转录出来的全部 RNA 或 RNA 聚合酶 Ⅱ 的多聚腺苷酸产物，用于分析基因调控网络，有助于理解由信号和微环境变化导致的细胞生理功能、

行为以及表型的改变。单细胞转录组可以证明基因表达的异质性、基因调控网络的相互作用、肿瘤的亚群、假定的癌症干细胞特征、细胞内区室的基因表达谱、基因位置、等位基因特定的基因表达，或利用现有的链特异性 cDNA 文库信息制备策略。

是否是 MeSH 词汇　否

释义来源　邱晓芬, 陈洁晶, 薛雯, 等. 单细胞转录组测序技术及其应用[J]. 国际检验医学杂志, 2020, 41（15）: 1876-1879.

单细胞表观遗传组（Single cell epigenetic group）

释义　单细胞表观遗传组指在单个细胞基因的 DNA 序列没有发生改变的情况下，基因功能发生了可遗传的变化，并最终导致表型的变化。

是否是 MeSH 词汇　否

释义来源　郑小翠, 汪希鹏. 单细胞测序技术在实体瘤研究中的应用进展[J]. 中国癌症杂志, 2019, 29（7）: 535-539.

真实世界研究（Real world study）

释义　真实世界研究起源于实用性临床试验，最早应用于药物流行病学范围。指在较大的样本量（覆盖具有代表性的更广大受试人群）的基础上，在真实医疗过程中，根据患者的实际病情和意愿非随机选择治疗措施，开展长期评价，并注重有意义的结局治疗，在广泛真实医疗过程中评价干预措施的外部有效性和安全性。真实世界研究从 1992 年正式提出循证的概念，与随机对照临床试验是互补的关系，深刻地影响了医学临床实践与医学研究。

是否是 MeSH 词汇　否

释义来源　孙鑫, 谭婧, 唐立, 等. 重新认

识真实世界研究[J]. 中国循证医学杂志，2017，17（2）：126-130.

CRISPR-Cas9（Clustered regularly interspaced short palindromic repeats-cas 9）

释义 CRISPR 是原核生物基因组内的一段重复序列。Cas9 是第一个被广泛应用的 CRISPR 核酸酶。两者的组合 CRISPR-Cas9 是最常用的基因编辑工具。具体实验当中还需要通过分子克隆的办法合成向导 RNA（gRNA），用以引导 CRISPR-Cas9 敲除或敲入某个基因。

是否是 MeSH 词汇 是，MeSH ID：D000076987

释义来源 DARSHSNA G，OINDRILA B，DRISHTI M，et al.CRISPR-Cas9 system：a new-fangled dawn in gene editing.Life sciences，2019（232）：116636.

生物信息学分析（Bioinformatics analysis）

释义 在基因组学、转录组学和蛋白质组学等组学研究中，获得"基因组、转录组和蛋白质组大数据"后，均需要利用生物信息学分析方法对该大数据进行注释和归类，以得到基因或蛋白质的注释结果及其可能的细胞组分定位、分子功能、参与的信号通路和蛋白互作网络等信息，进而为后期研究方向的选择提供重要参考。另外，序列比对、种系树、神经网络分析等也是生物信息学分析的常用技术。

是否是 MeSH 词汇 否

释义来源 KARCZEWSKI KJ，SNYDER MP. Integrative omics for health and disease [J]. Nat Rev Genet，2018，19（5）：299-310.

基因组学技术（Genomics technology）

释义 基因组学技术是对基因多样性、基因

组表达及功能进行研究的技术，包括碱基序列的组成及改变、DNA 甲基化、染色质修饰等。目前常用的基因组学技术包括定量分析技术（如实时荧光定量 PCR）、高通量技术（如全外显子捕获测序技术），以及近来取得新技术突破的单细胞测序技术，三维基因组如 Hi-C 技术、Micro-C 技术，以第三代人工核酸内切酶 CRISPR-Cas 核酸酶技术为代表的基因修饰技术。基因组学技术可以对上万的基因同时进行检测，具有显著的高通量、整体性、精准性、微观化的优势，是当前实现精准医疗的重要手段，并且随着人类基因组计划的完成以及高通量测序技术的飞速发展，基因组学技术日趋成熟，使其在医药科研和临床研究中得到广泛应用。

是否是 MeSH 词汇 否

释义来源 曾召琼，易帆，李萍. 基因组学技术在中医药研究中的应用[J]. 国际检验医学杂志，2018，39（24）：3089-3092.

蛋白组学技术（Proteomic technology）

释义 蛋白组学是以蛋白质组为研究对象，研究细胞、组织或生物体蛋白质组成及其变化规律。蛋白质组学常用技术包括蛋白质分离技术、蛋白质鉴定技术及生物信息学技术。

是否是 MeSH 词汇 否

释义来源 冉冰冰，梁楠，孙辉. 基于质谱的高通量蛋白质组学技术探索肿瘤蛋白标志物的研究进展[J]. 中国肿瘤临床，2020，47（8）：411-417.

表观基因组学技术（Epigenomics technique）

释义 表观基因组学是在基因组水平上对表观遗传学改变的研究。已知的有 DNA 甲基化（DNA methylation）、基因组印记（genomic imprinting)、母体效应（maternal effects）、基因沉默（gene silencing）、核仁显性、休眠转座子激活和 RNA 编辑（RNA editing）等。

是否是 MeSH 词汇 是，MeSH ID：D057890

释义来源 WANG KC，CHANG HY.Epigenomics：technologies and applications.Circ Res，2018，122（9）：1191-1199.

代谢特征谱分析技术（Metabolic characteristic spectrum analysis technology）

释义 此技术一般采用色谱 - 质谱联用技术采集样品的代谢谱图，比较不同组样品代谢产物的含量，鉴定差异表达的代谢物，并探索差异代谢物之间的代谢通路。代谢组学分析技术已广泛应用于疾病诊断、药物靶点发现、疾病机制研究、营养食品科学、毒理学、植物学等相关领域。进行代谢组学研究时，样品的预处理和检测技术必须满足对所有的代谢组分具有高灵敏度、高选择性、高通量的要求，而且基体干扰要小。

是否是 MeSH 词汇 否

释义来源 龙智平，王帆 . 多组学整合分析的设计及统计方法在肿瘤流行病学研究中的应用 . 中华流行病学杂志，2020，41（05）：788-793.

生育力保存（Fertility preservation）

释义 生育力保存是指在一些会损伤生育器官的治疗（如化疗、放疗）开始之前，冻存育龄患者的生殖器官、组织或配子、胚胎等（如精子、卵子、胚胎和卵巢或睾丸组织），以备将来生育时使用。

是否是 MeSH 词汇 是，MeSH ID：D059247

释义来源 DOLMANS MM，MANAVELLA DD. Recent advances in fertility preservation. J Obstet Gynaecol Res，2019，45（2）：266-279.

中 文 索 引

A

C

英 文 索 引

W